现代儿童呼吸病学

主 编　李昌崇　王立波

科学出版社

北　京

内 容 简 介

本书系统介绍儿童呼吸系统疾病诊疗的新进展，由呼吸系统基础、呼吸系统诊断学、呼吸系统治疗学和呼吸系统疾病共 4 篇组成。全书涵盖先天性呼吸系统疾病，新生儿呼吸系统疾病，各种病原体所致肺炎，胸膜、胸壁与膈肌疾病，全身系统疾病肺部表现，睡眠呼吸障碍疾病，间质性肺疾病，免疫缺陷和单基因肺部疾病等儿童生命周期的多发病和少见病，疾病归类符合现代呼吸疾病分类最新方法。全书融入整合医学、案例式教育、岗位胜任力等现代教育理念，参考欧美经典著作，注重临床实践的经验总结。内容既全面又重点突出，着重于多学科交叉融合。书中增加呼吸系统间质性肺疾病、单基因病及基因检测等罕见病诊疗和现代诊疗技术。重要疾病凝练出诊断要点并配备临床案例，本书附有中西医常用药物列表，方便查阅。为减少纸质稿篇幅，文中附有延伸阅读等数字资源。

本书适用于儿科临床医师，尤其是儿科住培医师、呼吸专科医师或研究生阅读。

图书在版编目（CIP）数据

现代儿童呼吸病学/李昌崇，王立波主编. —北京：科学出版社，2024.2
ISBN 978-7-03-077639-6

Ⅰ.①现… Ⅱ.①李… ②王… Ⅲ.①小儿疾病–呼吸系统疾病–诊疗
Ⅳ.① R725.6

中国国家版本馆 CIP 数据核字（2024）第 003369 号

责任编辑：胡治国/责任校对：宁辉彩
责任印制：张　伟/封面设计：陈　敬

科学出版社 出版
北京东黄城根北街 16 号
邮政编码：100717
http://www.sciencep.com

北京中科印刷有限公司　印刷
科学出版社发行　各地新华书店经销

*

2024 年 2 月第　一　版　　开本：787×1092　1/16
2024 年 2 月第一次印刷　　印张：39 1/2
字数：1142 000

定价：298.00 元
（如有印装质量问题，我社负责调换）

编写人员名单

主　编　李昌崇　王立波
副主编　张维溪　张海邻　苏苗赏
编　委（按姓氏笔画排序）

王立波（复旦大学附属儿科医院）
朱将虎（温州医科大学附属第二医院 育英儿童医院）
刘学军（温州医科大学附属第二医院 育英儿童医院）
祁旦巳（温州医科大学附属第二医院 育英儿童医院）
苏苗赏（温州医科大学附属第二医院 育英儿童医院）
李昌崇（温州医科大学附属第二医院 育英儿童医院）
李锦燕（温州医科大学附属第二医院 育英儿童医院）
吴国伟（温州医科大学附属第二医院 育英儿童医院）
余　刚（温州医科大学附属第二医院 育英儿童医院）
张海邻（温州医科大学附属第二医院 育英儿童医院）
张维溪（温州医科大学附属第二医院 育英儿童医院）
陆爱珍（复旦大学附属儿科医院）
陈尚勤（温州医科大学附属第二医院 育英儿童医院）
林　立（温州医科大学附属第二医院 育英儿童医院）
林　剑（温州医科大学附属第二医院 育英儿童医院）
周海霞（温州医科大学附属第二医院 育英儿童医院）
郑仰明（温州医科大学附属第二医院 育英儿童医院）
胡晓光（温州医科大学附属第二医院 育英儿童医院）
项蔷薇（温州医科大学附属第二医院 育英儿童医院）
施畅人（温州医科大学附属第二医院 育英儿童医院）
贾晓慧（温州医科大学附属第二医院 育英儿童医院）
夏思文（温州医科大学附属第二医院 育英儿童医院）
钱莉玲（复旦大学附属儿科医院）
倪丽艳（温州医科大学附属第二医院 育英儿童医院）
梁亚峰（温州医科大学附属第二医院 育英儿童医院）
董　琳（温州医科大学附属第二医院 育英儿童医院）
程建敏（温州医科大学附属第二医院 育英儿童医院）
蔡晓红（温州医科大学附属第二医院 育英儿童医院）
潘国权（温州医科大学附属第二医院 育英儿童医院）

编　者（按姓氏笔画排序）

凡启军（温州医科大学附属第二医院 育英儿童医院）

王小明（温州医科大学附属第二医院 育英儿童医院）

邓喜成（湖南省儿童医院）

卢　露（温州医科大学附属第二医院 育英儿童医院）

叶余丰（温州医科大学附属第二医院 育英儿童医院）

代　丹（复旦大学附属儿科医院）

朱丽丽（温州医科大学附属第二医院 育英儿童医院）

刘凡理（温州医科大学附属第二医院 育英儿童医院）

李海燕（温州医科大学附属第二医院 育英儿童医院）

张乐乐（温州医科大学附属第二医院 育英儿童医院）

张初琴（温州医科大学附属第二医院 育英儿童医院）

张雪雅（温州医科大学附属第二医院 育英儿童医院）

陈　博（温州医科大学附属第二医院 育英儿童医院）

陈镜龙（复旦大学附属儿科医院）

林　素（温州医科大学附属第二医院 育英儿童医院）

金江兵（温州医科大学附属第二医院 育英儿童医院）

郑　博（温州医科大学附属第二医院 育英儿童医院）

胡小娅（温州医科大学附属第二医院 育英儿童医院）

胡钱红（温州医科大学附属第二医院 育英儿童医院）

俞晨艺（温州医科大学附属第二医院 育英儿童医院）

娄鹏程（温州医科大学附属第二医院 育英儿童医院）

洪　达（复旦大学附属儿科医院）

徐昌富（温州医科大学附属第二医院 育英儿童医院）

郭卓瑶（复旦大学附属儿科医院）

梅　枚（复旦大学附属儿科医院）

崇　蕾（温州医科大学附属第二医院 育英儿童医院）

蒋昌灿（温州医科大学附属第二医院 育英儿童医院）

温顺航（温州医科大学附属第二医院 育英儿童医院）

序

  党的二十大对新时代新征程上加快推进健康中国建设作出了新的战略部署，提出了"把保障人民健康放在优先发展的战略位置"，呼吸系统疾病与儿童生命健康息息相关，是儿科最常见的疾病。据儿科领域顶尖杂志 *JAMA Pediatrics* 报告，全球疾病负担调查结果显示，虽然近 30 年儿童和青少年的死亡人数下降了 51.7%，但下呼吸道感染仍然是 5 岁以下儿童死亡的最主要病因。另外，随着现代医学科学技术的高速发展，超早早产儿和极低出生体重儿抢救成功率的增加导致后遗症的发生率增加，同样给政府和人民带来了巨大负担，最主要原因是早产、先天性出生缺陷、婴幼儿期呼吸道疾病、环境污染和被动吸烟等引起的肺功能受损。现阶段我们还面临诊治各种呼吸系统疑难疾病、滥用抗菌药物导致的细菌耐药，以及新型冠状病毒感染等新发传染病的威胁。党和国家非常重视人民的生命安全和健康保障。如何提高儿童呼吸系统疾病的诊治水平，积极防治儿童呼吸系统疾病，避免或减少呼吸系统疾病带给儿童的严重危害，服务健康中国战略，已经成为儿科医师的重大任务，也是全球医疗工作者和卫生健康系统的主要挑战之一。

  近年来儿童呼吸系统疾病的诊治研究取得了新进展。结合国内外儿童呼吸系统疾病诊治最新进展，该书分为呼吸系统基础、呼吸系统诊断学、呼吸系统治疗学和呼吸系统疾病 4 篇，共 33 章，重点介绍了儿童呼吸系统疾病的诊断和治疗方法；系统介绍了各种呼吸系统疾病的临床特点、诊断要点和治疗原则；并结合国内外儿童呼吸系统疾病诊治最新进展，详细阐述了先天性呼吸系统疾病，新生儿疾病，各种病原体所致肺炎，胸膜、胸壁与膈肌疾病，全身系统疾病的肺部表现，睡眠呼吸障碍疾病等，涵盖儿童生命周期的常见多发病。

  本书两位主编均为国内著名儿科呼吸专家，具有丰富的临床经验和较高的教育与科研造诣。主编李昌崇，教授，主任医师，博士生导师。历任温州医科大学附属第二医院 育英儿童医院呼吸科主任、执行院长、儿科研究所所长，国家临床重点专科（儿科呼吸）主任，全国儿科委员兼呼吸学组副组长暨全国儿童呼吸感染协作组组长，浙江省儿童呼吸疾病诊疗研究中心主任，复旦大学附属儿科医院呼吸科高级专家顾问，国家儿童医学中心长三角呼吸联盟学术委员会主任。主编《儿童支气管哮喘基础与临床》（人民卫生出版社）和《呼吸系统疾病》（高等教育出版社）。主编王立波，教授，主任医师，硕士生导师，复旦大学附属儿科医院呼吸科主任。研究方向：重症呼吸道疾病无创呼吸支持及介入治疗、呼吸道变应性疾病的形成机制研究以及早期防治、慢性肺病的呼吸系统发育状况研究和弥漫性间质性肺疾病的基因研究。主要学术任职：国家儿童医学中心长三角呼吸联盟学术委员会主任、全国儿科呼吸学组委员、上海医学会儿科呼吸学组副组长暨哮喘协作组副组长、上海市呼吸病研究所儿科呼吸研究室主任、上海市呼吸病研究所呼吸感染防治研究基地副主任等。

  该书内容实用、丰富，选题新颖、科学，以习近平新时代中国特色社会主义思想主题教育的重要论述为指导思想，深入贯彻党的二十大精神。融入新时代呼吸专科发展的新思想、新概念和新成果。该书的编写以提高疾病诊治技能和临床思维能力为目标，注重临床实践宝贵的经验总结；其中重要疾病配备临床实例及特点；每种疾病突出诊断要点及三段式鉴别诊断；儿童呼吸系统疾病的药物治疗章节附有相关治疗药物剂量表，方便临床查阅；疾病分类逻辑层次清楚；体例设计具有创新性和独特性；语言精练、图文并茂。

上海交通大学医学院附属儿童医院教授 陆 权

2023 年 5 月

前　言

呼吸系统疾病是影响儿童生命健康的重要疾病。近年来，《国务院关于实施健康中国行动的意见》《健康中国行动（2019—2030 年）》相继发布，提出要将儿童健康作为工作重点之一，儿童健康也是各级政府关注的焦点。呼吸系统疾病是各年龄段儿童最常见的疾病，呼吸道疾病就诊量占儿科门诊的 60% 以上，占儿科住院患者的 30%～60%，是 5 岁以下儿童的主要死因。越来越多的证据显示，许多成人期的慢性呼吸系统疾病包括支气管哮喘、慢性阻塞性肺疾病（COPD）等起源于婴儿期或儿童期，部分甚至可以追溯至胎儿期，与生命早期的健康状况密切相关，因此儿童呼吸系统疾病防治显得越发重要。

近年来，关于儿童呼吸系统疾病的基础理论和临床诊疗技术得到了迅速发展。本书结合国内外儿童呼吸系统疾病诊治最新进展，以提高疾病诊治技能和临床思维能力为目标，分四篇共 33 章，介绍了呼吸系统基础、呼吸系统诊断学、呼吸系统治疗学和呼吸系统疾病，突出临床诊断要点和行业标准，注重临床实践宝贵的经验总结，内容既全面又重点突出，具有先进性和实用性。本书的显著特点：疾病分类隶属逻辑性强；基础与临床整合；内科系统与外科系统互鉴；医学技术与临床诊治相融，重要疾病凝练出诊断要点；重点疾病配备临床案例；中西医常用药物列表介绍方便临床快速查阅；为减少本书篇幅，文中将部分图片和表格设置为延伸阅读。

本书的编写，以习近平新时代中国特色社会主义思想主题教育的重要论述为指导思想，深入贯彻党的二十大精神。注重培养临床医师的核心能力，强化专科医师临床胜任力和学术研究能力，面向新时代儿童的生命健康，体现现代医学的精准治疗和人文情怀，为儿科医师尤其是呼吸专科医护人员提供参考。本书也可以作为儿科住培医师、呼吸专科医师或研究生培养教材。

本书的作者主要来自温州医科大学附属第二医院 育英儿童医院呼吸学科。该学科由黄达枢教授创立于 20 世纪 70 年代后期，是国务院首批硕士学位授予点，1995 年成立浙江省儿童呼吸疾病诊疗研究中心；1997 年被列为首批浙江省医学重点学科；2011 年入选国家临床重点专科。学科分为儿童呼吸科、儿童变态反应和免疫科、儿童睡眠科；开展儿童支气管镜检查及介入治疗、病毒性呼吸道感染的病原学诊断、儿童肺功能系列检查等技术，近十年相继开展了经支气管镜球囊扩张术、经支气管镜冻切治疗术、硬支气管镜、经支气管镜硅酮支架植入术、鼻部刷检纤毛超微结构检查、无创通气治疗等新技术，诊治了一大批疑难疾病。儿童变态反应和免疫科致力于儿童支气管哮喘、变应性鼻炎的规范化治疗，2014 年获得国际化标准免疫诊疗中心认证授牌，系国内儿科领域首家获此殊荣的中心。2016 年在省内率先开展食物激发试验。儿童睡眠科是全国儿童睡眠呼吸疾病协作组组长单位，在国内较早开展睡眠呼吸疾病诊疗技术，推广便携睡眠呼吸监测及数字化远程认知评估系统在儿童睡眠呼吸障碍及信息加工过程评价中的应用，技术辐射遍及全国。学科于 2017 年被评为"国家卫生计生委先进集体"。合作单位复旦大学附属儿科医院呼吸科，学科成立于 1978 年，1984 年组建呼吸内科抢救室，1999 年成立肺功能室，2003 年成立支气管镜室，2005 年成立特异性免疫治疗室。现能开展多项支气管镜检查和介入技术、B 超或 CT 引导下的经皮肺穿刺、高速显微镜下纤毛功能测定和纤毛上皮培养技术、汗氯检测、肺功能测定以及呼出气 NO 测定等，与心血管中心合作，开展支气管动脉造影和异常血管堵闭技术、胸腔镜或开胸肺活检。重点诊治儿童疑难症和重症肺部疾病，如重症肺炎、弥漫性肺泡出血、肺泡蛋白沉积症、囊性纤维化、弥漫性间质性肺疾病等疾病的诊治与临床研究。

本书的作者均为临床一线儿科呼吸专家，他们拥有崇高的儿科职业精神、较强的临床诊治能力、较高的教学和科研水平、一丝不苟的写作态度。经过国家临床重点专科温州医科大学附属第二医院 育英儿童医院呼吸科和国家儿童医学中心复旦大学附属儿科医院呼吸科的全力合作，以及出版社老师精心编排出版，在读研究生参与文稿的校对工作。特别是本书得到了儿童呼吸病学专家陆权教授的审阅并赐文序言。在此对大家的无私奉献谨致谢意。限于编者的能力和经验，且医学技术的发展日新月异，书中不足之处在所难免，希望同道们批评指正。

李昌崇　王立波

2023 年 5 月

目 录

第一篇 呼吸系统基础

第一章 呼吸系统的发育和解剖

本章延伸阅读

第一节 呼吸系统的发育

在儿童出生后的第 1 年，呼吸系统的解剖结构及其调控机制会发生重大变化，在此期间易患呼吸系统疾病且病情较严重。在呼吸系统的发育成熟过程中，孕早期的环境因素干扰可能会改变发育的进程而导致呼吸系统异常，此种异常会持续到婴儿期甚至成年期。近年来，呼吸系统发育的研究已从发育解剖学和生理学转向发育分子生物学。最近的研究表明，在新生的小鼠中，特定基因的表达与呼吸系统各组成部分的发育之间存在联系。提高对呼吸系统发育过程及基础的认识，将有助于预防产前和产后不利因素的暴露及制定有效的治疗策略。

一、胸廓的发育

出生时，肋骨主要由软骨组成，呈水平位，与脊柱几乎成直角。因此，胸廓比成人更圆，机械效率较低，不利于吸气运动（图 1-1-1 延伸阅读）。在成年期，提升肋骨可增加胸腔的容积，而在新生儿期，由肋骨运动带来的肺容积变化非常小。直立姿势使肋骨方向发生改变，重力的下拉作用使肋骨向后移动，使胸廓变长，胸廓从圆形变为椭圆形。胸廓的前后径与横径之比，在出生后 3 年内显著减小，肋骨逐渐骨化。早产婴儿在出生后早期胸廓骨化不完全，且呼吸肌发育不全，导致胸壁易变形、胸壁顺应性高，故该时期呼吸系统功能较弱，易罹患疾病。到 2 岁时，胸壁顺应性与肺顺应性相当，已接近成人的模式。

二、上呼吸道的发育

（一）胚胎期发育

胚胎第 4 周开始形成鳃弓，最后共有 6 对鳃弓，但并非同时出现，最初的两对鳃弓在第 6 对鳃弓出现之前退化。鳃弓是鳃器的主要部分，鳃器还包括咽囊（内胚层组织的外翻部分，位于咽胚基的内部）、鳃沟（位于鳃弓之间）和鳃膜（鳃弓之间由外胚层和内胚层组织组成的双层结构）。鳃弓形成头颈部的骨骼和肌肉成分，其中鳃弓软骨的细胞簇形成骨骼结构；间充质细胞形成成肌细胞，经移行形成肌肉组织。咽囊则分别演化成咽鼓管和鼓室、扁桃体上皮和隐窝、甲状旁腺和胸腺等。

原始口是由成为口凹的胚胎头端外胚层下沉形成，口凹早期成为口咽膜，分离自原始咽。胚胎第 24～26 天口咽膜破裂，胚胎头端外胚层已经套入内部，形成鼻腔和口腔。同时，原始前肠的咽腹侧正中部位出现一条纵行的浅沟，称为喉气管沟（laryngotracheal groove），此沟在咽的腹面则形成相应的嵴。随着喉气管沟的逐渐变深，腹侧的嵴也逐渐外伸，状如从原始前肠分出的一个腹芽，称喉气管憩室（laryngotracheal diverticulum），它是形成喉、气管和肺的原基。随着憩室尾端的生长膨大，在憩室与前肠之间的间充质增生，形成气管食管隔（tracheoesophageal septum），将腹侧的喉、气管与背侧的咽及食管完全分隔开来。

（二）出生后发育

上呼吸道的结构形态会随着个体的生长而改变。新生儿期颜面下部发育相对落后，外鼻骨和软骨发育较差或不发育。因此，新生儿的外鼻较成人短且扁，相对较宽，鼻根低，鼻梁不明显，鼻尖分界不清，鼻孔为斜卵圆形。从 2 岁左右开始，鼻软骨迅速发育，但鼻骨仍是软骨，鼻根仍呈扁塌状。儿童在 7~8 岁时鼻部外形接近成人。

婴幼儿鼻窦发育较差，出生时上颌窦和筛窦很小，额窦及蝶窦未发育。上颌窦和筛窦在胚胎 3~4 个月时开始发育、气化，出生时较小，2 岁以后迅速增大，12 岁基本已经达到成人状态。额窦在筛窦的前上方，6 个月至 2 岁开始气化，6~7 岁时发育速度加快，20 岁发育至成人形态。蝶窦从 3 岁左右开始发育，两侧对称发育，6 岁左右大部分已发育，但在青春期两侧发育不一致，形状大小多不相同。

咽扁桃体又称腺样体，在 6~12 个月时开始发育。婴儿期腭扁桃体发育尚不完全，到 1 岁后开始逐渐增大，4~10 岁时发育达到最高峰，至 14~15 岁后逐渐退化，因此，扁桃体炎常发生于学龄儿童。咽后壁淋巴组织则以 1 周岁内最为显著，以后逐渐萎缩，故咽后壁脓肿多见于婴儿。

在新生儿期，会厌较大，可覆盖软腭，所以新生儿喜欢用鼻呼吸；同时，新生儿的舌呈水平位、舌骨及喉软骨的位置较高。随着年龄的增长，舌骨、会厌及喉的位置逐渐下移，舌的后部在婴儿后期转变成垂直状。

三、肺泡及气管支气管的发育

儿童肺发育包含 3 个方面的进程，第一是传导性和呼吸性气道的形成，第二是肺分隔的形成与肺泡化，第三是肺血管的形成。支气管发育早在妊娠第 4 周已经开始，至第 7 周时已经形成支气管芽和由血管丛演变的原始肺循环血管。支气管分支受特定间充质基因、成纤维细胞生长因子控制，并受到视黄酸调节。在妊娠第 6~7 周时，如果气管发育出现障碍，会发生气管狭窄、气管食管瘘等先天性病变。胸膜、平滑肌、软骨和其他间质结缔组织作为肺和气道的支持物，均从间充质分化发育而来。

（一）胎儿肺的发育

胎儿肺的发育可分为胚胎期（第 3~7 周前）和胎儿期，胎儿期还包括假腺期（第 7~17 周前）、小管期（第 17~27 周前）、原始肺泡期（第 27~36 周前）及肺泡期（第 36 周及以后），见图 1-1-2（延伸阅读）所示。

1. 胚胎期（第 3~7 周前） 整个呼吸道的上皮细胞均来源于内胚层，未来发育成喉、气管、支气管、肺部上皮，见图 1-1-3（延伸阅读）。深色的外围部分为中胚层，未来发育成结缔组织、软骨、肌肉，包括血管和淋巴管。

呼吸憩室的上段发育为喉，中下段发育形成气管，气管的末端逐渐膨大并分成左右两个肺芽。在妊娠第 33 天左右发展形成两个主支气管，远端的气道继续生长，以一分为二的形式不断分支进入周围的间充质形成气管支气管树。在妊娠第 6 周结束时，肺叶及肺段部分的气管树已形成高柱状上皮覆盖的管状结构。小叶支气管在妊娠第 37 天开始形成，在胚胎期结束时，19 个肺段已可分辨。由胚胎期向胎儿期的转换被认为发生在妊娠第 50 天。

2. 假腺期（第 7~17 周前） 本期的肺组织切片与腺泡相似，故有此名。气管分支总数的 45%~75% 在妊娠第 10~14 周已确定。到妊娠第 16 周，所有的传导部气道均已形成，此后的发育只有长度和管径的增长而无数目的增加。移行区呼吸性细支气管的发育于妊娠第 14~16 周开始。支气管壁细胞由间质发育而来，最后形成软骨、支气管平滑肌和黏膜下腺体。到本期末，终末细支气管数量基本已定，原始气道开始形成管腔，此期气管与前原肠分离，若分离不全则会形成气管食管瘘。

3. 小管期（第 17~27 周前） 此期支气管分支继续延长，终末细支气管继续分支形成呼吸性细支气管及囊状肺泡管，由此形成肺腺泡的基本结构。呼吸道上皮细胞变为立方上皮或扁平上皮，肺泡管及肺泡囊表面开始出现有 II 型肺泡上皮细胞特点的细胞。毛细血管和肺的呼吸部生长为本期的特点，毛细血管首先出现于间充质中，并逐渐向肺泡上皮靠近。在妊娠第 24 周左右，肺泡毛细血管屏障已经形成，其厚度约为0.2μm，与成人相似，已经可以进行气体交换，这使得此时出生的极早早产儿具备存活的可能。此时Ⅱ型肺泡上皮细胞合成肺泡表面活性物质（pulmonary surfactant，PS）的能力增强，可在其细胞质内观察到PS蛋白。

4. 原始肺泡期（第27～36周前） 也称终末囊泡期，此期支气管分支已经达到20级以上，伴随着肺泡结构的出现、肺泡隔中毛细血管网的形成，加上PS开始合成，理论上，这个时期已经可以进行气体交换。但是，由于PS合成水平非常低，所以在此期出生的早产儿发生呼吸窘迫综合征的风险较高。在本期开始时，呼吸道终止于成串的薄壁囊状结构，形成最后一级呼吸道，即肺泡管及肺泡囊。在妊娠第28～36周，肺的外观特点发生着显著的变化，表现为间质组织明显减少，囊壁变薄，肺泡进一步分成更小的单位。

5. 肺泡期（第36周及以后） 肺泡囊壁上小凸起的出现标志着肺泡期的开始，这些凸起垂直于囊腔，将肺泡囊分割成更小的单元即肺泡。在这凸起的小分隔之中包含着由结缔组织鞘膜分隔开的双层毛细血管襻，形成了有完整毛细血管结构的肺泡，这是肺泡能进行气体交换的形态学基础。在这个时期，各型细胞数量激增，包括间充质细胞增殖形成细胞基质。Ⅰ型和Ⅱ型肺泡上皮细胞数量增加，覆盖肺泡壁，其中Ⅰ型肺泡上皮细胞覆盖了肺泡壁表面积的85%～90%。但肺能在子宫外完成气体交换作用，尚需要PS的参与。通过本期以后，胎儿呼吸道内液体中才出现PS。肺泡成熟的时间和进程受内分泌控制，甲状腺素有促进肺泡分隔作用。肺泡的形成也受物理因素影响，胎儿肺液对肺的刺激和胎儿呼吸对肺周期性的扩张都是肺泡发育所必需的。膈疝、羊水过少或胎儿呼吸停止（脊髓病变）都会造成肺发育不良。

（二）出生后肺的发育

肺实质的发育基本发生在出生后，在出生后的第1个月，随着肺泡管、肺泡囊的发育成熟，肺泡快速形成。肺泡期至少持续到出生后2～3岁，在此期间，肺泡的发育表现出数量增加、直径变大、上皮细胞分化成熟等特点。肺泡内表面积如按体重计算，从足月儿至成年期没有显著增加，主要的变化是数量和直径的增加。在此期间，肺泡隔变薄，肺泡隔中的双层毛细血管融合为单层，肺泡内新的肺泡隔不断出现，使原有肺泡在数量上增加，但同时肺内血管增长更快，肺中小动脉可以出现平滑肌的中层结构。在2～10岁阶段，气道、肺泡和血管发育基本上成比例同步生长，肺泡以容积增加为主，且肺泡和肺血管生长速度和身体发育速度相适应。此阶段的发育情况对青春期甚至成年期的肺与呼吸系统功能具有决定作用。个体由于受所处环境、活动程度（体育锻炼、营养）和大气条件（海拔）的影响，使肺在适应性、疾病损害的发生和发展及代偿功能方面表现出差异。

足月儿出生时的肺泡数量为2000万～5000万个，成人肺泡数量为3亿～5亿个，每立方毫米肺组织大约有170个肺泡。肺泡的气体交换面积在出生时约为2.8m²，8岁时增长到32m²，在成人则为75～100m²；肺泡直径在出生时约150μm，成人约为300μm。男性的肺组织要大于女性，这是由于男性拥有更多的肺泡数量及气体交换面积，但肺泡的直径及单位肺组织内的肺泡数量在两性之间并无差别。

新生儿的气管和支气管管腔相对狭窄，而细支气管壁的发育较气管、支气管及肺泡的慢，故其管腔相对更狭窄，新生儿的气道阻力绝对值明显大于成人，呼吸道阻塞时尤为明显。支气管的管壁弹性纤维不足，软骨小而薄，支撑力差，细支气管无软骨，呼气时易被压，造成气体滞留，影响气体交换。支气管黏膜下层血管丰富，黏液腺分泌不足，而纤毛运动能力差，细支气管平滑肌薄而少，不能有效清除病原体与管腔内黏液，较易导致感染。因此，新生儿易出现呼吸道阻塞，除因气道阻力大之外，主要是黏膜肿胀和分泌物阻塞。

因新生儿及早产儿的肺泡数量比较少，不能适应机体代谢需要，而气道作为气体传导部分，管腔容量相对比肺泡容量大，因此解剖无效腔较大（新生儿及早产儿的潮气量为40%～50%，成人的为30%～40%），临床上常表现为呼吸频率加快，以补偿代谢需要。早产儿由于肺泡上皮细胞发育不成熟，PS 分泌不足，开始自主呼吸后或在气管插管机械通气下，细支气管和肺泡导管过度扩张，使细支气管黏膜与黏膜下层分离，易出现黏膜上皮细胞脱落、坏死，或者因气道分泌物增加而阻塞通气道，产生呼吸困难。出生后的机械通气和高浓度氧治疗，可以造成支气管和肺泡结构发育障碍，主要表现为肺泡简单化，即支气管肺发育不良。婴幼儿反复肺炎、营养不足等也可能导致肺结构发育上的停滞和异常。

四、肺血管的发育

肺部血管系统是心血管系统的重要组成部分，肺循环源于动脉干，从胚胎期开始形成，动脉干随后分为升主动脉和肺动脉干。妊娠第 3 周，主动脉弓随着咽弓（pharyngeal arch）发育，只能看到 3 个"袋"，心脏融合完成，准备成形。在主动脉弓的胚胎发育中，共有 6 对主动脉弓与 2 对原始腹侧和背侧主动脉相连。妊娠第 4 周，第 1、2、5 对主动脉弓的大部分消退，第 3 对主动脉弓发育成颈总动脉和颈内动脉的一部分。第 4 对主动脉弓形成正常左侧主动脉弓、左侧颈总动脉和锁骨下动脉之间的部分，以及右侧锁骨下动脉近段的一部分。第 6 对主动脉弓的近端形成肺动脉纵隔段，而远端形成动脉导管。左侧背侧主动脉形成主动脉弓远端和降主动脉，右侧背侧主动脉近端形成右侧锁骨下动脉的一部分。正常情况下，右侧第 4 主动脉弓部分消退，形成左侧主动脉弓，主动脉弓分支由右向左依次为头臂动脉、左颈总动脉及左锁骨下动脉。如果双侧第 4 主动脉弓持续存在，则形成双主动脉弓；如果左侧第 4 主动脉弓退化，则形成右位主动脉弓。如果左肺动脉不能与左侧第 6 主动脉弓相连而异常起源于右肺动脉，则为迷走左肺动脉，又叫肺动脉吊带。如果动脉导管或韧带向左后方与降主动脉相连，则和迷走左肺动脉形成完整血管环。

在妊娠第 34 天，每个将来会发育为主支气管的部分，其周围都已形成了毛细血管网络。在上半部分，该血管丛通过肺动脉与主动脉囊相通，下半部分则通过肺静脉与静脉窦（将来的左心房）相通。第一批新生的肺血管以血管发生-细胞分化的形式由间充质细胞分化而来的上皮细胞形成，毛细血管再合并成小血管穿行于呼吸道。

在妊娠第 7～17 周，肺部主要的动静脉在此期发育形成。每有一个新的肺芽伸入间质中，周围便会形成一个新的毛细血管网并连接到原有的动静脉。血管的发生持续到妊娠第 17 周，此时所有的气道和它们各自的静脉和动脉已经形成，这些结构之间只剩下少量未分化的间充质。从妊娠第 17 周开始，随着中胚层组织变薄，肺部的微循环开始成熟，肺毛细血管数量显著增加并与上皮紧密排列，参与构成了气-血屏障，足以满足胎儿在宫外的生存需求。从妊娠第 27 周开始，肺的发育进入了原始肺泡期，此时胎儿的肺已经具备了自主呼吸的能力，肺毛细血管继续增加，气-血屏障继续发育。在这个阶段，毛细血管主要以血管生成的形式由原有的血管萌芽生成。在肺泡期，当有新的肺泡形成时，新的毛细血管也随之生成，同时近端的动静脉管径也相应增大，以容纳更多的流经毛细血管床的血流。大多数人在出生后肺泡仍继续形成，出生后的毛细血管床也通过新生血管继续扩张，从出生到成人肺毛细血管表面积可增加 20 倍，毛细血管容积可增加 35 倍，形成了精密的肺微血管网络。

支气管循环为呼吸道及大血管提供氧及营养物质。在成人中，支气管动脉可延伸到肺泡管。支气管动脉与肺循环血管出现的时间有所不同。在妊娠第 8 周左右，从背主动脉出现 1～2 条血管，它们随着支气管的生长而向肺部延伸，此类血管比邻近的肺血管小，它们在气道上皮下面、气道壁的外层形成血管网。滋养肺泡管的动脉在妊娠第 25 周至出生后 18 个月期间生成，滋养肺泡的血管及毛细血管前、后小血管于妊娠第 30 周出现。有些小的支气管静脉汇入肺静脉，而肺门处较大支的气管静脉则汇入主静脉至右心房。

第二节　呼吸系统的解剖和组织结构

呼吸系统由呼吸道、肺组织、肺血管和呼吸肌组成。呼吸道包括鼻、咽、喉、气管及支气管等。

呼吸道以环状软骨为界，分为上呼吸道和下呼吸道。肺的表面被覆一层光滑的浆膜（脏胸膜），浆膜深部的结缔组织伸入肺内，将肺分成许多小叶。左肺被斜裂分为上、下两叶，右肺被斜裂和水平裂分成上、中、下3叶。每一个肺段支气管及其分支分布的肺组织称为一个支气管肺段。肺段呈圆锥形，肺尖向肺门，肺底位于肺表面。右肺可分为10段，左肺分为8段。肺组织可分为实质和间质两部分，实质即肺内支气管的各级分支及其终末的大量肺泡，间质包括肺内结缔组织及其中的血管、淋巴管和神经。

一、上呼吸道

上呼吸道包括鼻、咽和喉部，是气体进出的通道，同时具有对气体进行过滤、加温、湿化的功能，另外还有保护下呼吸道的作用。

（一）鼻

可分为外鼻（external nose）、鼻腔（nasal cavity）和鼻旁窦（paranasal sinus）。外鼻位于面部中央。鼻腔是位于两侧面颅之间的腔隙，其上、后、旁由左右成对的鼻窦环绕，与颅前窝、颅中窝、口腔和眼眶紧密毗邻，仅由一层薄骨板相互隔开，故严重的鼻损伤可伴发其周围结构的损伤，鼻疾病亦可向邻近器官扩散。鼻旁窦开口于鼻腔，两者黏膜互相移行连为一体。

婴幼儿鼻腔短小、鼻道狭窄、鼻黏膜柔弱并且血管丰富，易因感染而充血肿胀，出现鼻塞甚至导致呼吸困难；鼻黏膜下层缺乏海绵组织，故正常婴幼儿较少发生严重鼻出血。鼻窦为鼻腔周围颅骨内的含气空腔，按其所在颅骨命名为额窦、筛窦、上颌窦及蝶窦，共4对。

上颌窦位于上颌骨体内，为近似三角形的腔洞；上颌窦开口位置较高，窦孔相对较大，鼻腔感染时可以引起上颌窦炎。额窦位于额骨额鳞的下部内，左右各一，呈三棱锥体形；底向下，尖向上，中隔常偏向一侧，大小不一，额窦在筛窦的前上方。筛窦指鼻腔外侧壁上部与两眶之间筛骨迷路内海绵状含气空腔，每侧3～18个，按部位分为前筛窦、中筛窦和后筛窦。前筛窦气房有1～6个，中筛窦气房有1～7个，二者均开口于中鼻道；位于筛骨迷路后部的后筛窦，开口于上鼻道，后筛窦的气房少。蝶窦指蝶骨体内含气的腔洞，位于鼻腔上部的后方，与后筛窦为邻，由蝶窦中隔分为左、右两腔。婴幼儿的鼻泪管短且开口部瓣膜发育不全，咽鼓管口径宽、直、短且呈水平位，因而鼻咽部炎症易侵及结膜和中耳。

（二）咽

咽（pharynx）分为鼻咽（nasopharynx）、口咽（oropharynx）和喉咽（laryngopharynx）3部分。咽前方与鼻腔、口腔和喉相通，后方与第1、2颈椎相邻，顶部是颅底，底部在环状软骨水平与食管相连。咽腔最宽处为鼻咽部，最窄处位于喉部与食管移行处。

小儿鼻咽部较狭小且垂直，淋巴组织丰富。口咽部上起软腭游离缘，连接鼻咽，下达会厌上缘。腭咽弓与前方的腭舌弓之间构成扁桃体窝，容纳腭扁桃体。咽后壁黏膜下有散在的淋巴滤泡，口咽部慢性淋巴结肿大可导致慢性气道阻塞和睡眠时打鼾。喉咽部起自第4颈椎，止于第6颈椎，位于喉部后方，向前通喉腔，上连口咽，下接食管，是由软骨、韧带及肌肉等组成的管状结构，上宽下窄形似漏斗。环状软骨上缘连接食管处是咽部最狭窄处。

（三）喉

喉既是呼吸通道又是发音器官，上接咽腔下连气管，以软骨为支架，软骨之间以韧带和肌肉相连。其位置在新生儿时期位于第2～3颈椎水平，随着年龄增长逐渐降低，到成人时位于第3～6颈椎水平。喉包括会厌、喉腔、声襞、前庭襞及喉室。喉的上口称喉口（aditus laryngis），由会厌软骨上缘、杓状会厌襞、杓状软骨间切迹围成（图1-1-4延伸阅读）。

新生儿会厌大，可覆盖软腭，所以婴幼儿更愿意经鼻呼吸。小儿喉腔、声门较狭小，软骨柔软细弱，假声带及黏膜薄弱而富含血管及淋巴组织。婴幼儿的喉部位置比较靠前，且呈漏斗状，喉部最窄的部位在环状软骨，而成人的喉部为柱状，最窄的部位在声门处。声门以下至环状软骨以上为声门下区，婴幼儿声门下区组织结构疏松，发生炎症时容易出现水肿，引起喉梗阻。

会厌舌面及喉面上部黏膜覆有复层扁平上皮，其舌面上皮内有味蕾，会厌喉面基部黏膜上皮为假复层纤毛柱状上皮。会厌各部黏膜的固有层均为疏松结缔组织，内有较多的弹性纤维、混合腺和淋巴组织，深部与会厌软骨（弹性软骨）的软骨膜相连。喉侧壁黏膜形成两对皱襞，上为室襞，下为声襞，二者之间为喉室。其上皮为假复层纤毛柱状上皮，夹有杯状细胞；固有层为细密结缔组织，黏膜下层为疏松结缔组织，含有较多混合性腺体和淋巴组织。

声带分为膜部和软骨部，其较薄的游离缘为膜部，基部为软骨部。膜部覆有复层扁平上皮，固有层较厚。其浅层疏松，炎症时易发生水肿；深层为致密结缔组织，内含大量弹性纤维，与表面平行排列，形成了致密板状结构，称为声韧带。因此，轻微的炎症即可引起喉头狭窄，出现吸气性呼吸困难和声音嘶哑。固有层下方的骨骼肌构成声带肌。声带振动主要发生在膜部。声带的软骨部黏膜结构与室襞相仿，表面覆有假复层纤毛柱状上皮，黏膜下层含有混合腺，外膜中有软骨和骨骼肌。

二、下呼吸道

下呼吸道从环状软骨下缘开始，包括气管、支气管、细支气管、肺泡管等，共 23 个分级。因支气管在肺内的反复分支呈树枝状，故称为支气管树（bronchial tree）。根据支气管树的生理功能，临床上将其分为导气部和呼吸部，见图 1-1-5（延伸阅读）所示。导气部又称传导气道（0～16 级气道，包括气管、支气管至终末细支气管），各级支气管分支管径逐渐变小，管壁变薄，结构渐趋简单。17 级以下的支气管为呼吸部支气管，由呼吸性细支气管、肺泡管、肺泡囊组成，其管壁上均有肺泡（pulmonary alveoli）开口，不仅有气体传导作用，还能进行气体交换。

儿童气管、支气管直径和气管长度参考值见表 1-1-1 和表 1-1-2。

表 1-1-1　儿童气管、支气管及声门的直径参考值（cm）

部位	1 岁以上儿童	婴儿
气管	0.8～1.1	0.6～0.7
右主支气管	0.7～0.9	0.5～0.6
左主支气管	0.6～0.8	0.4～0.5
声门	0.8～1.0	0.5～0.6

注：成人气管左右径为 2.0～2.5cm，前后径为 1.5～2.0cm。

表 1-1-2　各年龄段儿童气管长度参考值（cm）

年龄	平均长度	上切牙至气管隆嵴距离
新生儿	5.7	—
<1 岁	6.5	12.7
1 岁	7.1	13.3
2 岁	7.4	14.0
3 岁	7.6	15.0
4 岁	8.4	15.7
5 岁	8.6	16.0

注：成人气管长度为 12～13cm，自上切牙到气管隆嵴距离为 27cm。

（一）气管和支气管

气管和支气管由前外侧的软骨环和后壁的平滑肌及致密结缔组织组成。新生儿期气管杈位于第 3～4 胸椎，成人位于第 5 胸椎上端水平。在气管杈的内面，有一矢状位向上的半月状嵴称气管隆嵴，略偏向左侧，是支气管镜检查时判断气管权的重要标志。气管由黏膜、气管软骨、平滑肌和结缔组织构成。气管软骨由14~17个呈"C"形、缺口向后的透明软骨环构成。气管分出的一级分支为左、右主支气管，二级分支为肺叶支气管，三级分支为肺段支气管。每一叶支气管经过肺门入肺后再分为三级的亚段支气管，如此反复分支达23级直至肺泡管。支气管树的基本分支方式为非对称性双分支形式（图1-1-6延伸阅读）。

右主支气管较粗壮，有3~4个软骨环，自气管树向右下延行，与气管中线成25°~30°的夹角，其远端再分出右上叶支气管及中间支气管，后者继续下行，分出右肺中叶和下叶支气管。右肺的肺段比较固定，上叶分为3段，中叶分为2段，下叶分为5段，故分为10个肺段支气管。右肺上叶支气管分为尖段、后段和前段支气管，中叶分为内侧段和外侧段，下叶分为内侧段、前段、外侧段、后段和背段。

左主支气管有7~8个软骨环，与右主支气管相比，左主支气管较细长，与气管中线的夹角较大，为40°~50°。左主支气管进入肺门后分出左上叶支气管，继而继续下行进入下叶，成为下叶支气管。左侧肺的尖段与后段、内侧底段与前底段往往共干，故左肺分为8个或10个肺段支气管。

小儿的气管、支气管管腔狭窄，软骨柔软，缺乏弹性组织；黏膜内血管丰富，但因黏液腺分泌不足而较干燥；同时，由于气道上皮纤毛的运动能力相对较弱，故不易将微生物和黏液清除出气道，易引起感染。婴儿的气管、支气管软骨可在气管插管后出现局部发育障碍，导致气管、支气管软骨软化。婴幼儿细支气管无软骨、平滑肌少，故气道炎症时以黏膜肿胀、分泌物增加为主，易在呼气时出现小气道关闭，致呼气不畅和气体潴留，严重影响气体交换。

气管及支气管壁的结构由内向外依次为黏膜、黏膜下层和外膜3层。其中黏膜由上皮和固有层组成。

1. 黏膜 由黏膜上皮（图1-1-7延伸阅读）和固有层组成。上皮为假复层纤毛柱状上皮，由纤毛细胞、杯状细胞、基细胞、刷细胞和小颗粒细胞组成。其中纤毛细胞最多，呈柱状，每个纤毛细胞顶部约有200条纤毛，它们规则而协同地摆动，向咽部方向摆动时坚挺有力而快速，向相反方向摆动时弯曲、柔软且缓慢。正常儿童纤毛摆动的频率为（12.5±1.8）Hz。在纤毛细胞间隙中分布有分泌黏液的杯状细胞。黏膜下层中还有黏液腺，它们分泌的黏液和浆液与纤毛组成纤毛黏液清除系统。通过黏液的黏附及纤毛的摆动，呼吸道内的异物颗粒都会朝着咽部移动，然后经口吐出，或被咽下。刷细胞因游离面有排列整齐的微绒毛，形如刷状而得名，细胞呈柱状。刷细胞的功能尚未有定论，有报道在刷细胞基部可与感觉神经末梢形成突触，故认为该细胞可能具有感受刺激的作用。小颗粒细胞呈锥形，数量较少，单个或成团分布在上皮深部，细胞质内有许多分泌颗粒，含5-羟色胺等物质，可调节呼吸道平滑肌的收缩和腺体的分泌。基细胞位于上皮深部，呈锥形，为干细胞，可增殖分化为上皮中其他各类细胞。

2. 黏膜下层 为疏松结缔组织，与固有层和外膜无明显界线，内含血管、淋巴管、神经和较多混合性腺，也称气管腺。气管腺的黏液性腺泡所分泌的黏液与杯状细胞分泌的黏液共同形成厚的黏液层，覆盖在黏膜表面。气管腺的浆液性腺泡分泌的稀薄液体，位于黏液层下方，有利于纤毛的正常摆动。黏膜下层内还有弥散的淋巴组织和淋巴小结等，其中的浆细胞能合成免疫球蛋白A（IgA），当IgA通过黏膜上皮时，与上皮细胞产生的分泌片结合形成分泌型IgA（sIgA）释放入管腔内，对细菌、病毒有杀灭作用，发挥免疫防御作用。黏液下层有丰富的传入神经末梢，能感受机械的或化学的刺激，引起喷嚏和咳嗽等反射，以高速度的气流把呼吸道的异物排出口、鼻之外。

3. 外膜 较厚，主要含16~20个呈"C"形的透明软骨环，软骨环之间以弹性纤维构成的膜状韧带连接，它们共同构成管壁的支架。软骨环的缺口处为气管膜性部，内有弹性纤维组成的韧带、平滑肌束和气管腺。咳嗽反射时平滑肌收缩，使气管腔缩小，有助于清除痰液。

（二）小支气管

肺段支气管继续分支，其管壁结构与主支气管基本相似，但管径渐细，管壁渐薄，管壁二层结构分界逐渐不明显。黏膜假复层纤毛柱状上皮由高变低，杯状细胞逐渐减少；固有层逐渐变薄，其外侧出现少量环形平滑肌束；黏膜下层的气管腺逐渐减少；外膜结缔组织内的软骨由完整的气管软骨变为不规则的软骨片。

（三）细支气管

细支气管（bronchiole）直径约为 1mm，其黏膜上皮由假复层纤毛柱状上皮逐渐变为单层纤毛柱状上皮，杯状细胞很少或消失。管壁内腺体和软骨片逐渐减少甚至消失，环形平滑肌逐渐增加，黏膜皱襞逐渐明显。

（四）终末细支气管

终末细支气管直径约为 0.5mm，内衬单层纤毛柱状上皮，无杯状细胞。管壁内腺体和软骨片完全消失，出现完整的环形平滑肌层，黏膜皱襞更明显。电子显微镜（简称电镜）下，终末细支气管内衬的上皮由两种细胞组成，即纤毛细胞和分泌细胞，纤毛细胞数量少，分泌细胞数量多。管腔分泌细胞又称为克拉拉细胞（Clara cell），游离面略高于纤毛细胞，呈圆顶状凸向管腔，顶部细胞质（简称胞质）内可见发达的滑面内质网和分泌颗粒。克拉拉细胞分泌物稀薄，含有蛋白酶，可分解管腔中黏液，降低分泌物的黏稠度，利于排出。克拉拉细胞内尚有较多的氧化酶系，可对吸入的毒物或药物进行生物转化和解毒。上皮损伤时，克拉拉细胞增殖分裂，分化为纤毛细胞。

（五）呼吸性细支气管

呼吸性细支气管（respiratory bronchiole）是终末细支气管的分支。每个终末细支气管可分支形成 2～3 个呼吸性细支气管，它的管壁结构与终末细支气管结构相似，但管壁上连着少量肺泡，并且肺泡开口于管腔，呼吸性细支气管的上皮为单层立方上皮，也有纤毛细胞和分泌细胞。在肺泡开口处，单层立方上皮移行为单层扁平上皮。上皮外面有少量环形平滑肌纤维和弹性纤维。

（六）肺泡管

肺泡管（alveolar duct）是呼吸性细支气管的分支，每个呼吸性细支气管分支形成 2～11 个肺泡管。每个肺泡管与大量肺泡相连，有 20～60 个肺泡开口于管腔，故管壁自身的结构很少，仅在相邻肺泡开口之间保留少许管壁，其表面覆以单层立方或扁平上皮，其下方为少量平滑肌束和弹性纤维，因肌纤维环形围绕于肺泡开口处，故镜下可见相邻肺泡开口之间有结节状膨大。

（七）肺泡囊

肺泡囊（alveolar sac）与肺泡管相连，每个肺泡管分支形成 2～3 个肺泡囊。肺泡囊由几个肺泡围成，故是许多肺泡共同开口而成的囊腔。相邻肺泡开口之间没有环形平滑肌束，仅有少量结缔组织，故切片中无结节状膨大。

（八）肺泡

肺泡是支气管树的终末部分，构成肺的主要结构。肺泡为多面体形、有开口的囊泡，开口于肺泡囊、肺泡管或呼吸性细支气管的管腔。肺泡直径约为 300μm，肺泡壁由单层肺泡上皮细胞组成。相邻肺泡之间有少量结缔组织，称肺泡隔。婴儿肺泡表面积按千克体重计算与成人相似，但婴儿代谢要按千克体重计算，远比成人高，因此，婴儿呼吸储备能力较小。大部分通过声门进入气道的灰尘和病原体可以到达肺泡水平，大部分进入体循环的病原体、细胞释放的炎症介质、过氧化自由基等，会到达肺毛细血管，并可能在肺部停留。因此，在肺泡和肺毛细血管损伤后，可导致肺泡隔的屏障作用下降或丧失，成为肺部常见疾病病理生理的主要发生机制。

1. 肺泡上皮（alveolar epithelium） 是指肺泡表面的一层完整的上皮，由Ⅰ型和Ⅱ型肺泡细胞构成，偶见刷细胞。

（1）Ⅰ型肺泡细胞：细胞扁平，覆盖肺泡约95%的表面积，细胞含核部分较厚并向肺泡腔内突出，无核部分菲薄，厚约0.2μm，参与构成气-血屏障，是进行气体交换的部位。电镜下，相邻的Ⅰ型肺泡细胞或与Ⅱ型肺泡细胞及刷细胞之间有紧密连接。Ⅰ型肺泡细胞细胞器少，细胞质（简称胞质）内有较多的吞饮小泡，小泡内含有表面活性物质和细胞吞入的微小尘粒，细胞能将这些物质转运到肺泡外的间质内清除。Ⅰ型肺泡细胞无分裂增殖能力，损伤后由Ⅱ型肺泡细胞增殖、分化补充。

（2）Ⅱ型肺泡细胞：细胞较小，呈立方形或圆形，顶端突入肺泡腔。细胞核呈圆形，细胞质着色浅，呈泡沫状。Ⅱ型肺泡细胞散在分布于Ⅰ型肺泡细胞之间，数量较Ⅰ型肺泡细胞多，但仅覆盖肺泡表面5%的表面积。电镜下，细胞游离面有少量微绒毛，胞质内富含线粒体和溶酶体，有较发达的粗面内质网和高尔基体。核上方有较多高电子密度的分泌颗粒，颗粒大小不等，内含有平行排列的板层状结构，故又称为嗜锇性板层小体（osmiophilic multilamellar body）。小体内的物质称为表面活性物质，其内容物成分多为磷脂（主要是二棕榈酰磷脂酰胆碱）、蛋白质、糖胺聚糖等。细胞以胞吐方式将表面活性物质释放出来，铺展于肺泡内面，形成一层薄膜。表面活性物质有降低肺泡表面张力、维持稳定肺泡大小与结构的重要作用。呼气时肺泡缩小，表面活性物质密度增加，表面张力降低，使肺泡不至于过度塌陷；吸气时肺泡扩张，表面活性物质密度减小，表面张力增大，可防止肺泡过度膨胀。表面活性物质由Ⅱ型肺泡细胞不断产生，经Ⅰ型肺泡细胞吞饮转运，保持不断的更新。Ⅱ型肺泡细胞有分裂、增殖并分化为Ⅰ型肺泡细胞的潜能。

表面活性物质的缺乏或变性均可引起肺不张，过度通气可造成表面活性物质缺乏；吸入毒气可直接破坏表面活性物质。若早产儿或新生儿先天缺陷致Ⅱ型肺泡细胞发育不良，表面活性物质合成和分泌障碍，使肺泡表面张力增大，婴儿出生后肺泡不能扩张，可出现新生儿肺透明膜病（又称新生儿呼吸窘迫综合征）。此类患儿的肺毛细血管通透性增加、血浆蛋白漏出，在肺泡上皮表面形成一层透明膜样物质，故又称新生儿肺透明膜病。表面活性物质主要由70%～80%的磷脂、10%的蛋白质和10%的中性磷脂组成。除混有少量的血浆蛋白外，已分离到4种特异性表面活性物质蛋白（surfactant protein，SP），包括SP-A、SP-B、SP-C、SP-D。在表面活性物质中，SP-A含量最多，占50%～70%，SP-B是表面活性物质最关键的成分，占10%。SP-B和SP-C为小分子疏水性表面活性物质蛋白，主要参与表面张力的调节；SP-A和SP-D为大分子亲水性表面活性物质蛋白，主要参与肺宿主防御功能。SP-A对肺泡上皮细胞摄取表面活性物质进行再循环起一定促进作用；SP-A可增加肺内巨噬细胞的活性，还有助于肺内其他免疫调节细胞对各种微生物的破坏。SP-B具有促进表面活性磷脂在气液界面吸附、扩展并与磷脂首基交联，增加磷脂单分子层的横向稳定性以及参与嗜锇性板层小体形成等功能。SP-C是一种小嵌膜蛋白质，能跨越磷脂双分子层，对气液界面的表面活性物质单分子层的形成和维护起着重要作用；SP-C也可促进Ⅱ型肺泡细胞对磷脂的摄取和分解代谢，也参与激活肺泡巨噬细胞对感染的免疫应答。SP-D与表面活性剂磷脂的功能没有直接关系，它的主要作用似乎是作为一种先天性免疫系统蛋白，成为宿主防御感染的一部分，如防御常见的呼吸道细菌和病毒。SP-D还可刺激中性粒细胞对细菌的破坏，包括金黄色葡萄球菌、肺炎链球菌和大肠埃希菌。腺苷三磷酸结合盒转运体A家族成分3（ABCA3）表达于Ⅱ型肺泡细胞板层小体的外膜，是一种与表面活性剂功能有关的重要物质。它是一种ATP结合蛋白，其确切功能尚不完全清楚，但已被证明广泛存在于Ⅱ型肺泡细胞中，它最有可能的作用是产生表面活性剂向内运输的脂质。

如果表面活性物质的产生或分解途径存在异常，婴儿和儿童会出现几种严重疾病，如SP-B、SP-C、ABCA3、甲状腺转录因子-1（thyroid transcription factor-1，TTF-1），以及粒细胞-巨噬细胞集落刺激因子受体（granulocyte-macrophage colony-stimulating factor receptor，GM-CSFR）基因的突变可造成表面活性物质的生成、功能障碍，以及分解代谢异常，导致新生儿致死性呼吸窘迫综合征、弥漫性肺疾病及反复肺部感染等。其中SP-B、ABCA3及GM-CSFR基因的突变可致先天性肺泡蛋白沉积症。以上疾病大多在婴幼儿期或儿童期发病，表现为呼吸增快或运动不耐受、呼吸困难、生长落后、呼吸衰竭等。

2. 肺泡隔（alveolar septum） 是相邻肺泡之间的薄层结缔组织，属于肺的间质。肺泡隔内有连续毛细血管网与肺泡壁相贴，有丰富的弹性纤维，起回缩肺泡的作用。老年人的弹性纤维可发生退化变性，吸烟可加速该退化进程，而肺的炎症性病变可破坏弹性纤维，导致肺泡弹性降低、回缩能力下降，影响肺的换气功能，久而久之即可出现肺泡扩大、肺气肿。此外，肺泡隔内还有成纤维细胞、肺巨噬细胞、浆细胞和肥大细胞，以及毛细淋巴管和神经纤维。

3. 肺泡孔（alveolar pore） 是相邻肺泡之间气体流通的小孔，称为科恩（Kohn）孔，直径为 $10 \sim 15\mu m$。一个肺泡壁上有 1 个或数个，肺泡孔的数目随着年龄增长而增加。当某个终末细支气管或呼吸性细支气管阻塞时，可通过肺泡孔建立侧支通道，以起通气作用，防止肺泡萎陷。肺部感染时，肺泡孔也是炎症扩散的渠道。在婴幼儿要到 2 岁以后才出现 Kohn 孔，故新生儿无侧支通气。

4. 气-血屏障 是肺泡腔与毛细血管腔之间的结构，是气体交换必经的结构，厚 $0.2 \sim 0.5\mu m$。它由肺泡表面液体层、肺泡上皮、上皮基底膜、含薄层结缔组织的基质层、毛细血管基底膜和连续毛细血管内皮构成。有的部位两层基底膜之间没有薄层结缔组织，上皮基底膜和毛细血管基底膜相贴而融合为一层。当肺部病变，如炎症、纤维化或肺水肿时气-血屏障增厚，肺的气体交换功能出现障碍，导致机体缺氧。

各级气道结构的差异归纳于表 1-1-3 中。

表 1-1-3　各级气道结构的差异

气道	分支代数	上皮/细胞	管壁结构	直径	功能	收缩性
气管	0	假复层纤毛柱状上皮	膜性管道，"C"形软骨环支撑，疏松黏膜下组织和腺体	25mm	通气	无
支气管	1～11	假复层纤毛上皮	纤维肌性管道，有平滑肌，软骨环不完整	1～10mm	通气	有
细支气管	12～16	单层纤毛柱状上皮和 Clara 细胞	壁内有膜性和平滑肌，无黏膜下腺体，无软骨	1mm	通气	有
呼吸性细支气管	17～19	单层立方上皮和 Clara 细胞	膜性管壁，平滑肌较少，无软骨	0.5mm	通气＋换气	有
肺泡管	20～23	单层立方或扁平上皮	外层螺旋状平滑肌，管壁开口通向肺泡囊	0.5mm	换气	有
肺泡	24	单层肺泡上皮细胞	形成气血界面	75～300μm	换气	无

注：直径是成人参考值，儿童根据年龄不同而有差异。

三、肺　血　管

肺有两组血液循环管道，即肺循环和支气管循环。肺循环为功能性血管，分肺动脉和肺静脉。肺动脉运送血液至肺进行气体交换，管径较粗，为弹性动脉，分左肺动脉和右肺动脉。肺动脉干起于右心室，在主动脉弓下方分为左、右肺动脉。左肺动脉横跨胸主动脉的前方，经左主支气管的前上方进入肺门。在肺门，其分支首先位于支气管前方，再转向后方。右肺动脉较长，在升主动脉和上腔静脉的后方、奇静脉弓的下方进入肺门。左、右肺动脉进入肺门后，多与支气管的分支伴行，直至分支进入肺泡隔，包绕肺泡壁形成肺泡毛细血管网。毛细血管内的血液与肺泡进行气体交换，静脉血变为含氧动脉血。出毛细血管后，含氧动脉血进入肺静脉。在肺的周边，肺静脉穿行于小叶之间，而肺动脉和支气管走行于小叶中间（图 1-1-8 延伸阅读）。来源于肺泡壁周围毛细血管网的肺静脉逐级汇合，最后汇集成左、右肺静脉各两条（上肺静脉、下肺静脉），分别位于肺动脉和主支气管的前方和下方。肺静脉出肺门后穿过心包分别注入左心房的后上部。右肺静脉较长，行经上腔静脉和右心房的后上方。左肺静脉较短，行经胸主动脉的前方。肺循环血管具有直径大、管壁薄、高顺应性的特征，因此阻力小、血压低，正常肺血管阻力约为全身循环血管阻力的 1/10[15mmHg（2kPa）]。但在机体缺氧的情况下，肺血管张力改变可致肺血管收缩，如果缺氧持续存在，血管收缩并伴随血管重塑，可导致肺动脉高压的发生。

支气管循环是肺的营养性血液循环，为各级支气管、脏胸膜和淋巴结等供血。气管和支气管的血供主要由主动脉发出的支气管动脉和肋间动脉供应。CT 血管造影研究表明，64% 的患者有原位支气管动脉，其余 36% 的人至少含有一根异位支气管动脉，最常发自主动脉弓下方。左支气管动脉最常为直接从主动脉发出。右支气管动脉偶尔直接从主动脉起源，但更常见的是与另一根动脉，一般是肋间动脉，共干起源。通常由胸主动脉壁前内侧或后内侧发出并往上走行，在发出一根或多根肋间动脉后，突然向下走行形成支气管动脉。支气管动脉较细，在肺门处互相吻合，交通成网，并伴随肺叶支气管走行进入肺叶内，由支气管肺段门进入支气管肺段内，形成 1～3 支肺段支气管动脉。支气管动脉最终在支气管壁的外膜和黏膜下层形成供应支气管的毛细血管网，营养管壁组织。上部气管由甲状腺下动脉的分支供应，同时，分布于气管的静脉通过甲状腺下静脉丛回流。

四、肺的神经和淋巴管

肺的传出神经纤维（交感神经和副交感神经）和传入神经纤维在肺门形成丛（肺丛），神经纤维随支气管分支和血管分支入肺。传出神经末梢分布在支气管树平滑肌、血管平滑肌和腺体中，交感神经纤维为肾上腺素能神经，兴奋时使支气管平滑肌松弛，血管平滑肌收缩，腺体分泌减少；副交感神经纤维为胆碱能神经，兴奋时使支气管平滑肌收缩，血管平滑肌松弛，腺体分泌增强。传入神经纤维末梢分布于支气管管壁黏膜内及肺泡上皮，神经纤维出肺后走行于迷走神经内，将肺内的刺激传入脑呼吸中枢。

肺的淋巴管可分为浅、深两组，两组淋巴管丛在胸膜下和肺门处有吻合。浅组为分布于脏胸膜及其深面的淋巴管丛，由此丛汇合成淋巴管注入支气管肺（门）淋巴结。深组位于各级支气管和血管周围，并形成淋巴管丛，然后汇合成淋巴管，淋巴管走行于小叶间隔内，沿支气管血管束到达肺门再进入纵隔。在纵隔中它们可以形成支气管纵隔淋巴干汇入胸导管，或直接进入体循环。胸导管的淋巴液汇入左锁骨下静脉并返回体循环。胸导管从腹部开始，通过横膈膜的主动脉裂孔进入右侧胸腔。然后，它上升到靠近主动脉的位置，然后穿行到左侧胸腔并沿着食管走行，最后进入左颈内静脉。右支气管纵隔淋巴干汇入右淋巴管，在锁骨下静脉和颈内静脉交界处进入静脉循环。胸导管漏液是乳糜胸的主要原因。

五、胸廓和呼吸肌

胸廓（thoracic cage）是胸腔壁的骨性基础和支架，由 12 个胸椎、12 对肋骨和肋软骨、1 块胸骨借由关节和韧带连接而成，近似圆锥形。胸廓上口狭小，斜向前下方，其横径大于前后径，由第 1 胸椎、第 1 肋骨、肋软骨及胸骨柄上缘构成。胸廓下口宽阔，斜向后下方，横径大于前后径，由第 12 胸椎、第 11 及 12 对肋骨肋弓和肋前端、第 7～10 对肋软骨及剑突围成；膈肌封闭胸腔底部。出生时，胸腔比成人更圆，肋骨呈水平位，与脊柱几乎成直角。

呼吸肌是指参与呼吸运动的一群肌肉。呼吸肌收缩和舒张引起的胸廓节律性扩大和缩小称为呼吸运动，胸廓扩大称为吸气运动，胸廓缩小则称为呼气运动。主要吸气肌为膈肌和肋间外肌，主要呼气肌为肋间内肌和腹肌；此外，还有一些辅助吸气肌，如斜角肌、胸锁乳突肌等。

平静呼吸时，吸气为主动呼吸，由膈肌和肋间外肌收缩引发；呼气为被动呼吸，由膈肌和肋间外肌的舒张引发。在吸气时膈肌收缩，膈顶下降，胸廓增大；同时肋间外肌收缩，肋骨向上向外运动，胸廓进一步增大。呼气时，膈肌舒张，膈顶上升，肋间外肌舒张，肋骨向下向内运动，胸廓缩小。

在一定强度的运动下，吸气和呼气均为主动呼吸。用力吸气时，除了膈肌、肋间外肌的收缩，胸锁乳突肌、背部肌群、胸部肌群等也发生收缩，参与扩张胸廓。用力呼气时，除了膈肌、肋间外肌的舒张，肋间内肌、腹肌等发生收缩，参与收缩胸廓。

婴儿胸部呼吸肌不发达，主要靠膈肌呼吸。在新生儿期，膈肌似乎还不能完全适应沉重的呼吸工作负担。膈肌与胸廓的连接角度不像成人那样是斜的，而几乎是水平的，这导致收缩效率较低。膈肌运动易受腹胀等因素的影响。而且膈的位置较高，呈横位，收缩时易将下部肋骨拉向内侧，使得胸廓凹陷。因此，在吸气时，肺的扩张度受到限制，尤以肺的后下部受限更甚，不能充分换气。故当肺部病变时，容易出现呼吸困难。

足月儿耐疲劳的呼吸肌纤维不到30%，早产儿不到10%，1岁时达成人水平（为50%～60%），故小婴儿呼吸肌容易疲劳，是导致呼吸衰竭的重要因素。早产儿较难应对呼吸系统负荷的增加。然而，早产儿易患呼吸衰竭的机制可能是复杂的和多因素的。小儿纵隔较成人相对较大，其周围组织柔软而疏松，所以胸膜腔有较大量液体时，常易引起纵隔移位。

（胡晓光　李昌崇）

第二章 呼吸系统的功能

本章延伸阅读

第一节 呼吸生理

机体通过呼吸与周围环境进行气体交换，获取所需的氧气（O_2），排出二氧化碳（CO_2）。呼吸的过程由外呼吸（肺通气、肺换气）、气体在血液中的运输及内呼吸（组织换气、细胞内氧化代谢）3个环节组成。外呼吸是周围环境和机体进行气体交换的关键。肺通气是指外界的空气和肺内气体之间的交换过程，而肺换气则是指肺泡与肺毛细血管之间的气体交换过程。

一、肺 通 气

肺通气是指空气流入和流出呼吸系统的过程，在生理上是以一定时间内吸入和呼出的空气量来呈现。气体的流动是通过肺容积变化造成的压力差来实现的。肺本身不具有主动收缩和舒张的能力，其收缩和舒张是通过胸廓的运动实现的。胸廓由脊柱、肋骨、胸骨和肋间肌共同构成，其运动通过相关呼吸肌的收缩和舒张来实现。其他因素也参与肺通气过程，包括肺的弹性和气道的阻力。各种肺疾病会影响上述物理特性，减少新鲜空气的输入量，导致通气血流比例失调。

（一）肺通气和无效腔

肺容纳的气体可以通过各分项或特异性肺容积来表示，通常用肺量计测定，这部分内容将在第二篇第三章中专门介绍。需要指出的是，并不是所有吸入呼吸道的气体都能到达肺泡参与气体交换，这部分不涉及气体交换的气道区域称为解剖无效腔，包括鼻和口腔、咽喉部、气管、支气管、细支气管等，在这些区域停留的吸入气体称为无效腔气体，容积（V_D）通常为150ml（或2ml/kg体重）。肺泡无效腔则是由于各种原因引起的肺内某些区域气体交换不能达到最佳状态导致的，解剖无效腔和肺泡无效腔的和称为生理无效腔。正常情况下，健康人的解剖无效腔几乎等同于生理无效腔，肺泡无效腔极小。

（二）呼吸肌和呼吸运动

呼吸肌的收缩和舒张是肺通气的原动力，通过改变胸廓的前后径、横径及上下径，改变肺容积，从而产生呼吸动作。胸壁从表面到深部依次为皮肤和皮下组织、肋骨、胸骨和胸椎、肋间肌和壁胸膜。肋间外肌横跨每肋之间的肋间隙，起源于上位肋骨的下缘，止于下位肋骨的上缘；肌肉从结节至肋软骨连接处沿肋骨的长度附着，其纤维走向是向前、向下。肋间内肌横跨每肋之间的肋间隙，起源于下位肋骨的上缘，止于上位肋骨的下缘；肌肉沿肋骨的长度附着，从肋骨角到胸骨，其纤维走向是向下、向后。肋间肌的作用是牵拉肋骨使之靠拢，如果第1肋被斜角肌固定，肋间外肌向上牵拉肋骨，有助吸气。如果最后一根肋骨被腰方肌固定，肋间内肌向下牵拉肋骨，有助呼气。横膈膜是呼吸的主要肌肉，中央区是腱性的，周围是肌性的。横膈膜有左右两个穹顶，右侧较高，中央腱膜位于两穹顶之下，前方附着于剑突，后方附着于腰椎。下腔静脉、食管、主动脉等重要结构穿过横膈膜。其他参与呼吸的肌肉还包括胸锁乳突肌、斜角肌等。

平静吸气时，横膈膜的收缩使穹顶扁平，胸腔变长、容积扩大，胸膜腔压力降低，空气进入肺内。在第1肋固定的情况下，肋间外肌通过两种运动协助胸廓扩张，即肋骨下端向前运动及向上、向外运动，但动作不大。肋间内肌有防止肋骨之间组织变形的作用，变形将影响胸腔容积。平静呼气是被动的，上述横膈膜和肋间肌相应松弛。用力吸气时，除了横膈膜的动作外，肋间肌的活动更强，上提肋骨的程度更大；同时，斜角肌和胸锁乳突肌向后方上提肋骨，带动胸骨柄运动；此外，第12肋附着于腰方肌，能有力牵拉横膈膜向下运动。呼吸窘迫时，其他肌肉也会有相应收缩。用力呼气时，肋间内肌收缩使肋骨下降，同时防止肋间组织向外变形，腹壁肌肉收缩有助于腹腔内容物向上推动横膈膜，加强肺的弹性回缩（图 1-2-1 延伸阅读）。

（三）胸膜腔内压

胸膜分为两层，即紧贴于肺表面的脏胸膜和紧贴于胸廓内壁的壁胸膜。两层胸膜形成一个密闭的潜在腔隙，称为胸膜腔。胸膜腔不含气体，仅含有少量浆液，既能起到润滑的作用，又能使两侧胸膜紧密贴合在一起。胸膜腔内压实际上是肺内压（P_A）和肺泡回缩力的代数和，肺内压使肺泡扩张，肺泡回缩力使肺泡缩小。因此，胸膜腔内压等于肺内压（P_A）减去肺泡回缩力。在呼吸过程中，胸膜腔内压起着重要作用。在吸气末或呼气末，肺内气体不再流动，此时肺内压（P_A）就等于大气压（P_{atm}），则胸膜腔内压等于肺泡回缩力的负值（平静呼气末约为 $-0.5kPa$）。这种肺泡壁两侧的压力梯度，又称为跨壁压。跨壁压（胸膜腔内的负压引起）使肺在胸腔内保持扩张而不至于塌陷。

在吸气时，呼吸肌的主动收缩使得胸腔容积增大，进而使肺扩张，肺的回缩力增加，使胸膜腔内压负值更大，引起肺扩张和气体进入。在呼气时则相反，呼吸肌松弛，胸腔容积缩小，通过肺弹性回缩回复到原来的大小，气体得以排出。需要强调的是，平静呼吸时，胸膜腔内压力总是负的，只有在用力呼气时胸膜腔内压力会成正压，迫使肺容积降低排出气体。呼吸期间各指标变化见图 1-2-2（延伸阅读）。

肺不是刚性的，也没有自我支撑功能。从上往下观察，每一层肺由上一层悬吊，又坐落在下一层上。这样，肺尖部的重量较大，拉离胸壁所需的力量也较大，决定了肺尖部的胸膜腔内压比肺底的更负。但是，呼吸期间肺尖和肺底胸膜腔压力变化的程度又是一致的，因此，肺尖和肺底的通气是有差异的。

（四）肺顺应性

肺的弹性性能是由于肺组织有弹性纤维和胶原，肺泡-液体界面产生的表面张力也起一定作用。生理学上常用呼吸系统的顺应性（compliance，C）来评估肺和胸壁的扩张性或易牵张的性质，是指在外力作用下发生变形的难易程度，用在单位压力变化下容积的改变程度来表示。如果顺应性大，则肺在相同外力的作用下更容易扩张，相反则不易扩张。弹性（E）则是对这种扩张性能的阻力：$E=1/C$。

肺的顺应性是肺在压力下的可扩张性，压力来自跨壁压（胸膜腔内压和肺内压之差）。肺顺应性又分为动态和静态，静态肺顺应性包括肺在不同气压阶段的充气程度；动态肺顺应性是呼吸期间肺容积的变化程度，包括克服气道阻力所做的功。胸壁同样有弹性性质，在平静呼气末，胸廓弹力与肺的弹力相等而方向相反（即倾向于扩张胸壁）。当吸入气体时，胸壁弹力帮助扩张，但达到肺总量的 2/3 时胸壁到达静息位点，超过这一位点后再扩张则需要正压使胸壁扩张。呼吸系统顺应性（又称总顺应性）$1/C_{TOT}=1/C_L+1/C_W$。C_{TOT} 为呼吸系统顺应性，C_L 为肺顺应性，C_W 为胸廓顺应性。在某些病理情况下，肺的顺应性则会发生改变。在肺纤维化、肺水肿时，肺顺应性下降，若要达到原来的通气水平，机体需要加大呼吸做功；而在肺气肿时，肺顺应性会增加。这种改变可能与肺的胶原纤维、弹性纤维被破坏有关。

（五）气道阻力和等压点

气道阻力是气体流经气道时气体分子间及气体与气道壁间的摩擦阻力。气流形态、气道管径、管道长度、管壁光滑度及气体流量是气道阻力的影响因素。气流形态大体分为层流和湍流两种形式，是气道阻力的重要影响因素。根据流体力学原理，层流时的气道阻力小，湍流则显著增大。气流以两种流态在气道内流动，但更多情况下是两种流态并存。气流过快和管道不规则，容易发生湍流。气道管径是影响气道阻力的另一重要因素，气道半径减小可导致气道阻力显著增大。层流气体符合泊肃叶（Poiseuille）定律，气道阻力（R）与气道半径（r）的 4 次方成反比，与长度（L）及流体的黏滞系数（η）成正比，即 $R=8\eta L/(\pi r^4)$。而依据范宁公式，湍流气体的气道阻力与气道半径的 5 次方成反比。

根据泊肃叶定律，气道阻力主要集中在小气道，但事实并非如此。因为尽管各个小气道直径是小的，但随着支气管树分支下行，小气道数量庞大，气流的总横截面积增大，总气道阻力减小。因此，在生理情况下，大气道阻力占总气道阻力的 80%，小气道阻力约占 20%。小气道阻力占总气道阻力的百分比小，加上小气道阻力测定困难，早期发现小气道功能受损有一定难度，故小气道又称安静区。

气道阻力增加的常见因素有肺容积、支气管平滑肌张力、气道口径的变化、吸入气体密度和黏滞度的变化等。大气道依靠软骨环的支撑而能保持开放；小气道软骨消失，依赖周围组织的弹性支持来维持小气道开放。呼吸周期中肺容积变化对气道阻力有显著影响，吸气时，肺扩张可牵拉小气道，胸膜腔内压降低，致跨壁压增大，扩张其内径；呼气时则相反。

跨气道压是维持气道开放的压力，为气道内压与胸膜腔内压或肺间质压之差。跨气道压为 0 的气道位置称为等压点。胸膜腔内压通过气道周围的实质传递气道外压，在正常人平静呼吸过程中，气道内压始终大于胸膜腔内压，气道不会闭合。正常人用力呼吸时，胸膜腔内压增高，同时肺内压（又称肺泡内压）也增加，呼气驱动压加大，呼气流速加快，气流摩擦阻力和气道内压下降，气道内形成压力梯度，此时等压点位于有软骨环支撑的大气道，也不会使气道闭合。小气道阻塞时，气体通过阻塞部位的压力差增大，等压点移向无软骨支撑的小气道，引起小气道闭合而出现呼气性呼吸困难，见图 1-2-3。

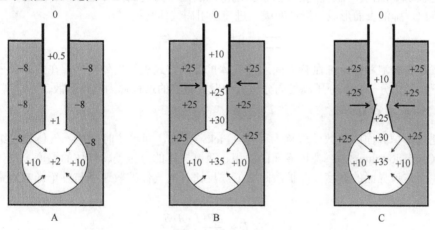

图 1-2-3　气道等压点及气道闭合情况示意图（cmH$_2$O）
A. 正常人平静呼气；B. 正常人用力呼气；C. 小气道阻塞患者用力呼气

气道阻塞导致通气障碍，根据阻塞的部位不同分为中央性气道阻塞和外周性气道阻塞。中央性气道阻塞指气管权以上的气道阻塞，又分为胸外型和胸内型。胸外型中央气道阻塞，吸气时由于气道内压小于大气压，导致气道阻塞加重，引起吸气性呼吸困难。胸内型中央气道阻塞，呼气时由于气道内压小于胸腔内压，引起呼气性呼吸困难。外周性气道阻塞主要指小气道阻塞，表现为呼气性呼吸困难。其机制与气道部位的等压点改变有关。

（六）表面张力和肺泡表面活性物质

在肺泡表面覆盖着一层极薄的液体层，与肺泡内的气体形成了液-气界面。相邻水分子间的吸引力远远大于气体和液体分子间的吸引力，使液体表面积尽可能趋于最小，从而产生表面张力。表面张力使肺泡回缩，产生回缩力。回缩力大小与表面张力和肺泡半径有关。可根据拉普拉斯（Laplace）公式计算回缩力：$P=2T/r$（P 为肺泡回缩力，T 为表面张力，r 为肺泡半径）。

以现实生活中的现象为例，如果将大小两个气球通过管道相连，由于表面张力的原因，会使得小气球内的气体纷纷流向大气球中，肺泡同样存在这种现象。当肺泡的半径变小时，肺泡回缩力会进一步增大，从而使肺泡进一步萎缩，类似一个正反馈的过程。而当肺泡的半径增大时，肺泡回缩力减少，会导致肺泡进一步扩张。机体内肺泡的大小不一，且彼此相通，会出现小肺泡内的气体逐渐转移至较大的肺泡内，使得小肺泡会趋于萎缩，而大肺泡会趋于膨胀。

然而机体的实际情况并非如此。肺泡表面还有一层肺泡表面活性物质（PS），其有助于降低肺泡表面张力。Ⅱ型肺泡上皮细胞合成并释放二棕榈酰磷脂酰胆碱（dipalmitoyl phosphatidyl choline，DPPC），是肺泡表面活性物质的主要成分。DPPC 分子是极性分子，一端为非极性疏水脂肪酸，不溶于水，而另一端为亲水端。因此，在肺泡的液-气界面上，分子会形成一个垂直排列的现象，并随着肺泡大小的变化而改变其密度。在吸气的时候，肺泡扩大，肺泡表面积增加，肺泡表面活性物质密度降低，DPPC 分子相互远离，分子间的相互排斥力降低，对表面张力的减弱作用变小，使肺泡回缩力相对增加；而在呼气时则相反，肺泡表面积减小，其分子相互聚集，相互排斥力增大，对抗肺泡回缩力的作用会增加，使肺泡回缩力相对降低。即肺泡表面活性物质具有调节肺泡回缩力的作用，使肺泡在吸气的时候不至于持续膨胀甚至破裂，在呼气的时候不至于持续萎缩甚至塌陷。

因此，肺泡表面活性物质在维持肺泡的适度扩张和稳定性方面有着重要的生理意义。新生儿呼吸窘迫综合征是一种严重威胁新生儿生命的呼吸危重症，其发生的主要原因是肺泡表面活性物质的缺乏。在某些早产儿中，其Ⅱ型肺泡上皮细胞发育不够成熟时，肺泡内缺乏肺泡表面活性物质，使肺泡极易萎缩而产生肺不张。由于肺泡内的表面张力过高，肺毛细血管通透性增高，血浆纤维蛋白渗出，肺泡表面形成一层透明膜，进一步阻碍气体交换。

二、肺 换 气

肺换气是指肺泡和肺毛细血管之间通过气体扩散的方式进行气体交换。在气体分子分布不均匀的情况下，气体分子会从分压高处向分压低处发生转移的过程称为气体扩散。

（一）气体扩散速率

气体通过组织界面的扩散原理称为菲克（Fick）定律，即单位时间内，气体通过组织界面的扩散速率（diffusion rate，D）与该界面的面积、两侧气体的分压差、气体的温度、气体扩散系数等成正比，而与该界面的厚度（即扩散距离）成反比。故气体扩散速率与各个影响因素关系可表示为：

$$D \propto \frac{\Delta P \cdot T \cdot A \cdot S}{d \sqrt{MW}}$$

其中，ΔP 为某气体分压差，T 为温度，A 为气体扩散的面积，S 为气体分子的溶解度，d 为气体扩散的距离，MW 为气体的分子量。此外，溶解度与分子量的平方根之比称为扩散系数，而这一常数则取决于气体界面的特性和气体种类。因此，尽管 O_2 和 CO_2 两者分子量相差不大，但 CO_2 的溶解度远远高于 O_2，其扩散系数是 O_2 的 20 倍。

（二）影响肺部气体交换的因素

由 Fick 定律我们已知影响肺部气体交换的各种因素，下面对其中几个因素进行更详细的介绍。

1. 呼吸膜的厚度和面积　机体的气体交换是在肺泡和毛细血管之间进行，气体所穿过的膜称为肺泡毛细血管膜，也称为呼吸膜。它由 6 层结构组成，即含肺泡表面活性物质的液体层、肺泡上皮细胞层、上皮基底膜层、胶原纤维和弹性纤维交织成网的组织间隙层、毛细血管基底膜层和毛细血管内皮细胞层。这 6 层结构组成了一个极薄的呼吸膜，总厚度不到 0.6mm，有的地方只有 0.2mm。呼吸膜的厚度、通透性和面积都会影响气体交换的速率。呼吸膜薄，通透性大，使气体易于扩散。但在肺纤维化、肺水肿等病理情况下，呼吸膜增厚，降低气体扩散速率，会出现低氧血症。

正常成人拥有 5 亿个左右的肺泡，安静状态下，呼吸膜的扩散面积为 $50\sim100m^2$。在运动时，因为毛细血管开放数量增多、开放程度增加，扩散面积也会大大增加。而在肺不张、肺实变等病理情况下，呼吸膜扩散面积减少，影响气体交换。

2. 扩散和灌流的限制　在气体交换时，气体从一层膜转移到流动的液体中经历了两个过程，即穿过肺泡毛细血管膜的扩散及血液灌注通过肺毛细血管。血液摄入气体的能力依赖于该气体的可溶性及其化学结合力。

氧化亚氮（N_2O）在血液中的可溶性低，并且不与血液中任何成分发生化学结合。因此，N_2O 进入液相的转移速度慢，而在血液中的分压上升迅速，这会降低肺泡气和血液之间的分压差，降低扩散的驱动力，这种现象称为血液灌流限制。血液摄取 N_2O 的量几乎单纯取决于通过毛细血管的血流速度。

一氧化碳（CO）摄取迅速并能牢固地与血红蛋白结合，动脉血分压上升缓慢，因此，总是存在一种驱动力（分压差）促进扩散，其转移速度取决于扩散速率。因此，CO 转移类型称为扩散限制。

正常时 O_2 的转移是灌流限制的，因为血液流经肺毛细血管的时长约为 0.7s，当血液流经肺毛细血管的 $1/3\sim1/2$ 时，动脉血氧分压与肺泡气氧分压达到平衡，此后不再存在扩散驱动力。但如果扩散是因发生肺气肿等而变慢，在血液流到毛细血管尽头之前血氧分压没有和肺泡气氧分压达到平衡，此时 O_2 的转移又是扩散限制的。

正常情况下，CO_2 的转移不是扩散限制的。CO_2 的扩散比 O_2 快 20 倍，主要原因是 CO_2 的血液溶解度远高于 O_2，提高了扩散速率。肺部严重病变时，血氧分压（partial pressure of oxygen，PO_2）降低要比二氧化碳分压（partial pressure of carbon dioxide，PCO_2）升高更明显，其原因之一就是 CO_2 的扩散速率比 O_2 快。

3. 通气血流比例（ventilation perfusion ratio，V/Q）　为得到有效气体交换，通气和血流的密切配合是必不可分的。理想的状况是所有肺泡的气体成分和压力都一致，肺泡毛细血管都有等量的静脉血灌注。但事实并非如此，全肺的通气和血流都是不均衡的。V/Q 为每分钟肺泡通气量和每分钟肺血流量的比值，其比值影响着气体交换。一般而言，成人在安静时 V/Q 为 0.84，此时气体交换的效率最高。如果 V/Q 大于 0.84，则意味着可能存在过度通气或肺血流量减少等情况，导致相对通气过剩，使肺泡气体未能完全与血液进行交换。反之，如果 V/Q 小于 0.84，就意味着存在通气不足或血流过剩等情况，即部分静脉血尽管流经肺循环，但由于气体未充分交换，仍有部分静脉血流回心脏，称为功能性动静脉短路。简而言之，V/Q 增大，可以理解为未能很好地利用肺通气；V/Q 减小，表示未能很好地利用肺血流量。需要强调的是，V/Q 为 0.84 是一个全肺的平均值，肺部的各个区域分布并不均匀，从肺尖到肺底存在不同的 V/Q。肺底的血流和通气都较高，但血流的差异更明显。

V/Q 的改变是儿科呼吸系统疾病中最常见的病理生理异常，是导致 PaO_2 降低的主要原因之一，通气良好的区域并不能改善来自通气不良区域的低 PaO_2，因为前者的血红蛋白饱和度几乎为 100%。相反，通气良好的区域改善了通气不良区域的 $PaCO_2$。由于无灌注或灌注不足而发生交换的肺泡区不用于气体交换，构成肺泡无效腔。肺总无效腔也就是生理无效腔（physiological dead space，VD）是解剖无效腔和肺泡无效腔之和，其计算是同时测量血液中 CO_2 分压（$PaCO_2$）和呼出气体中 CO_2 分压（$PeCO_2$），根据简化的波尔方程：

$$VD=(PaCO_2-PeCO_2)/PaCO_2$$

三、气体在血液中的运输

O_2 和 CO_2 在血液中的运输有物理溶解和化学结合两种形式。物理溶解量少，却是发生化学结合的基础。不管是气体进入血液，还是从血液中释放，都是先溶解再进行化学结合。气体的溶解和结合处于一个动态平衡的过程。

（一）O_2 的物理溶解

血液中物理溶解的 O_2 极少，仅占血液总 O_2 含量的 1.5% 左右，但它是 O_2 运输的重要基础。在机体的相对稳态环境中，O_2 的溶解量主要取决于氧分压（PO_2）的大小。而动脉血的 PO_2 通常是比较稳定的，100ml 血液可溶解 0.3ml O_2。

（二）O_2 的化学结合

O_2 是以氧合血红蛋白（oxyhemoglobin，HbO_2）的形式进行化学结合。血红蛋白（hemoglobin，Hb）是红细胞内运输氧的特殊蛋白质，使血液呈红色，在血液气体运输方面占有极为重要的地位。血红蛋白由 1 个珠蛋白和 4 个血红素组成。每个血红素由 4 个吡咯基组成一个环形结构，其中心是 1 个铁（Fe）原子。每个珠蛋白由两对不同的珠蛋白链（α 链和 β 链）组成。每条多肽链和 1 个血红素连接形成 Hb 的单体或亚单位。Hb 是由 4 个单体组成的四聚体，单体之间和单体内部由盐键相互连接。Hb 与 O_2 的结合和解离都将影响其盐键的形成和断裂，从而使 Hb 的 4 级结构的构型发生改变。而随着其分子结构的改变，Hb 对 O_2、CO_2 等的亲和力也会随之改变。

Hb 和 O_2 的结合是可逆的。机体温度基本不变，气体溶解度变化不大，两者的结合主要受 PO_2 影响。在肺组织，PO_2 相对较高，Hb 主要与 O_2 结合形成 HbO_2；在其他组织，PO_2 相对较低，HbO_2 解离成 Hb 和 O_2，释放出 O_2 供组织消耗。该反应可逆且迅速，不需要酶的催化。尽管 Hb 结构中含有 Fe^{2+}，但在化学结合过程中，并不发生氧化反应。一般而言，1 分子的 Hb 可以结合 4 分子的 O_2。1L 血液中 Hb 所能结合的 O_2 最大量称为最大血红蛋白氧容量。1L 血液中 Hb 实际结合的 O_2 量称为血红蛋白氧含量。血红蛋白氧含量占最大血红蛋白氧容量的百分比叫血红蛋白氧饱和度。血液中物理溶解的 O_2 极少，故常常把血红蛋白氧饱和度称为血氧饱和度。

HbO_2 呈鲜红色，Hb 呈蓝紫色。动脉血的 HbO_2 较多，呈鲜红色；而静脉血的 Hb 较多，呈蓝紫色。缺氧患儿的皮肤、口唇等部位呈蓝紫色，即发绀。一般而言，当毛细血管床的 Hb 含量大于 50g/L 时，则会出现发绀，是机体缺氧的标志。但值得注意的是，缺氧并不一定导致发绀，而出现发绀现象也不一定就意味着缺氧，仍需要结合临床实际情况进行判断。如严重贫血的患者，即便存在缺氧情况，但由于血液中 Hb 总量太少，毛细血管床的 Hb 仍小于 50g/L，并不会出现发绀。相反，有些高原性红细胞增多症患者，尽管并不缺氧，毛细血管床的 Hb 大于 50g/L，仍可出现发绀。此外，CO 中毒导致缺氧时，皮肤黏膜呈樱桃红色，而非蓝紫色，这是因为 CO 和 HbO_2 结合生成了碳氧血红蛋白（HbCO），HbCO 呈樱桃红色。由于 CO 和 Hb 结合的能力是 O_2 的 210 倍，O_2 很难与 Hb 结合，从而造成缺氧。此时 Hb 并未大于 50g/L，故不出现发绀而是呈樱桃红色。

（三）血红蛋白的变构效应

1 分子的 Hb 可以结合 4 分子的 O_2，且当 Hb 的一个亚单位与 O_2 结合后，其余亚单位对 O_2 亲和力会增加，即更容易与 O_2 结合，这种 Hb 亲和力改变的情况，与 Hb 的变构效应相关。血红蛋白有两种构型，氧离 Hb 为紧张型血红蛋白（又称 T 型血红蛋白），氧合 Hb 为松弛型血红蛋白（又称 R 型血红蛋白），两者对 O_2 的亲和力相差 500 倍。当 O_2 和 Hb 结合后，Hb 中的盐键逐步发生断裂，Hb 分子构型也逐步从 T 型转变为 R 型，对 O_2 的亲和力逐步增加。也就是说，当 Hb 的 4 个亚单位在结合 O_2 的时候，彼此间具有协同效应。同理，当氧合 Hb 的一个亚单位释放出 O_2 后，其他亚单位对 O_2 的亲和力下降，也更容易释放出 O_2。因此，Hb 的氧解离曲线呈"S"形。

（四）氧解离曲线

氧解离曲线是表示氧分压（PO_2）和 Hb 氧结合量关系的曲线（图 1-2-4）。该曲线表示在不同 PO_2 下，O_2 和 Hb 解离和结合的情况。

1. 氧解离曲线的上段　PO_2 为 60～100mmHg（8～13.3kPa），在这个范围内，PO_2 的变化对 Hb 氧饱和度的影响并不大。这也就解释了在高原、高空等地方，尽管 PO_2 较陆地低，但只要 PO_2 不低于 60mmHg（8kPa），则血液仍可结合足够的 O_2，不至于发生明显的低氧血症。在这范围内，

即便提高 PO_2，Hb 氧饱和度变化也不大，这就是为何当机体出现通气血流比例不匹配时，再增加肺泡通气量，对 O_2 的结合并无太多帮助。

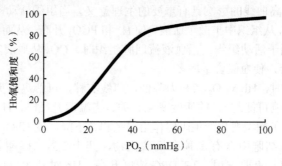

图 1-2-4　氧解离曲线

2. 氧解离曲线的中段　PO_2 为 40～60mmHg（5.3～8kPa），该段曲线较陡，是氧合 Hb 释放 O_2 的部分。一般情况下，动脉血 PO_2 为 100mmHg（13.3kPa），静脉血为 40mmHg（5.3kPa），故每 100ml 血液流经组织时可释放 5ml O_2。血液流经组织时释放出的 O_2 容积占动脉血氧含量的百分数，称为氧利用系数。在安静情况下，O_2 的利用系数为 25% 左右。该段曲线也可反映安静状态下机体供氧情况。

3. 氧解离曲线的下段　PO_2 为 15～40mmHg（2～5.3kPa），也是 HbO_2 和 O_2 解离的部分，是曲线坡度最陡的一段。即当 PO_2 发生轻微变化时，HbO_2 就会发生较大改变，反映了血液结合 O_2 的储备能力。在组织活动增强时，组织中的 PO_2 可降至 15mmHg（2kPa），HbO_2 进一步解离，100ml 血液流经组织时可释放出 15ml O_2，是安静状态下的 3 倍，此时 O_2 的利用系数为 75%。

（五）影响氧解离曲线的因素

氧解离曲线反映 Hb 和 O_2 亲和力的变化，曲线位置发生偏移则表示亲和力发生了改变。通常用 P_{50} 表示 Hb 对 O_2 的亲和力，是指使 Hb 氧饱和度达到 50% 的 PO_2，正常约为 26.5mmHg（3.5kPa）。P_{50} 增大表示 Hb 对 O_2 亲和力降低，需要更高的 PO_2 才能达到 50% 的氧饱和度，故曲线右移；相反，P_{50} 减小表示 Hb 对 O_2 亲和力升高，达到 50% 的氧饱和度的 PO_2 更低，故曲线左移。影响 Hb 和 O_2 亲和力的因素有很多，主要包括 pH、PCO_2、温度和有机磷化物，见图 1-2-5。

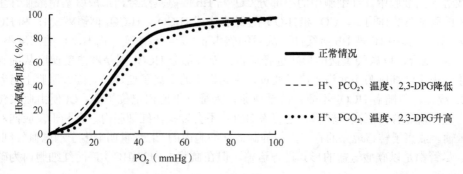

图 1-2-5　不同情况下的氧解离曲线

1. pH　当 pH 降低时，血液中的 H^+ 增多，Hb 对 O_2 亲和力降低，P_{50} 增大，曲线右移，更容易释放 O_2。pH 降低，H^+ 与 Hb 多肽链中的氨基酸残基结合，形成盐键，促使 Hb 由 R 型血红蛋白转变为 T 型血红蛋白，对 O_2 亲和力降低。pH 增大，盐键断裂并释放出 H^+，促使 Hb 转变为 R 型血红蛋白，对 O_2 亲和力增加。这种影响称为波尔效应。

2. PCO_2　当 PCO_2 升高时，Hb 对 O_2 亲和力降低，曲线右移；PCO_2 降低时，Hb 对 O_2 亲和力增加，曲线左移。PCO_2 对氧解离曲线的影响是通过两方面实现的。一方面，PCO_2 发生改变时，

会引起血液中 H^+ 浓度改变，即 PCO_2 通过 pH 间接影响 Hb；另一方面，CO_2 可以直接与 Hb 结合，降低 Hb 与 O_2 的亲和力，不过这种直接影响发挥的作用较小。

pH 和 PCO_2 对氧解离曲线的影响具有重要的生理意义。当组织活动产生酸性代谢产物和 CO_2 后，血液流经组织，CO_2 从组织中扩散至血液，使 H^+ 和 PCO_2 升高，从而降低 Hb 与 O_2 的亲和力，释放出更多的 O_2，有利于活动组织。当血液流回肺组织时，CO_2 从血液向肺泡扩散，H^+ 和 PCO_2 下降，促进对 O_2 的结合，使血氧含量增多。

3. 温度 温度升高时，Hb 对 O_2 亲和力降低，曲线右移，可解离出更多的 O_2 以供组织利用。温度对氧解离曲线的影响可能与 H^+ 的活度变化有关。当温度升高时，H^+ 的活度增加，对 Fe^{2+} 和 O_2 结合的珠蛋白肽链分子构型变化产生阻碍作用，亲和力下降，使 HbO_2 趋于解离。

4. 有机磷化物 红细胞中含有多种有机磷化物，其中 2,3-二磷酸甘油酸（2,3-DPG）在调节 Hb 与 O_2 的亲和力中起重要作用。2,3-DPG 浓度升高，Hb 对 O_2 的亲和力会降低，曲线右移；2,3-DPG 浓度降低，Hb 对 O_2 亲和力增加，曲线左移。其机制可能是因为 2,3-DPG 会与 Hb 的 β 链形成盐键，促使 Hb 向 T 型转变。此外，2,3-DPG 也可提高 H^+ 浓度，间接影响 Hb 对 O_2 的亲和力。2,3-DPG 是红细胞进行无氧酵解后的产物。用枸橼酸-葡萄糖液保存 3 周以上的血液，由于糖酵解停止，红细胞中 2,3-DPG 含量下降，Hb 对 O_2 亲和力增加，不利于 O_2 释放，影响对机体供氧。故在给患者输注大量长时间储存的血液时，需要考虑到该影响，并关注库存血抗凝剂的种类。

（六）CO_2 的运输

与 O_2 的运输相似，血液中 CO_2 的运输也是以物理溶解和化学结合两种形式运输的，其中以化学结合为主。化学结合的形式有两种，即氨基甲酰血红蛋白和碳酸氢盐。这 3 种形式占总运输量的比例分别为物理溶解约 5%、氨基甲酰血红蛋白约 7%、碳酸氢盐约 88%。

溶解的 CO_2 与水（H_2O）结合形成碳酸（H_2CO_3），H_2CO_3 解离成 H^+ 和 HCO_3^-，这也是一个可逆反应，与 PCO_2 高低相关。因此，在组织中，PCO_2 较大，反应向右进行；而在肺泡中，PCO_2 较小，反应向左进行。即：

$$H_2O + CO_2 \longleftrightarrow H_2CO_3 \longleftrightarrow HCO_3^- + H^+$$

细胞代谢产生的 CO_2 扩散至毛细血管，溶解于血浆中。其中小部分 CO_2 经上述反应生成 H^+ 及 HCO_3^-，HCO_3^- 与血浆中 Na^+ 结合，以碳酸氢钠（$NaHCO_3$）的形式进行运输。而大部分 CO_2 则快速扩散进入红细胞中。红细胞中的小部分 CO_2 与 Hb 的氨基结合，形成氨基甲酰血红蛋白。在红细胞内的碳酸酐酶作用下，CO_2 和 H_2O 迅速结合生成 H_2CO_3，H_2CO_3 再解离成 H^+ 和 HCO_3^-，该反应极为迅速。其中 H^+ 被 Hb 所缓冲，故对细胞内 pH 无明显改变。而 HCO_3^- 的浓度不断增加，小部分与 K^+ 结合，以碳酸氢盐的形式进行运输，而大部分 HCO_3^- 则是顺浓度梯度从细胞内扩散进入血浆。由于红细胞膜不允许正离子通过，仅允许小的负离子通过，且红细胞膜上有着特异的 HCO_3^--Cl^- 载体，故随着 HCO_3^- 不断扩散至血浆，为维持细胞内电位平衡，Cl^- 便由血浆转移至红细胞内，这一现象称为氯离子转移。这使得 HCO_3^- 不会堆积在红细胞内，有利于反应向右进行和 CO_2 的运输。氯离子转移现象的存在，使静脉血红细胞内的 Cl^- 含量明显多于动脉血红细胞中 Cl^- 的含量。尽管都是以碳酸氢盐的形式进行运输，但在血浆中为 $NaHCO_3$，而红细胞内为碳酸氢钾（$KHCO_3$）。

在肺组织中，反应向相反的方向进行。肺泡中 PCO_2 比静脉血低，故溶解于血浆中的 CO_2 扩散进入肺泡，随着血浆中 CO_2 的不断扩散减少，血浆中 $NaHCO_3$ 则不断分解产生 CO_2。在红细胞内的 $KHCO_3$ 解离成 K^+ 和 HCO_3^-，再与 H_2O 结合生成 H_2CO_3，之后又被碳酸酐酶催化分解成 H_2O 和 CO_2。CO_2 从红细胞中扩散进入血浆，而血浆中的 HCO_3^- 则进入红细胞补充消耗，同时 Cl^- 扩散出红细胞。这样一来，以碳酸氢盐形式运输的 CO_2 便在肺部释放出来。尽管氨基甲酰血红蛋白仅占总运输量的 7% 左右，但在肺部约有 17.5% 的 CO_2 是由它释放出来的。

（七）CO_2 解离曲线

血液中运输的 CO_2 有多种形式，其携带 CO_2 总量的多少主要取决于 PCO_2。根据血液中 CO_2 含量与 PCO_2 之间的关系，绘制 CO_2 解离曲线，见图 1-2-6（延伸阅读）。CO_2 解离曲线和氧解离曲线不同。血液中 CO_2 含量和 PCO_2 几乎呈线性关系，而非 "S" 形，且没有饱和点。即 PCO_2 不断上升，CO_2 含量也持续增加。因此，其纵坐标用浓度来表示，而不是饱和度。正常情况下，PCO_2 变化范围很窄，动脉血 PCO_2 约为 40mmHg（5.3kPa），而静脉血中 PCO_2 约为 45mmHg（6kPa）。可见，血液流经肺时，每 100ml 血液可释放出 4ml 左右的 CO_2。

（八）O_2 与 Hb 的结合对 CO_2 运输的影响

前面提到，血液中 CO_2 含量增加，可以降低 Hb 对 O_2 的亲和力，使 O_2 更容易释放。同样的，在 CO_2 运输中也存在着相同的现象，即 Hb 和 O_2 结合，能促使血中的 CO_2 的释放，而释放 O_2 之后的 Hb 则更容易与 CO_2 结合，这个效应称作霍尔丹效应。从运输的数量来说，霍尔丹效应对促进 CO_2 的运输比波尔效应对促进 O_2 的运输的作用更为重要。

在肺内有充足的 O_2 和 Hb 结合，可以通过两个途径促使血液中的 CO_2 向肺泡释放。第一，HbO_2 酸性较强，与 CO_2 结合形成氨基甲酰血红蛋白的能力降低，因此，以氨基甲酰血红蛋白形式存在的 CO_2 容易从血液中释放进入肺泡。第二，HbO_2 酸性增加，可以引起本身 H^+ 的释放，释放的 H^+ 可以与碳酸氢根结合形成 H_2CO_3，再分解为 H_2O 和 CO_2，从血液中释放进肺泡。在组织中，HbO_2 释放出 O_2，而 Hb 则通过霍尔丹效应促进与 CO_2 结合；在肺泡中，Hb 与 O_2 结合，该效应则会促使 CO_2 释放。可见，O_2 和 CO_2 的运输是通过波尔效应和霍尔丹效应相互影响的，并非独自进行。

第二节　呼吸运动调节

当机体运动时，呼吸运动会加快加深，以便机体摄取更多 O_2，排出更多 CO_2。呼吸运动会随着机体的改变而发生调节，这是因为机体内存在各种感受器，它们通过反射弧来调节呼吸运动的频率、深度等。下面将按照反射弧的几个环节，如感受器、呼吸中枢、效应器来进行具体阐述。

一、感 受 器

（一）化学感受器

为接收 O_2、CO_2、H^+ 等化学物质刺激，并做出相应反应的一类感受器，分为中枢化学感受器及外周化学感受器。

1. 中枢化学感受器　位于延髓腹外侧浅表部位，可分为头端、中间区及尾端。其中头、尾端具有化学感受性，而中间区则可能起到中继站的作用，将两端的传入冲动向呼吸中枢传递。中枢化学感受器主要接收来自脑脊液 H^+ 的刺激，而非 O_2 及 CO_2 的刺激，因此，中枢化学感受器可能是通过肺通气来调节脑脊液中 H^+ 的浓度，从而使得脑脊液 pH 保持动态平衡。脑脊液通过血-脑屏障与血液分隔，但值得注意的是，血液中 CO_2 可以透过血-脑屏障，使脑脊液中的 H^+ 浓度发生改变，从而间接刺激中枢化学感受器，而 H^+ 和 HCO_3^- 相对不易透过。当 PCO_2 升高时，促进大脑动脉舒张，使 CO_2 由血液扩散进入脑脊液，在脑脊液碳酸酐酶的作用下，与 H_2O 结合成 H_2CO_3，再释放出 H^+ 刺激化学感受器，兴奋呼吸，从而降低血液及脑脊液中的 PCO_2。

当体内 CO_2 持续增多时，机体将出现适应现象。刚开始 CO_2 增高，呼吸运动增强，但随着时间延长，对呼吸运动的兴奋作用逐渐减弱，这与以下两方面相关。一方面是肾脏对血液 pH 的调节作用；另一方面，HCO_3^- 可缓慢通过血-脑屏障，调节脑脊液的 pH 大小，减弱对呼吸的兴奋作用。如慢性呼吸衰竭，由于长期 CO_2 潴留，脑脊液 pH 接近正常，因此，即便 PCO_2 较高，但通气水平仍不高。

2. 外周化学感受器 位于颈总动脉分叉处的颈动脉体和主动脉弓上下方的主动脉体。外周化学感受器受到刺激，形成的冲动沿分布于颈动脉体的窦神经和主动脉体的迷走神经传入延髓，反射性地引起呼吸运动和血液循环的改变。在人体中，颈动脉体极为重要，包括Ⅰ型和Ⅱ型细胞。Ⅰ型细胞为球形，有着大量囊泡，囊泡中含有大量的多巴胺、乙酰胆碱等。Ⅱ型细胞数量较少，胞内没有囊泡，类似于神经胶质细胞，包绕着Ⅰ型细胞、神经纤维等，但未形成特化的接触。窦神经的传入纤维末梢穿插于这两类细胞之间，但仅与Ⅰ型细胞形成单项突触及交互突触、缝隙连接等特化的接触。此外，Ⅰ型细胞再接收到刺激时，细胞内 Ca^{2+} 的浓度升高，释放递质，从而产生冲动。

值得注意的是，颈动脉体和主动脉体都具有异常丰富的血液供应，甚至远远多于脑组织。颈动脉体代谢速率很高，但其动静脉血液的 PO_2 差别并不大，这说明丰富的血液供应只与其化学感受器的功能相关，而不像脑组织是为了满足自身代谢需求。同时，这也说明外周化学感受器感受的刺激是 PO_2 的改变，而不是动脉血中 O_2 含量的改变。因此，尽管贫血患者的 O_2 含量较正常水平低，但当 PO_2 维持在正常水平、血流量没有明显改变时，外周化学感受器的传入冲动并不会明显增多。

当颈动脉体接收到血液 PO_2、PCO_2、H^+ 的改变信号时，窦神经的放电频率随之改变，从而调节呼吸运动。研究发现，PO_2、PCO_2、H^+ 对化学感受器的刺激存在着协同作用，即多种刺激同时作用比单一刺激效应更强。如在Ⅱ型呼吸衰竭时，既有 PO_2 的下降，又有 PCO_2 的升高，两者共同刺激外周化学感受器，更好地促进机体进行代偿性呼吸。此外，相较于 H^+，CO_2 更容易通过细胞膜进入外周化学感受器，从而使细胞内 H^+ 浓度升高。因此，CO_2 对外周化学感受器的刺激作用更强。

3. PCO_2、PO_2、H^+ 对化学感受器及呼吸运动的影响 PCO_2 对呼吸运动的调节起着极其重要的作用。血液中 PCO_2 升高时，脑脊液中 H^+ 浓度增加，刺激中枢化学感受器，从而增强呼吸运动。同时，动脉 PCO_2 上升、H^+ 浓度增加，刺激外周化学感受器，使得呼吸运动进一步增加。随着呼吸运动的加强，CO_2 排出增多，PCO_2 下降，维持 PCO_2 的动态稳定。需要注意的是，如果血液中 PCO_2 过高，超出代偿范围，则会出现抑制呼吸，甚至出现 CO_2 麻醉现象。PCO_2 通过外周和中枢化学感受器两种途径调节呼吸运动，其中对中枢化学感受器的刺激起着主要作用。如前所述，CO_2 进入脑脊液后需要转变为 H_2CO_3，再解离出 H^+，需碳酸酐酶参与催化，但脑脊液中碳酸酐酶含量并不高。因此，当血液中 CO_2 发生改变时，中枢化学感受器对呼吸运动的调节存在着一定程度的延迟，而外周化学感受器可对 CO_2 及 H^+ 的改变做出即时反应，调节呼吸运动。因此，外周化学感受器在机体 PCO_2 发生突然改变时起着重要的调节作用。

与 CO_2 不同，中枢化学感受器无法感受 O_2 的刺激。因此，O_2 对呼吸运动的调节完全是通过外周化学感受器进行的。当 PO_2 下降时，外周化学感受器接收到刺激信号，使呼吸加快加深，增加肺通气量。轻微的 PO_2 改变，并不能造成明显的通气改变，只有当动脉血的 PO_2 低于 80mmHg（10.7kPa）时，这种调节作用才较为明显。对严重肺气肿、肺源性心脏病的患者，O_2 对外周化学感受器的刺激十分重要，这些患者往往处于长期低氧的状态，且有着 CO_2 潴留。尽管 PCO_2 较高，但由于适应效应，脑脊液 pH 接近正常，因此通过增高 PCO_2 刺激通气的作用并不大，在这种情况下，动脉血 PO_2 适度下降则成为刺激机体增加通气的重要途径。所以此类患者给予高浓度 O_2 需谨慎，应避免由于 PO_2 的突然升高，反而抑制其呼吸运动。同样地，这种调节也需要在一定范围内，使外周化学感受器兴奋呼吸中枢的效应大于 PO_2 下降造成的抑制效应，从而增强通气。而机体处于严重缺氧的情况下时，外周化学感受器的兴奋作用远小于低氧产生的中枢抑制作用，反而会造成通气的减弱。

pH 对通气的调节，其本质是 H^+ 的浓度改变对呼吸运动的调节。H^+ 的调节作用是通过外周及中枢化学感受器的刺激实现的。当动脉血 pH 下降，即 H^+ 浓度增高时，刺激外周化学感受器产生兴奋，使通气增加，同时一部分 H^+ 通过血-脑屏障进入脑脊液中，刺激中枢化学感受器，进一步增加通气。但值得注意的是，尽管中枢化学感受器对 H^+ 的浓度改变更为敏感，但 H^+ 对通气的调节主要是由外周化学感受器实现的。这是由于血-脑屏障的存在，血液中的 H^+ 直接进入脑脊液的速度并不快，往往是 CO_2 扩散进入脑脊液再解离出 H^+ 发挥作用，因此，限制了 H^+ 对中枢化学感受器的直接刺激作用。

以上 3 个因素往往不是单一出现，而是存在着相互作用。例如，当动脉血中 PCO_2 升高时，血液及脑脊液中的 H^+ 也会随之升高，两者协同增加通气。当 PO_2 下降时，呼吸加快加深，通气增加，CO_2 排出增多，继而 PCO_2 降低，血液及脑脊液中的 H^+ 浓度也随之降低，通气减少，与 PO_2 下降产生的效应相拮抗。

（二）肺牵张感受器

肺牵张感受器位于气管和支气管的平滑肌内，参与肺牵张反射。当吸气时，膈肌下移，肺扩张，肺牵张感受器受到刺激，沿着迷走神经传入冲动至延髓及脑桥的呼吸中枢，加速吸气向呼气转换，增加呼吸频率。在正常情况下，机体一般不通过牵张反射来调节呼吸。各种原因导致肺顺应性下降时，肺牵张感受器受到的刺激增强，出现浅快呼吸。

（三）其他感受器

在喉、气管和支气管的黏膜上，还存在着咳嗽反射感受器。当其受到刺激时，冲动沿着迷走神经传入延髓中枢，产生咳嗽反射，从而起到清除刺激物的作用。咳嗽动作的起始是进行一次短促的深吸气，然后声门关闭，呼气肌收缩，肺内压及胸膜腔负压迅速上升，随之声门突然开放，由于此时内外气压差极大，气体迅速从肺内排出，将刺激物一并带出。位于鼻黏膜的喷嚏反射感受器，受到刺激后引起腭垂下降，舌压向软腭，气体从鼻腔喷出，清除鼻腔的刺激物。此外，在肺毛细血管的组织间隙内存在着肺毛细血管旁感受器，又称 J 感受器。当其受到刺激时，其产生的冲动沿着迷走神经传入延髓，与肺牵张反射类似，产生浅快呼吸，并使血压下降、心率减慢。

二、呼吸中枢

呼吸中枢是指中枢神经系统内，产生呼吸节律和调节呼吸运动的神经细胞群，如大脑皮质、脊髓、延髓和脑桥等。机体的呼吸运动受随意呼吸调节系统和非随意呼吸调节系统调节。

（一）大脑皮质

大脑皮质属于随意呼吸调节系统。在一定程度上我们能随意进行屏气、深呼吸等行为，正是因为冲动传入大脑皮质后，大脑皮质的传出冲动可通过皮质脊髓束和脑干束到达脊髓前角和脑干，控制其中神经元的活动。

（二）脊髓

脊髓中有支配膈肌、肋间肌、腹肌等呼吸肌的运动神经元，支配着相应呼吸肌的收缩、舒张，产生呼吸运动。但与大脑皮质等不同，脊髓中的神经元并不能产生呼吸节律，只是起到联系上级呼吸中枢和呼吸肌的作用。

（三）延髓和脑桥

延髓和脑桥通过非随意呼吸调节系统调节呼吸运动。延髓中有分别控制吸气和呼气的神经元细胞群，具有内在周期性发放冲动的特性，并可产生呼吸的基本节律。位于延髓背内侧的背侧呼吸组主要含吸气神经元，支配兴奋膈肌，产生吸气动作。位于延髓腹外侧的腹侧呼吸组主要是在运动等情况下，支配兴奋脊髓运动神经元，增加通气量。在脑桥的下部，存在着长吸气中枢，可兴奋吸气运动。脑桥的上部存在着呼吸调节中枢，促使吸气转为呼气，提前结束吸气过程，吸气时间缩短，呼吸频率增快。同时，迷走神经和舌咽神经发放的冲动可进一步调节吸气神经元的信号传输，加快呼吸频率。

三、效 应 器

传出神经纤维末梢所支配的肌肉或腺体称为效应器。在呼吸运动中，效应器包括膈肌、肋间肌、腹肌，以及辅助吸气肌等。其中，膈肌、肋间外肌为吸气肌，腹肌、肋间内肌为呼气肌，辅助吸气肌则包括胸锁乳突肌、斜角肌等。相关肌肉在呼吸运动中的作用已在前面具体阐述。

由于参与呼吸运动的主要肌肉的不同，会产生不同的呼吸形式。当膈肌收缩时，腹腔内容物会发生移位，表现为腹部的起伏现象，因此，由于膈肌收缩、舒张为主所产生的呼吸运动称为腹式呼吸。肋间外肌收缩、舒张会引起胸部的起伏，因此，由于肋间外肌收缩、舒张为主所产生的呼吸运动称为胸式呼吸。婴幼儿膈肌较肋间肌发达，且肋骨呈水平位，肋间隙小，故为腹式呼吸；随着年龄的增长，4～7 岁儿童为胸式呼吸和腹式呼吸均存在的混合呼吸，胸式呼吸作用逐渐增大；7 岁以后接近成人，为胸腹式混合呼吸，男性往往以腹式呼吸为主，女性以胸式呼吸为主。

第三节　非呼吸功能

一、神经内分泌功能

在气道上皮中分布着肺神经内分泌细胞，起源于内胚层，其数量较少，约占上皮细胞总数的 1%，多以单个细胞或多个细胞聚集形成神经上皮小体的形式存在，并且可以作为化学感受器接收刺激。肺神经内分泌细胞的胞质内存在致密的囊泡，可通过分泌神经递质、神经肽（降钙素基因相关肽、5-羟色胺、铃蟾素等）起到调节气道平滑肌的收缩、介导气道炎症反应、调节气道高反应性的作用，并与气道黏液的分泌有关。研究表明，肺神经内分泌细胞及其分泌的神经递质等可能与支气管哮喘的急性发作存在着联系。此外，肺神经内分泌细胞具有一定干细胞潜能，可以分化为其他气道上皮细胞，从而修复损伤的气道上皮。另外，部分起源于肺组织内的某些肿瘤会表现出神经-内分泌功能，如小细胞肺癌的燕麦细胞型及中间细胞型。此类肿瘤细胞中含有神经内分泌颗粒，可分泌 5-羟色胺、儿茶酚胺等物质，引起类癌综合征。

二、代 谢 功 能

肺对肺泡表面活性物质、蛋白质、脂质、活性氧等物质有代谢作用。肺泡表面活性物质在 II 型肺泡细胞的内质网中被合成，之后被运输并储存在细胞质内的层状体。当被释放之后，会再通过小囊泡的内吞作用再次重新结合在层状体中，形成循环。肺泡表面活性物质为脂质和蛋白质组成的混合物，其中表面活性物质蛋白 A、B、C、D 是在肺泡中高度表达的蛋白。在遗传性表面活性物质功能障碍疾病中，编码相关蛋白的基因发生突变，影响肺泡表面活性物质的生成，早期表现类似新生儿呼吸窘迫综合征、新生儿持续性肺动脉高压，或是儿童期发生的间质性肺炎。此外，当肺组织受到损伤因子的刺激时，肺上皮细胞会产生胰蛋白酶、糜蛋白酶等，进一步诱导炎性相关基因的表达，破坏机体蛋白酶体系的平衡，引起组织损伤。如在肺气肿、慢性呼吸衰竭的病理变化中，抗胰蛋白酶的缺乏是其中的关键环节。此外，肺也是前列腺素进行合成、释放和灭活的场所之一。

三、其 他 功 能

呼吸系统还有排泄、调节体温和体液 pH 的功能。CO_2 在血液中形成碳酸，后者分解出 H^+，使 pH 降低。通过控制 CO_2 分压，呼吸系统在调节机体酸碱平衡中起着重要作用（详见第四章）。因此，肺疾病能引起酸碱平衡紊乱。机体的体温调节部分是通过呼吸散热实现的，因此，改变通气可以调节体温。CO_2 和某些药物（特别是那些经吸入给药的药物，如麻醉药和吸入激素）经肺排泄。

（温顺航　张海邻）

第三章　呼吸系统的免疫防御和免疫病理

第一节　呼吸系统的免疫功能

人体各系统中，呼吸系统以独特的方式暴露于外界环境中，其基本功能是通过气体交换以支持组织新陈代谢。正常成人的呼吸系统每日需要完成的气体交换量大约为 10 000L，一名 5 岁儿童每日也需要约 5000L 的气体交换量。自然环境空气中多混杂有尘粒、微生物、变应原、化学毒物、矿物粉尘等。因此，呼吸过程中不可避免地会吸入空气中的这些颗粒物质和微生物，这也是引发呼吸系统疾病的主要因素。呼吸系统具有一套完善而精密的防御机制，以防止有害物质的侵入，包括非免疫性防御和免疫防御，其中免疫防御又分为非特异性防御和特异性防御。

非免疫性防御也称生理防御屏障，主要是通过呼吸系统的生理结构发挥防御作用，如调节吸入空气的温度、过滤微颗粒和有害气体、清除呼吸道表面异物，以及神经反射性防御（如咳嗽反射、喷嚏反射等作用）。

免疫防御功能分布于整个呼吸道。细胞之间或细胞与可溶性因子相互作用及协调，是呼吸系统发挥免疫防御能力的最主要部分。构成呼吸系统免疫防御的结构包括免疫器官、免疫细胞和免疫分子。

一、免疫器官

（一）胸腺

胸腺附于心包及大血管之上，由不对称的左、右两叶组成。胸腺表面的结缔组织被膜深入腺实质，将胸腺分隔成若干小叶，每一小叶分为皮质和髓质两部分。小叶皮质中的未成熟胸腺细胞向髓质迁移，逐渐分化为 T 细胞。新生儿及幼儿时期胸腺较大，青春期开始萎缩，此后随年龄增长而逐渐退化，但胸腺内 T 细胞的产生和发育可持续终身。

（二）淋巴结

淋巴结属高度器官化的淋巴组织，由淋巴细胞构成，主要包括 T 淋巴细胞（简称 T 细胞）和 B 淋巴细胞（简称 B 细胞）。淋巴结具有输入淋巴管和输出淋巴管，可以收集血管滤出的淋巴液并使其回流血液，以捕获抗原或吞噬抗原的免疫细胞。呼吸系统淋巴结主要有气管淋巴结、支气管淋巴结和肺门淋巴结。正常肺实质中淋巴组织很少。远端气道周围及其间隔中可见少量淋巴样组织，二者器官化的程度均较低。然而，当肺组织发生炎症时，这些淋巴样组织也会发挥免疫防御作用。

（三）呼吸道黏膜免疫系统

黏膜免疫系统，又称黏膜相关淋巴组织（mucosal-associated lymphoid tissue，MALT），涵盖体内管状组织（如呼吸道、胃肠道等）的表面，包括黏膜层和上皮细胞，可防止病原体入侵。整个呼吸道的内表面都有完整的黏膜，各级气道黏膜下层存在淋巴组织，主要包括鼻相关淋巴组织（NALT）和支气管相关淋巴组织（BALT）。NALT 是指鼻腔至咽部黏膜的淋巴样组织，包括扁桃体、咽淋巴环，其中有扁平的膜性细胞。BALT 是主要存在于大、中气道黏膜下层的淋巴样组织，多分布在气管、支气管分叉处，它们主要由淋巴滤泡组成。

二、免疫细胞

除介导特异性防御的淋巴细胞外，呼吸系统的免疫细胞还包括肺吞噬细胞（巨噬细胞、中性粒细胞）、气道上皮细胞、嗜酸性粒细胞、嗜碱性粒细胞、肥大细胞、树突状细胞等。这些免疫细胞不仅是非特异性防御的主要构成部分，也参与特异性防御，在呼吸免疫中发挥着重要作用。

三、免疫分子

以结构和类别区分，呼吸细胞的免疫分子包括各种细胞因子、趋化因子及其受体、补体及其调节分子、黏附分子、T 细胞受体（TCR）、B 细胞受体（BCR）和抗体分子、主要组织相容性复合体（major histocompatibility complex，MHC）基因产物等。

第二节　非特异性和特异性防御

一、非特异性防御

非特异性防御是机体抵御病原体入侵的第一道防线。非特异性防御在个体出生时即已具备，主要由机体解剖组织结构和生理功能来体现。与特异性防御相比，非特异性防御作用广泛，应答迅速，不需抗原刺激，稳定性高，但是不具备特异性，亦不能产生免疫记忆。非特异性防御主要由一系列物理化学屏障、免疫细胞及分子等组分构成，通过复杂的协作机制有效杀伤病原体，并调节特异性免疫应答。呼吸系统固有免疫系统由固有免疫屏障、免疫分子和免疫细胞组成。

（一）固有免疫屏障

1. 物理屏障　由呼吸道上皮细胞构成，是呼吸系统非特异性防御的第一道防线。气流进入鼻腔及大气道后形成的湍流能使直径>10μm 的异物滞留在气道上皮表面。小于 10μm 的颗粒通过鼻道后，黏膜纤毛屏障发挥物理防御作用。气道黏膜上皮细胞表面的纤毛能节律性地向咽部定向摆动，将黏液及其附着的尘埃和细菌等运至咽部，通过咳嗽或喷嚏排出体外。分泌黏液的杯状细胞分布于上皮细胞之间。黏液能黏着并清除尘埃和病原体等异物颗粒，从而阻止微生物附着于上皮细胞。黏膜纤毛清除系统处理支气管和细支气管截留的颗粒和肺泡巨噬细胞吞噬的碎片。呼吸道上皮覆盖一层由杯状细胞和黏膜下腺体分泌的黏液，分为两层：溶胶层厚约 6μm 贴邻上皮表面。此处黏液诱导上皮细胞水化，可降低黏度，有利于纤毛运动；凝胶层厚相对黏稠，有助于粘捕颗粒，纤毛同步以 1000～1500 次/分的频率摆动，协调运动使凝胶层连同粘捕的颗粒以 1～3cm/min 的速度向口部输送，到达气管和咽喉部时，被吞咽或咳出。

2. 化学屏障　气道表面覆盖了一层黏液，内含多种抗菌肽、抗菌蛋白、抗蛋白酶、抗氧化剂等活性物质，构成了化学屏障，参与溶解、杀灭外来异物。上述活性物质大多由气道黏膜上皮细胞合成、分泌。

3. 微生物屏障　过去认为，人类下呼吸道为无菌环境，然而临床中却往往能发现定植菌的身影。随着二代测序、谱系示踪技术的出现和不断进展，逐渐明确了定植在人类下呼吸道的多种细菌、病毒及真菌，下呼吸道微生态的概念也得到广泛认可。这些定植的微生物通过竞争结合上皮细胞、竞争营养、分泌多种抑菌及杀菌物质，共同维持内环境稳态。既往研究证实，多种呼吸系统疾病如哮喘、囊性纤维化（cystic fibrosis，CF）等均与下呼吸道微生态的改变有关。

4. 气-血屏障　位于肺泡内，是肺泡和血液之间进行气体交换所通过的结构。由肺泡表面活性物质、Ⅰ型肺泡细胞及其基底膜、薄层结缔组织、连续毛细血管基底膜与内皮细胞等特殊的结构构成，能使肺泡内的 O_2 与毛细血管中血液内的 CO_2 顺利交换，并有防御病原微生物入侵的作用。

（二）免疫分子

1. 抗菌肽（antibiotic peptide）　是一类能杀伤多种细菌、病毒、某些真菌、原虫或肿瘤细胞的小分子碱性多肽的总称，以防御素（defensin）为代表。当外来病原体入侵时，机体可快速合成抗菌肽，其产生速度比 IgM 快 100 倍，且扩散能力较蛋白质及免疫细胞更强。

2. 溶菌酶（lysozyme）　为一种低分子的阳离子蛋白酶，由吞噬细胞、黏膜上皮细胞和腺体上皮细胞分泌，广泛存在于各种体液、外分泌液和吞噬细胞溶酶体中。主要作用是催化多数细菌细胞壁上的 N-乙酰胞壁酸和 N-乙酰氨基葡糖之间的 β-糖苷键水解，促使细菌溶解，还可与补体、分泌型免疫球蛋白 A 起协同作用，促进吞噬。

3. 补体（complement，C）　为一类不耐热、活化后具有酶活性、可介导免疫应答和炎症反应的蛋白质。包括：①补体固有成分：C1-C9、B 因子、D 因子等。②补体调节蛋白：备解素、C1抑制物、C4 结合蛋白、H 因子、I 因子等。③补体受体（CR）。补体激活途径包括经典激活途径、旁路激活途径、凝集素（MBL）3 种途径。近年来，发现还可能存在备解素途径、蛋白酶解途径（某些蛋白酶或因子可以直接激活补体）。

4. 蛋白酶抑制剂　如 $α_1$ 胰蛋白酶抑制剂等，主要由肝细胞合成，肺内巨噬细胞也可少量合成。其主要作用是抑制多种细菌酶类及炎症细胞分泌的蛋白酶，抑制中性粒细胞弹性蛋白酶，对组织蛋白酶 G 及其他如纤溶酶、凝血酶、胰蛋白酶、糜蛋白酶也有抑制作用。缺乏 $α_1$ 胰蛋白酶抑制剂可导致肺组织炎症部位中性粒细胞、巨噬细胞过多聚集及炎症产物堆积，引起肺组织损害。

5. 干扰素（IFN）　由粒细胞、淋巴细胞或肺泡巨噬细胞产生的一种可溶性蛋白，是一种非特异性免疫性细胞因子，可以作用于未感染细胞，使其产生抗病毒蛋白，阻断病毒在细胞间扩散，保护正常细胞不受病毒感染，具有广泛抗病毒谱。

（三）免疫细胞

肺内执行非特异性防御的主要细胞包括肺吞噬细胞（巨噬细胞、中性粒细胞）、自然杀伤细胞（NK 细胞）、呼吸道上皮细胞、微皱褶细胞（microfold cell，M 细胞）、树突状细胞（dendritic cell，DC）和肥大细胞等。

1. 肺吞噬细胞

（1）肺巨噬细胞：分布于肺泡、气道、肺间质、肺毛细血管壁和胸膜腔，是常驻于肺组织的巨噬细胞。肺巨噬细胞可表达多种模式识别受体（pattern recognition receptor，PRR），包括甘露糖受体、清道夫受体、Toll 样受体等。其配体为一类或一群病原微生物共有的某些高度保守分子结构，称为病原体相关分子模式（pathogen associated molecular pattern，PAMP）。PAMP 与相应的 PRR 结合后，肺巨噬细胞迅速活化，主动吞噬病原体等大颗粒抗原，形成吞噬体，再与溶酶体融合成吞噬溶酶体，通过氧依赖性途径和非氧依赖性途径，在多种水解酶作用下，杀死、消化和清除吸入的病原微生物、变应原、粉尘。另外可分泌、释放多种生物活性介质，包括：①细胞因子：白细胞介素（IL）-1、IL-6、IL-10、IL-12、IL-15、IL -18 和肿瘤坏死因子（TNF)-α 等；②花生四烯酸代谢产物：前列腺素、血栓素、白三烯等；③活性氧：超氧阴离子、羟自由基；④多种酶类。上述介质可增强肺巨噬细胞活性，并在局部炎症反应和抗感染免疫中发挥作用。肺巨噬细胞还可吞噬和清除体内衰老、损伤或凋亡的细胞，维持机体免疫稳定。

主要组织相容性复合体（MHC）是一组编码动物主要组织相容性抗原的基因群的统称。外源性抗原的提呈主要与 MHC Ⅱ类分子有关。免疫应答依赖于抗原提呈细胞（antigen presenting cell，APC）和 T 细胞之间的抗原提呈作用。肺巨噬细胞是体内重要的专职抗原提呈细胞。通过吞噬、胞饮和胞吞作用等 3 种方式摄取抗原，并将其加工、处理为具有强免疫原性的小分子肽段，并以抗原肽-MHC Ⅱ类分子复合物的形式表达于肺巨噬细胞表面，提呈给 $CD4^+$ T 细胞，增强适应性 T 细胞免疫应答。

（2）中性粒细胞：正常状态下肺泡腔仅有少量中性粒细胞，而肺血管（尤其是毛细血管床）含丰富的中性粒细胞，其数量约占全身外周血中性粒细胞总量的 40%。中性粒细胞是抵御外来病原微生物入侵的重要因素，具有很强的趋化作用、变形与黏附作用、吞噬功能及杀菌作用。当病原体在局部引发感染时，通过变形运动，中性粒细胞可迅速穿过毛细血管壁到达感染部位，吞噬、杀伤并清除侵入的病原体。中性粒细胞在炎症反应中的作用具有两面性。炎症早期，中性粒细胞募集于炎症部位组成了一道防线，防止感染原从原发部位向机体内扩张；然后活化的中性粒细胞可以释放大量的炎症介质，触发或者放大炎症级联反应，使炎症失控，进而引起组织损伤。

2. 自然杀伤细胞（NK 细胞） 来源于骨髓淋巴样干细胞，其发育成熟依赖于骨髓和胸腺微环境，主要分布于外周血和脾，其次为淋巴结和腹腔，部分 NK 细胞分布于肺间质。NK 细胞不表达特异性抗原识别受体。不需抗原预先致敏，NK 细胞能直接杀伤多种靶细胞（如某些肿瘤细胞、移植物组织细胞、病毒感染细胞等），且仅杀伤异常细胞，对宿主正常组织细胞无细胞毒作用。其作用机制包括：①分泌穿孔素和颗粒酶；② Fas/FasL 途径的致凋亡效应；③抗体依赖细胞介导的细胞毒作用。此外，感染早期，病原微生物刺激吞噬细胞和树突状细胞产生干扰素（IFN)-α、IFN-β、IL-12 等细胞因子，激活 NK 细胞使其活性明显增强（为激活前的 20～100 倍），活化的 NK 细胞可合成和分泌 IFN-γ 和 TNF-α，激活 T 细胞，活化树突状细胞及巨噬细胞，从而增强、扩大 NK 细胞的抗感染作用。

3. 呼吸道上皮细胞 呼吸道上皮细胞层是呼吸道和周围环境之间的第一道屏障，是防止细菌、吸入性有害抗原、变应原侵入的首道物理、化学屏障。同时，其在呼吸系统免疫应答中所起的作用越来越受到重视。上皮细胞表达低水平的 PRR，可识别纤毛黏膜处细菌的 PAMP 而被激活，产生防御素发挥杀菌作用，分泌趋化因子如 IL-8 和单核细胞趋化蛋白-1（MCP-1）等，分泌细胞因子如 IL-1β 和 IL-6 等，招募并激活中性粒细胞、巨噬细胞、树突状细胞等，介导非特异性抗感染作用。体外培养的呼吸道上皮细胞通常情况下不表达 MHC Ⅱ 类分子，但是其与抗原接触后，处理抗原的同时出现 MHC Ⅱ 类分子的表达。另有研究发现，该细胞低水平表达抗原提呈所必需的细胞黏附分子，如细胞间黏附分子-1（ICAM-1）和淋巴细胞功能相关抗原-3（LFA-3）等。因此，上皮细胞可经诱导从而成为 APC，进而活化 CD4$^+$ T 细胞。此外研究发现，肺上皮细胞产生的多聚肽和蛋白质在呼吸系统免疫应答中有重要作用，能杀灭多种入侵的微生物。越来越多的证据表明，上皮细胞在呼吸系统的免疫应答中起重要作用，但是其具体机制仍不十分清楚。目前，这一领域也成为研究的热点。

4. 微皱褶细胞（M 细胞） 位于淋巴滤泡顶部上皮，是肠道和肺黏膜上皮细胞间一种特化的上皮细胞，也是一种特化的抗原转运细胞，广泛存在于支气管、扁桃体和肠全段淋巴细胞圆顶区之上。呼吸道 M 细胞聚集于 NALT 上皮中。通过呼吸道的颗粒性抗原在鼻黏膜表面快速移动时与上皮黏附，被 M 细胞所摄取，不经降解而直接转运至黏膜淋巴滤泡，被位于该处的抗原提呈细胞摄取，启动黏膜免疫应答。M 细胞通常情况下不表达 MHC Ⅱ 类分子，但已有证据显示，一些抗原可以促进 M 细胞表达 MHC Ⅱ 类分子，并且已发现 M 细胞可以通过其胞质中的丰富囊泡来加工和提呈抗原。

5. 树突状细胞（DC） 来源于髓系干细胞的髓样 DC 和淋巴系干细胞的淋巴样 DC，广泛分布于脑以外的全身组织和脏器，但数量少，外周血 DC 仅占单个核细胞的 1%。人肺 DC 分布于气管、支气管上皮和上皮下组织、肺泡间隙，以及肺血管周围的结缔组织，尤其在气管周围。支气管肺泡灌洗液、肺泡腔和肺泡壁仅含极少量 DC。但 DC 是体内重要的专职的 APC，其主要功能是对抗原进行摄取、加工、处理，并以抗原肽-MHC Ⅱ 类分子复合物的形式提呈给初始 T 细胞，是机体特异性免疫应答的始动者。DC 能诱导初始 T 细胞的活化和增殖。此外，DC 可以通过分泌细胞因子而参与固有免疫应答，如某些 DC 可分泌 Ⅰ 型干扰素为主的细胞因子，发挥抗感染和免疫调节等作用。此外 DC 与 NK 细胞存在相互作用，NK 细胞分泌 IFN-γ、TNF-α 和 IL-4 等细胞因子，参与诱导 DC 的成熟和活化，促进 NK 细胞对自体某些不成熟 DC 的杀伤作用。DC 分为未成熟DC 和成熟 DC，前者具有较强的抗原摄取与加工能力，而抗原提呈及激发免疫应答能力弱；后者抗原摄取与加工能力弱，抗原提呈及激发免疫应答能力强，从而激活初始 T 细胞。

6. 肥大细胞 来源于造血干细胞，除了少数长期居留骨髓，大部分在外周分化成熟。呼吸系统的肥大细胞主要游离于支气管腔内、气道基底膜下、邻近的黏膜下腺、肌束和肺泡间隔等部位。肥大细胞可表达多种细胞因子受体，如 IgE Fc 受体、白细胞介素-4 受体（IL-4R）和白细胞介素-13 受体（IL-13R）等，其中主要表达 IgE Fc 受体。变应原进入特异质体质的机体，可刺激机体产生特异性 IgE，并与肥大细胞膜表面 IgE Fc 受体结合，当变应原再次进入机体，可以与结合在 IgE Fc 受体上的 IgE 交联，促使肥大细胞激活，分泌多种细胞因子和细胞介质。这也是肥大细胞作为主要效应细胞介导Ⅰ型超敏反应的主要机制。肥大细胞也参与晚发型炎症反应和慢性过敏炎症，其分泌的细胞因子和炎症介质是关键因素。肥大细胞释放的细胞因子包括 IL-1、IL-3、IL-4、IL-5、IL-6、IL-8、IL-10、IL-12、IL-13、TNF-α 和 IFN-γ 等，这些细胞因子可以介导炎症细胞（如嗜酸性粒细胞等）的趋化、浸润、活化、分化，促进 B 细胞产生 IgE 类抗体。肥大细胞分泌的炎症介质包括蛋白酶（类胰蛋白酶等）、胃促胰酶、羧肽酶 A、组胺、花生四烯酸代谢产物（前列腺素、血栓素、白三烯等）、血小板活化因子、过敏性嗜酸性粒细胞趋化因子等，具有多种生物效应。

二、特异性防御

特异性防御又称特异性免疫，是机体受抗原刺激后，APC 对抗原的摄取、加工处理和提呈，抗原特异性淋巴细胞接收抗原刺激，进一步活化、增殖、分化产生特异性免疫效应的过程。根据参与特异性防御的组分和细胞种类，可以分为 B 细胞介导的体液免疫和 T 细胞介导的细胞免疫。前者通过产生特异性抗体发挥免疫效应，后者通过 T 细胞对抗原的直接杀伤作用和其释放的细胞因子发挥免疫力。

（一）肺 T 细胞介导的细胞免疫

1. 肺 T 细胞各种亚型及分布

（1）T 细胞亚型：根据 TCR 结构，可将 T 细胞分为 αβT 细胞（表达 TCR2）和 γδT 细胞（表达 TCR1）。αβT 细胞是免疫应答的主要参与者，末梢血中占 95%。根据表型分为 $CD4^+$ T 细胞和 $CD8^+$ T 细胞。T 淋巴细胞行使免疫功能，需要进一步分化成各种亚群。按功能分为效应 T 细胞、调节性 T 细胞和记忆性 T 细胞。正常各亚型之间互相调节和制约，处于平衡状态。αβT 细胞的各功能性亚群见表 1-3-1。

表 1-3-1　αβT 细胞的各功能性亚群

αβT 细胞	效应 T 细胞	调节性 T 细胞	记忆性 T 细胞
$CD4^+$ T 细胞	$CD4^+$ Th1	$CD4^+$ Treg	$CD4^+$ TCM
	$CD4^+$ Th2	$CD4^+$ Tr1	$CD4^+$ TEM
	$CD4^+$ Th17	$CD4^+$ Th3	$CD4^+$ TRM
	$CD4^+$ Th9		$CD4^+$ TFHM
	$CD4^+$ Th22		
	$CD4^+$ Tfh		
$CD8^+$ T 细胞	$CD8^+$ CTL	$CD8^+$ $CD28^-$ Treg	$CD8^+$ TCM
	$CD8^+$ Tc1	$CD8^+$ $Qa-1^+$ Treg	$CD8^+$ TEM
	$CD8^+$ Tc2		$CD8^+$ TRM

$CD4^+$ T 细胞识别 MHC Ⅱ类分子提呈的抗原，受 MHC Ⅱ类分子限制。初始 $CD4^+$ T 细胞活化后，在不同的细胞因子微环境作用下，分化为不同的亚群，如辅助性 T 细胞（helper T cell，Th）1、Th2、Th9、Th17、Th22 及调节性 T 细胞（regulatory T cell，Treg 细胞）、滤泡辅助性 T 细胞（follicular helper T 细胞，Tfh 细胞）等，介导不同的免疫应答类型，起到抗感染和稳定内环境的作用。常见 $CD4^+$ T 细胞亚群的免疫效应详见图 1-3-1。最早发现的是 Th1、Th2 亚群，前者主要分泌 IL-2 和 IFN-γ，介导细胞免疫；后者主要分泌 IL-4、IL-5 和 IL-13，介导体液免疫。两者通过其各自分泌的细胞因子互相制约，如 Th1 细胞分泌的 IFN-γ 能抑制 Th2 细胞，而 Th2 细胞分泌的 IL-4 则抑制 Th1 细胞。近年来的研究，确认了 Th17 亚群在介导炎症反应，尤其是在中性粒细胞为主的炎症反应中的重要作用；Th17 细胞主要分泌 IL-17 和 IL-22。Treg 细胞可以产生抑制

性细胞因子 IL-10 和转化生长因子（TGF）-β，是维持呼吸系统免疫稳定和免疫耐受的重要组分，在无害性的抗原进入肺部时避免引起过度的免疫反应导致组织损伤。最新的研究还发现了主要分泌 IL-9 的 Th9 细胞和主要分泌 IL-22 的 Th22 细胞，两者均在超敏反应中十分活跃，后者还参与皮肤免疫应答、修复组织和介导相关的自身免疫病。Tfh 细胞参与生发中心的形成、浆细胞的分化和 B 细胞克隆选择等关键事件，其功能的行使主要依靠其分泌的细胞因子 IL-21。

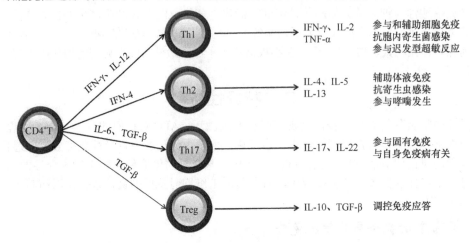

图 1-3-1　常见 CD4$^+$T 细胞亚群免疫效应

　　CD8$^+$T 细胞识别 MHC Ⅰ类分子提呈的抗原，受 MHC Ⅰ类分子限制。初始 CD8$^+$T 细胞通过 Th 细胞依赖或非依赖方式活化，增殖后分化为 CD8$^+$ 细胞毒性 T 细胞（cytotoxic T lymphocyte, CTL）。CTL 是免疫应答的主要效应细胞，可以通过释放穿孔素、颗粒酶、表达 FasL 等，高效、特异性杀伤病毒感染细胞和肿瘤细胞等靶细胞。近年来提出 CD8$^+$T 细胞还存在对应于 Th1、Th2 的两个亚型 CD8$^+$Tc1 细胞和 CD8$^+$Tc2 细胞，两者分泌的特征性细胞因子类似于 Th1、Th2 细胞。在正常情况下，CD4$^+$ 和 CD8$^+$T 细胞的比例在周围各组织中大致相同。CD4$^+$/CD8$^+$ 比值过高，可导致自身免疫病、超敏反应等疾病；若比值过低，则机体易发生感染及免疫缺陷。

　　（2）肺 T 细胞分布

　　1）肺上皮内 T 细胞：支气管每 100 个上皮细胞中约有 20 个上皮内淋巴细胞，位于黏膜上皮的基底膜和黏膜上皮细胞之间，属于长寿命 T 细胞。人肺上皮内 T 细胞属于 αβT 细胞，是黏膜免疫系统中最先与进入气道的病原体和变应原接触的细胞，在肺的免疫应答和炎症反应中起重要作用。

　　2）支气管肺泡腔上皮表面 T 细胞：上皮表面的淋巴细胞中 70% 为 T 细胞，且其中 90% 以上是活化的记忆性 T 细胞。该类细胞受抗原刺激后出现增殖，产生细胞因子和抗体，并具有溶细胞作用。在啮齿类动物中，该类 T 细胞多数表达 TCR1。而在人肺上皮表面 T 细胞多表达 TCR2，仅少数为 TCR1。

　　2. T 细胞应答的识别阶段　　初始 T 细胞表面 TCR 与 APC 表面的抗原肽-MHC 分子复合物特异性结合，即抗原识别，这是 T 细胞活化的第一步。肺的抗原提呈细胞包括 DC 和巨噬细胞。其中，气道和靠近肺泡的肺间质的 DC 是肺中最重要的抗原提呈细胞，存在于气道上皮基底膜、肺泡间隙和肺血管周围，形成捕获抗原的巨大网络。在大气道，DC 密度为每平方毫米气道表面积 600～800 个，在小气道则为 75 个左右。人肺 DC 具有很强的刺激同种异体 T 细胞增殖的能力，类似于成熟 DC。成熟 DC 可以有效地将抗原提呈给初始 T 细胞，使之激活。抗原提呈过程大致可分为以下两条途径。

　　（1）MHC Ⅱ类分子途径（外源性抗原的提呈）：外源性抗原指 APC 从细胞外部摄取的抗原，如细菌及其毒素。外源性抗原在局部或局部引流到淋巴组织，首先被 APC 摄取后形成吞噬溶酶体或次级溶酶体，随后被其中的蛋白酶降解为含 13～25 个氨基酸的多肽片段。MHC Ⅱ类分子通过钙联蛋白与恒定链转运至吞噬溶酶体中。恒定链被降解后，MHC Ⅱ类分子与抗原肽结合，形成抗原肽 MHC Ⅱ类分子复合物，被转运并表达于 APC 的细胞膜表面，供特异性 $CD4^+T$ 细胞 TCR 识别。

（2）MHC Ⅰ类分子途径（内源性抗原的提呈）：内源性抗原指胞质溶胶抗原，主要由 APC 内产生，如病毒感染后表达的病毒抗原、肿瘤抗原等。内源性抗原被蛋白酶体降解为含 8～12 个氨基酸的多肽，随后被抗原加工相关转运体（transporter associated with antigen processing，TAP）转运至内质网腔，并与腔内新合成的 MHC Ⅰ类分子结合，然后转运并表达在 APC 的细胞膜表面并被提呈，供 $CD8^+T$ 细胞 TCR 识别。TAP 通常仅选择性转运 8～12 肽，而这个长度也正是 MHC Ⅰ类分子结合的最适合长度。

3. T 细胞应答的激活阶段　T 细胞的完全活化有赖于双信号和细胞因子的作用。T 细胞 TCR 与抗原 MHC 分子复合物特异性结合，产生抗原识别信号，即第一信号。APC 与 T 细表面协同刺激分子相互作用，产生第二信号。在诸多协同刺激分子中，T 细胞表面 CD28 分子与 APC 表面 B7 分子结合最为重要。CD28 与 B7 结合的主要作用是 IL-2 和高亲和力 IL-2R 的表达。IL-2 以自分泌的方式，与 T 细胞表面 IL-2R 结合，介导 T 细胞增殖和分化，这是 T 细胞活化的必要条件。若无第二信号，则 T 细胞不能活化，导致 T 细胞无能，这是机体维持自身免疫耐受的重要机制之一。除上述双信号外，T 细胞的充分活化需要第三信号，即活化的 APC 和 T 细胞分泌的 IL-1、IL-6 和 IL-12 等，它们可以诱导 T 细胞活化、增殖和分化为不同功能亚群。

TCR 为跨膜蛋白，其细胞外段可识别特异性抗原肽，但其细胞内段较短，需借助 CD3、CD4/CD8 和 CD28 等的辅助，才能将细胞外刺激信号传递至细胞内。活化信号转导到胞内还需通过磷脂酶 C-γ 活化和丝裂原激活的蛋白激酶（mitogen-actirated protein kinase，MAPK）级联反应，激活 NF-κB 和 NF-AT。后者转位至核内，诱导相应基因转录，实现 T 细胞向不同亚型分化和增殖，并发挥相应效应。

4. T 细胞应答的效应阶段　T 细胞经过活化、增殖分化后，形成不同生物学功能的效应 T 细胞，其应答主要发挥以下几种效应。

（1）Th1 细胞：活化的 Th1 细胞可激活巨噬细胞，其机制如下。Th1 细胞分泌 IFN-γ、IL-3 和 TNF-α 等，使巨噬细胞及其他炎症细胞富集和活化。活化的巨噬细胞可进一步释放炎症介质。TNF-α 等促进炎症部位血管内皮细胞表达黏附分子，促进巨噬细胞和淋巴细胞黏附于血管内皮，继而穿越血管壁，并通过趋化运动被募集至感染灶，介导以单核/巨噬细胞浸润为特征的局部炎症。活化的巨噬细胞高表达 MHC Ⅱ类分子和黏附分子，能更有效地向 T 细胞提呈抗原，从而增强和放大免疫效应激活的巨噬细胞具有吞噬、杀菌和杀伤靶细胞的能力。此外，Th1 细胞可产生 IL-12 等细胞因子，促进抗原特异性 Th 细胞和 CTL 等活化与增殖，从而放大免疫效应。Th1 细胞亦可辅助 B 细胞，促进其产生具有调理作用的抗体，进一步增强巨噬细胞对病原体的吞噬作用。

（2）Th2 细胞：是参与超敏反应和抗寄生虫感染的主要细胞，可通过以下机制发挥效能。Th2 细胞通过产生 IL-4、IL-5、IL-13 和 IL-25 等细胞因子，协助和促进 B 细胞增殖，并促进其分化为浆细胞，产生特异性抗体；Th2 细胞分泌的 IL-4 能促进 B 细胞向 IgG1 和 IgE 型的类别转换；Th2 细胞分泌的细胞因子可激活肥大细胞、嗜碱性粒细胞和嗜酸性粒细胞。值得注意的是，Th1 和 Th2 细胞间的免疫效应相互抑制。Th2 细胞所产生的 IL-4、IL-5 和 IL-13 等细胞因子可协同抑制 Th1 细胞活化与功能；Th1 细胞所产生的 IFN-γ 可抑制 Th2 细胞分化和增殖。

（3）Th17 细胞：可分泌 IL-17A、IL-17F、IL-21 和 IL-22 等细胞因子。IL-17A 是其主要效应因子，能够促进巨噬细胞活化、单核细胞迁移，促进中性粒细胞、成纤维细胞迁移、增殖，进而释放大量的炎症介质，触发或者放大炎症级联反应，参与多种炎症反应、感染性疾病和自身免疫病的发生。此外，Th17 细胞还可刺激上皮细胞、角质形成细胞分泌防御素等抗菌物质，募集和活化中性粒细胞，从而在固有免疫中发挥一定作用。IL-21 作为 Th17 细胞的自分泌调节因子，在诱导 Th17 细胞分化的同时，在抑制 Th1 和 Treg 细胞功能方面发挥关键作用。

（4）CTL：是可高效、特异性杀伤表达特异性抗原的靶细胞，如胞内寄生病原体（病毒、某些胞内寄生菌等）的宿主细胞和肿瘤细胞等，但不损害正常组织。CTL 多为 CD8$^+$T 细胞，其杀伤效应受 MHC Ⅰ 类分子限制。已发现，肺病毒感染 1 周内肺实质出现大量 CD8$^+$CTL。少数（约 10%）CTL 为 CD4$^+$T 细胞，杀伤效应受 MHC Ⅱ 类分子限制。CTL 主要通过以下途径发挥效应：①分泌穿孔素：以钙离子依赖性方式与靶细胞膜磷酸胆碱结合，插入靶细胞膜，聚合成内径约为 16nm 的孔道，使水、钠迅速进入细胞内，导致靶细胞崩解；②分泌颗粒酶：随着脱颗粒作用出胞，循穿孔素在靶细胞膜所形成的孔道进入靶细胞，通过激活凋亡相关酶系统而介导靶细胞凋亡；③ Fas/FasL：激活的 CTL 可高表达 FasL，通过与靶细胞表面 Fas 结合，激活细胞内胱天蛋白酶（caspase）信号转导途径，介导靶细胞凋亡。

（二）肺 B 细胞介导的体液免疫

1. B 细胞亚群　B 细胞由骨髓中的淋巴样干细胞分化发育而来。成熟 B 细胞主要定居于外周淋巴器官的淋巴滤泡内。成熟 B 细胞是一种异质性群体。根据是否表达 CD5 分子，可分为 B-1 细胞和 B-2 细胞。

（1）B-1 细胞：为 CD5$^+$B 细胞，占 B 细胞总数的 5%～10%，主要分布于胸膜腔、腹膜腔和肠道固有层。产生于个体发育早期，具有自我更新能力。主要产生低亲和力的 IgM 类抗体，能与多种不同抗原（主要为细菌多糖）结合，表现出多反应性。此外，B-1 细胞还可参与固有免疫应答，与某些自身免疫病有关。

（2）B-2 细胞：为 CD5$^-$B 细胞，主要分布于外周淋巴器官，是介导体液免疫应答的主要细胞类型。B-2 细胞在体内出现较晚。在抗原刺激和 Th 细胞的辅助下，B-2 细胞分化为浆细胞，并产生高亲和力的特异性抗体，行使体液免疫效应。B-2 细胞还可产生多种细胞因子，发挥免疫调节作用。

2. B 细胞对抗原的识别　B 细胞表达 B 细胞受体（B cell receptor，BCR），由膜表面免疫球蛋白（mIg）和 Igα/Igβ 异源二聚体组成，前者可以特异性识别和结合抗原，后者具有传递抗原、识别信号的作用。BCR 可直接识别完整、天然的蛋白质抗原，也能识别多肽、核酸、多糖、脂多糖和小分子化合物。BCR 识别抗原不需 APC 对抗原进行加工和处理，也不受 MHC 分子限制，可直接识别结合于天然抗原表面的构象表位和线状表位。

多数抗原属于 T 细胞依赖性抗原 [又称胸腺依赖性（TD）抗原]，需在 Th 细胞辅助下启动 B 细胞应答。少数抗原属于非 T 细胞依赖性抗原 [又称非胸腺依赖性抗原（thymus-independent antigen，TI-Ag）]，如菌脂多糖、荚膜多糖和聚合鞭毛素等。可无须 Th 细胞的辅助作用而直接启动 B 细胞应答。TI 抗原主要激活 B-1 细胞产生应答，只产生 IgM 抗体，不产生记忆性细胞，无再次应答效应。TI 抗原分为 TI-1 和 TI-2 两类。TI-1 抗原亦称为 B 细胞丝裂原，高浓度 T1 与 B 细胞表面相应受体结合，可诱导 B 细胞增殖和分化；TI-2 抗原为细菌胞壁与荚膜多糖，可激活 B 细胞，参与固有免疫。

3. B 细胞活化　B 细胞活化亦需双信号和细胞因子参与。

（1）第一信号：BCR 特异性结合抗原产生第一信号，又称抗原刺激信号。由 Igα/Igβ 转导入细胞内在成熟 B 细胞表面。B 细胞表面由 CD19、CD21、CD81 和 CD225 以非共价键组成的 B 细胞共受体复合物，可加强第一信号的转导。

（2）第二信号：在 TD 抗原介导的 B 细胞应答中，B 细胞与 Th 细胞表面多种黏附分子发生相互作用，向 B 细胞提供活化的第二信号。B 细胞内活化抗原，进行加工处理，降解产生抗原肽。抗原肽与 MHC Ⅱ 类分子结合成复合物，继而提呈给抗原特异性 Th 细胞识别。Th 细胞表达的 CD40 L 表达上调，和 B 细胞表面最为重要的黏附分子 CD40 结合，向 B 细胞提供共刺激信号，即第二信号。

（3）第三信号：活化的 Th 细胞可分泌多种因子，如 IL-2、IL-4、IL-5 和 IFN-γ，这些细胞因子可辅助 B 细胞活化、增殖、分化和产生抗体。如 IL-4 可以与 B 细胞表面相应的细胞因子受体相结合。这些细胞因子的参与，被称为 B 细胞活化的第三信号。

4. B 细胞的应答效应　　在抗原刺激下，B 细胞可增殖、分化为浆细胞，并产生特异性抗体。抗体与抗原特异性结合，从而清除肺中病原体和其他抗原异物，在维持肺内环境稳定方面起重要作用。抗体是体液免疫应答中的主要效应分子，又称免疫球蛋白（immunoglobulin，Ig）。Ig 的分子结构为一个 Y 形的四肽链结构，由两条完全相同的重链和两条完全相同的轻链以二硫键连接而成。根据重链结构差异，可分为 5 类。即 IgG、IgM、IgA、IgD 和 IgE，其生物学功能各异。

（1）IgG：是血清和细胞外液中的主要抗体成分，个体出生后 3 个月开始合成，3～5 岁接近成人水平，占血清 Ig 总量的 75%～85%。IgG 是机体再次体液免疫应答产生的主要抗体，可以直接与抗原结合，发挥中和毒素和病毒的作用，还可通过与其 Fc 受体结合，发挥抗体依赖细胞介导的细胞毒作用（antibody-dependent cell-mediated cytotoxicity，ADCC）等。此外，IgG 还与自身免疫病、Ⅱ型及Ⅲ型超敏反应有关。根据血清浓度的高低，IgG 可分为 4 个亚类，即 IgG1、IgG2、IgG3 和 IgG4，其中 IgG1、IgG3、IgG4 可穿过胎盘屏障，在新生儿抗感染免疫中发挥重要作用。

（2）IgM：是个体发育中最早合成的抗体，也是初次体液免疫应答中最早出现的抗体，占血清 Ig 总量的 5%～10%。根据分布的差异，可分为两类，即膜型 IgM（mIgM）及分泌型 IgM（sIgM）。前者为单体分子，表达于 B 细胞表面，构成 BCR；后者为五聚体，不能通过血管壁，主要存在于血清中。IgM 多用于诊断胎儿宫内感染及早期感染。此外，天然血型抗体和类风湿因子也属于 IgM。

（3）IgA：是外分泌液中主要抗体类别之一，分为血清型 IgA 和分泌型 IgA（sIgA）。血清型 IgA 为单体分子，由脾、淋巴结和骨髓内的浆细胞合成，主要存在于血清中，占血清 Ig 总量的 5%～10%，具有抗菌、抗病毒和抗毒素作用。sIgA 是由 J 链连接的两个 IgA 单体，由黏膜相关淋巴组织中的浆细胞合成，主要存在于乳汁、唾液、泪液和呼吸道、消化道黏膜表面，是黏膜局部免疫的主要抗体。sIgA 的作用机制为：①与相应病原体结合，阻止病原体黏附到呼吸道上皮；②在呼吸道黏膜表面中和毒素；③与人肺泡巨噬细胞表面受体结合，增强肺泡巨噬细胞的吞噬作用。

（4）IgD：分为膜型和血清型。膜型 IgD（mIgD）参与构成 BCR，是 B 细胞分化成熟的标志。未成熟 B 细胞仅表达 mIgM，而成熟 B 细胞同时表达 mIgM 和 mIgD。活化的 B 细胞或记忆 B 细胞其表面 mIgD 逐渐消失。血清型 IgD 仅占血清 Ig 总量的 0.2%，易被蛋白酶水解，半衰期较短。

（5）IgE：是正常血清中含量最少的一类免疫球蛋白，主要由黏膜下淋巴组织的浆细胞分泌。IgE 具有强亲细胞性，可与肥大细胞、嗜碱性粒细胞表面高亲和力受体结合，形成致敏细胞。当相同抗原再次入侵，与致敏细胞表面结合的 IgE Fab 结合，可促使细胞脱颗粒并释放生物活性介质，引起Ⅰ型超敏反应。此外，IgE 可能参与机体抗寄生虫免疫。

肺免疫球蛋白主要有两个来源：①由气管、支气管黏膜及肺间质的浆细胞产生，包括 sIgA、IgE 和 IgG4 等；②由血管被动扩散至肺组织，主要为 IgG1 和 IgG2 等。正常呼吸道中，sIgA、IgG 和 IgM 约占支气管肺泡灌洗液总蛋白的 20%。气管和支气管分泌物以 sIgA 为主，肺泡液则以 IgG 为主。从口腔至肺泡，sIgA 含量逐渐减少，而 IgG 含量逐渐增加。

第三节　呼吸系统疾病免疫病理

免疫病理学（immunopathology）是研究免疫系统功能异常和免疫应答所引起的病理现象的科学。不同于典型的病理学和一般意义的疾病免疫学，免疫病理在强化免疫机制的同时更好地衔接临床，更能展现临床免疫学的特点。免疫病理涉及范围较广，包括超敏反应、自身免疫、免疫增生、免疫缺陷、免疫监视异常和免疫排斥等。以下介绍与超敏反应、自身免疫相关的呼吸系统疾病的免疫病理。

一、超敏反应与呼吸系统疾病

超敏反应又称变态反应（allergy），是指机体接收特定抗原持续刺激或同一抗原再次刺激所致的功能紊乱和（或）组织损伤等病理性免疫反应。超敏反应常表现为一组临床表现各异的免疫学疾病。根据免疫应答类型和激发超敏反应抗原的性质及定位，超敏反应分为Ⅰ、Ⅱ、Ⅲ和Ⅳ型，前三者由免疫球蛋白介导，Ⅳ型为淋巴细胞介导。但临床中同一呼吸系统疾病可由一种或多种超敏反应免疫机制引起。

（一）Ⅰ型超敏反应

Ⅰ型超敏反应又称速发型超敏反应（immediate hypersensitivity），是免疫系统中较为强烈的病理反应之一。其主要机制是由特异性IgE介导，在APC、T细胞和B细胞的参与下，通过肥大细胞和嗜碱性粒细胞释放生物活性介质而引起的疾病和机体功能紊乱。Ⅰ型超敏反应具有明显的遗传倾向及个体差异性。父母为特应性体质的儿童，更容易发生超敏反应。机体产生的IgE水平越高，往往发生超敏反应的可能性也越大，当然这种相关性不是绝对的。

1. 参与Ⅰ型超敏反应的主要组分

（1）变应原（allergen）：也称为特应性抗原（atopic antigen），是指能够诱导产生特异性IgE的抗原，能诱导Ⅰ型超敏反应。变应原通常分子质量较小，并且多为可溶性，多通过呼吸道及消化道黏膜进入机体。变应原往往化学性质比较稳定，可通过黏膜分泌的黏液扩散。很小的剂量即可诱发过敏性应答。

变应原的致敏特性与其进入机体的途径也有着密切的关系，通过不同途径进入机体的变应原主要包括：①吸入性变应原，如植物花粉、动物皮屑、尘螨排泄物、真菌菌丝及孢子、生活用品的纤维和昆虫毒液等；②食物变应原（如牛奶、鸡蛋、海产类食物、食物添加剂、防腐剂、保鲜剂和调味剂等）及某些口服药物或化学物质（如青霉素、磺胺类药物等小分子药物）；③接触性变应原，如植物提取成分、植物叶、工业产品和合成物及金属；④注入性变应原，如疫苗、蛋白制品、注射药物和昆虫毒液等。

特应性体质的人可以长期对变应原呈现易感状态，这些药物或化学物质本身并没有免疫原性，不能激活免疫反应，但却可与组织蛋白结合而获免疫原性。变应原诱导超敏反应大多需要T细胞参与，主要诱导Th2型超敏反应。变应原长期或反复的刺激会诱导$CD4^+$T细胞主要向Th2细胞分化。IgE类别转换的发生和肥大细胞的致敏均需要反复接触同一变应原。

（2）IgE与高亲和力IgE受体：IgE主要由鼻咽、扁桃体、支气管和胃肠等处黏膜固有层中的浆细胞产生，而这些部位也正是最易受变应原侵犯并引起超敏反应的部位。IgE受体（FcεR）包括FcεRⅠ、FcεRⅡ两种类型。前者为高亲和力受体，解离常数达$1×10^{-10}$mol/L，与Fc结合后的稳定性远高于其他Fc受体。后者为低亲和力受体，与IgE结合的亲和力比前者低$100～1000$倍。研究发现，FcεRⅠ还有两个异构体，分别表达于IL-4刺激过的B细胞、单核细胞和嗜酸性粒细胞表面。

IgE往往先通过其高亲和力受体FcεRⅠ紧密结合到肥大细胞表面，然后再识别和结合抗原。当变应原与IgE结合后，细胞表面多个FcεRⅠ受体分子发生交联，导致肥大细胞的活化和生物活性物质的释放，发生Ⅰ型超敏反应。嗜碱性粒细胞和活化的嗜酸性粒细胞也表达受体FcεRⅠ，因而也能够结合IgE，释放生物介质，参与引发Ⅰ型超敏反应。

IgE抗体生物活性极高，与肥大细胞、嗜碱性粒细胞和活化的嗜酸性粒细胞等效应细胞表面的受体结合后，不仅可引发Ⅰ型超敏反应，还可以与B细胞和单核细胞表达的低亲和力受体FcεRⅡ结合，促进相应的B细胞摄入、处理变应原并提呈给T细胞，增强机体对变应原的摄取与提呈。此外，IgE 具有正向调控 FcεR Ⅰ 和 FcεR Ⅱ 表达的作用。

2. 发生机制　Ⅰ型超敏反应的发生包括两个阶段，即速发相反应和迟发相反应。

（1）速发相反应：通常在接触变应原后数秒内发生，可持续数小时。

1）致敏阶段：变应原或病原体进入机体后，被 APC 摄取，与 MHC Ⅱ 类分子结合后，提呈到细胞表面供 T 细胞识别。CD4$^+$T 辅助细胞可通过表面的抗原受体 TCR，识别与 MHC Ⅱ 类分子结合并表达于细胞表面的变应原抗原肽而活化，活化后的 T 细胞启动抗原特异性细胞和体液免疫应答，同时促进特异性 B 细胞产生 IgE 类抗体应答。IgE 以其 Fc 段与肥大细胞或嗜碱性粒细胞表面的 FcεR Ⅰ 结合，使机体处于对该变应原的致敏状态。致敏个体的 IgE 可分布于全身。通常致敏状态可维持数月甚至更长。如长期不接触相应变应原，致敏状态可逐渐消失。

2）激发阶段：相同变应原再次进入机体，与致敏靶细胞上 2 个或 2 个以上相邻 IgE 结合，导致 FcεR Ⅰ 交联，启动靶细胞的活化信号，触发致敏靶细胞释放多种介质。活化的肥大细胞或嗜碱性粒细胞可释放预先存在于颗粒内的介质和新合成活性介质。预存于细胞内的介质主要是组胺和激肽原酶；新合成的物质包括白细胞三烯、前列腺素及血小板活化因子（PAF）等。这些介质的生物活性主要表现为促进血管扩张、增加血管通透性、增进平滑肌收缩、增加腺体分泌。此外，血液中多种活性物质可以扩张和增强这些反应，如 PAF 可以促进血小板聚集，从而进一步释放组胺、肝素和血管活性胺等；局部毛细血管通透性增加，出现血浆渗出并导致水肿，在皮肤上可形成直径为数厘米的皮疹。随后，疹块边缘的血管扩张、充血，形成特征性的红框，称为风团。快速出现的皮肤风团和呼吸道支气管痉挛，是速发相反应的典型临床表现。

（2）迟发相反应：在变应原刺激后一个比较长的反应过程，可在抗原刺激后数小时甚至数天后发生。表现为局部以中性粒细胞、嗜酸性粒细胞、嗜碱性粒细胞和 Th2 细胞等浸润为特征的炎症反应。活化的肥大细胞可以释放多种细胞因子，如 IL-6 和 TNF，其中 TNF 能上调血管细胞黏附分子-1（VCAM-1）的表达，使中性粒细胞和单核细胞进一步浸润。活化的肥大细胞和嗜碱性粒细胞可释放嗜酸性粒细胞趋化因子、中性粒细胞趋化因子，招募嗜酸性粒细胞和中性粒细胞到达炎症部位。肥大细胞可释放大量组胺促进 Th2 淋巴细胞 IL-5 的分泌。IgE 与肥大细胞表面的受体结合可以激活转录因子 STAT6，STAT6 在 Th2 细胞的发育中发挥重要作用。Th2 细胞分泌的 IL-4、IL-5、IL-13 与迟发相反应关系密切。IL-4 可以促进 IgE 抗体的类别转换，促进肥大细胞的分化成熟；IL-4 和 IL-13 协同促使 B 细胞转为浆细胞合成 IgE，并建立免疫记忆；IL-5 可以活化嗜酸性粒细胞，在嗜酸性粒细胞的成熟、抗凋亡方面亦起着核心作用。嗜酸性粒细胞和 Th2 细胞也可表达多种趋化因子受体，并促进两者向炎症局部募集。

3. Th17、Treg 细胞与变应性疾病　在免疫应答过程中，CD4$^+$T 细胞活化、增殖，最终分化为 Th1、Th2、Treg 和 Th17 细胞等亚群，参与并调控炎症反应。Th2 细胞在变应性疾病发生发展和维持中的重要作用已经明确。近年研究认为，Treg 和 Th17 细胞也参与哮喘和过敏免疫治疗的调节，弥补了传统上 Th1/Th2 细胞介导效应机制理论的不足。在疾病的发展中，Th17 细胞较多地作为炎症启动细胞而发挥作用，而 Treg 细胞主要是减轻 Th17 细胞诱发的炎症反应，两者相互拮抗，从而维持机体免疫状态的相对稳定。Treg 细胞不仅与 Th17 细胞存在相互调控，对 Th1 细胞和 Th2 细胞诱发的炎症也起到抑制作用。此外，Th1 细胞和 Th2 细胞亚群间的相互调控、Th1 细胞和 Th2 细胞对 Th17 细胞的调控等，共同使免疫应答的效应和抑制处于一种精细而复杂的动态平衡中。

（1）Th17 细胞与变应性疾病：Th17 细胞主要分泌促炎性细胞因子 IL-17。目前已发现的 IL-17 家族有 6 个成员，从 IL-17A 到 IL-17F，其中对 IL-17A 和 IL-17F 的研究比较深入。IL-17A 和 IL-17F 具有很高的同源性，在体内外都能产生强大的致炎效应。但 IL-17F 的分泌只需要转录因子维甲酸相关孤儿受体（ROR）γt 诱导，IL-17A 的分泌却需要 RORγt 和 RORα 的联合诱导。

IL-17 被认为是一种作用强大的促炎性细胞因子，但其具有双向调节炎症的作用，在炎症早期有免疫防御作用。IL-17 具有募集中性粒细胞功能，参与中性粒细胞的增殖、分化，抑制其凋亡，并增加中性粒细胞蛋白酶的活性，因此，在炎症早期发挥着重要的免疫防御功能。但是，IL-17

可以促进其他细胞因子的释放，进而放大炎症反应。此外，IL-17还可刺激上皮细胞、内皮细胞和成纤维细胞分泌多种炎症相关因子，包括IL-6、IL-8、粒细胞集落刺激因子和前列腺素 E_2 等，上调其他炎症因子（如TNF-α等）和趋化因子（IL-8和MCP-1）编码基因的表达，促进局部炎症，介导中性粒细胞、单核细胞向炎症部位聚集。

传统认为，哮喘的气道炎症为嗜酸性粒细胞性炎症，由IgE和嗜酸性粒细胞所主导。近年来研究发现，约有50%的哮喘属于非嗜酸性粒细胞性哮喘。在此类哮喘中，呼吸道炎症表现为中性粒细胞性炎症，中性粒细胞明显增加，其增加程度与哮喘的严重程度相关。同时研究显示，IL-17A和IL-17F的水平在此类哮喘中明显增高，参与激发和募集中性粒细胞产生的炎症因子。动物实验发现，在此类呼吸道超敏反应中，Th17细胞与Th2细胞能一起促进中性粒细胞性炎症。

（2）Treg与变应性疾病：CD4$^+$T细胞分化的Treg细胞的表型为CD4$^+$CD25$^+$。Treg主要分为两类，即自然调节性T细胞和诱导调节性T细胞。前者来源于胸腺，存在于外周血液循环和淋巴组织中；后者是在外周树突状细胞提呈的抗原作用下诱导初始T细胞分化而来。然而两者均能通过细胞间的接触，或直接作用于靶细胞或通过细胞因子介导，抑制Th1、Th2以及近年发现的Th17细胞介导的特异性免疫应答。研究发现，Treg细胞特异性转录因子Foxp3突变和功能缺失的小鼠，出现Treg细胞的缺失，小鼠血清IgE水平增高、气道变应性炎症显著。人外周血中CD4$^+$CD25$^+$Treg细胞可以抑制变应原诱导的CD4$^+$CD25$^-$T细胞的增殖和Th1细胞、Th2细胞反应。研究发现，将正常人外周血单核细胞中的CD25$^+$T细胞剔除后，剩余细胞对变应原的应答效应明显增强。因此，活化的Treg具有负向调节免疫应答和抗炎性病理反应的作用。

CD4$^+$CD25$^+$Treg细胞主要分泌IL-10、TGF-β，在抑制超敏反应中发挥重要作用。IL-10对IgE的分泌有显著的抑制作用。IL-10能够抑制变应原活化的T细胞产生细胞因子，抗体阻断IL-10和TGF-β后这种抑制作用消失。TGF-β是气道损伤后修复的一个关键因子，它是成纤维细胞和肌成纤维细胞功能的调节剂，并控制了多个细胞外基质蛋白的产生，包括胶原蛋白、蛋白聚糖和黏蛋白。然而反复气道损伤后的过度修复可导致气道重塑。

4. Ⅰ型超敏反应与呼吸系统疾病　Ⅰ型超敏反应由IgE介导，多种细胞参与，主要表现为快速出现的血管扩张、血管通透性增加、液体渗出、平滑肌收缩、腺体分泌增加的急性炎症反应，随后出现粒细胞在炎症部位浸润。出现在不同部位可表现为不同的疾病。特异性抗原进入鼻腔，引发炎症反应，出现鼻腔通道红肿、流泪、鼻涕和打喷嚏等变应性鼻炎症状。特异性抗原进入了肺部，不仅会出现支气管肿胀和黏液分泌增多，还会出现气管管壁肌肉收缩，甚至管腔变窄和呼吸困难，表现为急性哮喘症状。假如被昆虫叮咬或在临床治疗过程中特异性抗原被注射入皮下，局部会出现因血管扩张、液体渗出而水肿的皮疹，即风团。特异性抗原进入血液，与循环中的嗜碱性粒细胞、组织中的肥大细胞结合，使这两种细胞释放活性物质，引起荨麻疹，严重情况下会出现明显且较长时间的血压下降，伴有呼吸困难，处理不及时甚至会导致死亡。

一旦机体局部发生了针对变应原的急性炎症反应后，更多的粒细胞、淋巴细胞会以类似于正反馈的方式被招募至炎症部位。如果变应原一直存在、反复刺激，就会使这种反应过程变得很长，持续1～2天，出现迟发相反应。Ⅰ型超敏反应的最常见呼吸系统疾病为哮喘，它的发作过程包括两个时相，即①早期的速发反应，主要为IgE介导的肥大细胞和（或）嗜碱性粒细胞脱颗粒反应，同时释放白三烯、组胺、前列腺素、类胰蛋白酶、细胞因子等，出现急性支气管痉挛；②慢性的气道炎症性病变，在哮喘患者的气管中能观察到多种炎症细胞，如嗜酸性粒细胞、中性粒细胞、淋巴细胞等浸润及T细胞参与调节的炎症反应。长时间的气道炎症可以导致支气管管壁增厚（支气管黏膜沉积增加和气道平滑肌增生）、气道周围纤维组织增生、新生血管形成等气道物理结构上的变化，导致气道重塑。

（二）Ⅱ型超敏反应

Ⅱ型超敏反应也称细胞毒型超敏反应，指当抗体与细胞或组织表面的特异性抗原结合后，通过活化补体系统或其他机制如吞噬细胞和 NK 细胞参与下，引起靶细胞的损伤。Ⅱ型超敏反应是血液循环中游离抗体与细胞表面抗原的结合，所涉及的抗原通常是针对自身成分的自身抗体，或涉及与自身抗原有交叉反应的微生物抗原，很少与外源性抗原有关。

可能的发病机制：①机体产生了针对自身蛋白的 lgG 和 lgM 类自身抗体。自身抗体与细胞表面抗原结合后，通过活化补体系统的经典途径，形成攻膜复合物，导致靶细胞破坏；②抗体借助 Fc 受体和补体受体，促进吞噬细胞的吞噬作用，破坏靶细胞；③ IgG 与靶细胞表面抗原结合后，其 Fc 段与 NK 细胞等细胞表面的 Fc 受体结合，介导抗体及补体依赖的细胞毒作用，杀伤靶细胞。

Ⅱ型超敏反应的常见呼吸系统疾病为肺出血-肾炎综合征，其发病机制主要是由于药物、有机溶剂或病毒感染等因素可损伤肺泡基底膜和（或）肾小球基底膜，诱导机体产生针对基底膜的 IgG 类自身抗体。该类抗体与肺泡基底膜、肾小球基底膜结合，通过活化补体系统的经典途径裂解靶细胞。补体裂解片段促进吞噬细胞的吞噬作用，破坏靶细胞。IgG Fc 段与 NK 细胞等细胞表面的 Fc 受体结合，介导抗体及补体依赖的细胞毒作用，杀伤靶细胞。最终引起肾小球肾炎、急性肺损伤和肺出血。另有报道该病具有家族倾向，可能为在遗传基础上接收病毒、化学物质或药物刺激，最终引起肾炎、肺出血。

（三）Ⅲ型超敏反应

Ⅲ型超敏反应又称免疫复合物型超敏反应，是由抗原和抗体形成中等大小的可溶性免疫复合物沉积于局部或全身多处毛细血管基底膜后，通过激活补体，并在中性粒细胞、血小板和嗜酸性粒细胞等效应细胞参与下，引起以充血、局部坏死和中性粒细胞浸润为特征的炎症反应和组织损伤。大的免疫复合物可被肝、脾及时捕获并清除；小的复合物存在于血液循环中，但是不会沉积。其发病机制如下。

1. 免疫复合物沉积的条件

（1）抗原抗体比例与免疫复合物分子质量：可溶性抗原与抗体比例不同，形成的免疫复合物的分子质量亦不同。抗原与抗体比例适中，形成较大分子质量免疫复合物，易被肝、脾吞噬细胞清除。抗原或抗体明显过剩则分子质量小，从肾小球滤过。只有抗体（或抗原）比例略高于对方，形成大小适中的免疫复合物，不易被吞噬，沉积在基底膜，好发于血管、肾脏、肺部、皮肤和关节等处。

（2）抗原物质持续存在：主要原因包括轻度的持续感染、被动或长期免疫、自身免疫病、吸入或摄入某些抗原物质。

2. 引起机体损伤的机制

（1）免疫复合物能够活化补体经典途径，该过程中释放的补体成分 C3a、C5a 可与肥大细胞和嗜碱性粒细胞上的 C3a 和 C5a 受体结合，释放血管活性胺，如组胺、5-羟色胺和趋化因子等，导致局部毛细血管通透性增加，渗出增多，引起水肿。此外，C3a 和 C5a 可招募中性粒细胞到免疫复合物沉积处。

（2）中性粒细胞被招募到免疫复合物沉积处，吞噬免疫复合物的同时，释放溶酶体，引起组织损伤和进一步的炎症反应。

（3）免疫复合物可借助 Fc 受体直接作用于嗜碱性粒细胞和血小板，促进二者释放血管活性胺，导致血管通透性增高，加重免疫复合物在血管壁上的沉积。

Ⅲ型超敏反应的常见呼吸系统疾病为过敏性肺炎，又称外源性变应性肺泡炎（extrinsic allergic alveolitis，EAA）。易感宿主反复吸入含微生物的有机粉尘颗粒或低分子量化学物质等抗原，引起肺泡、远端细支气管和肺间质的超敏反应和肉芽肿性炎症。主要发病机制：曾暴露于抗原环境并致敏者，再次吸入抗原后，可溶性抗原即与 IgG 抗体结合，这一免疫复合物启动补体系统，生成补体 C5、C3 等。补体碎片及被吞噬的抗体颗粒可使肺泡巨噬细胞激活，活化巨噬细胞分泌多种细胞因子，导致一系列免疫效应。多数 EAA 患者血清中可检出大量沉淀抗体，皮内注射抗原后皮肤出现红斑、硬结等，是免疫复合物沉积于肺泡的结果。其炎症的病理特点为两肺弥漫性淋巴细胞和巨噬细胞浸润，进而出现肉芽肿样病变，最终可发展为肺间质纤维化和"蜂窝肺"。

（四）Ⅳ型超敏反应

Ⅳ型超敏反应又称迟发型超敏反应，是由抗原特异性 T 细胞介导的免疫应答，与抗体、补体无关。因为类超敏反应需要经过效应分子的合成，进程较为缓慢，至少需要 12h，通常为 24~72h 出现炎症反应。这种超敏反应往往是机体免疫系统对胞内病原体（特别是结核分枝杆菌），还有其他多种感染产生的应答。由化学物质引起的接触性皮炎及部分移植物排斥反应也归于这一类反应。该反应 $CD8^+$ 细胞或 $CD4^+$ 细胞皆可参与。

Ⅳ型超敏反应的发病机制可以分为 3 类。① $CD8^+$ CTL 直接造成的损伤：效应 CTL 活化后释放穿孔素和颗粒酶等，或通过其 FasL 与靶细胞表面的 Fas 结合，导致靶细胞凋亡。②由 $CD4^+$Th1 细胞激活巨噬细胞产生炎症反应所引起的组织损伤：抗原激活的效应 Th1 细胞释放多种趋化因子和细胞因子，招募巨噬细胞至抗原部位聚集，引起组织损伤；效应 Th1 细胞释放的 TNF-α 和 TNF-β 作用于局部血管，刺激巨噬细胞的产生；效应 Th1 细胞释放的 IFN-γ 和 TNF-α 可使巨噬细胞活化，进一步释放促炎因子 IL-1 和 IL-6 等加重炎症反应，还可通过 FasL 杀伤表达 Fas 的靶细胞。③ Th2 细胞激活以嗜酸性粒细胞为主的炎症反应所引起的损伤。Ⅳ型超敏反应的相关疾病包括特异性皮炎、结核病和甲状腺炎等，其中与呼吸系统相关最常见的为肺结核。

结核菌素试验引起的局部组织损坏是经典的Ⅳ型超敏反应。如果宿主曾经接触过结核分枝杆菌，接受结核菌素试验后 24~72h 会出 T 细胞介导的局部炎症反应。抗原接种约 4h 之后，中性粒细胞便在注射部位开始聚积，血管内皮细胞随之出现生物合成增加、细胞器形成加速、血浆大分子渗漏、血浆纤维蛋白原渗漏入周围组织等形态和功能变化；此外，纤维沉积和部分 T 细胞及单核细胞在注射部位聚积，最终使注射部位的血管外组织出现肿胀和硬结。

二、自身免疫与呼吸系统疾病

（一）自身免疫与自身免疫病

正常机体的免疫系统对自身抗体处于无应答或者微应答的状态。自身免疫（autoimmunity）泛指免疫系统产生针对机体自身抗原的自身抗体和致敏淋巴细胞的现象。一般情况下，自身免疫应答是自限性的。正常人血清中存在多种天然自身抗体或者自身反应性 T 细胞，具有清除体内衰老或凋亡的自身细胞、调节免疫应答的平衡、维持机体内环境平衡的作用，如针对肌动蛋白、角蛋白、球蛋白、胶原蛋白等的 IgM 型抗体。这一类生理性自身免疫在维护机体生理状态、防御感染和监视肿瘤等方面有重要意义。但如果出现病理性自身免疫，即免疫系统对自身抗原的应答强度超越了免疫调控的限制，并对机体造成自身组织或者器官的炎症性损伤或功能障碍，则导致自身免疫病。自身免疫病的发生有一定的遗传倾向，女性多于男性。自身免疫病的表现形式多样，分属于不同系统和组织，疾病常呈现反复发作和慢性迁延的过程。自身免疫病患者的血液中可检测到高滴度自身抗体和（或）能与自身组织成分起反应的致敏淋巴细胞。类似人类自身免疫病的病理模型可在实验动物中复制。

（二）自身免疫病的诱发因素和病理损伤机制

诱发自身免疫病的相关因素有很多，包括机体的免疫功能状态、内分泌因素、环境因素及遗传因素。自身抗体和（或）自身反应性 T 细胞的产生，最终破坏表达相应自身抗原的靶器官和组织，是导致自身免疫病发生的关键。相关的免疫学因素为自身免疫应答靶抗原的释放和免疫系统的异常，后者包括自身反应性淋巴细胞清除异常、多克隆淋巴细胞的非特异性活化、调节性 T 细胞功能异常等。

自身免疫病的病理损伤机制是由自身抗体和（或）自身反应性 T 淋巴细胞所介导的、对自身细胞或自身成分产生免疫应答导致的。针对自身抗原发生的免疫应答可通过下述一种或几种方式共同作用导致组织损伤和功能异常，继而引发自身免疫病。

1. 自身抗体直接介导细胞破坏　针对自身细胞膜成分的自身抗体结合细胞后，在活化补体系统、吞噬细胞和 NK 细胞参与下，引起自身细胞的破坏，其病理损伤机制为Ⅱ型超敏反应。补体系统激活，可使细胞溶解；补体片段可通过招募中性粒细胞到达局部释放酶和炎症介质引起细胞损伤，并可通过调理吞噬作用促进吞噬细胞损伤自身细胞；NK 细胞可通过抗体介导补体依赖的细胞毒作用，杀伤自身细胞。

2. 自身抗体介导细胞功能异常　抗细胞表面受体的自身抗体可通过模拟配体作用，或竞争性阻断配体效应导致细胞和组织功能紊乱，引发自身免疫病。

3. 自身抗体与自身抗原形成免疫复合物介导组织损伤　自身抗体和相应的自身抗原结合也可形成免疫复合物导致自身免疫病，其病理损伤机制为Ⅲ型超敏反应。其形成的免疫复合物沉积于局部或全身多处毛细血管基底膜，通过激活补体，并在中性粒细胞、血小板和嗜碱性粒细胞等效应细胞参与下，引起以充血、局部坏死和中性粒细胞浸润为特征的炎症反应和组织损伤，导致自身免疫病。

4. 自身反应性 T 细胞介导的自身免疫病　自身反应性 T 细胞在一定条件下可引发自身免疫病，其病理损伤机制为Ⅳ型超敏反应。病理机制包括活化的自身反应性 CTL 对局部自身细胞有直接杀伤作用和活化的 Th1 细胞释放多种细胞因子和趋化因子，引起以淋巴细胞、单核巨噬细胞浸润为主的炎症反应。

（三）自身免疫病与呼吸系统疾病

自身免疫反应可由自身抗体或激活的自身反应性淋巴细胞介导，其本质是机体对自身抗原的过度应答。类似的是，超敏反应是指机体对环境抗原表现出的过度应答。因此，自身免疫反应的发病机制与超敏反应的发病机制相近，可以表现为Ⅱ、Ⅲ、Ⅳ型超敏反应中的某一种或多种超敏反应。但是二者也存在着显著不同，超敏反应可以通过避免接触变应原而达到防治目的；自身免疫反应则由于自身抗原的无法避免往往反复发作和慢性迁延，最终导致慢性进行性组织损伤。

按照累及的器官和范围，自身免疫病一般分为两类，即器官特异性自身免疫病和系统性自身免疫病。前者影响一个或少数几个器官（如突眼性甲状腺肿），后者影响几乎所有的器官和组织（如系统性红斑狼疮）。也有一些疾病介于两者之间，以某个器官为主，同时能影响其他器官或组织（如原发性胆汁性肝硬化）。常见的器官特异性自身免疫病为肺出血-肾炎综合征，部分系统性自身免疫病也可累及呼吸系统，如韦格纳肉芽肿病（Wegener granulomatosis，WG）、肺出血-肾炎综合征和系统性红斑狼疮等。

（王小明　张维溪）

第四章　环境因素对儿童呼吸健康的影响

环境污染包括大气污染（atmospheric pollution，AP）和室内污染（indoor pollution，IP）。根据世界卫生组织（WHO）的统计，全球室内和室外空气污染已造成数百万人过早死亡，是全球仅次于高血压和营养不良的最大卫生风险。儿童的组织和器官正处于生长发育期，肺容积和肺泡表面积小，呼吸频率高，咳嗽反射差，呼吸道防御功能不完善，更易受环境污染的影响，尤其是室内污染对儿童的影响更大。在全球 5 岁以下儿童的总死亡人数中，3% 由大气污染引起，若考虑到室内污染，这一数值将提高到 13%。室内污染包括环境烟草烟雾（environmental tobacco smoke，ETS）和生物燃料烟雾（biomass smoke）等。ETS 是最常见的室内污染方式，长期接触二手烟或三手烟会影响儿童的呼吸健康。很多地区还在沿用固体燃料做饭和取暖的生活方式，产生的烟雾尘埃或生物燃料烟雾也是空气污染物的来源之一，同样会对儿童呼吸健康带来不利影响。同时，环境因素对呼吸健康的影响也存在很大个体差异，特别是对变应原暴露的反应，这种差异可能与遗传易感性有关，称为基因-环境相互作用。

第一节　大气污染和室内污染

一、大气污染

在过去的几十年，由于缺乏发展规划，大气污染成为一个重大的全球性问题。人造气体的排放增加了大气中能吸收太阳能量和热量的气体浓度，从而放大了原本为地球带来生命的"温室效应"。二氧化碳（CO_2）在这些气体中浓度最高，它的主要来源是化石可燃物（煤、石油、天然气），会导致大气温度升高，并对生态系统产生重大影响。然而在中低收入国家的城市地区，臭氧（O_3）、二氧化氮（NO_2）和二氧化硫（SO_2）等气体浓度较高。许多国家和国际研究表明，O_3、SO_2、NO_2 浓度水平与早产儿死亡和儿童呼吸道疾病发病率之间存在关联。在细胞层面，即使短时间接触低剂量污染物，也可能造成损伤。硫酸盐成分可能会干扰黏液纤毛清除系统，SO_2 会造成哮喘患者支气管痉挛。除此之外，O_3 可能削弱免疫系统对感染的反应，从而导致持续呼吸道感染，同时还增加肺上皮细胞的通透性，促进变应原致敏。

在诸多污染物中，城市空气颗粒物（particulate matter，PM）与人群死亡率和发病率关联最大，它是空气中悬浮的固体或液体颗粒的总称。根据其大小和来源进行分类：小于 10μm 的颗粒物称为 PM10，小于 2.5μm 的颗粒物称为 PM2.5。一根头发的直径在 60μm 左右，PM10 大概只有它的 1/10，PM2.5 颗粒更小，可长时间悬浮在空气中，且表面积大，极易吸附多种化学物形成混合颗粒，对健康的影响尤受关注。除粒径外，PM 的毒性效应在很大程度上还受其来源和化学组分的影响，其组分主要包括无机成分（如金属、盐类）、含碳化合物、挥发性有机化合物、多环芳烃化合物和内毒素、真菌孢子、花粉在内的生物组分。组分不同可对机体产生不同程度的损害。

大气污染可能在长期和短期内产生多种影响，包括增加急慢性呼吸道疾病及心血管疾病的风险。这些影响与污染物的有效剂量直接相关，且由 3 个因素决定，即暴露时间、单位面积污染物浓度和肺通气量。高浓度的污染物即使在很短的暴露时间内，也能造成短期影响，并加重基础疾病。大气污染也可能引起基因突变和癌变，并有可能遗传给后代。大气污染对那些有基础疾病的人以及相对弱势群体的健康影响更大（包括儿童）。儿童在胎儿期、围生期及婴儿期更容易受到污染物的影响，呼吸系统尤其容易受累，导致成年后肺活量下降，且更容易罹患感染性疾病。有证据表明，这种影响与多种呼吸道疾病和肺功能下降发病率增加有关。

近年来研究发现，PM 接触可使各年龄段人群的肺功能降低。Castro 等对 118 名 6～15 岁儿童的研究发现，PM 每增加 $10μg/m^3$，延迟 3 天的呼气流量峰值（peak expiratory flow，PEF）可下降 0.34L/min。来自美国加利福尼亚的 1811 名 10～12 岁儿童队列研究进一步发现，住宅距街道越近，其 PM 暴露水平越高；其中离街道仅 500m 的儿童，第 1 秒用力呼气容积（FEV_1）下降可达 3%。与国外研究相似，中国台北学者对 2919 名 12～16 岁中学生的研究、中国内地 4 所城市对 3273 名 6～12 岁儿童队列研究均发现，PM 的长期和短期暴露均可引起儿童肺功能下降。而加利福尼亚儿童健康队列及荷兰的社区研究结果认为，PM 水平降低后，肺功能水平明显提高。同时，研究表明，生命早期 PM 暴露对儿童肺功能影响可能更大。延德里霍夫斯基（Jedrychowski）等对 176 名不吸烟的孕妇分别自妊娠期开始随访至婴儿出生后 5 年，结果发现，妊娠期暴露于高浓度的 PM2.5，幼儿 5 岁时第 1 秒用力呼气容积下降近 90ml。瑞士出生队列研究同样发现，在出生后第 1 年暴露于高浓度的交通污染，对他们在青少年时期的肺功能具有明显影响，这提示在肺发育期暴露于 PM 可能会使肺功能产生持续性下降。

高污染物水平与哮喘发病有关。许多研究探讨了交通尾气颗粒物对儿童的影响。Clark 等采用巢式病例对照研究，分析了 1999～2000 年出生在加拿大某地区的所有新生儿至 3～4 岁时哮喘的发病情况，结果显示，早年暴露于 PM10 可提高儿童哮喘发病风险。《柳叶刀》杂志发表的对德国、瑞典和荷兰出生队列研究同样证实了颗粒物与哮喘发生有关，且在 4 岁以后两者关系更密切。一项元（meta）分析通过对 14 篇颗粒物暴露与儿童哮喘的关系研究发现，PM10 的短期暴露与儿童哮喘症状的加重有显著关联。也有报道，在 O_3 水平升高后的一段时间，哮喘急性发作的频率增高至 40%，因急性发作就医的比例高达 37%。

高浓度的污染物与急性呼吸道疾病住院率升高有关，这一现象在学龄前儿童中尤为明显，导致以喘息为主诉的住院率增加。来自欧洲国家的一项研究表明，污染导致 29 万多例 15 岁以下儿童患支气管炎。目前，有一些临床试验正在研究鼻和支气管上皮细胞。这些研究把上皮细胞暴露于鼻病毒和促炎标志物，根据细胞的反应发现环境氧化物污染（NO_2 和 O_3）可能加重体内呼吸道病毒感染。氧化物污染的暴露（NO_2 等）能加剧体内呼吸道病毒感染引起的炎症反应，导致炎症介质释放增多、纤毛运动障碍、上皮细胞损伤、支气管收缩和气道高反应性。

发达国家和非发达国家均受到大气污染的影响，但是和大气污染相关的死亡事件发生在中低收入国家。目前，全球各国正在致力于改善污染物排放，但大部分环境污染无法靠单个环节控制，需要政府协调交通、能源、建筑、农业等多个部门共同努力。

二、室内污染

（一）烟草烟雾

世界卫生组织（WHO）数据显示，约有 40% 的 0～14 岁儿童经常接触 ETS，中非和南部非洲接触率最低（12%），东亚接触率最高（67%）。儿童暴露于 ETS 造成的全球疾病负担巨大，可增加婴幼儿死亡率和急性呼吸道感染的风险，据估计每年有 16.5 万名 5 岁以下儿童死于 ETS 暴露引起的下呼吸道感染。我国张晓波教授通过调查问卷调查上海市住院患儿家庭环境烟草烟雾暴露的现状，发现住院患儿的家庭 ETS 暴露率较高，可能会增加呼吸道感染的风险，而且家庭 ETS 暴露率与父亲文化程度、家庭收入呈负相关。

ETS 是成分复杂的化学混合物，含有 4000 多种化学物质、颗粒和气体，包括化学刺激性物质和 70 种致癌物。每种成分对包括呼吸系统在内的各个器官和系统都有不同程度的有害影响，包括神经内分泌刺激与抑制、引起成瘾等。ETS 通过诱导氧化应激、炎症和组织损伤，损害呼吸道，减弱黏液纤毛功能，使细菌更易黏附于呼吸道黏膜，可引起体液和细胞免疫炎症反应，增加气道高反应性，使纤毛发生相关毒性、影响氧气的运输和利用等一系列不良影响。

目前已证实，免疫系统的发育受到表观遗传学的调控。而妊娠期烟草接触会激活或沉默 Th1/Th2 细胞的分化与相关基因，从而导致新生儿免疫失衡。因此，母亲吸烟或接触烟草烟雾会影响胎儿的免疫功能，从而增加儿童呼吸系统疾病、哮喘和变应性疾病的风险。经国际儿童哮喘和过敏研究会（The International Study of Asthma and Allergies in Childhood，ISAAC）证实，上述机制能解释儿童早期过敏、喘息及全球哮喘发病率等的显著增加。烟草暴露可引起母亲贫血、胎儿宫内缺氧及红细胞增多症，并可能导致围生期胎儿生长指标落后及大脑发育不良。此外，母亲吸烟与婴儿猝死综合征存在关联。

吸入其他人吸烟产生的烟草颗粒即为二手烟，虽然二手烟与吸烟者吸入的烟雾成分相似，但毒素和致癌物的浓度通常更高。儿童无法控制身边的烟草环境，即使在胎儿期也会受到影响。多项研究表明，只要父母吸烟，孩子就是二手烟民。对于 10 岁以下的儿童，父母吸烟的孩子体内存在更高水平的有害物质，婴儿间这一差异更明显。如果家长起床后 30min 内吸烟，或在家中完全不限制吸烟，情况会更加严重。三手烟暴露则是指吸入、摄入或通过皮肤吸收来自空气中、物体表面或是父母、看护者、医务人员、教工等人衣物、头发上残留的烟雾颗粒。儿童经常接触地毯、地板、家具和其他被污染的物品，而且经常把东西放在嘴里，因此更容易受到三手烟的影响。室外吸烟能减少但不能避免烟草颗粒的影响。多数吸烟的父母试图让孩子避开公共区域的烟草颗粒，但在家中的烟草颗粒暴露量仍然是父母不吸烟家庭的 5～7 倍，应引起高度关注。

被动吸烟使儿童呼吸系统感染风险增加，其主要机制包括了结构和免疫系统改变。烟草对上下呼吸道均造成解剖损伤（炎症、黏液纤毛运动减少、咽鼓管阻塞等），有利于细菌对呼吸道黏膜的黏附。烟草烟雾中的尼古丁和其他产物有利于微生物侵入呼吸道，从而在鼻咽部定植。免疫学改变包括抑制中性粒细胞和肺泡巨噬细胞的吞噬活性，以及改变特异性细胞和体液免疫反应，即抑制 Th1 细胞反应，减少 IgG 和 IgA 的生成，促进 Th2 细胞反应，同时增加 IgE 和嗜酸性粒细胞的生成。父母中任何一方吸烟与中耳感染之间存在明确关联。暴露于烟草颗粒的儿童慢性中耳疾病的发病率高出 20%～50%，包括复发性中耳炎、中耳积液或耳外科手术。鼻窦炎也与烟草颗粒有关，有研究显示，68.8% 的鼻窦炎患儿在家中被动吸烟。呼吸道合胞病毒（RSV）感染引起的感染性细支气管炎是我国常见的呼吸道疾病，被动吸烟的儿童毛细支气管炎发病率更高。证据表明，吸烟（尤其是母亲吸烟）与婴儿喘息和咳嗽之间存在关联，若父母均吸烟，这种关联进一步加强。一项横跨欧洲 27 个国家的研究表明，在 14 岁以下儿童中，ETS 使哮喘发作次数显著增加。鼻炎与父母吸烟的关系尚未得到证实，但 6～7 岁儿童结膜炎风险与之相关，尤其是母亲吸烟，且父母均吸烟影响更大。

WHO《全球烟草流行报告》将"全球烟草流行病"作为可预防疾病之一，以期减少二手或三手烟的暴露。我国是世界上最大的烟草生产国和消费国，儿科与呼吸科医师应在消除烟草损害中主动作为，推动对胎儿、儿童和青少年群体的预防和保护。一是抓住儿科门诊的机会来告知全年龄段吸烟的相关风险，改变父母对二手烟和三手烟危害的看法；二是通过与家庭和学校的持续协调，防止青春期前和青年期的主动吸烟；三是通过各种媒体宣传烟草颗粒在相关疾病中的危害，努力营造无烟环境。

（二）生物燃料烟雾

在某些地区，用于烹饪和取暖的家用明火（木材、木炭、作物残留物等）仍是空气污染物的主要来源，全球超过 20 亿人生活在经常使用生物燃料的家庭中。虽然所有家用能源都可能损害健康，但最主要的直接风险是石蜡、石油、煤和其他用于烹饪、照明和（或）取暖来源的不完全燃烧物污染。智利有研究提示，传统和现代式石蜡加热器产生的污染物最多。而无论是由天然气还是液化石油气（LPG）供电，新型对流加热器产生总污染最少，但产生氮氧化物（NO_x）最多。燃煤取暖器是二氧化碳排放量最高的取暖器，短时间暴露致死风险极高。

一般来说，污染物引起气道和肺部炎症，进而影响免疫反应以及削弱血液中氧气运输能力。SO_2 和 NO_x 能引起气道炎症、降低肺功能，使患者处于易感状态，容易感冒或患支气管和肺疾病。尽管高浓度的这些气体不会像一氧化碳那样迅速导致死亡，但长时间接触可能会造成严重的呼吸系统并发症，尤其是在儿童中。在幼儿中，室内污染暴露会增加死亡率和患急性呼吸道感染的风险。5 岁以下儿童接触固体可燃物肺炎风险增加 1.8 倍。一般来说，PM10 暴露会使上呼吸道感染的风险增高 4 倍 [比值比（OR）4.30]，使下呼吸道感染的风险增加 1 倍。此外，颗粒大小与 3 岁以下儿童喘息风险之间存在关联（OR：PM1 为 5.9，PM5 为 5.5，PM10 为 3.4）。5 岁以下儿童肺炎死亡病例中，超过 50% 与家庭空气污染有关。几项研究表明，哮喘患病率和室内生物质烹饪之间存在正相关。

WHO 先后制定了 3 项系列指南来改善室内空气质量，包括潮湿和霉菌（2009 年）、特定污染物（2010）、室内燃料污染物（2014）。确保室内空气清洁的最有效方法是控制家庭能源污染物的排放。煤炭本身是一种致癌物，且与 CO 相关死亡率高。此外，煤炭在未经处理的情况下，通常含有砷、氟化物、铅、硒和汞等有毒元素，这些元素在燃料时不会被破坏，故而不能用作家庭燃料。不建议使用石蜡作为家用燃料，因为它会排放高度有害的污染物，并且会增加烧伤、火灾和中毒的风险。清洁燃料以及电力是固体燃料的最佳替代品。

（三）变应原

支气管哮喘和其他变应性疾病是异质性疾病，吸入性变应原暴露在上述疾病中的作用机制复杂，与疾病发展也存在复杂关系。遗传和表型多样性、变应原暴露强度及模式均能影响疾病的发生发展。然而，室内变应原暴露仍然是支气管哮喘急性发作和病情加重的重要风险因素，尤其是儿童暴露于蟑螂和尘螨与疾病发展关系非常密切。

尘螨是一种肉眼不可见的微生物，隶属于蛛形纲无气亚门，主要包括屋尘螨、粉尘螨。尘螨的代谢物、排泄物及螨体等均可致敏，可诱发各种变应性疾病，是我国多数地区最主要的室内变应原。尘螨变应原主要位于其排泄物、分泌物、蜕皮和尸体中，粪便颗粒是最重要的变应原来源。尘螨变应原按其结构和功能，主要包括精氨酸酶、胰酶、淀粉酶、胰凝乳蛋白酶、谷胱甘肽硫转移酶（谷胱甘肽 S-转移酶，GST）、胶原丝氨酸蛋白酶、几丁质酶、抗菌肽同源精氨酸激酶、原肌球蛋白、副肌球蛋白、脂肪酸结合蛋白、载脂蛋白、凝溶胶蛋白/绒毛蛋白、钙结合蛋白、α-微管蛋白等。尘螨变应原的致敏作用主要是通过 2 条主要的途径实现：通过 CD4$^+$ Th2 细胞诱导驱动的 IgE 依赖的特异性免疫应答和天然免疫系统引发的炎症反应。

从人类工作和生活的众多场所中均可检出尘螨，居室环境中尘螨的检出率最高。除居室外，停留时间较长的办公室、医院病房、学校宿舍、托儿所等也可检测到尘螨。但公共场所的尘螨多数浓度较低，且活螨较少，通常不足以致病。居住房间的朝向与楼层可影响尘螨的分布。朝向为南且楼层高的房间尘螨检出率相对较低。家居环境中的任何地点均可存在尘螨，理论上只要有充足的食物和水分供给，尘螨可在居室内的任何场所繁殖。卧室的地毯、空调滤网、枕头、被褥、床垫、毛毯、毛绒玩具和家具软垫等含尘螨量较多。这是由于人们在睡觉时皮肤与枕头和床上用品密切接触，脱落的皮屑和散发的湿气为螨虫提供了良好的生活环境。沙发和床褥不常打理，为螨繁殖提供了一个较为恒定的环境。此外，部分家庭卧室通风状况常常不佳，人们晨起后卧室内的潮湿状况往往会维持一段时间，这也为螨定居和繁殖提供了有利条件。因此，各类除螨措施主要用于减少居室，特别是卧室尘螨的数量和浓度。

此外，人类所穿着的衣物中也可检测到尘螨，汽车、火车和飞机座椅上也可检出尘螨。国外有学者研究发现，汽车座椅上的尘螨浓度与其家居环境中的尘螨浓度呈正相关。意味着，家居环境中的尘螨浓度可随衣服、其他饰品等传播，且具有浓度相关性。

回避或减少尘螨接触，即除螨对于尘螨诱发的变应性鼻炎和哮喘等疾病的控制起到重要作用。除螨的目的是减少环境中尘螨的数量、降低环境中尘螨的变应原浓度水平、减少人体暴露的概率。除螨的方法主要包括物理法（防螨纺织品、湿度控制、吸尘、高效空气过滤、地毯等家庭饰品清洗更换等）和化学法（主要是杀螨剂），可根据可操作性、安全性、性价比等因素酌情选择。

需要指出的是，当合并呼吸道感染时，暴露于特定的变应原对特应性体质患者的不利影响可能更大。在美国城市儿童中进行的一项研究发现，季节性支气管哮喘急性发作高峰（秋季和冬季）通常与病毒感染有关，表明变应性致敏、病毒感染与支气管哮喘急性发作之间存在复杂的关系。

第二节　环境中的保护因素

污染物似乎与变应原、病毒和饮食等其他环境因素存在交互作用，因而这些因素也在污染物对儿童健康的危害中起到微妙的作用。

"卫生假说"（hygiene hypothesis）认为，早期生活中感染负担和微生物接触的减少可能导致过敏和哮喘的易感性增加。据报告，家中有哥哥姐姐、本人幼年时的某些感染（如疱疹病毒）可以预防学龄儿童发生哮喘。从免疫学的角度来看，T 调节细胞的活性降低，可能导致免疫抑制的减少，这已被强调为假说背后的机制基础。然而，到目前为止，最近的数据表明，"卫生假说"只有部分成立，因为致病机制还不太清楚。

农业生活方式是"卫生假说"的一个关键组成部分，农耕生活方式，一直与低收入和高收入国家中哮喘和过敏的低发病率相关。早期接触农场动物和食用未经巴氏消毒的牛奶可能对变应性疾病起预防作用。此外，与非农业儿童相比，生活在农场的儿童接触到的环境微生物种类更多（某些细菌和真菌），而这种多样性与患哮喘的风险成反比。

第三节　基因和环境相互作用

暴露于污染物（如废气排放系统、环境空气污染物和生物燃料烟雾）会增加儿童患呼吸道疾病的风险。某些环境的暴露，如农业生活方式和微生态环境早期接触，对支气管哮喘和超敏反应具有保护作用。近年来支气管哮喘的患病率逐年升高，阐明基因易感性和环境暴露在支气管哮喘发病机制中的作用具有重要意义。

基因-环境的相互作用既有保护作用又有不良影响。如上所述，暴露于环境中烟草烟雾和某些空气污染物是引起支气管哮喘等呼吸道疾病的确定危险因素。通过遗传易感性和表观遗传学发现人类对环境因素的反应个体差异很大，因此，参与抗氧化、炎症和免疫的遗传易感基因一直是呼吸道疾病研究的重点。IL-13、谷胱甘肽硫转移酶 P1（GSTP1）和 TNF 的变异可改善 ETS 对哮喘发作风险和肺功能的不良影响，而 CD14 变异与家庭尘螨暴露相关的过敏风险相关。在暴露于较高水平多环芳烃和 GSTM1 缺失（参与多环芳烃解毒）的儿童中，随着蟑螂的暴露量增加，患者对蟑螂产生反应的敏感剂量也增强。然而，在大样本人群中开展可信且可重复的相互作用及效应具有很大挑战，尤其是应用全基因组关联分析（GWAS）数据可以更好地理解基因与环境之间复杂的关系，因此，进一步开展这项研究具有重要的临床应用前景。

（余　刚　崇　蕾　张海邻）

第二篇 呼吸系统诊断学

第一章 常见症状和体征

第一节 咳 嗽

咳嗽（cough）是呼吸道疾病常见的症状之一，也是非呼吸道或全身性疾病的常见症状。咳嗽是机体的一种保护性反射，其作用是清除呼吸道内分泌物或异物。与年长儿或成人相比，小儿喉、气管及支气管的管腔狭窄，且缺乏有效的咳嗽反射，咳嗽的力量较弱，常伴有呕吐。小儿咳嗽不能有效清除呼吸道分泌物及吸入物，故常因吸入鼻咽部分泌物或呕吐物而发生气道阻塞。此外，咳嗽也有不利的一面，如咳嗽可使呼吸道感染扩散，剧烈咳嗽可诱发咯血及自发性气胸等。

一、病史采集

（一）问诊

1. 咳嗽的性质 咳嗽无痰，称为干性咳嗽，常见于上呼吸道感染、支气管炎、肺结核初期、支气管哮喘、支气管异物等；随着气道分泌物的增加，患儿的咳嗽性质可由干性咳嗽转为湿性咳嗽。湿性咳嗽或咳嗽有痰，应进一步询问痰液的量、性质、颜色，以及有无特殊气味，常见于支气管炎、肺炎、支气管扩张症、肺脓肿等。

2. 咳嗽的时间 晨起咳嗽多见于上呼吸道感染、支气管扩张症、鼻窦炎等；夜间咳嗽常见于百日咳、胃食管反流、支原体肺炎等。支气管哮喘可在夜间及清晨出现阵发性咳嗽。

3. 咳嗽的声音 犬吠样咳嗽伴声音嘶哑多见于喉炎、声带炎、气管异物；金属音调咳嗽提示气管软化、纵隔占位压迫；雁鸣样咳嗽提示心因性咳嗽；有咳嗽动作而无声音可见于声带麻痹；短促轻咳、咳而不爽者多见于纤维蛋白性胸膜炎、大叶性肺炎，以及剧烈咳嗽导致胸腹部肌肉疼痛而畏惧咳嗽者。

4. 咳嗽的节律 阵发性或痉挛性咳嗽常见于支气管异物、百日咳、支气管哮喘、支气管淋巴结结核；长时间剧烈咳嗽多见于支原体肺炎、百日咳；单声轻咳多见于咽炎、气管炎、早期肺结核和习惯性咳嗽。

5. 伴随症状 咳嗽伴发热，除考虑呼吸道感染，还需考虑全身性疾病（如血液病）的肺部浸润；伴胸闷、喘息，考虑支气管哮喘；伴胸痛，考虑胸膜疾病或肺部病变累及胸膜；伴鼻痒、鼻塞、流涕和咽部不适，考虑上气道咳嗽综合征；伴反酸、呕吐，考虑胃食管反流等；伴气促，考虑感染性细支气管炎、肺炎、支气管哮喘等；伴咯血，考虑支气管扩张症、弥漫性肺泡出血、肺血管畸形等。

6. 其他 询问患儿咳嗽期间既往诊断、检查、治疗情况及疗效，还要注意患儿的一般情况。鉴于被动吸烟会增加儿童慢性咳嗽的机会，因此，需要特别询问家长吸烟的情况。

（二）体格检查

1. 呼吸系统检查 要特别注意检查鼻、咽、喉部及胸肺。注意鼻、咽部是否有淋巴滤泡增生、扁桃体肿大；若有呼吸困难，应辨明其为吸气性还是呼气性呼吸困难；肺部听诊要注意两侧肺呼吸音是否对称、呼吸音强弱、是否有异常呼吸音。同时也要注意是否伴有杵状指。

2. 其他系统检查 咳嗽并非呼吸道疾病的特有症状，心脏疾病、消化道畸形和纵隔肿瘤及结缔组织病等都可引起咳嗽，因此，也要注意心脏、腹部及全身其他系统相关的检查。

二、辅助检查

（一）影像学检查

1. 胸部 X 线检查　可作为慢性咳嗽患儿的初始评估方法。如果胸部 X 线片正常，按非特异性咳嗽的诊断流程进行进一步诊治；如果胸部 X 线片发现器质性病变，则根据特异性咳嗽的常见病因选择相关检查。

2. 胸部 CT 检查　胸部 X 线检查不能明确病因，或当慢性湿性咳嗽患儿出现特异体征如杵状指（趾），或高度怀疑气道异物吸入时，建议行胸部 CT 检查。但必须认识到 CT 扫描对儿童潜在的危险性，因此，在进行 CT 检查前必须有明确的适应证并权衡利弊。

（二）肺功能检查

肺通气功能检查和支气管扩张试验可帮助诊断和鉴别气道阻塞性疾病，如支气管哮喘等。常规肺通气功能检查正常，可通过支气管激发试验诊断咳嗽变异性哮喘（cough variant asthma，CVA）。≥6 岁慢性咳嗽患儿推荐常规进行肺通气功能检查。多项前瞻性队列研究结果提示，肺通气功能检查异常有助于慢性咳嗽的病因诊断，但检查结果正常仍难以排除特异性咳嗽。

（三）支气管镜检查

有助于明确或排除常规检查不能发现的咳嗽病因，如迁延性细菌性支气管炎、气道异物、气道软化和支气管结核等。建议在非侵入性常规检查不能明确慢性咳嗽病因，或高度怀疑气道发育异常、气道阻塞或异物等情况下，根据病史和医师意见判定是否需要支气管镜检查。

（四）变应原检查

不推荐慢性咳嗽患儿常规进行变应原检查；仅对怀疑与过敏相关的慢性咳嗽患儿，推荐变应原检查。对于怀疑与过敏相关的慢性咳嗽患儿，变应原评估有助于鉴别变应性咳嗽、咳嗽变异性哮喘与其他非特异性咳嗽。

（五）呼出气一氧化氮检测

呼出气一氧化氮（fractional exhaled nitric oxide，FeNO）检测是一种无创、敏感和方便的检查手段，可以反映气道嗜酸性粒细胞炎症水平。然而，由于在儿童中 FeNO 检测受种族、性别、年龄、身高，以及测试时配合程度等诸多因素的影响，且 FeNO 检测诊断 CVA 尚缺乏统一的界值。因此，《中国儿童咳嗽诊断与治疗临床实践指南（2021 版）》推荐，仅对疑似 CVA 的慢性咳嗽患儿，建议使用 FeNO 检测辅助诊断。

（六）痰液诱导分析

对支气管肺泡灌洗液（BALF）或诱导痰液进行细胞成分的分析已经用于慢性咳嗽的诊断并指导治疗，痰液嗜酸性粒细胞增加常提示支气管哮喘、咳嗽变异性哮喘或嗜酸性粒细胞性支气管炎，而中性粒细胞或淋巴细胞增加则提示感染性病变可能较大。

（七）其他

其他包括血常规、病原学检查（痰培养、痰呼吸道病毒检测、肺炎支原体抗体）及血免疫指标、24h 食管 pH 测定等方法，有助于进一步明确患儿咳嗽的病因，但需要结合其临床表现酌情选择。

三、诊断思维

（一）判断急性、迁延性或慢性咳嗽

急性咳嗽患儿咳嗽持续时间<2 周；迁延性咳嗽持续时间为 2～4 周；慢性咳嗽定义为咳嗽持续时间>4 周。

慢性咳嗽的病因包括 CVA、上气道咳嗽综合征（upper airway cough syndrome，UACS）、感染后咳嗽（postinfectious cough，PIC）、非哮喘性嗜酸性粒细胞性支气管炎、变应性咳嗽、习惯性咳嗽/心因性咳嗽等。此外，应重视不同年龄段儿童慢性咳嗽病因的差异，<6 岁儿童慢性咳嗽病因常见的是 PIC、CVA 和 UACS，婴幼儿慢性咳嗽要警惕支气管异物吸入的可能；≥6 岁儿童慢性咳嗽病因则以 UACS 和 CVA 为主，心因性咳嗽或多病因性咳嗽的比例随年龄增长逐渐增加。

（二）判断特异性或非特异性咳嗽

1. 特异性咳嗽 通常伴有其他症状和体征，咳嗽是有明确疾病的症状之一，伴随症状可提示咳嗽的病因和病变部位。如急性咽喉炎，伴有咽喉肿痛、声音嘶哑；犬吠样或鸡鸣样咳嗽，常见于会厌炎、喉炎、百日咳或气管受压；咳嗽伴发热，见于急性上、下呼吸道感染及肺结核、胸膜炎等；咳嗽伴胸痛，见于大叶性肺炎、胸膜炎、自发性气胸等；咳嗽伴呼吸困难，见于感染性细支气管炎、支气管哮喘、气道异物、肺水肿、间质性肺炎等；咳嗽伴咯血，见于支气管扩张症、肺结核、肺含铁血黄素沉着症等；叹气样或清嗓样咳嗽，需考虑心因性咳嗽。

2. 非特异性咳嗽 通常把咳嗽作为唯一或主要的临床表现，胸部 X 线片无明显异常，病因尚未明确，一旦明确病因即转归为特异性咳嗽。

特异性咳嗽与非特异性咳嗽在诊断上有所重叠。PIC 是儿童慢性咳嗽病因中诊断修正率最高的一种，涵盖了上、下呼吸道感染后的咳嗽。CVA 是哮喘的一个类型，但在儿童慢性咳嗽中又是十分重要的病因，这本身就是交叉重叠，而我们的分类和解释总是带有主观性。诊断慢性咳嗽的病因是一个过程，儿童慢性咳嗽包含特异性咳嗽和非特异性咳嗽，前者的咳嗽仅是疾病的一个表现，治疗原发病后咳嗽症状就可迎刃而解；后者的本质是把咳嗽作为主要或唯一表现，胸部 X 线片正常。"非特异性"表明暂时找不到其归属的疾病，与特异性有交叉和重叠，特异性咳嗽的鉴别诊断过程往往在非特异性咳嗽之中，而非特异性咳嗽中必然混杂不典型的特异性咳嗽。

（三）判断干性咳嗽或湿性咳嗽

1. 干性咳嗽 简称干咳，见于咽炎、喉炎、咳嗽变异性哮喘、气管支气管结核等。

2. 湿性咳嗽 简称湿咳，表现为咳嗽伴有咳痰或有喉头痰鸣，多见于支气管炎、鼻窦炎、支气管扩张症、肺脓肿、浸润性肺结核等。

（四）诊断中应注意的问题

新生儿或 3 个月以内的婴儿常缺乏咳嗽反射，而呼吸肌无力或呼吸神经麻痹患儿表现为咳嗽无力，可出现呼吸道分泌物不能排出而导致气道阻塞，因此诊断呼吸系统疾病时，有无咳嗽不能视为诊断的必备条件。

《中国儿童咳嗽诊断与治疗临床实践指南（2021 版）》中，关于儿童咳嗽诊断治疗流程见图 2-1-1。

四、处理方法

（一）病因治疗

急性咳嗽患儿不推荐常规使用抗菌药物治疗。儿童咳嗽的治疗强调的是病因治疗。当临床判断急性咳嗽患儿为感染性病变，需要使用抗菌药物时，建议首选口服阿莫西林或阿莫西林克拉维酸钾，常规疗程为5～7天。推荐经验性使用抗菌药物治疗慢性湿咳患儿，首选口服阿莫西林克拉维酸钾（7∶1～14∶1），每次 25～30mg/kg（按阿莫西林剂量计算），每 12h 给药 1 次，疗程至少 2 周（阿莫西林最大剂量为每日 2g）。

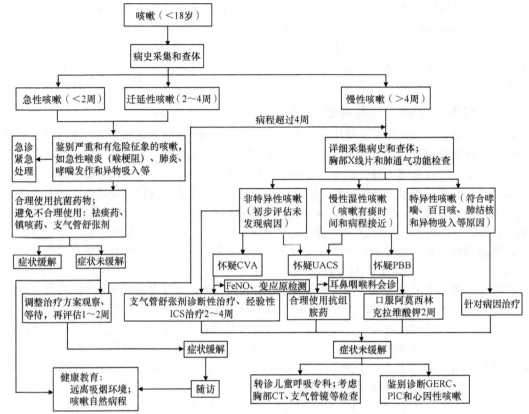

CVA. 咳嗽变异性哮喘；UACS. 上气道咳嗽综合征；PBB. 迁延性细菌性支气管炎；FeNO. 呼出气一氧化氮；ICS. 吸入性糖皮质激素；GERC. 胃食管反流性咳嗽；PIC. 感染后咳嗽

图 2-1-1 儿童咳嗽诊断治疗流程图

　　若咳嗽的病因为呼吸系统先天性疾病，需要考虑手术治疗，弥漫性肺疾病（又称间质性肺疾病）和支气管哮喘需要使用激素治疗；心源性疾病引起的咳嗽，要先治疗心脏疾病；胃食管反流则需应用胃动力药和抗酸药等。部分儿童非特异性咳嗽可以自行缓解，但必须定期随访，注意是否有提示特异性咳嗽的线索出现。

（二）药物治疗

　　治疗咳嗽的药物还包括抗组胺药、镇咳药、祛痰药、支气管舒张药、糖皮质激素及一些复合制剂等。目前尚没有哪种药物能有效缓解咳嗽症状的循证医学证据，尤其是儿童用药还要考虑药物的疗效和不良反应之间的关系，因此要非常慎重。如果给予药物治疗后咳嗽没有在预期的时间内（一般为2周）好转，应及时撤换药物并重新考虑诊断。如果给予糖皮质激素后咳嗽缓解，也不能认为患儿就是支气管哮喘，还要等停药后重新评估。

　　目前缺乏祛痰药治疗儿童急性咳嗽有效性和安全性的研究报道，不同国家对祛痰药使用推荐存在很大差异，祛痰药仅在湿咳、痰液阻塞、影响患儿生活和学习时可酌情使用。抗组胺药治疗仅用于治疗变应性鼻炎引起的UACS患儿，推荐口服第二代抗组胺药；对于6岁及以上非变应性鼻炎引起的UACS患儿，建议可以使用第一代抗组胺药联合减充血剂进行治疗。一项系统评价发现，蜂蜜在降低咳嗽频率、缓解咳嗽严重程度和改善儿童睡眠等方面比苯海拉明更有效。一项随机对照试验（RCT）研究表明，使用第二代抗组胺药（包括西替利嗪和氯雷他定等）可以减轻变应性鼻炎的症状。对于疑似CVA患儿，推荐使用支气管舒张剂进行诊断性治疗并有助于与NAEB相鉴别，后者使用支气管舒张剂无效。支气管舒张剂可以改善大部分CVA急性发作时的咳嗽症状，但过量可能引起如震颤、心动过速等不良反应，故不推荐常规使用。镇咳药治疗儿童咳嗽的有效性证据不足，且可能导致多种不良反应，故不推荐常规使用。研究显示，右美沙芬治疗儿童咳嗽的效果并不优于蜂蜜；右美沙芬或可待因对儿童咳嗽的疗效与安慰剂相比无显著差异。

对于慢性非特异性咳嗽患儿，建议使用吸入性糖皮质激素（ICS）治疗 2～4 周后对患儿进行重新评估。考虑到糖皮质激素的抗炎与抗过敏作用，引起儿童慢性咳嗽的常见病因中，CVA、NAEB 和变应性咳嗽等均对 ICS 有良好反应，故在权衡诊断获益和药物不良反应等因素后，建议使用 2～4 周的 ICS 经验性治疗慢性非特异性咳嗽患儿。不建议慢性非特异性咳嗽患儿常规使用白三烯受体拮抗剂（LTRA）治疗。对于反复呼吸道感染引起的慢性咳嗽患儿，可使用免疫调节剂治疗。

（三）非药物治疗

各种病因导致的咳嗽可以通过不同机制影响到气道的清除功能，包括黏液流变学的改变、黏液纤毛清除功能的改变、气道结构改变等。改善气道清除功能可以改善肺功能，加强气体交换，防止肺不张和感染的发生。加强或改善气道清除能力的方法有胸部物理治疗、用力呼气技术及呼气正压、高频胸部挤压等，其中儿科应用较多的是胸部物理治疗。

心因性咳嗽患儿可使用催眠、暗示、咨询和心理安慰等非药物干预疗法；对于习惯性咳嗽患儿，如症状不影响生活、学习和社交活动时不需干预，如有影响时建议参照抽动障碍进行诊疗。

（四）环境控制

出生前或产后环境特别是吸烟对咳嗽产生较大影响，因此，在儿童咳嗽的处理中必须注意避免接触烟雾。咳嗽患儿需脱离被动吸烟环境。父母都有吸烟习惯的家庭中，大约 50% 的 11 岁以下儿童有经常咳嗽病史。多项系统评价表明，吸烟环境与儿童咳嗽、呼吸道感染、哮喘和喘息均有关。因此，让儿童远离吸烟环境对呼吸道健康非常重要。

（五）与父母和儿童的沟通

超过 50% 的儿童急性呼吸道感染所致咳嗽自然持续时间会超过 10 天，因此必要的观察和等待很重要。《中国儿童咳嗽诊断与治疗临床实践指南（2021 版）》建议，医务工作者在接诊咳嗽儿童时，需要对家长进行有关咳嗽自然病程的教育。必须注意和家长的沟通，及时告知他们咳嗽的病因、咳嗽可能持续的时间及合适的处理措施，能减少家长的焦虑和对药物的需求。必要时对年长儿进行心理干预。

第二节　咯　血

咯血（hemoptysis）是指喉及喉以下呼吸道任何部位的出血，经口腔排出的一种临床症状，可表现为咯鲜血或痰中带血。由于儿童咳嗽反射弱，或不会将血液咯出，这一症状往往被忽视。很多儿童仅表现为贫血、咳嗽，只有在大量咯血或反复发作时才被发现。

一、病史采集

（一）问诊

1. 在评估咯血时，首先要排除其他部位出血导致血液从口腔中排出，如鼻出血、牙龈出血等。

2. 询问患儿的年龄，对于新生儿和婴儿，注意询问产前检查有无先天性心脏病、肺血管畸形等先天性疾病。对于年长儿童，重点询问既往有无反复咯血病史，有无弥漫性肺泡出血、支气管扩张症、肺栓塞、肺结核等疾病。

3. 所有咯血的患儿都要仔细询问咯血量，并进行严重度评估。一般可将咯血分为 3 度：1 度为痰中带血，失血量少于有效循环血量的 5%，外周血红细胞计数及血红蛋白值无明显变化；2 度为反复咯血，失血量为有效循环血量的 5%～10%，外周血红细胞计数及血红蛋白值较出血前降低 10%～20%；3 度为咯血加重，失血量大于有效循环血量的 15%，血压下降，外周血红细胞计数及血红蛋白值较出血前降低 20% 以上。

4. 注意咯血的伴随症状。咯血伴有胸痛，应注意肺栓塞的发生。

5. 询问既往史、卡介苗接种史、个人史和家族史。如有异物吸入或呛咳史，需注意气道异物；如患儿未接种卡介苗，或家庭成员有咯血，或有结核病接触史，需警惕肺结核。

（二）体格检查

1. 应做全面细致的体格检查，注意患儿一般生长情况，有无贫血貌及口、鼻、咽部有无出血灶。

2. 对心脏、肺部重点部位进行仔细的体格检查。

3. 注意有无皮肤黏膜出血、有无杵状指（趾）等。

二、辅助检查

（一）呼吸系统疾病相关检查

1. 胸部 X 线检查 气道异物可有纵隔摆动、肺不张、局部透明度增高等征象；肺结核可显示各型肺结核的影像学征象；胸部高分辨率 CT（HRCT）可显示支气管扩张；胸部 CT 三维重建可显示先天性支气管肺发育异常。肺脓肿或坏死性肺炎患儿的胸部 X 线片可呈大片模糊影，脓液排出后呈含液平的圆形空洞或囊性空腔。

2. 病原学检测 肺炎是儿童咯血常见原因，病原包括细菌、病毒、真菌、支原体等感染。痰中或支气管肺泡灌洗液培养和涂片、β-D-葡聚糖试验（简称 G 试验）和半乳甘露聚糖抗原试验（简称 GM 试验）、呼吸道病原的免疫学和核酸检测，有助于肺炎的病原学诊断。

3. 支气管镜检查 气管、支气管结核可表现为气管、支气管黏膜充血水肿、糜烂，可见干酪样物质附着及肉芽组织增生，根据支气管镜下检查及组织活检、涂片、培养可明确诊断。气道异物可通过支气管镜检查明确诊断并取出异物。

4. 外周血检测 白细胞总数及中性粒细胞数、C 反应蛋白（CRP）及降钙素原（PCT）可明显增高，胸部 X 线检查可提示肺脓肿或化脓性肺炎。血白细胞及嗜酸性粒细胞计数增多，或血清抗体检测阳性等有助于诊断肺寄生虫病。

5. 结核病筛查 结核菌素纯化蛋白衍生物（PPD）试验、γ 干扰素释放试验（interferon-γ release assay，IGRA）、痰及胃液涂片抗酸染色和结核分枝杆菌培养检查，有助于结核病的诊断。

6. 肺含铁血黄素细胞检测 从痰或胃液或支气管肺泡灌洗液中找到含铁血黄素细胞，是诊断肺含铁血黄素沉着症的主要依据。

7. 其他 汗液氯离子检测、基因检测等，有助于囊性纤维化（CF）、原发性纤毛运动不良症等先天性基因遗传病的诊断。

（二）循环系统疾病相关检查

1. 胸部 CT 血管成像（CTA）、血管造影 可发现肺栓塞、肺血管畸形和心脏大血管畸形，包括肺动静脉瘘、肺动脉缺如、支气管动脉-肺动脉瘘、支气管动脉瘤等，是引起大咯血的主要病因。

2. 心脏超声 有助于发现先天性心脏病，如房间隔缺损、室间隔缺损、法洛四联症、大动脉转位、先天性肺静脉闭锁、二尖瓣狭窄等，通常表现为小量咯血，但也因形成主动脉肺动脉侧支循环、支气管动脉扩张，引发大咯血。先天性心脏病术后（如肺静脉异位引流术后）引起咯血也不少见。

（三）全身性疾病相关检查

1. 出凝血功能检测 包括血小板计数、凝血酶原时间、凝血酶时间、纤维蛋白原水平、D-二聚体、凝血因子等检测，可协助诊断全身出凝血功能障碍，需要关注重症感染引起的弥散性血管内凝血所致的肺出血。

2. 风湿免疫相关指标检测　抗核抗体（ANA）、抗中性粒细胞胞质抗体（ANCA）、类风湿因子（RF）、补体 C3/C4、红细胞沉降率（ESR）等检测，有助于发现结缔组织病及免疫性疾病，如肺出血-肾炎综合征、肉芽肿性血管炎、显微镜下多血管炎、系统性红斑狼疮等，注意肺血管炎出血或肺组织空洞损害而出现咯血。

三、诊断思维

（一）明确是否为咯血

首先需明确是咯血还是呕血。临床有时也误把鼻咽部的上呼吸道出血当成咯血。因此，咯血时要仔细检查有无鼻腔或口咽部的出血，必要时请耳鼻喉科或口腔科医师会诊以明确诊断。

（二）判断咯血的量

咯血量不同，其病因及预后不同。需要注意的是儿童通常会将痰液或出血咽下，因此，咯血在年龄较小的患儿中少见，常以贫血为首发症状。一般认为，24h 内咯血＞8ml/kg 或 200ml 为大咯血，可以引起窒息、失血性休克，如不及时救治会危及患儿生命，需积极处理。

（三）根据临床特点寻找病因

详细询问病史，并进行全面仔细的体格检查，根据患儿的临床表现及影像学特点，分析可能的咯血病因。

1. 呼吸系统疾病

（1）气管、支气管、肺部感染：包括急、慢性支气管炎及肺炎、肺结核、肺侵袭性真菌感染等。

（2）支气管、肺发育异常：如肺隔离症、支气管扩张症、CF 等。

（3）其他：如创伤、肿瘤、支气管异物、弥漫性肺泡出血（包括肺含铁血黄素沉着症）等。

2. 循环系统疾病　如先天性心脏病、肺动脉高压、肺栓塞、肺血管畸形等。

3. 全身性疾病　如出凝血功能障碍、结缔组织病等。

四、处理方法

（一）紧急处理

1. 安慰患儿，解除患儿恐惧心理，必要时可用镇静药物，应用苯巴比妥或地西泮。剧烈咳嗽会加重咯血，可适当应用镇咳药。

2. 患儿应绝对卧床休息，头偏向一侧或取半卧位，呼吸音减弱及叩诊浊音的一侧向下，防止血液倒流入肺，应及时清理口鼻腔的血块，保持呼吸道通畅。

3. 密切观察患儿体温、脉搏、呼吸、血压的变化，呼吸困难时应吸氧。

（二）评估气道和呼吸

患儿在咯血过程中如出现极度烦躁不安、表情恐惧或精神呆滞、呼吸浅速或骤停、一侧或双侧呼吸音消失、面色发绀、大汗淋漓，应考虑气道阻塞。此时，应立即手法开放气道。婴儿应俯卧头低足高、保持引流体位，拍击背部 5 次，如无效则把患儿翻过来，用两手指在胸骨中段挤压胸部 5 次；年龄较大的患儿应立即撬开口腔，清除口腔、咽喉部积存的血块，恢复呼吸道通畅，让患儿取头低足高位。如果发生窒息或伴有心率下降，应立即予心肺复苏及气管异物处理；如果发现意识丧失、呼吸停止，应紧急气管插管或气管切开，进行人工呼吸。

（三）维持循环稳定

大咯血可引起失血性休克，当患儿出现面色发绀、脉搏微弱时要特别注意，应立即建立静脉通路补液，并备血和输血。

（四）监护和检查

对心动过速和呼吸窘迫患儿予以心电监护，监测血氧饱和度、心电图和血压。及时拍胸部 X 线片，并检测血常规、凝血功能、血型，做交叉配血、动脉血气分析、PPD 试验。必要时进行支气管镜或支气管动脉造影检查。

（五）止血处理

1. 药物疗法　首选垂体后叶素，使肺小动脉收缩而止血。5～10U 垂体后叶素加入 20～40ml 葡萄糖溶液，缓慢静脉注射 10min 以上，或 10～20U 加入葡萄糖盐水 250ml 中缓慢静脉滴注。注意用药时可出现面色苍白、出汗、心悸、腹痛、尿量减少或尿急等不良反应。其他止血药物，如维生素 K_1、酚磺乙胺、氨基己酸、氨甲环酸（TXA）、重组活性因子Ⅶ等可酌情选用。

2. 支气管镜局部灌洗　经支气管镜吸出管腔内血块和分泌物后，注入 4℃生理盐水、凝血酶或肾上腺素等，可使局部血管收缩、减少出血。

3. 支气管动脉造影和栓塞术　如果经支气管镜检查和处理，出血灶仍不明确，且出血持续，可考虑行急诊支气管动脉造影和栓塞术。

4. 肺切除术　支气管动脉栓塞术控制出血失败，患儿死亡率非常高。如果患儿能耐受麻醉和肺切除术，应考虑外科手术治疗。在支气管镜明确出血灶后，可手术彻底清除出血源。尽可能选择肺段或肺叶切除，因为全肺切除患儿死亡率更高。

第三节　喘鸣和喘息

喘鸣（stridor）是指喉及声带以上气道阻塞，导致气流通过该部位时发生粗糙的高音调声音，常表现为吸气性喉喘鸣，喘鸣是由于气道内黏液和柔软的气道壁等受气流影响产生振动所致；另一方面，通过狭窄部位的气流速度加快而产生涡流，狭窄部位所导致的笛鸣也参与喘鸣的发生。当阻塞发生在声带以下的气管部位时，可表现为吸气和呼气双相的喘鸣；当支气管和小气道阻塞或狭窄时，则表现为呼气性哮鸣（wheeze）或喘息。

一、病史采集

（一）问诊

1. 主诉有喘鸣或喘息的患者，首先必须判断是否有急救处理的必要，其次是判断造成喘鸣或喘息的病因和发生部位，同时观察对治疗的反应。

2. 问诊程序　首先应询问发病的状况，是突发性，或逐渐发生，还是反复发生，同时要参考发病年龄、发作次数和伴随症状。如患儿突然发病，且在进食后发生或有呛咳史，应考虑异物吸入；如患儿伴有犬吠样咳嗽及声音嘶哑，婴幼儿应考虑急性喉炎，年长儿应考虑急性会厌炎；如出生后不久即出现，且喘鸣呈进行性加重伴呼吸困难，应考虑气管狭窄、血管瘤、甲状舌管囊肿。病情较轻且随年龄增长而好转，应考虑先天性喉软化或气管支气管软化。婴幼儿首次喘息首先考虑感染性细支气管炎，但若反复喘息，且对支气管舒张剂治疗反应良好，需考虑支气管哮喘。患儿年龄越小，越需考虑先天性气道和肺发育畸形。

（二）体格检查

1. 上呼吸道阻塞　如急性喉炎，患儿表现为吸气性喘鸣伴呼吸困难；特点是吸气延长，呼气正常，呼吸频率不加快，常有吸气性喉喘鸣，喉喘鸣的音调高低与喉梗阻程度平行，但在呼吸衰竭时，喉喘鸣反而减轻。出现低氧血症时，表现为心率增快，甚至烦躁、发绀，常有吸气性胸壁凹陷。喉部病变时常有声音嘶哑、失声或犬吠样咳嗽。

2. 下呼吸道阻塞　如支气管哮喘，患儿表现为呼气性喘息伴呼吸困难；特点是呼气时间延长，吸气时间正常，常突然出现或于夜间出现。重症肺炎患儿可既有呼气性呼吸困难也有吸气性呼吸困难，严重者可有面色苍白、大汗淋漓、鼻翼扇动、口唇发绀等。

（三）病情评估

根据有无发绀、胸壁凹陷、烦躁不安、意识障碍等可以判断病情严重程度。凡是伴呼吸困难且全身情况较差患儿需要紧急处理。

二、辅 助 检 查

（一）影像学检查

1. X 线检查　颈部侧位片、胸部及腹部 X 线片，有助于发现病灶。

2. 胸部 CT 或 MRI　怀疑肿瘤压迫时可选用。

3. 造影检查　如考虑血管环，行肺动脉造影；膈疝或食管裂孔疝时，行上消化道造影；必要时可选用支气管造影、心导管造影等。

（二）内镜检查

1. 喉镜　怀疑有咽喉部病变、喉部异物或喉梗阻、声带麻痹时应用。

2. 支气管镜　有助于发现支气管狭窄等先天性气管、支气管发育异常，或支气管异物并取出异物。支气管结核可发现病灶并可在支气管镜下冷冻治疗。重症肺炎引起的肺不张或肺实变患儿，可在支气管镜下行支气管肺泡灌洗术及病原学检测。

三、诊 断 思 维

可以按吸气性喘鸣、呼气性喘息、吸呼双相喘鸣或喘息，以及先天性或后天性等思路，结合发病年龄、发作次数和伴随症状进行病因诊断。一般来说，发病年龄越小，越需要警惕先天性疾病。先天性喘鸣，首先考虑喉气管软化；后天性喘鸣，首先考虑感染性喉炎。若婴幼儿首次喘息发作，首先考虑感染性细支气管炎或病毒性肺炎。若患儿喘息反复发作，且有特应性体质，支气管激发试验阳性，或支气管舒张剂治疗有效，则支持支气管哮喘的诊断。

（一）吸气性喘鸣

1. 先天性　包括巨舌症、小下颌、喉蹼、喉憩室、喉囊肿、喉软化、异位甲状腺、鳃裂囊肿、胸腺肥大等。

2. 后天性　包括鼻息肉、鼻炎、鼻窦炎、扁桃体和腺样体肥大、咽后壁脓肿、舌下蜂窝织炎、喉炎、喉痉挛、声带息肉、声带麻痹等。

（二）呼气性喘息

1. 先天性　包括原发性纤毛运动不良症、心内膜弹力纤维增生症等。

2. 后天性　包括感染性细支气管炎、支气管哮喘、肺门淋巴结结核、闭塞性细支气管炎、充血性心力衰竭等。

（三）吸呼双相喘鸣或喘息

1. 先天性　包括气管软化、气管狭窄、气管食管瘘、血管环等。

2. 后天性　包括气管异物、纵隔占位、支气管淋巴结肿大、支气管结核、支气管肿瘤等。

四、处 理 方 法

若患儿出现吸气性喘鸣伴呼吸困难，应给予紧急处理。若患儿频繁出现呼吸暂停，或严重发绀，需立即气管插管；若插管困难，须及时气管切开辅助通气。若患儿轻微发绀，须注意保持气道通畅，给予吸氧支持，随时准备气管插管，并安排住院治疗。若患儿有异物吸入史，考虑喉异物或气管异物，及时进行喉镜或气管镜异物取出术；若无明显异物吸入史，急诊做喉气管CT三维重建检查，若发现咽喉部病变，联系耳鼻喉科会诊；若仍未发现明显异常，首先考虑急性喉炎，先给予吸入性激素和支气管舒张剂雾化吸入，若病情无改善，可予全身性糖皮质激素，酌情给予抗菌药物治疗。若治疗无效，需安排喉镜或气管镜检查明确病因。

若患儿出现呼气性喘息伴呼吸困难，应给予紧急处理。若患儿频繁出现呼吸暂停，或严重发绀，需立即气管插管；若患儿轻微发绀，须注意保持气道通畅，给予吸氧支持，并安排住院治疗。若患儿有异物吸入史，考虑支气管异物，及时进行喉气管支气管CT三维重建，安排支气管镜异物取出术。若CT显示肺水肿及心脏增大，提示心力衰竭，给予洋地黄制剂和利尿药治疗。若患儿有反复喘息史，影像学检查提示肺透明度增高或肺不张，考虑支气管哮喘，给予支气管舒张剂和吸入性激素雾化治疗，酌情给予全身性糖皮质激素或联合茶碱类药物治疗。

第四节 呼吸困难

呼吸困难（dyspnea）指患者主观上表现为不同强度、不同性质的空气不足、呼吸不畅、呼吸费力及窒息等呼吸不适感，伴或不伴呼吸费力表现，如张口呼吸、鼻翼扇动、辅助呼吸肌参与呼吸运动等，也可伴有呼吸频率、深度与节律的改变，患者的精神状况、生活环境、文化水平、心理因素及疾病性质等对其呼吸困难的描述具有一定的影响。

呼吸困难是呼吸功能不全的一个重要症状，婴幼儿常常无法自己表述主观感受，呼吸窘迫一词比呼吸困难更为合适。儿童尤其是婴幼儿呼吸系统的解剖结构和生理功能发育均不完善，婴幼儿呼吸道管径细小，气道阻力大于成人，呼吸功能储备较低同时氧代谢需求较高，故婴幼儿呼吸困难容易进展为呼吸衰竭，并导致心搏、呼吸骤停等严重并发症。

一、病史采集

（一）问诊

1. 对新生儿、婴儿，应着重注意先天畸形、宫内和产时窒息、产时损伤、宫内感染和产后感染等方面的病史。

2. 对幼儿、年长儿，重点了解呼吸困难的发生时间和起病方式（如突然呛咳后发生呼吸困难，首先考虑异物吸入）、呼吸困难的伴随表现（如伴发热则应考虑感染等），并应询问咳嗽和排痰的特征。

3. 年龄及起病方式 年龄不同呼吸困难的病因不同，应询问发病缓急。早期新生儿呼吸困难发病多急，出生后症状出现早，结合有无窒息、产伤、感染等病史及有无先天畸形的体征，考虑上呼吸道畸形、吸入综合征、新生儿湿肺、新生儿呼吸窘迫综合征、肺炎、先天性心血管病、颅内出血、缺氧缺血性脑病、膈疝、膈神经麻痹等；晚期新生儿呼吸困难，发病稍缓慢，主要考虑感染性喉炎、败血症、中枢神经系统感染，以及腹泻所致的代谢性酸中毒等。婴幼儿、年长儿如起病急，有肺炎或其他重症感染的前驱病，突然呼吸困难加重，考虑有气胸或脓气胸发生。如突然呛咳后发生呼吸困难，首先考虑异物吸入；呼吸困难为阵发性，多在夜间发作，常见于急性喉炎、支气管哮喘、急性左心衰竭；哺乳或哭闹后呼吸困难明显加重，应注意有无腺样体肥大、咽后壁脓肿、先天性心血管病。鼻后孔闭锁、皮-罗（Pirerre-Robin）综合征（下颌发育不全及舌下垂）的特点是哭闹时因张口呼吸发绀减轻。呼吸困难发病缓慢，可见于支气管炎、肺气肿、充血性心力衰竭、严重贫血、各种原因所致的颅内压增高和腹胀等。

4. 既往史 以往有无类似发作史，既往有无心脏疾病、支气管哮喘、肾炎、糖尿病病史。

5. 有无流行病学史及传染病接触史。有传染病前驱病史，如麻疹、百日咳，其后出现呼吸困难，多为合并有喉炎或肺炎。

6. 伴随症状 应询问有无呼吸道感染伴随症状，如鼻塞、咽痛、咳嗽、咳痰、发热等。伴有胸痛者考虑胸膜炎、气胸等；伴有肢体活动差、肌张力低下、吞咽困难、膝腱反射消失，需排除神经肌肉疾病；伴有心悸、尿少、水肿者，则考虑为心源性呼吸困难；呼吸困难在阵咳后且明显加重，检查气管有移位，胸部 X 线片明确有气管移位或肺不张，并且有异物吸入史，则考虑支气管异物。应询问呼吸困难是否与体位有关，端坐呼吸的患儿平卧时呼吸困难加剧，常见于左心衰竭所致心源性肺水肿、重症支气管哮喘、肺水肿；急性心包炎患儿端坐或前倾位时呼吸困难症状可减轻。

（二）体格检查

1. 对于小儿呼吸困难，体格检查应详细，重点是心肺体检。对新生儿、婴儿应注意有无心、肺或其他畸形，观察呼吸困难的程度，以鉴别轻度、中度呼吸困难，抑或重度呼吸困难。并注意呼吸困难的类型，如是吸气性、呼气性，或混合性呼吸困难。危重时还可出现周期性呼吸。

2. 吸气性呼吸困难提示上呼吸道阻塞病变，新生儿需警惕有无上呼吸道畸形、气管狭窄、声门下狭窄等；婴幼儿及儿童则要考虑急性喉炎、咽后壁脓肿、气管异物等。呼气性呼吸困难为下呼吸道阻塞病变，新生儿常见的有支气管肺发育不良；婴幼儿及儿童则考虑感染性细支气管炎、支气管异物、哮喘、肺门淋巴结结核、嗜酸性粒细胞增多症等。如为混合性呼吸困难，多见于各种原因引起的肺部疾病，以及代谢性疾病、心血管疾病、神经肌肉疾病、严重贫血、CO 中毒、红细胞增多症等疾病。

3. 对于任何年龄的小儿，应检查气管是否居中，胸部应检查有无压痛及语颤是否增强或减弱。心脏搏动情况，是否弥散，有无震颤及其部位，肝脾是否肿大。

4. 叩诊应注意有无心脏扩大，肺部膨胀过度而叩诊过清音提示肺气肿或气胸，而新生儿如有肺膨胀过度而叩诊浊音提示羊水吸入；局限性浊音示肺不张、肺实变、包裹性脓胸或肿瘤等，局限性过清音提示气胸、单小叶肺气肿或含气囊肿等。应仔细叩诊心浊音界大小，了解有无心脏扩大及有无心包积液可能。

5. 听诊应注意呼吸音，如双侧呼吸音是否对称、呼气相与吸气相比例，呼气时间延长是气道阻塞的早期体征。注意啰音的粗细和分布情况，特别是肺底部有无啰音。心脏听诊应注意心率、心律、心音，有无杂音存在及肺动脉瓣第二音有无亢进、分裂，有无胸膜及心包摩擦音。

二、辅 助 检 查

（一）实验室检查

三大常规（血、尿、粪常规）、血气分析、血生化检查（包括肝、肾、心功能及电解质、血糖和心肌酶）、血嗜酸性粒细胞计数、痰液检查，有胸腔积液时应做胸腔穿刺液检查。

（二）影像学检查

胸部 X 线检查，必要时 CT 及 MRI 协助诊断。

（三）其他

如心电图、喉镜、支气管镜、肺功能、胸腔 B 超、肺穿刺术、胸膜活组织检查等。

三、诊 断 思 维

（一）评估严重程度

1. 轻度　仅为呼吸加快，吸奶、哭或活动后轻度发绀。

2. 中度　呼吸明显加快，可有抬肩、三凹征及点头呼吸，唇周发绀、烦躁，但吸氧后症状可改善。

3. 重度　前述表现加重，出现张口呼吸、大汗及呼吸不规则、呼吸暂停、呼吸衰竭，常伴有心功能不全。

（二）明确病因

通过病史和体格检查可为呼吸困难的病因提供诊断线索。血气分析、胸部 X 线片、喉镜和支气管镜检查对于病情评估及鉴别诊断有重要价值。

1. 呼吸系统疾病

（1）气道阻塞：如喉、气管、支气管的炎症及水肿、肿瘤或异物所致的狭窄或阻塞及支气管哮喘等。

（2）肺部疾病：如肺炎、肺脓肿、肺结核、肺不张、肺水肿、弥漫性肺疾病等。

（3）胸壁、胸廓、胸膜腔疾病：如胸壁炎症、严重胸廓畸形、胸腔积液、气胸、广泛胸膜粘连、结核性胸膜炎等。

（4）神经肌肉疾病：如脊髓灰质炎病变累及颈髓、吉兰-巴雷综合征和重症肌无力累及呼吸肌、药物导致呼吸肌麻痹等。

（5）膈肌运动障碍：如膈肌麻痹、大量腹腔积液、腹腔巨大肿瘤、胃扩张和妊娠末期等。

2. 循环系统疾病 常见于各种原因所致的左心和（或）右心衰竭、心脏压塞、肺栓塞和原发性肺动脉高压等。

3. 中毒 如吗啡类药物中毒、有机磷杀虫药中毒、氰化物中毒、亚硝酸盐中毒和急性一氧化碳中毒等。

4. 神经精神性疾病 如脑出血、脑肿瘤、脑炎、脑膜炎、脑脓肿等颅脑疾病引起呼吸中枢功能障碍和精神因素所致的呼吸困难，如焦虑症、癔症等。

5. 血液病 常见于重度贫血、高铁血红蛋白血症、硫化血红蛋白血症等。

四、处理方法

（一）保持呼吸道通畅

对于呼吸困难患儿必须保持呼吸道通畅，应保持颈后仰、颏上举或下颌角前推，随时注意吸痰，温湿化气道使气道分泌物容易排出。注意勤翻身、拍背。

（二）吸氧

给氧方法，可用鼻导管或面罩吸氧；吸氧浓度（FiO_2）一般为 30%～40%，氧流量为 1～2L/min。严重缺氧时可增高吸氧浓度，但吸氧浓度为 60% 时，吸氧时间不超过 24h，吸氧浓度为 100% 时，吸氧时间不超过 6h。

（三）镇静

呼吸困难患儿若有烦躁不安会加重缺氧，应注意镇静，一般选用 10% 水合氯醛（0.5ml/kg）或苯巴比妥（鲁米那，5～8mg/kg），慎用地西泮（安定）。

（四）血气分析

呼吸困难患儿急诊血气分析对于了解有无呼吸衰竭极为重要，如已发生呼吸衰竭，则需按呼吸衰竭进行处理。分析血气分析结果时要注意吸氧会影响氧分压，应该计算氧合指数（PaO_2/FiO_2）。

（五）气管插管的适应证

参考本书第三篇第二章第二节"气管插管"内容。

（六）气管切开的适应证

参考本书第三篇第二章第三节"气管切开术"内容。

（七）机械通气的适应证

参考本书第三篇第二章第四节"呼吸支持治疗"内容。

第五节　发　绀

　　发绀（cyanosis）是指血液中还原血红蛋白增多使皮肤和黏膜呈青紫改变，也称紫绀。常发生在皮肤较薄、色素较少和毛细血管较丰富的部位，如口唇、指（趾）、甲床等。发绀的检查和程度判断受检查时光线条件、皮肤色素及厚度等因素的影响。真性发绀需要与假性发绀鉴别，前者是由于血液中还原血红蛋白增多或含有异常血红蛋白所致，后者则是由于皮肤黏膜异常色素沉着或异物沉着所致。发绀根据病程长短可分为急性发绀及慢性发绀，伴有明显的杵状指（趾）和红细胞增多症提示慢性发绀，慢性发绀不需立即紧急处理；而急性发绀是临床急症，常提示患儿缺氧。

一、病史采集

（一）问诊

　　1. 新生儿发绀要重点了解母亲妊娠史、宫内窒息史、生产史，如是否多胎、早产、过期产、难产及手术产，出生后有无窒息、Apgar 评分情况等。重点询问可能引起胎儿畸形或宫内窒息、宫内感染的各种因素。在新生儿期，发绀出现时间不同，提示不同的疾病。出生后即出现持续性发绀，不伴呼吸困难，提示发绀型先天性心脏病、原发性肺部疾病或先天性高铁血红蛋白血症可能；如患儿有宫内窘迫和胎粪污染羊水史，建立呼吸后很快出现发绀，并伴呼吸困难，应考虑胎粪吸入综合征；出生后很快出现发绀和呼吸困难，也可见于先天性膈疝。发绀呈阵发性，喂奶后发生或伴有呼吸暂停，多见于早产儿。安静时发绀，哭后好转见于小颌巨舌畸形综合征。早产儿或母患糖尿病的足月儿，出生后 4~12h 出现发绀，伴吸气性呼吸困难，见于呼吸窘迫综合征。患儿有窒息或难产史，如胎头吸引或产钳助产等，并在生后 12h 左右出现阵发性发绀伴惊厥或呼吸暂停，提示患儿可能存在缺氧缺血性脑病或颅内出血。患儿出生后口鼻腔内有泡沫性唾液溢出。第 1 次喂奶即出现咳嗽、呼吸困难和发绀，提示气管食管瘘；喂奶时发绀发作，也可见于先天性膈疝和后鼻孔闭锁。足月儿或过期产儿有围生期窒息史，于生后数小时出现严重的全身性发绀，普通吸氧未能缓解，不伴呼吸困难，见于持续性胎儿循环。经阴道分娩、胎盘输血致红细胞增多症患儿，于生后 2 周内出现发绀，2 周后自然消失。发绀呈局限性，见于分娩时局部受压，可逐渐消失；发绀表现出上身重而下肢轻，为大血管移位伴动脉导管未闭的特征；仅下肢发绀而上肢不发绀，见于主动脉缩窄伴动脉导管未闭。

　　2. 婴幼儿中心性发绀，应询问有无呼吸困难、气促、喘息、咳嗽、晕厥、尿少等心肺疾病的症状。对于周围性发绀，则应注意是上半身，或是某个肢体或肢端，有无局部肿胀、疼痛、肢体发凉、受寒情况。另外，发绀突然出现在无心肺疾病的婴幼儿中，不伴呼吸困难，应考虑异常血红蛋白血症的可能，必须了解发病前有无服用药物、接触化学药品，或服用变质蔬菜，以及在长期便秘情况下过食蛋类与硫化物病史。持续性发绀伴生长发育落后，主要见于发绀型先天性心脏病。发绀伴有呼吸困难，或喘息而无先天性心脏病患儿，多发生于重症肺炎、感染性细支气管炎，以及脓气胸。发绀突然发作伴呼吸停止，多见于喉痉挛。发绀伴声音嘶哑和吸气性呼吸困难，常提示急性喉炎、喉梗阻。气管、支气管异物时，会突然出现发绀并伴阵发性呛咳。

　　3. 儿童持续性发绀伴杵状指（趾），见于发绀型先天性心脏病。儿童迟发性发绀可发生于左向右分流先天性心脏病合并肺动脉高压，因出现右向左分流，故可出现发绀（艾森门格综合征）。发绀伴呼吸困难，见于重症心肺疾病和急性呼吸道阻塞。发绀突然发作可能为高铁血红蛋白血症、各种原因中毒、休克及少见的血紫质病（卟啉病）。局限性发绀见于上腔静脉阻塞综合征。

（二）体格检查

　　1. 在全面系统体检的基础上，应重点注意心、肺、腹、四肢（包括血压），以及各种伴发畸形。
　　2. 检查发绀的分布　除应注意是周围性发绀或是中心性发绀外，还应注意发绀的分布特点，患儿双下肢发绀明显，右上肢和面部发绀相对较轻，说明存在动脉导管水平的右向左分流，多见于持续性胎儿循环、先天性动脉导管未闭合并肺动脉高压。相反，在完全性大血管移位伴动脉导管未闭的患儿，在出生后数日内由于肺动脉压高于主动脉压，而产生肺动脉至主动脉的分流，此时患儿头部与上肢发绀比下肢明显。血管痉挛所致的发绀，如肢体动脉痉挛症和手足发绀，发绀多呈对称性分布，且双手指重于足趾。

3. 检查发绀的程度 重度发绀主要见于发绀型先天性心脏病、持续性胎儿循环、高铁血红蛋白血症、硫化血红蛋白血症、重度呼吸窘迫综合征和肺动静脉瘘。随着病程的延长，由于出现继发性红细胞增多，发绀会加重。发绀患儿合并贫血时，发绀程度减轻。

4. 检查伴随体征 发绀患儿伴有生长发育落后，多见于先天性心脏病。发绀伴口鼻腔有胃内容物，提示呕吐物吸入。呼吸类型有助于鉴别发绀的病因，肺源性发绀常有呼吸急促伴三凹征，喉梗阻患儿发绀伴有吸气性喘鸣；下呼吸道阻塞时发绀伴有呼气性喘息。发绀伴双侧胸廓运动不对称，见于单侧支气管异物或狭窄、单侧气胸或膈肌损伤。发绀伴矛盾呼吸提示神经肌肉病变导致的膈肌麻痹。变性血红蛋白血症，虽然发绀很明显，但无呼吸困难。发绀伴心脏杂音提示先天性心脏病，但右向左分流则杂音不明显；感染性心内膜炎患儿心脏杂音常多变。发绀伴舟状腹提示先天性膈疝；发绀伴肝大常提示心力衰竭。发绀伴肌张力低下，常见于中枢神经系统疾病，如中毒性脑病等，也可见于神经肌肉病和药物中毒。杵状指（趾）提示慢性发绀，一般在1岁内不出现，多见于发绀型先天性心脏病、原发性肺动脉高压、肺动静脉瘘，也可见于慢性肺疾病，如特发性肺纤维化。发绀伴四肢湿冷、血压下降，常提示休克。咯血伴有贫血、气促、肝脾肿大提示肺含铁血黄素沉着症，严重贫血患儿发绀常不明显。发绀伴固定部位反复肺炎应考虑先天性肺气道畸形。

二、辅助检查

（一）新生儿全身性发绀

在病因不清时，应结合临床，首先进行吸氧试验，吸氧后血氧饱和度明显增加，常提示肺源性发绀，否则应考虑心源性发绀。疑有心源性发绀应依次进行心电图、X线及超声心动图检查，必要时行心血管造影。疑有肺源性发绀或其他疾病时应做以下检查：胃液泡沫稳定试验有助于诊断新生儿呼吸窘迫综合征；新生儿低血糖、低血钙或电解质紊乱所致发绀应做血生化及电解质检测；血培养有利于诊断新生儿败血症；无明显原因的全身性发绀应进行血红蛋白异常相关检查。

（二）婴幼儿和儿童全身性持续性发绀

首先考虑先天性心血管畸形，需做心电图、心脏B超、心导管或心血管造影。突发性发绀不伴有呼吸困难，多见于高铁血红蛋白血症，需做血红蛋白分析。进行性发绀伴呼吸困难，首先考虑肺部疾病，需要做胸部X线检查，并酌情做血常规、痰液培养及支气管镜检查；胸部X线检查如发现胸腔积液，应查胸腔积液常规、培养、抗酸染色找结核分枝杆菌及胸腔积液找肿瘤细胞。周围性发绀应根据病情选择性进行相关检查，如周围性发绀伴有中毒症状，首先考虑各种原因的中毒、感染、休克，并进行血常规、血培养等检查。

三、诊断思维

（一）区分发绀是还原性血红蛋白增多还是异常血红蛋白增多引起

由于异常血红蛋白增多导致的发绀多见于食用含亚硝酸盐食物后出现高铁血红蛋白血症者，此类患儿多急性起病，发绀比呼吸困难表现明显。此外，还可见于服用伯氨喹（伯氨喹啉）、非那西汀等药物的患儿，这类患儿对大量注射维生素C或亚甲蓝溶液反应敏感，治疗后发绀好转。而硫化血红蛋白血症，往往见于异常血红蛋白增多的患儿，还同时伴有便秘，使肠道内的硫化氢产生过多，从而使血液中硫化血红蛋白增高。

（二）确定是周围性发绀还是中心性发绀

可以通过血气分析进行鉴别。当血气分析显示患儿血氧饱和度降低时，提示患儿为中心性发绀；如果血氧饱和度正常，则提示为周围性发绀。新生儿周围性发绀多见于红细胞增多症，由于血液黏稠度增高、周围循环差而出现发绀。此外周围性发绀还可见于肢体动脉痉挛症或网状青斑。

（三）确定是肺源性发绀还是心源性发绀

高氧试验可以帮助区分肺源性发绀和心源性发绀。通过面罩给患儿吸入纯氧至少10min，使肺泡内的空气全被氧气取代。如果患儿发绀是肺部疾病造成的，则患儿经给予高氧后，血氧饱和度会有明显升高，PaO_2 可达到100mmHg（13.3kPa）以上；但如果患儿有发绀型先天性心脏病时，PaO_2 升高一般≤30mmHg（4kPa）。肺源性发绀常见于重症肺炎、支气管哮喘、支气管肺发育不良、原发性肺动脉高压、特发性肺含铁血黄素沉着症、特发性肺间质纤维化、肺栓塞等。心源性发绀多见于发绀型先天性心脏病，包括法洛四联症、完全型大动脉转位、完全性肺静脉畸形引流、三尖瓣闭锁等，其中法洛四联症和完全型大动脉转位最常见，分别占先天性心脏病的10%和5%左右。

四、处理方法

（一）紧急处理

应密切监护生命体征，如心率、呼吸、血压、血氧饱和度、意识等情况；加强护理，保持呼吸道通畅。发绀患儿均应吸氧治疗，纠正低氧血症。吸氧方式可用鼻导管、口罩或面罩，必要时气管插管、气管切开，或行机械通气（同呼吸困难的紧急处理）。

（二）病因治疗

1. 心源性发绀 应治疗和预防感染性心内膜炎、心力衰竭、心律失常和预防缺氧发作；先天性心脏病患儿应及时手术治疗。心源性发绀常有心功能不全，必须及时处理，采用强心、利尿、扩血管治疗。

2. 肺源性发绀 见呼吸困难的急救。如上呼吸道阻塞引起发绀及极度呼吸困难者，应立即气管切开，取出异物。

3. 周围性发绀 应根据发生发绀的原因采用相应的措施，如各种原因所致的心力衰竭，除病因治疗外，还要治疗和控制心力衰竭；对于休克等所致发绀，还可使用改善细胞代谢药物。

4. 获得性高铁血红蛋白血症所致发绀 应迅速给予特效解毒药如静脉注射亚甲蓝，并应用大剂量维生素C。对药物或化学物品中毒所致的发绀应迅速催吐、洗胃及导泻，进食较久者洗肠；严重者可行换血疗法。

5. 局限性发绀 明确病因者可治疗原发病，其余为对症治疗。

第六节 胸　　痛

胸痛（chest pain）是指位于胸前区的不适感，包括闷痛、针刺痛、烧灼、紧缩、压榨感等，有时可放射至面颊及下颌部、咽颈部、肩部、后背部、上肢或上腹部，表现为酸胀、麻木或沉重感等。胸痛的病因涵盖多个系统，有多种分类方法，其中从急诊处理和临床实用角度，可将胸痛分为致命性和非致命性胸痛。部分胸痛发作初始时患者表现良好，但实际上常隐藏有致命性或潜在致命性疾病，这对临床医师是巨大的挑战。胸痛诊断和治疗的关键，在于及时发现和处理致命或潜在致命性疾病、诊断原发病、评估安全性、缓解症状和改善预后。

一、病 史 采 集

（一）问诊

1. 发病年龄 年幼儿童常不能清楚描述胸痛的性质和部位。年长儿童（6～11岁）及青少年（12岁及以上）胸痛，多考虑结核性胸膜炎、自发性气胸、心肌炎、心肌病、感染性心内膜炎、风湿性心脏病等。

2. 胸痛部位 胸壁疾病所致胸痛常固定在病变部位，且局部有压痛，若为胸壁皮肤的炎症性病变，局部可有红、肿、热、痛表现；带状疱疹可见成簇的水疱沿一侧肋间神经分布伴剧痛，且疱疹不超过体表中线；非化脓性肋软骨炎常在第1、2肋软骨处见单个或多个隆起，局部有压痛，但无红肿表现。胸膜炎引起的胸痛多在呼吸时胸廓扩张度较大的部位，如胸侧部较明显；食管及纵隔病变引起的胸痛多在胸骨后。肝胆疾病及膈下脓肿引起的胸痛多在右下胸，侵犯膈肌中心部时疼痛放射至右肩部。

3. 胸痛性质 胸痛的程度可呈剧烈、轻微和隐痛。胸痛的性质可有多种多样。如带状疱疹呈刺痛或烧灼样痛；食管炎多呈烧灼痛；肋间神经痛为阵发性疼痛；气胸在发病初期有撕裂样疼痛；胸膜炎常呈隐痛、钝痛和刺痛；肺栓塞亦可突然发生胸部剧痛或绞痛，常伴呼吸困难与发绀。

4. 疼痛持续时间 平滑肌痉挛或血管狭窄缺血所致的疼痛为阵发性；炎症、肿瘤、栓塞所致的疼痛呈持续性。

5. 影响疼痛因素 主要为疼痛发生的诱因、加重与缓解的因素。如用力屏气、剧烈咳嗽或剧烈运动后突发性胸痛，常见于自发性气胸；咳嗽或深呼吸后胸痛加重，停止呼吸后胸痛缓解多为胸膜病变；胸痛伴咳嗽、咳痰、咯血，多为呼吸道疾病；食管疾病则多在进食时发作或加剧，服用抗酸药和胃肠动力药后疼痛可减轻或消失，多为与吞咽相关的胸骨后疼痛；心包炎引起的胸痛亦可因咳嗽或用力呼吸而加剧。

6. 既往史 患儿既往伴反复少尿、水肿，需注意心力衰竭。既往有创伤史，需注意胸壁病变或肋骨骨折导致胸痛。既往有皮疹、关节痛，需注意风湿热。既往有与进食相关的反酸或腹痛，应注意食管炎、胃炎、十二指肠炎等。既往有心电图异常或心肌酶异常，常提示心肌炎、心肌病、川崎病及心脏病。

（二）体格检查

1. 评估生长发育情况，观察有无缺氧体征（如三凹征等），肺部听诊有无啰音（如湿啰音、哮鸣音及胸膜摩擦音），有助于诊断呼吸道疾病。

2. 观察颈静脉有无充盈、怒张，心前区有无饱满、隆起，叩诊心脏大小，听诊有无心包摩擦音、心脏杂音及心率、心律和心音等情况，有助于诊断急性心包炎、心肌炎、心律失常和先天性心脏病。

3. 肝触诊有无肝大，下肢有无水肿，有助于诊断急慢性心功能不全。

4. 注意有无胸壁皮肤红肿、压痛，以明确有无胸壁疾病。

5. 腹部体检注意有无剑突下、麦克伯尼点（简称麦氏点）、肝区及胆囊压痛，有助于诊断消化系统疾病。

二、辅 助 检 查

（一）实验室检查

1. 血常规、CRP、降钙素原 外周血白细胞增多及CRP、降钙素原增高，提示感染性疾病，结合特定脏器的临床表现，可诊断呼吸道或消化道感染性疾病。

2. 心肌酶、肌钙蛋白、脑钠肽 增高可提示心肌炎、心包炎等心脏疾病。

3. 出凝血时间、D-二聚体 如果提示异常，需注意肺栓塞。

4. 呼吸道病原学检测　痰细菌培养、涂片找抗酸杆菌、病毒抗原检测等，有助于明确呼吸道感染的病原体。

（二）影像学检查

1. 胸部 X 线片及 CTA　可发现肺部病灶和胸膜疾病，以及肺栓塞和先天性肺血管畸形等病变。

2. 超声检查　心脏 B 超可明确各种先天性心脏病、心包积液等。腹部 B 超可显示引起腹痛导致的牵涉痛的各种肝脏疾病和腹腔病变。

（三）其他检查

1. 心电图　有助于诊断心律失常及各种心脏病。

2. 支气管镜　可发现支气管异物、支气管结核及支气管阻塞病变。

3. 肺功能　可评估患儿通气功能障碍的严重程度，支气管激发试验或扩张试验可确诊支气管哮喘。

4. 胃肠镜和食管 pH 监测　可发现消化道疾病，如胃食管反流、食管炎和胃肠道疾病引起的胸痛。

三、诊断思维

（一）诊断程序

首要任务是快速地查看患者生命体征，简要收集临床病史，判别是否存在危险性或具有潜在的危险性，以决策是否需要立即对患者实施抢救。对于生命体征异常的胸痛患者，包括意识模糊和（或）意识丧失、面色苍白、大汗及四肢厥冷、低血压、呼吸困难、低氧血症，提示为高危患者，需立即紧急处理，在抢救的同时，积极明确病因。对于无上述高危临床特征的胸痛患者，需警惕可能潜在的危险性。对生命体征稳定的胸痛患者，详细的病史询问是病因诊断的基础。大多数情况下，结合病史、临床表现及体格检查，以及特定的辅助检查，可以准确判断患者胸痛的原因。

（二）病因分析

1. 根据胸痛的发生部位

（1）胸壁疾病：常见于肋间神经炎、肋软骨炎、急性皮炎、皮下蜂窝织炎、带状疱疹、流行性肌炎、肋骨骨折、急性白血病、多发性骨髓瘤等。

（2）心血管疾病：常见于肺栓塞、心肌炎、肥厚型心肌病、主动脉狭窄、急性心包炎、肺动脉高压等。

（3）呼吸系统疾病：如胸膜炎、自发性气胸、血胸、支气管炎、坏死性肺炎等。

（4）纵隔疾病：如纵隔炎、纵隔气肿、纵隔肿瘤等。

（5）消化系统疾病：食管炎、食管裂孔疝、胃十二指肠炎、肝脓肿等。

（6）其他：如膈下脓肿、过度通气综合征，以及自主神经功能紊乱等。

2. 根据胸痛的性质和特征

（1）根据疼痛发生的时间：急性或突然发生的胸痛常见于急性心肌炎、肺栓塞、气胸、动脉瘤破裂等。

（2）根据与体位的关系：食管炎引起烧灼痛，饱餐后和仰卧位时加重，服用抗酸药和胃肠动力药后可缓解。而心包炎引起的疼痛，于卧位时加重，坐起或身体前倾时减轻。

（3）根据疼痛的特征：肋间神经痛为阵发性灼痛和刺痛；胸膜疼痛常在深呼吸和咳嗽时加重。

（4）根据伴随症状：重症肺炎、肺栓塞、气胸引起的疼痛可伴有呼吸困难；心包炎、胸膜炎、肺脓肿和肺炎常伴有发热；食管疾病所致胸痛可伴有吞咽困难。肺栓塞和肺血管畸形引起的胸痛可有咯血或痰中带血；结核性胸膜炎引起的胸痛可伴有结核中毒症状。

四、处理方法

（一）紧急处理

对于危重症的胸痛患儿，应对影响生命的症状和体征进行处理。如发生呼吸困难和（或）发绀，应立即按相应的危重症诊治流程进行紧急处理（参考本章第五节相关内容）；如患儿发生气胸或大量胸腔积液，应及时给予吸氧并胸腔穿刺排气或排液，必要时进行胸腔闭式引流。

（二）对因治疗

病因治疗是胸痛治疗的基本环节。有效地祛除病因可消除疼痛，防止复发。年幼儿童不能表述胸痛部位和性质，应及早进行胸部 X 线检查及心电图或心脏超声检查，并完成初步的体格检查，明确病变的部位。剧痛时可酌情考虑使用镇痛药物，如关节痛可用吲哚美辛（消炎痛）、关节镇痛膏等。晚期神经母细胞瘤患儿可用镇痛药或麻醉药。顽固性剧痛者可行肋间神经阻滞，用 1% 普鲁卡因 5～10ml 肋间神经周围注射，每日或隔日 1 次。胸壁痛时一般镇痛药即可缓解，必要时可于局部注射镇痛药或麻醉药。创伤性胸痛，应用胶布局部固定或进行手术治疗。

第七节　杵状指（趾）

杵状指（趾）指手指或足趾末端增厚呈杵状膨大，指甲从根部到末端拱形隆起呈杵状，又称为鼓槌指（趾）。它是慢性肺疾病的非特异性指标，此外还可出现在发绀型先天性心脏病、营养障碍性胃肠道疾病等其他系统的慢性疾病，多伴有发绀、呼吸困难、意识障碍等症状。

一、发病机制

杵状指（趾）的发生机制与肢体末端慢性缺氧、代谢障碍，以及中毒性损害有关，缺氧时肢体末端毛细血管增生、扩张，血流丰富，造成软组织及结缔组织局灶性增生肥厚，引起手指或足趾末端膨大。膨大部分早期为小的静脉和毛细血管扩张、组织水肿，晚期为组织增生。正常情况下末节指骨与指甲基部之间软组织厚度小于 2mm，而杵状指（趾）可达 3～4mm。杵状指（趾）因为末梢循环缺氧，导致血管活性物质如缓激肽、前列腺素、铁蛋白、5-羟色胺等，使局部血管扩张、血流增加，结缔组织增生，软组织肥大，导致指（趾）末端膨大。

目前，对杵状指（趾）的病理生理并无统一共识，较为确定的病理生理学机制为 Dickinson 和 Martin 提出的"巨核细胞/血小板理论"。慢性肺部炎症或先天性心脏病右向左分流等，破坏正常肺循环过程，导致整个巨核细胞进入全身循环。在指尖循环中巨核细胞及其碎片被激活，释放出血小板衍生生长因子（platelet derived growth factor，PDGF）；一些引起慢性血小板增多的疾病（如炎性肠病）也会导致血小板在外周血管释放 PDGF。PDGF 刺激生长，增加血管通透性、单核细胞和中性粒细胞趋化，导致血管平滑肌细胞和成纤维细胞增殖，出现杵状指（趾）。此外，影响循环的多种恶性肿瘤和疾病释放血管内皮生长因子（vascular endothelial growth factor，VEGF），在缺氧情况下也会诱导指（趾）甲周围发生血管增生、水肿及成纤维细胞和成骨细胞增殖。

二、病因分类

1. 呼吸系统疾病　如 CF、支气管扩张症、间质性肺疾病、慢性肺脓肿、肺结核等慢性肺疾病。

2. 心血管系统疾病　常见有发绀型先天性心脏病，如法洛四联症、肺动静脉瘤、慢性心力衰竭、亚急性感染性心内膜炎等。

3. 营养障碍性疾病　如肝硬化、慢性溃疡性结肠炎、肠结核等。

三、病理分型

1. 遗传性杵状指（趾）　又称家族性杵状指（趾）。可于青春期逐渐发病，常为双侧或单侧，波及所有的指（趾）甲。婴儿期或儿童期较少发生。孤立性先天性杵状指（趾）被认为是原发性肥大性骨关节病的不完全形式。

2. 获得性或继发性杵状指（趾）　可于任何年龄段逐渐发病，常为双侧，始发于拇指和示指，是与潜在肺部、心血管、肿瘤、感染、胃肠道、肝脏、内分泌等系统性疾病相关的一项重要体征。获得性单侧或单个杵状指（趾），常与邻近的血管性病变有关；获得性双侧杵状指（趾）累及数目的多少可能与疾病的严重程度呈正相关。

四、判断方法

1. 甲床角（hyponychial angles）　正常儿童的指（趾）端背面的皮肤与指（趾）甲基底部所构成的甲床角（Lovibond 角）＜180°，正常人一般为160°。而杵状指（趾）端软组织膨大似鼓槌状，其特点为末端指（趾）节明显增宽、增厚，指（趾）甲从根部到末端呈拱形隆起，使指（趾）端背面的皮肤与指（趾）甲基底部所构成的甲床角≥180°，且呈表面皿或表玻璃样（watch-glass nails）。无论单个还是10个手指，只要甲床角≥180°，即可认为杵状指（趾）存在。

2. 指骨深度比（phalangeal depth ratio）　让受试者平放手指或足趾，正常儿童的末节指（趾）关节处垂直于皮肤水平面的直径大于指甲基底部处的直径。而杵状指（趾）患儿则相反。

3. 以宣洛兹征（Schamroth sign）　是辨别杵状指的一种重要方法。该方法的具体做法：让受试者的双手同一手指（通常为中指）末节指甲的甲面及末节指关节背面贴在一起，然后观察。正常情况下，两指甲根部形成一菱形窗口（图 2-1-2A），而杵状指此缝隙变小，甚至消失（图 2-1-2B）。

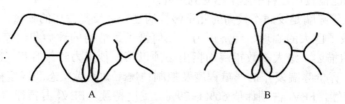

图 2-1-2　以宣洛兹征检查示意图

A. 正常手指；B. 杵状指

（苏苗赏）

第二章　呼吸功能测定

第一节　肺功能检查

肺功能检查在儿童呼吸系统疾病的临床和科研中占有重要地位。6岁以上儿童能较好地配合肺功能检查，检测方式及报告解读主要参照成人；6岁以下，尤其是4岁以下儿童，由于难以配合常规检测，缺乏合适的检测方式，故一直存在较多争议，但这部分儿童正处于肺发育及呼吸道疾病的高发期，准确的肺功能检查对其疾病的治疗、预后，以及呼吸生理研究都具有重要意义。

一、适应证与禁忌证

（一）适应证

肺功能检查是临床胸、肺疾病及呼吸生理评估的重要内容，能够确定并量化呼吸系统功能的缺陷和异常，有助于确定肺功能异常的类型（如阻塞性或限制性），追踪病程中肺功能损害的程度。肺功能检查对于早期检出肺、气道病变，鉴别呼吸困难原因、病变部位，评估疾病严重程度及其预后，评定药物或其他治疗效果，评估手术耐受力及监护危重患儿等均必不可少。由于其能为临床提供大量的信息，尤其是在儿童支气管哮喘（简称哮喘）及慢性咳嗽的诊断及鉴别诊断中具有重要的作用，肺功能检查在儿科中越来越受到重视。

1. 哮喘　支气管哮喘是发病率较高的儿童慢性病之一，反复发作的咳嗽、喘息、呼吸困难给患儿及其家长造成了巨大的心理、经济压力。如何给予最恰当的评估和治疗，在国内外的哮喘指南中均有详细的描述，绝大多数指南均指出必须以第1秒用力呼气容积（FEV_1）作为主要的实验室监测指标，评价哮喘发作的严重程度及控制情况。如间歇状态和轻度持续，FEV_1占预计值＞80%；中度持续，FEV_1占预计值60%～79%；重度持续，FEV_1占预计值＜60%。在治疗随访过程中，如何减药、何时停药都需要经过肺功能的客观评价。2016年中国《儿童支气管哮喘诊断与防治指南》指出，应每3～6个月对患儿进行一次评估，内容主要包括临床症状及肺功能检查等。哮喘患儿治疗药物减量或停药前，可以通过用力通气肺功能进行疗效的评估；但在治疗1年以上，尤其是2～3年及以上准备停药的患儿，建议选择特异度更高的检查，如支气管激发试验。若患儿气道高反应性已明显好转，可考虑停药，此时停药后再复发的概率要比盲目停药低很多。

2. 慢性咳嗽　临床把儿童咳嗽持续达4周以上称为慢性咳嗽，其原因复杂，而其中又以咳嗽变异性哮喘所占比例最高，但诊断困难。2016年中国《儿童支气管哮喘诊断与防治指南》指出，在临床基础上可以通过气道可逆性试验（支气管激发试验、支气管扩张试验）来确诊。

3. 手术患者的应用　肺功能检查是评估外科，尤其是心胸外科和腹部手术适应证的重要方法之一。可用于评估患儿能否耐受手术、全身麻醉、手术过程及围术期内风险度；用于预测术后可能发生的并发症、术后生命质量、术后康复等。

4. 危重疾病的监护　呼吸系统静态顺应性可作为辅助判断儿童呼吸系统疾病严重程度及监测病情变化的肺功能指标。临床上应用PS可以增加顺应性；机械通气时患儿产生最大肺顺应性的呼气末正压通气（PEEP）压力为最佳PEEP，因为这时可以产生最大的氧转运和最小的无效腔。血气分析是婴幼儿时期一项很重要的肺功能检查，在以往婴幼儿肺功能检查设备缺乏情况下，是判断婴幼儿呼吸功能状态的最主要手段。婴幼儿时期肾功能未完全成熟，排酸能力较差，可通过过度通气来代偿，且由于肺泡组织弹性差，闭合容量相对较大，故婴幼儿二氧化碳分压（$PaCO_2$）偏低。$PaCO_2$和氧分压（PaO_2）的变化可反映通气功能，单纯的PaO_2变化可反映换气功能。右向左分流的先天性心脏病、肺炎患儿可有PaO_2下降；严重感染如腺病毒性肺炎，可引起$PaCO_2$上升。

5. 呼吸功能的评价 临床上呼吸系统病变或其他系统疾病，如心脏、血液、结缔组织病及胸廓畸形等都会累及肺部，从而导致呼吸功能受损。肺功能检查能在早期就给予提示。

6. 呼吸困难原因的鉴别 肺功能检查，尤其是支气管扩张试验、支气管激发试验，同时配合心电图等其他检查，能明确诊断呼吸困难（如胸闷、大叹气、喘憋等）的真正原因。

7. 肺部病变程度的评估 肺部病变的严重程度往往在肺功能上会有非常客观的反映，病变性质也会有所体现，如哮喘、支气管肺炎以阻塞性病变为主，而大叶性肺炎、肺不张、婴儿支气管肺发育不良、弥漫性肺疾病等则以限制性病变为主。

8. 大小气道阻塞的鉴别诊断 大小气道阻塞的临床表现都为咳嗽、喘息或呼吸困难。如婴幼儿急性喉炎、先天性喉喘鸣、哮喘等均会导致喘憋、呼吸困难，前两者是喉部大气道的阻塞，后者则是中小气道尤其是小气道的阻塞，通过婴幼儿潮气呼吸肺功能检查能迅速得出结论，从而辅助临床甄别。

9. 呼吸肌功能检查 各种原因引起呼吸肌运动能力和功能暂时性下降，称为呼吸肌疲劳，主要表现为吸气肌疲劳。检测指标主要是最大吸气压（MIP）、最大呼气压（MEP）。MIP、MEP可基本反映全部吸气肌、呼气肌的功能。

肺功能参数与患儿身高、体重、年龄、性别密切相关，尤其是身高。如果患儿生长发育差，其肺功能将会（明显）低于同龄儿童。另外，良好的运动能力与良好的肺功能状态密切相关。喘息儿童，尤其是喘息急性发作时，往往无法耐受运动。

（二）禁忌证

以下情况为肺通气功能检查的相对禁忌证：①气胸、肺大疱者；②有明显心律失常等病史者；③儿童中耳炎鼓膜穿孔者；④近1个月内有过咯血病史者；⑤正在接受抗结核药物治疗或有活动性肺结核患者；⑥腹股沟疝、脐疝等疝环较松易嵌顿的患者；⑦近1～3个月内接受过胸部、腹部或眼科手术者；⑧癫痫发作需要药物治疗者；⑨受试儿童不能配合肺功能测试（如认知问题）。

（三）肺功能常用指标

人体在呼吸运动时引起肺容积的变化，可构成4项基础肺容积和4项基础肺容量参数。基础肺容积是指不同状态下肺所能容纳的气体容积，它们彼此互不重叠，包括潮气量（tidal volume，VT）、补吸气量（inspiratory reserve volume，IRV）、补呼气量（expiratory reserve volume，ERV）和残气量（residual volume，RV）；基础肺容量是由两个或两个以上的基础肺容积所组成，包括深吸气量（inspiratory capacity，IC）、肺活量（vital capacity，VC）、功能残气量（functional residual capacity，FRC）和肺总量（total lung capacity，TLC）；肺容积、肺容量及常用肺功能指标之间的关系见图2-2-1（延伸阅读）。

1. 基础肺容积

（1）VT：指平静呼吸时每次吸入或呼出的气量，为6～10ml/kg。

（2）ERV：指平静呼气末开始，用力呼气所呼出的最大气量。

（3）IRV：指平静吸气末开始，用力吸气所吸入的最大气量。

（4）RV：指用力呼气末留在肺内的气量，使呼气末仍继续进行气体交换。

2. 基础肺容量

（1）IC：指平静呼气末开始所吸入的最大气量，IC =VT+IRV。

（2）FRC：指平静呼气末留在肺内的气量，FRC=RV+ERV。

（3）VC：指吸满气体（肺总量位）和彻底呼出气体（残气容积位）两者之间气体容积的改变量。VC=IC+ERV=VT+IRV+ERV。

（4）TLC：指深吸气后肺内所含的总气量，TLC=VC+RV。

3. 用力肺活量和相关指标

用力肺活量（forced vital capacity，FVC）指深吸气至肺总量位后以最大用力、最快速度所能呼出的气量。

1）FEV_t（forced expiratory volume in t seconds）：指用力肺活量检查时，用力呼气 t 秒的肺容量，常用的指标 FEV_1 表示第 1 秒用力呼气容积（即一秒量）。FEV_1 是判断通气功能损害严重程度的重要指标。严重的阻塞性通气功能障碍患者，在检查 FVC 操作中，用力呼气时，呼气时间明显延长。

2）FEV_1/FVC：表示第 1 秒用力呼气容积占用力肺活量的比值（即一秒率）。FEV_1/FVC 是判断有无气流受限的敏感指标。阻塞性通气功能障碍时，气道阻塞，呼气时间延长，FEV_1/FVC 可以出现下降；限制性通气功能障碍时，呼气气流不受限，甚至有时提前呼完，FEV_1/FVC 正常甚至出现升高。

3）流量-容积环（flow volume loop，FVL）：描记即时的肺容积和流量的关系，可得到流量-容积曲线，该曲线在呼吸过程中形成一个密闭环。

4）FEF_X（instantaneous forced expiratory flow when $X\%$ of the FVC has been expired）：指用力肺活量检查时，$X\%$肺活量被呼出时的即时流量，常用指标有25%肺活量被呼出时的即时流量（FEF_{25}）、50%肺活量被呼出时的即时流量（FEF_{50}）和75%肺活量被呼出时的即时流量（FEF_{75}）等。

5）最大呼气流量（maximal expiratory flow，MEF）：指用力呼气时最大气体流量，也称呼气流量峰值（peak expiratory flow，PEF）或峰流量等。

6）最大呼气流量-容积曲线（maximal expiratory flow-volume curve，MEFV）：被检查者在做最大用力呼气（即用力肺活量）时所描记的流量-容积曲线。

7）最大呼气中期流量（maximum mid-expiratory flow，MMEF、MMF 或 $FEF_{25\%\sim75\%}$）：指用力肺活量检查过程中，用力呼出 25%～75% 部分的平均流量。

上述指标中，PEF、FEV_1 和 FEF_{25} 取决于呼气肌力量、气道通畅程度和胸肺弹性等，与用力程度相关；而 $FEF_{25\sim75}$、FEF_{50} 和 FEF_{75} 主要取决于小气道的通畅程度，与用力程度相关性不大，是反映小气道功能的重要指标（图 2-2-2 延伸阅读）。

4. 静息每分钟通气量和最大自主通气量

（1）静息每分钟通气量（minute ventilation at rest，VE）：指静息时每分钟吸入或呼出的气体容积。

（2）最大自主通气量（maximal voluntary ventilation，MVV）：指一分钟内以最快的速度和最大的幅度进行呼吸的通气量。MVV 受呼吸肌力量、气道阻力、肺组织和胸廓的弹性等因素的影响，是综合评估肺通气功能储备量的指标。

5. 肺弥散功能

是 O_2 和 CO_2 通过肺泡毛细血管膜的过程。影响肺弥散的因素有弥散面积和距离、弥散膜两侧气体分压差、气体溶解度、肺血流量、气体与血红蛋白结合力和气体分子量等。CO_2 弥散速率是 O_2 的 21 倍，故临床上少有 CO_2 弥散障碍，弥散障碍常为针对 O_2 而言。

（1）弥散量（diffusing capacity，D_L）：是肺泡毛细血管膜两侧气体分压差为 1mmHg（0.133kPa）时每分钟通过的气体量。

（2）CO 弥散量（D_LCO）：临床上弥散障碍常常是针对 O_2 而言，O_2 弥散量测定存在技术困难，而 CO 和 O_2 有某些相似特性，因此，常用测定 CO 弥散量（D_LCO）来替代 O_2 弥散量（D_LO_2）。

（3）每升肺泡容积的一氧化碳弥散量（D_LCO/V_A）：是 D_LCO 与肺泡容积（V_A）的比值，可以排除肺容积对弥散量的影响。

二、肺功能检查的要求

理想的肺功能检查需要既可以灵敏、特异地区分有无异常，又可以进行稳定的长期随访，从而获知儿童至成人的变化，同时还要简单、安全、重复性好。但实际往往难以达到如此理想的效果。影响肺功能检查结果的主要因素：①仪器，如无效腔、流速容量传感器的精密度、流速分辨率等；②定标系统，每天的环境定标、容积定标等；③大年龄儿童的配合度；④婴幼儿是否安静入眠；⑤预计值的选取。

（一）检测前准备

1. 校正　保持检测环境温度、湿度相对恒定，每天开机后首先进行容积、外界温度、湿度、大气压的校正，以达到生理条件（body temperature and pressure，saturated，BTPS）状态，即正常体温（37℃）、标准大气压 [760mmHg（101.3kPa）]、饱和水蒸气的状态，同时进行容积校正（大年龄儿童用 1～3L 的定标筒，婴幼儿用 100ml 的定标筒），容积误差应在 ±2.0%～±3.0% 的范围内。

2. 患儿准备　常规测体重、身高（精确到 0.5cm），胸廓畸形影响身高测量时，可通过测量臂距来估算身高。记录性别、出生年月，松弛衣服。检测大年龄儿童时，须讲解检测方法和要求，以及配合要领。婴幼儿检测一般在进食后 30min 进行，以防止胃食管反流。对于不配合的年幼儿童可先用水合氯醛（30～50mg/kg，最大剂量不超过 100mg/kg）口服或灌肠镇静催眠，新生儿可待其自然睡眠。鼻塞的儿童可鼻腔滴入血管收缩剂（0.5% 麻黄碱 1～2 滴）缓解鼻塞，减少鼻腔阻力，安静睡眠后开始操作。检测体位多用仰卧位和侧卧位，尤其是仰卧位；儿童仰卧时头略后仰，面罩罩住口鼻并压紧，不能漏气；随访时，儿童必须取前次检测同一体位。每天不同时间段肺功能检查结果有差异，故建议尽量在同一时间段前后 2h 检测。

（二）仪器的要求

目前尚未对儿童肺功能检查仪器有确切的量化指标，但对无效腔量、敏感度、流速解相等都有比较高的要求。以 Jaeger 婴幼儿肺功能检查仪为例，新生儿、小婴儿专用流速传感器，流速 0～800ml/s，流速分辨率 0.5ml/s，系统无效腔 1.3ml；婴幼儿专用流速传感器，流速 0～1500ml/s，流速分辨率 1ml/s，系统无效腔 1.7ml。

（三）肺功能室抢救设备的要求

肺功能室必须备有氧气、加压面罩等抢救设备，进行支气管激发试验时必须要有有经验的医师在场，以防检测过程中出现紧急情况，如婴幼儿检测时面罩可能压迫三叉神经导致呼吸骤停、支气管激发试验可诱发严重哮喘发作等。

（四）正常预计值的选取

预计值是指同年龄、同性别、同身高、同体重的正常儿童的检测值，不同预计值选择将影响检测结果的判断。儿童肺功能的大部分参数与身高呈正相关，小年龄儿童的性别差异小。此外，不同仪器的预计值也有差异。预计值的选择要点：①选择大样本量的；②选择当地或最邻近地区的；③避免选用成人或年龄差异很大的预计值。必须强调的是，肺功能检查提供给医师的应该是原始资料、具体数据，而不仅仅是结论，这样才能使医师从具体的数据中得到更多的信息，更准确地对疾病进行诊断和鉴别诊断。

三、常用肺功能检查方法

儿童肺功能检查有很多方式，目前在国内及国际上应用较为广泛的有常规通气法、潮气呼吸法、阻断法、体积描记法（大年龄儿童，婴幼儿）、胸腹腔挤压法、弥散法、脉冲振荡技术、气道反应性测定（支气管激发试验或支气管扩张试验）等，不同的年龄儿童应选择不同的方式（表 2-2-1）。

表 2-2-1　不同年龄儿童肺功能检查方法

年龄	检查方法	主要参数
<2 岁	潮气呼吸法	VT/kg、PTEF、TEF_{25}、TEF_{50}、TEF_{75}、TFVL、TPTEF/TE、VPEF/VE
	阻断法	RrsSO、CrsSO、RrsDO、CrsDO
	婴幼儿体积描记法	Reff、sReff、FRCp、Geff、sGeff
	部分胸腹腔挤压法	$V'_{max}FRC$、PEFV
2～3 岁	潮气呼吸法	
3～5 岁	脉冲振荡技术	Zrs、Z5、R5、R10、R15、R20、X5、Fres
	潮气呼吸法	
>5 岁	常规通气法	VC、FVC、FEV_1、FEV_1/VC、MMEF、MVV、FEF_{25}、FEF_{50}、FEF_{75}、FVL
	脉冲振荡技术	
	体积描记法（大年龄儿童）	RTGV、TLC、RV、RAW
>10 岁	弥散法	D_LCO、$D_LCO/V_A(KCO)$、V_A
	常规通气法	
	脉冲振荡技术	
	体积描记法（年长儿）	

注：VT/kg：每千克体重潮气量；PTEF：潮气呼吸呼气峰流速；TEF_{25}：呼出 25% 潮气量时的呼气流速；TEF_{50}：呼出 50% 潮气量时的呼气流速；TEF_{75}：呼出 75% 潮气量时的呼气流速；TFVL：潮气呼吸流速-容量环；TPTEF/TE：达峰时间比；VPEF/VE：达峰容积比；RrsSO：单阻断时的气道阻力；CrsSO：单阻断时的呼吸系统顺应性；RrsDO：双阻断时的气道阻力；CrsDO：双阻断时的呼吸系统顺应性；Reff：有效气道阻力；sReff：特效有效气道阻力；FRCp：婴儿功能残气量；Geff：有效气道传导率；sGeff：特殊气道传导率；$V'_{max}FRC$：功能残气位时最大呼气流速；PEFV：部分用力呼气流速-容积曲线；Zrs：呼吸阻抗；Z5：外加频率为 5Hz 时的呼吸总阻抗；R5：5Hz 时的气道黏性阻力；R10：10Hz 时的气道黏性阻力；R15：15Hz 时的气道黏性阻力；R20：20Hz 时的气道黏性阻力；X5：5Hz 时的电抗值；Fres：共振频率；VC：肺活量；FVC：用力肺活量；FEV_1：第 1 秒用力呼气容积；FEV_1/VC：第 1 秒用力呼气容积与用力肺活量的比值；MMEF：最大呼气中期流量；MVV：每分最大通气量；FEF_{25}：呼出 25% 肺活量时的呼气流速；FEF_{50}：呼出 50% 肺活量时的呼气流速；FEF_{75}：呼出 75% 肺活量时的呼气流速；FVL：流速-容量环；RTGV：平静呼吸末胸廓内气量；TLC：肺总量；RV：残气量；RAW：气道阻力；D_LCO：一氧化碳弥散量；$D_LCO/V_A(KCO)$：比弥散；V_A：有效肺泡容积

不同的检查方法各有优势，但不能同时涵盖所有方面，如脉冲振荡技术只能获得阻力及继之所推算出来的顺应性，得不到肺的容量；常规通气法可获得容量、流速指标，但不能得到阻力的参数；小婴儿中的阻断测试，只能测知阻力和顺应性，而不能获得功能残气量；婴儿体积描记法可测得阻力、功能残气量，而不能得到流速等指标。所以若有可能，同一儿童可进行几种方式的检查以获得最多的数据来协助评价。4 岁以上儿童在上述检查基础上，又衍生出支气管激发试验、支气管扩张试验，可以进行气道高反应性和气道可逆性的检查。

（一）肺容量的测定

肺内气体的含量即为肺容量。在呼吸周期中，肺容量随着进出肺的气体量而变化，其变化幅度主要与呼吸深度有关。主要参数及结果判断同成人肺功能检查。

1. 正常预计值　目前尚无权威的中国儿童肺容量的正常预计值，主要参照国外儿童标准。

2. 临床意义　肺容量受吸气肌力量、胸廓和肺的弹性回缩力及呼气相气道陷闭等的影响。肺容量减低见于肺扩张受限、肺组织损害等。功能残气量改变常与残气量改变同时存在。阻塞性肺疾病，如支气管哮喘、肺气肿等可伴有残气量增加；限制性肺部疾病主要见于胸廓疾病、弥漫性肺间质纤维化、肺占位性疾病等肺容量减少的疾病，部分患儿可同时出现残气量减少等情况。

3. 检测方法 受检者站立位，含一次性（或消毒）咬口，夹鼻夹，经口做平静呼吸，然后做用力呼吸测定。可有 2 种测定程序：一种是当时间-容积曲线稳定后，于平静呼吸末做用力最大深吸气，再慢慢用力最大呼气至残气位，再用力吸气；另一种是平静吸气末用力呼气，再用力吸气，再用力慢慢呼气至残气位。儿童中一般提倡前者，连续 3～5 次。

4. 注意事项 除达到肺功能检查要求外，对于年幼儿童，呼气时间并不一定要达到 6s 以上，时间-容积曲线出现呼气平台（容积变化＜30ml），持续时间≥1s，也可视为满足质控标准；检测次数 3～5 次，次数过少不能作出重复性判断，过多可能会导致受试者疲劳甚至低 CO_2 血症，出现头晕甚至呼吸困难等。

（二）肺通气功能测定

肺通气是肺与外界环境之间的气体交换过程，从鼻腔到肺泡、肺泡到鼻腔的气体传送，需要动力克服阻力，肺泡与外界环境的压力差是肺通气的直接动力，呼吸肌的舒张、收缩运动是肺通气的原动力。通气功能测定是肺功能测定的最基本内容，也是一系列肺功能检查中的初始项目。2007 年美国胸科学会/欧洲呼吸学会（ATS/ERS）专家委员会制定了联合指南，统一了肺通气功能的检查和判断标准。

主要参数及结果判断同成人肺功能检测。参照 ATS/ERS 指南，FVC、FEV_1、PEF、MVV ≥ 80% 预计值为正常，MMEF、FEF_{50}、FEF_{75}≥65% 预计值为正常。临床上若进一步细分，则前者 60%～79% 为轻度下降，40%～59% 为中度下降，＜40% 为重度异常；后者 55%～64% 为轻度下降，45%～54% 为中度下降，＜45% 为重度异常。

1. 正常预计值 同上述。

2. 临床意义 肺通气功能测定对于反映气道病变、肺容积改变等具有相当重要的意义，目前已广泛应用于临床诊断、治疗、药物疗效及手术安全性的评估等方面。流速-容量环显示流速随容量的变化，可以直观地反映肺功能是否正常、是否存在阻塞性病变和（或）限制性病变及其程度，以及检测的质量、患儿配合是否良好等。

3. 检测方法 参照肺容量测定。测量 MVV 时，先平静呼吸 4～5 次，待呼气容积基线平稳后，以最深呼吸幅度、最大呼吸速度持续重复呼吸 12s 或 15s，最后乘以 5 或 4 得到每分钟的值，一般 2 次 MVV 的检测差异需＜10%。

4. 注意事项 参照上述。以最大的力量、最快的速度迅速呼气，使 PEF 尖峰迅速出现，外推容积尽量小。呼气无中断、无咳嗽、无声门关闭、无双吸气，使曲线平滑。吸气相同样应尽最大努力，流速-容量环（F-V loop，FVL）闭合。两次最佳 FVC 及 FEV_1 的变异率应＜5%。呼气持续时间不同年龄段均不一致，应鼓励患儿呼气至最大限度（可伴以儿童游戏程序），出现呼气平台，并尽量能达到 1s。哮喘患儿不建议 MVV 测定，以免引起哮喘发作。

5. 通气功能障碍分型

（1）阻塞性通气功能障碍：是以流量下降为主，主要表现为 FEV_1 和 FEV_1/FVC% 的下降，也有 MVV 和 MMEF 等指标的下降；在流量-容积曲线上表现为呼气曲线降支凹向横轴，常提示呼气时气道变窄，常见于慢性阻塞性肺疾病和支气管哮喘等。

（2）限制性通气功能障碍：是以肺容量减少为主，主要以 TLC 下降为主，此外还有 VC 和 RV 等下降；在流量-容积曲线上表现为反映容积的横轴上的变窄，常提示肺的扩张受限制，常见于肺间质病变、胸廓和胸膜病变。

（3）混合性通气功能障碍：是指兼有阻塞性和限制性通气功能障碍的表现，如 TLC、VC 和 FEV_1/FVC 的下降，FEV_1 下降更明显。

通气功能障碍的分型判断和鉴别见表 2-2-2、图 2-2-3（延伸阅读）。

表 2-2-2　通气功能障碍分型评定

肺功能指标	阻塞性	限制性	混合性
VC	正常或↓	↓	↓
FVC	正常或↓	↓	↓
FRC	↑	↓	不一定
RV	↑	↓	不一定
TLC	正常或↑	↓	不一定
FEV_1	↓	正常或↓	↓
FEV_1/FVC	↓	正常或↑	↓
MMEF	↓	正常或↓	↓
MVV	↓	正常或↓	↓
气速指数	＜1.0	＞1.0	不一定

注：气速指数 =（MVV 实测值/MVV 预计值 %）÷（VC 实测值/VC 预计值 %）。↑为升高；↓为下降。

（三）脉冲振荡技术

脉冲振荡技术（impulse oscillometry system，IOS）是在强迫振荡技术的基础上发展起来的，属于更先进的连续脉冲振荡。其原理是将振荡源产生的矩形电脉冲振荡信号通过外置的扬声器叠加在受试者的自主呼吸上，矩形电脉冲信号经过快速傅里叶转换（fast Fourier transformation，FFT）可以分解成无数个不同频率、不同波长的正弦波，通过连续测定呼吸道对其响应后反馈的压力和流速，经过数字化转换后由计算机进行记录并进行频谱分析，演算出不同频率、不同性质的呼吸阻抗值（Z），包括黏性阻力（R）、弹性阻力（C）及惯性阻力（I）。由于频率低、波长长的声波能量较高，故可到达远端小气道；反之，只能到达近端大气道。它与传统的常规用力通气肺功能检测方法最大的不同就是除包含受试者自主呼吸信号外还有外置信号源。

1. 主要参数及结果判断　IOS 报告内容主要包括参数部分、频谱分析图、结构参数图及频谱微分均值图。① Z：Z5 代表 5Hz 时的呼吸总阻抗，是黏性阻力、弹性阻力和惯性阻力的向量之和。② R：呼吸阻抗中黏性阻力部分。R5 为外加频率为 5Hz 时的气道阻力。当外加振荡频率低时，波长长、能量大，被吸收少，振荡波能到达全肺各部分。因此，定义 R5 为气道总阻力，R5 实测值和预计值的比随儿童年龄增大逐渐由 120% 趋近于成人的 150%；R20 为外加频率为 20Hz 时的气道阻力，当外加振荡频率高时，波长短、能量小，被吸收多，振荡波达不到细小的支气管。因此，定义 R20 为中心气道阻力，R20 实测值和预计值的比随儿童年龄增大逐渐由 120% 趋近于成人的150%。③ R5～R20：为周边气道阻力。④ X：为呼吸阻抗中弹性阻力和惯性阻力之和，也称电抗。X5 为 5Hz 时的电抗值，由于低频时 X 主要表现为弹性阻力，惯性很小，可忽略不计，所以定义 X5 为周边弹性阻力。X5＜预计值 –0.2kPa/(L·s) 为异常。⑤ Fres：为共振频率。随频率增加，X 从负到正值，即惯性逐渐增加，当 X 位于零点时表示该频率点的弹性阻力等于惯性阻力，即共振频率，也称为响应频率（response frequency，RF）。儿童随年龄增长，Fres 一般由 25 趋近于成人的 15。目前多数医院采用的正常值为：R5＜120% 预计值；R20＜20% 预计值；X5＞预计值 –0.2kPa/(L·s)；Fres＜预计值 10Hz。

2. 正常预计值　天津地区 3～14 岁儿童脉冲振荡正常值测定是目前国内外较大样本的参考值。

3. 临床意义　儿童处于生长发育阶段，肺功能也随其生长发育不断完善。由于随年龄、身高、体重增加，肺容量增大，气道管径增粗，所以气道阻力也逐渐减低。肺容量增大及支气管平滑肌发育完善又使肺弹性回缩力增加，所以肺顺应性逐渐增加，Fres 逐渐减低。成人 Fres 正常值在 10Hz 左右，而儿童则波动范围很大，3 岁时可高达 24Hz，14 岁时下降为 12Hz，接近成人。因此，儿童 Fres 很难用均值表示。阻塞性通气功能障碍，以哮喘为例，R5 可增高，R20 基本正常，R5 与 R20 差值加大，X5 绝对值增大，Fres 后移，提示周边小气道阻力增高，肺顺应性减低。说明哮喘发作时不仅有气道阻力的增加，而且还影响到肺的弹性阻力；哮喘发作缓解后，气道阻力下降，R5、X5 和 Fres 各指标可有不同程度改善，其中 X5 和 Fres 最先恢复正常。限制性通气功能障碍时，X5 绝对值增大，Fres 后移非常明显，而 R5、R20 基本正常，提示病变以肺顺应性减低为主，是限制性通气功能障碍的主要特征。

4. 检测方法　患儿取坐位，放松，头保持水平位或微微向上，含住咬口，双唇裹紧，夹鼻夹，检测者双手轻压患儿两颊，患儿做均匀平静呼吸，待基线平稳后进行数据采集，每次采样时间为 30～60s。

5. 注意事项　检测过程中避免咳嗽、发声、吞咽等动作；患儿舌放于咬口之下；避免穿过紧的衣服。

（四）潮气呼吸法

通过面罩上的流速传感器，分析平静呼吸时的容量、气体流速和胸腹腔运动。

1. 主要参数及结果判断

（1）VT：为校正体重对 VT 的影响，以 ml/kg 表示。婴幼儿 VT 一般为 6～10ml/kg。限制性病变及某些严重阻塞性病变的患儿可出现 VT 下降。

（2）达峰时间比（TPTEF/TE）：达到潮气瞬间呼气峰流量的时间与呼气时间之比，是反映小气道阻塞的一个最主要指标。有气道阻塞的低气道传导性患儿，TPTEF/TE 下降，阻塞越重，比值越低。正常为 28%～55%；轻度阻塞为 23%～27%；中度阻塞为 15%～22%；重度阻塞为 <15%。

（3）达峰容积比（VPEF/VE）：达到呼气峰流量的呼出气体容积与呼气潮气量之比，是反映气道阻塞的另一个主要指标，其变化基本与 TPTEF/TE 同步。正常范围为 28%～55%；轻度阻塞为 23%～27%；中度阻塞为 15%～22%；重度阻塞为 <15%。在阻塞性通气障碍的患儿，其比值下降，阻塞越重，比值越低，其与达峰时间比的相关性可达到 90% 以上。

（4）FVL：健康婴幼儿 FVL 图形近似椭圆形，小婴儿更为明显。随着月龄增大，呼气高峰后移，降支抬高，呼气曲线渐趋圆滑，环增宽。小气道阻塞性病变患儿最大气流速度降低、呼气时间延长，FVL 图形矮胖；阻塞越重，呼气的下降支斜率越大，甚至呈向内凹陷。限制性病变患儿 FVL 图形瘦长，是 VT 减少之故。大气道阻塞（如上呼吸道阻塞、喉气管疾病）病变者可出现明显异常的 FVL；吸气支和呼气支都可能异常，尤其是呼气支；同时往往会出现 VT 下降以及 TPTEE/TE、VPEF/VE 的增高。

2. 临床意义　由于潮气呼吸肺功能指标 TPTEF/TE、VPEF/VE 等，能敏感地反映婴幼儿呼吸系统疾病（小气道病变），尤其是哮喘引起的气道阻塞性病变，而且不需儿童配合，重复性好，为在婴幼儿喘息的诊断和治疗中替代成人 FEV_1/VC 等肺功能参数提供了可能。在大气道阻塞中，FVL 可呈现敏感、特殊的异常表现，所以可作为大气道阻塞的筛查手段。

3. 检测方式　儿童需在安静入眠后检测，戴面罩，通过流速传感器测得流速-容积指标，选取 5 次（每次 15～20 次呼吸）最佳（呼吸曲线最平稳）检测结果，取其平均值。

4. 注意事项　患儿呼吸平稳后开始记录数据；每次检测（呼吸次数不低于 15 次）结果主要参数（以 TPTEF/TE、VPEF/VE 为参考）之间的差异 <10%；面罩不能漏气。

（五）阻断法检测

在吸气末阻断气流，以检测气道阻力和呼吸系统顺应性。呼吸系统顺应性的倒数是肺和胸壁的弹性回缩力之和，即 1/Crs（呼吸系统顺应性）= 1/CL（肺）+1/Cw（胸壁）。儿童呼吸系统顺应性为 1～2ml/(kg·cmH$_2$O)。呼吸肌完全松弛时的顺应性曲线呈 S 形，在等肺容积时（中度通气）顺应性最大。气道阻力为单位流量所需要的压力差。气道总阻力（Rrs）包括气道阻力（Raw）、肺阻力（Rtiss）、胸廓阻力（Rw），Rrs=Raw+Rtiss+Rw。气道阻力的大小取决于管径大小（与半径的 4 次方成反比）和气体流速，故儿童气道阻力大于成人，婴幼儿气道阻力约为成人的 10 倍。

1. 主要参数及结果判断 尚无临床诊断标准。① RrsSO：指单阻断时呼吸系统的阻力；② CrsSO：指单阻断时呼吸系统的顺应性；③ RrsDO：指双阻断时呼吸系统的阻力；④ CrsDO：指双阻断时呼吸系统的顺应性。

2. 临床意义 可作为辅助判断儿童呼吸系统疾病严重程度及监测病情变化的肺功能指标。正常儿童顺应性随年龄增长而增加，与身高呈明显正相关，这与肺容积增加有关。气道管径随发育而增大，气道阻力随年龄而递减。婴幼儿出现肺炎、喘息时，气道阻力增加。阻断技术在婴儿尤其是在新生儿和瘫痪儿童中是一项简单、非侵入性测定方法，其在阻力测定上与体积描记法一致，但比后者简单、安全。

3. 检测方法 分为单阻断和多阻断，目前多用单阻断。单阻断检测中，气道于吸气末瞬间被阻断，其随后的呼气是被动的，通过被动呼气可描绘出流速-容积曲线，并得出一条斜率。通过气流阻断时呼吸道开口处的压力除以呼气量，即得出顺应性。被动呼气流速-容积曲线（F-V 曲线）的斜率等于呼气时间常数的倒数。通过公式：阻力 = 时间常数/顺应性，即可计算出阻力。多阻断中，在呼气时多次阻断气道，在口腔测压，描绘出容积-压力曲线（V-P 曲线），最合适的线的斜率就是呼吸系统顺应性，同样可通过公式得到阻力值。整个阻断持续时间 <100ms。因为时间很短，不会引起觉醒反射，即使能够感受到，也不可能马上触发抵抗此阻断的自主呼吸。多阻断不牵涉到 FVL 呼气支的情况，但它也有个特殊的问题，若呼气末水平不稳定，会增加 V-P 斜率的差异。患儿睡眠后开始测试，通过电脑在吸气末给予一个短暂的阻断，在吸气肌和呼气肌完全松弛的情况下，肺泡内压与气道开口压瞬间达到平衡，用此时的气道开口压除以阻断前瞬间的气流速率（通过流速传感器获得）即得到气道阻力。

4. 注意事项 ①阻断阀必须在 10ms 之内能关闭呼吸通道，同时持续约 100ms；②连续进行 5 次以上阻断，然后选取 3 次差异 <20% 的测试结果；③阻断时间应标准，未达到压力平台的数据都应丢弃；④一般 2 次阻断之间需间隔 10 次以上平静呼吸，使呼气末水平（EEL）比较稳定，并且不易刺激阻断时主动呼气的出现。

（六）年长儿体积描记法

体描仪按其原理和构件组成分为 3 种，即压力型、容积型和流量型，其中以压力型使用最为普遍，但目前以流量-容积型多见。体积描记法（简称体描法）检测是基于波尔定律，即在等温条件下，当封闭容器中的气体被压缩时，它的体积减小，而容器内的压力增加，因此在任何给定的时刻，体积和压力的乘积是恒定的。这说明压力（P）和体积（V）除以温度的乘积保持不变。

1. 主要参数及结果判断

（1）功能残气量（FRC）：是由胸廓向外和肺向内弹性回缩力的平衡位置决定的，是评估婴幼儿肺发育的重要指标。FRC 与年龄、身高和体重的关系如下：Vtg=0.001724A+0.0231（H+W)-1.2254，其中，Vtg 单位为升（L），A 为年龄（岁），H 为身高（cm），W 为体重（kg）。

（2）气道阻力（Raw）：能客观、直接反映呼吸道口径的变化。儿童呼吸道较狭窄，其阻力较高，呼吸道管径随发育而增大，阻力随年龄而递减。体积描记法测定的 Raw，与年龄、身高和体重的关系如下：Raw=0.00267A+（-0.0111H）+0.00269W+2.7442。

（3）气道传导率（Gaw）：为气道阻力的倒数，即 Gaw = 1/Raw。

（4）比气道传导率（sGaw）：代表气道传导率与胸腔气量（TGV）的比值，即 sGaw = Gaw/TGV，可以评估肺发育，随年龄的增长逐渐增加，也是呼吸道高反应性的诊断指标。

（5）比气道阻力（sRaw）：为气道阻力与胸腔气量（TGV）的乘积，sRaw=Raw×TGV 或 =TGV/Gaw。

2. 临床意义 FRC 增高见于哮喘等导致的肺气肿；其降低在儿童中最常见于肺实质损伤或占

位性病变，如肺炎、肺间质纤维化、胸腔积液，亦常见于胸外科肺叶切除手术。Raw 为严格定义上的气道阻力（使用肺泡压），与食管气囊法测定的肺阻力（使用经肺压）意义不同，也不同于脉冲振荡技术测定的呼吸阻力（包括胸壁阻力和肺阻力），其增高见于各种原因引起的阻塞性通气障碍。另外 Raw 与肺容积呈双曲线关系，其倒数为 Gaw，即单位驱动压力所产生的流量，与肺容积呈线性相关。sGaw 不受测定时肺容积的影响，适于不同个体间进行比较。

3. 检测方法　①受试者进入测定舱，各部件安装连接完毕后关闭舱门，再关闭通气口，受试者松弛，平静呼吸；②在平静呼气末，令受试者做浅快呼吸，频率为 $1\sim2$Hz，流量（2 ± 0.5）L/s，记录 3 个流量-舱压曲线；③在浅快呼气末，关闭气道阀门，并让受试者继续保持浅快呼吸，记录 3 个口腔压-舱压曲线；④打开气道阀门，进行肺活量、深吸气量、补呼气量等测定，获得 TLC=TGV+ 深吸气量和 RV=TGV– 补呼气量；⑤重复②~④步骤，共测定 3 次，取平均值。

4. 注意事项　测量前常规对流量仪、口腔压传感器、舱压传感器分别进行定标。受试者勿穿过紧衣服，测量前向受试者介绍检查过程和要求，测量过程中，受试者坐直，保持头颈部直立位，双手按压颊部，避免口角漏气。

（七）婴幼儿体积描记法

检查原理同年长儿体积描记法。

1. 主要参数及结果判断　目前婴幼儿体积描记测试主要用于研究，尚无临床诊断标准。① VT：下降表明存在限制性病变或漏气或肺顺应性差。②婴儿功能残气量（FRCp）：反映胸廓弹性回缩力和肺弹性回缩力之间的平衡情况，主要作用是防止呼气时肺泡萎陷和对吸入气体进行缓冲，稳定肺泡气体 PCO_2 在一定生理需要范围内。阻塞性肺疾病、气体陷闭等可引起 FRCp 增加。FRCp 过多，吸入气过分稀释，使肺泡 PO_2 减低，影响氧的弥散。阻塞性肺气肿时，肺弹性回缩力下降，FRCp 增高，提示肺泡过度通气。③有效气道阻力（Reff）：是气体通过呼吸道时的摩擦力，其大小取决于呼吸道的管径和长度。Reff 是吸气或呼气时单位气体流速变化时所需的跨肺压变化，以单位时间流量所需的压力差表示。④特殊有效气道阻力（sReff）：体积描记箱测定真实的阻力变化即特殊有效气道阻力，即 sReff=Reff×FRCp。⑤有效气道传导率（Geff）：是气道阻力的倒数，即单位驱动压所能引起的流量（sGeff=1/sReff）。

2. 临床意义　体积描记法测定气道阻力操作简单，测定中不会使受试者感到疲劳和痛苦，受试者的主观因素对测定结果的影响也很小，但对环境温度、湿度及气压的变化反应较敏感，因此，每天体积描记测试前均要进行环境、容积校准。

3. 检测方法　检测时先进行箱压和容量校标，婴儿睡眠后仰卧于密闭的体积描记箱内，颈部稍向后伸展，面罩罩住口鼻，不能漏气。按顺序测定气道阻力和 FRCp。

4. 注意事项　体积描记箱放置需避免阳光，远离空调开口，测定时尽量避免开关门窗。患儿呼吸平稳后开始测定。关闭箱盖，保证不漏气；面罩不能漏气。测定时要密切观察。

（八）弥散法

肺弥散功能是指某种肺泡气通过肺泡毛细血管膜（由肺泡上皮及其基底膜-肺泡毛细血管内皮及其基底膜，以及 2 个基底膜之间的结缔组织所构成），从肺泡向毛细血管扩散到血液并与红细胞中的 Hb 结合的能力。在肺泡毛细血管膜中进行交换的气体主要是 O_2 和 CO_2。直接计算氧气的弥散量需测定肺毛细血管血氧平均分压且方法复杂；而 CO 与 Hb 的结合力比 O_2 大，正常人血浆中 CO 含量几乎为零，便于计算检查中 CO 的摄取量，而且 CO 在转运过程中极少溶解在血浆中，所以 CO 成为测定肺弥散功能的理想气体。

1. 主要参数及结果判断

（1）D_LCO 和肺一氧化碳弥散因子（T_LCO）：D_LCO 是指 CO 在单位时间（1min）及单位压力差（1mmHg 或 0.133kPa）条件下从肺泡转移至肺泡毛细血管内并与血红蛋白结合的量（ml 或 mmol），是反映肺弥散功能的主要指标。

（2）肺泡容积（V_A）：吸入气量中能达到肺泡并进行气体交换的容量，用于估算肺内一氧化碳能够扩散并通过肺泡毛细血管膜的肺容积，其单位是 L，正常受试者 V_A 近似等于 TLC 减去无效腔气量。

（3）D_LCO 与肺泡容积比值（D_LCO/V_A）：也称单位肺泡容积的弥散量或比弥散量，由于弥散量受肺泡容积影响，肺泡容积减少可导致 D_LCO 减少，因此，评价弥散功能时应该考虑受试者的肺泡容积（V_A），以排除肺容积对弥散量的影响。

（4）每升肺泡容积的 CO 弥散量 ［KCO 或克罗（Krogh）因子］：意义同 D_LCO/V_A。

（5）校正后 D_LCO 值（D_LCOc）：常用血红蛋白、PiO_2 和碳氧血红蛋白进行校正。肺弥散功能检查结果是否正常，需与正常预计值进行比较，判断是否在正常范围。正常范围通常以 95% 人群可达到的数值为界，即预计方程的 95% 可信区间，高于这个最低临界值视为正常，此值称为正常值下限（LLN）。LLN 是判断肺弥散功能结果最可靠的标准，但计算 LLN 较为烦琐，所以为了临床应用的方便起见，D_LCO、D_LCO/V_A 等指标直接以预计值的 80% 为 LLN，低于该值视为异常。

2. 肺弥散功能损害严重程度分级　正常：D_LCO 占预计值 %≥80% 或 LLN；轻度障碍：60%≤D_LCO 占预计值 %＜80% 或 LLN；中度障碍：40%≤D_LCO 占预计值 %＜60%；重度障碍：D_LCO 占预计值 %＜40%。

3. 临床意义　凡能影响肺泡毛细血管膜面积与厚度、肺泡毛细血管床容积、通气血流不匹配，以及 CO 与 Hb 反应者，均能影响 D_LCO，使测定值降低或增高。应该指出的是，弥散功能障碍极少是唯一的生理异常。疾病过程中，肺泡膜增厚或面积减少，总会导致通气与毛细血管血流的不均。

4. 检测方法　受试者夹上鼻夹、口含咬嘴后平静呼吸 4~5 个周期，待潮气末基线平稳后，指导其呼气完全至残气量位，然后令受试者快速均匀吸气完全至肺总量位，建议 2s 内完成吸气，气道阻塞者应在 4s 内完成吸气，接着屏气 10s，最后均匀持续中速呼气完全至残气量位，建议在 2~4s 内完成呼气。

5. 注意事项　受试者年龄＞10 岁，检查应在餐后 2h，静坐 10min 后进行。检查前停用支气管舒张剂，暂停吸氧 10min。做弥散功能检查前，一般先行通气功能检查，了解 VC。测受试者 Hb 值，以备 Hb 校正之用。检查过程中无漏气。在吸气、屏气、呼气过程中无顿挫或阶梯样呼吸动作。屏气过程中做 Valsalva 动作（声门关闭时用力呼气，胸腔内正压增加）或 Muller 动作（声门关闭时用力吸气，胸腔内负压增加），可造成 D_LCO 下降或增加。检查至少 2 次，2 次变异系数＜10%，数值不超过平均值 ±3ml/(min·mmHg)，测试最多不超过 5 次，报告均值。2 次检查间隔时间＞4min，保证检测气体从肺内充分排出。

（九）支气管激发试验

气道高反应性（AHR）可通过支气管激发试验测定。支气管激发试验是通过吸入某些刺激物诱发气道收缩反应的方法。由于直接测量支气管管径有困难，所以常借助肺功能指标的改变来判定支气管缩窄或舒张的程度。支气管激发试验主要适用于协助临床诊断气道反应性增高，尤其是对支气管哮喘的诊断。此外，激发亦用于对气道高反应性程度的判断和治疗效果的分析，并可用于对气道疾病发病机制的研究。按激发因素的来源分类，激发试验可分为药物激发试验，如组胺、乙酰甲胆碱（MCH）；生物激发试验，如尘螨；物理激发试验，如运动、冷空气等。激发试验按刺激的方法，可分为吸入型激发试验和非吸入型激发试验。按激发试验的机制是否直接引起气道平滑肌的收缩，可分为直接激发试验和间接激发试验。目前吸入型激发试验是最常用的激发方法，而直接激发药物为最常用的刺激剂。由于选择试验方法不同，判定指标不同。根据我国儿科临床应用支气管激发试验的现况和发展趋势，本文主要阐述 MCH 直接激发试验。

1. 主要参数及结果判断　MCH 直接激发试验以 FEV_1 为常用判断指标，PEF、比气道传导率（sGaw）等也可应用于判断 AHR。以尚未完全在最高浓度吸入后 FEV_1、PEF 较基础值下降≥20%

或 sGaw 下降≥35% 可判断为支气管激发试验阳性；未达到激发阳性标准为阴性。MCH 直接激发试验定量判断以及严重度分级以 PC_{20}-FEV_1 和 PD_{20}-FEV_1 作为判定 MCH 直接激发试验的指标时，可参照表 2-2-3 对 AHR 进行严重度分级。

表 2-2-3　MCH 直接激发试验气道高反应性分级

分级	PD_{20}-FEV_1 [mg（μmol）]	PC_{20}-FEV_1（g/L）
重度	<0.035（0.180）	<1.0
中度	0.035～0.293（0.180～1.400）	<1.0
轻度	0.294～1.075（1.500～5.400）	1.0～4.0
可疑或者极轻度	1.076～2.500（5.500～12.800）	4.0～16.0
正常	>2.500（12.800）	>16.0

注：PC_{20}-FEV_1：FEV_1 基线值在下降 20% 时激发药物的浓度；PD_{20}-FEV_1：FEV_1 基线值在下降 20% 时激发药物的累积剂量。

2. 临床意义　适用于对支气管哮喘的诊断、哮喘严重度及预后评估；研究哮喘的发病机制，了解其他可能伴有气道反应性增高的疾病的气道反应性。

3. 检测方法

（1）直接激发试验：最常用的激发药物为磷酸组胺和 MCH。先测定患儿基础肺功能，激发前 FEV_1 应>70% 预计值。患儿从最低浓度起依次吸入浓度递增的激发药物，直至肺功能指标达到阳性标准或出现临床阳性症状，给予吸入支气管舒张剂使肺功能恢复至（接近）基础水平。若患儿吸入最高浓度激发药物仍呈阴性反应，停止激发剂吸入，给予吸入支气管舒张剂。检测方法主要分为 2 种：①以 FEV_1 为检测指标，如斋（Chai）测定法（间断吸入法）、扬（Yan）测定法（简易手捏式雾化吸入法）、科克罗夫特（Cockcroft）测定法（潮气吸入法）等。先以用力呼气方法测定基础的 FEV_1，然后吸入浓度逐渐增高的组胺或 MCH。每一浓度记录 1 次 FEV_1，当 FEV_1 较基础值下降≥20% 或体检出现哮鸣音时或已吸至最高浓度后，予吸入支气管舒张剂沙丁胺醇，然后电脑会自动算出 PD_{20}，了解是否支气管激发试验阳性及其程度。②采用强迫振荡技术连续描记呼吸阻力，如 Astograph 法，患儿平静呼吸，先吸入生理盐水，记录基础阻力值，后连续吸入不同浓度的 MCH，同时不断监测 Rrs。整个雾化系统包括 12 个雾化罐，第 1 罐为生理盐水，第 12 罐为支气管舒张剂，第 2～11 罐为浓度依次倍增的 MCH（49～25 000μg/ml）。每种浓度吸入 1min。以吸入生理盐水时的阻力为基础阻力，然后逐渐吸入浓度倍增的 MCH，仪器自动连续记录阻力的变化，当 Rrs 升高到基础水平的 2 倍或体检出现哮鸣音时或已吸至最高浓度后，吸入支气管舒张剂沙丁胺醇，最后由电脑自动计算出 PD_{35}，了解是否支气管激发试验阳性及其程度。

（2）间接激发试验：主要通过刺激支气管内炎症细胞使其释放多种能间接引起支气管狭窄的介质，作用于支气管平滑肌上特异性受体而引起气道收缩。常用的有运动激发、过度通气激发、高渗盐水或蒸馏水激发（渗透压改变）及特异性抗原刺激（如尘螨、花粉吸入等）。目前，间接激发试验不论在成人还是儿童应用都很少，尤其是儿童，尚没有规范的量化标准，而且特异性抗原刺激危险性较大，可诱发严重的哮喘。

4. 注意事项　受试者情绪松弛，受试前至少休息 15min；了解受试者是否曾做过激发试验及其结果，是否有严重的气道痉挛发生，并做体格检查，排除激发试验的禁忌证；近 4 周内无呼吸道感染。试验前停用可能干扰检查结果的药物：吸入型短效 β_2 受体激动剂、抗胆碱药停用 4～6h；长效药停用 24h；吸入抗胆碱药停用 8h，口服短效 β_2 受体兴奋剂或茶碱停用 8h，长效或缓释药停用 24～48h 以上；抗组胺药停用 48h，色苷酸钠停用 24h，抗白三烯药物停用 96h，口服糖皮质激素停用 48h、吸入停用 12～24h；并避免剧烈运动、冷空气吸入 2h 以上；避免吸烟及喝咖啡、可口可乐饮料等 6h 以上。绝对禁忌证：①对激发剂过敏；②基础肺功能严重损害（FEV_1<60% 预计值）；③不能解释的荨麻疹；④不宜做用力肺功能检查的患者（肺大疱、气胸）。相对禁忌证：

①基础肺功能呈中度阻塞（FEV_1＜70%预计值），可改行支气管扩张试验。FEV_1在60%～70%预计值时，若一定需要，在严密观察和监护下，可考虑予以激发试验。②肺功能检查已经诱发气道阻塞，在未吸入激发药物情况下（通常是吸入生理盐水）FEV_1下降＞20%或Astograph法中气道阻力未达到基础阻力的1.7倍时，双肺已出现哮鸣音，则停止检测，并给予吸入支气管舒张药。③癫痫需用药物治疗。④正在使用胆碱酯酶抑制药的患者不宜用MCH作激发药物。

（十）支气管扩张试验

气道受到外界因素的刺激可引起痉挛收缩反应，与之相反，痉挛收缩的气道可自然或经支气管舒张药物治疗后舒缓，此现象称为气道可逆性。气道反应性和气道可逆性是气道功能改变的两个重要病理生理特征。与支气管激发试验的原理相同，由于直接测量气道管径较为困难，故临床上常用肺功能指标来反映气道功能的改变。通过给予支气管舒张药物的治疗，观察阻塞气道舒缓反应的方法，称为支气管扩张试验。

1. 临床意义 临床疑诊哮喘但症状不典型者，支气管扩张试验阳性提示存在可逆性气流受限，有助于哮喘诊断。近年来将脉冲振荡技术、潮气呼吸法用于支气管扩张试验也见诸报道，尚有待进一步临床验证。

2. 检测方法 应用最大呼气流量-容积曲线（MEFV）方法测定基础肺通气功能（常规通气测定方法），若基础肺功能异常（FEV_1＜预计值70%），即给予吸入型速效支气管舒张药（如沙丁胺醇），吸入后15min再次测定肺通气功能，计算FEV_1的改善率，若FEV_1改善率≥12%判定为阳性。

3. 注意事项 吸入支气管舒张药的方法可采用雾化吸入或气雾剂吸入方式；不同年龄段儿童雾化吸入0.5%硫酸沙丁胺醇溶液剂量分别为：＜4岁为0.25ml、4～8岁为0.5ml、9～12岁为0.75ml、＞12岁为1ml，加生理盐水至总量为2ml进行雾化吸入。若应用沙丁胺醇气雾剂，吸入剂量为100～200μg（按不同年龄）。

（徐昌富 林 剑）

第二节 呼出气一氧化氮检测

一氧化氮（nitric oxide，NO）是一氧化氮合酶催化L-精氨酸的产物，是气道炎症的标志物之一，具有多种作用。可在生理条件下在体内发挥宿主防御、调节纤毛运动、抗炎、舒张气道和血管平滑肌及信使分子等作用。气道内NO主要包括上气道和下气道产生的NO。上气道NO主要由鼻窦和鼻黏膜产生，以前者为主；下气道NO主要由支气管及肺泡产生。正常人上气道NO浓度明显高于下气道NO。

呼出气一氧化氮（exhaled nitric oxide，eNO）检测是一种有效的辅助检查手段。临床上，eNO的检测可分为呼出气一氧化氮（fractional exhaled nitric oxide，FeNO）浓度及鼻吸气/呼气一氧化氮浓度（fractional concentration of nasally aspirated/exhaled NO，FnNO）检测。FeNO广泛应用于支气管哮喘、急性呼吸道感染、心血管系统疾病及自身免疫病的诊断、鉴别诊断、治疗和预后。FeNO目前被认为是气道嗜酸性细胞性炎症的生物标志物，不仅能反映气道炎症水平，还能预测糖皮质激素及嗜酸性细胞性炎症相关单克隆抗体的治疗效应、评估抗炎效果、预测急性加重，并具有无创、便捷的优点。FnNO是原发性纤毛运动不良症（primary ciliary dyskinesia，PCD）的重要筛查手段，对变应性鼻炎、慢性鼻窦炎、囊性纤维化（CF）等其他呼吸道疾病的诊断也有重要临床价值。

一、一氧化氮检测原理和方法

（一）NO的来源和生物学特性

NO在体内是一氧化氮合成酶（nitric oxide synthetase，NOS）催化L-精氨酸生成的。NOS包括结构型 NOS（constitutive NOS，cNOS）和诱导型（inducible NOS，iNOS）。内皮细胞和神经细胞是 cNOS 的主要分布位置，其表达依赖于钙离子，外来刺激可使 Ca^{2+} 浓度升高，从而钙调蛋白与 Ca^{2+} 结合形成复合物，可促进 cNOS 表达，产生满足人体正常生理需要量的 NO。而 iNOS 的表达不依赖钙离子，其在生理状态下一般不表达，在某些肿瘤坏死因子、白介素因子和微生物成分的诱导下 iNOS 表达增加，会造成大量 NO 生成并参与炎症。鼻部 NO 主要由鼻窦产生，小部分由鼻黏膜产生，生理状态下鼻 NO 参与调节鼻黏膜血流量、腺体分泌、纤毛运动，并且还具有抗病毒、抑制细菌生长作用，可形成鼻部的屏障以防止病原微生物感染。

（二）eNO 的检测方法

eNO 检测方法主要包括化学发光法和电化学法。化学发光法被认为是 eNO 检测的金标准，但化学发光仪体积大、价格昂贵；而电化学检测仪体积小、便携、操作简便，目前广泛应用于临床检测。以下主要介绍电化学法检测 eNO 各项指标的方法。目前临床上常规检测的是呼出气流速为 50ml/s 时的 FeNO 浓度，即 $FeNO_{50}$。随着 eNO 检测的广泛应用，临床上发现单一的 FeNO 不能全面反映整个气道的炎症水平。2017 年欧洲呼吸学会在完善 FeNO 检测的基础上，推荐并规范了小气道 eNO（CaNO、$FeNO_{200}$）和上气道 eNO（fractional concentration of nasally exhaled nitric oxide，FnNO）的测定技术，从而使 eNO 检测更为全面。eNO 检测是测定呼出气中 NO 浓度的一种方法，包括 FeNO、$FeNO_{200}$、CaNO 及 FnNO，其检测指标及临床意义见表 2-2-4。

表 2-2-4 eNO 检测指标及临床意义

检测指标	定义及临床意义
FeNO	即 $FeNO_{50}$，指口呼出气流速为 50ml/s 时检测到的 eNO 浓度。主要反映大气道炎症
$FeNO_{200}$	口呼出气流速为 200ml/s 时检测到的 eNO 浓度。反映小气道炎症
CaNO	肺泡或肺腺泡区的 eNO 浓度。反映小气道炎症
FnNO	即 $FnNO_{10}$，指鼻抽气流速为 10ml/s 时检测到的 eNO 浓度。临床上习惯将 $FnNO_{10}$ 简称为 FnNO，反映上气道炎症

1. eNO 的检测指标

（1）FeNO：包括在线和离线两种测试方式。在线法与离线法对压力和流速的要求相同，均要求呼气压力达到 $5cmH_2O$（$1cmH_2O=0.098kPa$）从而关闭软腭，避免上气道影响。呼气流速为 50ml/s，保持在 ±10% 的流速范围内。在线法要求一口气呼气完成，时间至少 6s（>12 岁，成人模式）或至少 4s（≤12 岁，儿童模式）；离线法为多口气测定，对呼气时间不作要求，可多次呼气直至采样完成。3 岁及以上儿童如不能配合在线法测定 FeNO，可采用离线法。

（2）$FeNO_{200}$：仅有在线测试方式，呼气流速为 200ml/s，保持在 ±10% 的流速范围内。>12 岁儿童模式：维持时间至少 4s；≤12 岁儿童模式：维持时间至少 2s。

（3）CaNO：为"双室模型"计算得出值，而非实际测量值。模型需要在低、中、高 3 种流速下进行 6 次呼气测定，然后把测定值代入公式，计算得出 CaNO。

（4）FnNO：主要有两种检测方式，一种是使用面罩覆于脸面部收集 NO，主要适用于不能配合检查的婴幼儿及昏迷者；另一种更简单、常用，且儿童也可以配合的方法，是将鼻塞式探头置于前鼻孔直接收集鼻呼出气 NO。国际上普遍使用鼻被动呼气加静音的方法，指由仪器连接的过滤器与橄榄头在单侧鼻腔抽气，另一侧鼻腔保持通畅；静音指吹卷呼气。国内鼻 eNO 测定多采用 10ml/s 流速的抽气法，即测定 $FnNO_{10}$，临床上简称为 FnNO。为避免下气道影响，受试者在鼻抽气采样过程中需吹响口哨以保持口呼气压力 $>10cmH_2O$，从而关闭软腭，口哨要保持吹响，其间不换气。针对不能配合的学龄期儿童，也可尝试在潮气呼吸的情况下，以 300ml/min 的采样速率采样 30s，在线测定 FnNO。检测 FnNO 前应清理鼻腔，确保仪器抽气畅通，不可因鼻内分泌物或鼻翼等堵住抽气孔；检测前患者应避免接触污染的环境，3h 内不能食用含有硝酸盐类或咖啡因的食物，不能剧烈运动。

婴幼儿无法自主控制呼气流速，只能通过潮气法进行 eNO 测定。因为流速不确定，所以潮气法 eNO 无法很好地区分大气道和小气道炎症，更多只能反映大气道炎症甚至合并了部分上气道炎症。

2. eNO 的检测参考值　eNO 检测指标及临界值参考范围见表 2-2-5。

表 2-2-5　eNO 检测指标及临界值参考范围

检测指标	年龄	推荐临界值
FeNO	>12 岁	25ppb
	≤12 岁	20ppb
FeNO$_{200}$		10ppb
CaNO		5ppb
FnNO	>12 岁	250～500ppb
	6～12 岁	年龄每减小 1 岁，上下界值均降低约 12ppb

注：ppb 为十亿分之一

FnNO 没有统一参考值，其检测受多种因素影响。FnNO 的平均正常值为 79～138ppb。国外有一项 FnNO 正常值的研究表明，6～17 岁儿童 FnNO 正常值范围为（449±115）ppb，6～12 岁儿童的 FnNO 界值与年龄呈正相关，年龄每减小 1 岁，FnNO 界值降低 1.5ppb。另有多项研究表明，健康儿童的 FnNO 均值范围为 181～526ppb。因此，中华医学会儿科学分会呼吸学组哮喘协作组推荐，>12 岁儿童 FnNO 界值范围为 250～500ppb，6～12 岁儿童年龄每减小 1 岁，上下界值均下降 12ppb。有研究表明，在 1.5～6 岁不能屏气配合检测的儿童中，在潮气呼吸下测定的 FnNO 平均值为 288ppb（标准差 118.5），随着年龄增长，测定的浓度值逐渐增高，3 岁以内儿童的平均值（244ppb）明显低于 6 岁（350 ppb）以上儿童。

FnNO 值的影响因素：不同厂家的仪器对 NO 的敏感度不同，导致测得的 FnNO 值有差异，鼻腔采样流速和采样时间不同也可造成测得的 FnNO 值不同。同一个人在不同时间段的 FnNO 值也可能不同，FnNO 值在健康人中表现出上午较下午低的规律，因此检测时应尽量选同一时间。运动可使此期间的 FnNO 浓度增高，因此检测 NO 前至少休息 30min。摄入含氮高的饮食，如菠菜、西兰花、芥蓝、莴苣、芹菜、水萝卜、动物内脏，以及熏或腌制类食品可使 nNO 值升高，吸烟可以导致 FnNO 降低。不同人种或民族 FnNO 值有差异，NOS 基因多态性、遗传因素及民族饮食习惯不同均可能导致这种差异。

二、FeNO 的临床应用

（一）FeNO 在哮喘中的应用

哮喘是一种气道炎症及气道高反应性疾病，主要通过喘息症状、可逆性气流受限及激发试验阳性等临床资料综合诊断。FeNO 相比于传统的肺功能检查，其优势在于能够反映气道炎症水平，使肺功能对气道炎症估计不足之处得到补充。美国国立卫生研究院建议 FeNO 检测应与变应原筛查、痰液嗜酸性粒细胞计数一样作为哮喘检查的首选方法。ERS 亦推荐 FeNO 检测作为哮喘诊断的辅助手段之一。美国胸科学会推荐儿童＜20ppb 为基线水平，25～35 为中等程度炎症状态，＞35ppb 为高度炎症状态。

一项纳入 43 项研究共 13 747 例患者的荟萃分析结果提示，根据 FeNO 水平，成人组分成＜20ppb 组、20～29ppb 组、30～39ppb 组和≥40ppb 组 4 个亚组，各组诊断哮喘的敏感性分别为 0.80、0.69、0.53 和 0.41，特异性分别为 0.64、0.78、0.85 和 0.93；儿童组中 FeNO 试验诊断准确性及特异性均优于成人组。

研究表明，高 FeNO 水平与嗜酸性粒细胞炎症密切相关，可以用来对嗜酸性粒细胞性支气管炎、变应性支气管肺曲菌病、典型哮喘等嗜酸性粒细胞性呼吸道疾病进行诊断。高 FeNO 水平哮喘患者更倾向于嗜酸性粒细胞性及混合性炎症表型。嗜酸性粒细胞的存在被认为是对 ICS 反应良好的指标。因此，FeNO 水平可作为预测哮喘炎症表型及对糖皮质激素反应的生物学指标之一。ATS 建议在哮喘管理期间规律监测 FeNO 水平，这有助于减少哮喘控制下 ICS 的维持量，减少激素不良反应及经济损失。

哮喘与非哮喘儿童 FeNO 水平有一定程度的重叠，因此，FeNO 是非特异性的哮喘诊断指标。目前有研究显示，反复喘息和咳嗽的学龄前儿童，在上呼吸道感染后，如果 FeNO 水平持续升高4 周以上，可作为学龄期哮喘的预测指标。另外，也有研究显示，具有非特异性呼吸道症状的患儿，FeNO$>50\times10^{-9}$（>50ppb）提示吸入糖皮质激素（ICS）短期治疗反应良好。由于目前缺乏低 FeNO 水平患儿停用 ICS 治疗后长期转归的研究，因此，不推荐单纯以 FeNO 水平高低作为决定哮喘患儿是否使用 ICS 治疗或 ICS 升级或降级治疗的依据。

（二）FeNO 在鼻炎、鼻窦炎中的应用

在正常人群中，NO 主要来自上呼吸道上皮细胞，极少量来自下呼吸道及肺组织。NO 在上呼吸道调节局部黏膜血流量、腺体分泌、纤毛运动、抗病原体方面发挥着重要的作用。FeNO 水平与鼻炎、鼻窦炎相关，鼻炎患者 FeNO 常有增高，而慢性鼻窦炎患者相对于慢性鼻炎患者 FeNO 水平显著下调。

（三）FeNO 在呼吸道感染中的应用

据文献报道，FeNO 水平与呼吸系统病毒感染呈正相关，但不同种类的病毒可以导致不同的结果。目前还没有将 FeNO 应用于病毒感染监测的证据。对于哮喘患者感染病毒后，能反映哮喘本身气道炎症的 FeNO 水平可能不太准确。

三、FnNO 的临床应用

（一）PCD

FnNO 远低于正常健康人群，但难以与 CF 鉴别，有 meta 分析表明，在排除 CF 后，FnNO 对PCD 诊断的准确性与电镜和（或）基因诊断的准确性相似。其中使用软腭关闭技术及固定的化学发光检测仪测定的 FnNO 准确度很高。但目前 FnNO 对 PCD 诊断的阈值尚不明确，不同研究采用不同方法及不同诊断阈值，其诊断的敏感性和特异性区间分别为 90%～100% 和 75%～97%。用潮气呼吸或便携式检测仪检测时敏感性和特异性较低，但也有助于诊断。FnNO 的准确度不足以单独用它来确诊或排除 PCD，但考虑到 FnNO 操作相对方便、无创，可作为疑似 PCD 患者诊断检查的一部分。

（二）变应性鼻炎

FnNO 可有明显升高，而慢性鼻窦炎、CF 患者 FnNO 有显著下降。国外研究发现，变应性鼻炎或哮喘患者的 FnNO 值为（2 404.9±369.1）ppb，其健康对照组为（1 863.8±587.7）ppb。研究表明，慢性鼻-鼻窦炎伴鼻息肉患者的 FnNO 值为 340ppb，其健康对照组为 843ppb。PCD 患者的FnNO 值为（38±34）ppb，CF 患者的 FnNO 值为（226±25）ppb，其健康对照组为（340±23）ppb。

（胡晓光）

第三节 睡眠呼吸监测

多导睡眠监测（polysomnography，PSG）指同步记录睡眠中多个生理参数的变化，是诊断睡

眠呼吸障碍的一项重要技术手段。临床怀疑患有睡眠呼吸障碍的儿童，多数需要接受睡眠呼吸监测。近年来，随着传感技术、计算机、数字及网络技术的发展，睡眠监测逐渐从传统的走纸记录发展到计算机化的 PSG 监测方式。

一、睡眠呼吸监测的适应证

（一）睡眠相关呼吸系统疾病的诊断和监测

1. 判断良性和病理性打鼾，诊断上气道阻力综合征、阻塞性睡眠呼吸暂停低通气综合征（OSAHS）、中枢性睡眠呼吸暂停综合征、睡眠相关肺泡低通气综合征、婴儿睡眠呼吸暂停等睡眠呼吸系统疾病。

2. 监测 OSAHS 患儿无创通气治疗前压力滴定和治疗后疗效判断，监测扁桃体、腺样体术后疗效及气管切开术后导管拔除前准备等。

3. 监测喉气管软化、支气管肺发育异常、CF、难治性哮喘等疑难呼吸系统疾病。

（二）呼吸相关睡眠疾病或其他系统疾病的鉴别诊断和监测

1. 睡眠觉醒节律紊乱（夜间失眠、白天嗜睡等）、睡眠异态、发作性睡病或睡瘫及神经肌肉疾病。

2. 原因不明的红细胞增多症、镰状细胞贫血伴静脉阻塞危象及肺源性心脏病。

3. 原因不明的清醒期高碳酸血症及新生儿出现明显危及生命事件。

二、睡眠呼吸监测的分类

（一）PSG

1. 整夜 PSG　被认为是诊断睡眠呼吸障碍的"金标准"，包括脑电图（多采用 C4-M1、O2-M1、C3-M2、O1-M2 导联）、二导眼电图（EOG）、下颌颏肌电图（EMG）、心电图、口鼻呼吸气流和胸腹呼吸运动、血氧饱和度、体位、鼾声、胫前肌肌电图等。监测一般需要整夜不少于7h 的睡眠。

2. 夜间分段 PSG　在同一天晚上的前 2～4h 进行 PSG 监测，之后进行 2～4h 的持续气道正压（CPAP）通气压力调定。

3. 午间小睡 PSG　对于白天嗜睡明显的患儿可以试用，通常需要保证有 2～4h 的睡眠时间，其睡眠时间应包括快速眼动（rapid eye movement，REM）睡眠期和非快速眼动（non-rapid eye movement，NREM）睡眠期才能满足诊断 OSAHS 的需要，因此，该监测存在一定的失败率和假阴性结果。

（二）中心外睡眠监测（out of center sleep testing，OCST）

多采用便携式睡眠监测设备，监测内容可根据监测需求分为以下常见类型，如单纯血氧饱和度监测、口鼻气流＋血氧饱和度、口鼻气流＋鼾声＋血氧饱和度＋胸腹运动等，主要适用于基层医院，或由于睡眠环境改变或导联过多而不能在睡眠监测室进行检查的轻症睡眠障碍患儿。可作为睡眠呼吸障碍患儿的初步筛查方法，也可作为治疗效果或跟踪随访措施，但不推荐用于儿童 OSAHS 的确诊。OCST 在儿童 OSAHS 诊断中的应用仍需要较多的临床研究，目前临床应用较多的是 IV 型便携式睡眠监测仪，如 Watch PAT 系统、微动敏感床垫睡眠系统、基于脉搏容积波的睡眠呼吸分析系统、体动记录仪、脉搏血氧监测仪等，普遍具有监测导联少、简便、对监测环境无要求、睡眠干扰少等优点。对中重度 OSAHS 患儿应行心电图和超声心动图检查，CO_2 水平和血细胞比容测定有助于确定严重程度。

三、睡眠呼吸监测流程及注意事项

（一）操作前准备

事先安排时间让患儿尽可能多地熟悉睡眠检查室内外环境，以减少陌生感，有助于减少检查时可能出现的首夜效应，提高检查治疗和结果的可信性。电极安放前的皮肤准备与成人相同，进行磨砂膏去皮屑及乙醇清洁脱脂处理，至皮肤微红；对乙醇过敏者，使用生理盐水清洁。

（二）操作步骤

年长儿童的操作方法可参考成人，依次连接脑电图（EEG）、眼动图（EOG）和颏肌肌电图电极导联；由于婴幼儿头颅尺寸小，颏肌电极距离通常需要由2cm减小到1cm，EOG电极距离通常需要从1cm减小到0.5cm。初始的睡眠梭形波最早出现在孕龄43周婴儿的中线中央区（Cz，顶区），婴儿睡眠梭形波通常不同步，为12～14Hz的低电压波。因此，建议同时安放推荐电极、备份电极和Cz（如蒙太奇：F4-M1、C4-M1、O2-M1、F3-M2、C3-M2、O1-M2、C4-Cz、C3-Cz）。行为模式有助于婴儿睡眠分期，因此需同步音频和视频记录。

（三）注意事项

睡眠监测应尽可能进行整夜PSG检查。检查前应避免使用安眠镇静类药物，避免强制性禁睡。如果因条件限制只能进行白天小睡期PSG检查，检查时间应不少于2h，并且至少包括1次REM睡眠，因儿童的呼吸事件主要发生在REM期，但白天小睡期PSG检查结果阴性并不能排除OSAHS的诊断。开展婴幼儿PSG检查时，应配备相应的儿科医务人员和技术员。用于婴幼儿PSG检查的房间应结合婴幼儿的特点进行相应调整，如调整窗帘及被褥的颜色、图案，以及尽可能减少检查设备的暴露、放置适当的玩具等。应使用与患儿年龄相匹配的电极、面罩等。电极安置位置需做相应调整（详见操作步骤），电极安置时充分考虑到安全因素、年龄因素。婴儿，尤其是新生儿在哺乳结束后可能很快进入睡眠状态，因此，婴儿的电极安置应于哺乳前进行。检查期间，患儿监护人可以陪伴患儿，可以按日常生活节律进行哺乳或喂食。检查前要调整摄像镜头，以保证清晰摄录患儿全身（尤其是头面部），可作为多导睡眠监测，尤其是睡眠分期的重要参考资料。注意保持适当的室内温度，尤其应避免室温过低。

四、睡眠呼吸监测指标及判读

（一）睡眠呼吸监测指标

1. 鼾声　了解鼾声的性质和睡眠呼吸暂停的关系及其频率谱。

2. 呼吸节律及呼吸运动障碍

（1）鼻气流：通过对温度敏感的热敏电阻或对压力敏感的压力电阻来感知呼出气及吸入气的温差或压力差变化，以了解气流的有或无，判断是否发生了睡眠呼吸暂停。

（2）胸腹运动：通过胸腹带中的电阻或其他导电物质感受胸腹部活动，来区分中枢或阻塞性睡眠呼吸暂停。

3. 睡眠期低氧血症

（1）血氧测定方法：通过夹在手指上的传感器持续不断地采集血氧饱和度，可以了解整个睡眠过程中缺氧的时间和程度。

（2）氧饱和度下降指数（oxygen desaturation index，ODI）：定义为平均每小时血氧饱和度下降≥3%的次数。

（3）结果分析：睡眠期慢性低氧通常与慢性肺疾病和发绀型先天性心脏病相关。睡眠期间歇低氧包括中枢性或阻塞性睡眠呼吸暂停，可反映通气功能的变化。年幼儿尤其是早产新生儿，可出现短暂的呼吸停顿；健康儿童在睡眠时也可出现周期性呼吸，导致血氧饱和度的波动。

4. 睡眠期高碳酸血症

（1）CO_2水平的测定方法：用传感器监测呼气末CO_2水平，其数值基本不受年龄的影响，呼气末CO_2水平的均值为5.3kPa（40mmHg）。经皮测定CO_2水平也可获得精确的数值，但需要排除人工干扰因素。

（2）睡眠期 CO_2 峰值波动较大，5 岁以下儿童的峰值变化较高。若数值在 6.67kPa（50mmHg）以上，需进一步检测以明确诊断。

（3）睡眠开始阶段，CO_2 水平可升高 0.27～0.93kPa（2～7mmHg），合并肺部疾病或神经肌肉疾病患儿增高更明显。

（4）睡眠期 CO_2 水平升高需结合临床资料、CO_2 波形变化特点及血氧饱和度、心率或觉醒状态等变化综合分析。

（5）神经肌肉疾病或中枢性睡眠呼吸障碍患儿，在活跃期或 REM 睡眠期出现 CO_2 水平升高，提示低通气发作或换气功能不足。

（6）中枢性睡眠呼吸障碍或呼吸驱动减弱的患儿，睡眠期 CO_2 水平会逐渐升高，这有别于人工干扰引起的 CO_2 波形变化。

（二）睡眠呼吸障碍相关参数的判读

1. 阻塞性呼吸暂停　口鼻气流下降≥90%，持续≥2 个呼吸周期，整个事件中存在胸腹运动。

2. 中枢性呼吸暂停　口鼻气流下降≥90%，持续 20s；或≥2 个呼吸周期伴有事件相关觉醒或≥3% 的血氧饱和度下降；或≥2 个呼吸周期伴有心率减低至＜50 次/分持续至少 5s，或心率＜60 次/分持续时间 15s（仅适用于 1 岁以内婴儿）。整个事件中胸腹运动缺失。

3. 混合性呼吸暂停　口鼻气流下降≥90%，持续≥2 个呼吸周期，整个事件中胸腹运动存在与缺失并存。

4. 低通气　口鼻气流较基线下降≥30%，持续时间≥2 个呼吸周期，且伴有事件相关觉醒或≥3% 的血氧饱和度下降。

5. 呼吸暂停低通气指数（apnea-hypopnea index，AHI）　为每夜睡眠中平均每小时呼吸暂停次数与低通气的次数之和。

6. 阻塞性呼吸暂停低通气指数（obstructive apnea-hypopnea index，OAHI）　为每夜睡眠中平均每小时发生阻塞性呼吸暂停、混合性呼吸暂停与阻塞性低通气次数之和。

7. 阻塞性呼吸暂停指数（obstructive apnea index，OAI）　为每夜睡眠中平均每小时阻塞性呼吸暂停事件的次数。

8. OSAHS 严重程度分级　2020 年修订的《中国儿童阻塞性睡眠呼吸暂停诊断与治疗指南》，规定儿童 OSAHS 的诊断及严重程度分级标准如下，轻度：1 次/小时＜OAHI≤5 次/小时；中度：5 次/小时＜OAHI≤10 次/小时；重度：OAHI＞10 次/小时。

（三）其他睡眠相关监测指标

1. 脑电图　根据脑电波形变化，区分各个睡眠分期所占比例，以及醒觉状态。

2. 眼电图　监测眼球运动，根据是否存在眼球运动，以区分 REM 睡眠期及 NREM 睡眠期。

3. 肌电图　记录下颌部位肌肉活动产生的电活动，辅助区分 REM 睡眠期及 NREM 睡眠期。

4. 心脏情况　通过心电图了解整个睡眠过程中心率及心电图波形的变化，分析各种心律失常及其他异常波形和呼吸暂停之间的关系。

5. 体位传感器　记录患儿睡眠过程中体位的变化，分析呼吸暂停与睡觉姿势的关系。

6. 睡眠分期　出生后 2 个月及其以上儿童的睡眠和清醒期判读与成人一样，可分为下列 5 个睡眠期，即 W 期（清醒期）、N1 期（非快速眼球运动 1 期）、N2 期（非快速眼球运动 2 期）、N3 期（非快速眼球运动 3 期）、N 期（非快速眼球运动期）、R 期（快速眼球运动期）。

（俞晨艺　蔡晓红）

第三章　呼吸内镜和胸部活检

本章延伸阅读

第一节　鼻　内　镜

鼻内镜技术的发展使鼻科学领域产生了巨大的变革，其良好的光学放大成像系统，使临床对鼻、鼻咽部疾病的诊断更为直观和准确，并且对鼻科手术的术后随访起重要作用。鼻内镜系统与计算机技术密切结合，以及成像与图片存储、分析技术结合，为临床资料的积累与科研教学的开展提供了新的途径。因此，从事鼻内镜的外科医师必须要掌握和熟练运用鼻内镜检查方法。呼吸内科医护人员也要了解鼻内镜检查的适应证和临床意义。

一、适应证及禁忌证

（一）适应证

鼻内镜可用于鼻出血常规检查；不明原因的头面部胀痛、鼻塞、鼻腔内分泌物、痰中带血及回吸涕中带血；鼻腔及鼻咽部病变或占位性病变的定位及活检；颈部肿物需要排除鼻腔、鼻咽部的原发灶；复视或视力下降、鼻泪管病变需要排除鼻腔病变的；脑脊液鼻漏鼻腔定位及嗅觉障碍鼻腔排查；单侧鼓室积液导致传导性聋等；鼻内镜下取鼻腔异物；鼻内镜术前检查及术后随诊；鼻咽、鼻腔肿瘤放疗后随访；鼾症排除鼻腔阻塞平面的检查。

（二）禁忌证

鼻内镜的禁忌证包括有心肺器质性疾病不能耐受检查的患者；鼻腔、鼻咽部活动性大出血所致失血性休克患者；鼻内镜下禁忌行鼻腔或鼻咽血管瘤活检；年龄过小、无法配合检查的患者；对表面麻醉药物过敏者；高血压患儿禁用强力血管收缩剂。

二、操作流程及注意事项

（一）操作前准备

1. 检查室及设备　鼻内镜检查通常在门诊进行，检查室需要有足够的面积，鼻内镜检查设备易发热，所以要保持通风和散热才能提高光源使用寿命，并配备空调、通气扇，以及消毒紫外线灯。除了准备鼻内镜检查所必需的鼻内镜、冷光源、监视器、摄像系统、电脑、打印机、吸引器、表面麻醉药等物品外，还应特别注意鼻内镜检查可能存在如表面麻醉药过敏、晕厥等意外情况，因此，检查室还要配备必要的抢救用药、气切包、简易呼吸器等，以及多功能检查椅和电话。检查室要有专科护士，熟悉室内各种设备和药品的使用及配制方法，配合医师完成常规检查、活检及鼻内镜检查并发症的常规处理。

2. 检查者准备　硬性鼻内镜常用镜面视角为0°、30°、70°。成人用鼻内镜直径为4mm，长度为200mm；儿童用鼻内镜直径为2.7mm，长度为110mm。将鼻内镜置入鼻腔前镜头可用温水预热，或消毒棉球、碘伏棉球擦拭；进入鼻腔时，嘱患者用口呼吸。持镜的手法可不统一，以检查者顺手、操作方便为主。一般左手持鼻内镜，右手轻扶镜体或作为支撑稳定检查；需要器械操作时需用右手完成，镜子则以鼻中隔前段或鼻翼为支撑点。

（二）检查步骤

1. 体位　患者仰卧于检查躺椅，头略偏向检查者。检查者位于患者右侧前方，正对监视器。首先吸净患者鼻腔分泌物，鼻黏膜肿胀明显时可用利多卡因加适量呋麻滴鼻液，行鼻黏膜表面麻醉及收缩。

2. 检查路线 从前向后，从下到上，按 3 个方向循序进行检查（图 2-3-1 延伸阅读）。

（1）总鼻道方向：沿总鼻道、鼻底，从前向后，直至鼻咽。观察鼻底、总鼻道、下鼻甲、下鼻道、鼻中隔下部、后鼻孔区和鼻咽腔，然后按原路线缓缓退出至鼻阈处。

（2）中鼻甲方向：正对中鼻甲，从中鼻甲附着处开始，沿中鼻甲前缘向其尾端渐进，直至后鼻孔。观察鼻腔外侧上部、鼻中隔前上部、中鼻甲、中鼻道内结构（钩突、筛泡、下半月裂、上半月裂等）、中鼻甲尾端，以及后鼻孔上方中鼻甲尾端两侧的中鼻道和嗅裂后段，观察完毕后缓缓退回鼻阈处。

（3）嗅裂方向：从前方进入嗅裂，观察下鼻甲尾部、上鼻道、蝶筛隐窝、蝶窦口和鼻腔顶部。

如检查中发现下鼻道、中鼻道、嗅裂狭窄，可换 2.7mm 内镜，或在患者所能耐受范围内推移中鼻甲、下鼻甲扩宽鼻道。

鼻内镜单侧鼻腔标准三幅图（图 2-3-2 延伸阅读）。

（三）注意事项

避免镜头起雾影响检查，检查前应告诉患者用口正常呼吸，强调检查过程中头部保持不动；婴幼儿或不配合的儿童检查时，需要家属 2～3 人帮忙固定患儿体位，以便顺利完成检查。如果患者要打喷嚏或疼痛难忍时，需迅速撤出鼻内镜，以免戳伤鼻部组织。内镜尽量不要擦伤黏膜，应从鼻腔的空隙向前推进，遇到阻力不要强行推进，稍微调整位置，顺势而进。一般总鼻道近鼻底处腔隙大，检查时内镜多可沿这一空隙向后推进，要避免挤压鼻中隔及鼻底导致的疼痛。当内镜无法通过黏膜肿胀的下鼻甲时，镜头可稍向下鼻甲推压，因下鼻甲黏膜有一定弹性，一般不会引起明显的疼痛。如果下鼻甲骨质硬化，所致腔隙小，内镜无法通过时，可从中鼻甲下缘、中鼻道内侧向后达鼻咽部。内镜到达鼻咽部后嘱患者经鼻深吸气，软腭下降，充分暴露鼻咽部。对于鼻腔或鼻咽部的分泌物，可用吸引器将其吸除后再进行检查。一般来说，广角 0° 镜即可满足检查的需要，对于一些较隐蔽的部位，如鼻中道、嗅裂、额隐窝、蝶筛隐窝等深处，可用 30° 或 70° 镜进行观察。对于需要活检的患者，先要向患者做好宣教工作，让患者在操作时认真配合，同时还要准备好含有肾上腺素等血管收缩药的填塞棉片；考虑出血可能较多时还要准备好抗菌药物油膏纱条及后鼻孔纱球，以便活检后出血难止时的填塞止血。一般鼻腔和鼻咽部的活检可于同侧采用内镜和活检钳进行活检，对于鼻腔较狭窄的患者需进行鼻咽部的活检时，可经对侧进 30° 或 70° 镜，同侧进活检钳做活检。

三、并发症及处理

（一）出血

1. 常见原因 鼻内镜检查时，只要做到操作轻柔一般不会引起出血。对于个别鼻中隔偏曲有嵴（棘）突、鼻腔明显狭窄者，内镜经过时可能会擦伤黏膜引起少量的出血；对于近期有过鼻出血的患者在检查或者上麻醉药时，由于触碰到未愈的出血部位易导致出血；另外，患者在检查过程中出现打喷嚏或因疼痛引起头部突然移动，亦可导致内镜损伤鼻部组织引起出血；最常见的出血原因是鼻腔和鼻咽部的活检。

2. 处理 对于鼻内镜擦伤或活检引起的出血，一般用 0.1% 肾上腺素或 1% 麻黄碱棉片局部压迫 10～15min 即可止血。去除棉片后仍少量出血者，可用明胶海绵贴附出血部位；若去除棉片后有大量活动性出血，则用油纱条压迫止血，3 天后去除。鼻咽部活检结束后要观察 20min，绝大多数出血可自止；如果观察 20min 后仍出血，可让患者仰卧并经鼻向鼻咽部滴入数滴麻黄碱或肾上腺素，再观察 10～15min；若仍出血，可在鼻内镜下用肾上腺素纱条压迫，或电凝止血。对于鼻咽部活检后较剧烈的活动性大出血，应立即填塞。

（二）黏膜损伤及粘连

1. 常见原因 多数发生在较狭窄的一侧鼻腔，常因检查时动作粗暴所致，活检过的鼻黏膜较易发生粘连，下鼻甲与鼻中隔粘连最为常见。

2. 预防和处理 对于黏膜损伤，先用肾上腺素或麻黄碱棉片局部压迫止血，去除棉片后用明胶海绵贴敷于损伤部位，对于检查后发生的粘连可在窥鼻器或鼻内镜下用刀片、剪刀或剥离子将其分开，局部垫入橡胶片、明胶海绵或膨胀海绵，5～7天后去除填塞物。预防的主要措施是检查操作要轻柔。

（三）晕厥

1. 临床表现 一过性意识丧失，面色苍白、四肢发凉、血压下降。

2. 常见原因 患者精神紧张、身体虚弱、空腹时、检查时疼痛等。

3. 处理 立即平卧、头低位，指压人中穴，观察生命体征，一般数分钟后逐渐好转；如有胸闷、气促予以吸氧处理；若不见好转，尽早建立静脉通道，输入适量高渗葡萄糖。个别出现呼吸、心搏骤停者，立即心肺复苏。

4. 预防 精神松弛，消除恐惧感；做好麻醉，动作轻柔；操作前评估检查耐受性。

第二节 纤维喉镜

纤维喉镜（fiberoptic laryngoscope）是目前在耳鼻咽喉科应用最广的导光纤维内镜，纤维喉镜系利用透光玻璃纤维的可曲性、纤维光束亮度强和可向任何方向导光的特点，制成镜体细而软的喉镜。它由镜体、冷光源和附件3部分所组成，其构造与其他导光纤维内镜基本相同。因它可以经前鼻孔插入而检查鼻咽、口咽、喉咽和喉部，故又称为纤维鼻咽喉镜；还可以进行活检、息肉摘除、异物取出等手术。纤维喉镜有不同的种类和规格，其常用纤维喉镜的镜体长605～700mm，有效长度为300mm以上，奥林巴斯ENF-P2的外径仅3.4mm，奥林巴斯ENF-T3的外径为5mm，视野角90°，弯曲度60°～90°，因此，可分别应用于成人和儿童的喉部检查。

一、适应证和禁忌证

（一）适应证

喉镜检查的适应证包括颈部淋巴结转移癌，可疑原发灶来自头颈部，查找原发灶；常规门诊声嘶、咽喉部不适等检查；咽喉部疾病治疗效果评价及治疗后随访；咽喉异物检查及取出；先天性咽喉部疾病检查等。

（二）禁忌证

喉镜检查无损伤性，无绝对禁忌证。但遇到下列情况应慎用：上呼吸道急性炎症伴呼吸困难、严重心肺功能不良、体质过度虚弱，以及对丁卡因过敏（婴幼儿直接经口检查可不需麻醉）、不明原因的Ⅲ～Ⅳ度喉梗阻、其他原因不能合作者。

二、操作流程及注意事项

（一）检查者准备

1. 操作前准备 术前进行传染病五项检查、心电图检查。对于上呼吸道急性炎症伴有呼吸困难者、心肺严重病变者为禁忌证。

2. 患者准备 术前6h内禁食水，对于个别精神紧张的患者可给予镇静药物。采用丁卡因进行咽部及喉部喷雾表面麻醉3次，丁卡因液的用量要严格掌握，不得超量，若出现丁卡因中毒症状，应立刻停药并进行抢救。

3. 告知及签字 向患者及其家属说明行纤维喉镜的目的及意义、检查的并发症及处理措施，签署纤维喉镜检查知情同意书。

（二）检查步骤

1. 体位 患者可采用两种体位。第1种是卧位，检查者站在其头侧；第2种是坐位，检查者坐在其对面。

2. 插镜途径 通常采用经鼻腔插镜，其优点是不引起患者恶心；经鼻插镜有困难时，可采用经口腔插镜，但经口腔插镜时患者容易产生恶心感。

（1）经鼻腔插镜检查者通常右手持镜柄，拇指操纵调节钮来调节镜体远端弯曲程度。左手拇指和示指扶住镜体，固定于受检者的一侧前鼻孔处。镜体远端通过鼻腔进入鼻咽部，此时令患者经鼻呼吸，使软腭下降，鼻咽和口咽之间的通道开放，镜体可顺利地进入口咽。再向下可以看到会厌，令受检者发"yi"音时，会厌抬起，喉部便清楚地显示出来。检查者应依次检查会厌、会厌谷、两侧杓状会厌襞、杓区、梨状窝、室带、声带、声门下区（图2-3-3延伸阅读），此时再令患者发"yi"音，观察声带运动情况。检查完毕后缓慢退出镜体。

（2）经口腔插镜主要用于双侧鼻腔狭小的患者，如在年龄较大的学龄儿童可因鼻中隔呈"S"形严重偏曲或双侧下鼻甲骨性增生所致双侧鼻腔极小；婴幼儿鼻腔狭窄，无法从鼻腔插镜时，可经口腔插镜。其方法是在上下牙之间放入口垫，通过口垫插镜。经口腔插镜时镜体会接触到舌根，易引起恶心，因此操作时动作要快捷，以减少恶心所致的不适。

纤维喉镜的观察方法有两种：一种是通过镜柄上方的目镜进行观察；另一种是在目镜处接摄像头，通过监视器进行观察。后一种方法可以录像，可供多人同时观察，有利于开展临床教学和资料保存。

（三）注意事项

1. 操作中注意事项 首先要在纤维喉镜下看清正常标志、看清病变的范围，操作中一定要注意不要损伤正常的咽、喉部黏膜。检查过程中若出现喉痉挛、窒息等情况，应立刻停止手术操作，并进行相应的抢救。

2. 操作后注意事项 术后禁食水2h。检查结束后应详细描述病变情况，并保存及打印出彩色检查报告单。

3. 定期检修 操作后将喉镜交与专业消毒人员进行消毒及维护。定期对纤维喉镜进行检修，并做标识和登记。若出现问题应由专业人员检查和处理，切勿私自拆装。

三、并发症及处理

（一）表面麻醉药物中毒或过敏

丁卡因中毒或过敏主要表现为中枢神经和心血管明显抑制。因此，喉镜检查室应备有相关的急救药品，如阿托品、地塞米松、肾上腺素等，以及气管插管、氧气、气管切开包等设备。丁卡因过敏或中毒的救治必须注意以下几点：①掌握丁卡因的过敏反应和毒性反应，以及丁卡因的用法用量（常用丁卡因溶液浓度为1%～2%，单次不超过40mg）；②严格按规范流程用药，第1次少量给药，5～10min后给予第2次，如果无特殊不良反应方可第3次喷药；③一旦发生过敏反应，应采取常规抗过敏措施，保持呼吸道通畅和机体氧供；④警惕丁卡因可引起心室颤动和心搏骤停，并联合急诊科和ICU抢救重症患者。

（二）喉痉挛

1. 处理原则 立即停止一切刺激和手术操作，轻提下颌可缓解轻度喉痉挛，给予面罩加压纯氧吸入，在吸氧的同时应用静脉或吸入麻醉药加深麻醉直至喉痉挛消失。对重度喉痉挛，紧急情况下可采用16号以上粗针行环甲膜穿刺给氧或行高频通气；如果上述无效，可应用小剂量的短效肌肉松弛药来改善氧合或协助气管插管。

2. 预防 询问病史；表面麻醉充分，不要过度刺激声门区；咳嗽剧烈、明显呼吸困难时应停止内镜操作；避免麻醉不充分情况下行口咽腔内操作；及时清除呼吸道分泌物、血液等。

　　电子喉镜是新一代软式喉镜，其镜身前端的微型电荷耦合器就像一台微型摄像机，较纤维喉镜具有更高分辨率。镜柄上有图像锁定钮，可将所需要的图像随时"锁定"，拍照并保存在电脑中，也可保存检查操作的动态画面，并可随时调阅或通过打印机将彩图打印在检查报告中。其检查方法同纤维喉镜。因电子喉镜是实心镜体，婴幼儿检查时一般不宜采用或应特别慎重。

（倪丽艳　刘凡理）

第三节　支气管镜

　　支气管镜最早是由德国医师基利安（Killian）在1897年发明，之后美国医师杰克逊（Jackson）对支气管镜做了改进，引入照明内镜并在临床用于气管和食管异物取出。1967年日本学者发明可弯曲纤维支气管镜，随后其逐渐成为呼吸系统疾病诊断和治疗的重要工具。1980年罗伯特·伍德应用可弯曲纤维支气管镜检查婴儿和儿童气道，并且定义了儿科肺疾病的新分支。国内最早在20世纪90年代初，北京儿童医院刘玺诚教授开始应用并推广儿童可弯曲支气管镜。近年来，支气管镜检查已成为全世界儿科呼吸专业医师临床实践和研究非常重要的检查技术。

一、检查前准备及适应证

（一）支气管镜类型

　　1. 可弯曲支气管镜　　儿童可经局部麻醉后在清醒状态下进行，也可全身麻醉后进行检查。早期使用的是光学纤维支气管镜，再到复合支气管镜。随着医疗技术的进步，以及小型化设备不断研发，现在已有儿童电子支气管镜，图像质量有明显提高。可弯曲支气管镜能够到达比硬质支气管镜更远端的气道，临床应用最广泛，目前有不同规格的可弯曲支气管镜用于不同年龄的儿童。

　　2. 硬质支气管镜　　由于管径较大，材质硬不可弯曲，仅能进入近端中心气道。但硬质支气管镜由于管腔大，能容纳各种介入器械同时应用，同时保证更好的通气，现用于一些可弯曲支气管镜难以完成的介入治疗，但需要在全身麻醉下进行。不同年龄儿童可用不同大小的硬质支气管镜，最小的2.5号STORZ硬质支气管镜可用于早产儿。

　　3. 仿真支气管镜　　并不是一种内镜操作，而是一种以三维方式重建气道的影像学方法，其产生的图像类似支气管镜检查时观察到的图像，但不能获取标本。

（二）支气管镜室配备

　　支气管镜检查及呼吸介入治疗，需要在干净但不要求完全无菌的条件下进行，除配备专用的支气管镜室外，还应配备复苏室、患者接待区、内镜及各种介入器械清洗消毒室，并保证冷冻治疗仪、激光、高频热电凝等各种介入器械随时可用。

　　支气管镜室应以患者检查区域为中心，包括3个独立区域，即患者右侧区域是麻醉医师区域、患者头端是呼吸介入医师工作区域、患者左侧是协助或护理人员区域。

　　麻醉医师区域必须有存放麻醉药物、监护和复苏设备的储藏柜。为应对呼吸介入术的潜在并发症，还需配备血氧、心电和血压监测仪，以及除颤器、复苏气囊、喉镜、气管导管和呼吸机。

　　呼吸介入中心需常备硬质支气管镜，可用于激光治疗手术。由于工作通道大，可容纳多种器械同时操作，特别是在血液、分泌物或脓液充满气道时更有优势，并且能更好地处理大咯血。

（三）适应证

　　1. 评估原因未明的肺部感染或浸润　　对于疑似肺炎或感染，经支气管镜进行支气管肺泡灌洗（bronchoalveolar lavage，BAL）来收集微生物样本；对于不会咳痰或免疫功能受损患儿，支气管镜取支气管肺泡灌洗液（BALF）能增加病原检出率及提高疾病诊断率。

2. 持续性肺不张 对原因不明的持续性肺不张患者，支气管镜检查能发现阻塞的原因，有时能同时处理并解决问题，如儿童气道异物、黏液栓形成等。

3. 反复肺炎及难治性肺炎 要排除支气管异物及先天性气道发育异常原因导致的反复肺炎，需要行支气管镜检查。肺炎治疗后病灶吸收缓慢或吸收不完全，通过支气管镜检查可能发现耐药病原体或异物导致的气道阻塞。

4. 咯血 支气管镜检查可确定并定位出血原因。轻度或中度咯血，可用局部治疗控制出血，即用激光、氩气刀、球囊对疑似受累支气管进行选择性闭塞。即使不能确定出血来源，通过支气管镜检查也可定位出血区域，以进行血管造影栓塞术或外科切除术。对于危及生命的大咯血，硬质支气管镜检查更加安全。

5. 疑似气道阻塞 有异物误吸史、局限性哮鸣音、肺功能异常（如流量-容积环的吸气支或呼气支扁平），或影像学检查提示气道阻塞可能。支气管镜检查有助于评估气道通畅性，证实气道阻塞和确定原因。

6. 喘鸣 明确病变（如声带麻痹），以及喉部或气管狭窄的位置和程度。

7. 气管支气管软化 经支气管镜检查证实有动态性气道塌陷，是诊断气管软化和气管支气管软化的金标准，但需注意要在保留自主呼吸的情况下观察。

8. 毒物吸入或烧伤 用于评估烟雾或化学物质吸入性损伤的程度。需密切监测烟雾吸入患儿上气道，常出现水肿导致的阻塞。

9. 胸部创伤 当创伤后患者表现为纵隔积气或气胸时，通常怀疑有气道撕裂伤。支气管镜检查用于定位气道撕裂伤或损伤并确定其严重程度。

10. 亚急性或慢性咳嗽 若临床治疗效果欠佳，支气管镜检查对迁延性细菌性支气管炎诊断价值较高，也可发现异物、气道疾病或肿瘤。

11. 气管食管瘘 可确定并识别瘘管的确切位置和程度，以决定恰当的治疗选择。有时在支气管镜检查过程中将对比剂注入食管有助于确定气管食管瘘。

12. 纵隔淋巴结肿大或包块 经支气管镜可对增大的纵隔/肺门淋巴结或包块进行取样，并进行病原学或病理组织活检。

二、诊断性技术

（一）支气管肺泡灌洗（BAL）

BAL 作用为从肺泡和支气管腔内获得气道及肺泡内细胞和非细胞成分。支气管镜下 BAL 的首选部位为中叶或舌叶。采用温和的手动或机械抽吸，以便在收集器中收集灌洗液标本，同时可弯曲支气管镜的尖端保持楔入所选灌洗点的支气管内。BAL 用于诊断目的，通过选择肿瘤、细胞学分类，判断病变的性质；BALF 的培养有助于病原学的诊断；BALF 检测最常见的目的是寻找下呼吸道感染的病原体。在间质性肺疾病中，BAL 可能在明确诊断、确定肺泡炎特征，以及在治疗和随访期间监测患者方面发挥重要作用。BAL 被认为是诊断慢性吸入性肺疾病的金标准，可用于肺泡蛋白沉积症的灌洗治疗。一般来说，BAL 是一种耐受性好且安全的方法，但有时也会观察到咳嗽、一过性喘息和肺浸润，这些通常在 24h 内消失。

（二）经气管支气管刷检术

经支气管镜工作孔道用细胞刷从病变异常部位刮取一些细胞，细胞刷由细小的刷毛组成，获取的细胞涂抹在玻片上，或冲洗成生理盐水液，用于细胞学或病原学检查。带防污染保护性鞘管，用于下呼吸道感染性病变的诊断，主要并发症是轻微出血，但细胞刷盲目地向前推进到亚段支气管之外，有发生气胸的风险。

（三）经支气管黏膜活检术

可使用各种活检钳获取组织样本，这些活组织钳经支气管镜的仪器通道插入。钳子只需对着病变区域打开，然后闭合，以便在直视下进行活检。这项技术通常非常安全，主要并发症是出血，特别是在对血管病变部位进行采样时，通常可以通过保守措施来控制。

（四）经支气管镜肺活检术

经支气管镜肺活检术（transbronchial lung biopsy，TBLB）用于弥漫性肺部疾病的评估和有局限性实质阴影（至少累及肺段）的患者。肺外周部位的病变，常规支气管镜检查不能窥见时，将活检钳送到预定的外周肺病灶进行活检，即经支气管肺活检术。对弥漫性肺部病变，可通过支气管镜直接进行肺活检。而对于局灶性病变，则需要在 X 线或 CT 引导下进行，以达到准确取材。TBLB 对弥漫性肺部疾病和一些肺部感染性病变的诊断有重要意义。禁忌证：肺动脉高压和肺大疱、不能除外血管畸形、严重心肺功能障碍、出凝血机制障碍等患者。主要的并发症是出血和气胸。

（五）经支气管镜针吸活检术

经支气管镜针吸活检术（transbronchial needle aspiration，TBNA）是一种安全的、创伤极小的纵隔淋巴结取样技术，肺门淋巴结、邻近气道的肿块和黏膜下病变也可以用这种技术取样。TBNA 可以对活检钳难以或不能到达的部位进行针吸活检。根据不同大小的穿刺针获得的标本，可以做细胞学或组织学检查，以明确诊断。与常规支气管镜下活检相比，TBNA 可以对活检钳难以或不能到达的部位进行针吸活检。

目前主要适用于：①对纵隔和肺门淋巴结的取样，明确诊断或对原发肿瘤分期；②对气管/支气管旁的肿块、黏膜下病变和肺外周结节进行取样；③预测气管、支气管源性肿瘤外科手术的切除范围；④用于支气管内坏死和出血性病灶的病因诊断；⑤用于纵隔囊肿和脓肿的病因诊断及引流。

现在已经有超声引导下经支气管针吸活检（EBUS-TBNA），进一步增加了定位的精确性。EBUS-TBNA 是用超声支气管镜或支气管镜将超声探头送到气道进行扫描成像，探测气管壁、管腔外邻近肺组织和纵隔组织结构的改变。EBUS-TBNA 可在超声显示下对病灶或淋巴结进行实时穿刺，有效克服传统 TBNA 定位难的缺陷。此外，其他一些新用于临床的肺活检技术，如自荧光支气管镜、窄谱成像支气管镜、光学相干断层扫描、冷冻活检、支气管镜下经肺实质结节取样术等，本章节不作详细介绍。

三、呼吸介入治疗

（一）黏液栓清除、塑型性支气管炎

黏液在气道积聚可能严重妨碍通气和（或）氧合，或者引起持续性肺不张，这种情况下需要用可弯曲支气管镜经工作通道盥洗并抽吸黏液，从而消除阻塞并开放气道。

（二）气管支气管异物取出

硬质支气管镜应该作为窒息异物取出的首选方法。硬质支气管镜用于异物取出的成功率非常高，而且能有效控制气道，可视性好，可用多种镊子对异物进行操作，并能快速处理黏膜出血，保证操作的安全。近年来，可弯曲支气管镜下使用抓钳或金属丝篮可用于异物取出术，特别是对于深部异物或硬质支气管镜难以到达的部位，可弯曲支气管镜有其独特优势。然而，儿童与成人不同，儿童气管支气管直径相对小，异物窒息风险高，可弯曲支气管镜取异物风险高于成人。如果使用可弯曲支气管镜进行异物取出，建议准备好硬质支气管镜，以确保在取出失败或出现并发症情况下的手术安全性。

（三）气管导管的置入

可弯曲支气管镜可在困难气道患者中用来引导气管导管的插入或用于证实气管导管的位置。还可使用该方法来引导气管导管的尖端进入左、右主支气管，在咯血时行肺隔离。麻醉医师常规

使用直径较小的可弯曲支气管镜来放置双腔气管导管，以实现选择性肺通气。气管导管安装在支气管镜上（支气管镜外径至少比气管导管（ETT）直径小 1mm）并固定在近端附近。患者头部保持中立位。润滑的支气管镜通过鼻孔或口腔引入，并在局部使用利多卡因后进入喉部。在儿童中鼻插管往往比口腔插管更容易，因为舌根周围的角度没有成人那么尖锐。

（四）全肺灌洗术

全肺灌洗术在全身麻醉下进行，对于≥8 岁的儿童，可使用双腔气管插管，一侧进行肺通气，另一侧进行肺灌洗，每次灌洗一侧肺。对于婴儿和幼儿，可使用不同的方法，全肺灌洗可通过加长带套囊的气管导管进行；可使用两种 ETT，即用于灌洗的气管导管和用于通气的气管导管；也可通过可弯曲支气管镜的通道，直接进行可视化和更有选择性的肺叶灌洗。对于重症患儿，可以在体外膜氧合器氧合下进行全肺灌洗。每次治疗期间使用预热的生理盐水，仅灌洗一侧肺。

（五）大咯血的检查治疗

大咯血是儿童支气管镜检查相对少见适应证。可弯曲支气管镜通常禁止用于检查或治疗大量咯血，大咯血时应使用硬质支气管镜进行评估，局部建议使用肾上腺素（1∶10 000 或 1∶20 000 溶液）或 4℃的冷盐水进行治疗性灌洗。

（六）激光治疗

经可弯曲支气管镜的工作通道引入激光纤维，以消融气道内病变。此类激光包括钬激光、Nd:YAG 激光等，可用于热消融。在 20 世纪 60 年代，激光被引入医学。从那时起，它们的使用迅速扩展到成人和儿科实践中的不同专业。近年来，随着技术的发展，以及可弯曲和硬质支气管镜及其相应配件的小型化，使其能够在幼儿和婴儿的气道中使用。激光产生一束单色、定向和准直的光，可引起组织汽化、凝固、止血和坏死，生物效应取决于激光源发射的波长。目前有几种类型的激光用于介入支气管镜检查：Nd: YAG 激光在成人实践中很受欢迎，因为它对恶性阻塞性肿瘤患者进行气管或主支气管腔内再通非常有效；其显著的深度效应，具有气道壁穿孔的潜在风险，使其不太适合婴儿和幼儿。钬激光的周围组织热损伤极小，组织穿透深度小于 0.4mm，适合在儿科患者中使用。

部分气管支气管病变可以通过激光辅助内镜手术进行有效和安全的治疗。获得性网状气管狭窄，不涉及软骨框架，是一个公认的适应证，可通过 3 个或 4 个径向切口进行治疗，再进行球囊扩张，减少扩张对黏膜的损伤，以改善结果。对于肉芽肿或阻塞性肉芽组织，激光治疗出血风险小，可以对病变汽化或碳化进行激光切除。在气管造口管移除之前激光切除造口上肉芽肿是儿童最常见的适应证。与成人实践相比，儿童气管腔内肿瘤的激光切除术鲜见报道，并且对于某些实体瘤不是推荐的治疗选择。一些作者报道了炎性假瘤、支气管类癌和血管瘤的支气管镜下激光切除术。影响气管支气管树的呼吸道乳头状瘤可以用激光或微创手术在支气管镜下切除。

（七）高频电凝术

行高频电凝术时，经可弯曲支气管镜的工作通道引入电凝探头，通过探头电流可在气道内凝固气管支气管组织或支气管内肿瘤。一些电凝探头含有金属线圈圈套装置，可同时进行切除和烧灼，最大程度地减少支气管带蒂肿块切除所致出血。也可经支气管镜引入氩等离子体凝固治疗仪（APC）探头，用于止血或热消融。

（八）冷冻治疗

经可弯曲支气管镜的工作通道插入冷冻探头，以破坏支气管内肿瘤或肉芽组织，造成蛋白质变性，从而导致细胞死亡。要通过反复冻融破坏组织，因冷冻治疗的起效慢，但对气道损伤较小，从而减少瘢痕组织的形成。也可通过冷冻治疗取出某些含有机成分的异物。与氩等离子体凝固治疗仪联用，用于去除低级别支气管黏液表皮样癌和炎性肌纤维母细胞瘤。

（九）球囊扩张术

对于先天性或获得性中央气道狭窄，可以通过球囊扩张气道治疗，将其置于气道狭窄部位后，在支气管镜直视下充盈球囊以扩张气道达到治疗效果。自1984年首次描述球囊扩张治疗气管和支气管狭窄以来，球囊扩张已发展成为儿科气道阻塞的治疗方法，尤其是喉气管狭窄。该手术通常在全身麻醉下进行，同时使用利多卡因进行局部麻醉，以减少气道刺激。通常，首选硬质支气管镜。肌肉松弛不是必需的，但最好避免在气道扩张时咳嗽，这可能会导致球囊移位、气胸或气道撕裂。在儿童中，血管成形术球囊导管使用最广泛，因为它们对气道腔施加径向力，与探条相比，对黏膜的创伤更小。可以使用少量对比剂进行气管支气管造影，以评估狭窄的位置、长度和直径。球囊直径接近狭窄处远端的气道直径；球囊应足够长，以覆盖狭窄处并确保球囊膨胀时导管的稳定性。在手术过程中，使用硬质支气管镜可以很容易地看到球囊，球囊被移动到气道狭窄处；对球囊扩张的最佳时间没有明确的建议，一般充气30～60s，或血氧饱和度下降时中断。隆嵴狭窄通过在两个主支气管中并排充气两个接吻球囊来治疗，以尽量减少支气管破裂的风险；两个球囊同时充气可充分扩张气管，而不会过度扩张支气管。

球囊扩张术单独使用或与其他技术一起使用，如激光治疗、支架置入、病灶内注射药物。连续球囊扩张术已成功用于治疗先天性气管狭窄儿童Slide气管成形术后的严重并发症，以及治疗后天性气管或支气管狭窄和治疗气道内支架植入术后肉芽组织引起的狭窄。此外，通过球囊扩张进行的支气管成形术已被用于扩张异物近端的气道段，帮助异物取出。

此外，在支气管胸膜瘘或大量咯血的情况下，可以进行气道球囊扩张以获得支气管内闭塞。该技术仅在少数病例报告中有所描述，由于缺少足够的循证医学证据，球囊封堵术的安全性和有效性尚不清楚。

（十）气管支气管支架

在可弯曲支气管镜的帮助下，将可膨式金属支架和某些复合支架放置在狭窄阻塞的气道内。支架置入术最常联合消融治疗或球囊气管支气管成形术。放置硅酮支架需要硬质支气管镜。与成人不同，儿童气道柔软、气道管腔持续生长，且儿童气道狭窄多数为良性狭窄，使儿童气道支架治疗更为困难。目前有几种类型的支架用于介入治疗，硅酮支架组织相容性好，容易取出，但缺点是分泌物潴留、硅酮支架容易移位，而随着儿童成长，气道管腔扩大，支架移位的风险也在增加，已有因支架脱位导致气道阻塞而死亡的报道。金属支架（裸支架或覆膜）不容易移位，容易放置，但最大缺点是容易导致肉芽组织形成或气道壁损伤，放置过久后难以取出，因此只可作为临时支架使用。

可生物降解支架在某些情况下具有理论上的优势，但它们有过早降解的趋势，并且已经报告了严重的并发症（由于支架碎裂和吸入而导致的死亡）。显然，对于良性气道狭窄，可生物降解的支架将是更可取的，但目前没有足够的经验来得出关于可生物降解支架的实用性的结论，相信材料改进和更多经验可能会在未来改变这一点。

气道支架的放置在技术上是可行的，与手术直接相关的发病率或死亡率很少。良性小儿气道疾病的支架置入可用于在气道术后暂时稳定管腔，或在所有其他医疗和手术选择均失败或有禁忌证时缓解严重气道软化或狭窄。典型的并发症包括肉芽组织的形成、支架脱位、支架变形、气道穿孔和感染。并发症经常遇到，它们的治疗需要相当多的专业知识，提供这种治疗的儿童呼吸介入中心必须具备这些专业知识。

（十一）气管食管瘘修复

已有通过支气管镜进行气管食管瘘修复的报道，内镜下修补可作为开放手术的替代方法。已经描述了不同的技术来实现内镜下闭合，如注射密封胶、瘘的去上皮化促进肉芽肿形成瘢痕闭合瘘口，或两者的结合使用。支气管镜下修补风险相对较低，但再瘘率高，在不存在食管闭锁的前提下，在尝试开放手术失败后可以考虑使用。对复发性气管食管瘘首选气管镜下修补。

四、并发症及处理

即使对于正常儿童，支气管镜检查中的麻醉镇静和操作都可能会导致并发症，呼吸系统疾病患儿更是无法避免出现相关的并发症。可弯曲支气管镜检查的并发症有发热、喉痉挛、支气管痉挛、心动过速、心律失常、低氧血症、出血、感染、气胸、纵隔气肿等。硬质支气管镜由于不可弯曲，质地硬，操作时需要颈部过伸，除了可出现上述可弯曲支气管镜检查并发症外，还可发生如牙齿、口腔、喉部、气管支气管机械性损伤等并发症。

（一）缺氧或窒息

轻者口唇微发绀、末梢血氧饱和度轻度降低；重者口唇、颜面发绀甚至青灰，末梢血氧饱和度明显降低。处理：应积极查找并解除引起低氧的原因，必要时拔出支气管镜，提高氧流量，加压吸氧。待末梢血氧饱和度恢复正常后再继续进行支气管镜操作。

（二）喉痉挛

喉痉挛时咽喉部肌肉、声带和室带发生痉挛性收缩，使声门和呼吸道部分或完全紧闭致阻塞，表现为呼吸困难、血氧饱和度进行性下降，很快呈发绀状态，稍有贻误可危及生命，须紧急处理。处理：立即解除喉痉挛的可能诱因，如声门和会厌附近的分泌物等；用100%氧气进行正压通气；应用静脉或吸入麻醉药加深麻醉；上述处理无效时，可应用短效肌肉松弛药来改善氧合或气管插管。

（三）支气管痉挛

支气管痉挛时双肺广泛的哮鸣音，呼吸困难，正压通气时气道阻力急剧增高，潮气量减少，血氧饱和度下降，呼气末CO_2升高，严重时可窒息死亡。处理：停止支气管镜操作，100%氧气吸入，加深麻醉，气管内应用1：10 000肾上腺素，可静脉注射或雾化吸入ICS和支气管舒张药，必要时行气管插管、呼吸机辅助通气。

（四）出血

根据出血量进行处理。少量出血不用处理，凝血功能正常者可以自行止血；出血不止时，局部给予4℃生理盐水、1：10 000肾上腺素或凝血酶等；大量出血时，在局部和静脉使用止血药物、垂体后叶素的同时，立即使患者取患侧卧位，必要时行气管插管保持气道通畅。出血部位在鼻咽部应避免血液倒灌到咽喉部，局部给予止血药物和油纱布加压止血等；出血部位在下呼吸道时，将支气管镜放置在出血部位持续吸引，清除患侧血液，必要时球囊导管置入患侧局部压迫止血、数字减影血管造影（DSA）栓塞止血或行紧急开胸肺叶切除术等。

（五）感染、发热

支气管镜检查后，部分患者可出现发热，此时发热需考虑机体应激、组织创伤和感染等。感染可能与检查导致病灶播散、器械消毒及灭菌不彻底、上气道病原菌带入下呼吸道、支气管镜操作时患者出现误吸有关。处理：出现发热后，予退热对症处理，并密切监测血常规、痰液或血液细菌培养、胸CT等，依情况必要时使用抗菌药物。

（六）气胸、纵隔及皮下气肿

气胸多发生于活检特别是经支气管镜肺活检；纵隔气肿多发生于大气道活检、气道内治疗，以及大气道的高压球囊扩张等操作时。处理：少量气胸、纵隔及皮下气肿可自行吸收，吸氧有利于漏气的吸收；大量气胸、纵隔或皮下气肿导致呼吸困难时需进行紧急排气。

（七）心律失常

心律失常多由支气管操作过程中的刺激、机体低氧等诱发。常见的有窦性心动过速、窦性心动过缓、房性期前收缩、室上性心动过速、室性期前收缩、室性心动过速、心搏骤停等。处理：轻者停止支气管镜操作时可自行缓解，如出现严重的心律失常，立即停止操作，根据不同的情况进行相应处理。

目前，儿童支气管镜技术已经成为临床医师特别是儿童呼吸科医师不可或缺的诊疗技术，随着科技的进步和医疗设备的小型化，在可见的未来，一些在成人使用的最新技术必将在儿科领域得到应用，这必将推动儿童呼吸科学科的发展。

（郑仰明）

第四节 胸腔镜和胸腔穿刺

一、胸 腔 镜

胸腔镜（thoracoscope）是一种近年发展和普及较快的呼吸系统疾病诊疗过程中常用的内镜技术，主要应用于无创方法不能确诊的胸腔积液和胸膜疾病。其操作通常是在清醒镇静加局部麻醉下进行，整个操作可以在支气管镜室或诊所内进行。操作者可直视脏胸膜和壁胸膜，引流胸腔积液，有针对性地进行胸膜活检及喷洒滑石粉、实施胸膜固定等。

（一）适应证和禁忌证

1. 适应证

（1）诊断方面：①不明原因的胸腔积液；②弥漫性恶性胸膜间皮瘤以及其他肺部肿瘤分期。

（2）治疗方面：①恶性或复发性胸腔积液；②早期脓胸；③自发性顽固性气胸。

2. 禁忌证

（1）绝对禁忌证：①无胸膜腔；②晚期脓胸；③不明原因胸膜增厚；④疑似间皮瘤（脏壁层胸膜粘连融合）。

（2）相对禁忌证：①不能耐受侧卧位；②心脏和血流动力学不稳定；③严重低氧血症；④出血倾向；⑤肺动脉高压；⑥顽固性咳嗽；⑦极度衰弱者。

（二）术前准备和术中注意事项

患者术前需建立人工气胸，对胸腔积液患者应在抽液后再注入空气，并行 X 线透视确认。

进镜切口宜选择病灶相对方向，便于病灶观察。如为弥漫性病变，一般取侧卧位，切口位于腋中线或腋后线第6～7肋间，便于观察整个胸膜腔。为了全面了解病变范围，检查中需养成良好习惯，按顺序观察胸膜腔以免漏诊，再观察异常组织大小、数目、侵及范围、硬度、有无搏动等情况。对每个病变部位需要活检2～4块组织。术毕，缓慢抽尽胸腔内气体，留置胸腔闭式引流管引流，观察漏气、出血等情况，必要时向胸腔内注药或冲洗。

胸腔镜可直接窥视整个胸膜腔，能发现微小病灶，同时避开大血管、清除病变表面糜烂坏死组织，使活检标本质量大幅提高，使胸腔积液病因诊断的阳性率也明显提高。文献报道，对于癌性胸腔积液，胸腔镜诊断的准确性可达90%以上；对于结核性胸腔积液，其诊断的准确性可达100%。此外，对一些孤立性胸膜转移、结节病等，其诊断准确性也显著高于常规胸腔穿刺和闭式胸膜活检术。胸腔镜的并发症包括活检部位的出血（多数为自限性）、持续性气胸、肋间神经和血管的损伤。

二、胸腔穿刺及胸腔闭式引流

胸腔穿刺（thoracentesis）常用于检查胸腔积液的性质、抽液减压或通过穿刺胸膜腔内给药。主要用于评估新发的胸腔积液，但不包括明显的容量负荷过重患者，如充血性心力衰竭所引起的胸腔积液。

胸膜腔是位于肺与胸壁之间的一个潜在间隙，由覆盖于肺实质表面上的脏胸膜和覆盖在胸壁、膈肌上的壁胸膜所构成，两层胸膜在肺门根部汇合。液体和蛋白可通过循环系统进入胸膜腔，并通过壁胸膜上的淋巴管排出胸膜腔。正常胸膜腔内呈负压状态，以利于肺扩张。胸膜主要由间皮细胞和结缔组织构成，过多的液体可通过间皮细胞之间的漏隙进入低压、高容的胸膜腔，形成胸腔积液。胸腔积液的形成主要是胸腔积液的正常产生和吸收机制紊乱所致。临床上许多疾病可伴有胸腔积液，如胸部疾病及心、肾或肝功能不全，或其他系统性疾病（如结缔组织病），均可出现胸腔积液。胸腔积液可引起明显的临床症状，如咳嗽、胸痛、乏力、进行性呼吸困难等症状，通过体格检查及影像学检查常可明确诊断。

（一）适应证和禁忌证

1. 适应证

（1）诊断性：①用于评估新发的胸腔积液，主要用于抽取胸腔积液，行胸腔积液常规、生化、微生物学，以及细胞学检测，以明确积液性质，确定积液的病因。但不包括由于心功能不全、低蛋白血症、肝硬化、肾衰竭引起的漏出液，这类情况以治疗原发病为主，如有效治疗后胸腔积液仍无缓解，可考虑胸腔穿刺。②尽管有效治疗潜在疾病，胸腔积液仍持续存在者；大量单侧胸腔积液（特别是左侧）、症状性胸膜炎、呼吸困难或发热、未知原因引起的胸腔积液。

（2）治疗性：①胸腔积液压迫肺组织引起不适症状，抽出胸膜腔内的积液、积气等以减轻对正常肺组织的压迫，使肺组织复张，从而缓解患者呼吸窘迫症状。为防止复张性肺水肿，成人一般首次抽吸积液不超过600ml，以后每次不超过1000ml。儿童每次胸腔穿刺抽液应该控制在200～300ml以内；婴幼儿胸腔穿刺抽液应控制在150ml以内；新生儿的胸腔穿刺抽液以不超过50ml为宜。②抽吸胸膜腔内的积脓，进行胸腔内冲洗，治疗脓胸。③胸膜腔内给药，可向胸膜腔内注入抗菌药物、促进胸膜粘连的药物，以及抗肿瘤药物等。

2. 禁忌证 ①病情危重、体质衰弱不能耐受操作者；②麻醉药品过敏者；③凝血功能障碍、严重出血倾向、应用抗凝药物、国际标准化比值（INR）>1.5且活化部分凝血活酶时间（APTT）延长超过2倍正常上限、血小板小于$50×10^9$/L者；④少量胸腔积液；⑤有精神疾病或不能配合操作者；⑥疑诊为棘球蚴患者，穿刺可导致感染扩散；⑦穿刺部位皮肤或附近有感染。

（二）操作前准备

1. 术前评估

（1）病史：评估有无恶性肿瘤、系统疾病、血小板减少、抗凝药物使用、胸腔积液等病史。

（2）症状与体征：少量胸腔积液通常无明显症状；大量胸腔积液可引起进行性呼吸困难、胸膜性胸痛或干咳等。

（3）体格检查：胸腔积液增大肺组织与胸壁间距离，导致用听诊器听诊时，呼吸音传导减弱。对于成人和青少年听诊可发现大于约500ml的胸腔积液，并伴叩诊浊音、触觉语颤减弱；当胸腔积液量达到1000ml时，患者可能出现单侧胸廓扩张度下降，呼吸动度减弱；当胸腔积液大于1000ml时，大量肺组织被压缩，体格检查可发现肋间隙增宽、呼吸音消失、叩诊浊音及气管移位等体征。

（4）辅助检查：积液少于300ml（成人和青少年）时，胸部X线片上可无阳性表现；少量胸腔积液表现为肋膈角变钝，提示积液500ml（成人和青少年）以上；中等量胸腔积液表现为胸腔下部均匀的密度增高影，呈上缘外高内低的弧形阴影；大量胸腔积液时大部分肺呈均匀致密影，纵隔向健侧移位。B超检查的灵敏度高，定位准确，可估计积液的深度和积液量，引导穿刺部位定位。胸部CT可发现厚度小于10mm的胸腔积液。对特殊类型的积液诊断敏感性和特异性较高，可较清楚显示胸腔积液和纵隔积液，并可引导穿刺。其他检查包括血常规、凝血功能、血清乳酸脱氢酶（LDH）、白蛋白、血糖、生化等。

2. 术前准备

（1）核对患者信息，熟悉患者病情，评估患者状态，明确适应证，判断有无禁忌证。

（2）告知患者检查目的、大致操作过程、操作中患者配合及注意事项（如松弛、避免剧烈咳嗽）、可能出现的并发症等，并签署胸腔穿刺的知情同意书。

（3）患者不需禁食、禁饮。

（4）器械准备，包括胸腔穿刺包、无菌胸腔引流管及引流瓶、消毒物品、麻醉药、抢救药品（0.1%肾上腺素）、无菌棉球、无菌手套、无菌洞巾、注射器、听诊器、数支无菌试管、纱布及胶布等，并检查各种消毒物品的有效消毒日期。

（5）术者洗手，戴口罩、帽子。

（三）操作步骤

1. 定位 操作前仔细阅片，通过胸部X线片或胸部CT确定最佳穿刺部位；如有可能，使用超声定位以确定穿刺部位。

2. 体位 血流动力学稳定的患者应采取坐姿，嘱患者反向坐于靠背椅上，面向椅背，背部朝向操作者，两前臂置于椅背上，手臂下垫枕头，脚下放置小凳，前额伏于前臂上，保持体位。血流动力学不稳定或不能起床的患者，可采取半卧位或侧卧位，患侧前臂上举抱于枕部，患者背部保持直立，使胸腔积液位于下方。婴幼儿可采取骑跨坐位，助手坐在椅子上抱着患儿，胸对胸，胸前可垫一块小枕头，使患儿背部充分暴露，并稍向前弯使之突出。术者可采取坐姿或站姿，调整床或椅子的高度以方便操作。操作台置于术者一侧，放置胸腔穿刺所需器械。

3. 选择穿刺点 回顾胸部X线片后，穿刺点选在叩诊实音（或鼓音）最明显部位进行穿刺。抽取胸腔积液时一般选择肩胛线或腋后线第7～8肋间，有时也选择腋中线第6～7肋间或腋前线第5肋间为穿刺点。肋间束内包含动脉、静脉和神经，走行于肋间下缘内侧，因此，应于下一肋上缘穿刺并放置导管，以减少潜在的并发症。包裹性积液可结合X线或B超检查确定穿刺方向与进针深度，穿刺点用标记笔在皮肤上标记。气胸穿刺一般选择锁骨中线第2肋间。

4. 操作过程

（1）常规消毒皮肤，以穿刺点为中心用聚维酮碘消毒手术区，直径约15cm，中间不留空白，消毒2次。

（2）打开胸腔穿刺包，术者戴无菌手套，铺无菌洞巾；检查胸腔穿刺包内物品，注意胸穿针与抽液用注射器连接后检查通畅性和气密性。

（3）核对麻醉药品，助手协助打开1%利多卡因安瓿，术者以5ml注射器抽取1%利多卡因2～5ml，首先在穿刺点位置打一皮丘，麻醉针经皮丘由表皮至胸膜壁层逐层进行局部浸润麻醉，边进针边回抽，确保未进入血管，再注射，直至针头进入胸腔。如穿刺点为肩胛线或腋后线，应沿下一肋上缘进针；如穿刺点位于腋中线或腋前线，则取两肋之间进针。

（4）退出麻醉针，根据麻醉针长度估测穿刺针进针深度，将穿刺针后的乳胶管用血管钳夹闭，术者左手示指与中指固定穿刺部位皮肤，右手持穿刺针沿局部麻醉处缓慢刺入，当穿过壁胸膜时，针尖抵抗感突然消失，再接上注射器，松开血管钳，抽取胸腔积液，抽满后再次用血管钳夹闭乳胶管，将抽出液注入专备容器计量及送检。抽液过程中助手用血管钳协助固定穿刺针，以防穿刺过深导致肺组织损伤。临床上还有其他穿刺套管用于胸腔穿刺，如使用三通活栓的穿刺针，当穿刺针进入胸膜腔后，转动三通活栓使其与胸腔相通后进行抽液。待注射器抽满后，再次转动三通活栓使其与外界不相通，注射器取下，排出胸液。

（5）抽液结束后嘱患者呼气后屏气，拔出穿刺针，局部消毒，覆盖无菌纱布，稍用力压迫片刻，再用胶布固定，嘱患者卧床休息。

5. 术后处理

（1）术后嘱患者卧床休息，测量血压并观察有无病情变化。

（2）抽液后常规听诊，注意呼吸音变化，必要时复查 X 线检查，以除外气胸并了解被压缩肺的情况。

（3）根据临床需要填写检验单，分送标本（常规、生化、培养、细胞学等）。

（4）清理器械及操作场所。

（5）做好胸腔穿刺操作记录。

6. 胸腔引流导管的留置　症状性气胸、恶性胸腔积液等通常需要留置胸腔引流导管，根据病情需要选择合适口径的引流导管，通过塞尔丁格（Seldinger）技术置入胸腔引流导管，妥善固定，外接胸腔引流系统。

7. 注意事项

（1）操作前应向患者说明穿刺目的及大致操作过程，消除其顾虑，对焦虑、精神紧张者，如病情许可，可于术前 30min 肌内注射镇静药。

（2）操作过程中应密切观察患者的反应，并询问有无不适症状，如有头晕、出汗、面色苍白、心悸、脉速、胸部压迫感或剧痛、晕厥等胸膜反应或出现连续咳嗽、气短、咳泡沫痰等现象时，应立即停止操作，吸氧，并皮下注射 0.1% 肾上腺素 0.3～0.5ml，或进行其他对症处理。

（3）一次抽液不宜过多、过快，诊断性穿刺，抽取 50～100ml 送检即可；减压抽液，成人和青少年一般首次不超过 600ml，以后每次不超过 1000ml，防止大量抽液导致复张性肺水肿；如为脓胸，则每次尽量抽尽；疑有化脓性感染时，用无菌试管留取标本，送检涂片行革兰氏染色镜检、细菌培养及药敏试验等。肿瘤细胞学检查需要 50～100ml 胸腔积液，并应立即送检，以免发生细胞自溶。

（4）操作过程中严格按照无菌操作原则，避免胸膜腔感染；防止空气进入胸腔，始终保持胸腔内负压。

（5）应避免在第 9 肋间以下穿刺，以免穿透膈肌损伤腹腔脏器。

（6）操作前后监测患者生命体征，操作后嘱患者卧床休息 30min。

（7）对于恶性胸腔积液，可于胸腔内注射抗肿瘤药物或硬化剂，使脏胸膜与壁胸膜粘连，闭合胸腔，防止胸腔积液重新积聚。具体操作：抽液 500～1200ml 后，先用利多卡因 150mg 加生理盐水 50ml 注入胸腔，然后将药物（如米诺环素、滑石粉等）加入生理盐水 20～30ml 稀释后注入，嘱患者卧床 2～4h，不断变换体位，使药物在胸膜腔内均匀涂布，24h 后穿刺积液。

（8）对于多房分隔的胸腔积液，胸膜腔内注入纤维蛋白溶解药可以减少厚胶质积液的黏稠度，瓦解纤维分隔和粘连，并清除胸膜内纤维蛋白片，从而使潜在的压缩肺复张。

（四）并发症及处理

1. 气胸　是胸膜腔穿刺最常见的并发症，发生率为 3%～20%。原因主要有两种：一种是空气通过引流管进入胸腔，但这很少引起大量气胸，可通过注射器将空气抽出；另一种是术中意外损伤肺实质所致，无症状者可严密观察，如有症状，需行胸腔闭式引流。

2. 出血　穿刺针损伤血管引起肺内、胸腔或胸壁出血。少量出血一般不需处理。血胸是一种罕见的并发症，通常继发于肋间动脉损伤引起大量出血所致，如果抽出血性胸腔积液或抽取胸腔积液后快速再发大量胸腔积液，应当高度怀疑血胸可能，需立即止血治疗；术后严密监测血压、血清血红蛋白，必要时行外科胸腔镜干预。

3. 胸膜反应　表现为轻度头晕、出汗、心动过缓、低血压等，很少出现意识丧失。多见于精神紧张、焦虑患者，为迷走神经反射增强所致。出现迷走神经反射时，应当立即停止操作，并将患者置于仰卧位或头高足低位，吸氧，必要时皮下注射 0.1% 肾上腺素 0.3～0.5ml，症状通常会在短时间内缓解。

4. 胸腔内感染 胸腔穿刺后发热提示胸膜腔内的细菌感染，是一种严重的并发症，主要见于反复多次胸腔穿刺者，为操作过程中违反无菌操作原则引起胸膜腔感染所致。一旦发生应使用抗菌药物，形成脓胸者应行胸腔闭式引流，必要时外科处理。

5. 复张性肺水肿 是因气胸、胸腔积液等压迫肺组织导致患侧肺萎陷，经胸腔引流后解除对肺组织的压迫，使萎陷的肺组织快速复张引起肺水肿，大多发生于肺复张后即刻或1h内，一般不超过24h。其发病机制目前尚不清楚，一般认为与肺萎陷程度、时间长短、肺复张速度、胸腔引流速度过快、一次引流量过大或负压吸引等有关。临床症状有剧烈咳嗽、呼吸困难、胸痛、心悸等，部分可出现咳大量白色或粉红色泡沫痰。处理措施包括保持呼吸道通畅、给氧及呼吸支持纠正低氧血症、稳定血流动力学，必要时行机械通气治疗。

6. 膈肌及腹腔脏器损伤 穿刺部位过低引起膈肌及肝等腹腔脏器损伤。

7. 肋间神经痛 掌握正确的解剖学知识可避免直接的肋间神经损伤，处理时可用镇痛治疗或反复局部浸润麻醉。

第五节　胸膜和肺活检

胸膜和肺活检（pleua and lung biopsy）包括经皮穿刺进行胸膜或肺活检、经胸腔镜、经支气管镜胸膜或肺活检、开胸行胸膜或肺活检。这些技术不仅可获得肺和胸膜组织标本进行细胞学、组织学、微生物学检查，对鉴别恶性肿瘤疾病与感染性疾病具有诊断价值，并可明确胸膜和病变肺组织的病理学，为其治疗和预后提供重要依据。临床上以胸膜活检和经皮穿刺肺活检最常用。

一、胸膜活检

胸膜活检通常采用胸膜活检针经胸壁皮肤穿刺活检；亦可经胸壁切口应用胸腔镜或支气管镜在直视下进行活检，可明显提高阳性率。胸膜活检对于不明原因的胸膜疾病有非常高的诊断价值，在20世纪60年代，经皮穿刺胸膜活检的应用，使胸膜疾病的诊断水平大大提高。胸膜穿刺活检可获得小片胸膜组织，以便进行病理组织学和微生物学检查，与胸腔镜和开胸活检相比，胸膜穿刺活检具有操作简单、创伤小和安全性高等优点。常用的胸膜活检针类型有艾布拉姆斯（Abrams）活检针、科佩（Cope）活检针、拉哈（Raja）活检针和维姆-西尔弗曼（Vim-Silverman）分叶活检针等。

（一）适应证和禁忌证

1. 适应证 各种不明原因的胸膜病变，或合并胸腔积液患者，包括原因不明渗出性胸腔积液；壁胸膜局限性、实质性肿块；原因不明胸膜增厚。

2. 禁忌证 包括出凝血功能异常，血小板减少；严重心、肺功能不全；脓胸或胸壁皮肤有化脓感染；创伤性血胸、乳糜性胸腔积液、漏出性胸腔积液。一般情况差、不能配合或精神病患者；呼吸功能不全、肺动脉高压、心肺功能储备低下者为相对禁忌证；对已经明确由肺炎、结缔组织病等引起的胸腔积液也不应做胸膜活检。

（二）操作方法

患者取坐位，在X线和超声定位处进行皮肤常规消毒、局部麻醉，通常取4~6块标本送检病理。

1. Abrams活检针胸膜活检 穿刺时将Abrams活检针外套管、内切割管和针芯依次套好，内切割管顺时针转动，使之处于关闭状态。皮肤做一小切口，将针推入胸腔；拔去针芯，将内切割管和注射器相连后，逆时针转动内切割管至开放位置，抽吸胸腔积液；顺时针转动内切割管至关闭位置，更换注射器；逆时针转动内切割管使外套管缺口打开，并使之方向向下，在注射器持续抽吸保持负压的同时缓慢外拔，直至钩住胸膜；将外套管固定，内切割管转至闭合位，即将胸膜切割下来；拔出穿刺针，组织标本通过注射针管吸出。

2. Cope 活检针胸膜活检　活检时将 Cope 活检针外套管、斜面套管与针芯依次套好。做皮肤小切口，将针推入胸腔；拔出针芯及斜面套管，放入钝头钩状活检套管针，使钩向下，缓慢外拔直至勾住壁胸膜；在向外轻拉保持钩针位置的同时，旋转外套管切割胸膜。

3. Raja 活检针胸膜活检　Raja 活检针是 Abrams 活检针的改良型。进入胸膜腔后打开活检翅，内套管向后拨使活检翅固定在壁胸膜表面；关闭活检翅时即切下一块胸膜。Raja 活检针简单有效，诊断价值高于 Abrams 活检针。

胸膜活检时，尽量取得满意胸膜组织，可多次多方位取材。操作需严格掌握适应证和禁忌证，术中出现胸膜反应时应立即停止操作并采取抢救措施；胸痛较严重者可予镇静镇痛药。术后密切观察生命体征，注意并发症的发生。

（三）并发症及处理

胸膜穿刺活检的并发症与诊断性胸腔穿刺相同，最常见的为气胸和出血，此外还包括皮下气肿、胸腔积液外漏、胸腔感染、肿瘤胸壁种植等。需严格掌握适应证，沿肋骨的上缘进针以避开血管；对胸腔积液量大、压力高的患者，活检后需加压包扎和延长压迫时间，避免胸腔积液外漏；术中、术后密切观察可有效减少并发症的发生。

1. 气胸　发生率较低，但活检时钩针可能损伤脏胸膜，并且操作时空气可通过套管进入胸膜腔。合并气胸一般可自行愈合，极少数需作胸腔闭式引流。

2. 出血　多因在 12 点钟方向活检而损伤肋间动静脉，可即刻在胸壁上形成血肿，一般不需特别处理；当损伤肺血管时可造成血胸，按常规处理。

3. 内脏损伤　穿刺位置过低，可导致活检时穿刺针误刺肝、脾、肾等器官。建议在 X 线透视或超声定位下穿刺，可避免发生事故。

4. 针孔肿瘤细胞种植　见于恶性胸腔积液、胸膜穿刺术后，为一远期并发症。如若发生，局部单纯放射治疗可抑制肿瘤结节生长。

二、肺 活 检

经皮穿刺肺活检术是一种经皮穿刺获取包括胸壁、肺实质及纵隔在内的病变标本，从而进行细胞学、组织学及微生物学检查的技术。20 世纪 60 年代后期，随着 X 线透视机的改进和 CT 的应用，以及穿刺针的改良和细胞学诊断技术的进步，经皮穿刺肺活检术得到广泛应用。

（一）适应证和禁忌证

1. 适应证　①对于邻近肺表面的局限性肺部病变诊断不明者；②弥漫性肺部病变诊断不明者；③纵隔病变诊断不明者；④全身情况较差或有其他原因不能进行剖胸探查者；⑤肺部孤立和多发病变的鉴别诊断；⑥胸腔积液、胸膜肥厚性病变伴肺内肿块的定性诊断；⑦放化疗前取得病理诊断；⑧取得局部感染细胞学资料以确定治疗计划。

2. 禁忌证　①严重心肺功能不全；②不可纠正的凝血功能障碍，或有出血倾向者；③单肺缺如或肺未发育；④穿刺路径上严重的感染性病变；⑤多发性肺大疱、肺气肿、肺纤维化严重影响肺功能患者；⑥机械通气患者；⑦咳嗽不止或屏气不足 30s 者；⑧病灶靠近大血管和纵隔患者；⑨严重心律失常或合并严重心肌病；⑩小于 5mm 的结节。

（二）检查方法

1. 肺穿刺活检前　进行影像学检查确定穿刺部位和进针方向。在 X 线、超声或 CT 引导下穿刺更佳。X 线透视、CT 和超声是经皮穿刺肺活检的常用导向方法。CT 对解剖结构显示清晰，可引导穿刺 5mm 以上的结节，对靠近重要部位的病灶也可准确引导；CT 增强扫描还可以判断病灶内的坏死区域和周围的炎症或肺不张组织，使穿刺更准确；CT还可以显示叶间胸膜和肺大疱，有利于选择合适进针路线，减少气胸的发生。对于靠近胸壁的病灶，可在超声引导下进行穿刺。

2. 肺活检操作方法

（1）细针抽吸活检：用23～25号细针经胸壁刺入病灶内，做负压吸引抽吸组织。该方法简便，但所获组织少。

（2）套管针穿刺活检：常规皮肤消毒、局部麻醉至胸膜，套管针进入至壁胸膜后，嘱患者吸气后屏气，迅速将穿刺针置入病灶内，然后立即将针芯拔出，推进套管0.5～1.0cm，旋转360°后将针全部拔出。优点是获得组织较多，但并发症亦多。

（3）切割针：在其前端有一长槽，当组织挤入时由外套管针切割，一般附带弹射结构。

经皮穿刺肺活检术可以较为准确地获得肺内结节病灶的组织标本，患者可避免不必要的开胸手术，节约大量医疗费用。总的诊断敏感性在68%～96%，其特异性可接近100%。通常病灶越小，诊断的准确性越低。

（三）并发症及处理

并发症及处理类同于胸膜穿刺活检。其最常见的并发症为气胸，发生率为20%～40%。少量气胸不需处理，肺压缩30%以上或经观察进行性发展者需进行闭式引流治疗。约10%患者出现咯血，多数为自限性。

（吴国伟）

第四章　呼吸系统影像学检查

　　呼吸系统疾病常见且种类繁多，影像学检查在呼吸系统疾病的诊断中具有重要价值。胸部 X 线和胸部 CT 检查至今仍为主要的影像学检查手段。X 线成像可以在较低的辐射剂量下进行有效的图像采集，主要为数字化图像，便于通过影像存储与传输系统（picture archiving and communication system，PACS）储存、传输。CT 属于数字化图像，CT 技术的发展使大容量 CT 数据日益常态化，多排螺旋 CT（multi-detector spiral CT，MDCT）扫描方案也可确保以图像最优化和辐射剂量最小化平衡的低辐射剂量扫描方案作为儿童的胸部常规检查方法。

第一节　胸部 X 线

一、检 查 技 术

　　胸部影像检查中胸部 X 线（胸片）检查简单方便，是儿童胸部疾病应用最多和首选的检查方法。常规摄正位 X 线片，新生儿及婴幼儿摄片多采用仰卧前后位，3 岁及以上儿童则采用站立后前位，视病情需要加摄侧位或其他特殊体位。X 线检查不仅可以检查肺部病变，还能间接了解胸部的其他器官疾病。主要用于健康普查、术前常规检查、疾病初诊及病例随访。胸部 X 线检查多能发现病变的部位，做出初步诊断，部分病例能做出较明确诊断；但由于前后、左右结构的互相重叠，软组织重叠较多部位的病变易被掩盖、漏诊，同时 X 线的密度分辨力低，难以直接显示纵隔内病变。

　　透视由于其射线剂量大，且无记录，在儿科检查中不常用。主要用于观察肺、心脏、膈肌的运动状态，如通过吸气、呼气动态变化观察有无纵隔摆动，提示有无气道异物等梗阻性病变；弥补 X 线胸片的不足。

二、正常影像表现

（一）胸廓

　　胸廓由胸廓骨骼及其周围软组织构成，通常两侧对称。胸廓的形态与肺组织充气状态、胸壁软组织和骨骼的发育，以及呼吸功能有关。早产婴儿肺组织充气不足，胸壁肌力弱，故胸廓呈钟形，胸廓中部狭小而基底部宽大，且肋骨倾斜度大。正常足月儿，肋骨呈水平走向，胸廓前后径与横径相仿，胸廓呈圆柱形。随着年龄增长，肋前端下降，1 岁以后胸廓逐渐形成上窄下宽的圆锥形。

　　1. 胸壁软组织　新生儿和瘦弱小儿的皮肤皱褶在胸片上构成的与胸壁平行或斜行的带状致密影须与气胸区别，前者常延伸至胸廓之外，且无肺组织受压萎陷征象，肺纹理延续正常。婴幼儿有时可见肺尖向上突出至胸廓上口以上，个别甚至达第 6 颈椎（C_6）水平，形成肺尖疝。胸锁乳突肌和锁骨上皮肤皱褶：胸锁乳突肌与颈根部软组织在两肺尖内侧形成外缘锐利、均匀致密的阴影。锁骨上皮肤皱褶为与锁骨上缘平行的 3～5mm 宽的薄层软组织影，系锁骨上皮肤及皮下组织的投影。新生儿期乳腺增大、青春期女孩乳核，表现为中下肺透光度下降，无清楚边界，易与肺内病变混淆。

　　2. 骨性胸廓
　　（1）胸椎：正位胸片上横突可突出于纵隔影之外，与肺门重叠时不要误认为是增大淋巴结。
　　（2）肋骨：肋骨后段呈水平向外走行，前段自外上向内下斜行。同一肋骨前后端不在同一水平，一般第 6 肋骨前端相当于第 10 肋骨后端的高度；前段肋骨扁薄，不如后段肋骨的影像清晰。

第1~10肋骨前端有肋软骨与胸骨相连，因软骨不显影，肋骨前端呈游离状。肋骨及肋间隙常被用作胸部病变的定位标志。肋骨有多种先天性变异，如颈肋、叉状肋及肋骨融合等。

（3）胸骨：正位胸片上，胸骨几乎完全与纵隔影重叠，仅胸骨柄两侧外上角可突出于纵隔影外；侧位及斜位胸片上胸骨可以全貌显示。

（4）锁骨：两侧锁骨内端与胸骨柄形成胸锁关节，两侧胸锁关节间隙应对称，否则为摄影投照体位不正。锁骨内端下缘有半月形凹陷，为菱形韧带附着处，边缘不规则时，不要误认为是骨质破坏。

（5）肩胛骨：肩胛骨内缘可与肺外带重叠。青春期肩胛骨下角可出现二次骨化中心，不要误认为是骨折。

3. 胸膜　两层胸膜（脏层和壁层）之间为潜在的胸膜腔。在胸膜折返处且X线与胸膜走行方向平行时，胸膜可显示为线状致密影。常规胸部X线正位片，于右侧多见水平裂胸膜，表现为从腋部第6肋骨水平向内止于肺门外1cm处的水平线状致密影。侧位胸片上，斜裂胸膜表现为自后上（第4、5胸椎水平）斜向前下方的线状致密影，常在前肋膈角后2~3cm处与膈肌相连；水平裂起自右侧斜裂中点，向前水平走行达前胸壁。

（二）肺

1. 肺野　正常充气的两肺在胸片上表现为均匀一致较为透明的区域称肺野。正位胸片上，两侧肺透明度基本相同，其透明度与肺内所含气体量成正比。为便于指明病变部位，通常将两侧肺分别划分为上、中、下野及内、中、外带。①横向划分：分别在第2、4肋骨前端下缘引一水平线，即将肺分为上、中、下三野；②纵向划分：分别将两侧肺纵行三等分，即将肺分为内、中、外三带。

2. 肺门　肺门影主要由肺动脉、肺叶动脉、肺段动脉、伴行支气管及肺静脉构成。正位胸片上：肺门位于两肺中野内带，左侧比右侧高1~2cm；两侧肺门可分上、下两部，肺门上、下部相交形成一钝角，称肺门角。侧位胸片上：两侧肺门大部重叠，右肺门略偏前；肺门表现似一尾部拖长的"逗号"，其前缘为上肺静脉干，后上缘为左肺动脉弓，拖长的"逗号"尾部由两下肺动脉干构成。正常新生儿和婴幼儿正位胸片上，双肺门投影大部分被前后结构遮挡，右下肺动脉主干直径为3~5mm，儿童期增粗至7~10mm。

3. 肺纹理　在正常充气的肺野，可见自肺门向外呈放射分布的树枝状影，称为肺纹理。肺纹理是由肺动脉、肺静脉构成的影像，其中主要是肺动脉分支，支气管、淋巴管及少量间质组织也参与肺纹理的形成。在正位胸片上，肺纹理自肺门向肺野中、外带延伸，逐渐变细至肺野外围。出生1~4天内的新生儿，由于肺液吸收过程、动脉导管间断分流等因素，肺纹理常较粗而模糊，正常上肺野肺血管的直径约为1mm，对判断通过肺动脉及肺静脉的血液多少有一定的参考价值。少数新生儿肺纹理一过性细小，可能与生理性酸中毒、肺小动脉收缩等有关。

4. 肺叶和肺段　肺叶由叶间胸膜分隔而成，右肺包括上、中、下3个肺叶，左肺包括上、下两个肺叶。肺叶由2~5个肺段组成，每个肺段有单独的段支气管。肺段常呈圆锥形，尖端指向肺门，底部朝向肺的外围，肺段间没有明确边界。各肺段的名称与其相应的段支气管一致。

（1）肺叶：胸片上，借显影的叶间胸膜可分辨肺叶，常不能完整地显示肺叶的界线，但结合正侧位胸片常可推断各肺叶的大致位置。

1）右肺叶：①上叶，位于右肺前上部，上缘达肺尖，下缘以水平裂与中叶分隔，后缘以斜裂与下叶为界；②中叶，位于右肺前下部，上缘以水平裂与上叶为界，后下缘以斜裂与下叶分隔，呈三角形；③下叶，位于右肺后下部，以斜裂与上叶及中叶分界。

2）左肺叶：①上叶，相当于右肺上叶和中叶所占据的范围；②下叶，相当于右肺下叶所占据的范围。

正位胸片上，上叶下部与下叶上部重叠，中叶与下叶下部重叠；侧位胸片上，上叶位于前上部，中叶位于前下部，下叶位于后下部，彼此不重叠。

（2）肺段：肺段之间无明确分界，但胸片上仍可根据相应的段支气管确定其大致位置。

5. 气管、支气管　气管在第 5～6 胸椎平面分为左、右主支气管。气管杈下壁形成隆嵴，分叉角为 60°～85°。两侧主支气管逐级分出肺叶、肺段、亚肺段、小支气管、细支气管、呼吸细支气管直至肺泡管和肺泡囊。

（三）纵隔

纵隔位于胸骨之后，胸椎之前，介于两肺之间；上为胸廓上口，下为横膈；两侧为纵隔胸膜和肺门。其中包含心脏、大血管、气管、主支气管、食管、淋巴组织、胸腺、神经及脂肪等。胸片上除气管及主支气管可分辨外，其余纵隔结构缺乏对比，只能观察其与肺部邻接的轮廓。纵隔的分区在判断纵隔病变的起源和性质上有重要意义。纵隔的分区方法有多种，较简单而常用的是六分区法：即在侧位胸片上，从胸骨柄、体交界处至第 4 胸椎下缘画一水平线，其上为上纵隔，下为下纵隔；以气管、升主动脉及心脏前缘的连线作为前、中纵隔的分界，再以食管前壁及心脏后缘连线作为中、后纵隔的分界，从而将上、下纵隔各分为前、中、后 3 区，共 6 区。

（四）横膈

横膈由薄层肌腱组织构成，分左、右两叶，介于胸、腹腔之间。两侧均有肌束附着于肋骨、胸骨及腰椎。横膈上有多个连接胸、腹腔结构的裂孔：①主动脉裂孔，有主动脉、奇静脉、胸导管和内脏神经通过；②食管裂孔，有食管及迷走神经通过；③腔静脉孔，有下腔静脉通过；④胸腹膜裂孔及胸骨旁裂孔，无器官结构通过，为横膈的薄弱区，是膈疝的好发部位。

左右横膈均呈圆顶状，一般右膈顶在第 5 肋前端至第 6 前肋间水平，通常右膈比左膈高 1～2cm。横膈的圆顶偏向内侧及前方，所以呈内高外低、前高后低状。正位胸片上，膈内侧与心脏形成心膈角，外侧逐渐向下倾斜，与胸壁间形成尖锐的肋膈角。侧位胸片上，膈前端与前胸壁形成前肋膈角；圆顶后部明显向后、下倾斜，与后胸壁形成后肋膈角，位置低而深。平静呼吸状态下，横膈运动幅度为 1～2.5cm，深呼吸可达 3～6cm，横膈运动时两侧大致对称。横膈的局部发育较薄弱或张力不均时，向上呈半圆形凸起，称为局限性膈肌膨出，多发生于前内侧，右侧较常见，深吸气时明显，为正常变异。

第二节　胸部 CT

一、检 查 技 术

CT 利用 X 线束对人体检查部位一定厚度的层面进行横轴面薄层成像。X 线穿过人体后，由探测器接收透过该层面上各个不同方向人体组织的 X 线，经模数转换输入计算机，通过计算机处理后得到扫描断层的组织衰减系数的数字矩阵，再将矩阵内的数值通过数模转换，用黑白不同的灰度等级在荧光屏上显示出来，即构成 CT 图像。

与 X 线相比，CT 检查图像是真正的横断图像，其图像清晰、密度分辨力高，且没有组织重叠，对疾病的检出和诊断要明显优于 X 线胸片，是胸部疾病的主要检查方法。目前的 MDCT 扫描速度快，低剂量 CT 技术使辐射剂量大大降低，使 CT 检查技术更适用于儿童的胸部检查。CT 检查可用于显示肺部病变的分布与数目；鉴别软组织肿块是实性、液性、脂肪性，还是血管性；鉴别间质、实质病变及显示肺大疱、肺气肿等细微病变；显示纵隔及肺门淋巴结肿大及钙化，鉴别纵隔内外病变。

1. 常规平扫　一般取仰卧位，两臂自然上举，置于头两侧，以减少肩部及两上肢的伪影。扫描范围应包含肺尖到肋膈角。对年龄较小或不能配合的患儿，扫描前需用药物镇静或在熟睡时检查；对于年长的合作患儿，扫描前应进行呼吸训练，可减少运动伪影，提高图像质量。

2. 增强扫描　胸部 CT 增强扫描能分辨肺门与纵隔的结构，帮助了解有无淋巴结肿大、纵隔及肺门血管情况，以及肺部病变的强化形式和血供情况，有利于感染性疾病、先天性疾病、占位性病变等的诊断及鉴别诊断。

3. 高分辨率 CT 具有良好的空间分辨力，能清楚显示肺部的细微结构（如肺小叶、小叶间隔等），主要用于间质性肺疾病、CF、支气管扩张症、支气管发育异常的观察。它主要包括两个内容，即薄的扫描层厚（1.5～2mm）和高空间分辨力算法（骨算法）重建。由于其突出了空间分辨力，密度分辨力较低，故选择的观察窗主要为肺窗，一般不用纵隔窗。MDCT 可以通过一次胸部平扫后，重建出薄层图像观察，能够接近高分辨率 CT（HRCT）的空间分辨力，较好地显示肺部的细微结构，而辐射剂量相对较低。

胸部 CT 检查需要注意 X 线辐射剂量对患儿的影响，应严格掌握适应证、采用低剂量扫描、减少扫描次数等。近年来，儿童 CT 低剂量扫描成为国内外关注的焦点，其主要方法是在不影响疾病诊断的前提下，降低管电压、管电流，从而减少辐射剂量，同时也通过迭代算法等新的重建算法保证图像质量。但由于设备参数的不同、采用重建算法的不同、各部位病变及个体的差异，目前儿童低剂量 CT 扫描尚无相关的临床指南和标准，仍处于探索阶段。

二、正常影像表现

胸部的组织复杂，有含气的肺组织、脂肪组织、肌肉组织及骨组织等。因为这些组织的密度差异很大，其 CT 值的范围广，所以在观察胸部 CT 时，至少需采用两种不同的窗宽和窗位，分别观察肺与纵隔，有时还需采用骨窗，以观察胸部骨骼的改变。胸部 CT 图像通常是胸部不同层面的横断层图像，必要时可行冠状面及矢状面图像重组。

（一）胸壁

1. 胸壁肌肉 纵隔窗观察可分辨胸大肌、胸小肌，胸小肌较薄，位于胸大肌上方之后。后胸壁肌肉较复杂。腋窝的前壁为胸大肌和胸小肌，后壁是背阔肌、大圆肌及肩胛下肌。腋窝内充满大量脂肪，检查时如果上肢不上举可见走行于腋窝的血管影，不要误认为是淋巴结。

2. 胸部骨骼 胸骨柄呈前凸后凹的梯形，两侧缘的凹陷为锁骨切迹，与锁骨头形成胸锁关节；胸骨体呈长方形。胸椎位于后胸廓中央；肋骨断面呈弧形排列。肩胛骨位于胸廓背侧，呈不规则、长条形的斜行结构，前上方可见喙突，外侧方可见肩峰及肩关节盂的一部分。MDCT 三维重组可立体显示胸部骨骼。

（二）纵隔

1. 前纵隔 位于胸骨后方，心脏大血管之前。前纵隔内有胸腺组织、淋巴组织、脂肪组织和结缔组织。胸腺位于上纵隔血管前间隙内，分左右两叶，形状似箭头，尖端指向胸骨；胸腺边缘光滑或呈波浪状，儿童胸腺外缘常隆起；胸腺的密度取决于其内的脂肪含量。前纵隔淋巴结包括前胸壁淋巴结和血管前淋巴结；血管前淋巴结位于两侧大血管前方，沿上腔静脉、头臂静脉及颈总动脉前方排列。

2. 中纵隔 结构多，包括气管与主支气管、大血管及其分支、膈神经及喉返神经、迷走神经、淋巴结及心脏等。左、右心膈角区可见三角形脂肪性低密度影，常为对称性，右侧多大于左侧，为心包外脂肪垫，注意不要误认为是病变。中纵隔淋巴结多数沿气管、支气管分布，主要有气管旁淋巴结、气管支气管淋巴结、奇静脉弓淋巴结、支气管肺门淋巴结（肺门淋巴结）、隆嵴下淋巴结。

3. 后纵隔 为食管前缘之后，胸椎前及椎旁沟的范围。后纵隔内有食管、降主动脉、胸导管、奇静脉、半奇静脉及淋巴结。后纵隔淋巴结沿食管及降主动脉分布，与隆嵴下淋巴结交通。纵隔各组淋巴结在 CT 上均表现为圆形或椭圆形软组织影，正常时其短径≤10mm，若≥15mm 应视为异常。

2014 年日本胸腺研究协会基于临床病理研究提出了纵隔四分法，此后国际胸腺恶性肿瘤兴趣小组（International Thymic Malignancy Interest Group，ITMIG）基于纵隔领域专家共识，修改了日本胸腺研究协会提出的纵隔四分法，并且重新定义了纵隔腔以及纵隔在横断位上的分区方法。这种新的分区法可以准确地定位及描述纵隔肿瘤，有利于诊断及鉴别诊断，包括评价血管、器官及脊柱旁间隙的异常。ITMIG 将纵隔分成前血管腔（前纵隔）、内脏腔（中纵隔）、椎旁间隙（后纵隔）。血管前区边界定义为：上界为胸廓上口，下界为膈肌，前界为胸骨后缘，左右两边分界为纵隔胸膜壁层，后界为心包前部。内脏腔（中纵隔）定义为：上界为胸廓上口，下界为膈肌，前界为血管前区后界，左右两边分界为纵隔胸膜壁层，后界为各胸椎椎体前缘向后 1cm 的连线。椎旁间隙（后纵隔）定义为：上界为胸廓上口，下界为膈肌，前界为内脏器官纵隔的后界，后界为垂直于胸椎横突外侧缘连线的垂直面。

（三）肺

1. 肺野　常规 CT 只能在各个横断层图像上分别观察各自显示的肺野和（或）肺门。两肺内含气而呈极低密度影，在其衬托下，可见由中心向外围走行的肺血管分支，由粗渐细，上下走行或斜行的血管则表现为圆形或椭圆形的断面影。肺叶及肺段支气管与相应肺动脉分支血管的相对位置、伴行关系及管径的大小较为恒定，肺动脉分支的管径与伴行的支气管管径相近。

2. 肺门　CT 对两侧肺门结构的显示要优于胸片，尤其是 CT 增强检查。

（1）右肺门：右肺动脉在纵隔内分为上、下肺动脉。上肺动脉常很快分支并分别与右上叶的尖、后、前段支气管伴行。下肺动脉在中间段支气管前外侧下行中，先分出回归动脉参与供应右上叶后段；然后，有右中叶动脉、右下叶背段动脉分出，最后分出多支基底动脉供应相应的基底段。右肺静脉为两支静脉干，即引流右上叶及右中叶的右上肺静脉干和引流右下叶的右下肺静脉干。

（2）左肺门：左上肺动脉通常分为尖后动脉和前动脉，分别供应相应的肺段。左肺动脉跨过左主支气管后即延续为左下肺动脉，左下肺动脉先分出左下叶背段动脉和舌段动脉，然后分出多支基底动脉供应相应的基底段。左肺静脉也为两支静脉干，即引流左上叶静脉进入纵隔后与左中肺静脉汇合形成的左上肺静脉干，引流左下叶的左下肺静脉干。

3. 肺叶间裂　由于肺叶间裂处实际是两侧相邻肺叶的边缘部分，常规 10mm 层厚 CT 图像上，叶间裂边缘部的微细血管、支气管等结构已不能显示，所以在肺窗上表现为透明带，而叶间裂本身由于部分容积效应影响多难以显示。横断面上，斜裂在第 4 胸椎平面以下的层面，表现为自纵隔至侧胸壁的横行透明带影；水平裂因其与扫描平面平行，可表现为三角形或椭圆形无血管透明区。当叶间裂走行与扫描平面接近垂直或略倾斜时，则可显示为细线状影。薄层高分辨率重组 CT 图像上，肺叶间裂可清楚显示为线状影。

4. 肺叶、肺段和次级肺小叶　CT 图像上能够明确肺叶并可大致判断肺段的位置，重要的是薄层高分辨率重组 CT 图像上能够显示次级肺小叶结构。

（1）肺叶：肺叶间裂是识别肺叶的标志，左侧斜裂前方为上叶，后方为下叶。右侧在水平裂以上层面，斜裂前方为上叶，后方为下叶；在水平裂以下层面，斜裂前方为中叶，后方为下叶。

（2）肺段：肺段的基本形态为尖端指向肺门的锥体状。CT 图像上不能显示肺段间的界线，但可根据肺段支气管及血管的走行大致定位（图 2-4-1、图 2-4-2）。

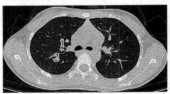
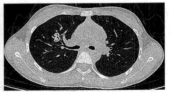

A　　　　　　　　　　　　B

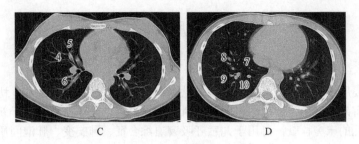

图 2-4-1　右肺各段（CT 肺窗）

A.右肺上叶后段支气管水平向后走行层面；B.右肺上叶前段支气管水平向前走行层面；C.右肺中叶支气管水平走行层面；D.右肺下叶 4 个基底段支气管向肺底走行层面；1.右肺上叶尖段；2.右肺上叶后段；3.右肺上叶前段；4 右肺中叶外段；5.右肺中叶内段；6.右肺下叶背段；7.右肺下叶内基底段；8.右肺下叶前基底段；9.右肺下叶外基底段；10.右肺下叶后基底段

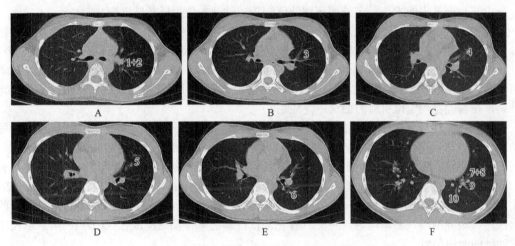

图 2-4-2　左肺各段（CT 肺窗）

A.左肺上叶尖后段支气管垂直向上走行层面；B.左肺上叶前段支气管水平走行层面；C.左肺上叶上舌段支气管水平走行层面；D.左肺上叶下舌段支气管向前下走行层面；E.左肺下叶背段支气管水平向背侧走行层面；Ｆ.左肺下叶基底段支气管向肺底走行层面；1 和 2.左肺上叶尖后段；3.左肺上叶前段；4.左肺上叶上舌段；5.左肺上叶下舌段；6.左肺下叶背段；7 和 8.左肺下叶内前基底段；9.左肺下叶外基底段；10.左肺下叶后基底段

（3）次级肺小叶：又称 Miller 次级小叶，常简称为肺小叶，是肺的解剖单位。肺小叶呈圆锥形，直径为 10～25mm。小叶核心主要是小叶肺动脉和细支气管；小叶实质为小叶核心的外围结构，主要为肺腺泡结构；小叶间隔由疏松结缔组织组成，内有小叶静脉及淋巴管走行。常规 10mm 层厚 CT 难以显示肺小叶结构。在 1mm 左右薄层高分辨率重组 CT 图像上，肺小叶由于其边缘有不完整的小叶间隔的勾画而得以识别，常见于肺的周边部，呈不规则多边形或截头锥形，底朝向胸膜，尖指向肺门；构成小叶核心的小叶肺动脉呈点状，直径约 1mm，而细支气管难以显示；小叶实质通常表现为无结构的低密度区，偶可见斑点状微小血管断面影；小叶间隔有时可见，表现为长 10～25mm 的均匀细线状致密影，易见于胸膜下，且与胸膜垂直。

（四）横膈

横膈为圆顶状的肌性结构，大部分与相邻脏器（如心脏、肝、脾等）紧贴，且密度相似，因此，CT 在这些部位常难以分辨横膈影。膈肌前方附着于剑突与两侧肋软骨上，多呈光滑的或轻微波浪状线形影，少数呈不规则或边缘不清的宽带状影。横膈后内下部形成两侧膈肌脚，为膈肌与脊柱前纵韧带相连续而形成，简称膈脚。

第三节　胸部超声

一、检查技术

超声检查主要用于胸膜病变、胸壁肿物、纵隔囊性及实性肿物的鉴别等，协助针刺活检和超声引导下穿刺。有研究表明，肺部超声因无辐射、动态检查、操作简单而适于新生儿或儿科重症监护室等重症患儿的床旁检查，可用于儿童呼吸窘迫综合征、肺实变、肺泡间质综合征等肺部疾病的诊断，具有一定的准确性和敏感度，但做出定性诊断比较困难。

患儿取仰卧位及坐位，分别以纵向胸骨旁线、腋前线、腋后线、后正中线及横向乳头连线为界，将双侧肺分成对称性的前上、中上、后上、前下、中下、后下共 12 个区域，探头从第 2 肋间隙依次进行扫查，记录并储存超声图像。肺部超声探头的频率根据儿童体重、年龄及病变位置决定，新生儿和婴儿表面积小，多使用高频线阵探头；幼儿多使用低频凸阵探头。

胎儿先天性高位呼吸道阻塞（喉/气管闭锁）超声声像图特征为：双肺体积对称性增大，回声明显增强；远端气管及主支气管扩张，膈肌扁平甚至反向，心脏受压体积变小，可合并其他畸形。

在胸膜腔渗出及胸腔积液中的应用：胸膜腔作为脏胸膜、壁胸膜间封闭的腔，病理情况下其内可积液、积血或积脓，导致液性成分增多。目前肺部超声对积液量的评估和积液性质的判定较为准确，在胸腔穿刺定位引流方面已广泛应用。

在先天性囊性支气管肺畸形中的应用：囊性支气管肺畸形分为支气管囊肿、先天性囊性腺瘤样畸形（CCAM）[又称先天性肺气道畸形（CPAM）] 和肺隔离症。超声多表现为壁薄光滑、形态规则、边界清、无回声，合并感染时内壁增厚，囊内可见细小点状回声飘浮。CPAM 超声表现不一，根据大小分为以下类型：①大囊型，囊腔大小 2～10cm；②小囊型，囊腔大小 0.5～2cm；③微囊型，囊腔大小不超过 0.5cm。肺隔离症分为叶内型和叶外型，超声多表现为呈三角形的团块状回声，边界清晰，回声均匀，见支气管充液征；彩色多普勒血流成像（CDFI）可显示枝条状自主动脉的血流信号。

在气胸中的应用：气胸是新生儿肺气漏的常见形式之一，其超声表现为肺滑及沙滩征消失、胸膜线消失，无彗星尾征及 B 线，肺点可见。肺点是肺部超声诊断气胸的特异性表现，其诊断阳性率可达 100%。

在肺实质异常中的应用：婴幼儿常见的肺实质异常性疾病为肺实变和肺不张，声像图表现均与肝脏相似，故仅依靠超声无法明确诊断。

二、正常影像表现

（一）沿肋间横切面声像图

应用 5～10MHz 超宽频带探头，胸壁各层组织可分别显示。皮肤为线状高回声，皮下脂肪为弱回声，而肋间外肌、肋间内肌、肋间最内肌三层显示为不均匀实质弱回声。两层胸膜呈一光滑线状高回声难以分开，距体表 2cm 左右，其内的肺组织呈一片强烈回声或多次反射，不能显示肺内结构；呼吸时两层胸膜各自随胸壁和肺移动，在两者间可出现线状弱回声。探头置于肋骨上时，仅显示肋骨外板为平滑的带状强回声，其后为声影。在婴幼儿声束可透过肋骨时，肋骨内、外板呈高回声，中间为弱回声。

（二）肋缘（剑突）下经肝和脾探测声像图

横膈与肺交界面为向上凸起光滑的弧形带状强回声，覆盖于肝和脾的上缘和左缘，高分辨率超声显示膈肌为 2～3mm 弱回声带，其上方为肺底部肺组织回声。

（三）经胸骨上窝探测上纵隔声像图

冠状及矢状切面可显示主动脉弓的横断面、头臂干、上腔静脉、左头臂静脉、右肺动脉、左心房及其附近的组织结构。声束向腹侧倾斜，则可见下腔静脉和升主动脉，以及气管前间隙。平行主动脉弓扫查，主要显示主动脉弓长轴、头臂大血管及其起点、降主动脉、主肺动脉间隙、右肺动脉和左心房及其邻近组织结构。在婴儿期，于胸骨后方及气管、大血管前方可见胸腺，分左右两叶，呈均匀实质性低回声，并有包膜。

（四）右胸骨旁探测纵隔声像图

经肋间探头向内倾斜横向扫查，在隆嵴水平可显示升主动脉横断面及其后方的右肺动脉、左头臂静脉、心包上隐窝；在左心房水平，可显示升主动脉及上腔静脉横断面，右上肺静脉进入左心房。纵向扫查，可显示右主支气管前壁、整个升主动脉纵断面、左心房、右肺动脉及其后方的隆嵴下间隙；略向外倾斜纵向扫查，可显示纵断面的上腔静脉进入右心房、上腔静脉后方的右肺动脉。

经胸骨上窝和胸骨旁扫查纵隔，可将其分为以下各区。①主动脉上区：为主动脉弓上方间隙，应见到整个主动脉弓及其分支、头臂静脉和上腔静脉分叉；②右气管旁区：位于右支气管上方，头臂干下方间隙，应见到头臂干、右头臂静脉、升主动脉和右肺动脉；③主-肺动脉窗：为主动脉弓下方及肺动脉干、右肺动脉及左主支气管上方间隙；④血管前区：位于升主动脉、上腔静脉及主肺动脉干前方、胸骨后间隙；⑤隆嵴下区：为气管隆嵴下方、左心房上方间隙，此区可见到升主动脉、右肺动脉和左心房；⑥心包旁区：为心脏的前后，应见到左心房、左心室及两侧心包脂肪垫。这些纵隔区无上述结构出现则是不标准的。正常除心脏、大血管外，以上所有纵隔间隙的结缔组织和脂肪，声像图均呈均匀高回声。任何有回声性质改变的结节状结构，直径≥1cm时，则为异常。

第四节　胸部磁共振成像
一、检查技术

磁共振成像（magnetic resonance imaging，MRI）是由不同组织的不同信号强度组成的灰阶图像；其组织分辨力高，可直接多方位成像。对于胸壁、脊椎旁区、纵隔和心血管结构及区分肺门淋巴结和血管结构具有一定的优势。对在纵隔血管内流动的血液不发生信号，而脂肪组织信号最强，形成鲜明对比。肺内主要含有气体信号弱，且有呼吸运动所致的伪影干扰，不易获得清晰而且对比度高的图像。因此纵隔内占位性病变更适合于 MRI 检查。MRI 可多方位成像，对于鉴别纵隔内外病变、肺内外病变、膈上下病变及诊断先天性心脏病、大血管病变有很大帮助；观察后纵隔肿瘤，能显示肿瘤与周围组织，有助于判别邻近椎管内肿瘤侵犯情况。

对于 MRI 平扫检查发现的胸部病变，大多需要行 MRI 增强检查，以进一步评价病变的血供情况，确定是否存在囊变或坏死，明确病变与大血管的关系等。增强检查常为胸部病变的诊断与鉴别诊断提供有价值的信息。

胎儿 MRI 检查具有安全、无创、无辐射的特点，具有较高的组织分辨力，图像直观，不易受胎位、孕妇肥胖、羊水等因素影响，因此，适合胎儿产前诊断。关于磁场对胎儿发育是否有害，国际磁共振成像安全委员会指导意见：当其他非电离辐射影像手段不能明确诊断，且患者知情同意的情况下，可行胎儿 MRI 检查。至今未发现短时间暴露于磁场对胎儿发育有害。目前 MRI 技术成熟，应用广泛，对多种胎儿胸部发育异常（肺发育不良、先天性囊性腺瘤样畸形、肺隔离症、支气管闭锁、先天性膈疝）有较高的诊断准确率，进一步确定胸部异常类型。

胎儿肺发育不良在 MRI 上常表现为胎儿肺体积减小，胎儿肺-肝信号强度比减低。胎儿CPAM 大囊型表现为局限于单个肺叶内边界清楚的多囊性长 T_2 信号病灶，病灶信号高于正常肺组织，囊泡大小不一，直径≥5mm，囊分隔呈短 T_2 信号；微囊型表现为局限于单个肺叶内边界清楚的实性或多个微囊状长 T_2 信号病灶，病灶信号高于正常肺组织，病灶内信号较均匀，囊泡直径＜5mm，CCAM 的供血血管均来源于肺动脉。胎儿肺隔离症表现为胎儿下肺团块状 T_2 加权成像（T_2WI）高信号影，信号高于正常肺组织，与正常肺组织分界清晰，团块影内可见低信号血管影与主动脉相连；T_2WI 上可显示低信号供血血管，肺隔离症供血血管通常发自主动脉，确定隔离肺组织的供血来自体循环在诊断上具有重要意义。胎儿支气管闭锁形成黏液嵌塞性囊肿和远侧或邻近肺组织肺气肿，磁共振显示囊肿内黏液在 T_1 加权成像（T_1WI）、T_2WI 上均呈高信号。胎儿先天性膈疝，在 T_2WI 序列上肺为高信号，而疝入胸腔的肝脏为中低信号，肝脏在 T_1WI 序列上呈中等信号，肠管内粪便在 T_1WI 序列上呈高信号，而肺组织在 T_1WI 序列上呈低信号，故 T_1WI 有助于确定疝入胸腔的肝脏和肠管，并能较容易地将两者与肺组织进行区分。

二、正常影像表现

（一）胸壁

胸壁肌肉在 T_1WI 和 T_2WI 上均呈较低信号，显示为黑影或灰黑影；肌腱、韧带、筋膜氢质子含量很低，在 T_1WI 和 T_2WI 上均呈低信号；肌肉间可见线状的脂肪影及流空的血管影。脂肪组织在 T_1WI 上呈高信号，显示为白影；在 T_2WI 上呈较高信号，显示为灰白影。

胸骨、胸椎、锁骨和肋骨的骨皮质在 T_1WI 和 T_2WI 上均显示为低信号，中心部的海绵状骨松质含有脂肪，显示为较高信号；肋软骨信号高于骨皮质信号，低于骨松质信号。

（二）纵隔

胸腺未发生脂肪替代时，呈较均匀信号，T_1WI 上信号强度低于脂肪，T_2WI 上信号强度与脂肪相似。

气管与主支气管腔内无信号；气管和支气管壁由软骨、平滑肌纤维和结缔组织构成且较薄，通常也不可见；气管和主支气管可由周围高信号纵隔脂肪衬托而勾画出其大小和走行。纵隔内的血管也是由周围高信号脂肪衬托而得以显示。胸段食管多显示较好，食管壁的信号强度与胸壁肌肉相似。

淋巴结常可见，T_1WI 和 T_2WI 上均表现为中等信号的小圆形或椭圆形结构，正常时径线同 CT。通常前纵隔淋巴结、右侧气管旁淋巴结、右侧气管支气管淋巴结、左上气管旁淋巴结、主-肺动脉间淋巴结及隆嵴下淋巴结较易显示，而左下气管旁淋巴结及左主支气管周围淋巴结不易显示。

（三）肺

肺纹理显示不及 CT。由于肺血管的流空效应，肺动、静脉均呈管状的无信号影，而肺门部的支气管也呈无信号影，所以两者只能根据其解剖学关系进行分辨；但应用快速梯度回波序列，肺动、静脉均呈高信号，则可鉴别。在肺血管与支气管之间，由脂肪、结缔组织及淋巴组织融合成小结节状或条片状高信号影，其直径一般不超过 5mm。

（四）横膈

膈脚在横断层面显示清楚，呈一较细、凹面向后的曲线状低信号影，前方绕过主动脉，止于第 1 腰椎椎体的两外侧缘。冠状面及矢状面能较好地显示横膈的高度和形态，横膈的信号强度低于肝、脾的信号强度，表现为弧线状影。

第五节　胸部核医学检查

一、检查技术

核素肺显像是基于肺的气体交换途径和肺的血流通路建立的一种检查方法。其在肺部的应用主要包括肺灌注显像和肺通气显像，前者主要反映肺的血流灌注和分布情况，而后者则是了解气道通畅与否和肺局部通气功能。正电子发射计算机体层显像仪（PET/CT）还可鉴别肺部肿瘤的良恶性。

肺灌注显像是通过静脉缓慢注入直径 $10\sim60\mu m$ 大小的放射性核素标记颗粒，经右心随肺动脉血流到达肺，一过性均匀地嵌顿于部分肺的小毛细血管（肺具有丰富的小动脉和毛细血管系统，其直径为 $7\sim9\mu m$）。这些暂时被栓塞的小毛细血管内放射性颗粒数与肺血流灌注量成正比，能反映肺动脉的血流灌注情况。此时用显像仪器在体外进行多体位平面显像或断层显像，可以观察肺内病变对肺血流分布的影响和肺受损情况。

肺通气显像是让受检者反复多次吸入密闭装置中的放射性气体，通过气道进入肺泡，使放射性气体在肺内达到一定活度后（^{133}Xe、^{81m}Kr 气体可随呼吸持续呼出体外；气溶胶多沉积在气道和肺泡内逐步分解清除），用放射性显像装置从体外获得双肺放射性分布及动态变化影像；同时还可计算局部肺通气功能参数，从而反映肺通气功能、气道通畅、肺泡气体交换功能及肺泡壁的通透性等状况。

二、正常影像表现

（一）肺灌注显像

1. 平面影像

（1）前位：右肺影像似长三角形，形态完整，肺底部呈弧形，受呼吸影响边缘略有不齐；左肺上部与右肺对称，下部受心积压较窄而长；双肺尖、周边和肺底显像剂分布略显稀疏，其余部分显像剂分布均匀；双肺间空白区为纵隔和心脏影。左肺显像剂分布较右肺稍淡，其下叶受心脏的影响稀疏区更为明显。临床上在诊断肺部疾病时，有时以肺段为基础观察病变侵及的范围和进一步施行治疗方案。所以，选择合适的显像位置能清楚地观察各肺段病变。前位像以暴露右肺上叶、中叶和左肺上叶为主。所以，此位置观察右肺尖段、前段、外段、内段、前基底段和左肺尖段、前段、上舌段、下舌段、内基底段较清晰。

（2）后位：左右肺影大小基本相同，中间呈条状空白区，由脊柱及脊柱旁组织所构成，双肺内显像剂分布均匀，上部及周边稍稀疏。该体位暴露双肺最充分，对全面观察肺内血流分布较好。后位像有助于右肺后段、背段、后基底段及外基底段，左肺后段、背段、内基底段、外基底段及后基底段病变的观察。

（3）侧位：右侧位肺影似三角形，前缘较弯向前突出，约呈 $120°$ 弧线，后缘向下垂直约呈 $160°$ 弧线；左侧位形态似椭圆形，前下缘受心脏影响略向内凹陷。双肺因受重力的影响下部显像剂分布较上部略高，中部显像剂分布稀疏区是肺门影响所致。分析侧位像时，应注意对侧肺的显像剂分布干扰。借助右侧位像可以观察右肺前段、后段、内段、外段和前、后、外基底段病变。在观察左侧位像时，以显示前段、上舌段、下舌段及内、外基底段和后基底段的病变较清楚。

（4）斜位：双肺斜位影像大致类似一个长三角形。双肺内的显像剂分布下部高于上部，肺的叶间裂处多显示长条状显像剂分布稀疏带，边缘处常向内略凹陷。前斜位时，双侧肺门区呈显像剂分布减低区；左前斜位肺前缘可显示弧形显像剂分布缺损区，是心脏位置所致；双侧后斜位的后上部可因肩胛骨和肌肉的重叠常显示显像剂分布减低区。这些显像剂分布的变化在图像分析时应加以注意。左前斜位是显示左肺舌段病变最清晰的位置，同时也可观察前段及内、外基底段病变；右前斜位显示右肺中叶内、外段病变最清晰，借助此位置还可以观察右叶前段、后段、外基底段及后基底段的病变；左后斜位则显示舌段及内、外基底段和后基底段病变最清晰，同时还能观察左叶背段和部分前段的病变；右后斜位显示右肺后段、背段、后基底段、外基底段和前基底段病变较清晰。

2. 断层显像

（1）横断面：双肺的横断面形状似一对平放的"蚕豆"，其断面自上而下依次排列，最先显示的断面为肺尖，中间的空白区为脊柱；随着肺影增大，双侧对称的肺门影出现，前方逐渐增宽的空白区是纵隔和心影。在接近肺底时因膈肌的影响仅暴露双肺外缘轮廓。

（2）冠状面：该层面的方向是从前向后依次排列，外形近似于前位像。起初的右肺冠状面呈不规则椭圆状，左肺似长条状。随着肺影逐渐增宽，双肺呈长椭圆形，之后逐渐似长三角形，中间的空白区是心影和纵隔，其后的空白区为脊柱影。

（3）矢状面：肺矢状面是从右肺至左肺方向依次进行排列。开始为右肺下角影，随切面增加肺影变大，近似右侧位肺影；之后右肺中心逐渐出现扩大的显像剂分布稀疏区和缺损区，依次为肺门、纵隔和心影位置；随着心影空白区增大，右肺纵隔面影像似钩状。左肺矢状面与右肺相似，并与右肺断面相对应。

（二）肺通气显像

1. ^{133}Xe 通气显像　吸入相，由于单次吸入 ^{133}Xe 量较少，双肺内的显像剂分布自上而下呈移行性增高，无局限性显像剂分布浓聚或缺损区，此期主要反映气道的通畅情况和肺各部的吸气功能；平衡相，由于反复吸入 ^{133}Xe 气体较多，双肺上下显像剂分布均匀一致，此期以反映肺各部容量变化为主；清除相，双肺内的显像剂分布逐渐减少，2～3min 后消失，该期主要反映双肺各部的呼气功能和气道的通畅情况。

2. 气溶胶吸入显像　正常气溶胶影像与肺灌注影像形状相近，双肺内的显像剂分布均匀，边缘略稀疏而且规则。与肺灌注显像不同之处，有时气溶胶残留在咽部或随吞咽进入消化道，使咽部或胃显影。显像时间延长时，可见双肾显影。此外，锝-99m-二乙撑三胺五乙酸（^{99m}Tc-DTPA）颗粒＞10μm 时，可堆积在较大支气管内使其显影。

第六节　肺血管造影

一、检查技术

儿童先天性肺发育畸形中，按是否存在血管发育异常分为单纯肺血管异常（如肺动静脉瘘等）、肺实质＋肺血管异常（如肺隔离症、弯刀综合征等）、单纯肺实质异常（如先天性肺气道畸形等）。

CT 血管造影（CT angiography，CTA）通过后处理重建技术可用于肺部血管相关性疾病（如肺动脉闭锁、肺动脉吊带、肺动静脉瘘、肺隔离症、异常体动脉供血正常左肺下叶基底段等）的诊断。对比剂常选用经肾脏排泄的非离子型对比剂，采用团注法注射，剂量为 2.0ml/kg。但肾功能不全的患儿应谨慎使用对比剂或禁用，儿童使用对比剂后的不良反应多与渗透压相关，因此，对于小年龄患儿、肝肾功能欠佳的患儿，推荐使用等渗对比剂并合理降低对比剂用量。

二、正常影像表现

（一）肺动脉CT血管成像

肺动脉干位于心包内，系一粗短的动脉干。起自右心室，在升主动脉前方向左后上方斜行，至主动脉弓下方分为左、右肺动脉。左肺动脉较短，在左主支气管前方横行，分 2 支进入左肺上、下叶；右肺动脉较长而粗，经升主动脉和上腔静脉后方向右横行，至右肺门处分为 3 支进入右肺上、中、下叶。从肺动脉干至终末分支径逐渐变细，在肺内与相应的支气管伴行，肺动脉管腔内呈均匀高密度影，而伴行的支气管呈均匀低密度影。在肺动脉干分叉处稍左侧有一纤维性的动脉韧带，连于主动脉弓下缘，是胚胎时期动脉导管闭合后遗迹，此处易发生钙化。动脉导管若在出生后 6 个月尚未闭合，则称动脉导管未闭（PDA）。

（二）肺静脉 CT 血管成像

肺静脉每侧有两条，分别为左上、左下肺静脉和右上、右下肺静脉。肺静脉起自肺门，向内穿过纤维心包，注入左心房后部。肺静脉将含氧量高的血液输送到左心房，肺静脉腔与左心房对比剂密度相近且均匀。左上、左下肺静脉分别收集左肺上、下叶的血液，右上肺静脉收集右肺上、中叶的血液，右下肺静脉收集右肺下叶的血液。

第七节　呼吸系统影像学基本病变

一、肺部病变

（一）支气管阻塞

支气管阻塞是由腔内阻塞或腔外压迫所致。腔内阻塞的原因包括异物、肿瘤、血凝块、分泌物、炎症等，腔外压迫主要为邻近的占位性病变或肿大淋巴结。阻塞的病因、程度、病程不同，可引起不同的表现，主要包括阻塞性肺气肿、阻塞性肺不张。阻塞性肺气肿（obstructive emphysema）是指终末细支气管以远的含气腔隙过度充气、异常扩张，可伴肺泡壁不可逆性破坏。肺气肿可分为局限性和弥漫性肺气肿。局限性阻塞性肺气肿系因支气管部分性阻塞产生活瓣作用，吸气时支气管扩张空气进入，呼气时空气不能完全呼出，致阻塞远侧肺泡过度充气。弥漫性阻塞性肺气肿为弥漫性终末细支气管慢性炎症及狭窄，形成活瓣性呼气性阻塞，终末细支气管以远的肺泡过度充气。阻塞性肺不张（obstructive atelectasis）是指当支气管完全阻塞后，肺泡内气体多在 24h 内被吸收，相应肺组织萎陷。阻塞的部位可位于主支气管、叶支气管、段支气管或细支气管，从而导致一侧性、叶性、段性或小叶性肺不张。

1. 阻塞性肺气肿影像学表现

（1）X 线表现

1）局限性阻塞性肺气肿：肺局部透亮度增加，肺纹理稀疏，可伴纵隔向健侧移位及患侧横膈下降（图 2-4-3 延伸阅读）。

2）弥漫性阻塞性肺气肿：两肺透亮度普遍性增加，肺纹理稀疏，胸廓前后径增大，肋间隙增宽，横膈下降且活动度减弱，心影狭长呈垂位心，肺动脉增粗，外周血管纹理变细，可伴肺源性心脏病。

（2）CT 表现

1）局限性阻塞性肺气肿：局限性透亮度增加，肺纹理稀疏，CT 对局限性肺气肿的检出优于 X 线检查，可显示阻塞的部位，甚至阻塞的原因。

2）弥漫性阻塞性肺气肿：两肺纹理普遍性稀疏、变细变直（图 2-4-4 延伸阅读），胸廓、心脏血管及横膈表现同 X 线胸片所见。

2. 阻塞性肺不张影像学表现

（1）X 线表现

1）一侧性肺不张：患侧肺萎陷，密度均匀增高，肋间隙变窄，胸廓缩小，纵隔向患侧移位，横膈上抬，健侧代偿性肺过度充气（图 2-4-5 延伸阅读）。

2）肺叶不张：不张的肺叶体积缩小，密度均匀增高，邻近叶间裂向心性移位（图 2-4-6 延伸阅读），纵隔可向患侧移位，邻近肺叶可出现代偿性肺过度充气。

3）肺段不张：不张的肺段呈小片状致密影，多见于支气管肺炎，多系终末细支气管被黏液阻塞所致。

4）小叶不张：与小叶炎性渗出实变不易区分。

（2）CT 表现

1）一侧性肺不张：患侧肺组织体积缩小，呈均匀软组织密度影，增强扫描呈明显强化，常可发现主支气管阻塞的部位与原因。

2）肺叶不张：不张的肺叶呈三角形软组织密度影，尖端指向肺门（图2-4-7延伸阅读）。

3）肺段不张：常见于右肺中叶内侧段及左肺上叶下舌段，呈条索状（图2-4-8延伸阅读）。

4）小叶不张：CT表现与X线表现相似。

（3）MRI表现：不张的肺组织T_1WI呈较高信号，T_2WI呈略高信号。增强扫描有助于区分不张的肺组织与肺门区肿块。

（二）肺实变

肺实变（lung consolidation）指终末细支气管以远含气腔隙内的空气被病理性液体、细胞或组织所替代。常见的病理改变为炎性渗出、水肿液、血液、肉芽组织或肿瘤组织。肺实变常见于大叶性肺炎、支气管肺炎及其他各种肺炎；也见于肺泡性肺水肿、肺挫伤、肺出血、肺梗死、肺结核、肺泡癌及真菌病等。

1. X线表现　肺泡内渗出呈斑片状模糊影，支气管充气征。按肺泡内渗出范围不同，可呈单发或多发片状致密影，其中心密度较高，边缘区常较淡；当渗出病变紧邻叶间裂时，则该侧边缘锐利平直（图2-4-9延伸阅读）；当实变扩展至肺门区，则实变区中可见含气的支气管分支影，称空气支气管征（air bronchogram）（图2-4-10延伸阅读）。炎性实变经治疗后，可在1~2周内消散，在吸收过程中病变常失去均匀性（图2-4-11延伸阅读）；肺出血和肺泡性肺水肿所形成的实变，其变化较炎性实变快，经适当治疗，可在数小时或1~2天内完全消失。

2. CT表现　以渗出为主的实变在肺窗上呈均匀高密度影，在纵隔窗上则呈软组织密度影，大的病灶内常可见空气支气管征（图2-4-12延伸阅读），病灶密度均匀，边缘模糊，紧邻叶间胸膜时则边缘可清晰。渗出病变早期或消散期，由于实变不完全可表现为较淡薄的磨玻璃影，其内可见肺血管纹理（图2-4-13延伸阅读），纵隔窗上病变则不易显示。慢性过程的实变密度多高于急性病变的实变密度，其边缘也多较清楚；当实变局限于腺泡时，实变影可表现为数毫米至1cm大小的结节，形似"梅花瓣"，边缘常较清晰。

3. MRI表现　渗出性实变T_1WI呈片状略高信号影，T_2WI呈较高信号影，边缘模糊，病变区内可见含气的支气管影和流空的血管影（表现为无信号）。渗出物不同，其信号也不一样。

（三）空洞与空腔

空洞（cavity）为肺内病变组织发生坏死并经引流支气管排出后所形成。空洞壁可为坏死组织、肉芽组织、纤维组织或肿瘤组织，多见于肺结核、肺癌和真菌病等。根据洞壁的厚度可分为厚壁空洞（厚度≥3mm）、薄壁空洞（厚度<3mm）及虫蚀样空洞。空腔（air containing space）不同于空洞，是肺内生理性腔隙的病理性扩大，如肺大疱、含气肺囊肿及肺气囊等都属于空腔。

1. X线表现　表现为大小与形态不同的透明区。

（1）厚壁空洞：多见于肺结核和周围型肺癌。结核性空洞外缘多规整，邻近常见散在斑片状病灶（卫星灶）；周围型肺癌的空洞外缘呈分叶状并伴有细短毛刺，洞内壁凹凸不平，有时可见壁结节。

（2）薄壁空洞：洞壁可为薄层纤维组织、肉芽组织及干酪组织；空洞呈圆形、椭圆形或不规则形；洞内外壁光整，洞内多无气液面；邻近可见小结节影。多见于肺结核。

（3）虫蚀样空洞：由大块干酪样病变或结核球溶解而成。其主要表现为干酪样坏死病变的空洞。影像上表现为肺叶、肺段或大片实变影像中的低密度区，呈单发、多发或融合，空洞直径为5~10mm，洞壁模糊。

（4）空腔：壁薄而均一，厚度多在1mm以下，周围无实变，腔内无液体（图2-4-14延伸阅读）；合并感染时，腔内可见气液平面，病灶周围可见实变影。

2. CT表现　在空洞的发现及空洞细节的显示方面优于X线片。分析空洞时下述细节有助于疾病的鉴别诊断。

（1）空洞位置：结核性空洞多位于上叶尖段、后段或下叶背段；癌性空洞多见于上叶前段或下叶基底段。

（2）空洞大小：空洞直径大于 3cm 者多为肿瘤。

（3）空洞壁表现：空洞外缘不规则或呈分叶状，内壁凹凸不平或呈结节状，多为癌性空洞（图 2-4-15 延伸阅读）；洞壁厚度小于 4mm 者多为良性病变，而大于 15mm 者多为恶性病变。

（4）空洞周围肺组织表现：结核性空洞周围多可见条索影、结节状或斑片状"卫星灶"（图 2-4-16 延伸阅读），以及壁增厚的引流支气管影。

3. MRI 表现　空洞内因有气体而呈低信号，空洞壁呈中等信号。由于 MRI 空间分辨力较低，因此，其对空洞壁细节的显示不及 CT 检查。

（四）结节与肿块

其中直径≤3cm 者，称为结节（nodule）；而直径>3cm 者，称为肿块（1μmp）。对于直径为 5～10mm 者，称为小结节；直径为 3～5mm 者，称为微结节；直径为 2～3mm 者，称为粟粒结节。单发者常见于肺癌、结核球及炎性假瘤等；多发者常见于肺转移瘤、坏死性肉芽肿等。结节和肿块除了大小不同外，其他表现相似。粟粒结节按分布的形式分为随机性分布（血行播散型）、小叶中心性分布（气管播散型）及淋巴管周围分布。

1. X 线表现

（1）肺良性占位性病变：呈边缘光整、锐利的球形结节或肿块。

（2）肺恶性占位性病变：呈分叶状，边缘常有细短毛刺，靠近胸膜时可牵拉胸膜。

结节或肿块的性质不同，其表现也各异。错构瘤内可有"爆玉米花"样钙化（图 2-4-17 延伸阅读）；结核球内可见点状钙化，病灶周围常见"卫星灶"；炎性假瘤上方或侧方常有尖角状突起，邻近胸膜可见粘连、增厚；转移瘤常多发，密度均匀，边缘光整（图 2-4-18 延伸阅读）。

2. CT 表现　结节和肿块的细节显示更加清楚，仔细分析其形态、结构、边缘等征象，有助于定性诊断。

（1）分叶征：多个弧形凸起，弧形凸起间凹陷，称为分叶征。

（2）毛刺征：边缘见棘状或毛刺状突起，称为毛刺征。

（3）空泡征：病灶内见直径 1～3mm 透亮影，称为空泡征。

（4）空洞：病灶内透亮影直径>5mm 者则称为空洞。

（5）胸膜凹陷征：结节或肿块邻近胸膜时，由于成纤维反应性收缩牵拉胸膜可形成胸膜凹陷征。

出现上述征象的结节或肿块常为周围型肺癌。结节或肿块旁小叶间隔结节状或不规则增厚常为癌性淋巴管炎。结节或肿块内发现脂肪影，则常为肺错构瘤。结节或肿块旁卫星灶及厚壁引流支气管影，则常为肺结核球。CT 增强对于定性诊断也有一定帮助。肺结核球无强化或仅周边环形轻度强化。肺炎性假瘤可呈环状强化或轻度均匀强化（图 2-4-19 延伸阅读）。

3. MRI 表现　结节和肿块一般呈中等信号；病灶内纤维化和钙化 T_2WI 呈低信号；囊变和坏死 T_1WI 呈低信号、T_2WI 呈高信号；血管性肿块如肺动静脉瘘，由于流空效应表现为无信号影。MRI 很少用于肺部结节和肿块的诊断。

（五）网状、细线状、条索状影

肺部的网状、细线状及条索状影是肺间质病变的表现，其病理改变可以是渗出或漏出、炎症细胞或肿瘤细胞浸润、纤维结缔组织或肉芽组织增生等。常见的肺间质病变有慢性支气管炎、特发性肺间质纤维化、癌性淋巴管炎、肺尘埃沉着病（简称尘肺）及结缔组织病肺部受累。

1. X 线表现　不同部位、不同病因所致的肺间质病变表现不同。

（1）较大支气管、血管周围的间质病变，表现为肺纹理增粗、模糊和紊乱；小支气管、血管周围的间质及小叶间隔的病变，表现为网状、线状或蜂窝状影。

（2）局限性线状影，如肺癌的病灶与肺门之间或病灶与胸膜之间的细线状影，肺结核愈合后其周围肺间质发生纤维化表现为条索影。

（3）小叶间隔内有液体或组织增生，可表现为不同部位细线状阴影，即小叶间隔线，常见者为克利 B 线（Kerley B 线），表现为两下肺肋膈角区水平线状影（图 2-4-20 延伸阅读），多见于肺静脉高压、肺间质水肿（二尖瓣狭窄、慢性左心衰）。

2. CT 表现 HRCT 可发现疾病累及小叶间隔的某一种成分，导致小叶间隔增厚。小叶间隔增厚可以是光滑的，或者是结节状的，有鉴别诊断意义。小叶间隔增厚 CT 表现如下。

（1）初期：常表现为与胸膜相连的细线状影，长 1～2cm，病变明显时呈多角形网状影。

（2）进展期：由于广泛的小叶间隔增厚，相邻增厚的小叶间隔相连，在胸膜下 1cm 以内形成与胸壁平行的弧线状影，长 2～5cm，称为胸膜下线（图 2-4-21 A 延伸阅读）。

（3）晚期：表现为胸膜下蜂窝状影（图 2-4-21 B 延伸阅读）。

3. MRI 表现 由于 MRI 空间分辨力较低，网状、线状病灶显示不满意；较大条索状病灶 T_1WI 及 T_2WI 呈中等信号。

（六）钙化

钙化（calcification）属于变质性病变，受到破坏的组织发生脂肪酸分解，钙离子以磷酸钙或碳酸钙的形式沉积下来，一般发生于退行性病变或坏死组织内。多见于肺或淋巴结干酪性结核病灶的愈合阶段；某些肺内肿瘤组织内也可发生钙化。两肺多发性钙化常见于骨肉瘤肺内转移、肺组织胞浆菌病及肺泡微结石症等。

1. X 线表现 钙化表现为密度很高、边缘锐利、大小形态不同的病灶，呈斑点状、块状及球形，局限或弥漫分布。肺结核或淋巴结结核的钙化呈单发或多发斑点状（图 2-4-22 延伸阅读）。

2. CT 表现 纵隔窗显示钙化的密度明显高于软组织。层状与环状钙化常为良性病变，多见于肉芽肿病变；典型肺错构瘤的钙化呈"爆玉米花"样（图 2-4-23 A 延伸阅读）；少数周围型肺癌可见钙化，呈单发点状或局限性多发颗粒状；弥漫性小结节状钙化多见于肺泡微结石症（图 2-4-23 B 延伸阅读）。通常而言，钙化在病灶中的比例越大，良性的可能性就越大。

3. MRI 表现 对钙化不敏感。

二、胸膜病变

（一）胸腔积液

胸膜腔内液体生成过快或吸收过缓即产生胸腔积液。感染、肿瘤、损伤、自身免疫病、心力衰竭、低蛋白血症及放射治疗等均可引起胸腔积液。胸腔积液分为渗出液和漏出液。

1. X 线表现 胸腔积液的表现与积液量、体位和是否包裹有关。

（1）游离性胸腔积液

1）少量积液：积液量少时仅于站立侧位上显示后肋膈角变钝。当积液量达到 250ml 左右时，站立后前位胸片见外侧肋膈角变钝。随着积液量的增加，站立后前位胸片示肋膈角和膈面迷失，呈外高内低的弧形致密影，其上缘在第 4 肋前端下缘以下（图 2-4-24 A 延伸阅读）。

2）中量积液：上缘呈弧形凹面，上界超过第 4 肋前端的下缘并在第 2 肋前端下缘平面以下（图 2-4-24 B 延伸阅读）。

3）大量积液：弧形凹面上缘超过第 2 肋前端下缘，患侧肺呈均匀致密影或仅有肺尖部透明，患侧肋间隙增宽，横膈下降，纵隔向健侧移位（图 2-4-24 C 延伸阅读）。

（2）局限性胸腔积液

1）包裹性胸腔积液：脏胸膜、壁胸膜发生粘连导致积液局限于胸膜腔的某一部位而成，多见于胸膜炎，好发于下胸部侧后胸壁，切线位表现为自胸壁向肺突出的半圆形或扁丘状均匀致密影，边缘清楚。

2）叶间积液：局限于水平裂或斜裂内的积液，可单独存在或与游离性积液并存，发生于斜裂者，正位胸片上多难以诊断，侧位胸片则易于发现，典型表现为叶间裂区梭形高密度影，密度均匀，界线清楚。

3）肺底积液：位于肺底与横膈之间的胸腔积液，右侧相对多见。被肺底积液向上推挤的肺下缘呈圆顶形，易误认为"横膈升高"。肺底积液所致的"横膈升高"最高点位于外 1/3，且肋膈角深而锐利。仰卧位时胸片能显示正常位置的横膈，可资鉴别。

2. CT 表现

（1）少量、中等量游离性胸腔积液：表现为胸腔背侧部薄弧形或新月形液体密度影，俯卧位检查见液体移至胸腔前侧。

（2）大量游离性胸腔积液：显示整个胸腔被液体密度影占据，肺被压缩于肺门区呈软组织影，纵隔向对侧移位。

（3）包裹性胸腔积液：表现为自胸壁向肺突出的凸镜形液体密度影，基底部宽并紧贴胸壁，边缘光整，邻近胸膜多增厚，形成胸膜尾征。

（4）叶间积液：表现为叶间裂处梭形、带状或球形液体密度影，积液量多时可形似肿块状（图 2-4-25 延伸阅读），易误认为肿瘤，其位置与走行与叶间裂一致且为液体密度、无强化，可资鉴别。

3. MRI 表现　胸腔积液 T_1WI 多呈低信号，富含蛋白质或细胞成分的积液呈中、高信号，血性胸腔积液可呈高信号；各种胸腔积液 T_2WI 多呈高信号。

（二）气胸与液气胸

空气进入胸膜腔内为气胸（pneumothorax）。空气进入胸膜腔是脏胸膜或壁胸膜破裂所致。胸膜腔内液体与气体同时存在为液气胸（hydropneumothorax）。如果气胸透明带占同侧胸腔的 1/4，则肺压缩约 35%；透明带占 1/3，肺压缩约 50%；透明带占 1/2，肺压缩约 65%；透明带占 2/3，肺压缩约 85%；肺压缩至肺门，约为 95%。

1. X 线表现

（1）少量气胸：气胸区呈带状无肺纹理区，可见被压缩肺的边缘（图 2-4-26 A 延伸阅读），呼气时显示较清楚。

（2）大量气胸：气胸区可占据肺的中外带，内带为压缩的肺，呈密度均匀的软组织影。

（3）液气胸：立位胸片可见气液面，严重时气液面横贯一侧胸腔（图 2-4-26 B 延伸阅读）。

2. CT 表现

（1）气胸：表现为外带无肺纹理的极低密度区，其内侧可见弧形的脏胸膜呈细线状影，其与胸壁平行，肺组织不同程度受压萎陷，严重时整个肺被压缩至肺门伴纵隔向对侧移位（图 2-4-26 C 延伸阅读），横膈下降。

（2）液气胸：可见明确的气液面及萎陷的肺边缘。

3. MRI 表现　不能显示气胸，只能显示液气胸的液体信号。

（三）胸膜增厚、粘连及钙化

纤维素性胸膜炎、肉芽组织增生、创伤出血机化均可引起胸膜增厚、粘连及钙化（pleural thickening, adhesion and calcification）。胸膜增厚与粘连常同时存在。局限性胸膜增厚、粘连多发生于肋膈角区。胸膜钙化多见于结核性胸膜炎、出血机化和尘肺。

1. X 线表现

（1）局限性胸膜增厚、粘连时，表现为肋膈角变浅、变平；广泛性胸膜增厚、粘连时，可见患侧胸廓塌陷，肋间隙变窄，肺透亮度增加，肋膈角近似直角或封闭，横膈升高且顶部变平，纵隔可向患侧移位。

（2）胸膜钙化：肺边缘片状、点状或条状高密度影；包裹性胸膜炎时，胸膜钙化可呈弧线形或不规则环形。

2. CT 表现

（1）胸膜增厚：表现为沿胸壁的带状软组织影，厚薄不均匀，表面不光整，壁层与脏层胸膜见粘连；当胸膜厚度达 2cm 或以上时多为恶性。

（2）胸膜钙化：多呈点状、带状或块状高密度影，其 CT 值接近骨骼（图 2-4-27 延伸阅读）。

3. MRI 表现 对胸膜增厚、粘连及钙化的显示不如普通 X 线和 CT。

（四）胸膜肿块

胸膜肿块主要见于胸膜原发或转移性肿瘤。原发者多为胸膜间皮瘤，少数为纤维瘤、平滑肌瘤、神经纤维瘤等。胸膜肿瘤可为局限性或弥漫性，弥漫性均为恶性。可伴或不伴胸腔积液，肿块合并胸腔积液多为恶性。

1. X 线表现 胸膜肿块表现为半球形、凸镜状或不规则形，密度多均匀，边缘清楚。弥漫性间皮瘤可伴胸腔积液，转移瘤可伴肋骨破坏。

2. CT 表现 表现为广基底与胸壁相连的软组织密度肿块。弥漫性胸膜肿瘤多呈结节状或波浪状（图 2-4-28 延伸阅读），范围较广者可累及整个一侧胸膜。机化性脓胸或石棉沉着病的胸膜肿块多伴钙化。

3. MRI 表现 胸膜肿块 T_1WI 多呈中等信号，T_2WI 呈不同程度高信号。

三、纵隔病变

除纵隔气肿和含气脓肿外，X 线胸片多仅能显示纵隔形态和位置改变，而 CT 和 MRI 检查则能进一步明确纵隔改变的原因。

1. X 线表现

（1）纵隔形态改变：多表现为纵隔增宽，引起纵隔增宽的疾病可为肿瘤性、炎症性、出血性、血管性等，以纵隔肿瘤最常见。

（2）纵隔位置改变：多表现为纵隔移位，胸膜腔、肺内及纵隔病变均可使纵隔移位。肺不张及广泛胸膜增厚使纵隔向患侧移位；大量胸腔积液、肺内巨大肿瘤及偏侧生长的纵隔肿瘤使纵隔向健侧移位。

2. CT 表现 纵隔病变的诊断主要依据部位和 CT 值。

（1）胸腔入口区：成人多为甲状腺肿块，儿童常为淋巴管瘤。

（2）前纵隔：上部多为胸腺肿瘤，中部多为畸胎瘤，下部多为心包囊肿和脂肪瘤。

（3）中纵隔：由于淋巴组织丰富，故以淋巴瘤和纵隔淋巴结转移最常见，其次为支气管囊肿。

（4）后纵隔：由于神经组织丰富，故以神经源性肿瘤多见，主要是神经纤维瘤、神经鞘瘤、节细胞神经瘤、神经母细胞瘤（图 2-4-29 延伸阅读）等。

脂肪瘤和畸胎瘤多含有脂肪密度影，增强扫描可见强化的血管影。淋巴管瘤、心包囊肿、支气管囊肿为囊性病变，呈液体密度，仅囊壁轻度强化。甲状腺肿瘤、胸腺肿瘤、淋巴瘤、淋巴结及神经源性肿瘤多为实性病变，呈软组织密度，强化程度及方式各异。此外主动脉瘤可见瘤壁弧形钙化。

3. MRI 表现

（1）实性病变 T_1WI 信号略高于肌肉组织，T_2WI 信号强度多较高。

（2）浆液性囊性病 T_1WI 呈低信号，T_2WI 呈显著高信号，黏液性囊性病变或囊液富含蛋白质，T_1WI 及 T_2WI 均呈高信号，合并出血时 T_1WI 呈高信号。

（3）脂肪组织 T_1WI 及 T_2WI 均呈高信号，脂肪抑制序列呈低信号，常见于脂肪瘤和畸胎瘤。

（4）血管性病变多表现出流空效应或信号不均的涡流。

（程建敏 陈 博）

第五章 常用实验室检查

第一节 变应原检测

变应性疾病的诊断除了需要详细询问病史与体格检查，变应原检测也是重要的客观依据。它有助于诊断多种 IgE 介导 I 型超敏反应所致疾病，包括支气管哮喘、变应性鼻炎、变应性结膜炎、食物过敏；一些药物过敏，如青霉素过敏、毒液过敏 [如膜翅目物种（黄蜂、蜜蜂、胡蜂、进口火蚁等）的毒液过敏、乳胶过敏等]。

变应原检测包括体内检测和体外检测。体内检测方法有皮肤点刺试验、皮内试验和变应原激发试验。体外检测大多为检测变应原特异性 IgE 来明确变应原种类，方法有酶联免疫法、免疫印迹法、放射变应原吸附试验、磁微粒化学发光酶免疫分析技术等。

一、体内检测方法

（一）皮肤点刺试验

皮肤点刺试验是检测 IgE 介导的变应性疾病最快速、敏感和经济有效的方法。皮肤点刺试验的原理是将微量的变应原引入患者的皮肤，与皮肤肥大细胞接触，结合其表面的 IgE 抗体，从而启动细胞内信号转导，使肥大细胞活化并脱颗粒，从而产生组胺等炎症介质，导致局部毛细血管扩张（红斑）、通透性增强（风团、水肿）。除了以上速发型皮肤超敏反应，在某些个体的皮肤点刺试验部位可能会发生迟发性反应，出现深部组织肿胀、发热、瘙痒和红斑等症状，常在测试后 1～2h 开始，并在 24～48h 内消退。目前使用的两种主要的变应原皮肤测试方法是点刺技术和皮内技术，临床上主要采用的是皮肤点刺技术。

1. 检测方法 用 70% 乙醇溶液清洁皮肤，在前臂掌侧或上背部表面滴上变应原提取液滴。每滴液含单一变应原提取物或密切相关的变应原混合物（如树花粉的混合物）。之后用穿刺针刺破表皮，让变应原与皮肤接触，观察皮肤反应来判断是否过敏。每滴液滴应至少相隔 2cm，以避免皮肤反应混淆。

变应原点刺液为实验组，组胺为阳性对照组，生理盐水为阴性对照组，通过测量风团和红斑的最大直径（分别测量）记录阳性结果，单位为毫米（mm），组胺对照组为 10min，变应原提取物为 15～20min。结果评价：皮肤指数（SI）= 变应原直径/组胺直径，阳性结果为局部皮肤出现红斑、红晕、风团甚至瘙痒。皮试反应常在 30min 内开始消退。结果可用记号笔标记皮肤反应，并将其转移到透明胶带上，然后粘在纸上。

2. 优缺点

（1）优点：①快速，15～20min 即可获得结果；②经济，其费用相比体外测试更低；③直观，患者可以看到皮肤的变化，从而知道自己是否对某物质过敏，对于个别患者来说，风团的大小与过敏严重程度相关。

（2）缺点：①受皮肤状态影响：某些皮肤病患者不能行皮肤测试，如皮肤划痕症、荨麻疹、肥大细胞增多症患者，这些患者皮肤测试结果易出现假阳性。②发生全身超敏反应可能性：因此需要医师评估，不能在有严重超敏反应高风险的患者中进行。儿童皮肤点刺试验的全身反应率为 0.1%；儿童全身反应的危险因素包括年龄＜1 岁和活动性湿疹。③结果受药物影响：需要在停药以后进行。对试验结果有影响的药物及需要停用的时间见表 2-5-1 延伸阅读。

白三烯受体拮抗药、减充血剂、短效和长效吸入性 β 受体激动药、茶碱和色苷酸钠制剂（口服、鼻剂或吸入剂）、吸入或鼻内糖皮质激素、口服茶碱、环孢素等治疗变应性疾病的药物不影响皮肤测试结果。

3. 结果判读

（1）阳性结果：与阴性对照比较，风团平均直径＞3mm 判定为皮肤点刺试验（skin prich test，SPT）阳性。反应强度则采用皮肤指数（SI），分别测量变应原和组胺风团的最长直径及最长垂直直径，同时要避开伪足，计算出风团平均直径，两者平均直径的比值即为 SI。分为 4 个等级：+ 为 $0.3 \leqslant SI < 0.5$；++ 为 $0.5 \leqslant SI < 1.0$；+++ 为 $1.0 \leqslant SI < 2.0$；++++ 为 $SI \geqslant 2.0$。

皮肤点刺试验呈阳性，仅表明患儿体内存在该变应原的特异性 IgE。需要结合患儿是否在接触变应原时出现症状来诊断是否存在超敏反应。在没有相关病史的情况下，皮肤点刺试验呈阳性可能为致敏状态，之后在临床上变得明显，出现接触该变应原的超敏反应，也可能是假阳性反应。

（2）阴性结果：皮肤点刺试验的阴性预测准确率高。皮肤点刺试验阴性证实不存在 IgE 介导的反应，准确率超过 95%。

（二）皮内试验

皮内试验是通过向皮内注射 $0.02 \sim 0.05$ml 变应原提取物，形成皮丘，并观察皮丘的变化来判断是否存在阳性反应。如果出现 5mm 或更大的风团，则提示结果阳性。皮内试验灵敏度比点刺试验高 $100 \sim 1000$ 倍，但假阳性反应更为常见，并具有更高的诱发全身超敏反应的风险。因此，皮内试验通常在皮肤点刺试验阴性后进行。

（三）变应原激发试验

变应原激发试验主要用于 Ⅰ 型和 Ⅳ 型超敏反应，它是指在医师指导下，从相对安全的小剂量开始逐渐增加变应原剂量，观察有无超敏反应的发生，从而验证是否存在变应原引发超敏反应的一种方法。此法可用于排除皮肤点刺试验中的假阳性反应和假阴性反应。

激发试验根据患者发病部位的不同和变应原的性质，分为结膜激发试验、鼻黏膜激发试验、支气管激发试验、口服食物激发试验、药物激发试验和昆虫蜇刺激发试验等。激发之前需要根据变应原的性质进行时间不等的变应原回避及抗过敏药物的停用。所有的激发试验均有一定的风险，因此，需要预先评估严重超敏反应的风险，准备抢救设备及药品，患有严重超敏反应的患儿不宜做该项检测。

二、变应原特异性 IgE 检测

IgE 是 Ⅰ 型超敏反应过程中产生的重要免疫分子，由于其仅预测 Ⅰ 型超敏反应，变应性疾病患者总 IgE 水平也可能正常，加上种族、年龄、寄生虫感染、血液系统疾病、免疫缺陷病等因素都会影响总 IgE 数值，单纯依靠总 IgE 水平不能诊断或排除变应性疾病。目前没有公认的血清总 IgE 水平的参考区间。研究表明，出生后总 IgE 水平逐渐升高，12 岁时达到成人水平，婴幼儿血清总 IgE 水平增高表明成年后患变应性疾病的风险更高。

特异性 IgE（sIgE）检测是目前最常用的检测变应原的体外试验方法。每种变应原都能使对其过敏的个体体内产生变应原特异性 IgE。血清中 sIgE 水平可反映个体对何种变应原过敏及过敏的严重程度。变应原 sIgE 可以为单一的抗体检测、混合抗体检测，以及变应原组分测定。

（一）检测方法

临床上常用的特异性 IgE 检测方法包括放射变应原吸附试验、酶联免疫吸附试验、荧光酶免疫分析、免疫印迹法。此外还有一些技术，如固相免疫过敏芯片技术、液滴数字聚合酶链式反应（PCR）技术、微阵列酶联免疫荧光法、纳米技术、循环介导恒温扩增技术。

1. 放射变应原吸附试验（radioallergosorbent test，RAST） 1967 年，Wide 等最初建立的检测变应原特异性 IgE 的方法，原理是在固相颗粒载体上包被纯化的变应原，加入患者血清，再加上 ^{125}I 标记的抗人 IgE。如果患者血清中含有针对该变应原的特异性 IgE，即可形成载体-变应原-特异性 IgE-抗 IgE 复合物，测脉冲值来计算特异性 IgE 水平。由于有一定的放射性污染，这种方法现在很少使用。

2. 酶联免疫吸附试验（ELISA）　ELISA 以微孔板作为固相载体，辣根过氧化物酶（HRP）标记抗原或抗体，酶联仪测定吸光度（A）值。

3. 荧光酶免疫分析（FEIA）　是一种 ELISA 技术的变体，被认为是体外 IgE 检测的金标准。它们也利用与酶相连的抗体，当添加酶的底物时，反应产生荧光或化学发光产物。根据荧光吸光度的大小换算成 sIgE 的含量。

4. 免疫印迹法　将特异性变应原固定于包被了多种常见变应原抗原的硝酸纤维素膜表面，如血清中有特异性 IgE 抗体，会显现相应的阳性条带，经底物显色或放射自显影技术测定 sIgE 水平。免疫分析的灵敏度和特异性随所用系统和变应原的质量而变化。总的来说，敏感性在 60%～95% 之间，特异性在 30%～95% 之间。

（二）优缺点

1. 优点　①体外试验不会对患者造成超敏反应的风险。②体外试验不受患者服用药物的影响（除奥马珠单抗外）。③不受皮肤病的影响，如严重和广泛的特应性皮炎或皮肤划痕症。④可用于小婴儿。12 个月以下婴儿的皮肤可能尚未完全反映其过敏敏感性。相比之下，免疫测定法对 6 周大的婴儿有效。

2. 缺点　价格比较贵，且检测时间比较长，不能即时出结果。

（三）结果判读

特定变应原的 IgE 表明患者对该变应原"致敏"，并可能对其有临床反应。变应原 sIgE 水平越高，与变应性疾病的相关性越强，因此，sIgE 检测较总 IgE 重要。目前荧光免疫定量检测法被视作金标准，测定结果根据血清 sIgE 水平分为 7 个级别，即 0 级：<0.35kU/L；1 级：0.35～0.69kU/L；2 级：0.7～3.4kU/L；3 级：3.5～17.4kU/L；4 级：17.5～49.9kU/L；5 级：50～100kU/L；6 级：>100kU/L。假阳性结果罕见，除非是总 IgE 水平极高的患者，如高 IgE 综合征。

IgE 介导的过敏最终诊断需要变应原致敏的依据、接触变应原的过敏症状和体征史。因此，过敏测试的结果必须根据患者的具体临床病史来解释，变应性疾病的诊断不能仅仅基于实验室结果。对于食物过敏的判断，可使用 95% 阳性预测值（PPV）提高特异性，但该方法会导致敏感性降低，另外，该方法对于小于 2 岁的婴儿，其信息有限，临床医师需要根据病史来综合判断（表 2-5-2 延伸阅读）。

sIgE 较客观且定量反映致敏状态，但 sIgE 结果及等级并不与临床症状和疾病的严重程度完全一致。阴性结果在强烈提示病史的情况下不排除过敏，在这种情况下，应考虑进行皮肤点刺试验。

三、特应性斑贴试验

临床上也通过特应性斑贴试验（APT）来测定非 IgE 介导的超敏反应（变态反应），这种方法主要应用于非 IgE 介导的食物过敏和接触性皮炎的变应原诊断，在呼吸系统变态反应性疾病上的诊断作用非常有限。原理是在敏感个体中，Th1 表型中已致敏的抗原-特异性 T 淋巴细胞会在整个机体中循环，当以非刺激性浓度的抗原接触正常皮肤时，这种淋巴细胞可再次引起Ⅳ型超敏反应。最常见的操作方法是将贴片贴在患儿后背肩胛骨内侧皮肤，保留 2 天（48h），以便让变应原充分渗透入皮肤。在移走贴片后 15～60min 进行初始评估，强阳性变态反应表现为红斑和浸润，经常伴有小丘疹或可能会融合形成大疱的小水疱，患儿可能伴有皮肤瘙痒。与其他体内试验一样，该结果受患儿所用抗过敏药物的影响，对阳性结果的判读需要结合临床病史。

四、其他试验

（一）特异性 IgG 和 IgG4 试验

常用于评估食物过敏。此方法通常产生多种阳性结果，几乎总是代表对食物的正常免疫反应，并不能预测真正的食物过敏。目前认为 IgG 和 IgG4 主要用于变应原免疫治疗的研究中，检测变应原特异性 IgG4 和 IgG "阻断抗体"的存在，以及毒液过敏患者免疫治疗的毒液特异性 IgG 检测。

（二）嗜碱性粒细胞活化试验

嗜碱性粒细胞活化试验（basophil activation test，BAT）可对变应原暴露进行体外功能测试。方法是直接用抗原激活嗜碱性粒细胞，用流式细胞仪检测嗜碱性粒细胞表面的簇分化抗原 CD63、CD203c 等标志物的表达，评估变应原刺激下嗜碱性粒细胞的活化情况。BAT 特异度和敏感度均较高，可用于预测超敏反应的严重程度、监测免疫治疗效果及判断预后，具有良好应用前景。

（三）其他类型的过敏试验

其他类型的过敏试验包括运动机能学、细胞毒试验、淋巴细胞活化试验和生物共振检测试验，尚未有科学依据。目前临床上对这些检测方法的可靠性存在质疑，这些测试可能导致不恰当的诊断和建议，包括饮食限制，并可能令患者忽视真正的过敏，因此并不建议执行。

（项蔷薇）

第二节 免疫功能检测

免疫指机体对感染有抵抗能力，而不会致病。免疫系统是由免疫组织和器官、免疫细胞及免疫活性分子等组成。一方面，免疫细胞对病原体或肿瘤细胞的适当应答，使之清除，执行免疫防御功能。另一方面，免疫细胞的不适当应答，均会对机体有害。如应答过高，会致变应性疾病；如应答过低，易致严重的感染；对自身组织发生应答，可导致自身免疫病。

人体内有两种免疫应答类型：一种是接触病原体后，迅速起防御作用的免疫应答，称为固有免疫应答（innate immune response）。执行固有免疫功能的有皮肤、黏膜的物理阻挡作用及局部细胞分泌的抑菌、杀菌物质的化学作用；有吞噬细胞的吞噬病原体作用；NK 细胞对病毒感染靶细胞的杀伤作用及血液和体液中存在的抗菌分子（如补体）。另一种是适应性免疫应答，其执行者是 T 淋巴细胞及 B 淋巴细胞。通过识别病原体成分后被活化，活化后并不即刻表现防御功能，而是经过免疫应答 4～5 天后生成效应细胞，清除已被识别的病原体。

本章节主要讲述临床常用的免疫功能初筛方法，包括细胞免疫功能、体液免疫功能、中性粒细胞的呼吸爆发功能和补体检测。

一、细胞免疫功能检测

（一）T 淋巴细胞百分比和绝对计数

目前，临床广泛使用流式细胞术（flow cytometry，FCM）进行淋巴细胞亚群分析。常规检测的淋巴细胞亚群包括 T 淋巴细胞（$CD3^+$）、B 淋巴细胞（$CD19^+$）和 NK 细胞（$CD16^+/56^+$）。T 淋巴细胞又分为两个亚群：辅助性 T 淋巴细胞（$CD4^+$）和杀伤性 T 淋巴细胞（$CD8^+$）。FCM 淋巴细胞亚群分析报告提供各个细胞亚群细胞的相对计数（百分比）和绝对计数。

在对 T 淋巴细胞百分比进行评价时，必须首先掌握 3 个公式。

1. 正常情况下获得的流式细胞仪检测结果应满足（$CD3^+$）% +（$CD19^+$）% +（$CD16^+/56^+$）% = 100%，一般认为 ±5% 为允许误差范围。如相差过大，临床具有一定提示意义，以感染和血液肿瘤最易出现结果等式严重偏离。

2.（$CD4^+$）% +（$CD8^+$）% =（$CD3^+$）%，一般认为 ±5% 为允许误差范围。当检测结果偏离此等式时，提示存在双阴性或双阳性 T 淋巴细胞，临床上以双阴性 T 淋巴细胞较为常见。

3.（$CD4^+$）% >（$CD8^+$）%，通常可以用 $CD4^+/CD8^+$ 的比值来体现，但目前尚无这一比值的正常值范围。一般而言，$CD4^+/CD8^+$ 比值应 >1，也就是说 $CD4^+$T 淋巴细胞数应 >$CD8^+$T 淋巴细胞数。当发生比值倒置时，应注意判别是由于 $CD4^+T$ 淋巴细胞减少还是由于 $CD8^+T$ 淋巴细胞增多所致。

（二）判断各项指标的高低

在淋巴细胞亚群结果判别中，既要注意绝对计数的判别，也要判别相对计数的变化。淋巴细胞亚群发生变化可是一种也可是几种同时发生变化。一个细胞组分的增高或降低必然造成其他组分降低或增高，因此，当发生异常时必须明确是哪一细胞组分所引起的变化。由于整个细胞群中主要有 3 种细胞，即 T、B 和 NK 细胞。通常根据其中两种相同变化趋势来判定淋巴细胞亚群百分比的变化是由另一种独立变化趋势的细胞亚群所引起。如果没有绝对技术报告，可结合"二一判别法"和"一二判别法"判别哪一种细胞组分变化是异常的根源。

1. 一种淋巴细胞亚群变化

（1）二一判别法：用于判别 $CD3^+$、$CD19^+$、$CD16^+CD56^+$ 3 群淋巴细胞中哪一种是引起相对计数改变的原因。根据百分比，在 3 种淋巴细胞中，找出两种变化趋势一致的，另一种则是异常的根源。

（2）一二判别法：用于判别 $CD3^+$ 细胞两个亚群中哪一种是引起相对计数变化的原因。以 $CD3^+$ 细胞百分比变化为基准，两种 T 淋巴细胞亚群 $CD4^+$ 和 $CD8^+$ 中哪种百分比变化趋势与 $CD3^+$ 细胞一致，这种 T 细胞亚群则是异常的根源。

2. 两种或以上淋巴细胞亚群变化　如重症联合免疫缺陷病患儿 $CD3^+$、$CD19^+$、$CD16^+CD56^+$ 细胞都有可能减少或缺如，会出现两种或三种淋巴细胞亚群变化。此类情况不适合使用上述二一判别法和一二判别法，需同时分析绝对计数和相对计数后做出判断。

（三）T 淋巴细胞的功能

T 淋巴细胞的功能主要由其分泌的细胞因子体现，但目前细胞因子的检测尚难在临床实践中常规应用。一般作为 T 淋巴细胞功能的粗筛试验可根据临床体内试验得到初步判断，这些试验包括 PPD 试验、链激酶-链球菌 DNA 酶试验等。淋巴细胞增殖（转化）试验有助于原发性及继发性免疫缺陷病的诊断，也有助于肿瘤等疾病患者免疫功能状态的观察，但一般往往存在严重 T 淋巴细胞功能障碍时才可能发现异常。近年来，有通过检测 T 淋巴细胞活化时一些特殊表型的出现来帮助判断，但仅仅处于研究阶段，尚无法作为常规使用。

二、体液免疫功能检测

体液免疫评价主要包括两方面的内容，即 B 淋巴细胞的数量和功能（包括免疫球蛋白和特异性抗体）。

（一）B 淋巴细胞百分比和绝对计数

B 淋巴细胞数量目前主要通过 FCM 进行检测，CD19 分子是正常成熟 B 淋巴细胞的表面标志，通过检测 $CD19^+$ 细胞的量可以帮助确定 B 淋巴细胞数量是否正常。检测内容一般包括 B 淋巴细胞占外周淋巴细胞的百分比和 B 淋巴细胞的绝对计数。前者可通过 FCM 自动获得；后者须使用专门的试剂检测，费用较高。简单的方法是同时对样本进行白细胞分类计数，获得外周血淋巴细胞的数量，再结合 FCM 的检测百分比进行计算获得（T 淋巴细胞绝对计数也可以同样方法获得）。

（二）B 淋巴细胞百分比和绝对计数的变化

临床上 B 淋巴细胞减少主要见于 X 连锁无丙种球蛋白血症（XLA）以及少数肿瘤患儿。B 淋巴细胞增多主要见于 B 淋巴细胞克隆增殖和血液肿瘤，少数病毒感染也可造成 B 淋巴细胞数增多。许多情况下需甄别 B 淋巴细胞在外周血淋巴细胞中比例的变化是由 B 淋巴细胞直接变化造成，还是其他淋巴细胞组分的变化间接引起。由于体内淋巴细胞数量是一个动态过程，其变化较大。

（三）免疫球蛋白（Ig）

人类的免疫球蛋白最早出现在胚胎第 $10\sim20$ 周，最早出现的是 IgM，IgG 和 IgA 次之。至出生时 IgM 可达成人水平的 10%，IgA 为 1.2%，IgG 为 82%，后者包括从母体传输过来的一大部分。测定儿童免疫球蛋白水平是评价其免疫功能的一种重要方法，应注意年龄依赖性变化，$0\sim15$ 岁儿童血清免疫球蛋白平均水平见表 2-5-3（延伸阅读）。

（四）特异性抗体

测定同种血细胞凝聚素（简称血凝素）是临床上最简便且有意义的检查机体抗体应答的方法。此外，体内是否存在病原特异性抗体也有利于了解抗体产生的能力。一些特异性抗原刺激机体产生抗体的能力，可以帮助判断是否存在特异性抗体产生缺陷，如抗细菌脂多糖抗体缺陷等。无丙种球蛋白血症患儿各种病原特异性抗体均呈阴性，应注意排除静脉注射免疫球蛋白（IVIG）后或 6 个月内来自母亲 IgG 所引起的假阳性。

三、中性粒细胞呼吸爆发功能检测

中性粒细胞是人体防御的重要组成部分，参与机体的非特异性抗感染过程。中性粒细胞在被激活过程中，其还原型烟酰胺腺嘌呤二核苷酸磷酸（NADPH）氧化酶被激活，发送"呼吸爆发"（respiratory burst）。目前临床和实验室常用 FCM 测定中性粒细胞的呼吸爆发功能，是一种简便而快速的方法。中性粒细胞呼吸爆发功能检测，临床主要应用于慢性肉芽肿病患者与携带者的诊断。

中性粒细胞呼吸爆发功能检测：取患儿新鲜静脉血（肝素钠抗凝），每份标本分为对照管和刺激管，各 50μl，对照管加入 50μl 缓冲液（PBS），刺激管加入 50μl 佛波脂（PMA），37℃孵育 15min；分别加入二氢若丹明（DHR123），孵育 5min；分别加入溶血素，孵育 5min；2000r/min 离心 4min，离心半径为 9cm，弃上清，加入 PBS 洗涤后，用流式细胞仪测定各管中性粒细胞的荧光强度，并计算刺激指数（SI），SI＝PMA 刺激细胞荧光强度的几何平均数/静止对照组细胞荧光强度的几何平均数。

四、补体检测

补体（complement）是广泛分布于血浆中具有酶活性的一组不耐热的球蛋白，约占球蛋白的 10%，具有溶解靶细胞、促进吞噬、参与炎症反应等功能，同时补体还在免疫调节、清除免疫复合物、稳定机体内环境、参与变态反应及自身免疫病中起关键性作用。补体系统中几乎所有的成分（补体调节因子和补体受体）都可以发生缺陷，导致补体缺陷病。血清补体测定指测定血清中各补体成分及总补体含量的实验，是测定机体免疫功能的一种方法。总补体活性和单个补体成分含量的变化，对某些疾病的诊断和疗效观察具有重要意义。

（余　刚）

第三节　呼吸道纤毛结构及功能检测

黏膜纤毛清除作用（mucociliary clearance，MCC）同时具有机械、化学和生物屏障等作用，是呼吸道重要的先天防御机制。主要有效成分为保护性黏液毯和其中的纤毛。纤毛是一种突出于细胞膜表面的细胞器，大致可分为运动纤毛及初级纤毛两类。运动纤毛广泛分布于人体的呼吸道、输精管、输卵管、脑和脊髓室管膜等。呼吸道纤毛通过不断规律地有力摆动，将病原体和吸入颗粒从气道中排出。在原发性纤毛运动障碍（PCD）患者中，呼吸道纤毛结构、功能异常，以及 MCC 缺陷，导致患者出现慢性肺疾病。高速视频显微成像分析（high-speed video analysis，HSVA）及透射电子显微镜（transmission electron microscope，TEM）是目前常用的纤毛功能及结构的检测手段。

一、HSVA 检测纤毛摆动功能

HSVA 是一种配有高速摄像机及微分干涉差系统的光学显微镜，可对离体呼吸道纤毛摆动进行三维立体观察，对纤毛模式及频率进行分析并记录。纤毛摆动过程在被高速摄像机（120～500 fps）记录后，可较慢重放（30～60fps）以评估纤毛摆动模式及测量摆动频率。目前大多数研究都采用人工的分析，一些研究也试图使用计算机分析以减少观察者的主观差异。HSVA 测试当天即可获得结果，相比之下，TEM 和基因分析可能需要数周甚至数月才能获得确定的结果。HSVA 在欧洲和澳大利亚的 PCD 诊疗中心运用广泛，被欧洲呼吸学会（European Respiratory Society，ERS）推荐为 PCD 的一线筛查技术。而在北美则运用较少，美国胸科学会（American Thoracic Society，ATS）发表的 PCD 诊断共识则强调临床医师应避免单独使用 HSVA 替代 TEM 或基因检测用于 PCD 的诊断。

正常纤毛摆动先向后弯曲，顶端呈爪样突起，迅速向前拍击，然后慢慢恢复到原位。PCD 患者纤毛常见的摆动模式包括不动式、限制式、僵硬式、不协调式、环状式。纤毛摆动模式与超微结构缺陷/基因型之间存在对应关系，如编码外动力臂（ODA）相关基因（*DNAH5*、*DNAI1*、*DNAI2*、*ARMC4*）突变患者的纤毛常只有极微弱的摆动或完全不摆动，而 *CCDC39/40* 基因突变患者纤毛多呈僵硬式摆动。但在某些情况下，可在同一份样本中观测到不同的摆动模式。摆动频率除纤毛本身的摆动能力外，还受到观测温度、保存液种类、拍摄时长等因素的影响，其正常参考范围因实验室不同而异，一般不单独用于 PCD 的诊断。Rubbo 等研究显示，对于有经验的观察者，HSVA 用于 PCD 诊断的灵敏度及特异度都令人满意。但 HSVA 也有其局限性，如某些基因型的 PCD 患者纤毛摆动异常可能极细微（如 *RSPH1*、*CCDC103*、*DNAH9*），此外，感染可能导致继发的纤毛摆动异常，重复检测或经细胞培养后再进行纤毛摆动检测有助于提高诊断的准确性。

总体而言，目前的证据表明，HSVA 是 PCD 诊断过程中有用的检测方式之一，但目前国际上对于标准化样本处理及纤毛摆动模式评估尚未达成共识。

二、TEM 观察纤毛超微结构

TEM 观察纤毛横截面的超微结构是既往 PCD 诊断的金标准。欧洲和北美 PCD 诊断指南均推荐透射电子显微镜（TEM）作为确诊的检查之一，电镜下观测到纤毛"特征性"缺陷可确诊 PCD。电镜下正常的运动纤毛横截面呈"9+2"结构，即由 9 对外周微管环绕 1 对中央微管组成。外周微管通过辐条结构与中央微管相连接，而相邻外周微管间通过连接蛋白相连接。外周微管上锚定有内外动力臂（图 2-5-1a）。2020 年来自 14 个国家 18 个 PCD 诊治中心的电镜专家达成国际共识，PCD 患者纤毛超微结构缺陷可归为两类（表 2-5-4）。

表 2-5-4　PCD 纤毛超微结构缺陷分类

第 1 类缺陷：标志性缺陷
ODA 缺失
ODA 和 IDA 联合缺失
微管排列紊乱合并 IDA 缺失
第 2 类缺陷：当有其他支持证据可诊断 PCD
中央微管缺陷
纤毛稀疏或缺如
微管排列紊乱
25%～50% 的纤毛横截面被观测到 ODA 缺失
25%～50% 的横截面被观测到 IDA 和 ODA 缺失

注：ODA，外动力臂；IDA，内动力臂。

（一）第 1 类缺陷

第 1 类缺陷为 PCD "特征性"缺陷，要求至少多于 50 个纤毛膜完整，结构清晰的横截面被观察，可单独用于 PCD 的确诊，包以下内容。

1. ODA 缺失 超过 50% 的纤毛横截面被观测到至少 5 个 ODA 缺失（图 2-5-1B）。缺陷是由编码 ODA 结构蛋白（如 *DNAH5*）或 ODA 锚定蛋白（如 *CCDC151*）的基因突变引起。免疫荧光分析通常显示 ODA 蛋白 DNAH5 缺失。

2. ODA 和 IDA 联合缺失 超过 50% 的纤毛横截面被观测到至少 5 个 ODA 及至少 7 个 IDA 缺失（图 2-5-1C）。如果不能准确确定 IDA 的数目，样品应报告为 "ODA 缺陷"（+/-IDA 缺陷）。这些缺陷通常是由动力臂组装基因（如 *DNAAF3*）突变引起。免疫荧光（IF）分析显示 DNAH5 和 DNALI1 等蛋白缺失。

3. 微管排列紊乱合并 IDA 缺失 超过 25% 的纤毛横截面被观测到微管排列紊乱和超过 50% 的纤毛横截面被观测到至少 7 个 IDA 缺失（图 2-5-1D）。这类缺陷基本上是由 *CCDC39* 或 *CCDC40* 突变引起。IF 常提示 N-DRC 蛋白（如 GAS8）和 IDA 蛋白（如 DNALI1）缺失。

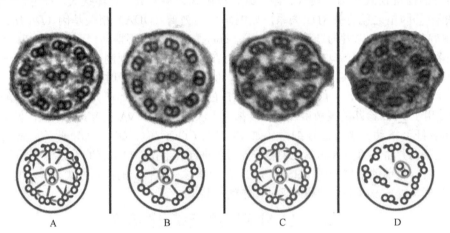

图 2-5-1　第 1 类缺陷电镜及示意图
A. 正常纤毛结构；B. ODA 缺失；C. ODA 和 IDA 联合缺失；D. 微管排列紊乱合并 IDA 缺失

（二）第 2 类缺陷

在有其他证据支持时（如免疫荧光、HSVA、基因检测），可用于 PCD 诊断，可能要求观察更多的纤毛横截面，且应谨慎解释。包括以下内容。

1. 中央微管缺陷 通常超过 20% 纤毛横截面可见一个或全部中央微管缺失。在纤毛尖端偶尔可见外周微管移位至中央区（"8+1"型）。在纵截面，可见中央微管间断或连续缺失，也可以看到外周微管间断或连续移位。这类缺陷与放射轴编码基因（如 *RSPH4A*、*RSPH1*、*RSPH9*、*DNA-JB13*）突变有关。IF 分析可显示放射状辐条头部蛋白质缺失。此类纤毛多数呈环状摆动。

2. 纤毛稀疏或缺如 电镜下可见纤毛稀疏甚至完全缺失，并伴有大部分的纤毛基底体不能正确定位于细胞顶面，而存在于胞质内。这类缺陷与纤毛生发调控相关基因（如 *CCNO*、*MCIDAS*）突变有关。在残存的纤毛横截面中，*CCNO* 突变的纤毛中轴突的超微结构正常，而 *MCIDAS* 突变的纤毛中可能缺乏 ODA。

3. 微管排列紊乱 此类缺陷微管横截面大部分正常，可见少量横截面微管排列紊乱。有时可见蛋白-动力蛋白调节复合物 N-DRC 缺失。此类缺陷可能与 N-DRC 蛋白编码基因（如 *CCDC65*、*DRC1* 和 *GAS8*）突变有关。IF 可以观察到 N-DRC 蛋白（如 GAS8）的缺失。HSVA 观测此类纤毛可见纤毛摆动频率增快或轻微摆动模式异常。与第 1 类缺陷不同的是，此类纤毛横截面有超过

50% 的微管存在 IDA。

4. ODA 缺失 25%～50% 的横断面 ODA 缺失。此类缺陷可能与特定动力臂编码基因（如编码纤毛远端外动力臂的 *DNAH9*）突变有关。纵截面可见纤毛远端外动力臂缺失。IF 也可能显示 DNAH5 蛋白部分缺失。

5. ODA 及 IDA 缺失 25%～50% 的横截面 ODA 及 IDA 缺失。*CCDC103* 基因 His154Pro 突变可能导致此类缺陷。HSVA 观测此类纤毛完全不摆动，IF 分析可能看到 DNAH5 和 DNALI1 蛋白缺失。

值得注意的是，感染、炎症或标本处理不当时可能导致继发的纤毛结构缺陷，特别是纤毛第 2 类缺陷。此外，仅凭 TEM 的诊断结果不足以排除诊断，因为有高达 30% 的 PCD 患者纤毛超微结构正常或接近正常。

三、适应证及禁忌证

（一）适应证

临床怀疑 PCD 患者，如不明原因的新生儿呼吸窘迫综合征（NRDS）、内脏排列异常、早发（＜6 月龄）慢性湿咳、早发（＜6 月龄）慢性鼻塞、不明原因反复呼吸道感染。

（二）禁忌证

无绝对禁忌证，但在取样过程中，可能会有出血风险，故凝血功能严重异常者，尽量避免进行纤毛刮取。

四、操作流程及注意事项

（一）操作前准备

使用棉签或卫生纸，将受试者的鼻孔清理干净。

（二）操作步骤

1. 纤毛刮取 检测前先使用卫生纸或棉签，仔细清理患儿鼻腔；向鼻腔内伸入鼻黏膜小刮片，在下鼻甲表面反复刮取 3 次左右；将小刮片在装有培养液的 15ml 离心管中振荡。

2. TEM 检测 在取得鼻黏膜标本后，用多聚甲醛固定纤毛标本 2h 以上，后用 0.1mol/L 磷酸漂洗液洗 3 次，每次约 10min。1% 锇酸固定液固定 2～3h，再用 0.1mol/L 磷酸漂洗液洗 3 次，每次约 10min。用 50%、70%、90% 乙醇及 90% 乙醇和丙酮混合液（1∶1）、90% 丙酮在 4℃环境中进行脱水，每次 15min。之后用 100% 丙酮室温脱水 3 次，每次约 15min。先用纯丙酮 + 包埋液（2∶1）室温放置 3～4h，再用纯丙酮 + 包埋液（1∶2）室温放置过夜，最后纯包埋液于 37℃中放置 2～3h。37℃烘箱中过夜后，再在 45℃烘箱中固化 12h，最后 60℃烘箱中固化 48h。超薄切片机切片后用 3% 乙酸铀-枸橼酸铅双染色，上机成像读片。

3. HSVA 检测 在取得鼻黏膜标本后，放于与体温相近的环境中，尽早进行观察，用移液器吸取 10μl 含有鼻黏膜的培养液，并将其加入到玻底培养皿上，盖上圆形盖玻片；将玻底培养皿置于滴有少量镜油的 67 倍油镜上方，调整微分干涉相差显微镜的显示效果、聚焦及光线等参数，选择清晰的视野（纤毛呈水平位运动，标本与培养液的界线应清晰）进行拍摄；利用系统视频软件动态记录纤毛摆动，每个样本至少拍摄 10 个视频；对视频进行纤毛摆动模式及频率分析。

（三）注意事项

若有鼻腔出血，可用棉球进行填塞止血。

（钱莉玲　郭卓瑶）

第四节　汗液氯离子检测

囊性纤维化（CF）是一种罕见的遗传疾病，其特征是多系统受累，包括进行性、潜在的致命性肺部疾病，被认为是北欧白种人中最常见的遗传性致命疾病。然而，这种常染色体隐性遗传病也出现在其他人群中，包括非洲裔美国人、西班牙裔美国人，亚洲人发病率较低。研究者在1953年首次发现了CF患者的汗液中氯离子异常，这促成了1959年汗液氯离子试验的发展。自1989年发现囊性纤维化跨膜转导调节因子（cystic fibrosis transmembrane conductance regulator，CFTR）基因以来，已有超过2000个突变的报道。CFTR位于呼吸道、胃肠道、胰腺、泌尿生殖系统和皮肤汗腺上皮细胞的顶端表面。CFTR功能的缺陷、障碍或缺失导致氯离子跨膜通道的异常转运和钠离子的异常转运，并对水的跨细胞膜运动产生次生影响。通过上皮细胞的顶面，氯离子分泌减少，钠离子重吸收增加（其次是水），导致受累器官分泌物黏性增加；在皮肤方面，汗液中的氯离子水平升高。在疑似患者中，通过定量匹罗卡品电离子导入试验（quantitative pilocarpine iontophoresis test，QPIT）收集汗液检测汗氯离子升高值，被认为是诊断CF的金标准。汗液氯离子试验由训练有素的技术人员执行，结果在经验丰富和可靠的实验室进行评估。

一、适应证及操作方法

（一）适应证

CF新生儿筛查（newborn screening，NBS）呈阳性，或临床表现提示CF，或存在CF的阳性家族史的所有人群，均应进行汗液氯离子检测。为了收集足够的汗液标本，早产儿在体重＞2kg且校正胎龄≥36周时方可进行检测。对于体重＞2kg及胎龄＞36周的婴儿，最早可在出生后48h进行检测，建议在出生后10天至4周内完成检测。

（二）操作方法

实验室必须按照美国临床和实验室标准协会（Clinical and Laboratory Standards Institute，CLSI）指南C34-A2中规定的程序进行定量匹罗卡品电离子导入试验（quantitative pilocarpine iontophoresis test，QPIT）及汗液氯化物检测，且不做任何修改。主要包括4个步骤。

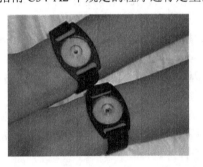

图 2-5-2　QPIT诱导汗液生成，Macroducts® 系统收集汗液

1. QPIT　选择部位多为前臂（图2-5-2），也可在大腿处，要求局部皮肤无炎症、皮疹及创伤，避免标本混有血液或体液成分。为了增加收集足够汗液标本的可能性，推荐对新生儿收集双侧的样本，但汗液均需单独检测，不满足汗液收集最小体积或质量时不能将多个标本混在一起。在收集和分析过程中，避免收集的汗液蒸发影响检测结果。

2. 收集汗液　将汗液收集到纱布、滤纸或Macroducts® 系统中。如使用纱布或滤纸收集标本，刺激区域应为5cm×5cm大小，样本质量至少75mg，刺激时间一般为5min，汗液收集时间一般在30min以内；如果选用Macroducts® 系统收集，使用Webster汗液诱导系统的一次性匹罗卡品凝胶电极刺激汗液分泌5min，平均出汗速度至少达到每分钟$1g/m^2$，采集时间不超过30min，可接受的样品体积最小为15μl。

3. 以质量（mg）或体积（μl）评估收集量　从单个位置获得最小限度的汗液质量或汗液体积，是获得有效的汗氯试验结果的关键。最低量的要求是为了确保适当的排汗率和排汗电解质浓度。汗液浓度与出汗率有关。在低排汗率时，排汗电解质浓度降低，样品蒸发的机会增加。

4. 测量汗液氯离子浓度　汗液氯离子浓度的测量需在收集后的数小时内进行，并且必须通过以下方法之一进行定量分析：①滴定法，使用氯化物定量仪；②用 Schales 和 Schales 硝酸亚汞方法人工滴定氯化物；③氯离子自动分析仪，使用已验证与上述①或②中描述的方法结果一致的离子选择性电极，不应使用需要在患者样品中添加额外的氯离子标准物以增加分析灵敏度的分析方法。此外，汗液电导率的测量不能用于诊断 CF。

二、参考值及临床意义

（一）参考值

正常人汗液氯离子浓度＜30mmol/L。

（二）临床意义

通常情况下，汗液氯离子值不会随着年龄的增长在阳性与阴性间转变。当一个人感冒或其他短暂的疾病时，汗液氯离子检测结果也不会有变化。如果汗液氯离子试验实施过程准确合规，那么阳性的结果将显示高氯离子水平。

（1）汗液氯离子浓度＜30mmol/L，初步排除任何年龄的 CF。

（2）汗液氯离子浓度为 30～59mmol/L，需重复进行汗液氯离子试验，若仍为中间值，CF 可能。需进行 CFTR 基因突变分析、其他的 CFTR 生理测试 [鼻黏膜电位差（NPD）、肠电流测量（ICM）等]，以及潜在的 CF 临床特征（如胰腺外分泌功能）的评估。

（3）汗液氯离子浓度≥60mmol/L，诊断 CF。假阳性可见于肾上腺功能不全、自主神经功能障碍、先天性肾上腺增生、外胚层发育不良、湿疹、岩藻糖苷贮积症、葡萄糖-6-磷酸脱氢酶（G6PD）缺乏症、糖原贮积症Ⅰ型、人类免疫缺陷病毒（HIV）感染、甲状旁腺功能减退症、精曲小管发育不全（又称克氏综合征）、神经性厌食症在内的营养不良、肾性尿崩症、假性醛固酮减少症等。但其与典型 CF 在临床上很容易区别。

CFTR 相关代谢综合征（CFTR-related metabolic syndrome，CRMS）和 CF 筛查阳性的不确定诊断（CF screen positive inconclusive diagnosis，CFSPID）用于描述 CF 新生儿筛查阳性但不满足 CF 诊断的患儿。CRMS/CFSPID 的定义是 CF NBS 阳性的婴儿及满足以下两者之一：①汗液氯离子浓度＜30mmol/L 和存在 2 个 CFTR 突变，至少 1 个意义不明确；②中间汗液氯离子浓度在 30～59mmol/L 和存在 0 或 1 个 CF 致病突变。虽然可能不出现 CF 症状，但这些患者应该定期随访，以确保没有隐藏的 CF 迹象或症状，并制订后续计划。

对于未进行 NBS、汗液检测结果处于中间范围、基因分析确定未知突变或 CFTR 基因型未确定的患者，可能建议进行进一步 CFTR 生理检测 [如鼻黏膜电位差（NPD）、肠电流测量（ICM）等]；如果无法进一步检测或发现结果不确定，这些患者被认为患有 CFTR 相关功能障碍（CFTR-related disorder）。CFTR 相关功能障碍的定义是单症状的临床表现（先天性双侧输精管缺如/胰腺炎/支气管扩张），与 CFTR 功能障碍相关，但不满足 CF 的诊断标准。CFTR 相关功能障碍患者应接受呼吸科医师的评估和随访，以确保及时发现任何其他典型的 CF 症状。

（钱莉玲　陈镜龙）

第五节　基因检测

基因检测（gene test），也称 DNA 序列测定，利用现代分子生物学技术检测 DNA 序列或染色体结构的变化。广义上也可以包括对遗传改变的结果进行检测，如通过 RNA 分析检测 RNA 表达水平的变化或使用生化分析方法检测特定蛋白表达水平的变化。人类的器质性疾病、功能性疾病及健康状况等通常都与特定的基因型相关，都可尝试从基因的层面上探究病因，作出解释。在临床工作中，基因检测可用于诊断或排除可疑的遗传病、发现疾病易感性基因、预测特定疾病风险和预后，或获取根据个人的遗传构成来定制医学治疗策略的信息。在在线人类孟德尔遗传数据库（OMIM）记录的6000多种遗传病中，儿童是主要受累人群，其中5岁以下儿童占比高达30%。并且，近10年由于基因检测技术成本快速降低、技术成熟、可及性提高，使其迅速成为临床一线检测手段，广泛应用于围产领域的产前筛查和儿科领域的新生儿筛查及儿童遗传病诊断，基因检测已经成为临床儿科医师辅助诊断的重要手段。

一、基因检测技术简介

基因检测是确定基因突变和检测基因变异最准确可靠的方法，英国生化学家弗雷德里克·桑格（Frederick Sanger）等在1977年通过引入双脱氧核苷三磷酸（ddNTP）作为链终止剂发明了Sanger双脱氧链终止法，也称桑格测序（又称第一代测序技术）。后来在1987年又推出了焦磷酸测序法，适用于短序列的测序分析，采用边合成边测序的方式，极大地提高了效率，测序成本也大为降低，成为后来某些第二代测序技术的基础。其可重复性和精确性能可与经典的Sanger测序相媲美。目前临床广泛使用的是通量高、成本低的高通量测序（又称二代测序技术），常常联合一代的Sanger测序作为金标准。而最新的单分子测序技术和基于纳米孔的测序技术，由于高成本和准确率低等问题还处于实验室应用和科学研究阶段，借助技术的快速迭代，碱基测序的整体趋势正向着快速、高通量、低成本、高准确率的方向发展。以下对临床广泛使用的部分第一、第二代测序技术进行简要介绍。

（一）Sanger测序

Sanger测序作为第一代测序技术中最重要和经典的方法，其原理是当DNA模板、引物及脱氧核苷三磷酸（dNTP）存在时，DNA聚合酶在合适的条件下能够催化DNA链的合成。ddNTP是双脱氧核苷三磷酸，其C3位上连的是脱氧后的羟基。在一般情况下，3'-OH作为下一个dNTP连接的位点，因此，失去氧原子的ddNTP不能与下一个dNTP之间形成磷酸二酯键，从而终止DNA链的延伸。用放射性同位素标记ddNTP，同时在正常的PCR反应里分别掺入ddNTP（ddATP、ddTTP、ddCTP和ddGTP）。当ddNTP结合时，DNA合成终止，因此DNA合成链可能随机停止在任何碱基处。经过几十个循环后，将得到长短不一且长度相差一个碱基的DNA产物，将所得产物分4个泳道进行聚丙烯酰胺凝胶电泳，根据4种碱基的条带位置反向推出DNA序列。此后，人们又在Sanger测序的基础上发展出荧光自动检测技术，用荧光标记替代之前的同位素标记，并且用自动成像系统来检测荧光信号，极大地提高了DNA测序的速度和准确度。

（二）高通量测序

随着人们对低成本测序需求的与日俱增，推动了高通量测序（high-throughput sequencing，HTS）的发展，也称为第二代测序技术、新一代测序技术或下一代测序技术（next generation sequencing，NGS）。高通量测序是对传统Sanger测序革命性的变革，最显著的特点是通量高、读长短、单个碱基的测序成本低，一次测序运行可以对几十万至几百万甚至上亿条DNA模板进行测序。利用这些特点，人们可以很方便地对各种生物物种进行细致全面的分析，包括全基因组深度测序、转录组测序、甲基化测序和染色质免疫沉淀测序等研究。

此外，最近几年新发展起来的PacBio RS和Oxford Nanopore单分子测序平台，实现了单分子实时测序，省去了第二代测序技术中的模板扩增步骤，但存在通量偏小、测序数据准确率不高的问题，并且成本更高，使得临床广泛应用受阻，因其尚未与第二代测序技术有跨越式的技术革新，因此，统称为新一代测序技术。相信在测序技术迅猛发展、生物信息学分析技术快速迭代的时代背景下，更加高效、简便、高准确率、低成本的测序技术会不断涌现并迅速向临床应用转化。

二、基因检测的策略及应用

出生缺陷和罕见遗传病的医疗负担在儿科住院负担中占比重大，且住院时间更长、死亡率更高。由于仅凭临床特征很难识别特定的遗传病，并且由于其遗传起源，通常在生命早期起病，因此，在儿科患者中使用基因检测对于诊断和治疗至关重要。临床基因检测（包括基因组测序和外显子组测序）广泛用于儿科各种临床表型的病因诊断，大量关于基因检测在儿科患者诊断率的系列病例研究和队列研究结果表明，基因检测的诊断率范围在8.4%～100%，诊断率中位数为33.2%，尽管不同疾病/表型的诊断率差异较大，但仍然可见基因检测对儿科遗传病有较强的诊断能力。在儿科遗传病中，基因检测最常应用的疾病表型包括神经肌肉病/脑异常、发育迟缓、癫痫、畸形相关综合征等，对这些疾病表型进行病因寻找和临床诊断。过去一直认为呼吸系统罕见遗传病的种类少、发病率低，因此，较少有基因检测应用于儿科呼吸系统遗传病的诊断率报告。

但近些年的研究逐渐发现，呼吸系统罕见遗传病的种类及数量可能被严重低估，严重阻碍了临床诊治的进展。一项全外显子组检测的临床大队列研究发现，约10%的纳入患者有明显的呼吸系统表型，其阳性诊断率为38.3%，占所有阳性诊断患者的13.4%，说明有明显呼吸系统受累的遗传病比例并不低。而对新生儿重症监护病房（NICU）危重新生儿的快速外显子组测序的诊断率在40%～57%，表现出了快速且出色的诊断能力，因此，可以同时实现快速且准确的病因诊断，并有超过50%的阳性诊断患儿在医疗管理策略上发生了针对性改变。在生命早期明确病因可以更及时地指导干预，优化医疗决策，使患儿能获得更好的治疗机会，改善预后，同时节约稀缺的危重症医疗救治资源。

美国国立卫生研究院国家心肺血液研究所早在2015年9月召开的研讨会上就呼吁重视儿童罕见肺疾病（pediatric rare lung disease，PRLD）的研究和资源投入，以推动儿科呼吸遗传病发展，议程中提到近50%的罕见病有明确的致病基因，包括最受关注的弥漫性实质性肺疾病（也称间质性肺疾病）中的表面活性物质相关蛋白基因突变（*SFTPC*、*SFTPB*、*ABCA3*、*NKX2.1*）和导致支气管扩张的CF（*CFTR*）和PCD（已报道致病基因近50个）。迄今为止，越来越多的呼吸遗传病新致病基因或新的致病突变被发现和鉴定出来，包括导致PS代谢障碍的基因（如导致代谢障碍的基因*SLC7A7*、*MARS*等）、CF新致病位点的发现和PCD新致病基因的迅速发掘，也使得一部分反复呼吸道感染和支气管扩张症的患儿得以确诊。并且，呼吸系统作为人体门户，是与环境接触最为密切的器官系统，常作为各种遗传病首要受累的器官，同时也是遗传病多系统受累中最容易威胁生命的器官，可能部分代表了疾病的严重程度及不良预后。因此，检测对儿科呼吸遗传病患者意义重大，更应该重视对原发和继发的呼吸系统受累遗传病的临床诊断。以下对基因检测在儿科领域尤其是呼吸领域的常用基因检测方法的使用建议进行简要介绍。

（一）基因检测的适应证

1. 基因检测的两个前提　临床医师在准备对患者选择基因检测时，必须有两个前提。

（1）推断遗传因素参与了疾病的发生，要判断临床疑诊病例具有遗传变异背景（如支气管扩张症、反复呼吸道感染伴或不伴反复病原培养出铜绿假单胞菌等，临床不能作出病因诊断，怀疑如PCD或CF的致病基因突变所致，需要用基因测序分析明确），且预计通过基因检测能为临床诊治提供帮助。

（2）开展基因检测的目标要明确，根据临床已有线索选择合适的基因检测范围和检测方式（如最常用的目的基因Sanger检测、基因Panel或全外显子组检测），以提高遗传病诊断的效率。

2. 疑似呼吸遗传病的临床适应证

（1）起病早，常在新生儿及婴儿期患有呼吸窘迫综合征（RDS），呈进行性加重需持续氧气支持，并且间歇加重或病情反复难治。

（2）在家族成员中有多个成员患病，呈现单基因遗传病（又称孟德尔遗传病）的特征（常染色体隐性遗传病、常染色体显性遗传病、伴性遗传病、线粒体遗传病）。

（3）有多发畸形，如头面部发育异常、五官发育畸形、特殊面容、四肢和生殖器等的先天异常及内脏排布畸形等。

（4）有多系统功能异常，如智力、运动及行为障碍，以及语言障碍、癫痫、神经退行性病变及肌病、视力和听力障碍；各种水、电解质代谢紊乱，如顽固性低血糖、高乳酸血症、高氨血症、营养异常过度肥胖或消瘦、肝功能异常及肝硬化、免疫系统功能异常导致不能控制的严重感染、凝血障碍或反复重度贫血。往往呈现多系统受累和（或）单系统的严重异常表现。

总之，如果患者发病早、病情重，或有进行性加重的多系统、多功能异常就需要进行遗传病的检测。

（二）明确进行基因检测的目的

基因检测可以帮助临床疑诊病例进一步明确诊断，可对高危人群及先证者家庭成员进行携带者筛查，还可对不同遗传方式的遗传病进行再发风险评估，在先证者家庭再生育时的植入前或产前诊断也需要遗传诊断技术。此外，还可预判遗传病治疗的疗效及用于新生儿遗传病的筛查。总之，只有在明确了检测目的后，才能合理安排检测时机和预估费用，如产前诊断的最佳时机在妊娠第11～20周，不仅要在这个时期采样，还要尽快得出结果，以帮助临床医师和家属进行干预选择。

（三）遗传检测的伦理学与知情同意

遗传检测也面临着一系列的伦理学问题，临床医师对患者进行遗传检测要符合伦理要求，做好检测前的知情同意。一是要告知家属，检测技术本身存在的优势及弊端，最主要是要确定患者的真实期望，以及告知患者或家族成员：阳性结果并不意味着一定可以改变治疗方案和改善预后，特别是出现阴性结果或无症状突变基因携带的解释非常重要，因为这些情况的出现会引起家属的更大焦虑。二是必须告诉患者，与检测疾病不相关的基因突变也可能发现并出现于报告中。还要注意结果告知的范围，处理好遗传检测结果导致社会歧视的风险防范。

（四）基因检测技术的合理选择及局限性

临床常用的DNA序列检测技术包括染色体微阵列分析（chromosome microarray analysis，CMA）、多重连接探针扩增技术（multiple ligation probe amplification technology，MLPA）、Sanger测序及新一代高通量测序技术（基因Panel、全外显子组测序、全基因组测序、线粒体基因组测序）。作为临床医师既要熟知每项技术的优势及适用范围，也要明确这些技术的局限性，避免延误诊断和耽误干预时机及效果，当然也要避免过度检测，增加患者负担。

1. 染色体基因组芯片 CMA的建立是近年来遗传分析技术的重要进展，也称为染色体基因组芯片技术。目前应用于产前常见综合征的诊断和高危筛查及智力/运动障碍儿童的病因诊断。多个国内外专家共识建议，将CMA作为不明原因的智力落后和（或）发育迟缓、非已知综合征的多发畸形及孤独症谱系障碍一线首选检测技术手段。多项临床研究也支持将身材矮小、肥胖、语言发育迟缓、癫痫及其他精神神经发育障碍等作为CMA的应用适应证。根据不同的芯片平台分为微阵列芯片和单核苷酸多态性（SNP）芯片。该技术的优势是可在全基因组范围内同时检测多种染色体不平衡导致的遗传病；能检测100kb以上的拷贝数变异（copy number variation，CNV），可同时检测染色体缺失和重复，且能比较准确、客观地界定拷贝数变异，包括区间及大小。缺点是不能检测染色体平衡易位、倒位及复杂性重排；不能检测出点突变和小片段插入；不能检测出低比例嵌合体（<10%）。临床医师在申请CMA分析时要特别注意，当某种疾病或综合征根据临床评估，可能单基因和（或）多基因点突变为主要致病原因时，CMA不应作为首选检测方法。

2. DNA序列分析 目前应用于临床的DNA序列分析技术主要包括第一代测序技术，又称Sanger测序和新一代高通量测序两大类，NGS主要包括基因Panel和全外显子组测序（whole exome sequencing，WES）及全基因组测序（whole gene sequencing，WGS），下面简要介绍不同技术的应用及各自的优缺点。

（1）Sanger测序：第一代测序技术，也称为靶向基因突变分析技术，广泛用于已知单基因遗传病特殊致病基因的特殊或常见突变（热点突变）的检测。优点是简单、快捷，适于孟德尔单基因遗传的突变分析或作为 NGS 阳性结果的验证。缺点是 Sanger 测序的通量低，只能作为致病基因或致病位点明确的单基因遗传病的检测（先证者诊断）及受累家族成员携带者筛查。

（2）基因靶向捕获测序：基因靶向捕获测序（也称为基因 Panel）是最先应用于临床的 NGS，包括目标区域捕获靶向测序。优势是以临床表型为先导，结合已有的研究结果，如迄今发现的与呼吸表型相关的几百个致病基因，然后在全基因组范围内，将这几百个相关基因的剪切位点、外显子及调控区域作为目标靶点，个性化设计成呼吸相关靶向捕获 Panel；也可对复杂变异的单个基因，如进行性肌营养不良的 DMD 基因序列长、无变异热点、突变类型多（既有错义突变、无义突变和剪切突变，也有微缺失及微重复，还有位于内含子启动子的突变特点），设计成单基因靶向捕获 Panel，然后进行捕获测序，极大地提高了致病基因的检出率；通量大，可同时进行多基因并行测序，有较高的灵敏度和准确度。缺点是靶向捕获测序只能发现和检出已知的突变，对于某些致病基因或致病位点不能做到全覆盖，会造成假阴性结果，不能发现新的致病基因。

（3）WES：遗传病的表型主要受致病基因编码区也就是外显子调控，因此，在靶向捕获测序基础上又发展出 NGS 的一项新技术，即 WES。在除外单基因变异后，WES 是疑似罕见的孟德尔遗传病的最佳诊断方法。优势是可对全基因组的外显子区域进行 DNA 序列分析，特别适合儿童遗传病的诊断，由于多数遗传病均在儿童期出现临床表现，WES 不仅可以帮助医师及患儿找到病因和疾病治疗方向及预后，同时还可以评估疾病的再发风险。在大多数情况下，WES 只需要患儿的 DNA 样本，较单个基因测序更加高效。WES 不仅可检出已知突变，还可发现以前未报道过但对人类有明确致病性的新的基因变异。当怀疑某个变异是新发变异时，患儿的父母通常也要进行相关检测，即 Tris-WES。若患儿的父母证实没有携带相关变异，在他们的生物学亲缘关系确定的前提下，患儿所携带的变异即认定为新发。但是，当主要的遗传条件受到质疑的情况下，患儿的父母、兄弟姐妹及其他家族成员也均应检测。而在另外一些情况下，如果只针对患儿行 WES 检测，随后对患病和非患病的亲属进行基因型分型，如果表现出变异和疾病的共分离现象，也可说明变异的致病性。WES 的缺点是对发现的 DNA 变异需要用传统的 Sanger 技术进行验证，检测周期较长。另外，WES 检测对同时发现很多的临床意义未明的变异（VUS）的解读仍是很大的挑战，同时有些特殊类型的基因变异仍不能覆盖，如因为基因动态突变致病的脆性 X 综合征、亨廷顿病（又称亨廷顿舞蹈症）及强直性肌营养不良、基因甲基化异常导致的普拉德-威利/安格尔曼（Prader-Willi/Angelman）综合征及贝-维（Beckwith-Wiedemann）综合征、存在高度同源假基因或基因重组的脊髓性肌萎缩和先天性肾上腺皮质增生，需要应用 MLPA 或甲基化的 PCR 进行特异性分析。对于 WES 发现的新突变，也需要进一步开展基因突变的致病机制研究。

（4）WGS：近年来，WGS 从研究层面，快速应用于临床的遗传分析。该技术是针对全基因组范围全部 DNA 序列的高通量测序，较 WES 所覆盖的区域更广，不仅覆盖了绝大部分基因的外显子序列，也覆盖了内含子序列和非编码区的转录启动子、转录增强子及调控区特殊 DNA 序列。从理论上可以检测所有的 DNA 变异，在不大幅增加成本的前提下，提升了遗传变异的诊断效力。优势是与 WES 相比，WGS 可以更大范围发现新致病基因，可检出绝大多数各个类型的遗传异常，特别适用于临床表型复杂、难以明确诊断的遗传病。该技术的缺点及局限性也是非常明显的，检测成本高、周期长，最大的挑战是 WGS 分析会产生海量的生物学数据，大量 VUS 极大地增加了对这些变异临床意义的判读，迄今还无一个全面的数据分析软件和指南能够完成。

基因检测正在或已然成为诊断儿童罕见和未诊断遗传病的一线手段，显著提高危重新生儿、未确诊儿童的诊断率，缩短诊断时间，并对临床诊治和护理存在重大积极影响，而对呼吸遗传病的关注和投入也正在迅猛发展。

（钱莉玲　代　丹）

第三篇 呼吸系统治疗学

第一章 吸入疗法和吸入装置

吸入疗法是呼吸系统疾病常用的治疗方法之一，指通过不同的吸入装置，将药物转变成气溶胶、干粉等形式，直接吸入呼吸道和肺进行靶向治疗，具有起效快、局部药物浓度高、疗效佳、应用方便及全身不良反应少等优点，在临床广泛应用。根据不同的吸入装置，可分为雾化吸入、压力定量气雾吸入、干粉吸入及软雾吸入。

第一节 吸入方式

一、雾化吸入

雾化吸入（nebulization）是指应用气溶胶发生装置，将水分和药液转化成气溶胶的液体微滴，经鼻腔或口腔吸入并有效沉积于呼吸道和肺部，达到治疗疾病的效果，同时也具有一定的湿化气道的作用，临床应用最为广泛。目前有喷射雾化器、超声雾化器和筛网雾化器，各有优缺点，其中喷射雾化器在临床上更为常用。

（一）喷射雾化器

喷射雾化器又称射流雾化器，由压缩气源和雾化器两部分组成。气源可通过压缩空气泵产生或使用氧气、压缩空气进行。雾化器根据文丘里（Venturi）喷射原理，利用高速气流通过狭小开口后突然减压产生的虹吸作用，药液由气流出口旁相邻的管口吸出后被高速气流撞击成细小的气溶胶颗粒，随气流输出，进入呼吸道而达到治疗的效果。

药雾微粒的大小与气流的压力和流速有关，也跟雾化器的内部阻力等结构性参数有关，多为 $3\sim7\mu m$。气体压力越高、流速越大，粒径越小、释雾量越大。空气压缩泵的压力和流量较为恒定，治疗效果的同质化及可比性更好，更适用于临床疗效的比较。对处于喘息急性发作状态、呼吸困难的患者，建议以氧气作为气源，在雾化给药的同时提供氧气。使用氧气作为气源时，以 $6\sim8L/min$ 为宜，同时需注意正确使用供氧装置，注意用氧安全，且氧气湿化瓶内勿使用湿化水，以免液体进入雾化器内使药液稀释影响疗效。由于反复的剪切受力，喷射雾化器不适用于某些容易降解的大分子药物。由于体积大、噪声高，儿童患者不易配合。

（二）超声雾化器

通过雾化器水槽底部换能器将高频电能转换为超声波声能，振动并透过雾化罐底部的透声膜作用于药液，破坏其表面张力而成为细小的气溶胶颗粒，再由呼吸道吸入，用以预防和治疗呼吸道疾病。其特点是雾量大小随时可以调节；因雾化器的电子部分产热，对雾化液有轻度加温的作用，让患者感觉温暖舒适，但热能可能影响某些药物（如含蛋白质或肽类化合物、糖皮质激素类药物）的活性。

超声雾化产生的气溶胶颗粒大小与超声频率呈负相关，频率越高、颗粒越小。雾量则与超声波振幅（功率）呈正相关，强度越大、释雾量越大。相对来说，超声雾化器的释雾量高于喷射雾化器，常用于需要释雾量大（如激发试验）的诊疗工作中，但因药物总量大，药雾微粒输出效能较低，大部分药物最终留存在残留液中，不适用于哮喘等喘息性疾病的治疗，临床已较少使用。

改良后的精细超声雾化器已经开始进入临床，它采用超声技术，在溶液中产生波动通过振动网产生气溶胶并促进药液雾化成细颗粒，直径在 4～10μm。

（三）筛网雾化器

筛网雾化器是目前雾化效率最高且残留药量较少（0.5～1ml）的雾化器，体积小、便于携带，使用时噪声小。其原理是采用超声振动薄膜等方式使药液通过微小筛孔，形成无数细小气溶胶颗粒，结合了超声雾化的特点，但减少了超声雾化对液体产热的影响，与喷射雾化相比，可吸入的气溶胶颗粒比例稍低。筛网雾化器的储药罐可位于呼吸管路的上方，在雾化过程中可以随时增加药物剂量，与之相对隔绝，因此，降低了雾化装置被管路污染的可能性，其缺点是滤网耐久性能较低，使用混悬液时网眼容易堵塞。目前有可抛式滤网设计，可避免上述缺点。

雾化吸入时还需注意释雾量的大小，防止短时间内大量液体经雾化吸入到体内，导致肺水肿，或气道内附着的干稠分泌物经短时间稀释后体积膨胀，出现急性气道阻塞。

二、压力定量气雾吸入

压力定量气雾吸入器（pressurized metered dose inhaler，pMDI）为便携式雾化器，通过按压雾化器顶部，将一定量的药物、助推剂、表面活性剂混合的气溶胶从喷嘴喷出，作用于口腔及咽部气管、支气管黏膜而被其吸收。pMDI 喷出的气溶胶直径较大，随着喷射距离的增加，气溶胶直径随着表面活性剂和助推剂挥发而减小，气流流速降低，气溶胶在口腔内的撞击沉降减少。新型的 pMDI 采用新载体制剂的共悬浮技术，在输送的气溶胶中，药物可按比例输出，不受吸气流速及使用前装置摇晃的次数、持续时间和强度的影响。

吸入技术共有闭口和张口两种。闭口吸入方法是患者将咬嘴放在嘴唇间，按压阀门的同时深吸气；张口吸入方法是将 pMDI 放置在离口前方近 4cm（约两指宽度）处，按压阀门的同时深吸气。张口技术更有利于气溶胶吸入至下呼吸道，药物沉积率从 7%～10% 增加到 14%～20%，但当儿童患者配合不佳时，张口吸入技术会造成药物喷到眼睛等其他部位。

通过 pMDI 吸入的药物主要有吸入性激素、拟肾上腺素类药物或支气管舒张药，可以改善通气功能，适用于支气管哮喘等喘息性疾病的对症治疗。

雾化器使用后应放于阴凉处（30℃以下）保存，定期用温水清洁塑料外壳。pMDI 在静止时，有效药物成分和助推剂会分开，因此，在使用前需要摇晃装置使药物混合，否则会减少药物输出剂量。频繁按压 pMDI 会导致气溶胶形成湍流而聚集，同样会导致输出剂量减少，因此，在两次按压之间需间隔 15～60s。

目前认为，儿童应用 PMDI 应加用储雾罐作为辅助装置，储雾罐可使快速运动的药雾流速减缓并使药雾颗粒直径变小，允许多次吸药，减少口咽部药物沉积，增加气溶胶在肺内沉积量。4 岁及以上患儿可使用口含式储雾罐，4 岁前患儿可选择面罩式储雾罐。塑料材质的储雾罐每次使用后用洗涤剂清洗可减少因静电发生而吸附气溶胶的问题，金属材质的储雾罐则无此问题。

与带咬嘴的储雾罐联用的操作步骤：将 pMDI 瓶体在掌心温热后再摇动 4～5 下，取下盖子后接于储雾罐尾部开口，使之密闭。患者缓慢呼气后，将储雾罐头端的咬嘴放于嘴中，并用唇密闭包裹住。按压 pMDI 的同时患者应做深慢的吸气，吸气后屏气 5～10s。使用 VHC 时，可通过观察活瓣的活动监测患者是否经口呼吸。

三、干粉吸入

干粉吸入器（dry powder inhaler，DPI）不含助推剂，以干粉形式输送，气溶胶的直径不会因为输送距离的变化而改变，因此，DPI 较 pMDI 更稳定，是目前全球公认的、较为理想的吸入装置。干粉吸入器由患者的吸气触发，对于患者协同性的要求较低，需要中到高速的吸气流速，并持续 2～3s，才能提高递药速率，因此，大多数干粉吸入器的驱动至少需要 30L/min 的吸气流。肺内沉积率和药物治疗反应与 pMDI 相似。主要用于支气管哮喘和慢性阻塞性肺疾病患者的治疗，但不适用于支气管哮喘急性发作、慢性阻塞性肺疾病急性加重的患者，因为吸入 DPI 需要一定的吸气流速。目前也用于某些蛋白质、多肽类药物和疫苗的吸入。剂型分为单剂量和多剂量两种，多剂量 DPI 使用时，应指导患者呼气时将 DPI 移开，以避免潮湿气体吹入而导致粉末结块。

由于气流流速和气流方式不同，气溶胶在口腔的沉积会有差异。吸气流速过高时，药物在口腔的撞击沉降增多；吸气流速过低时，药物产生减少，肺内输送量下降。目前临床常用的干粉吸入器有准纳器和都保。都保适用于 6 岁以上的患儿，准纳器用于 4 岁及以上的患儿。

四、软雾吸入

旋转软雾吸入器（soft mist inhaler，SMI）底座的压缩弹簧产生的机械能为动力，通过毛细管精准定量和独创的 Uniblock 结构使两束药液射流，以特定角度撞击形成独特的软雾。SMI 为主动喷雾装置，需要与呼吸同步，但对患者吸气流速的要求低；微细颗粒含量高，66%～75% 为微细颗粒，利于肺部的高效沉积；颗粒运行速度慢，约为 0.8m/s，可减少口咽部沉积；持续时间长达 1.5s，有助于协同吸入。目前儿童应用尚不多。

第二节　吸入治疗的影响因素

一、吸入装置与肺部沉积率

（一）气溶胶颗粒大小

气溶胶颗粒大小是吸入疗法疗效的决定因素之一。空气动力质量中位数直径（mass median aerodynamic diameter，MMAD）是确定气溶胶颗粒大小的指标。直径较大的气溶胶（MMAD ＞ 10μm）通常在上呼吸道或鼻咽部沉积；5～10μm 的气溶胶可到达下呼吸道近端；1～5μm 的气溶胶则经气道传输至周围气道及肺泡，其中 3～5μm 的气溶胶易沉积于支气管或传导气道；＜1μm 的气溶胶则通过布朗运动弥散至气管壁或肺泡后沉积，但其中大部分又会随呼气呼出。

pMDI 与 SMI 药物颗粒大小由装置本身决定，DPI 则由吸入装置内部阻力和患者吸气流速大小共同决定。软雾吸入装置释放的软雾中 66%～75% 为细微颗粒（≤5.8μm）。因此，在选择雾化器时，需根据治疗目的，结合雾化装置产生的气溶胶大小来进行。

（二）气溶胶的运行速度

较低的气溶胶运行速度有助于主动喷雾装置减少药物在口咽部的沉积。SMI 的气溶胶运行速度较 pMDI 低，减少了药物在口咽部的沉积。被动吸入装置如 DPI 主要取决于患者的吸气流速。

（三）气溶胶输出持续时间

气溶胶输出时间越长，越容易同步吸入。SMI 较 pMDI 的持续时间长，患者吸入时间充分，肺部沉积率也会更高，但要求患者手口协调才能保证高效地吸入，同时控制装置喷雾的时间应在患者吸气的早、中期阶段。

（四）吸入装置的内部阻力

不同的 DPI 内部阻力不同，装置的内部阻力和患者的吸气流速会影响药物颗粒的大小和输出率。如果 DPI 内部阻力大，患者吸气若无足够的动力来分散药物，可使药物输出率和药物利用率降低。

（五）吸气流速

吸气流速是影响肺部沉积率的关键因素。在一定范围内，吸气流速越大，肺部沉积率越高。使用 pMDI 时药物雾粒喷射速度快，患者以最低 20L/min 的吸气流速即可完成吸入过程，但肺部沉积率也仅有 10%～20%。DPI 对协同操作的要求较低，但要求患者最低 30L/min 的吸气流速。

不同DPI装置内部阻力及所需的最小吸气流速和最佳吸气流速各不相同，需参考药物说明书进行。

各种吸入装置都有一定的吸入技术要求，医护人员应根据患儿的年龄、治疗目标选择不同的吸入装置（表3-1-1延伸阅读），训练、指导患儿掌握正确的吸入技术，确保临床疗效。

（六）连接装置

使用射流雾化器时，为减少气溶胶在鼻腔内的沉积，首选咬嘴。当患者无法配合使用咬嘴时，可选择面罩。无论选择哪种装置，均需要指导患者经口吸入。持续雾化治疗时选用面罩可以增加患者的依从性，但需选择密闭性较好的面罩以减少药物对面部及眼睛的刺激，并增加气溶胶的输送量。使用面罩吸入布地奈德混悬液治疗前，不能给患者涂抹润滑性面膏，以免引起类脂性肺炎；雾化吸入治疗后应清洗或擦拭脸部，以减少药物对皮肤的刺激。

二、与患者相关的因素

（一）认知能力和配合程度

正确的吸入技术是保证吸入治疗量药物的前提，对于主动装置和被动装置，需要患者进行吸气流速和屏气的配合，如果患者无法理解和配合吸入装置的正确使用，应选择配合要求较少的吸入方式，如射流雾化器或pMDI结合储雾罐等装置。

（二）呼吸系统特征

通常情况下气道可影响气溶胶在呼吸道的输送，如气道狭窄、分泌物较多或支气管痉挛等导致气道阻力增加时，狭窄部位药物浓度会增加，但阻塞部位远端的药物沉积减少，从而使临床疗效下降。因此，在雾化治疗前需充分清除气道分泌物，以利于气溶胶在下呼吸道和肺内的有效沉积。

（三）呼吸形式

呼吸频率快且吸气容积小的患者，肺内沉积较少。吸气流速过快，局部易产生湍流，促使气溶胶因互相撞击沉积于鼻咽部，导致肺内沉积量明显下降。当吸气流速恒定时，随潮气量的增加、吸气时间延长，气溶胶沉积增加。因此，进行射流雾化吸入时应指导患者平静呼吸、间歇进行深吸气；当患者呼吸浅快时，气溶胶的吸入量会下降，建议增加药物剂量。pMDI是否有效取决于患者的呼吸技术，吸入时缓慢吸气（吸气时间4～5s），增加吸气后屏气时间（5～10s），有利于气溶胶的肺内沉积。

第三节　吸入疗法的不良反应

一、药物相关的不良反应

吸入某些药物可以产生肺部或全身不良反应，如吸入沙丁胺醇后，有些患儿出现心动过速、震颤；吸入抗胆碱药物后，出现口干、皮肤干燥、尿潴留等。长期吸入抗胆碱药物可加重眼部症状，如青光眼。应加强并发症的观察，若治疗期间出现任何不良反应，应立即停止雾化，认真查找原因，并进行对症处理。

二、气溶胶相关的不良反应

（一）感染

气溶胶相关的感染包括雾化器和吸入药物的污染，以及病原菌在患者间的传播。感染源包括患者气道分泌物、残存的溶液和治疗者的手。主要病原菌为革兰氏阴性菌，如铜绿假单胞菌、军团菌等。为减少感染的发生和传播，雾化吸入装置专人专用，用后清水冲洗、干燥，定期消毒，避免污染和交叉感染。雾化治疗操作前后均需洗手，减少医源性感染。

（二）气道高反应性

气道高反应性，即所谓的"治疗矛盾现象"，指患者吸入药物后没有出现支气管舒张情况，反而诱发了支气管痉挛。其原因可能是吸入低渗或高渗药液、碱性药液及呼吸道刺激性较强、气雾的温度过低、药液（助推剂、表面活性物质、防腐剂等）过敏等。因此，治疗过程中需密切观察患者，如治疗前后听诊呼吸音、观察患者的呼吸形式是否改变、测定峰流量或第1秒用力呼气容积等。如果出现异常，应寻找原因，及时采取防治措施，必要时使用支气管舒张剂。

（三）雾化药物的二次暴露

雾化药物的二次暴露即工作场所雾化药物的二次暴露，陪护和治疗人员的血浆中检测出一定浓度的雾化药物，因反复受支气管舒张药的二次暴露而增加发生支气管哮喘的风险。因此，为减少药物的二次暴露风险，治疗时尽量选择由呼吸驱动的雾化器如DPI，或使用一定的安全措施，如pMDI加VHC等。机械通气患者进行雾化治疗时，在呼吸机的呼气端连接过滤器，减少通过呼吸机呼气端排到外界环境中的气溶胶颗粒。

（贾晓慧　李锦燕）

第二章 心肺复苏和呼吸支持

本章延伸阅读

第一节 心肺复苏

一、心肺复苏的定义

心肺复苏（cardiopulmonary resuscitation，CPR）是指在心搏、呼吸骤停的情况下所采取的一系列急救措施，包括胸外心脏按压形成暂时性人工循环、人工呼吸纠正缺氧、电击除颤转复心室颤动等，其目的是使心脏、肺恢复正常功能，以挽救生命。心肺复苏是急救技术中最重要而且关键的抢救措施，最终目标不仅是重建呼吸，而且要维持脑细胞功能，不遗留神经系统后遗症，保障生命价值。婴儿和儿童心搏骤停的原因与成人心搏骤停不同，越来越多的儿科特定证据支持将新生儿、婴儿心搏骤停后的复苏纳入儿童心肺复苏的范畴。小儿心肺脑复苏成功的标准为：心肺功能恢复到病前水平，无惊厥、喂养困难及肢体运动障碍，语言表达正常，智力无障碍。因新生儿心肺复苏有其特殊性，本章节暂不讨论新生儿心肺复苏的建议。

二、心肺复苏的方法

复苏开始的时候不需强调病因诊断，可待一期复苏成功后，再进一步明确病因，进行治疗。

（一）开放气道（airway，A）

气道阻塞是儿童呼吸心搏骤停的重要原因，气道不畅会影响心肺复苏的效果。先用手指或吸引法清除患儿口咽部分泌物、呕吐物及异物；保持头呈后仰位，使气道平直；可去掉枕头，并抬高下颌角，防止舌根后坠。可采用抬头举颏法（图 3-2-1A 延伸阅读）或双手托颌法（图 3-2-1B 延伸阅读）。

（二）人工呼吸（breathing，B）

借助人工方法维持机体的气体交换，改善缺氧状态。常用方法有 3 个。

1. 口对口人工呼吸 一般现场急救时常用。操作时，患儿平卧，开放气道，施救者一手将下颌向前上方托起，另一手的拇指、示指捏紧患儿鼻孔，其余手指放于患儿前额部；深吸气后，施救者口唇包裹患儿口部（注意需完全包裹，保持气密性），再将气体吹入，同时观察患儿胸廓是否抬起。停止吹气后，立即放开患儿鼻孔，可观察到胸廓落下，气体被排出。注意频率应为 20～30 次/分，吹气应均匀。对于 2 个月以下婴儿，施救者也可用嘴完全覆盖患儿的口鼻吹气。

口对口人工呼吸即使操作正确，吸入氧气浓度也较低。且操作时间过长，施救者容易疲劳，也有感染疾病的潜在可能。若条件允许，或医院内的急救，应尽快采取其他辅助呼吸的方法。

2. 球囊面罩通气（bag-mask ventilation） 球囊面罩对插管和未插管患儿均可使用，因构造简单，适用于基层、现场抢救及呼吸机发生故障时。使用时操作者一只手节律性地挤压、松弛球囊；另一只手固定面罩使与患儿面部呈密闭状并托举患儿下颌，通常采用"CE"手法（中指、环指和小指呈"E"字形向面罩方向托颌，拇指和示指呈"C"字形将面罩紧紧扣在面部。挤压球囊的时间需大于或等于呼吸周期的1/3，以使患儿肺泡充分扩张。此法的缺点是不能监测每分通气量、挤压球囊的压力不易控制、缺乏湿化装置、吸入氧气浓度也不恒定、需人工不断操作，故不宜长期使用。

3. 气管内人工呼吸法 适用于需长期进行人工呼吸者。经口或经鼻插管成功后，若患儿无自主呼吸或自主呼吸微弱，不足以维持通气时，需用复苏囊或人工呼吸机加压人工呼吸。若患儿出现自主呼吸，进行辅助呼吸即可，如压力支持、间歇指令通气、持续气道正压给氧。注意酌情给氧、吸痰，直至呼吸平稳后拔管。对于需要插管的任何年龄的患者，建议使用带气囊的气管导管（ETT），以减少漏气现象及换管需要。

带气囊的 ETT 内径选择：<1 岁，内径为 3mm；1～2 岁，内径为 3.5mm；>2 岁，可用公式进行估算：内径（mm）=[3.5+（年龄/4）]。

（三）人工循环（circulation，C）

1. 胸外心脏按压　心脏位于胸椎与胸骨间下 1/3 处。胸外心脏按压是最简单易行的复苏措施。儿童，尤其是新生儿和婴幼儿，胸廓组织菲薄、弹性大，按压时易于改变其前后径，只要方法正确，有效的胸外心脏按压可使心输出量达到正常值的 30%～40%；而脑组织只需正常供血量的 15%，即能避免永久性损害。注意胸外心脏按压必须在两次人工呼吸后进行，且不宜中断，如因气管插管、转运患儿等必须暂停时，也不得超过 15s。

2. 胸外心脏按压的方法　使患儿仰卧于硬板上，以保证按压效果。

（1）双掌按压法：对年长儿用双掌法（图 3-2-2 延伸阅读）。施救时将手掌重叠置于患儿胸骨中下 1/3 交界处，亦可置于两乳头连线下方 1cm。术者肘关节伸直，凭借体重、肩臂之力垂直向患儿脊柱方向按压，使胸骨下陷 3～4cm。下压与松弛时间相等，按压时手指不可触及胸壁，避免压力传至肋骨引起骨折。松弛时手掌不应离开患儿胸骨，以免按压点移位。注意用力不可过猛，否则可能造成肺、肝、胃破裂及肋骨骨折等。

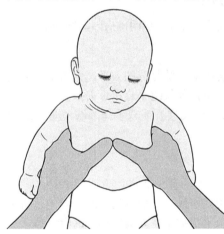

图 3-2-5　环抱法（婴儿、新生儿）

（2）单掌按压法：对幼儿可用单掌（图 3-2-3 延伸阅读）或平卧位双指按压（图 3-2-4 延伸阅读），使患儿胸廓下陷 2～3cm。对婴儿、新生儿多采用环抱法（图 3-2-5），即用双手围绕患儿胸部，用双拇指或重叠的双拇指按压，使患儿胸廓下陷 1.5～2cm。新生儿还可以用单掌环抱法，即用拇指向后背四指方向按压。按压频率应同该年龄儿童正常心率或为其 3/4。

3. 胸外心脏按压注意事项　按压的频率为 100～120 次/分，每一次按压后要让胸廓充分回弹，双手掌不可倚靠患儿胸上，亦不可抬离胸壁。单人操作时胸外心脏按压和人工呼吸的比例为 30 ∶ 2，即 30 次胸外心脏按压后，给予患儿 2 次通气；若为双人操作时，比例为 15 ∶ 2，即一人给予患儿 15 次胸外心脏按压后，另一人给予患儿 2 次通气。胸外心脏按压有效的表现：按压时可触及患儿颈动脉、股动脉搏动；扩大的瞳孔缩小，对光反射恢复；口唇、甲床颜色好转；肌张力增强或有不自主运动；出现自主呼吸。

胸外心脏按压及人工呼吸 5 次循环结束后，需再次评估患儿呼吸、心率等情况，以确定是否继续 CPR。经过 30min 的 CPR，患儿无任何反应，可考虑终止复苏。

（四）药物治疗（drug treatment，D）

为促使患儿自主呼吸与心搏恢复，在进行人工呼吸和胸外心脏按压的同时，或 1～2min 后，即可应用复苏药物。复苏药物的主要作用包括抗心律失常、纠正休克、纠正电解质和酸碱失衡、维持心输出量和复苏后稳定等，有条件者应尽快给予。注意使用药物时，不应停止人工呼吸与胸外心脏按压。

1. 给药途径

（1）静脉：为首选给药途径，以中心静脉最佳。

（2）气管：若已行气管插管或气管切开的患者，可采用气管内给药。肾上腺素、利多卡因、阿托品等均可气管内给药，但剂量应加大，肾上腺素剂量为每次 0.1mg/kg（1mg/ml 浓度下可予 0.1ml/kg）。一般气管内给药的总液量为婴儿不超过 5ml，成人不超过 10ml，避免液体量过大后稀释表面活性物质导致肺不张。当患者患有肺部病变影响药物吸收时，不推荐采用此种方法。

（3）骨髓：骨髓内充满海绵状静脉窦，经中央管滋养静脉等与血液循环相通，因此，输入骨髓内的药物可迅速进入全身循环。操作方法：以胫骨粗隆内下方 1～1.5cm 处为进针点，取 16 或 18 号针或骨髓穿刺针，垂直或成 60° 角向下刺入胫骨干，当获得脱空感时，拔出针芯，观察骨髓是否流出，然后推注 10～15ml 生理盐水以保持通道通畅，再连接输液装置注射药物。骨髓给药的并发症较少见，主要是穿刺部位继发感染，应用时注意局部护理。

2. 药物选择

（1）氧气：低氧血症常并发心律不齐，充分给氧后，即可恢复窦性心律。故复苏时需要吸入纯氧，无须顾忌氧中毒。扩大的瞳孔缩小为氧合作用及血液灌注适宜的最早征象，此后皮肤和黏膜方转为红润。

（2）肾上腺素：是目前复苏的首选药物。静脉内/骨内给药剂量为 0.01mg/kg（0.1mg/ml 浓度下 0.1ml/kg），每隔 3～5min 重复一次；如无法建立静脉/骨内通路，但置入气管插管，则可通过气管内给药 0.1mg/kg（1mg/ml 浓度下 0.1ml/kg）。2～3 次后若无效，可持续静脉滴注肾上腺素，速度为 20μg/（kg·min），直到心跳恢复，然后减量至 0.1～1μg/（kg·min），此法对维持血压有利。须注意肾上腺素可引起复苏后高血压和快速心律失常，使用后需严密监护；肾上腺素不能加至碱性液内；酸中毒及低氧血症可使其作用减弱。对于液体抵抗性感染性休克的患儿，如果无法使用肾上腺素或去甲肾上腺素，可以考虑使用多巴胺。

（3）碳酸氢钠：由于心搏骤停后出现的酸中毒多为呼吸性酸中毒合并高乳酸性代谢性酸中毒，因此不主张常规给予碳酸氢钠，应用时需谨慎。有人认为复苏最初 4min 内不宜使用，其后使用该药的适应证是 pH<7.20、严重肺动脉高压、高血钾。使用时需将碳酸氢钠稀释成等张液体快速静滴。但如果患儿有足够通气量，第 1 次肾上腺素给药后效果不佳即可考虑使用。注意监测血气分析，根据 pH 及 $PaCO_2$ 进一步调整碳酸氢钠用量。

（4）阿托品：严重缺氧及二氧化碳蓄积也可以兴奋心脏抑制中枢，使迷走神经兴奋，引起心动过缓、心律不齐，甚至心搏骤停。阿托品可提高心率，改善心动过缓，对治疗迷走神经张力增高所致的心动过缓、二度房室传导阻滞等有一定作用。剂量为每次 0.02mg/kg，静脉或骨内注射，5min 后可重复注射一次，最小单次剂量为 0.1mg，最大单次剂量为 0.5mg。

（5）钙与钙通道阻滞剂：儿童 CPR 不常规应用钙剂，只有当心肺复苏后患儿有低钙血症、高钾血症、高镁血症或钙通道阻滞药过量时，方酌情应用。

（6）胺碘酮：对于心室颤动（简称室颤）患儿，经 CPR、2～3 次电除颤、注射肾上腺素无效后，可使用胺碘酮。心搏骤停期间，可予 5mg/kg 推注，对于顽固性室颤或无脉性室性心动过速可重复注射，最多 3 次。用药时应监测心电图和血压，心搏骤停时可快速负荷；若已出现灌注心率，给药要慢（20～60min）。

（五）除颤（defibrillation，F）

在能够获取 AED 或手动除颤器的条件下进行。医院外发生且未被目击的心搏骤停先给予 5 个周期的 CPR（约 2min），然后使用自动体外除颤器（AED）除颤，若有人目击心搏骤停或出现室颤或无脉性室性心动过速时，应尽早除颤。方法是将除颤器一个电极板置于胸骨右侧第 2 肋间，另一个电极板置于左侧腋中线第 4 肋间。除颤初始能量一般为 2J/kg，第 2 次电击能量为 4J/kg，后续电击≥4J/kg，最大 10J/kg 或成人剂量。若为有脉性心动过速，可采用同步电复律，剂量从 0.5～1J/kg 开始，如无效，则增加至 2J/kg。若有需要，进行镇静治疗，但不能延迟电复律。

三、心肺复苏后的处理

经人工呼吸、胸外心脏按压及药物急救治疗，恢复并能维持自主心搏的患儿，可视为一期复苏成功，之后由于病理生理改变，还将可能相继出现心、肝、肾、脑等重要脏器的功能不全和衰竭等表现，为了患儿之后能得到更好的生活质量，心脏复跳后的治疗仍不能放松警惕，须严密监护患儿，对相继出现的各种异常采取相应的有效措施。

（一）维持有效循环

1. 纠正低血压　需要针对病因治疗，若患儿存在心功能低下导致心输出量降低，应在纠酸、保证每分通气量的前提下，持续静脉滴注肾上腺素 $0.1\sim1\mu g/$（$kg\cdot min$）。也可以给予多巴胺 $5\sim10\mu g/$（$kg\cdot min$），同时观察皮温、毛细血管充盈时间、口渴情况、尿量、血压和心率，每次递增剂量为 $2\sim5\mu g/$（$kg\cdot min$），最大剂量一般不超过 $20\mu g/$（$kg\cdot min$）。多巴酚丁胺具有正性肌力作用，可与多巴胺合用，开始用量为 $2.5\sim5\mu g/$（$kg\cdot min$）；若应用 $20\mu g/$（$kg\cdot min$）仍无效，则换用肾上腺素。

2. 纠正心律失常　针对病因治疗，不可盲目用药，偶有期前收缩无须处理，若存在室性心动过速或室颤，可用利多卡因治疗。

（二）积极施行脑复苏

大脑缺氧 4min 以上造成的脑损伤将不可逆转，呼吸中枢对缺氧很敏感，大脑皮质对缺氧的耐受性比呼吸中枢更差。自主呼吸若迟迟不能恢复，往往表明大脑皮质严重受损，即使呼吸恢复后亦可能遗留智力障碍等不同程度的后遗症。脑复苏不能使死亡的脑细胞复活、再生，而是针对尚未发生不可逆损伤的脑细胞，使其终止病理过程的发展，争取时间为恢复正常功能创造条件。可通过以下措施施行脑复苏。

1. 减轻或消除继发的脑低灌注状态，保证脑组织有充分的氧和能量供应，促进脑细胞膜功能尽早恢复。心脏复跳后以谨慎维持正常或稍高的脑灌注压为宜，为此应维持正常血压，采用脱水药等治疗颅内高压。

2. 创造低温、低压的颅内环境，防止脑水肿和颅内压增高。可给予亚低温治疗、加用肾上腺皮质激素、脱水疗法、过度通气等方法。近年研究发现，巴比妥类药物对一定时间内的全脑缺血无复苏作用，对局灶性脑缺血有保护性作用，但此类药物镇静止惊的作用在与亚低温疗法合用时可降低代谢作用，有利于脑复苏。

3. 消除可能损害脑细胞的生化代谢因素，如颅内葡萄糖过多，将生成过多底物，使颅内乳酸酸中毒，加重脑水肿、脑细胞死亡。故有人主张高危患者不用葡萄糖。

（三）维持水和电解质平衡

最好每日测量体重，保持体重稳定，最初热量为每日 40cal/kg，逐渐增至每日 60cal/kg。使用高渗葡萄糖时，可加用胰岛素，按照每 $3\sim4g$ 葡萄糖加 1U 胰岛素计算。同时注意纠正酸中毒、低钙血症、低钾血症。

（四）加强呼吸道管理及预防感染

凡是有气管插管的患儿，无论是否适用机械通气，均应定时翻身拍背吸痰，并注意吸入气的湿化加温，以利于分泌物排出。呼吸机管道每 3 天应更换一次，并做培养，以便及早发现感染。应定期摄胸部 X 线片校正插管位置。此外，复苏患儿行有创操作时，应严格执行无菌技术要求。

心搏骤停患者在初次住院后需经过较长康复期，因此，应正式评估其生理、认知和社会心理需求，并给予相应支持。为让临床工作者对患儿一期复苏后的治疗有更全面的认识，2020 美国心脏协会（American Heart Association，AHA）发布 CPR 与心血管急救（ECC）指南，用于儿童心搏骤停自主循环恢复后治疗（表3-2-1）。

表 3-2-1　儿童心搏骤停自主循环恢复后治疗核查表

心搏骤停自主循环恢复后治疗的要素	检查
氧合和通气	
测量氧合情况，目标为正常血氧水平，即 94%～99%（或者儿童的正常/适当血氧饱和度）	□
测量 $PaCO_2$，目标是使其适合患者的潜在病情，并尽量避免出现严重高碳酸血症或低碳酸血症	□
血流动力学监测	
在心搏骤停自主循环恢复后治疗期间设定具体的血流动力学目标，并每天检查	□
通过心脏遥测进行监测	□
监测动脉血压	□
监测血清乳酸、尿量和中心静脉血氧饱和度，以帮助指导治疗	□
使用含或不含正性肌力药物或血管加压药的肠道外液体推注，使收缩压维持在患者年龄和性别的第 5 百分位以上	□
目标体温管理（TTM）	
测量和持续监测核心温度	□
在心搏骤停恢复自主循环后及复温期间预防和治疗发热	□
如果患者昏迷，依次进行 TTM（32～34℃）和（36～37℃），或者仅进行 TTM（36～37.5℃）	□
预防寒战	□
在复温期间，监测血压并治疗低血压	□
神经监测	
如果患者患有脑病，并且当前有可用的资源，则可通过持续脑电图进行监测	□
治疗抽搐	□
考虑进行早期脑成像，以诊断心搏骤停的可治病因	□
电解质和葡萄糖	
测量血糖并避免低血糖症	□
将电解质维持在正常范围内，避免可能的危及生命的心律失常	□
镇静	
使用镇静剂和抗焦虑药进行治疗	□
预后	
请务必进行综合考虑（临床及其他），不能仅考虑任何一种预测因素	□
请注意，TTM 或诱导性低温治疗可能会改变评估结果	□
将脑电图与心搏骤停恢复自主循环后前 7 天内的其他因素一并考虑	□
考虑神经影像，如前 7 天内的磁共振成像	□

2015 年以来，几乎每年 AHA 均根据系统评价结果进行指南更新，提高了心搏骤停患儿抢救的成功率，改善了预后。但目前仍存在以下不足：①不同地区的医务工作者对小儿心搏骤停的认识、CPR 操作流程、临床研究纳入标准、预后判定等存在差异，导致纳入系统评价的高质量临床研究较少。②重视专业医务工作者在 CPR 中的作用，忽略了对非医务工作者在心搏骤停救治中作用的研究，缺乏非专业人员的规范性操作流程及相关高质量评价性研究。故我们建议非专业人员对可能的心搏骤停患者实施 CPR，因为如果患者未处于心搏骤停状态，这样做对患者造成伤害的风险也较低。③信息化的发展给心搏骤停患儿院内外救治同质化提供了可靠的平台，但是，该方

面的相关研究仍不足或缺乏。④新的心搏骤停救治措施的出现 [如体外膜氧合（ECMO）、机械心肺复苏机等]，虽然缺乏系统评价，但是其可靠的性能，也给一些传统的观念提出了挑战。⑤心搏骤停患儿救治过程中，过分依赖指南，缺乏对疾病个体差异的认识，即同一疾病不同患儿在临床表现及救治措施上可能存在差异，在救治过程中，相关人员如何采取应急措施、如何面对可能存在的法律和伦理问题、如何制订相关操作流程等问题均亟待解决。预计未来的科学证据将提供新的见解和救治措施，并需要不断更新指南，但是，在有可靠证据之前，建议采用目前的推荐意见。

（卢　露　潘国权）

第二节　气管插管

气管插管是指将特制的气管导管，通过口腔或鼻腔插入气管内的一种操作过程。它主要用于机械通气、氧疗和清除呼吸道分泌物。气管插管也是实施麻醉的一项常用措施。

一、气管插管导管

气管插管导管为一略弯的管，远端开口呈 45° 斜面，大多带有可充气的气囊，气囊充气后可阻塞导管与气管壁之间缝隙，保障机械通气的密闭性。也有部分导管无气囊。

（一）气管导管的类型

根据材料不同，气管导管可分为橡胶导管、塑料导管和硅胶导管等。

1. 橡胶导管　质地硬，可塑性差，易损伤气道，组织相容性差，易刺激黏膜充血、水肿、坏死。适合经口插管，短期应用，但总体上逐渐被淘汰。

2. 塑料导管　组织相容性好，受热软化后比较容易通过弯曲的上呼吸道，既可用于经口插管，也可用于经鼻插管，是目前最常用的导管。

3. 硅胶导管　组织相容性更好，可高压消毒，但价格较贵，应用较少。

（二）气管导管气囊

1. 高压低容气囊　为乳胶气囊，充气后呈偏心的球形，弹性回缩力大，密封气道的充气压力很高，常大于 100mmHg。

2. 低压高容气囊　弹性回缩力小，充气后呈均匀的柱状，所需充气压力非常低，一般小于 25mmHg。

3. 无压高容气囊　一种含泡沫塑料的气囊，气囊与空气相通，泡沫塑料自动扩张呈均匀柱状，封闭导管与气管壁之间的空隙。理论上气囊内压与大气压相等，即为零压，但实际上由于连接气囊的充气管很细，阻力很高，呼吸机的吸呼气转换时间非常短，气囊仍有较低的内压，为 10～15mmHg。

（三）指示气囊

一种通过细管连接气管导管气囊的囊性结构，可间接显示气囊内压大小，评价充气量是否合适。

（四）气管导管的型号

1. 导管介绍　常用导管长度为 13～32cm，内径为 2.5～9.0mm，相应称 2.5～9 号，导管壁厚度多为 1～2mm。内径越小，经过鼻腔和声门越容易，但分泌物引流困难，气流通过导管的阻力也显著增大；内径越大，阻力越小，分泌物也越容易引流，但通过后鼻道、声门相对困难。

2. 导管的选择　需参考患儿的年龄、体重、身高、性别、气管变异等因素。

二、气管插管的术前准备

（一）插管问题和时机

过去曾认为意识清楚、烦躁不安的患儿，气管插管的难度大，且容易引起神经反射性心搏骤停，故对此类患儿插管有顾虑，倾向于意识不清后再插管。实际上昏迷患者常有严重的缺氧和呼吸性酸中毒，同样会导致心搏骤停，若插管不顺利，风险更大，且容易造成脑部的不可逆损伤，所以，经内科保守治疗无效，或无创通气无效，或不适合无创通气，且具备气管插管适应证的患儿，应尽早气管插管。

（二）插管前准备

插管前应尽可能创造条件给予高浓度吸氧，使患儿血氧饱和度达到高值，并做好心电监护和心肺复苏的准备。

（三）镇静药和肌松药的使用

清醒或烦躁不安患儿可使用丙泊酚等药物镇静；牙关紧闭患儿可使用维库溴铵、罗库溴铵等肌松药。

三、气管插管的适应证和方法

鼻腔、会厌、声门是上呼吸道最狭窄、导管最难通过的位置，其中经口插管要通过后两者；而经鼻插管要经过这三者，因此，其适应证和要求有一定不同。

（一）经口气管插管

经口气管插管是将特制的气管导管通过口腔插入气管内的一种状态或操作过程，主要是进行机械通气和分泌物引流。

1. 适应证　用于心肺复苏、急救、严重呼吸衰竭、全身麻醉手术及术后的机械通气，也可作为气管切开或经鼻气管插管的过渡措施。

2. 准备　选择合适的喉镜、导管及导引钢丝。检查喉镜亮度，检查气囊有无漏气，清除口腔分泌物、异物。

3. 体位　患儿取平卧位，头颈部与躯干保持一条直线，头部充分后仰，颈部过伸，目的是使咽腔与声门保持水平线，以利于导管进入气管。

4. 操作过程　将导管外涂液体石蜡，气管导管内放入导引钢丝，用喉镜提起会厌，暴露声带，于吸气期将导管插入；若不能暴露声带，可将导管通过会厌后上抬，也容易插入，导管插入声门后拔出导引钢丝，继续推进数厘米。插管完成后，给气囊充气，气囊充气量以刚好不漏气为原则（通过听诊器听诊颈部呼吸音判定），塞进牙垫，撤出喉镜，接复苏气囊，挤压通气。操作困难的患儿，可用操作弯钳协助插入。若患儿对抗明显，可静脉应用镇静药或麻醉药，待患儿进入睡眠状态后再插管；也可考虑经纤维支气管镜引导插管。绝大部分患儿可通过喉镜完成插管。用复苏气囊通气时，观察胸廓抬动，听诊双肺呼吸音和上腹部，确定导管在气管内，一般导管末端在隆嵴上2～3cm。用胶布将导管和牙垫紧密固定后，再将胶布呈"X"形进一步固定于脸部，接呼吸机行机械通气，必要时摄胸部X线片了解导管的位置。若导管气囊为含泡沫塑料的无压高容气囊，插管时应将气体充分抽出，插入导管后放开气囊导管，气囊即可自动充气，密封气道。

5. 困难气道的判断

（1）声门上气道通气困难。

（2）声门上气道置入困难，即在无气道病变条件下，声门上气道置入需多次尝试。

（3）气管插管失败，即一个经过正规训练的麻醉医师，或ICU医师使用常规喉镜正确行气管插管时，经过多次尝试，气管内置管仍不能成功。口咽部结构问题是导致喉镜暴露困难和气管插管困难的最主要原因。

6. 口咽部结构分级　根据舌根部对咽部结构的遮盖程度，口咽部结构可分为 4 级：Ⅰ级，可见腭垂、腭弓和软腭；Ⅱ级，可见腭弓和软腭；Ⅲ级，仅可见软腭；Ⅳ级，软腭亦被舌体完全遮住，仅可见硬腭。Ⅲ级、Ⅳ级是困难气道的常见情况。

（二）经鼻气管插管

经鼻气管插管是将特制气管导管经鼻腔插入气管内的操作过程，其作用是进行机械通气。

1. 适应证　适用于需建立人工气道，且又允许一定时间操作的患儿；需较长时间机械通气的患儿；经口插管短期内不能拔管，或预计短时间内不能拔管患儿。

2. 插管前准备和患儿体位　与经口气管插管相似，但不能用导引钢丝，且最好采用半卧位，以防止胃内容物反流入气管。导管外涂液体石蜡，用无菌塑料袋包裹后，放入约 80℃水中软化。

3. 盲插法的操作过程　导管经过鼻腔时，操作要轻柔，切忌粗暴。通过鼻腔后，调整导管的方向，使其曲度向上，导管进入 6～10cm 后，用耳听呼气音；若能听到清晰的呼气音，说明导管已对准声门，在吸气期或咳嗽后深吸气时迅速插入；若出现刺激性咳嗽、声音嘶哑、导管内有大量气体呼出，说明导管已插入气管。

4. 盲导气管插管法　用较细的硬度适中的塑料引导管先行插入，然后将引导管穿入气管导管，顺引导管方向插入。优点是损伤小，操作方便。操作要点是将引导管在矢状面保持一定的曲度，但在冠状面应无任何弯曲；经过鼻腔要轻柔，通过后要快速插入气管，否则导管在鼻腔内软化后，容易滑入食管。操作数次仍不成功时，可顺引导管插入气管导管，经过鼻腔后，拔出引导管，直接行气管插管，这样有利于防止鼻腔损伤。

若 2～4 次盲插失败，可用喉镜及操作弯钳协助插入。若操作熟练，绝大部分患儿通过上述方法可完成气管插管，极少数患儿需经纤维支气管镜引导插入。

（三）经口和经鼻气管插管的优缺点

1. 经口气管插管　操作简单、方便，急救时常用；导管内径口较大，阻力小，便于吸痰。但患儿清醒后常难以忍受；刺激口腔黏膜，分泌物增多；口腔护理困难；导管易脱出口腔；保留时间一般不超过 1 周。

2. 经鼻气管插管　患儿较易耐受，便于固定和口腔护理；目前多采用组织相容性好的低压高容或无压高容塑料导管，保留时间较长，可达数周或数月。但导管多较细，引流不方便；压迫鼻窦，影响分泌物引流，并可能导致感染。

（潘国权　金江兵）

第三节　气管切开术

气管切开术（tracheotomy）是一种切开颈段气管前壁、开放气道、插入气管导管辅助呼吸，抢救危重儿童患者常规有效的急救手术，也用于下呼吸道分泌物潴留引起呼吸衰竭的外科辅助治疗。

一、应　用　解　剖

颈段气管位于颈垂直正中线，始于环状软骨下缘，止于胸骨上窝，可暴露于颈部的一般有 7～8 个气管环。气管前方依次由气管前筋膜、结缔组织、深筋膜、颈阔肌、浅筋膜、皮下组织、皮肤覆盖。气管正前方是两侧胸骨舌骨肌和胸骨甲状肌的内侧缘在中线相连形成的白色致密筋膜，称颈白线，沿此线分离暴露气管。颈白线深面是甲状腺峡部，一般位于气管第 2～4 气管环前，第 7～8 气管环前是胸膜顶和头臂静脉、头臂干。颈部气管长度可因年龄、体型、体位等而有所不同。

二、适应证和禁忌证

（一）适应证

1. 上呼吸道阻塞　气管切开最初的应用主要是解除上呼吸道阻塞。可能需要气管切开的上呼吸道阻塞原因：①喉和气管损伤而不能用常规方法插管；②严重的颌面部创伤；③上呼吸道异物；④双侧声带麻痹；⑤上呼吸道或食管肿瘤；⑥口腔、喉、咽和气管炎性肿胀。气管切开后可以减少上呼吸道无效腔的 70%。

2. 下呼吸道阻塞　下呼吸道分泌物潴留、阻塞性肺炎、支气管扩张症，或由于神经或器质性病变影响喉功能，造成慢性误吸的患者，为了有效排除分泌物，可能需行气管切开。

3. 某些手术的前置手术　预防性气管切开术是口腔、颌面、咽、喉、颈部手术的前驱手术；一些较大的声带肿物、气管异物等，必要时也可以通过前置气管切开的方法来打开手术路径。

4. 其他　如长期使用呼吸机机械通气者，以及部分极重度鼾症患者也需气管切开来改善呼吸及缺氧状况。

（二）禁忌证

禁忌证包括张力性气胸（插管及闭式引流后可上机）、低血容量休克、心力衰竭尤其是右心衰竭；肺大疱、气胸及纵隔气肿未引流前；大咯血、心肌梗死或心源性肺水肿患者。

三、术前准备

（一）手术器械

除一般外科使用的针、线、剪刀外，须有甲状腺牵开器、手术刀（圆、尖刀片各一）、血管钳（直、弯均需）、气管扩张器、注射器、吸引管等。

（二）气管套管

根据年龄插入合适的气管套管，1～3 个月小儿用直径为 3.5mm 的套管；4～12 个月小儿用直径 4mm 的套管；1 岁以上儿童参考公式：直径（mm）＝（年龄/4）＋ 4。而在实际手术中，仍需术者通过观察患者实际需要来决定。需长时间带管者，尽量使用带内套管的金属气管套管，以利于清洗、消毒；短时带管，或同时需要上呼吸机者，应选用带气囊的一次性套管，有利于连接呼吸机，并减少气道低压现象；长时间带管并需要上呼吸机者，选用带内套管的、带气囊的硅胶气管套管。一般选择 3～5 号小儿气管切开套管，因为管腔细小，易被痰痂堵塞，需加强护理。

（三）备用器材

备用器材包括氧气、气管插管包、吸引设备及抢救药品等；需要在床旁切开时，要备好立灯或头灯。

四、手术方法

（一）体位

常规取仰卧位，垫肩，头部尽量朝后仰伸，充分暴露颈段气管；若存在患儿强迫体位者，或仰卧位无法配合时，可选半卧位或坐位，但应尽量在手术室或有麻醉医师在场监护下进行。

（二）消毒铺巾

确定甲状软骨及环状软骨，以环状软骨下 1～2 横指为中心，由内向外消毒，直径 15cm，碘伏 3 遍，不留空隙；铺巾时，注意无菌巾内缘距离定位切口 2～3cm；如遇紧急情况，尽量简便消毒流程，争取抢救时间。

（三）麻醉

给予全身麻醉或复合麻醉便于手术操作，尤其能减轻患儿心理、精神创伤。局部麻醉方法虽不受场所限制，但缺点是不好保持体位，增加了手术难度和风险。麻醉方式的选择，应视现场条件、疾病缓急、术者习惯和患者及其家属情况综合考虑。

（四）操作步骤

1. 切口 分纵切口和横切口两种（图 3-2-6 延伸阅读）。

（1）纵切口：沿颈中线做纵行切口，切口上方以环状软骨下缘为界，下方以胸骨上窝上一横指为限；

（2）横切口：在颈前环状软骨下约 3cm 处（胸骨上窝两横指），沿皮纹做 4~5cm 长横切口。

根据病情及实际需要选择切口位置及切口长度，依次切开皮肤、皮下达颈前筋膜。颈椎过度伸展困难的患者（脊柱畸形、创伤、短颈，以及对美观要求较低的患者），垂直切口似乎提供更大的手术暴露范围和减少手术并发症。要求美观的患者、长颈的患者、特殊体质的患者，水平切口似乎提供更大的优势和较低的发病率。

需紧急气管切开取得重要的临时气道时，切口因素不作要求。对于病情危急需立即抢救者，可先行环甲膜切开手术，待呼吸困难缓解后，再做常规气管切开术（非紧急情况，环甲膜切开不能替代气管切开）。

儿童尤其是新生儿、肥胖儿并无明确的体表标志，有时触诊也不一定明确触及甲状软骨和环状软骨，可参考儿童颈部 3 条明确较粗的颈横纹来确定气管切开的位置。第 2 条颈横纹深部投影为甲状软骨板下缘（环状软骨水平），第 3 条颈横纹深部投影为胸骨上切迹水平，第 2、3 条颈横纹之间正中对应的深部投影为气管第 2~4 气管环，是气管切开位置。

2. 钝性分离 沿颈白线正中做钝性分离，牵开器用力均匀牵开两侧胸骨舌骨肌、胸骨甲状肌，并确定气管前壁。对于甲状腺较大者，可结扎切断甲状腺峡部，或将甲状腺峡部下缘部分游离向上牵拉，在分离时要做到一边探查环状软骨及气管一边分离，确保在中线位操作；充分暴露第3~4（或2~3）气管环，如需低位气管切开，也可以暴露第5~6气管环。

3. 气管切开 以带有黏膜表面麻醉药（常选利多卡因或地卡因）的注射器垂直插入暴露的气管中，回抽有气泡，再向气管内注射少量局部麻醉药（0.5ml），稍等后用镰状刀或尖刀在气管前正中线切开气管的第3~4软骨环，刀刃朝上（尤为关键），自下向上挑开，刀尖刺入以2~3mm为宜，不宜切入过深，以免切穿气管后壁，并发气管食管瘘。小儿气管细小、柔软，颈段气管较短（仅有2~3cm），且胸腺大，头臂干和胸膜顶的位置相对较高，术者操作空间小，应谨慎避免损伤头臂干和胸膜顶造成术中大出血及气胸。

4. 插入气管套管 气管环切开后可用两把直血管钳，分别钳夹气管切口两侧，也可用缝线将气管切口固定于皮下组织，防止气管切开口回缩，或气管套管插入时误进气管前间隙或纵隔，清理气管切开口和气管内血液及分泌物；气管套管可用生理盐水打湿（润滑作用），用气管撑开器撑开气管，然后旋转式插入套管，术者单手临时固定。若是带气囊套管，需确认气囊是否漏气以便更换，在此过程中直血管钳、牵开器尽量不要撤出切口。

5. 固定 撤除气管套管以外的手术器械，将气管套管上的带子围绕颈部，死结固定，以可容一指为宜，仔细检查；如遇患儿躁动配合差，必要时可将气管套管缝合于颈部皮肤上。

6. 切口处理 切口一般不予缝合，切口过长时于两端缝合1~2针，不宜缝合过紧，以免引起皮下气肿；开口纱布垫于伤口与套管之间，注意更换。如遇皮下创面仍有部分渗血，可在皮下切口内填塞凡士林纱条压迫止血，一般72h需取出；如遇十分危急情况，也可行简化流程，必要时可以不用消毒麻醉，行紧急气管切开术。基本步骤：①患儿取后仰位，必要时可将患儿肩部放在术者右膝上，使其头后仰，颈部伸直，尽量暴露喉及气管；②用手触摸确定气管及喉的位置，纵行切开皮肤及皮下组织，快速钝性分离，直达气管前壁；③确定气管，用手指推开软组织和甲状腺峡部，暴露并切开 2～4 气管环；④撑开气管切口，迅速放入气管套管或其替代物（如橡胶管、茶壶嘴、双通笔管等），解除患儿呼吸困难，注意及时吸除气管内的积血和分泌物，保持呼吸道通畅；⑤止血、消毒、固定、缝合，切口纱布放置（同普通气管切开）。

五、术后处理

（一）吸痰

勤翻身拍背，按时按点吸痰；鼓励患儿早日活动，自行咳嗽、咳痰。

（二）湿化

每日气管套管口雾化 2～3 次，也可使用气管湿化液经切开口定时滴入或微泵泵入，使气管内保持湿润；套管口可用生理盐水湿纱布覆盖，干后及时更换，防止灰尘、异物吸入，保持吸进空气的湿度。如是有内套管的气管套管，每日可更换 2～3 次，痰多者随时更换。

（三）清洁

保持切口周围清洁，应每日清洁消毒切口；如干痂过多，可以生理盐水湿化后清理；定时更换切口纱布。

（四）预防脱管

脱管的原因多见于套管缚带太松或为活结易解开；套管太短或颈部粗肿；气管切口过低；皮下气肿及剧烈咳嗽、挣扎等。如果出现脱管，应立即重新插入套管。床旁准备气管切开包尤为关键，一般 7 天内脱出如无法插回气管，需紧急拉开切口，找到气管切开口后直视下重新放入。7 天后一般气管窦道形成，套管不慎脱出后仍可及时插回。每天需要仔细检查气管固定情况，做到精细化、个体化护理。

（五）拔管

拔管前需要试堵管 24～72h。堵管物可自行制作，常为"T"形或锥形；堵管物堵管时一般内小外大，避免堵管物脱入气管，引起气管异物。若患儿在堵管状态下能完成日常活动、睡眠，且无呼吸加促或费力者，可拔除气管套管，蝶形胶布拉拢皮肤切口，用干净纱布覆盖其切口即可（如皮肤切口难以愈合，后期反复漏气，可重新处理创口使之形成新鲜创面后，予以间断缝合）；在门诊堵管患儿，一定要加强其父母的宣教；如果在家中出现堵管后呼吸困难，须及时拔除堵管物，避免窒息。

六、并　发　症

（一）出血

气管切开术后出血可分为原发性出血和迟发性出血。

1. 原发性出血　一般发生于切开后 24h 内，原因较多，为手术时患儿烦躁不安、头颈短粗、气管切口过低、术者分离组织粗暴、止血不彻底所致。为避免原发性出血，一般手术时颈部切口不要太长，位置不可低于第 5 气管环，防止损伤头臂干；分离组织不能过广过深，沿中线位分离，并且保护好颈段气管前方血管及甲状腺狭部，尽量避开血管并推向一侧，对甲状腺峡部适当向上分离，必要时中间切断并缝扎；术后少量渗血者，可于创面填压凡士林纱条。

2. 迟发性出血　一般发生在术后 1 周左右或更长的时间，主要原因是术中止血结扎的血管不牢固，术后咳嗽摩擦致血管断端脱落，再次发生出血；术后患者气管前壁在气管套管反复摩擦下肉芽组织增生也可引起迟发性出血，如气管前壁磨穿损伤头臂干时可引起致命性大出血。遇到迟发性出血时更换套管，保守治疗；如无法控制或致命性大出血时，应及时手术处理。

（二）心跳呼吸停止

心跳呼吸停止是气管切开术中发生的致命性并发症，发生率较低。主要原因：迷走神经反射；不能迅速建立起通畅的气道，如张力性气胸、阻塞性（负压）肺水肿、给慢性二氧化碳潴留的患者吸氧或气管插管插到软组织或主支气管内。

对有明确慢性二氧化碳潴留病史的患者，要严密监测各项指标。一旦发生心跳呼吸停止，千万不要惊慌，这是由于呼吸道长期阻塞导致的二氧化碳潴留和缺氧。血液中二氧化碳增高时，开始是刺激呼吸中枢，但浓度增高到一定程度后，反而抑制呼吸中枢。一旦气管切开，血氧含量增加，颈动脉体的刺激消除，但二氧化碳对呼吸中枢的抑制尚未解除。此时应立即行人工通气或胸外心脏按压，使肺泡气体交换继续进行。颈部切口时损伤甲状腺等血管后，可导致大量血液涌入气管导致窒息，应立即置入合适型号的带气囊气管套管，并用吸痰管吸净气管内积血，待呼吸平稳后再次插管。

（三）皮下气肿

皮下气肿主要由于手术时分离组织过多、过深、过广、过低及切口缝合太致密，空气从气管切口溢出时积于皮下所致。术后正压通气或剧烈咳嗽也是皮下气肿的重要原因之一。一般皮下气肿不需人为干预，密切观察即可，如果出现剧烈咳嗽，可给予镇咳等对症治疗；一般皮下气肿在数天内可自行吸收，如因气胸或发展为纵隔气肿需及时诊断处理。

（四）气胸和纵隔气肿

气胸是由于分离位置过低，损伤胸膜顶；过度分离气管前筋膜；患者因咳嗽或气道压力较大，空气直接或经颈深筋膜间隙进入胸腔引起。一般手术时不要分离过低、保护气管前筋膜、切口缝合不用太紧可避免其发生。如果出现气肿或气胸，可拆除缝线或行皮下、胸腔抽气，促进自行吸收，严重者则要行胸腔闭式引流。

（五）脱管

常因咳嗽、躁动、皮下气肿、套管过短、手术切口不当、系带固定不当、自行拔管、术后护理不当、套管系带过松或患者自行将套管拔出等造成。早发现、尽快将气管套管重新插入是急救的关键。可参照预防脱管。

（六）气管食管瘘

多因手术不慎损伤气管后壁，或因气管插管的局部刺激，以及气囊压迫过紧未定时松弛而引起气管后壁、食管前壁缺血坏死造成。发现气管内分泌物增多，或在机械通气时上消化道充满空气就应警惕这种并发症的发生。应尽快置入鼻胃管，定时释放气囊，气管及时湿化，避免此类并发症发生。气管食管瘘修复的手术方法很多，包括直接缝合关闭缺损、利用肌瓣修补或利用食管修补气管，以及分期食管分流术等。

（七）气管狭窄

有研究发现，如果气囊和气管壁之间的张力超过气管黏膜毛细血管的灌注压，并到达一定时间就会引起气管黏膜的损伤，可引起局部黏膜和纤毛压迫性缺血，纤毛活动停止，甚至黏膜脱落发生局部溃疡，溃疡痊愈可能形成环形瘢痕而致严重的气管狭窄。气管狭窄严重时可引起呼吸困难，需行瘢痕切除加气管内 T 管植入手术，也可行气管狭窄切除端端吻合术。近几年预防气管瘢痕的高分子液体敷料及人工气管的研究也一直在进行，并有突破性进展。

（八）气管无名动脉瘘

气管无名动脉瘘是一种罕见但却致命的并发症，为插管直接压迫头臂干所致。原因是气管切开部位低于第 5 气管软骨环，气管开口下移；头臂干的位置过高；气管套管质量粗糙，磨穿气管前壁而损伤头臂干。鲜红色的"先兆性流血"可能预示这种特殊并发症的发生，如有发生，一定要及时抢救，否则死亡率相对较高。

（九）其他

永久性气管皮肤瘘一般是由于长期留置气管套管患者的皮肤，上皮组织向内生长与气管黏膜相连形成的瘘管。一般切除切口上皮，刮除创面陈旧性肉芽组织使其形成新鲜创面，间断缝合一般均可治愈。如遇瘘口较大，可行周围组织瓣修复。

（夏思文 倪丽艳）

第四节 呼吸支持治疗

一、氧气疗法

氧气疗法（oxygen therapy）简称氧疗，是通过特定装置给机体输入氧气，提高吸入氧气浓度，增加动脉血氧分压和动脉血氧饱和度，从而改善或纠正各种原因造成的低氧血症的治疗方法。人体摄入的糖、脂肪、蛋白质的氧化分解等生理活动离不开氧气，组织细胞缺氧将导致一切生理功能不能维持，体内代谢和生理过程紊乱，严重者可出现器官功能障碍进而威胁生命。

（一）氧疗的作用机制

氧疗的主要作用在于提高动脉血氧分压。提高动脉氧分压可以增加动脉血氧含量，从而可以维持组织细胞能量代谢和氧化磷酸化的过程，保障脑、心、肝等重要脏器的正常功能。同时，通过改善机体的缺氧状态，可减轻因呼吸肌过度代偿造成的心脏负担。

（二）氧疗的适应证

1. 血气分析提示低氧血症

（1）动脉血氧分压：根据氧解离曲线的特点，当 $PaO_2 < 60mmHg$（8kPa）时，血氧饱和度呈明显下降趋势，组织供氧也明显减少。

（2）氧饱和度：动脉血氧饱和度（SaO_2）低于 92% 时应给予吸氧。SaO_2 与经皮血氧饱和度有良好的相关性，且经皮血氧饱和度测定方便、可靠、安全。SaO_2 可通过经皮血氧饱和度监测来替代。

2. 有以下任何一种临床表现

（1）发绀：口唇、甲床发绀是缺氧的一般表现，严重缺氧时表现为面色青灰。发绀时患儿动脉氧分压小于 50mmHg（6.67kPa），动脉血氧饱和度在 85% 以下，是给氧的明确适应证。

（2）呼吸异常：下列呼吸表现对判断给氧有重要参考价值。①呼吸肌疲劳表现；②呼吸困难；③呼吸急促；④呼吸过慢，通气不足；⑤婴儿频繁呼吸暂停。

（3）心血管功能不全：影响氧气运输能力的以下情况包括心力衰竭、心源性休克、心脏压塞等。

（4）心肺脑复苏：心肺复苏过程中，应注意脑保护，抢救时尽量提高给氧浓度。

（5）休克：各种原因引起的休克抢救时，应尽量提高给氧浓度。

（6）颅内压增高：脑水肿时，造成脑灌注减少，应给予吸氧，改善脑组织缺氧情况。

（7）意识障碍：严重急性缺氧时，会出现烦躁不安的表现，影响意识。

（8）心率加快：早期缺氧表现为心率加快，为非特异性表现。若长时间处于缺氧，可导致心率及血压下降。

（三）氧疗的注意事项

1. 氧中毒 吸入氧气浓度大于 60% 称为高浓度吸氧，小于 40% 称为低浓度氧。在 $PaO_2 <$

50mmHg 或经皮血氧饱和度＜85% 的情况下，应注意长时间吸入高浓度氧气带来的氧中毒性肺损伤。新生儿、早产儿由于氧中毒可造成不可逆性支气管肺发育不全，所以吸入氧气浓度为100% 不要超过 30min，吸入氧气浓度为 80% 不要超过 12h。

2. 早产儿视网膜病变　早产儿吸氧时，需监测动脉血氧分压，而与吸氧浓度无直接关系。长时间过高的动脉氧分压造成晶状体后纤维增生，甚至视网膜剥离。

3. 肺不张　通气不通畅时，吸入高浓度氧可使肺泡中的氮气比例减小，失去了氮气对于肺泡的支架作用，气体又不能及时补充进来，容易造成肺不张。

（四）氧疗的目标

临床缺氧表现改善，如口唇、甲床发绀消失及呼吸平稳、面色好转等。血气分析目标达到 PaO_2 60～85mmHg（8～11.3kPa），SaO_2 或经皮血氧饱和度在 92% 以上。氧疗目标的制订既要满足机体对氧气的需要，又要避免高浓度氧造成潜在危害。

（五）氧疗方法

广义的氧疗包括普通给氧、无创通气、机械通气和体外膜氧合器等。本章介绍临床常用给氧方式，如鼻导管给氧，面罩给氧，头罩给氧。

1. 鼻导管给氧　通过鼻导管插入患儿鼻前庭进行给氧的方法。

（1）改良式双孔鼻导管给氧：是目前儿科最常用的给氧方法。适用于轻度缺氧的患儿，氧气流量为 1～3L/min，一般≤4L/min。对于新生儿和婴儿，不建议常规氧气流量＞2L/min，因为在较高流量下可能形成呼吸道正压。吸入氧气浓度（FiO_2）与潮气量、呼吸频率、氧气流量和经口呼吸等因素有关。理论计算公式：$FiO_2 = (21 + 4 \times 氧气流量) \times 100\%$。

（2）高流量鼻导管给氧（high flow nasal cannula，HFNC）：适用于中度、重度缺氧及急性呼吸窘迫综合征（ARDS）患者。HFNC 是通过高流量鼻塞持续为患儿提供可以调控并相对恒定的吸入氧气浓度（21%～100%）、温度（31～37℃）和湿度的高流量（2～60L/min）吸入气体的治疗方式。HFNC 提供的吸入氧气浓度和微正压，可改善低氧血症和满足通气的需求，为患者提供更好的气道湿化效果，使患者具有更好的舒适度及耐受性。

2. 面罩给氧　通过面罩覆盖患儿口鼻进行给氧的方式。面罩给氧适用于中度缺氧的患儿。面罩包括开放式面罩和密闭式面罩。开放式面罩适用于儿童。密闭式面罩设计有活瓣，单向控制通气，儿童力量弱，呼吸频率快，无法应用。开放式面罩提供的氧气浓度不固定，但高于鼻导管，为 35%～60%；开放式面罩置于口鼻前，略加固定而不密闭。当氧气流量＜5L/min 时，可产生二氧化碳的潴留，因此，设置常规氧气流量为 5～10L/min。吸入氧气浓度可以通过氧气流量大小和面罩的远近进行调节。

3. 头罩给氧　适用于不能接受鼻导管、面罩给氧的患儿及需要相对较高浓度吸氧的患儿。头罩有大、中、小号等规格，但大多数头罩太小，不适合 1 岁以上的幼儿。头罩的顶部及颈部开口气孔，可调节氧气浓度，并保持合适的湿度。气孔全部关闭时，氧气浓度为 60%～65%；气孔全部打开时，氧气浓度约为 40%。同面罩一样，足够的气体流量可以避免二氧化碳潴留。

二、无创正压通气

无创正压通气（non-invasive positive pressure ventilation，NPPV）指不需要侵入性或有创性的气管插管或气管切开，通过鼻罩、口鼻罩、全面罩或头罩等方式将患儿与呼吸机相连接进行正压辅助通气的技术。

（一）作用机制

无创正压通气的机制包括以下几方面。

1. 通过保持呼吸道正压，使已经或将要萎陷的肺泡扩张，增加功能残气量，改善通气血流比

例失调；减轻肺泡毛细血管淤血和渗出，减轻肺水肿；改善肺部氧合，降低肺泡-动脉血氧分压差，纠正低氧血症。

2. 维持上气道开放，防止或逆转小气道闭合，降低气道阻力，改善肺部通气。

3. 肺顺应性增加，气道阻力降低，减轻呼吸肌疲劳。

4. 稳定胸壁，减少胸腹不协调的呼吸运动，改善膈肌功能。

5. 扩张萎陷的肺泡，使肺泡功能残气量增加，肺血管阻力降低。

（二）适应证和禁忌证

1. 适应证 目前儿童应用 NPPV 尚无统一的适应证。主要用于呼吸衰竭的早期干预或者辅助撤机。可供参考的适应证为：①呼吸中枢的驱动功能正常，具备较好的自主呼吸能力；②轻度至中度的呼吸困难，表现为呼吸急促，出现三凹征及鼻翼扇动，皮肤发绀；③动脉血气异常，pH＜7.35，$PaCO_2$＞45mmHg（6kPa）或动脉血氧分压/吸入氧气浓度（PaO_2/FiO_2）＜250mmHg（33.3kPa）。

2. 禁忌证 ①心搏或呼吸停止；②自主呼吸微弱，频繁呼吸暂停；③气道分泌物多，咳嗽无力，气道保护能力差，误吸危险性高；④失代偿性休克；⑤大量上消化道出血；⑥频繁呕吐；⑦鼻咽腔永久性的解剖异常；⑧颈面部创伤、烧伤及畸形；⑨近期面部、颈部、口腔、咽腔、食管及胃部术后；⑩先天性膈疝。

（三）NPPV 分类及使用方法

1. 持续气道正压（CPAP）通气 在患儿自主呼吸条件下，给予持续正压作用于气道，在整个呼吸周期维持气道正压，辅助患儿完成全部的呼吸运动。CPAP 是最简单的无创通气技术，吸气时，正压有利于克服气道阻力，减少呼吸肌做功；呼气时，气道内正压可防止小气道塌陷，增加功能残气量，增加肺泡内压，改善通气血流比例失调。CPAP 在临床上主要用于纠正肺内分流所致严重低氧血症、肺水肿、肺出血等。临床上应用于各种原因所致 ARDS、新生儿呼吸窘迫综合征、肺孢子虫病、肺含铁血黄素沉着症、肺出血危象、溺水后肺水肿等。机械通气停机后一般在拔管前应用 CAPA 过渡。气管软化症时，CPAP 也可起到维持气管扩张的治疗作用。

2. 双水平气道正压通气 又称双相气道正压通气（BiPAP），是一种通过时间切换-压力控制的机械通气模式，可分别调节吸气相气道正压（IPAP）和呼气相气道正压（EPAP），BiPAP（S/T）模式可保留患者自主呼吸并使其与呼吸机有较好配合。采用小吸气流量触发预置的 IPAP，可避免吸气相内压力下降过快，减少患者吸气做功，增加肺泡通气量；但吸气流量触发设置过低，易被非呼吸因素误触发，导致人机不协调。EPAP 可防止呼气相小气道过早闭合，促进人工气道内 CO_2 排出。自主呼吸时，IPAP 和 EPAP 两个压力水平各自的时间由设定的呼吸时间决定。

（四）并发症及处理

1. 皮肤损伤 鼻塞、面罩或鼻罩固定太紧，压迫局部皮肤黏膜导致损伤，可表现为局部皮肤水肿、红斑、糜烂和感染，鼻中隔损伤甚至缺损。应选择大小合适的鼻塞，连接方式不要固定太紧，颜面部受压部位贴敷料。

2. 漏气 通气压力过高，患儿依从性差是发生漏气的主要原因。在 NPPV 过程中动态监测病情变化，及时调整鼻塞或鼻罩的位置，调整通气压力，预防或减少漏气的发生。

3. 腹胀 NPPV 治疗时患儿容易吞入空气，高速气流容易经食管进入胃肠道而引起腹胀；严重者阻碍膈肌运动，影响呼吸。因此，在保障疗效的前提下避免过高压力。常规留置胃管进行胃肠减压，可有效防止腹胀发生。

4. CO_2 潴留 当通气压力过高，肺泡过度扩张和呼吸时间不足时，易导致潮气量减少和 CO_2 潴留。若呼吸机管道流速过低，患儿呼出的 CO_2 不能及时排出，导致重复吸入，也导致 CO_2 潴留。

设置适当的压力和流速可减少 CO_2 潴留。

5. 误吸 胃部进气和腹胀容易呕吐导致误吸。适当的头高位或半卧位，并在保证疗效的前提下适当降低压力，有利于减少误吸的危险性。

6. 对心血管功能的影响 NPPV 提供的正压引起胸腔内压升高，妨碍静脉血回流；肺过度膨胀使肺血管阻力增加，右心负荷增加，最终心输出量减少。设置适当的压力可减少对心血管功能的影响。

三、机械通气

机械通气现已成为治疗呼吸衰竭的常规方法。它可以维持气道通畅、改善通气和氧合，避免二氧化碳蓄积，使机体度过基础疾病所导致的呼吸衰竭，为基础疾病的治疗赢得时间。

（一）呼吸机的主要构成

各种呼吸机的基本结构大致相同，主要由输入、输出和控制 3 部分组成。①输入部分，即呼吸机的动力，来源于压缩空气和压缩氧气产生的驱动力，包括气源产生、混合、储存和传输。②输出部分，是将空气和氧气混合后传输到患儿肺泡，包括送气阀、呼气阀、流量阀、安全阀、呼吸管路、加温湿化器、药物雾化器、压力传感器、流量传感器、温度传感器和模拟肺等组件。③控制部分，是调节、控制吸气和呼气部分的主要结构，包括通气模式选择、通气参数调节、监测装置和报警装置 4 部分。通气模式选择、通气参数调节是主体，监测装置主要观察变量以及其他肺功能指标的变化，报警装置可提高呼吸机工作的安全性。此外，呼吸机还附设有多种监测和湿化器、雾化装置。

（二）适应证和禁忌证

1. 适应证

（1）通气功能异常：呼吸肌功能障碍，如呼吸肌疲劳、胸壁完整性或顺应性异常、神经肌肉病变、呼吸驱动力减弱、气道阻力增加或气道阻塞。

（2）氧合障碍：难治性低氧血症、需要呼气末正压通气（PEEP）、呼吸做功明显增加。

（3）以下情况机械通气可能有益：确保镇静或神经肌肉阻滞时的通气安全、降低全身或心肌的氧耗、降低颅内压而采用姑息性过度通气、促进肺泡复张并避免肺不张。

2. 禁忌证 呼吸机治疗没有绝对的禁忌，大咯血急性期、张力性气胸、肺大疱、肺囊肿、大量胸腔积液、误吸导致的呼吸衰竭，应用机械通气时须同时进行相应处理。

（三）呼吸机的通气模式

1. 控制通气（controlled ventilation，CV） 又称指令通气，即完全替代自主呼吸。呼吸机按照预设参数，进行定时触发，完成吸气和呼气。

2. 辅助通气（assisted ventilation，AV） 呼吸机通过患儿用力吸气时呼吸管路内压力降低（压力触发）或流量的改变（流量触发）来触发，触发后呼吸机按照预设参数完成吸气、呼气。

3. 辅助-控制通气（A/C） A/C 模式结合了 AV 和 CV 的特点，患儿既可以按照自己呼吸频率进行通气，又有 CV 预设的频率作为安全保障。患儿的自主呼吸频率减低，低于 CV 预设的后备频率，呼吸机即启动控制通气，直到患儿自主呼吸频率超过后备频率。应用 A/C 模式时应注意触发灵敏度的设置，既要避免敏感度过低导致呼吸费力触发，也要避免过度敏感导致过度通气。

4. 压力控制通气（pressure controlled ventilation，PCV） 是指通气压力控制在预设压力值范围内，呼吸机从吸气开始，提供的气流迅速达到预设水平，然后减慢送气速度以维持预定压力形成压力平台，直至吸气时间结束，呼气开始。

（1）PCV 需要设置的参数：吸入氧气浓度、吸气峰压（PIP）、PEEP、呼吸频率、吸气时间或吸呼比、吸气上升时间、触发灵敏度。

（2）PCV 的优点：①峰压可控，避免出现气压伤；②根据呼吸系统顺应性和黏性阻力变化，吸气时气流流速可以动态变化；③递减气流有利于时间常数大的肺泡充气，改善通气血流比例。

（3）PCV 的缺点：由于机体呼吸系统顺应性和黏性阻力的变化，吸气时间的影响，不能保障稳定的潮气量，因此，需根据监测潮气量变化不断调节压力控制水平。

5. 容积控制通气（volume controlled ventilation，VCV）　VCV 是指呼吸机按照预设呼吸频率、预设吸气时间，以恒定流速的方式将预设潮气量的气体送达患儿肺泡。VCV 可以确保患儿获得稳定的潮气量，但顺应性或气道阻力的改变影响吸气峰压的压力大小。

（1）VCV 呼吸机需设置的参数：包括潮气量或每分通气量、呼吸频率、PEEP、吸入氧气浓度、吸呼比、吸气上升时间、吸气流速、触发灵敏度。

（2）VCV 的优点：有利于呼吸肌休息，减少呼吸做功，维持恒定的潮气量供给。

（3）VCV 的缺点：①吸气峰压可变，较高的压力易造成气压伤；②患儿主观舒适性不如PCV，易造成人机对抗；③当存在气体泄漏时，可产生通气不足。

6. 压力支持通气（pressure support ventilation，PSV）　PSV 适用于具备稳定、可靠自主呼吸的患儿。PSV 由患儿自主呼吸触发，呼吸机给予一次同步预设压力支持。吸气过程从患儿吸气努力启动，由流速终止。设定参数：吸气压力、PEEP、触发灵敏度。PSV 在人机协调性方面具备优势，减少呼吸做功。

7. 双相气道正压（BiPAP）通气　属于时间切换-压力控制的通气模式。BiPAP 提供两个水平气道正压，即在两个不同水平的 CPAP/PEEP 上进行自主呼吸。允许患儿在通气周期进行不受限制的自主呼吸，使患儿与呼吸机之间达到满意的同步化。呼吸机支持产生的潮气量与患儿自主呼吸产生的潮气量共同组成每分通气量。

8. 同步间歇指令通气（synchronized intermittent mandatory ventilation，SIMV）　在呼吸机设定的触发窗内，患儿发生自主呼吸触发时，呼吸机按照预设潮气量或压力给予一次强制通气，使指令通气与自主呼吸同步。即在触发窗内，吸气努力达到触发值，就得到呼吸机一次辅助通气；如果过了触发窗，没有发生触发，就给予一次强制通气。SIMV 的优点：①呼吸肌得到锻炼与维持，避免呼吸肌萎缩带来脱机困难；②降低平均气道压；③改善通气血流比例；④ SIMV 具有自主呼吸与呼吸机协调同步优势，舒适感好，减少了镇静药的使用；⑤避免了过度通气，有利于维持酸碱平衡；⑥根据患儿病情需要，设定不同通气辅助参数，具有预设指令通气安全性。

9. 压力调节容积控制通气（pressure-regulated volume control ventilation，PRVCV）　是将压力控制通气与容积控制通气两种通气方式的优点结合起来的智能化新通气模式。将压力限制和保证目标潮气量结合在一起，利用较低的压力控制通气方式实现设定的潮气量，完成一次机械通气后，结合患儿胸廓/肺顺应性变化，根据容积-压力关系反馈确定下一次要达到预设潮气量所需吸气压力水平。通常吸气压力设定为计算值的 75%，每次调整幅度控制在 $3cmH_2O$，更符合人体生理。

（四）呼吸机使用常见安全问题

呼吸机正确使用可以帮助患儿度过危险期或延长生命，但不正确使用可能会加速患儿死亡。因此，需要加强呼吸机对患儿造成潜在的、直接的或间接的伤害风险的重视，避免导致死亡。

1. 脱管　气管插管后固定不牢固、护理操作中未做好气管插管保护，以及患儿镇静、约束不当等引起非计划性拔管。

2. 导管堵塞　患儿痰液黏稠，湿化器未打开或湿化器湿化要求未达到；吸痰不及时、不彻底；气管插管发生扭转、弯折。

3. 管路液体倒流　呼吸管路中冷凝液未及时倾倒、呼吸机管道放置高于气道入口、湿化器中湿化液添加超过规定水量。

4. 呼吸机报警未处置　呼吸机报警不处理、随意关闭，可导致事故发生。

5. 呼吸机故障报警失灵　呼吸机在发生故障或外接电源断电时，不能立即启动报警，导致危险发生。

6. 呼吸机故障　呼吸机突然停止工作；呼吸机压力感应线脱落导致呼吸机不送气；呼吸机回路或湿化器上活塞松动或脱落导致呼吸机不送气；呼吸机回路连接错误，吸入气体未湿化导致痰液堵塞管道。

（五）撤机标准

呼吸机撤机标准包括：①导致患儿呼吸衰竭的疾病好转；②感染控制，胸部 X 线片显示无新的浸润病灶；③自主呼吸增强，气道分泌物减少，能自主排痰；④血流动力学稳定［多巴胺、多巴酚丁胺剂量不超过 5μg/（kg·min）］；⑤低呼吸机参数下氧合好，吸气峰压小于 20cmH$_2$O，吸入氧气浓度不超过 40%，PEEP 不超过 5cmH$_2$O，呼吸频率小于 10 次/分，潮气量大于 5ml/kg。

（梁亚峰　潘国权）

第三章 呼吸康复

第一节 呼吸康复概论

一、呼吸康复的定义

（一）肺康复和呼吸康复

虽然肺康复的概念由来已久，但以运动训练为基石的现代肺康复是在 20 世纪 90 年代中期开始逐渐得到认可。此前人们普遍认为，由于气流受限的患者受到运动能力的限制，不能耐受足够高强度的训练，也难以达到康复目的。20 世纪 90 年代开始，人们发现高强度的训练在慢性阻塞性肺疾病（COPD）患者中是可以实现的，同时患者也可以从中获益。1993 年，美国国立卫生研究院在肺康复研讨会上提出肺康复的概念，肺康复是多层次、多方面地为呼吸功能障碍的患者及其家属提供连续性的直接服务。这种服务由不同专家组成的多学科团队实施，目标是达到和维持个体最佳独立生活能力并回归社会。2006 年美国胸科学会（ATS）/欧洲呼吸学会（ERS）对肺康复做了界定，即对有症状且日常生活活动经常减少的慢性呼吸系统疾病患者开展循证、多学科和综合干预，旨在通过稳定或逆转疾病的全身表现，减轻症状，优化功能状态，增加参与度及降低医疗成本。2006 年此定义得到了广泛的认可，随着新的循证证据的出现，ATS/ERS 于 2013 年更新了肺康复的定义，认为肺康复是一种跨学科的干预措施，而不仅仅是多学科的手段。新的肺康复定义为：肺康复是一套综合的干预措施，基于详细的患者评估和个性化治疗，包括但不限于运动训练、健康教育和行为改变，旨在提高慢性呼吸系统疾病患者的生理和心理状况，并提高他们对健康促进行为的长期依从性。康复治疗的内容需根据初始及后续的评估进行个体化设计，以满足患者的个性化需求。治疗团队是一个跨学科团队，包括有康复专长的呼吸科医师、呼吸治疗师、运动训练师或物理治疗师、作业治疗师、康复护士、营养师、行为专家、社工和心理学专家等，康复计划常由临床医师主导。近年来，肺康复领域逐渐拓展到呼吸系统及相关疾病领域，包含的范围也更广，包括康复前评估及个体化和最优化呼吸康复体验、运动训练、身体成分干预、自我管理教育，以及心理和社会干预，因此，被称为呼吸康复。康复前评估包括意识状态、呼吸系统、心血管系统和肌肉骨骼系统等内容。主要评价指标包括基本生命体征，如呼吸频率、心率、血压、体温、血氧饱和度、呼吸困难程度、肺功能、运动耐量等。呼吸康复主要内容包括康复前评估、运动训练、呼吸训练、胸部物理治疗、营养康复和心理康复等。

（二）儿童呼吸康复

儿童呼吸康复起步较晚，尤其在我们国家仍处于探索阶段。儿童不是成人的缩影，儿童呼吸系统解剖和生理特点都与成人存在显著差异。这些差异决定儿童在实施呼吸康复时，无论是评估还是康复策略的选择都有其自身的特点，成人呼吸康复的原则不能直接应用于儿童。在解剖方面，婴幼儿的胸部横断面呈圆柱状，肋骨软且多呈水平状，在 3 岁以后逐渐接近成人的胸部形状；婴儿的肋间肌尚未发育完全，主要是通过提高呼吸频率而不是呼吸深度来提升通气量；婴儿的横膈相比成人更接近水平，所含肌肉组织少、高耐力肌纤维少，故更易受疾病影响而造成活动能力下降。6 个月以内的婴幼儿通常优先采取鼻式呼吸，但因鼻腔狭小，鼻腔内很小的突起或黏膜肿胀就会对呼吸造成显著的影响。在生理方面，婴幼儿肺顺应性较差、胸廓顺应性高，更易发生气道塌陷，尤其在麻醉后容易出现功能残气量下降、气道关闭、肺塌陷，以及通气血流比例失调等。对成人而言，肺底部的通气血流比例是最佳的。但新生儿通气最佳部位在肺上部，而血流最充分的部位在肺下部。单侧肺患病的儿童如将健侧肺位置抬高可保证氧合最大化；而对患侧肺治疗则需将患侧肺位置抬高并通过体位引流来提高肺通气量和清除呼吸道分泌物，这两者之间存在矛盾。治疗师需根据患儿的病情、耐受程度及当前优选的治疗手段来平衡治疗策略。儿童的心输出量和每千克体重氧耗量高于成人，其中高心输出量是通过较快心率实现的。

1. 儿童呼吸康复的目标

（1）防治呼吸系统并发症，稳定或逆转疾病的全身表现，减轻症状。

（2）防治运动系统并发症，促进正常感觉运动发展。

（3）优化功能状态，增加参与度及降低医疗成本。

2. 适应证　①化脓性肺疾病，如迁延性细菌性支气管炎（PBB）、支气管扩张症、CF；②喘息性疾病，如感染性细支气管炎和哮喘；③新生儿慢性肺疾病；④间质性肺疾病；⑤神经肌肉疾病合并肺部疾病；⑥胸腔积液，包括脓胸，尤其是胸腔闭式引流者；⑦外科术后；⑧肺炎，伴有痰液潴留或肺不张等。

3. 禁忌证　儿童呼吸康复没有绝对禁忌证，相对禁忌证包括：①血流动力学不稳定，如心动过缓/过速、心律失常、低血压/高血压；②胸骨开放性切口；③体外膜氧合器治疗；④严重喘息或喘鸣；⑤严重肺动脉高压。

对儿童的评估和治疗需要多学科团队充分有效的交流，也需要家长和儿童参与。同儿童接触尽管存在困难，但一旦取得儿童配合，呼吸康复也可顺利进行。随着年龄增长，儿童对自身疾病的危害和治疗措施的关注度逐渐上升，应鼓励儿童对治疗承担更多的责任。另外，患儿家长的焦虑可能会影响康复治疗效果，医护人员也应该关注家长的情绪问题。

二、呼吸康复的内容

（一）儿童呼吸康复前评估

详细地评估对于判断是否需要康复治疗十分必要。首先评估患儿有无明显呼吸窘迫或缺氧的表现，若无上述表现，可进一步评估患儿是否需要呼吸康复。常见的需要呼吸康复的问题包括劳力性呼吸困难、肺容量降低、痰液潴留、呼吸做功增加等。如存在以上问题，再评估患儿的情况是否足够稳定，是否可以接受呼吸康复治疗及可行的康复措施。

1. 病史　对于住院患儿，需要获取以下信息：①在过去数小时内该患儿的情况是否稳定；②对医学干预是否耐受，是否出现过缺氧和心动过缓；③该患儿上次治疗后恢复情况如何；④该患儿能否自行进食，有无插胃管，有无胃肠外营养，上次进食在什么时候；⑤该患儿在进行物理治疗后是否有足够的休息时间。

2. 体格检查　胸部体检注意胸廓有无畸形、有无脊柱侧凸；呼吸模式有无异常，如呼气时间延长、潮式呼吸、深长呼吸等；胸部呼吸运动是否对称；听诊注意呼吸音有无变化、有无啰音。心脏听诊注意心音有无异常、各听诊区是否存在病理性杂音。需特别注意有无呼吸窘迫的临床征象，如呼吸增快、点头呼吸及吸气性胸壁凹陷等（表 3-3-1 延伸阅读、表 3-3-2 延伸阅读）。

呼吸增快的标准：平静时观察 1min，小于 2 月龄 ≥60 次/分；2 月龄至 1 岁 ≥50 次/分；1～5 岁 ≥40 次/分；5 岁以上 ≥30 次/分。新生儿和年幼儿发绀并不一定提示呼吸窘迫，皮肤颜色还受血中血红蛋白种类及相对含量、外周循环状况等因素影响。婴幼儿或年幼儿童的肺部听诊可能会受呼吸机管道中冷凝水及鼻部或喉部分泌物造成的杂音的干扰，要注意区别。呼吸窘迫的心血管征象包括最初的心动过速和可能的血压上升、持续严重缺氧会造成心动过缓及低血压。

肺通气功能检查，测定肺容量指标，如肺活量（VC）、功能残气量（FRC）、肺总量（TLC），以及儿童行为变化，可为判断呼吸状态提供重要线索。兴奋或易激惹通常是缺氧的表现；当儿童出现严重呼吸窘迫时，可能会出现活动减少或完全静止。对呼吸窘迫的婴儿或儿童进行肌张力测试十分必要。肌张力降低的儿童，可出现呼吸、咳嗽、排痰困难；肌张力增高可能出现（呼吸道内）分泌物自主清除困难。腹胀可导致或加剧呼吸窘迫，这在新生儿及小婴儿中表现得尤为明显，因为其主要呼吸肌为膈肌。

小儿血压随年龄增长而逐渐升高，正常值可用以下公式推算：收缩压（mmHg）=（年龄×2）+80，舒张压为收缩压的 2/3。正常时下肢血压比上肢血压高约 20mmHg（2.67kPa）。收缩压超出标准 20mmHg（2.67kPa）者为高血压，低于标准 20mmHg（2.67kPa）者为低血压。

3. 心肺功能的评估

（1）肺功能的评估：在运动或疾病状态下，正常健康人可以运用强大的心肺储备功能来满足机体的需求，生理储备功能的受损终将导致日常活动受限。在此情况下，心肺功能测试可以对代偿能力和疗效做出正确的评估。故年长儿需要常规检查通气功能指标，如 FVC、FEV_1、FEV_1/FCV、最大呼气流量（MEF）、最大自主通气量（MVV）、最大呼气中期流量（MMEF）等，以评估患儿是否存在肺容量降低及通气功能受损。

婴幼儿的肺功能检查通常需要镇静后进行，可用体积描记法测定肺容量数据或测定潮气肺功能。年幼儿或学龄前儿童可用体积描记法测定肺容量数据，包括 TLC、FRC、RV 等。学龄前儿童也可用激励肺活量测定，该方法应用呼吸激活的电脑动画程序，放映点燃的蜡烛，向儿童解释该程序并鼓励其吹"蜡烛"，在吹气过程中完成用力呼气。

（2）心功能评估：与肺相比，心脏是一个相对"简单"的器官，心功能评估可以借助于多种检查手段实现。左心室功能受损可能会合并呼吸困难；左心衰竭加重引起肺水肿时，可出现严重的呼吸困难、出汗；如果左、右心室均受损（充血性心力衰竭）或右心衰竭时，除呼吸困难外还可出现肝大、腹水、食欲缺乏、恶心、呕吐及腹部疼痛；心律失常即使不合并心功能异常也可能引起疲乏、呼吸困难等症状。可结合胸部 X 线片、心电图及心脏超声检查评估心功能。

4. 评估患儿的个体特点　为保证运动处方的科学性、可执行性和安全性，应评估患儿生长发育情况、身体素质和运动能力，兼顾营养水平和心理状态。根据国家体育总局的国民体质测定标准对患儿身体素质进行测评。由于不同年龄儿童生长发育水平、学习能力、运动能力等有显著差异，可按照 3～5 岁、6～11 岁、12～17 岁进行分组评估。3～5 岁儿童主要测定内容包括身体形态和素质两类（表 3-3-3），6～17 岁儿童主要测定内容包括 5 类，即速度、耐力、力量、灵敏、柔韧（表 3-3-4）。

表 3-3-3　3～5 岁儿童运动能力测定内容

项目类别	测试指标
形态	身高（cm），体重（kg）
素质	10m 折返跑
	立定跳远
	网球掷远
	双脚连续跳
	坐位体前屈
	走平衡木

表 3-3-4　6～17 岁儿童运动能力测定内容

组别		项目类别				
		速度	耐力	力量	灵敏	柔韧
儿童组	6～8 岁	30m 跑 30s 跳绳	300m 跑 50m×6 往返跑	1min 仰卧起坐 立定跳远	绕杆跑 十字象限跳	坐位体前屈
	9～11 岁	50m 跑 30s 跳绳	400m 跑 50m×8 往返跑	1min 仰卧起坐 立定跳远	绕杆跑 十字象限跳	坐位体前屈

续表

组别		项目类别				
		速度	耐力	力量	灵敏	柔韧
少年组	12～14岁	50m跑 30s跳绳	1000m跑（男） 800m跑（女）	引体向上（男） 1min仰卧起坐（女） 立定跳远	绕杆跑 十字象限跳	坐位体前屈
	15～17岁	50m跑 30s跳绳	1000m跑（男） 800m跑（女）	引体向上（男） 1min仰卧起坐（女） 立定跳远	绕杆跑 十字象限跳	坐位体前屈

《国家体育锻炼标准工作指导手册》和《国民体质测定标准手册（幼儿部分）》提供了测定结果评分表，查表可获得单项评分，综合评级根据单项得分之和确定。医院有条件时可设置运动门诊进行上述评估，也可由家长自行在幼儿园或社会运动机构测定并提供结果，用于制订运动处方时的初始和阶段性评估。并对患儿正确、稳定地完成指定动作的能力和运动损伤风险进行评估。评估患儿对运动的认识、心理准备程度，以及对自身运动能力的信心。患儿对运动的主观能动性大概可分为4个层级，即无运动意愿、有运动意愿、有运动准备、正在规律运动。

5. 运动测试　在对患儿进行评估或治疗时，运动试验已成为一个非常重要的手段。运动可激活正常生理功能的很多方面，包括肺通气和换气、心血管、神经肌肉和体温调节功能。静息状态时，心肺功能受限在临床上可能表现得并不明显，但运动试验可揭示潜在的心肺功能不全。运动试验种类较多，适用于儿童的有步行试验、阶梯试验、功率自行车和平板运动。

6min步行试验可用于5岁以上儿童，门诊和住院患儿均适用。6min步行试验即测量6min内所行走的距离，通常是在一个已知长度的走廊里来回走动。不能给予口头或其他任何形式的鼓励。已有证据表明，6min步行试验可以可靠地评估健康儿童的运动能力。3min阶梯试验适用于6岁以上儿童，是一种评估亚极量运动耐量的简单方法。该测试容易掌握并能迅速完成，而且只需要很小的空间或费用。另外往返步行试验也可用于测定最大能力亚极量运动试验。极量运动试验可选用功率自行车或平板车，在试验中鼓励受试者达到其最大耐量水平，是大多数成人和儿童运动试验的基础。

（二）胸部物理治疗

成人采用的大部分胸部物理治疗（chest physiotherapy，CPT）技术可应用于儿童，禁忌证也与成人相似。理想的治疗时间应该在进食前或进食后2～3h，以防止发生呕吐和胃内容物反流吸入。

1. 人工通气　用于气管插管机械通气的患儿，是指将患儿从呼吸机上断开并给予暂时性的人工通气。但在早产儿或肺气肿儿童有发生气胸的风险，需谨慎。婴儿可用500ml的气囊，年龄较大的儿童可用1L的气囊。连接通路中需要有压力计检测充气压力，使得吸气压力达到25～30cmH$_2$O。实行人工通气时需做到三个过度，即肺过度通气、过度膨胀及过度氧合。

2. 气道廓清技术　指能加速呼吸道分泌物清除以促进气道通畅的技术，是运用物理或机械方式作用于气道，有助于气管、支气管内的分泌物排出，或诱发咳嗽使痰液排出，同时防止阻塞，改善呼吸系统的通气和换气效率。

（1）胸部按压（或叩拍）：使用手、手指或面罩施行，在患儿中应用广泛且耐受性较好。体型较小的儿童和婴儿使用单手按压，新生儿和早产儿使用一只手的前三指或四指，且中指微微翘起，或用软塑料制成的杯状物体如面罩进行按压（图3-3-1延伸阅读、图3-3-2延伸阅读）。

（2）振动和摇动胸壁：振动胸壁是指在呼气开始时对胸壁迅速用力按压，在按压的同时使胸壁振动，直到呼气结束。振动胸壁过程中施行的按压和振动可以辅助气道内的分泌物排出。胸壁振动的具体方法在不同从业人员和医疗机构间存在明显的差异。需要注意的是，对限制特定饮食、患有肝部疾病、骨矿物质缺乏或凝血障碍的儿童需慎用。对孕周较小的早产儿也不推荐行胸部按压或振动技术。严重肺部疾病患儿应禁止使用胸部按压。

（3）体位引流（重力辅助体位）：通常认为，体位发生变化时，可以使特定肺部区域的通气最大化，可使局部气道开放情况得到改善，可加快该区域的分泌物清除速度。

目前不推荐常规使用头部向下的重力辅助体位，特别是有颅内高压的儿童或早产儿，有导致脑室周围出血的风险。改良的重力辅助体位对儿童清除支气管分泌物更为实用。倾斜位有助于改善呼吸功能、减少胃食管反流的发生。但在无看护睡眠时不可使用该体位，否则有可能导致婴儿猝死。

（4）主动循环呼吸技术（active cycle of breathing technique，ACBT）：由 3 个通气阶段的循环搭配构成，包括呼吸控制（breathing control，BC）、胸廓扩张运动（thoracic expansion exercises，TEE）和用力呼气技术（forced expiratory technique，FET）。呼吸控制是指松弛上胸部和肩部，进行正常潮气的腹式呼吸。呼吸控制可以预防支气管痉挛和血氧饱和度降低，在 ACBT 的每个阶段之间均要有呼吸控制。TEE 有助于将分泌物从小气道转移到中等大小的气道。FET 则是通过收缩腹部肌肉进行用力呼气，类似于向窗户玻璃或眼镜镜片哈气，FET 可以促进分泌物从中等大小气道向大气道移动。

（5）自主引流（autogenic drainage，AD）：是一种最大限度地增大气道内气流流速以促进通气和分泌物清除的技术。患儿在不同的肺容量进行腹式呼吸以松动分泌物，分为松动、聚集和排出 3 个阶段。呼吸过程中通过鼻腔缓慢吸气，每次吸气后屏气 2～3s，然后呼气。重点是快速呼气，呼气过程中保持上气道开放（口腔及声门），类似于哈气。在松动阶段，在低肺容积水平呼吸，使外周气道内的痰液松动。患儿在潮气呼吸吸气末屏气 2～3s，再深呼气至呼出补呼气量，然后在这个位置上重复上述呼吸步骤 3～4 次（吸气—屏气 2～3s—呼气至补呼气量）。在聚集阶段，在中肺容积水平呼吸，以收集中等大小气道内的痰液，让患儿稍微深吸气来到平时呼吸的位置，重复吸气—屏气 3s—哈气，重复 3～4 次。在排出阶段，在高肺容积水平呼吸，以排出痰液，缓慢深吸气，让肺充气到最接近肺总量的位置，在这个位置重复吸气—屏气 3s—哈气，这时候痰液就会来到大气道，最后用哈气或咳嗽排出痰液。AD 需要患儿配合，3 岁以上的患儿可以以有趣的方式进行教学。婴幼儿和不能合作的儿童可选辅助性 AD。在辅助性 AD 的过程中，物理治疗师用手引导，在呼气时压缩患儿胸腹，使患儿在较低的功能残气量下呼吸。可在仰卧位或坐位进行。

（6）呼气正压（positive expiratory pressure，PEP）治疗：利用连接有单向呼吸阀的面罩（图 3-3-3 延伸阅读）或咬嘴（图 3-3-4 延伸阅读），在患儿呼气时提供一定的正压。PEP 治疗使分泌物远端气道内聚集的空气量增加，压力梯度使分泌物向大气道移动，呼气时正压可增加功能残气量，防止气道过早塌陷。PEP 治疗适用于各种年龄的患儿，婴儿需要用大小合适的面罩；年长儿可在坐位进行，并与 FET 结合使用。

（7）振动呼气正压（oscillatory positive expiratory pressure，OPEP）治疗：使用相应的装置将呼气正压与高频振荡结合起来，呼气时气道中产生的剪切力利于分泌物的清除，可以促进纤毛运动，延长呼气时相，防止气道陷闭。OPEP 治疗的装置包括 Flutter（图 3-3-5 延伸阅读）和 Acapella（图 3-3-6 延伸阅读）等。用 Flutter 呼气时需要保持一定的角度，训练器需要和地面保持平行，基本上需要患儿坐位，但是在卧位的情况下，可以调整训练器的位置，也可以达到训练的效果，目前临床上 5 岁患儿就可以使用。Acapella 阻力相较于 Flutter 小，所以可以用于病情相对较重、呼气气流较小的患儿，对训练体位要求不高，可在坐位或卧位使用。要指导患儿在使用 OPEP 装置之后进行有效咳嗽。

（8）高频胸壁振荡（high frequency chest wall oscillation，HFCWO）：通过充气背心进行胸壁外部振荡实现。充气背心通过软管连接到脉冲发生器，脉冲发生器通过软管输送空气使背心快速充气和放气。HFCWO 能产生高频间歇负压，使患儿气道内气流短暂地振荡性增加，利于周围气道的分泌物向中心气道移动。

（9）肺内叩击（intrapulmonary percussive ventilation，IPV）：慢性或急性阻塞性和（或）限制性肺疾病的高频治疗方法。由于不需要患者主动配合，该方法可用于治疗婴儿、儿童和反应迟钝的患者。治疗时脉冲气流（叩击）不断地加在患儿的自主呼吸上，这个叩击是由高流速的微小突发气体进入肺部产生的，并能联合低压高频雾化给药。无论是在吸气还是在呼气阶段，叩击都是持续的。IPV 可通过口件直接用于能配合的患儿，也可连接气管导管用于机械通气的患儿。机械通气患儿使用时须密切监测生命体征。张力性气胸是使用 IPV 的绝对禁忌证。

（10）近端气道廓清技术：包括辅助呼气技术、辅助吸气技术及辅助吸呼技术，主要用于咳嗽能力弱的患儿，通过增加咳嗽峰流速（peak cough flow，PCF）而增强咳嗽能力，清除大气道分泌物。辅助呼气技术包括手法辅助咳嗽技术（manually assisted cough，MAC）以及机械辅助呼气。MAC 通过人工按压胸腹来增加呼气气流。辅助呼气是指通过咳嗽辅助机（咳痰机）在呼气时提供负压以增加咳嗽时的呼气气流。辅助呼吸技术则是将辅助吸气技术与 MAC 相结合或使用咳嗽辅助机，以更好地提升 PCF。咳嗽辅助机可通过面罩、气管插管或气管造口管连接。非常虚弱的患儿、延髓功能不全的患儿、不能配合 MAC 或空气堆叠的患儿及使用这些方法无效的患儿，需考虑使用咳嗽辅助机。

（三）运动训练

慢性呼吸系统疾病患者都存在运动能力受损，主要是因为呼吸困难而使运动受限。这种情况下的劳力性呼吸困难通常是多因素引起的，部分反映了外周肌肉功能障碍、动态肺过度充气、呼吸负荷增加或气体交换功能异常。也有可能由心脏功能障碍引起，焦虑、抑郁和缺乏动力也可能导致运动不耐受。作为呼吸康复的主要组成部分，运动训练被认为是改善慢性肺疾病患者肌肉功能的最佳方法。即使是重症患者也常常能够维持骨骼肌适应所需的训练强度和持续时间。运动训练后即使肺功能没有改善，骨骼肌功能的改善也会使患者的运动能力增强。同时，运动训练也可提高骨骼肌的氧化能力和效率，从而降低每次最大工作速率下的通气需求。运动训练还有其他正面的影响，包括增加康复情境之外运动的动力、缓解情绪障碍、减轻症状负担，以及改善心血管功能。

我国运动指南提出的运动时间目标：学龄前、学龄期儿童和青少年每日中等强度以上运动的时间应累计至少 60min，空气质量不佳时可酌情进行室内运动。6 岁以上儿童每周应进行至少 3 天的高强度身体活动和增强肌肉力量、骨骼健康的抗阻运动。

运动强度可使用代谢当量（metabolic equivalent，MET）进行定义，世界卫生组织（World Health Organization，WHO）对 MET 和不同运动强度的定义见表 3-3-5。不同强度的常见运动形式及其对应的 MET 见表 3-3-6。临床上也可使用运动心率占最大心率的百分比、主观评估量表等方式进行运动强度的评估。

表 3-3-5　WHO 对不同运动强度的定义

名词	定义
低等强度	在绝对尺度上，指在 1.5～3.0MET 之间的运动量，包括慢走、洗澡或其他不导致心率或呼吸频率大幅增加的活动
中等强度	在绝对尺度上，指在 3～6MET 之间的运动量，个人主观评估量表上（0～10 分）中等强度为 5～6 分
高等强度	在绝对尺度上，指 6MET 或更高的运动量，个人主观评估量表上（0～10 分）高等强度为 7～8 分

注：MET 为代谢当量，一种表达身体活动强度的生理指标，1MET 是一个人在坐位休息时消耗的能量当量。

学龄前儿童（0～5 岁），应以多样化的形式进行运动，使多个肌群均能得到锻炼。根据不同年龄生长发育情况，设置如爬行、步行、骑行、做游戏等运动；发育良好且运动能力较强的儿童，可酌情参加如游泳、篮球、体操等专项运动。学龄期儿童和青少年（6～17 岁），鼓励其参加适合年龄特点的、有趣的、多样化运动。儿童、青少年对耐力训练、抗阻训练和骨骼负重均有生理适应性，但青春期前的儿童骨骼尚未发育成熟，不适宜参加过多的高强度运动和器械负重抗阻训练，可进行适合自身体重的抗阻训练。

表 3-3-6　常见运动形式的 MET 值

低等强度（＜3MET）		中等强度（3～6MET）		高等强度（＞6MET）	
运动形式	MET 值	运动形式	MET 值	运动形式	MET 值
看电视	1.3	擦窗户、擦车	3.0	走跑结合	6.0
静坐伏案	1.5	扫地、拖地	3.0～3.5	健步快走	6.3
绘画、打牌	1.5	投篮	4.5	跑步	6.3～11.5
手工编织、雕刻	1.8	打羽毛球（娱乐性）	4.5	持续快速骑行	6.8
演奏手风琴	1.8	打乒乓球	4.0	踢足球（娱乐性）	7.0
站立洗碗	2.0～2.5	步行（4.8～6.4km/h）	3.0～5.0	踢足球（比赛性）	10.0
散步	2.0～2.5	骑行（＜16km/h）	4.0	游泳（娱乐性）	6.0
轻松的保洁工作	2.3	踢沙包游戏	4.0	打篮球	8.0
钓鱼（坐位）	2.5	跳广场舞	4.5～5.5	跳绳	10.0

在开始实施运动训练计划之前，需要进行运动能力评估，评估潜在的吸氧可能，并排除心血管合并症，确保干预措施的安全性。患者评估还包括最大心肺运动测试，以评估运动的安全性，确定影响运动的因素，并确定合适的运动处方。运动处方的制订可参考表 3-3-7 及表 3-3-8。

表 3-3-7　学龄前儿童运动处方建议

运动目标	运动强度	运动计划	运动形式（参考但不限于此表格内容）
每日累计中等强度运动≥60min	制订适宜个体能力的初始运动强度，逐渐递增到中等强度以上	根据个体情况制订循序渐进的运动计划	以发展基本动作技能为目标的游戏： ①移动类游戏：爬行、健步走、障碍跑、跳房子、跳绳、爬绳（杆）、骑脚踏车、骑滑板车等 ②姿势控制类游戏：金鸡独立、过独木桥、前滚翻、侧手翻等 ③物体控制类游戏：推小车、滚轮胎、扔沙包、放风筝、踢毽子等 ④肢体精细控制类游戏：串珠子、捏橡皮泥、折纸、搭积木等 以发展重要身体素质为目标的游戏： ①灵敏：老鹰捉小鸡、抓人游戏、丢手绢等 ②平衡：过独木桥、金鸡独立、秋千、蹦床等 ③协调：攀爬（攀岩墙、攀爬架和梯子等）、小动物爬行（熊爬、猩猩爬、鳄鱼爬等）等 体育项目：进行游泳、体操、足球、篮球、跆拳道、武术、乒乓球、棒球、滑冰、滑雪等

表 3-3-8　学龄期儿童和青少年运动处方建议

运动目标	运动强度	运动计划	运动形式（参考但不限于此表格内容）
累计中等强度以上运动≥60min，其他个体化运动目标包括减重、塑形、提高体育成绩、专项训练等	制订适宜个体能力的初始运动强度，逐渐递增到中等强度以上	每周不少于 3 天	有氧运动：选择患儿可完成且有兴趣的全身大肌群运动形式，如进行健步走、体操、跑步、游泳、自行车、足球、篮球、排球、乒乓球、搏击、滑雪、滑冰等
	根据患儿身体素质，制订每个动作每组需完成的次数，每个动作重复2～4组	每周 2～3 天	抗阻运动：根据患儿不同运动目标和身体素质，有针对性地选择 自身体重抗阻动作，如俯卧撑、引体向上、深蹲、卷腹、哑铃操等
	制订每个动作每组需持续的拉伸时间，以达到拉紧或轻度不适感为目标，每个动作重复2～4组	每周 2～3 天，最好每日进行柔韧性训练	柔韧性训练：根据患儿体态特点和运动表现，选择有针对性的柔韧性训练动作，如体前屈、正/侧压腿、转体运动等

慢性呼吸系统疾病患者进行运动训练的一般原则与健康人甚至运动员进行运动训练的原则基本相同。为了运动训练有效，总训练负荷必须反映个人的具体要求，它必须超过日常生活中所遇到的负荷，以提高有氧能力和肌肉力量（即训练阈值），并且必须随着运动能力的提升而增加。为了提高心肺耐力、肌肉力量和关节柔韧性，需要不同的训练模式。慢性肺疾病的诊断、急性发作住院后及症状加重后均需考虑转诊患者去接受运动训练。病情严重及在进展期的病例，运动训练需要在医院进行；病情较轻或已经完成初始运动训练计划的病例，可以在家中进行训练。

关于运动训练的持续时间及次数，差异很大，但需要有一个最低的标准。建议门诊患者每周运动训练 2～3 次，住院患者每周运动训练 5 次以上。如要取得明显的效果，每个训练计划至少包含 24 次训练。不过，尽管更长的训练计划可能会取得更好的效果，但身体功能的提升一般在12 周后就会达到平台期。所以，综合考虑患者的参与度、费用及疗效，建议每个训练计划持续8～12 周。在完成一个呼吸康复计划后，如不进行维持训练则训练效果会逐渐消退。所以，呼吸康复的一个重要目的是确保患者进行维持训练或持续地增强患者的身体功能。维持训练的难度非常大，但也是非常有必要的。积极训练的患者就医次数更少、生存率更高。有研究表明，每周 1次的家庭训练即可取得显著效果。故可考虑使用智能终端进行远程康复训练，每周 1 次，可依据具体情况选择合适的训练形式，如跑步机、功率单车、跳绳、爬楼梯及登台阶练习等。

为防止运动损伤，应进行热身运动，热身运动以多样化的低、中等强度运动为宜，时间为10～15min。此外，有氧运动不宜突然停止，可在运动结束后进行 5～10min 的整理活动，使心率逐渐下降。运动训练时需选择适宜的环境温度和湿度。运动过程中人体代谢加快、产热加剧，身体与环境的热交换也增加，此时最适宜的环境温度为 15～22℃，相对湿度为 40%～65%，这种环境下人体内外温差适宜、热交换稳定，不易出现代谢紊乱。若湿度过高，可抑制人体散热，影响正常排汗，影响心肺耐力，严重时出现体温过高。所以，气温 31℃ 以上、相对湿度在 40% 以下时造成人体损伤的风险增高。

（四）呼吸训练

呼吸泵功能对肺的气体交换水平至关重要。在呼吸肌负荷增加或呼吸肌能力下降的疾病中，呼吸模式的改变，如浅快呼吸将有助于降低呼吸肌疲劳程度。虽然改变呼吸模式会影响气体交换的有效性，但可以预防呼吸肌疲劳和呼吸骤停的发生。呼吸肌功能的紊乱可见于 COPD、哮喘、CF、神经肌肉疾病等。呼吸训练内容包括腹式呼吸、缩唇呼气、布泰科（Buteyko）呼吸法、主动循环呼吸等。临床上，通过测试最大吸气压（maximal inspiratory pressure，MIP）及最大呼气压（maximal expiratory pressure，MEP）来判断呼吸肌力量。至于呼吸肌耐力测试，通常让患者尽可能长时间地采用亚剂量吸气负荷（60%～75% MIP）来呼吸。通过呼吸时每 2min 增加一次负荷（约 $5cmH_2O$），阈值负荷可以不断地增加。可以持续 2min 的最高负荷称为可持续的压力（sustainable pressure），用最大负荷的百分比来表示。健康人通常在 70% MIP 情况下能维持 2min。

2 岁以上的儿童可以通过吹气球、纸风车或激励式肺量计等游戏工具来鼓励其加深呼吸，进行呼吸肌锻炼。放声大笑对儿童来说是非常有效的肺扩张方法。随着年龄增长，可以逐渐引入呼吸控制或主动循环呼吸等技术。

（五）其他

呼吸康复还包括营养康复、心理康复，以及患者的自我管理。对有喂养困难的儿童，特别要注意营养康复。能量和必要营养素的摄入，须满足疾病和生长发育的需要。心理康复不应仅限于医院，更应在社区、学校及家庭中同时开展。让患儿、家长及老师正确认识慢性呼吸系统疾病的预防知识，提高处理能力，减少患儿及其家属的焦虑、抑郁及恐惧等不良情绪。虽然呼吸康复是一系列明确的干预措施，但它的干预内容是整合贯穿于患者的整个疾病过程的。呼吸康复可于疾病的任何阶段开始介入。

第二节　呼吸系统疾病的康复治疗

一、呼吸系统重症疾病

以往，临床医师都是让危重症患者绝对卧床休息，但卧床休息超过 5 天就会导致肌肉萎缩，且不利于痰液的清除和引流。因此，重症患者的康复已是目前的关注热点。

（一）呼吸重症的康复目标

1. 康复目标　包括改善呼吸困难症状、提升肺容积、抵消呼吸衰竭和制动引起的并发症，以及缓解患者焦虑抑郁情绪。

2. 急性期的康复对象　包括存在身体结构或功能异常、活动受限或参与有限的患者，以及肺功能下降、呼吸肌及骨骼肌肌力减弱的患者。

3. 康复治疗前评估　在启动康复治疗前，需要对危重症患者进行全面的评估，特别是意识状态、呼吸系统、心血管系统和肌肉骨骼系统的评估。符合康复治疗纳入标准的患者应尽快接受治疗；病情未稳定或者进行性加重期间，不建议过早介入呼吸康复。

4. 主要评价指标　①基本生命体征，如呼吸频率、心率、血压、体温、血氧饱和度；②关节活动范围（被动和主动）；③呼吸困难程度。

5. 呼吸康复介入时机　① $FiO_2 \leqslant 60\%$，$SpO_2 \geqslant 93\%$，$PEEP \leqslant 10cmH_2O$；②动脉收缩压、平均动脉压、心率、呼吸在同年龄的第 5 及第 95 百分位之间；③没有呼吸机人机对抗；④没有不安全的气道隐患。

6. 禁忌证　①体温 $>38℃$；②严重呼吸困难；③静息心率大于同年龄段的第 95 百分位水平；④胸部 X 线 $24\sim48h$ 内肺部浸润范围增大 $>50\%$；⑤ $SpO_2 < 92\%$。

（二）呼吸重症的康复措施

1. 体位改变　可减少压疮的发生，促进痰液排泄，减轻呼吸困难程度。如有可能，提倡半卧位（床头抬高 $45°\sim60°$）或坐位。如果不能坐，将床头的角度提高到 $30°\sim45°$ 之间。体位干预建议每天 3 次，每次至少 20min。

2. 俯卧位通气　许多重症肺疾病患者如急性呼吸窘迫综合征患者最适合俯卧位通气。对于氧合指数小于 150mmHg（20kPa）的患者，建议将俯卧通气作为常规策略。每天至少俯卧位通气 12h。

3. 呼吸训练　部分年长儿可尝试呼吸训练，取坐位或半卧位，采用腹式呼吸；缓慢平静呼吸，经鼻吸气、张口呼气，也可缩唇呼气；该模式可在休息或锻炼时采用。具体的呼吸次数及使用频率可由患者自己控制，以避免由此造成呼吸困难加重。

4. 运动训练　①运动强度：体力不佳的患者可减少用力程度、维持时间或活动范围，完成动作即可；②运动持续时间：总的训练时间单次不超过 30min，以不引起疲劳加重为限；③运动形式：定期的床上翻身和活动、从床上坐起、床-椅转移、坐在椅子上、床边站立（下肢肌力大于 3 级以上者）和原地踏步，依此顺序逐步进阶。因使用镇静药或存在意识认知障碍或年幼儿，可选用的治疗技术包括床旁下肢被动功率车、被动关节活动，以及牵伸和神经肌肉电刺激。其他治疗还包括胸部物理治疗（CPT）、心理支持和健康教育等。物理治疗可采用体位引流、胸部叩击、高频胸壁振荡（high frequency chest wall oscillation，HFCWO）或振动呼气正压（oscillatory positive expiratory pressure，OPEP）治疗。无论以何种方式进行呼吸康复，都应遵循个性化原则，呼吸康复团队应该根据每一个患者的特殊问题为其量身定制个性化的呼吸康复计划。在呼吸康复过程中始终要注意对患者的评估和监测。

物理治疗期间全程监测心电图、动脉血氧饱和度（SaO_2）、平均动脉压及其他生命体征；维持 SaO_2 在 $95\%\sim100\%$ 之间，有高碳酸血症风险的患者维持在 $88\%\sim89\%$。注意不要断开连接到患者的管线，如导管尿、心电监护导线、中心静脉导管、胃管或胃造口管等。为了避免物理治疗引起呼吸负荷的增加，如果患者在治疗期间呼吸功能不稳定不建议进行过度强化的呼吸训练。

5. 出现以下情况应该立即停止康复治疗

（1）呼吸系统：①血氧饱和度＜90%或较基线值变化下降＞4%；②呼吸频率＞40次/分；③出现呼吸机人机对抗；④人工气道脱离或者移位。

（2）心血管系统：①收缩压或平均动脉压小于同年龄第5百分位或大于第95百分位，或较基线值变化超过20%；②心率小于同年龄第5百分位或大于第95百分位。

（3）神经系统：①意识状态变差；②烦躁不安。

（4）其他：连接患者身上的任何治疗和监测管线的脱离；患者自觉心悸、呼吸困难或气短加重，疲劳乏力不能耐受；患者跌落或跌倒。

二、支气管哮喘

儿童哮喘的本质是慢性气道炎症，两个基本特征是气道高反应性和可逆性气流受限。主要的临床症状为反复咳嗽、喘息。哮喘急性发作时可伴气促、胸闷，同时可因黏液腺分泌亢进而导致呼吸道黏液阻塞。哮喘的治疗目标是达到症状的控制、维持正常活动水平、维持肺功能水平尽量接近正常、预防哮喘急性发作、避免因哮喘药物治疗导致的不良反应及预防哮喘导致的死亡。哮喘的一线控制治疗是吸入糖皮质激素和白三烯受体拮抗药。哮喘急性发作时如果出现黏液栓或分泌物潴留，胸部物理治疗可以促进痰液排出。在慢性持续期，呼吸康复有助于进一步改善肺功能及提高生活质量。

（一）呼吸训练

哮喘常伴有过度通气及低碳酸血症，后者可诱发支气管痉挛，支气管痉挛反过来可导致过度通气，由此恶性循环，可导致持续的支气管痉挛和呼吸困难。呼吸训练通过调节呼吸模式降低呼吸频率、减少过度通气及缓解支气管痉挛和呼吸困难。可采用布泰科呼吸、腹式呼吸及缩唇呼吸训练等。

1. 布泰科呼吸训练　最早由俄罗斯呼吸治疗师康斯坦丁（Konstantin）发明，通过适当延长吸气时间或增加屏气时间来降低呼吸频率及深度以控制通气量、减少过度通气。该呼吸法要求患儿取坐位，经鼻正常呼气，然后一手捏住鼻孔憋气，直至不能耐受后松开手，再经鼻缓慢轻柔吸气。

2. 腹式呼吸训练　患儿取坐位或卧位，松弛全身，经鼻吸气、用嘴呼气，吸气时挺腹，呼气时收腹。一般吸气时间2s，呼气时间4～6s，吸呼比为1：2或1：3，每分钟呼吸8～10次，低龄儿童可酌情增加呼吸频率。

3. 缩唇呼吸训练　是让患儿用鼻子缓慢深吸气，吸气末屏气数秒，然后鼓腮缩唇做吹笛式呼气，吸气时间与呼气时间比为1：2或1：3。缩唇呼气可增加小气道在呼气相的压力，防止小气道过早塌陷，可减轻肺泡内的气体潴留。通过缩唇呼吸锻炼可增加潮气量、改善肺功能及缓解呼吸困难。

（二）吸气肌训练

哮喘存在不同程度的肺过度充气，吸气肌训练可提高膈肌及辅助吸气肌的肌力及耐力、增加胸廓扩张度、改善肺顺应性、减少气道阻力，从而减轻肺的过度充气及改善呼吸困难。目前常以口腔最大吸气压（maximal inspiratory pressure，MIP）的高低来反映吸气肌肌力。吸气肌训练可尝试采用阈值压力装置，压力设置为50%的MIP，30次呼吸为一组，每天两组，坚持6周以上即可增加MIP、缓解呼吸困难。患者也可通过不同直径的管子进行呼吸，通过改变管径大小来调节吸气压力，在训练过程中需监测呼吸模式以确保达到有效训练负荷。

（三）运动训练

合适的规律运动对哮喘儿童的管理有正面作用。运动可以辅助改善哮喘，减少夜间哮喘症状，提高有氧耐力和生活质量，降低运动诱发气道痉挛的发生风险，并在参与集体运动过程中提高社交能力、促进心理健康。国内外的研究均表明，哮喘儿童的总体运动水平不足。哮喘儿童和监护人、相关医师、老师应充分了解运动对哮喘管理的益处及科学运动的安全性和基本原则。

1. 儿童哮喘的运动处方　哮喘控制良好的患儿，应鼓励其参加与健康儿童相当的运动。医师应与患儿和监护人一起，必要时联合运动专家，明确运动目标、共同选择患儿感兴趣并有能力完成的运动形式、制订适宜的个体化运动处方、避免运动损伤，指导患儿进行科学、规律的运动。哮喘处于急性发作期不建议进行运动训练。制订运动处方应遵循安全、科学、个体化的原则。在处方的执行过程中定期对患儿进行评估，并不断调整运动处方，科学地指导患儿循序渐进地达到运动目标。运动训练中除强度、频率和持续时间外，还需考虑到运动的趣味性、互动性及运动体验，以取得更多的运动获益。

学龄前儿童（0～5岁），应以多样化的形式进行运动，使多个肌群均能得到锻炼，根据不同年龄生长发育情况，设置如爬行、步行、骑行、做游戏等运动；发育良好且运动能力较强的儿童，可酌情参加如游泳、篮球、体操等专项运动（表3-3-7）。在运动中促进健康发育，发展运动能力，并学习社交技能。

学龄期儿童和青少年（6～17岁），鼓励参加适合年龄特点的、有趣的、多样化运动，促进健康的生长发育，增进心肺耐力、肌肉功能和骨骼健康（表3-3-8）。儿童、青少年对耐力训练、抗阻训练和骨骼负重均有生理适应性，但青春期前的儿童骨骼尚未发育成熟，不适宜参加过多的高强度运动和器械负重抗阻训练，可以进行适合自身体重的抗阻训练。

学龄前、学龄期儿童和青少年每日中等强度以上运动的时间应累计至少60min，空气质量不佳时可酌情进行室内运动。6岁以上儿童每周应至少3天进行高强度身体活动和抗阻运动。

运动训练应遵循循序渐进的原则，每周3～5次，初始时有氧运动每次持续时间为20～30min，无氧运动持续15～20min，此后可根据患儿情况酌情延长，总的持续时间从6～20周不等。系统分析表明，每周至少运动2次，总锻炼时间为120min，并且至少持续3个月方可获益。

2. 哮喘控制不佳患儿的运动处方　哮喘部分控制的患儿，症状不稳定，运动诱发支气管痉挛（exercised induced bronchospasm，EIB）的风险增高。此时应适当降低运动目标的要求、缩短运动时间、降低运动强度，并适当增加运动频率，以降低EIB的风险。运动形式的选择，应倾向体力输出持续时间短（<5～10min）、呼吸负荷不重的中低强度运动，如步行（≤5km/h）等，并选择温暖湿润的环境。同时应在专科医师指导下调整哮喘治疗方案，根据哮喘控制状态的改善，在保证运动安全和避免哮喘发作的前提下，循序渐进地增加运动强度、延长运动时间。

哮喘未控制和急性发作期患儿不建议进行运动，此时气道反应性高，容易在运动时出现EIB，甚至诱发哮喘急性发作。应先坚持规范的哮喘治疗，待哮喘控制后重新进行运动前评估，再制订适宜的运动处方。

3. 制订随访计划　初次制定的运动处方，建议在执行1～2周后安排首次随访，评估运动处方的安全性、可行性、科学性，并收集患儿在执行运动处方过程中存在的问题，给予有针对性的调整后继续执行，并安排后续随访计划。肯定患儿积极的运动态度，也应理解患方对运动的主观态度。对阶段性运动成果给予褒奖和鼓励，保持儿童的运动兴趣，促进良好依从性和运动习惯的养成。

三、其他慢性肺部疾病

严重的慢性呼吸道疾病和间质性肺疾病，由于存在低氧血症或高碳酸血症以及肌力严重减弱，他们不能耐受长时间的高强度耐力训练，不过间歇性高强度训练（30s至2min）同样能提高他们的运动能力及生活质量。但停止运动训练后其效果即会迅速消退，1年后基本消失。

（一）支气管扩张症

支气管扩张症是由各种病因引起反复发生的化脓性感染，导致中小支气管反复损伤和（或）

阻塞，致使支气管壁结构破坏，引起支气管异常和持久性扩张，临床表现为慢性咳嗽、大量咳痰和（或）间断咯血、气促和呼吸衰竭轻重不等。病变的定位主要在中小气道。儿童支气管扩张症可由先天性支气管发育不全或其他原因导致的支气管壁弹性组织和肌肉组织受破坏所致。支气管扩张症病情迁延伴反复急性加重，严重影响患者的生活质量，可造成巨大的家庭和社会负担。近年来，呼吸康复综合治疗在支气管扩张症中的应用逐渐引起人们的重视。英国胸科协会（BTS）支气管扩张症诊治指南分析现有的证据后发现，呼吸康复可提高支气管扩张症患者的运动能力，改善生活质量，减少 1 年内急性加重频率并可延缓首次急性加重的发生。

推荐存在呼吸困难导致肺功能受损的患者接受呼吸康复治疗。建议每周至少接受 2 次受监督的呼吸康复治疗，总疗程 6～12 周。应对所有支气管扩张症的患者进行呼吸康复治疗的宣教，以促进患者生活、行为方式的改变，协助患者进行自我管理并促进决策和自我效能。宣教内容包括支气管扩张的病理生理及临床特点、生活方式的改进（合理的营养、正确的运动和健康行为观念、避免不良刺激等）、自我管理和症状控制、康复计划、目标及心理辅导等。运动训练可选下肢耐力训练，最常见的是在功率自行车或固定式跑步机上进行，也可选择爬楼梯、自由行走或游泳等其他运动。运动强度应至少达到中等强度或达到运动试验时最大心率的 60%。每次训练时间应累计 30～60min，无法连续坚持 30min 的可间歇完成。抗阻训练与有氧运动相比，产生的心肺反应和呼吸困难更少，更适用于病情较严重的患者。抗阻训练包括针对特定肌群的集中训练和针对重负荷的重复操作。可选股四头肌作为训练的肌群，每次完成 2～4 组，每组重复 10～15 次。若为年长儿，可用 6min 步行试验进行康复前后的运动能力评估，同时进行呼吸肌训练有助于维持运动训练的效果。

气道廓清技术的应用目前尚无高质量的循证证据支持，但 BTS 支气管扩张症诊治指南仍将气道廓清技术列为支气管扩张症的一线治疗手段。目前认为主动循环呼吸技术和体位引流是最有效的方法，具体实施方案应根据不同患者的症状、疾病严重程度和技术上的可行性个体化考量。一般建议每次持续 10～30min，在不引起患者疲劳的前提下最大程度地廓清气道。在年长儿中也可使用振动呼气正压治疗，可选用振动呼气正压装置 Acapella 或 Flutter，如用 Acapella 则可从阻力最低的挡位开始。开始之时口含装置，保持气密性，必要时用鼻夹夹住鼻子；指导患者吸气量稍大于潮气量，再呼气至功能残气量；呼吸 10～20 次后取下呼吸装置，哈气或有效咳嗽 2～3 次，然后重复上述动作，持续 15～20min，每日 3 次。在不能配合的年幼儿中，可尝试胸壁按压（叩拍）或体位引流，通常每日 1～2 次。

支气管扩张症患者的自我管理可能有助于减轻症状、改善生活质量，减少急性加重住院次数及住院时间。自我管理应至少涵盖以下要素中的两项：患者教育、气道廓清技术、坚持用药、运动和行动计划。

呼吸康复作为一种非药物治疗手段，在支气管扩张症治疗中的作用日益显著，其实施需要在专科医师主导下，由呼吸康复团队及患者共同参与下完成。但目前支气管扩张症患者的呼吸康复仍存在一些问题，如健康宣教、患者自我管理的具体内容有待规范和细化；急性加重后如何开展呼吸康复治疗；呼吸康复过程中在集体环境下的呼吸道病原体的交叉感染如何预防；由专业人员监督的康复治疗通常只能持续有限的一段时间，而支气管扩张症为慢性不可逆性疾病。以上问题均需更多的临床实践和研究来探索更佳的解决方案。

（二）支气管肺发育不良

支气管肺发育不良（broncho-pulmonary dysplasia，BPD）是影响早产儿的一种慢性疾病，常发生于机械通气后。BPD 在 1967 年首次被报告，其病理特点为广泛的纤维增生、呼吸道平滑肌发育不良、肺泡减少及肺动脉肌化。BPD 的概念在后肺泡表面活性物质时代发生了变化，以肺简单化为主要特点，增生性改变较少、平滑肌受累较轻、肺部病变更均匀。

BPD 的治疗有赖于适宜的氧疗以及营养支持。有反复肺部感染倾向的患儿需要使用抗菌药物。

BPD 患儿出生后第 1 年因下呼吸道感染再入院的风险远高于正常儿童。BPD 患儿如果存在气道分泌物滞留，就必须加强胸部物理治疗。但他们往往存在呼吸困难，所以物理治疗前必须进行详细的评估。呼吸困难的患儿需考虑采用进一步治疗措施。研究表明，吸入 β_2 受体激动药可暂时改善 PBD 患儿的肺部功能。可采用体位引流结合胸部叩击促进气道分泌物的排出。在急性感染发作期间或呼吸道分泌物清除不佳的时候，需考虑使用适当的呼吸道廓清技术。

（三）间质性肺疾病

间质性肺疾病（interstitial lung disease，ILD）包括以肺实质异常为特征的 200 多种肺疾病。虽然不同种类 ILD 发病的病理生理机制不同，但大多数可导致纤维化和肺结构的不可逆改变。以上变化可导致呼吸困难、咳嗽，以及肌无力和功能限制。ILD 的管理不仅要针对肺部的基础疾病进行治疗，还要采取措施提高运动耐量、功能性能力，以及改善生活质量。近 10 年来，有越来越多的证据表明，呼吸康复可改善 ILD 所致的呼吸困难、疲劳、抑郁与焦虑、体重减轻等症状，且越早干预可能越有效。

ILD 的呼吸康复主要是运动训练。年长儿可评估其 6min 最大行走速度及功率单车的峰值负荷，由此设定起始的跑步机速度及功率单车的负荷。训练频率为每周 2 次，持续 8～12 周，每周至少 2 次监督下的运动，每次至少持续 30min。可包含功率单车、跑步机、爬楼梯及四肢肌力训练等。初始行走速度可设为 6min 最大行走速度的 75%，然后酌情上调，可至 110%；最大初始功率单车功率建议设为峰值负荷的 60%，然后酌情上调，可至 85%。治疗效果在停止康复治疗 1 年后可减退到基线水平，故需要进行院外的持续康复治疗。

运动诱发低氧在 ILD 中非常常见，因此，建议呼吸康复或运动训练期间应该提供可用的吸氧装置，以减少可能发生的与低氧相关的并发症。建议运动训练时 SpO_2 低于 85% 的患者需要吸氧治疗，目标 SpO_2 维持在 88% 以上。

ILD 呼吸康复的有效性和安全性正逐步展现出来，短期、系统的康复治疗对运动能力、呼吸困难症状及生活质量均有一定程度的改善。也有研究表明，呼吸训练（如缩唇呼吸）可减慢呼吸频率、提升肺容量，但可加重呼吸困难。故康复治疗的效果仍需进一步评估。

第三节　其他疾病的康复治疗

一、外科术后

胸腹部术后的患儿由于伤口疼痛、呼吸肌无力及术中可能对肺造成的钝性损伤，可影响纤毛运动，肺通气功能下降，出现限制性通气功能障碍，呼吸道分泌物排出困难。术前给予干预，可指导年长儿胸廓松动及呼吸训练，减少术后伤口疼痛，更有效地配合术后呼吸训练。术后给予早期的呼吸康复可改善肺功能、减少肺不张，以及肺部感染等并发症的发生。

术后早期可尝试给予呼吸康复，包括运动疗法及气道廓清。气道廓清技术包括每 2h 给胸部叩击排痰、体位引流，年长儿可根据病情选择合适的 OPEP 装置训练，并指导有效咳嗽。运动训练是呼吸康复的重要内容，可促进术后肺功能的康复，减少住院日数。儿童的运动训练以床旁活动、日常生活训练为主。能行走的患儿，在 ICU 期间从维持坐姿逐步过渡到鼓励患儿床边坐位，并进行抗阻力活动；回普通病房后逐步从床旁活动过渡到步行训练和日常生活能力的训练。运动训练的强度及持续时间需根据患儿的耐受情况进行调整。部分患儿可给予呼吸训练，脱离呼吸机后即可开始。由于儿童理解能力有限，尽量选择简单的呼吸训练并以游戏和给予鼓励的方式进行，可进行腹式呼吸、缩唇呼气训练，每日 4 次，每次 5min。

二、神经肌肉疾病

常见的是运动神经元疾病或相关疾病，如肌萎缩侧索硬化（amyotrophic lateral sclerosis，

ALS)、脊髓性肌肉萎缩（spinal muscular atrophy，SMA）、脑性瘫痪（cerebral palsy，CP）、肌营养不良（muscular dystrophy，MD）及进行性假肥大性肌营养不良（Duchenne muscular dystrophy，DMD）等。以上疾病目前尚不能通过药物治愈，因此，定期物理治疗、正确使用支具或矫形器、规律运动训练等积极的康复治疗仍是目前干预、延缓疾病进展的主要手段。下面以 SMA 病例为例，介绍此类病例的呼吸康复。

（一）运动训练

康复治疗的目标和方法根据功能损害部位、程度不同而有所差异。不能独坐者，多数时间处于卧位，康复治疗的目标是尽可能预防或延缓关节挛缩，通过辅助器具促进抗重力体位的维持及提高移动能力。采用被动牵伸、主动助力牵伸，以及矫形器、带支撑的站立架、石膏固定等辅助器具维持四肢关节的活动度，建议每周最少进行 3～5 次牵伸治疗。可使用沙袋、成形枕、楔形垫，以及定制的床垫来辅助卧位肢体摆放，以预防关节挛缩，避免长时间处于蛙式体位。针对上肢运动训练，低年龄儿童可选用重量较轻、具有反馈效果的物品，如带有开关的玩具、拨浪鼓等，促进上肢主动运动，还可采用手臂支撑设备辅助上肢进行去重力状态下的活动。在合适的头颈部支撑以及全程监护的情况下，可通过水疗进行全身运动训练。

对于能独坐的患者，康复治疗目标是预防或延缓关节挛缩和脊柱畸形，促进坐位平衡和上肢功能，借助辅助器具维持站立体位，尽可能用自我驱动轮椅进行移动并参与社会活动。针对四肢关节，每周应至少进行 5～7 次牵伸治疗，同时可使用膝关节固定器、踝-足矫形器（ankle-foot orthosis，AFO）等来维持下肢关节活动度，并辅助站立。每次辅助站立时间不超过 60min，每周最少进行 3～5 次。依据患者四肢肌力评估，可进行相应的主动助力、抗重力或肌力渐进抗阻训练等，鼓励进行融合于日常活动或游戏中的功能性肌力训练，通过游泳、骑车、设备辅助下行走等有氧运动训练，提高活动耐力。运动训练的强度、时间应为低、中等水平，避免疲劳。

对能独立行走的患者，康复治疗目标是维持关节活动度、预防脊柱侧凸，同时提高或维持肌力和耐力。加强髋、膝、踝等下肢关节的牵伸，除被动牵伸和主动-助力牵伸外，通过主动姿势性牵伸以维持或提高关节活动度，建议每周进行 3～5 次牵伸治疗。夜间佩戴 AFO 以预防踝关节挛缩。能独立行走的患者进行腰、腹部躯干肌群训练，延缓脊柱侧凸的发生，必要时佩戴胸部支具辅助维持良好的坐姿。进行适当的站立平衡训练，以提高站立和行走过程中的平衡能力，降低跌倒风险。同时可通过游泳、行走、骑自行车、瑜伽、划船等有氧运动训练，逐步提高活动耐力，但需物理治疗师或作业治疗师制订有氧运动方案。训练最佳持续时间为 30min 以上。

（二）呼吸功能训练

呼吸功能训练包括呼吸肌肌力训练、维持胸廓顺应性训练、咳嗽和排痰训练等。呼吸肌肌力训练可通过吹气球、大声朗诵和唱歌等游戏类活动来进行，也可在评估膈肌活动度后通过卧位时剑突下放置适当重量的沙袋来训练膈肌。可使用便携式肺功能检测仪先测量患儿的最大呼气压及最大吸气压，根据测量结果给予呼吸肌力训练处方，训练时应避免出现呼吸困难和疲劳。主动或被动的肋间肌牵伸和肋骨活动可以维持胸廓的顺应性，延缓胸廓畸形和胸部顺应性的下降。自主咳嗽训练、主动叠加吸气咳嗽法有助于自主清理气道分泌物。胸部叩击、摇振和体位引流等可以促进气道分泌物的清除，在感染或围术期时可采用咳痰机辅助排痰。

（胡晓光　张海邻）

第四章 中医药治疗

儿科呼吸系统疾病的中医治疗，按其治疗手段分为药物疗法和非药物疗法；按其治疗途径分为内治法和外治法等。由于小儿生理、病理、病因、病种与成人有所不同，在治疗方法、药物剂量、给药途径的运用上也有其特点。中药汤剂内服吸收快，加减运用灵活，使用最为广泛。药物外治易为患儿接受，用于辅治或主治都有良好的效果，同时也避免了小儿服药难的问题。此外，推拿、针刺、艾灸等治疗手段，均可根据病证特点及患儿的个体情况加以选择应用。

第一节 内 治 法

内治法是使药物直接进入体内的治疗方法，是儿童呼吸系统疾病最基本的治疗方法。具体应用时要注意掌握以下几个方面。

一、用 药 原 则

（一）治疗要及时、正确和审慎

小儿发病容易，传变迅速，易寒易热，易虚易实，在辨证准确的基础上及时采取有效措施方可控制病情的发展变化。《景岳全书·小儿则》说："但能确得其本而撮取之，则一药可愈。"指出治疗要及时、正确，否则就会贻误病情，造成不良后果。小儿肺常不足，不论从口鼻而入或从皮毛而入，均可客犯肺系而发病，肺系疾病是儿童发病率最高的一类疾病，尤其要重视并及时、正确治疗。小儿脏腑柔嫩，形气未充，治疗稍有不当，易损害脏腑功能，导致病情加重，因此，治疗及时、正确的同时还应十分谨慎。

（二）处方精简为要

小儿脏气清灵，随拨随应，处方用药应力求精简。根据患儿的年龄大小、体质强弱、病情轻重和服药难易等情况灵活掌握，以"药味少、剂量轻、疗效高"为儿科处方原则。对于能够自愈的、不使用药物治疗也能好转的疾病，可酌情不用药。小儿机体柔弱，如草木之方萌，对药物的反应较成人灵敏，选方用药应区别于成人，特别对于大苦、大寒、大辛、大热、峻下、毒烈之品，做到有是证用是药，强调中病即止，或衰其大半而止，不可过剂，避免损伤正气。

（三）强调顾护脾胃

小儿的生长发育全靠脾胃化生精微之气以充养，不论病中和病后，合理调护均有利于康复，其中以调理脾胃为主。脾胃为后天之本，疾病的恢复依赖脾胃健运生化，患病后注意调理脾胃是儿科的重要治则，如在治疗肺系病的同时注意扶助患儿生生之气。肺系疾病多为外感病，由外邪侵入机体发病，如机体卫气充盛布于肌表，则构成一道抵御外邪入侵的防线，使外邪不能侵入机体。《医旨绪余》说："卫气者，为言护卫周身……不使外邪侵犯也"，而卫气来源于脾胃运化之水谷精微，由水谷精微中的剽悍部分化生，即"四季脾旺不受邪"。儿科医师应十分重视小儿脾胃的特点，处处顾及脾胃之气，对于治疗和预防疾病都有重要的作用。

（四）重视先证而治

由于小儿发病容易，传变迅速，虚实寒热的变化较成人为快，故应见微知著，先证而治，挫病势于萌芽之时，挽病机于欲成未成之际。尤其是外感热病，病情发展迅速，医师应把握这种变化，根据病情的演变规律，提前一步，在相应的证候出现之前预先落实治疗措施，药先于证，先证而治，顿挫病势，防止传变，达到治病防变的目的。即使是内伤杂病，虚则补之、实则泻之、寒者热之、热者寒之，已成定理，然而补虚致滞、泻实伤正、寒祛热生、热清寒至之变不可不知。

（五）不妄投补益

"虚则补之"，补益之剂对体质虚弱的小儿有增强机体功能，促进生长发育的作用，特别对慢性肺系疾病病程长、病情迁延的患儿，补益之剂应用广泛。但是，由于药物有偏性即有偏胜，故虽补益之剂也不可乱用。小儿生机蓬勃，只要哺乳得当，护养适宜，自能正常生长发育，健康小儿不必服用补益药。或者小儿偶受外邪，或痰湿食滞，未能觉察，若继续服用补益之剂，则是闭门留寇，邪留不去，为害非浅，故补益之剂切不可滥用。

（六）掌握中药用药剂量

小儿用药剂量，常随年龄大小、个体差异、病情轻重、医师经验而不同。由于小儿用药一般中病即止，用药时间较短，加上喂服时药物多有浪费，所以小儿中药的用量按体重计算与成人相比相对较大，尤其是益气健脾、养阴补血、消食和中一类药性平和的药物，更是如此。但对一些辛热、苦寒、攻伐和药性较猛烈的药物，如麻黄、附子，细辛、川乌、大黄、巴豆、芒硝等，在应用时则应注意控制药物剂量。

为方便计算，临床上可采用下列比例掌握小儿汤剂方用药总量：新生儿用成人量的1/6，乳婴儿为成人量的1/3～1/2，幼儿及幼童为成人量的2/3或用成人量，学龄期儿童用成人量。以上成人量指一般用量，并非指最大用量。儿童用药量采取的是总量控制的方法，可以根据病情需要和临床经验，分别通过精简药味或减少单味药用量来实现。

儿科医师的用药剂量差异较大，药味少、药量轻，有四两拨千斤之势；药味少、药量重，有力大功专之用；药味多、药量轻，意在全面轻取；药味多、药量重，可攻沉病痼疾。近几年，儿科医师的药物常用剂量有逐渐增多的趋势，其理由有二，一是近年来中药材多为人工栽培，其有效成分不如古代天然药物；二是古代医家使用的剂量明显大于现代用量。

人工栽培的中药材其有效成分可能不及天然药物，但其含有的农药、重金属污染等却较古代天然药物多。一般情况下，药物的毒性与药物的剂量呈正相关，剂量越大，毒性相应也越强，因此儿科医师在大剂量使用中药时，要充分考虑药物的安全性。《中华人民共和国药典》收载的有毒中药中，有儿科肺系疾病常用药物，如半夏、白果、苦杏仁、苍耳子、重楼等。因此，在使用有毒中药时，应格外注意避免超量或长时间使用。

儿科肺系疾病的中药应用要考虑量效关系、时效关系及配比关系等具体情况施用剂量。即根据不同的功能主治确定剂量，如柴胡入煎剂退热、清胆、截疟时，可用10～12g；用于升阳、举陷，以3～5g为佳。如《温病条辨》中，银翘散用法有"病重者，约二时一服，日三服，夜一服；轻者三时一服，日二服，夜一服；病不解者，作再服"即根据病情的轻重、发病特点采取不同的剂量及服药方法，体现时效关系。使用古代经方临证时，在病机证候不变的情况下，根据症状的轻重增减药量，如麻杏甘石汤治疗小儿肺炎痰热闭肺证，以喘憋为主者加大麻黄的用量，以咳嗽为主者重用苦杏仁，以发热较重者增加生石膏的用量，即配比关系。

二、常用内治法

（一）辨证治疗

在审明病因、分析病机、辨清证候之后，应有针对性地采取一定的治疗方法，其中"汗、吐、下、和、温、清、补、消"是最基本的治疗方法。程钟龄《医学心悟·医门八法》说："论病之原，以内伤、外感四字括之。论病之情，则以寒、热、虚、实、表、里、阴、阳八字统之。而论治病之方，则又以汗、和、下、消、吐、清、温、补八法尽之。"儿童肺系疾病以热、咳、喘、痰为主要表现，治疗中切莫被"炎症"所惑，片面地使用寒凉清热药味，应遵循"治上焦如羽，非轻不举"的古训，结合儿科肺系疾病临床特点，常用的辨证治疗内治法有疏风解表法、宣肃肺气法、化痰止嗽法、解毒泻肺法、宣肺开闭法、降逆平喘法、滋阴润肺法、健脾益气法、益气敛肺法、培元固摄法。

1. 疏风解表法 适用于外邪侵袭肌表所致的表证，如感冒、咽喉肿痛等肺系外感表证。风邪犯肺是肺系疾病的主要病因病机之一，风邪亦有夹热、寒、暑、湿、燥邪等不同病因，其辛中寒外感和风热外感两个主要证型。风寒外感用辛温解表的药物，风热外感用辛凉解表的药物。小儿脾常不足、肝常有余，外感时每易夹滞、夹惊，故在疏风解表方中有加用消食导滞、息风镇惊的药物。辛凉解表常用方剂有银翘散、桑菊饮等，辛温解表常用荆防败毒散、葱豉汤等。解表法又称汗法，在儿童使用汗法治疗外感表证时要注意汗出邪去为度，不宜过量发汗，以防汗出过多，伤津耗阳。另外发汗应因时因地因人相宜。暑天炎热，汗之宜轻，冬令寒冷，汗之宜重；西北寒冷地域，用量可稍重，东南炎热之地，稍减用量使用。针对患儿个体，体虚者，汗之应缓；体实者，可峻汗。

2. 宣肃肺气法 适用于邪犯肺卫、肺失宣肃、肺气上逆的外感咳嗽诸证。如外感咳嗽，结合咳嗽的声音、咳痰的性质可区分风寒咳嗽、风热咳嗽。风寒咳嗽应疏风散寒、宣肃肺气，常用杏苏散；风热咳嗽可疏风清热、宣肃肺气，常用桑菊饮等。

3. 化痰止嗽法 适用于水湿内停、酿生痰湿或外邪犯肺、肺津失布、聚生痰热致肺气上逆的内伤咳嗽。痰湿咳嗽应燥湿化痰、宣肃肺气，方剂选用二陈汤加减；痰热咳嗽应清热泻肺、宣肃肺气，常用清金化痰汤等方剂。

4. 解毒泻肺法 适用于肺热炽盛、郁滞不解、蕴生毒热、闭阻于肺者。可出现高热、咳剧、烦躁、喘憋等表现或伴见热耗阴津而涕泪俱无、鼻孔干燥如煤烟。治疗应解毒泻肺，常用黄连解毒汤合麻杏甘石汤。该法属于清法范畴，一般苦寒清热药多性燥，易伤津液，不宜久用。由于热必伤阴耗气，治疗选药上须注意与滋阴、益气等用法配伍使用。

5. 宣肺开闭法 适用于肺炎喘嗽之实证，以宣肺开闭、化痰平喘为基本法则。开肺以恢复肺气宣发肃降功能为要务，宣肃如常则咳喘自平。风寒闭肺者治以辛温宣肺、化痰降逆，常用华盖散。风热闭肺者治以辛凉宣肺、降逆化痰，可银翘散合麻杏石甘汤治疗。若痰多壅盛者，治以降气涤痰；喘憋严重者，治以平喘降气；气滞血瘀者，配以活血化瘀。

6. 降逆平喘法 适用于邪犯肺卫引动伏痰所致的咳喘证。其发病可分为寒痰内伏和热痰内蕴两类。寒痰内伏可用温肺散寒、化痰平喘的药物；热痰内蕴可用清热化痰、宣肺半喘的药物。寒痰内伏常用方有小青龙汤、射干麻黄汤、麻杏二陈汤等；热痰内蕴常用定喘汤、麻杏石甘汤等。咳喘久病，每易由肺及肾，出现肾虚的证候，此时在止咳平喘的方剂中，可加入温肾纳气的药物，如参蛤散等。

7. 滋阴润肺法 适用于阴虚肺燥证等。热病后期或久病肺胃阴伤，肺津耗伤，或仍有余热未尽，可见病程较长之干咳少痰、气喘胸闷、五心烦热、低热盗汗等症状。治疗应滋阴润肺，常用沙参麦冬汤。如余邪留恋、低热起伏者，加地骨皮、鳖甲、青蒿。儿童脾常不足，滋腻之品阻滞中焦气机，滋阴药物多选择清润之品，滋阴润肺往往配合理气健脾药使用。

8. 健脾益气法 适用于肺气不足、久咳痰多、腹胀便溏或反复外感的患儿。以补脾益肺的方法，使脾气旺则肺气易复，即培土生津法。也是以补脾的方法增强后天之本，使卫气充沛，固护于外，达到"四季脾旺不受邪"的目的。常用方剂，如六君子汤、玉屏风散等。儿童健脾重在运脾非补脾，这是儿科用药与成人用药的区别，如临床用苍术代替白术即是强调运脾思想的体现。

9. 益气敛肺法 适用于肺炎迁延不愈、肺虚久咳之证，症见咳嗽少痰、气短自汗、迁延不愈、纳食不香等，治疗当益气敛肺。《素问》说："肺欲收，急食酸以收之，用酸补之，以辛泻之。"处方可选择人参五味子汤等。敛肺的代表药物有五味子、五倍子、乌梅等。本法是治本基础上的涩法，审证求因，治病之本，益气为本，配合敛肺，收敛补气同施。

10. 培元固摄法 适用于小儿胎禀不足、肾气虚弱及肾不纳气之证，如哮喘。肾阳虚，摄纳无权，动则喘促咳嗽，面色苍白，形寒肢冷，脚软无力；脾阳虚，运化失司，则腹胀纳差，大便溏薄。较大儿童可伴有腰酸膝软、畏寒、四肢欠温、夜尿多等表现。治法以健脾温肾、固摄纳气为原则。

常用金匮肾气丸。

（二）常用单味药物

1. 麻黄 具有发汗、开闭平喘、利水的功效，誉为治肺要药。用于风寒表证、咳嗽气喘等。经方中多有用之，特别是咳喘病，无论新久都可用之，常与苦杏仁相使。肺气宣降失司者，可以用麻黄配紫苏子。麻黄也非特治表证，凡里病可以从表分消者，皆可用之，如阳气不足者可用生麻黄。麻黄的应用有一些注意事项，如麻黄去节、有汗禁用、夏季不选、虚证当慎、剂量勿大、小儿受限等。

2. 生石膏 其性大寒，有清热泻火、除烦止渴、收敛生肌的作用。用于壮热烦渴的实热证，可配伍知母相须为用；用于肺热咳喘，可配伍麻黄、苦杏仁使用；也可外用有去腐生肌的作用。

3. 黄芩 其性苦寒，有清热燥湿、泻火、解毒的功效，专清肺热。为清肺第一要药。为温热病和肺热咳嗽必用之药。黄芩、柴胡共用清气分热，配黄连能解湿热；与菊花共用可以清热通窍，用于风热鼻衄。

4. 黄芪 有补气升阳、益气固表、利水消肿的功效。黄芪为补气要药，通过补益肺气，使卫气充分发挥"温分肉，肥腠理，司开合"的功效，使人体正气充沛。对反复呼吸道感染、汗证等使用效果好。用黄芪治疗小儿乳蛾，有托毒生肌的良效。

5. 柴胡 主治外感发热、胸胁腹痛、纳呆食少，外感高热日久不退者常用；柴胡有升散劫阴的作用，一般伤阴明显的不宜使用。退热者，柴胡与黄芩配伍常用；疏肝解郁或理气止痛者，柴胡多与紫苏梗合用。

6. 桂枝 主治外感发热及外感后脉缓、腹痛、血瘀等。外感发热无里热，证属风寒在表或营卫失和者，可短期酌量使用。如较长时间用于儿童可配伍生地黄、黄连等避免化燥伤阴。

7. 地龙 有清热息风、清热平喘的作用，在儿童咳喘病中是常用的动物药，尤其在儿童哮喘急性发作期常用。该药物"体阴而用阳"，祛风通络、解毒效果尤佳。地龙善治肺热咳喘，多与僵蚕、全蝎为伍，共奏祛风通络，可祛顽痰。地龙、全蝎为平喘止哮之对药，哮喘发作期病情轻时可选用一味，重时配合应用可加强止哮平喘作用。

第二节 其他治疗

小儿大多不愿服药，中药口感苦涩，特别是婴幼儿内治给药常有困难。而小儿脏气清灵，外治之法，作用迅速，使用方便，易为家长和患儿接受，故自古有"良医不废外治"之说。临床实践证明，采用各种外治法治疗小儿肺系常见病、多发病，易为小儿所接受，应用得当，也有较好的疗效。外治法可以单用或与内治法配合应用。

外治法机制与内治诸法相通，也需视病情之寒、热、虚、实进行辨证论治。外治法通常按经络腧穴选择施治部位。《理瀹骈文·略言》说"外治之理，即内治之理；外治之药，亦即内治之药，所异者法耳"，可见外治与内治的取效机制是一致的。目前，儿科针对肺系疾病的临床常用外治法，主要指使用药物进行敷、贴、熏、洗、灌等方法治疗，针灸法、推拿疗法、拔罐疗法等通常也可归属于外治法。

一、熏 洗 法

熏洗法是将药物煎成药液，熏蒸、浸泡、洗涤、沐浴患者局部或全身的治疗方法。利用煮沸的药液蒸气熏蒸皮肤是熏蒸法，药液温度降为温热后浸泡、洗涤局部是浸洗法，以多量药液沐浴全身则是药浴法。

熏蒸法用于感冒的治疗及呼吸道感染的预防等，有疏风散寒、解肌清热、发表透疹、消毒空气等功效。浸洗法有疏风通络、舒筋活血、驱寒温阳、祛风止痒等功效，又常与熏法同用，先熏后洗。药浴法有发汗祛风、解表清热、透疹解毒、活络通痹、祛风止痒等功效。熏蒸法在儿科肺系疾病治疗中应用广泛。

二、敷　贴　法

敷贴法是用药物制成软膏、药饼，或研粉撒于普通膏药上，敷贴于局部的一种外治法。具有消痈散结、散寒温脾等功效。如在夏季三伏天，用延胡索、白芥子、甘遂、细辛研末，以生姜汁捣成药饼，中心放少许丁香末，敷于肺俞、膏肓、百劳穴上，防治哮喘等。

三、推拿疗法

小儿推拿疗法是运用各种手法作用于小儿身体一定部位或穴位上，达到治疗目的的一种传统方法。此法有促进气血流行、经络通畅、神气安定、脏腑调和的作用。儿科临床常用于治疗肺系病症，如感冒、发热、咳嗽、肺炎、哮喘等。小儿推拿的手法应以轻快柔和为原则，常用的手法主要有推、揉、按、摩、运、掐、搓、摇、捏、拿、拍等。取穴要以脏腑经络、阴阳气血、寒热虚实理论为指导，根据病情灵活选穴。推拿的顺序一般按先推四肢、头面，后推胸腹、脊背，或从上而下，依次推毕。推拿疗法亦有一些禁忌证，如急性出血性疾病、急性创伤、急腹症，皆不宜推拿。此外，还应注意室温适宜，冬季须防感冒，并注意卫生，防止交叉感染。术者指甲须及时修剪，以防伤及患儿皮肤。

四、捏脊疗法

捏脊疗法是小儿推拿疗法中的一种特殊方法，通过对督脉和膀胱经的按摩，达到调整阴阳、通理经络、调和气血、恢复脏腑功能的一种疗法。临床常用于治疗咳喘、反复呼吸道感染等病证，也可作为保健按摩的方法使用。

捏脊疗法的操作方法：患儿俯卧，医者两手半握拳，两示指抵于背脊之上，再以两手指拇指伸向示指前方，合力夹住肌肉提起，而后示指向前，拇指向后退，做翻卷动作，两手同时向前移动，自长强穴起，一直捏到大椎穴即可，如此反复5次；捏第3次时，每捏3把，将皮肤提起1次。

本疗法一般在空腹时进行，饭后不宜立即捏拿，需休息2h后再进行。施术时室内温度要适中，手法宜轻柔。体质较差的小儿每日次数不宜过多，每次时间也不宜太长，以3～5min为宜。对有脊背皮肤感染的患儿禁用此法；伴有高热、心脏病或有出血倾向者慎用。

五、药袋疗法

药袋疗法是将药物研末装袋，给小儿佩挂或做成枕头、肚兜的外治法。如用砂仁、丁香、豆蔻、冰片、樟脑等研成末，放入布制囊内，制成香囊、肚兜，挂于颈下胸前，有预防呼吸道感染、辟秽解毒、增进食欲的作用。

第三节　治疗思路

一、正确辨证

中医强调辨证论治，而中医学的辨证方法有很多，概括而言有八纲辨证、六经辨证、病因辨证、卫气营血辨证、三焦辨证、气血津液辨证、脏腑辨证、十二经脉辨证等。这些方法从不同侧面掌握疾病的规律，互为补充。在临床实践中，应根据疾病自身规律和发病特点选择辨证体系。对于外感疾病，以卫气营血辨证为统一纲目，结合六经辨证、病因辨证、三焦辨证形成外感辨证体系。对于内伤杂病，以脏腑辨证为总纲，结合气血津液辨证、十二经脉辨证，以藏象学说为指导进行辨证。八纲辨证是辨证的基础，贯穿于其他辨证体系中。由此，在确立正确辨证的基础上，结合患儿的不同年龄分期、素体体质、疾病的病性、邪正关系等诸多因素全面分析，认识个体疾病的变化特点，为后续治疗指明方向。

二、辨证辨病相结合

中医学在整体观念的指导下，以辨证论治的方法认识疾病和治疗疾病，宏观把控强。现代医学从解剖、生理、病理的角度描述疾病的性质、发病过程，以及预后转归，借助检验手段从微观上认识"病"，有利于疾病的早发现、早诊断，减少误诊、漏诊，从而提高医疗质量。儿童肺系疾病病因复杂，以医者四诊之所见，并借助检验手段之精密可获得更明确的诊断，对病的认识更具体，治疗的针对性更强，提高了辨证论治的质量。另外，辨病和辨证相结合提升了疗效观察的手段。判断疾病的预后转归，不仅依据临床症状的好转、消失的变化，还要结合各种实验室检查数据，咳喘症状消失后还需参考肺功能指标进一步判断儿童哮喘的控制情况，宏观和微观综合判断才是临床满意疗效获得的保障。因此，辨病和辨证相结合探索疾病诊治规律切合临床实际。

三、抓主症行辨证

机体的内在病理变化反映于外即为系列症状，各种症状表现于外，有些是疾病的主要外在表现，有些是次要表现，有些症状的变化能反映疾病病情的变化，有些症状的变化在主要表现变化后出现，甚至有些症状是与本病无关的偶然所见，诸多症状中，起决定作用和主要作用的为主症，后者为次症、兼症。中医学的辨证论治应从主症入手，结合辨病特点提炼主症表现，对主症性质加以判断，在错综复杂的病症中以简驭繁，然后兼顾次症、兼症，如此才能以纲带目，分层次落实辨证效力，得到满意论治效果。

其次，疾病是动态的过程，也可能是数病并见的过程。在某些情况下，医者着手解决的问题是多方面的，辨证要根据当下的最需要出发，也就是从当下的主症辨证，儿童脏气清灵、易趋康复，主症解决则其他诸症随之减轻。

四、治 未 病

中医"治未病"思想最早源于春秋战国时期的《黄帝内经》，后经各时代医家补充完善而渐成体系，治未病就是治疾病未发生、未加重、未演变、未复发、未后遗之时，预先采取预防措施，主要包括未病先防、已病早治、既病防变等思想。唐代医家孙思邈提出"消未起之患，治未病之疾，医之于无事之前"的观点，蕴涵着对"无事之前"的欲病早调及养生防病观点。儿童肺系疾病是常见病、多发病，某些疾病反复出现，病程缠绵。如哮喘，缓解期患儿无明显临床表现，或虽无咳喘但表现为鼻咽部不适的症状，从病机上仍是肺气不利、肺失宣肃的特点，这时防微杜渐、未雨绸缪地进行治疗，对哮喘的反复发作起到很好的预防作用，对哮喘的整体控制有决定性作用。如外感病，儿童有脾常不足、肺常不足的生理特点，观察儿童饮食、二便情况，尤其对胃肠积热、宿食停滞等临床证候，给予及时治疗能避免外感表证的出现。在外感证病程中积极恢复脾胃功能，可减少外感病传变，即既病防变，从而控制病情获得良效。

第四节 用 药 策 略

一、微苦微辛胜于苦寒辛散

儿童脏腑娇嫩，脾常不足、肺常不足，易受外邪，"纯阳之体"，易于热化，故辛散、苦寒清热药物在临床上使用较多。辛散发汗易伤阴，苦寒清热易伤阳，儿童稚阴稚阳之体，辛散无度，汗出不止，易伤阴劫液，气血受损。如壮热炽盛用苦寒之品亦需有度，避免苦而助燥。如黄连、栀子、黄柏、黄芩等均为苦寒降火之品，过多使用阻遏气机、损伤脾阳，可改予淡豆豉、桑叶、牛蒡子、薄荷等微苦微辛之品使"轻可去实"。

二、柔剂温阳，分而治之

"万病皆损于阳气"，这是从发病机制上指出疾病与阳气的关系，阳气有温煦、推动、防御的作用，未病防变，既病扶阳，促进康复，揭示了守护阳气的重要性。儿童虽外感热病多见，但脏腑娇嫩，发育迅速，仍需培植阳气，因此，温阳药在儿科临床的使用往往能获得满意的疗效。儿童温阳药的使用有别于成人，多采用性温而不燥热、味辛而不剽悍、其气温和的温热药，此即"柔剂阳药"。主要通过甘缓扶正的药物达到扶正祛邪的目的。如外感表寒证，少用麻黄、桂枝等剽悍解表药，更多使用荆芥、防风、紫苏叶等微温表散药。如脾胃虚寒证，较少使用附子、干姜、肉桂辛温燥烈之品，选用恢复脾胃运化、散寒理气之类药，如乌药、小茴香、炮姜、吴茱萸等。防止从阳热化，助热生火，使少火生气，以气为用。

柔剂温阳仍应立足五脏特点，分而治之。感邪初起，肺卫失宣，津液失布，为外感寒邪、痰饮内蕴的特点，可以温散为法，如寒哮用小青龙汤温肺化饮，此时需重视中病即止。在肺疾病后期调理脾胃时，倡导运脾，脾以升为健，胃以降为用。儿童补脾是以恢复、促进脾功能为目的，并非单纯补益，即调节脾胃气机升降为核心。故在益气药基础上常用小茴香、厚朴、乌药、枳壳、吴茱萸等健脾温中行气，调畅脾胃气机则生化不止。肺系疾病治疗中温肾阳的目的在于温阳化气，不在壮阳，所以温化药胜于壮阳药。心本为火脏，以通为用，使用温药的目的在于温通，尤其在肺系疾病的治疗中使用温阳强心以复脉，不助心火上炎，如炙甘草汤。临床使用温药需温而毋燥，一方面掌握尺度，中病即止；另一方面可适当配伍养阴药，以制温燥之性。

三、痰分湿热，不忘利气

痰分寒痰、热痰、湿痰、燥痰，小儿多为热痰，热痰之因火生也。火则因于气，气有余便是火。痰随气升随气降。因此，临床治疗清热化痰要利气。如治疗痰热咳喘，可选用桔梗、枳壳、苦杏仁、白前、前胡、瓜蒌仁等清气化痰；治疗痰湿咳喘，配伍厚朴、旋覆花降逆平喘。

四、动物类药物酌情使用

祖国医学使用动物药已有悠久的历史。动物药因其为血肉之品，有情之物，忭喜攻逐走窜，通经达络，搜剔疏利，无处不至，又与人类体质比较接近，容易吸收和利用，起到力挽狂澜之功效。在治疗儿童咳喘时应用动物药有起沉疴、疗顽疾的特效。尤其在儿童哮喘发作期，动物药其治重在祛风，其中地龙、僵蚕是小儿哮喘发作期时必选用药物，对于病程长、病情较重、一般药物控制不佳的可选用全蝎、壁虎等。此类药物"体阴而用阳"，祛风通络解毒效果更佳。叶桂对该类药物的使用概括为："飞者升，走者降，灵动迅速，追拨沉混气血之邪。"地龙、全蝎为平喘止哮之对药，哮喘发作期病情轻时可选用一味，重时也可配合应用，可加强止哮平喘的作用。哮喘稳定期的治疗中，可选用牡蛎、海螵蛸等化痰软坚、祛窠内之痰、补肺脾肾的药，以达到杜绝生痰之源之功效。临床应用虫类药，可大大提高疗效，但因虫类药物药性峻猛，部分药物有小毒，故选用时应注意中病即止，以免产生不良反应。

第五节 辨证施治举例

一、咳 嗽

咳嗽是小儿常见的肺系病证，临床以咳嗽为主症。咳以声言，嗽以痰名，有声有痰谓之咳嗽。咳嗽的病因分外感与内伤，即外邪犯肺、痰浊内生与脏腑亏虚等。小儿肺常不足，卫外不固，很容易感受外邪引起发病，故临床上以外感咳嗽为多见。本病相当于西医学中的气管炎、支气管炎。

本病病位在肺，常涉及脾，病机为肺脏受邪，失于宣降，致肺气上逆。本病辨证，根据病程的长短和表证的有无辨外感、内伤，再结合咳嗽的声音、咳痰性状辨寒热、虚实。本病以宣肃肺气为基本治则。外感咳嗽者，佐以疏风解表；内伤咳嗽者，佐以燥湿化痰，或清热化湿，或益气健脾，或养阴润肺等法随证施治。本病除内服汤药外，还可应用中成药、针灸、推拿等疗法。

（一）咳嗽病案之风热犯肺

患儿，女，2岁。患儿于3天前出现发热，腋下体温在38℃左右波动，少许咳嗽，流清涕，自服感冒药后热退，咳嗽逐渐增多，夜间较甚，少痰，无气促，纳可，二便调，来院就诊。查体：神清，精神好，唇红，咽红；双肺呼吸音粗，可闻及少许痰鸣音；心音有力，律齐；腹软，舌红，苔白稍厚，指纹滞。

中医诊断：咳嗽，风热犯肺证。

治疗原则：清热疏风，宣肃止咳。

处方：桑叶6g、菊花6g、薄荷5g、连翘6g、杏仁5g、桔梗6g、浙贝母6g、牛蒡子6g、芦根10g、甘草3g。水煎服，每日150ml，分3次服。服药3天后痊愈。

急性支气管炎之咳嗽的中医治疗，重点在咳嗽证候的动态把握，本病案热退后以咳嗽为主要表现，嗽之有痰并不明显，处于咳嗽的初期，治以疏风清热，肺气宣肃如常则痊愈快。如久咳嗽至，咳与痰并存，需要治咳治痰并重。可结合咳痰性状辨寒热。咳甚痰多者，加瓜蒌皮、天竺黄、葶苈子；痰中带血、烦躁易怒者，加黛蛤散、夏枯草。

（二）咳嗽病案之燥热灼肺

患儿，男，5岁。患儿反复咳嗽半年多，时轻时重，此次咳嗽持续约20天。症见：咳嗽，频繁干咳，咳声高亢，昼夜皆咳，不伴喘息气促，咽痒鼻干，少涕；自服头孢、孟鲁斯特纳、镇咳药水等10余日症状不缓解，来院就诊。

查体：形体消瘦，唇干色暗，呼吸平，咽红，咽后壁滤泡；心音有力，律齐；双肺呼吸音粗，未闻及干、湿啰音；腹软，肝脾未触及，舌红，苔薄白，脉数。

辅助检查：胸部X线胸片示心、肺、膈未见明显异常。血清IgE为445ng/ml。

中医诊断：肺热燥咳。燥热灼津，痰热、血瘀而生，肺失肃降。

治疗原则：滋阴清肺，祛痰化瘀。

处方：南沙参10g、麦冬10g、天冬10g、黄芩6g、浙贝母10g、苦杏仁6g、甘草3g、桑白皮10g、炙款冬花6g、地龙6g。水煎服，每日250ml，共7天。

用药后患儿咳嗽逐渐减少，服药1周夜间咳嗽消失，日间咳嗽较前明显减少，喉中有痰，此为燥热减，咳嗽缓，继续用前方再服1周。再复诊，患儿咳嗽很少，患儿病程长，燥邪日久，气阴两伤，再予益气养阴除痰，再给予善后药1周。再方：黄芪10g、玉竹10g、山药10g、桔梗10g、橘皮10g、茯苓10g、黄精10g、五味子6g、半夏6g。水煎服，每日250ml。

二、肺炎喘嗽

肺炎喘嗽是小儿时期常见的肺系疾病之一，以发热、咳嗽、气促、痰鸣为主要临床特征，俗称"马脾风"。肺炎喘嗽的病因包括外因和内因两方面。病机关键为肺气郁闭。西医学的小儿肺炎以上述症状为主要临床表现者可参考本病论治。

本病辨证，首辨轻重，次辨风寒、风热、痰热及毒热。肺炎喘嗽初起，应分清风寒及风热；本病极期，应区分痰热及毒热。肺炎喘嗽的治疗应分标本虚实，实证治标为主，以宣肺开闭、化痰平喘为基本法则；出现变证者，宜中西医结合治疗，或温补心阳，或平肝熄风，随证施治；疾病后期，正虚或邪恋，治疗以扶正为主，兼清解余热。

（一）肺炎喘嗽病案之痰热闭肺

患儿，女，3岁。主因发热3天、咳喘2天。患儿3天前受凉后出现发热，体温波动于38～39℃，咳嗽频频，咳声重浊，有痰难咳，气急，夜寐不安，大便干燥，小便短黄。

查体：神清，精神可，面赤，唇红，稍有气急，咽红；双肺呼吸音粗，可闻及细小湿啰音；心音有力，律齐；腹稍胀，肝脾未触及，舌质红、苔白厚，脉数有力。

辅助检查：白细胞 $6.0×10^9$/L，中性粒细胞百分比 49%，血小板 $197×10^9$/L。胸部 X 线片示双肺纹理增多、增粗，右肺散在小点片状阴影。

中医诊断：肺炎喘嗽，痰热闭肺证。

治法：清热涤痰，开肺定喘。

处方：麻黄 3g、苦杏仁 6g、石膏 15g、甘草 3g、葶苈子 10g、黄芩 6g、苏子 6g、射干 6g、桑白皮 10g、瓜蒌 10g。水煎服，每日 150ml。

经治 2 天，患儿热退，继续用药，喘息平，咳嗽减，共服药 5 天，喉间有痰。

再方：陈皮 6g、茯苓 10g、桔梗 6g、枳壳 6g、半夏 6g、胆南星 6g、瓜蒌 10g、前胡 6g、甘草 3g。水煎服，每日 150ml，服药 5 天。患儿症状消失，痊愈。

本案患儿外感邪气，小儿体属纯阳，感受外邪后很容易入里化热，热邪闭肺，肺气郁阻，失于宣肃，导致发热、咳嗽；热邪闭肺，水液输化无权，凝聚为痰，加之温热之邪，灼津炼液为痰，痰阻气道，壅盛于肺，则见咳嗽、气急的系列表现。病机关键强调肺气郁闭，肺气既不能宣发又不能肃降即为肺气郁闭，从而出现热、咳、痰、喘、煽的系列表现。表邪入里，化热炼痰的过程即是肺炎喘嗽的关键病理产物——痰热的产生过程。如痰热闭阻于肺，导致肺失于宣肃，不能输布精液，肺津熏灼凝聚，痰热互结，加重肺气郁闭，所表现的证候与外邪闭肺表现的证候又不一样。主要表现为咳嗽、气急鼻煽、喉间痰鸣、胸闷、痰涎，甚至肺气郁闭不解，憋喘明显，气滞则血瘀，口唇发绀等。甚至，痰热闭肺不解，热毒化火，出现毒热，进入毒热闭肺的病理转归阶段。后者肺热炽盛，蕴生毒热，热深毒亦深，闭阻于肺，则出现高热、咳剧、烦躁、喘憋等本脏重症的表现。同时，毒热耗灼阴津，津不上承，清窍不利则见涕泪俱无、口干、鼻干的伤津证候。

肺炎喘嗽的临床诊治重点在辨病情轻重的同时更辨风寒、风热、痰热及毒热，且强调辨治过程的连续性和整体性。在临床诊疗过程中，不同证型的表现是动态的连续过程，不是孤立的、一成不变的辨证。外感风寒入里化热，风热闭肺，痰热交结，热毒炽盛，量变而质变，形成毒热闭肺。小儿肝常有余，尤其在毒热闭肺时容易出现邪陷厥阴。动态辨证要把握病机核心，要结合小儿生理病理特点，四诊合参，动态观察，才能切合实际，取得良好的临床效果。本案患儿外感邪气，入里化热，痰热交结，初予清热涤痰以开肺定喘，随痰热解除再予二陈汤加减以化痰理气、宽胸止嗽善其后，因辨证施治得当、小儿脏气清灵，很快得以康复。

（二）肺炎喘嗽病案之毒热闭肺

患儿，女，6 岁。以发热伴咳嗽 6 天为主诉。患儿病初发热，体温波动于 38～39℃，少许咳嗽；发热持续 2 天后咳嗽逐渐加重，少痰，活动后气急，咽痛，唇赤干裂，大便干；其间自服头孢抗菌药物后体温下降，仍有低热。就诊时咳嗽较重，刺激性阵发咳嗽，昼夜都咳，有痰难咳出，偶有少量痰中带有血丝。

查体：体温 36.8℃，脉搏 112 次/分，呼吸 24 次/分；意识清楚，精神一般，全身无皮疹、出血点，全身浅表淋巴结未及肿大；面色无发绀，三凹征阴性，双肺呼吸音粗，双肺呼吸音对称，双肺可闻及少许中、湿啰音；心音有力，律齐，心前区未闻及明显杂音；腹软，舌红，苔白厚，脉数。

辅助检查：血常规提示白细胞计数 $10.49×10^9$/L，血小板计数 $419×10^9$/L，中性粒细胞百分比 45.7%，血红蛋白 132g/L；C 反应蛋白（CRP）3.10mg/L。病原学检测：呼吸道病原体 IgM 九联检均阴性。肺炎支原体总抗体 1：40（阴性）。13 种呼吸道病原体多重检测：肺炎支原体-DNA 阳性，余阴性。胸部 X 线片示支气管肺炎。

中医诊断：肺炎喘嗽，毒热闭肺。

治法：泻肺解毒，清热化痰。

处方：麻黄 5g、石膏 25g、栀子 6g、黄芩 10g、黄连 5g、葶苈子 10g、紫草 10g、射干 6g、苦杏仁 6g、柴胡 10g、芦根 15g、甘草 5g，白屈菜 6g。水煎服，每日 300ml。

患儿口服药物 3 天，体温正常，咳嗽减轻。继续服药共 6 天，咳嗽明显好转，有少量痰，后予天冬 10g、麦冬 6g、黄芩 6g、桔梗 10g、莱菔子 10g、枳壳 10g、前胡 6g、浙贝母 6g。水煎服，每日 300ml，巩固治疗 1 周停药。

治疗后患儿症状逐渐消失，查体肺部啰音消失，复查胸部 X 线片提示肺炎吸收消散期，复查肺炎支原体总抗体明显增高（1∶1280），符合肺炎支原体感染诊断。本治疗初给予解热毒止咳化痰，方中紫草、黄芩、黄连、石膏等解毒效强，白屈菜、射干、苦杏仁有镇咳良效，配合使用，热毒解，后期因热毒伤阴炼痰，再以滋阴清热化痰之品善后，疗效满意。

三、哮　喘

哮喘是小儿时期常见的一种反复发作的哮鸣气喘性肺系疾病。哮指声响言，喘指气息言，哮必兼喘，故通称哮喘。临床以反复发作性喘促气急、喉间哮鸣、呼气延长为特征，严重者不能平卧、张口抬肩、摇身撷肚、唇口发绀。常在清晨或夜间发作或加剧。本病包括了西医学所称的喘息性支气管炎、支气管哮喘。

本病发病机制是外因诱发，触动伏痰，痰随气升，气因痰阻，相互搏结，阻塞气道，宣肃失常，气逆而上，出现系列表现。哮喘应坚持长期、规范、个体化的治疗原则，传统治疗多以发作期和缓解期分别施治。近年来，随着对哮喘认识的逐步深入，对缓解期的治疗又给予细分，认为该期分迁延期和缓解期（又称无症状期）更利于疾病诊治。

（一）哮喘病案之发作期寒性哮喘

患儿，男，6 岁。主因咳喘 2 天就诊。患儿既往有哮喘病史，支气管扩张试验阳性，此次受凉后鼻流清涕，咳嗽逐渐增多，至频频咳嗽，夜间尤甚，伴喉间哮鸣，痰少色白有泡沫，不发热，畏寒，大便偏干，小便清长。

查体：神疲，面色无华，四肢凉，少汗，气急，咽不红；双肺呼吸音粗，满布呼气相哮鸣；心音有力，律齐；舌淡、苔薄白，脉浮紧。

辅助检查：胸部 X 线片示双肺纹理增多、增粗。

中医诊断：寒性哮喘。

治疗原则：温肺散寒，涤痰定喘。

处方：麻黄 5g、桂枝 6g、细辛 3g、白芍 10g、五味子 6g、苏子 6g、苦杏仁 10g、前胡 10g、射干 6g、地龙 10g、款冬花 10g、甘草 3g。水煎服，每日 300ml，共 7 天。

患儿服药后 2 天哮鸣逐渐消失，4 天咳嗽明显减少，少许咳嗽有痰，继续服药。1 周治疗后，患儿咳嗽散在，偶有，喉间有痰，运动后有阵发性咳嗽，无喉间哮鸣；再予前方去款冬花，加白芥子 6g，桔梗 6g，又 1 周，患儿症状消失，后以健脾利气而固本。

（二）哮喘病案之迁延期肾虚痰恋

患儿，女，9 岁。患儿支气管哮喘病史 3 年，每年冬天均有发作，近 1 年哮喘发作更频繁。此次就诊前 2 周患儿受凉后咳喘发作，张口抬肩，鼻煽，在外院给予雾化、静脉输液、口服中药治疗，3 天后张口抬肩、鼻煽消失，继续雾化加口服中药治疗 10 天，现患儿仍有阵发性咳嗽，伴活动后气短痰鸣，患儿自觉乏力、畏寒。

查体：形体消瘦，四肢凉，咽不红；双肺呼吸音粗，心音有力，律齐；腹软，舌淡，苔薄白，脉细。

中医诊断：哮喘迁延期，肾虚痰恋证。

治法：泻肺祛痰，补肾纳气。

处方：苏子 10g、川芎 6g、半夏 6g、肉桂 6g、补骨脂 10g、桃仁 6g、五味子 6g、女贞子 10g、白屈菜 10g。水煎服，每日 300ml，共 7 天。

　　患儿服药后痰减少，气短消失，继续服用1周，症状消失，活动后亦如常人，再以健脾温肾固本善后。

（三）哮喘病案之缓解期脾肾两虚

　　患儿，女，6岁。患儿哮喘病史3年，每至季节转换时发作，每次需经历3～4周治疗后咳喘缓解。本次哮喘发作住院治疗6天，门诊治疗2周，现无咳痰喘症状，一般情况可，平素纳差，大便稀溏，为根治来就诊。

　　查体：形体瘦弱，低语懒言，面色㿠白，唇淡；心、肺、腹查体无异常，舌质淡、苔薄白，脉数无力。

　　辅助检查：3个月前支气管激发试验阳性，既往皮肤变应原测定尘螨（+++）、花粉（+++）。

　　中医诊断：支气管哮喘缓解期，脾肾两虚证。

　　治法：健脾温肾，固摄纳气。

　　处方：黄芪10g、党参10g、补骨脂10g、玉竹10g、山药10g、五味子6g、煅牡蛎20g。水煎服。

　　2周后患儿复诊，病情稳定；继续前方2周后复诊，患儿自觉体力增强，纳增，大便成形。适逢夏日三伏，再以三伏敷贴冬病夏治。门诊随访6个月，未见哮喘复发。

　　中医治疗小儿哮喘采取分期治疗。发作期当攻邪以治其标，分辨寒热虚实而随证施治，治疗中围绕气壅、血瘀、痰阻三方面展开。哮喘发作经7～10天的治疗即进入迁延期，此时咳喘减缓，邪退而正虚，患儿多仍有痰壅表现，治疗得当，痰祛病除；治疗不当，痰阻窍闭，气逆于上，喘促哮鸣又可发作，此时以虚、实为论，当扶正为本兼祛伏痰，以补肺固表，补脾益肾为主，去除生痰之因。痰乃津液所化，行则为液，聚则为痰，气行则水亦行，痰湿自祛，血活则瘀散，窍道络阻自通，方有利于气机。气机畅，哮喘平。此时可选用川芎、当归、莱菔子、枳壳等行气活血药物随证加减。缓解期的治疗立足于预防哮喘发作，此时患儿哮停、痰除、咳止，虽血瘀、痰壅实邪已祛，但机体内在的气血阴阳调和尚需时日，此期重点在调阴阳、和气血、健脾肾而固本，以图根治。哮喘缓解期的治疗多数为无症状表现阶段，属于中医"治未病"的范畴，此期也是中医外治法发挥较好作用的阶段。

（施畅人）

第四篇 呼吸系统疾病

第一章 先天性呼吸系统疾病

本章延伸阅读

第一节 先天性喉软化

先天性喉软化（congenital laryngomalacia）以吸气时声门上组织向声门塌陷导致间歇性气流受限，以吸气性喉喘鸣和上呼吸道阻塞为主要特点，是新生儿及婴幼儿喉喘鸣最常见的原因。发病以男孩为主，男女比例平均为16∶1。患儿多于出生后2周内出现症状，4~8个月内症状加重，大部分可在2岁之前自愈或经保守治疗治愈，10%的患儿需要手术治疗。

一、病因和发病机制

（一）解剖结构异常

典型的解剖结构异常包括杓状会厌襞向内塌陷；杓状软骨向前、向内塌陷；会厌软化，即会厌吸气时向后接触咽后壁或向内塌陷接触声带；过长的管状会厌；杓状会厌襞过短以及楔状软骨和小角软骨向前塌陷等。"Ω"形会厌曾被认为是喉软化的典型结构异常，但多达50%正常婴幼儿中也存在"Ω"形会厌，且喉软化患儿症状缓解后"Ω"形会厌仍持续存在。这提示"Ω"形会厌仅在病理基础存在时才有可能产生致病作用。

（二）神经学说

Thompson等发现，伴随着神经系统疾病的增加，喉软化病情严重程度也在加重，因此，他提出喉软化周围神经反射异常的病因理论。迷走神经通过喉内收反射来控制喉的功能及张力，进食时，位于杓状会厌襞的喉上神经将信号传递至位于脑干的呼吸及吞咽控制核团，运动神经元接受迷走神经调节关闭声门并进行吞咽动作。影响传入反射的神经整合、脑干功能和传出反射的任何病理因素都可能导致喉软化及喂养困难。Munson等观察到严重喉软化患儿的声门上组织黏膜下神经存在增生及肥大。伴有神经系统异常的患儿，声门上成形术治疗喉软化失败率增加。镇静药物可能会引起婴儿暂时的气道阻塞，全身麻醉药可能会导致生长阶段神经毒性，导致神经元凋亡，或影响新生神经元的生成从而加重喉软化病情。患有中枢神经系统损伤的儿童（如卒中、癫痫、缺氧性脑损伤等）也可能会发展成后天性喉软化。上述结果均为喉软化的神经学理论提供了有力佐证。

（三）软骨学说

20世纪中期，有学者认为喉部软骨发育不成熟是先天性喉软化的原因，但缺乏组织学异常的有力证据。另外，早产儿中先天性喉软化发病率并未升高也不支持这一理论。

（四）胃食管反流和喉咽反流

胃食管反流（GER）和喉咽反流（LPR）是喉软化常见的伴随疾病。吸气相声门上结构向内塌陷形成胸腔负压，它能克服食管括约肌所产生的压力，抽吸胃内酸性物质，将上气道、喉部浸润于酸性环境中，引起气道的炎症反应及水肿，加重气道阻塞。气道阻塞使胸腔负压进一步升高，引起继发性反流，从而形成气道阻塞与反流的恶性循环，并引起反复发作的吸入性肺炎。

二、临床表现

喉喘鸣是喉软化的主要特征，伴有不同程度的胃食管反流和喉咽反流，如呕吐、咳嗽、呛咳等症状，患儿常常合并生长发育迟滞及营养不良。体征方面，主要表现为上呼吸道阻塞，如吸气性三凹征、发绀或呼吸暂停等。合并症会掩盖喉软化的存在、加重疾病严重程度，同时影响重度喉软化术后的预后，故临床上应重视合并症的诊治。常见的合并症包括胃食管反流病（GERD）、气道复合病变、先天畸形、心脏病及神经系统疾病等。喉软化可分为轻度、中度和重度，其严重程度视患儿喂养困难及气管阻塞的程度而定。轻度喉软化患儿主要表现为间歇性吸气相喉喘鸣，可有偶发的呛咳、胃食管或喉咽反流等相关症状，大多数患儿病情平稳，1岁左右症状基本缓解。中度先天性喉软化患儿主要表现为吸气相喉喘鸣伴喂养困难。重度喉软化患儿主要表现为严重吸气性三凹征、发绀、呼吸困难；胃食管反流引起的生长发育迟滞、营养不良及气道阻塞引起的睡眠呼吸暂停。喉软化的分度对指导治疗有重要意义，但随着病情变化，喉软化分度会发生变化，因此，在每次复诊随访时，都应根据患儿的临床表现、体征及合并症等修正喉软化的分度。

三、辅助检查

（一）电子喉镜检查

电子喉镜检查是诊断先天性喉软化的金标准，在清醒无麻醉状态下动态观察吸气相声门上组织塌陷状态，如杓状会厌襞是否短小、会厌是否卷曲、杓状软骨和小角软骨向喉入口塌陷的程度等。电子喉镜可对喉软化进行分型，评估气道阻塞的程度及是否存在胃食管反流、喉咽反流和气道复合病变。电子喉镜下喉软化可分为3型（图4-1-1）。Ⅰ型为吸气相杓状会厌襞向喉内脱垂塌陷；Ⅱ型为杓状会厌襞缩短；Ⅲ型为会厌后移，吸气时阻塞喉入口。其中Ⅰ型多见。

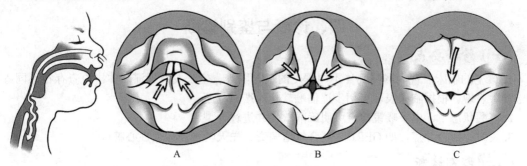

图4-1-1　喉软化分型
A. Ⅰ型；B. Ⅱ型；C. Ⅲ型

（二）直接喉镜及气管镜检查

直接喉镜及气管镜检查多是在麻醉状态下进行的，主要用于排除气道复合病变，如气管软化、声门下狭窄、喉部囊肿、声门下血管瘤及喉裂等。

（三）影像学检查

喉部和胸部CT三维重建可用于排除气道异物及喉气管的占位性病变，多层面地了解喉气管狭窄的部位、范围、形态，以及气道外的病变情况，弥补内镜检查的不足。喉部增强MRI在鉴别某些占位性疾病方面具有明显的优势。

（四）其他检查

其他检查包括心脏彩超、脑电图、上消化道造影、核素胃食管反流检查（图4-1-2）等，可用于诊断合并症。

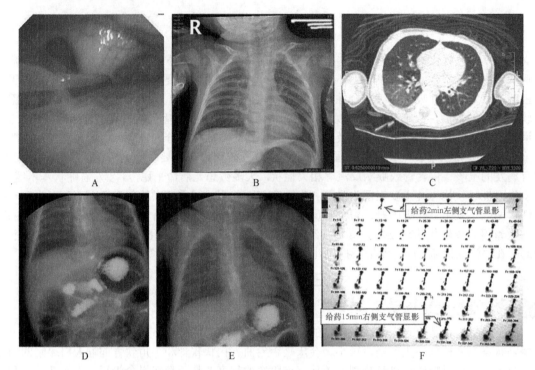

图 4-1-2　患儿，男，3 个月余，因"吸奶呛咳伴喉鸣 40 余天"入院
A. 气管镜：喉软化Ⅲ型；B. 胸片：肺炎；C. CT 肺部感染；D 和 E. 上消化道造影：对比剂进入气管内；
F. 核素扫描：左右支气管可见显像

四、诊断与鉴别诊断

（一）诊断要点

1. 典型的临床表现为喉喘鸣伴不同程度的喂养困难、生长发育迟滞，体格检查存在不同程度的喉梗阻表现。根据临床表现可初步评估喉软化的严重程度。

2. 清醒状态下，电子喉镜检查可明确喉软化并进行分型。

3. 及时诊断合并症，如 GERD、复合气道病变、先天畸形及先天性心脏病等。

（二）鉴别诊断

1. 先天性喉蹼　因范围不同可出现不同程度的喉鸣、吸气相三凹征，常伴有口唇发绀及喂养困难；但临床症状出现较早，症状多于出生后即有，并常伴有其他先天畸形；喉镜下见到喉腔有白色或淡红色膜样蹼或隔膜可鉴别。

2. 急性喉炎　可出现不同程度的喉鸣和呼吸困难，症状多因急性感染引起，常伴有发热、声嘶和犬吠样咳嗽；喉镜下见声带充血、水肿或喉黏膜充血肿胀可鉴别。

3. 声门下狭窄　多种原因均可引起喉鸣和呼吸困难，但先天性声门下狭窄出生后即有喉鸣和呼吸困难；后天性声门下狭窄多由长期气管插管引起。颈部 CT 影像可见声门下气管狭窄或喉镜检查声门下气管直径明显减小可鉴别。

五、治　疗

轻、中度喉软化以保守治疗和随访为主。轻度喉软化可改变喂养习惯；中度喉软化患儿应适当调整喂养方式，如少量多次、慢速喂养、直立位喂养、喂养过程中勤拍背以防患儿吞入空气和改变食谱。根据病情，决定是否采取抑酸治疗，起始药物可选择 H_2 受体拮抗药，如雷尼替丁或质子泵抑制药。中度喉软化患儿应定期门诊随访，按需复查电子喉镜以重新评估分型。重度喉软化患儿除了喂养方式调整、抑酸治疗外，可手术治疗。目前手术治疗一般采用内镜下声门上成形术，常见并发症如肉芽增生、水肿或声门上狭窄等。

第二节 先天性气管支气管软化

气管支气管软化（tracheobronchomalacia，TBM）由于气管和支气管软骨和（或）后膜的结构异常，导致气道塌陷性增加，以呼气时气道后膜过度动态塌陷为特征。TBM 的发病率在 1∶2500～1∶1500 之间。由于支气管镜检查在儿科领域开展时间相对较晚，因此，目前关于小儿 TBM 流行病学资料相对缺乏。TBM 可因气道塌陷出现不同程度的呼吸系统症状，严重的患儿如果出现呼吸道感染频率或病情严重度增加、运动不耐受、有支气管扩张倾向需要进行手术干预，在介入治疗普及前，重症 TBM 病死率高达 80%。

一、病因和发病机制

（一）病因

TBM 按病因可分为先天性（原发性）气管支气管软化和继发性（获得性）气管支气管软化（表 4-1-1）。先天性 TBM 是由柔软的软骨和动态后膜壁内陷所致的气道阻塞，真正柔软的软骨很罕见，可能与发育不全或早产相关。有报道认为，先天性 TBM 可能与胚胎期前肠发育不良有关，可能伴有食管发育异常。目前发现与先天性 TBM 关系最密切的是气管食管瘘和食管闭锁。某些疾病 [如软骨发育异常、埃勒斯-当洛（Ehlers-Danlos）综合征、黏多糖贮积症 II 型亨特（Hunter）综合征及克鲁宗（Crouzon）综合征等] 也可能与气管壁的柔软软骨有关。继发性 TBM 比先天性 TBM 更常见，包含多种病因，如长期插管、气管切开、气管外压迫（心血管畸形、淋巴结肿大、胸腺增大等）。本文主要论述先天性 TBM。

表 4-1-1 气管支气管软化的病因

分类	病因
先天性（原发性）气管支气管软化	特发性
	早产
	头臂干正常的搏动性塌陷
	先天性软骨异常，如软骨发育不良、软骨软化症、多发性软骨炎、Ehlers-Danlos 综合征
	与 TBM 相关的先天综合征：如黏多糖贮积症 II 型（Hurter 综合征）、CHARGE 综合征、VATER 联合征、9 三体联合征、唐氏综合征（21 三体综合征）、22q11 缺失综合征、迪格奥尔格（DiGeoge）综合征、皮埃尔-罗班（Pierre-Robin）综合征、普法伊非尔（Pfeiffer）综合征、拉森（Larsen）综合征
	与 TBM 相关的先天异常，如气管食管瘘、食管闭锁、支气管肺发育不良
继发性（获得性）气管支气管软化	长期插管
	气管切开
	严重气管支气管炎
	压迫性：血管、心脏、骨骼、肿瘤、感染、创伤等

（二）发病机制

气管由前部的软骨环和后部的膜性结构组成，两者正常比例约为 4.5∶1，而 TBM 患儿可降至 2∶1～3∶1（图 4-1-3 延伸阅读），其比例下降代表气管硬度下降，因此，TBM 患儿呼气相气道塌陷较正常儿童更为明显。由此产生的病理生理变化为：呼气时产生的气流涡流，在有气道分泌物时产生痰鸣，无气道分泌物时产生低调、单音性喘鸣。呼气相气道壁易于相互摩擦，气道本身刺激或震颤可导致咳嗽；部分患儿因咳嗽时气管关闭难以清除分泌物，加之上皮鳞状化生及黏膜纤毛清除功能减弱，易导致反复呼吸道感染；呼气时肺泡内气体排出受阻，严重时可导致肺泡壁破裂而形成局限性肺气肿。

二、临床表现

（一）症状

TBM 是婴幼儿和儿童顽固性咳嗽和喘息的主要病因之一，60% 的患儿出生时即有喘息的表现，临床症状常在 1 岁前出现（图 4-1-4），表现为呼气相喘息、犬吠样咳嗽，以及感染时痰鸣。

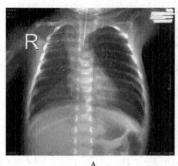 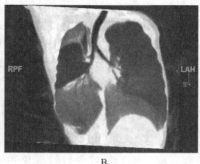 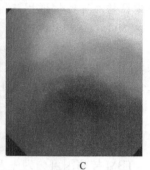

图 4-1-4　患儿，男，1 个月零 8 天。因 "咳嗽 3 天，加重伴气促 1 天" 入院
A. 胸部 X 线片；B. 胸部 CT 示右肺中叶及左上叶气肿；C. 气管镜见右中间干支气管软化

（二）体征

肺部听诊可闻及呼气相哮鸣音，严重者有发绀和呼吸暂停发作。这些临床症状往往因感染、哭闹、进食而加重。

三、辅助检查

（一）支气管镜检查

软式支气管镜是目前诊断 TBM 的金标准。在自主呼吸状态下，可观察到患儿气道动力性塌陷。目前，国内关于软式支气管镜诊断小儿 TBM 的分度标准如下：呼气相气管直径缩小≥1/3 为轻度；气管直径缩小≥1/2 为中度；气管直径缩小≥4/5 接近闭合，看不到圆形管腔为重度。而国外以气道直径缩小≥1/2 作为诊断标准，该诊断标准是以 Wittenborg 等研究结果作为基础而确定的，他们发现正常儿童用力呼吸时气道直径内陷也可达到 20%～50%。

（二）影像学检查

多层螺旋 CT 及气道重建技术能较真实地反映气道情况，目前已应用于成人 TBM 的诊断，但儿童无法配合呼吸指令，动态呼吸时气道成像存在一定的困难。

（三）肺功能检查

它可反映 TBM 患者存在气流受限，但与气道狭窄的严重程度无关，对 TBM 的诊断不具有特异性。

四、诊断与鉴别诊断

（一）诊断要点

1. 顽固性的咳嗽或喘息，感染或运动后加剧。
2. 在自主呼吸状态下，通过支气管镜观察气道动力改变，可明确诊断并进行分度。
3. 诊断 TBM 的同时，尽可能寻找 TBM 病因。

（二）鉴别诊断

1. 支气管哮喘　可有反复咳嗽、喘息；但哮喘多有过敏史，抗哮喘治疗后明显好转；肺部影像学无明显异常，支气管镜检查可鉴别。

2. 大血管畸形　压迫气道后可出现咳嗽和喘息；但可伴有其他心血管畸形临床表现，如发绀、心脏杂音等；胸部 CTA 和心动超声常可鉴别。

五、治　　疗

根据患儿的临床症状、病因、年龄、分度及身体耐受程度等，TBM 患儿采用不同方式的治疗（表 4-1-2 延伸阅读）。对于有症状的患者应当采取个体化治疗，要查找病因并权衡利弊制订治疗方案。

（一）保守治疗

先天性 TBM 大多数不需要干预治疗，最有效和最安全的治疗是等待和观察。随着年龄的增长，气管周围组织和气管软骨会随着生长发育逐渐变得坚固，在 1～2 岁时临床症状即可自行缓解。支气管舒张药通常无效，甚至对于部分患儿会加重病情。糖皮质激素具有抗炎特性、调节气道对各种外界刺激的免疫反应，有气道炎症时可酌情使用。

（二）持续气道正压通气（CPAP）

TBM 引起中度持续性气道阻塞或间歇性严重气道阻塞时，尤其是当病变已累及主支气管以下的气道时，可通过使用 CPAP 产生正向气道压力。CPAP 可单独以无创方式，也可配合其他治疗以有创的方式在气管导管或气管造口处使用。CPAP 的优势在于降低患者呼气阻力，使患者气道开放并增大呼气气流，在急性期使用可预防肺不张。但 CPAP 只能作为初步治疗、短期治疗或其他治疗的辅助，不能用于儿童 TBM 的长期治疗，也不能作为重度 TBM 的独立治疗方式。

（三）气道内支架植入术

气道内支架植入术的优势在于患者不需要开胸，创伤小。目前临床常见的气道内支架植入术的缺点是易发牛肉芽组织增生、膜部撕裂、支架移位，影响正常气管上皮功能，甚至穿透气管壁引起严重并发症。可生物降解的气道内支架有望用于治疗儿童 TBM。

（四）外科治疗

需要进行外科治疗的情况通常包括：①患者症状严重，辅助检查如肺功能检查、影像学和支气管镜检查结果与临床相符；②患者出现反复肺炎、机械通气拔管困难、间断呼吸道阻塞等情况，以及其他治疗手段无效时；③患者的病情对其健康有长期损害。

根据患者病情需要，外科治疗应采用个性化治疗，包括气管切开术、气管切除术、气道成形术、气管外支架固定、其他气管重建方法及其他外科治疗方式。

大多数轻度 TBM 患儿或早产儿，随着年龄的增长可以自愈。但对于重度 TBM 或存在相关组织病变及伴有先天性疾病者，常持续存在甚至危及生命。对于选择手术治疗的患儿，应重视术前准备和术后管理，并且在喂养、采取正确体位及预防呼吸道感染等方面，注重对家长的宣教，避免术后并发症，提高患儿的生活质量。

第三节　先天性气管狭窄

先天性气管狭窄（congenital tracheal stenosis，CTS）是气管管腔变窄所致，最常见于完全性气管软骨环的存在及膜性气管的缺失，导致管腔收缩，而气管黏膜增厚，黏膜下腺体和结缔组织增生进一步加重腔内梗阻。先天性气管狭窄常合并其他先天畸形，最常见的是心血管异常（如肺动脉吊带、动脉导管未闭、室间隔缺损、双主动脉弓、锁骨下动脉异常）。目前尚无全球流行病学统计数据及基于人群的发病率调研结果。

一、病因和发病机制

（一）病因

本病的病因及机制尚不完全清楚。有学者认为，胚胎在发育过程中呼吸系统咽气管沟（pharyngeal groove）发育障碍导致了先天性气管狭窄及相关疾病。咽气管沟是喉、气管和肺的始基，如果咽气管沟在分化过程中受到各种外界因素的影响，可引起不同阶段的分化障碍，最终造成气管狭窄或闭锁。也有人认为是气管软骨部分与膜部生长不成比例导致的气管狭窄，气管膜部的缺失也会引起局部或整个气管的狭窄。分子生物学的研究发现，某些分子通道及转录因子在气管发育过程中起着重要作用，染色体 7q36 位点 *Shh* 基因、2q14 位点 *Gli2* 基因、7p13 位点 *Gli3* 基因等均与此有关。

（二）发病机制

CTS 患儿狭窄段气管常合并完全性气管环，即气管软骨为"O"形而不是正常的"C"形。1984 年伯登（Berdon）等提出了"环-吊带综合征"，即肺动脉吊带和完全性气管环常同时存在。据报道，超过 50% 的肺动脉吊带患儿合并有完全性气管环，同时长段气管狭窄的患儿也大多存在完全性气管环畸形。"O"形环导致的先天性气管狭窄分为 5 型（图 4-1-5）。除图示中的 4 型外，另一种病理形态为气管软化。正常情况下，"C"形软骨环构成气管前壁，膜性肌肉组织构成气管后壁，两者正常比例约为 4.5∶1，而在气管软化患儿中，这一比例可降至 2∶1～3∶1，有的甚至可出现软骨环缺如、气管管腔变窄等现象。

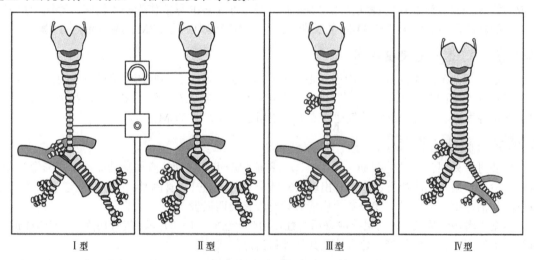

Ⅰ型　　　　　　　　　Ⅱ型　　　　　　　　　Ⅲ型　　　　　　　　　Ⅳ型

图 4-1-5　"O"形环导致的先天性气管狭窄

Ⅰ型：涉及几乎整个气管的长节段狭窄；Ⅱ型：位置和长度可变的漏斗状气管；Ⅲ型：伴或不伴有右上叶支气管异常的短段狭窄；Ⅳ型：桥状支气管起源于假隆突，该假隆突端由右上叶支气管的气管起源产生，并通过水平分支的支气管将气管连接到肺的其余部分，出现时常提示左肺动脉吊带的存在

二、临床表现

症状方面，CTS 没有特异性，患儿多表现为新生儿期或婴幼儿期出现的咳嗽、声嘶、呼吸困难。体征方面，表现为气促、吸气性三凹征、吸呼双相性喘鸣、反射性呼吸暂停等。当存在合并症时，患儿亦有合并症的相应表现，如合并先天性心脏病时，患儿往往早期就出现严重低氧血症、呼吸窘迫、慢性心功能不全及反复呼吸道感染；病程较长者，往往伴有生长发育的落后。

由于患儿的年龄、气管狭窄的程度及部位不同，以及是否合并其他畸形，临床症状出现的时间和表现也不尽相同，管腔越狭窄，症状出现得越早，临床症状越明显，其预后也越差。轻度气管狭窄的患儿可无明显症状或症状轻微，随着患儿生长发育，狭窄段气管也相应地增宽，症状可缓解消失。对于重度狭窄或者伴有心肺疾病的患儿，随着患儿生长发育，症状会越来越重，严重者甚至危及生命。

三、辅助检查

（一）影像学检查

1. 胸部 X 线片　为简单可行的基本检查方法，但对本病的诊断敏感性低。

2. 螺旋 CT 气管、支气管三维重建　可利用计算机的后处理功能，对气道进行三维立体重建，可以从任意角度清晰地显示气管、支气管树的轮廓，从而直观地发现气管狭窄的部位、长度，以及狭窄的范围，并可发现气管的其他异常，如气管性支气管。其优点有：①可纵向显示气道的长度和狭窄后的形态，病变上下界面与正常组织交界的关系；②能测量狭窄的程度，尤其是可显示常规横断面上不容易发现的轻度狭窄；③可显示纵隔肿物或大血管对气管、支气管树的纵向压迫；④对支气管镜不能达到的狭窄或梗阻的气道，可确定狭窄段的长度、远端气管的开通及分支情况。

（二）支气管镜检查

支气管镜能明确气管狭窄的部位、范围和程度，有助于明确造成气道狭窄的原因，是临床上诊断气管、支气管狭窄的主要方法。另外，支气管镜还可做组织活检，得到病理学证据。

四、诊断与鉴别诊断

（一）诊断要点

1. 临床表现缺乏特异性，新生儿期或婴儿期出现反复咳嗽、喉鸣、呼吸困难、吸呼双相性喘鸣等表现应引起高度重视。

2. 胸部气道三维重建及支气管镜检查可以确诊。

3. 注意合并症诊断。

（二）鉴别诊断

1. 支气管哮喘　可有反复咳嗽、喘息；但哮喘多有过敏史，抗哮喘治疗后明显好转；胸部气道三维重建及支气管镜检查可鉴别。

2. 大血管畸形　压迫气道后可出现咳嗽和喘息，且普通 CT 扫描也可显示气道狭窄；但常伴有其他心血管畸形，临床可出现发绀；胸部 CTA 和心动超声可提示大血管畸形，如肺动脉吊带、血管环及双主动脉弓畸形等可鉴别。

3. 胃食管反流　可因胃酸反流入气道引起气道痉挛出现咳嗽和喘息；但咳嗽和喘息多发生在夜间，且患儿多有溢奶或呛奶病史；内镜检查可有反流性食管炎表现，上消化道造影和 24h 食管下段 pH 监测可进一步鉴别。

五、治　疗

（一）保守治疗

对于无症状或症状轻微的患儿可行内科保守治疗，狭窄段气管可随着患儿的生长发育逐渐增宽，症状也逐渐减轻甚至消失。但应重视患儿的随访，如果病情持续存在或加重，应及时进行干预。

（二）手术治疗

1. 手术适应证

（1）狭窄严重的患儿，这类患儿在婴儿期即出现明显症状。婴儿气管尺寸相对较小，术后容易出现水肿而进一步阻塞气道，延长拔管时间。相对于短段狭窄，长段狭窄伴随心血管畸形如肺动脉吊带、心内解剖畸形等概率更高，这也为手术增加了难度与风险，这组患儿的病死率最高。

（2）早期进行保守治疗，随着并发症的增加需要手术的患者。手术治疗的目的是保证气道的通畅及稳定，缓解气道阻塞。对于年龄较大的患儿，手术治疗比新生儿更容易，若阻塞并不严重，可以适当等待手术时间。

2. 手术方式　①自体气管组织重建，包括气管切除端端吻合术、Slide 气管成形术和游离气管移植。②非气管组织气管成形术（肋软骨或心包补片）。③气道内支架植入术。生物组织工程的应用有望为未来手术提供更好的材料，减少并发症。

第四节　先天性气管闭锁

先天性气管闭锁（congenital tracheal atresia，CTA）是气管完全闭锁或因隔膜引起的高位气道阻塞，是发生在胎儿期的罕见先天畸形，通常是致命的。据统计，CTA 的发病率约为 1∶50 000，男性多于女性。出生后不久即出现严重的呼吸窘迫和发绀，未听见哭声以及气管插管失败的新生儿均应怀疑该缺陷。CTA 患儿常伴有气管或支气管食管瘘，因此，可以通过食管插管进行复苏和通气，此外这类患儿往往还合并其他系统的先天畸形，特别是心脏、胃肠道和泌尿生殖系统的畸形。而 CTA 患儿分娩后的存活率主要取决于及时诊断以及对气道的适当管理。

一、病因和发病机制

胚胎发育过程中，喉、气管上皮细胞过度增生可使气管管腔狭窄甚至闭锁。由于气管发育不良，肺发育过程中产生的液体潴留于肺内，使得肺肿大、支气管扩张，气管与胸腔内压增加，最后导致气管与支气管软化和肺毛细血管不明原因的减少，胎儿出生后可发生严重呼吸窘迫综合征或死亡。此外，由于胸腔压力增高，肿大的肺压迫心脏与大血管尤其是腔静脉，易导致胎儿心力衰竭、水肿，甚至宫内死亡。

二、临床表现

症状方面，CTA 通常是致命的，可表现为患儿出生后久未闻及哭声，伴有严重的呼吸窘迫。体征方面，表现为患儿出生后不久即出现严重呼吸困难和发绀。气管插管失败，而通过面罩通气后患儿呼吸困难和发绀有所改善的患儿，则需高度警惕该病。

三、辅助检查

（一）产前B超

肺对称性扩大呈高回声，气管与支气管及其远端扩张是产前超声诊断 CTA 的重要特征。

（二）影像学检查

胎儿 MRI 可协助诊断，怀疑该缺陷的活产患儿生后 CT 可诊断。

四、诊断与鉴别诊断

（一）诊断要点

1. 产前 B 超或胎儿 MRI 示双肺对称性扩大和中央小心脏，无气管和支气管扩张。

2. 出生后不久出现严重呼吸窘迫和发绀，未听见哭声以及气管插管失败。

3. 出生后影像学检查发现喉部下方完全或部分不存在气管。

1962 年，弗洛伊德（Floyd）对这种畸形提出了解剖学分类（图 4-1-6 延伸阅读），分为 3 型。Ⅰ型，约占 20%，表现为部分气管闭锁，远端气管正常但短，支气管正常，伴有气管食管瘘；Ⅱ型，约占 60%，表现为完全气管闭锁，有正常的分叉和支气管；Ⅲ型，约占 20%，没有气管，支气管直接来自食管。

（二）鉴别诊断

1. 先天性囊性腺瘤样畸形　又称先天性肺气道畸形（CPAM），通常是由终末端支气管样气道异常增生所致，85% 病变为单侧发生；而 CTA 则表现为双肺对称性扩大和中央小心脏，无气管和支气管扩张；生后 CT 和支气管镜检查可鉴别。

2. 肺隔离症　为肺的某一部分与正常肺分离；但气管和支气管无闭锁，生后无明显呼吸困难；CT 增强扫描发现血液供应来源于体循环可鉴别。

3. Fraser 综合征　为染色体隐性遗传病，可出现喉-气管闭锁畸形；但伴有其他畸形，如双侧隐眼畸形、眼距宽、并指（趾）、异常生殖器、脐膨出、肛门闭锁和声音嘶哑等；基因检测可进一步明确诊断。

五、治　疗

完全气管闭锁通常是致死的，不完全气管闭锁可通过手术治疗维持生命，组织工程方面的未来创新有望提高气管闭锁的长期存活率和生活质量。

第五节　先天性食管闭锁和气管食管瘘

食管闭锁（esophageal atresia）伴气管食管瘘（tracheoesophageal fistula，TEF）的发病率大约为 1∶5000，无明显性别差异，其多发生于低体重和早产儿。在大约 60% 的病例中，它与局限性或弥漫性气管软化有关。

一、病因和发病机制

（一）病因

目前认为，胚胎时期气管食管隔分离不全与先天性食管闭锁和先天性气管食管瘘的发生密切相关，已有研究从胚胎形成的过程逐渐深入到基因分子学水平后发现，音猬因子（sonic hedgehog，SHH）信号通路是前肠发育和分化的重要通路，与食管闭锁及气道食管瘘的形成有关，但目前具体发生机制仍尚不清楚。

（二）发病机制

食管与气管之间存在异常瘘管，呼吸道与消化道之间存在着一个异常交通，酸度很高的胃内分泌物反流进入气管，产生化学刺激性肺炎，而所分泌的唾液不能吞咽反流进入气管，从而引起吸入性肺炎。50% 食管闭锁的患儿伴有其他畸形，如 VATER 联合征或 VACTERL 综合征，患儿有脊柱（V）、心脏（C）、气管-食管（TE）、肾（R）和肢体（L）异常，食管闭锁的治疗变得更为困难。

有 5 种不同的食管闭锁类型（图 4-1-7）。Ⅰ型：食管闭锁，无气管食管瘘，通常闭锁两端相距较远（>2 个椎体），约占 8%；Ⅱ型：食管闭锁，伴近端气管食管瘘，占 0.8%；Ⅲ型：食管闭锁，伴远端气管食管瘘，占 86.5%；Ⅳ型：食管闭锁，同时伴有近端和远端气管食管瘘，占 1%；Ⅴ型：无食管闭锁，只伴有气管食管瘘，亦称 H 型 TEF，占 4.4%。

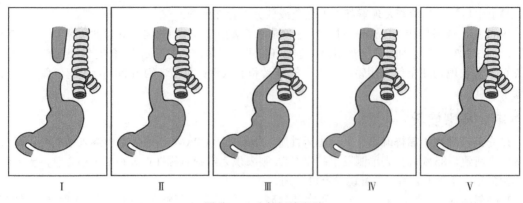

图 4-1-7　食管闭锁类型

二、临床表现

（一）症状

因食管闭锁，胎儿不能吞咽羊水，母亲妊娠时常有羊水过多现象。出生后患儿最初的症状是过多地流涎，当进行喂养时则出现窒息、咳嗽和发绀，严重时出现进行性呼吸困难。在所有的类型中，V 型由于不存在吞咽困难，并且倾斜 TEF 引起的气管抽吸作用较小，因此，通常会较晚诊断出，有时甚至要在成年之前才能被确诊。

（二）体征

当怀疑该疾病时，最简单和快速的诊断方法是置一根胃管，如果胃管进入 9～13cm 处遇到阻力，则有可能存在先天性食管闭锁，再进一步行胸部 X 线检查，如发现胃管卷曲于食管上段盲端，就可完全确诊，经胃管注入对比剂 1ml，X 线片能显示出食管上段的盲袋和它的位置。

50% 的婴儿还可出现消化系统、泌尿生殖系统或心血管系统的先天性异常。

三、辅助检查

（一）产前 B 超

若发现妊娠时羊水过多，胎儿近端食管扩张而又不能找到胃泡，并且能发现相关的 VAC-TERL 畸形，则应高度怀疑胎儿食管闭锁及气管食管瘘的存在。

（二）食管造影

食管造影是诊断气管食管瘘的常规方法之一，通过口服对比剂（如碘油、泛影葡胺等液态造影对比剂），在对比剂显示屏上动态观察是否有对比剂通过瘘管进入气管并使气管显影，并在直视下排除因呛咳或者胃食管反流所引起的气管显影。可以清楚显示瘘管的位置、大小、长度、形状，从而明确诊断食管气管瘘。但对于瘘管细小、瘘管位置较高、瘘口处有部分隔膜者，不一定能获得阳性结果；对瘘口较大者，有增加误吸呛咳的风险。由于气管食管之间压力不同，且瘘管斜行，气管侧高，食管侧低，加之瘘管较小或是黏膜部分遮挡，若食管压力不足以将对比剂逆流进入气管，则容易漏诊。食管加压造影可减少漏诊率。

（三）内镜检查

可在直视下观察气管端瘘口情况，尽管不少文献报道支气管镜具有较高的阳性确诊率，甚至有的机构推荐支气管镜作为首选检查方式，但仍有部分患儿不能得到诊断，存在误诊或者漏诊的情况。在进行支气管镜检查之前，可通过口服或向胃管、食管内注入少许亚甲蓝，若在支气管镜下发现瘘口且发现气管壁蓝染而获得诊断。电子胃镜检查联合支气管镜检查可提高 H 型 TEF 诊断的阳性率。

（四）胸部 CT 检查及重建技术

随着 CT 及其各种重建技术的发展，胸部 CT 联合气管重建技术在小儿气管食管瘘的诊断报道中逐渐增多。

（五）胸部 X 线检查

食管闭锁患儿的胸部正侧位片可显示食管上端充气扩张，T_3 下缘水平可见卷曲的管状影（图 4-1-8A、B）。伴有气管食管瘘患儿可见吸入性肺炎 X 线征象，即沿气管支气管分布的小片状阴影，以中下肺最常见。慢性反复感染患儿两肺可见密度增高的小结节或条索状影。支气管造影及食管造影可以帮助明确气管食管瘘的瘘管部位、形态及食管闭锁（图 4-1-8C、D）。

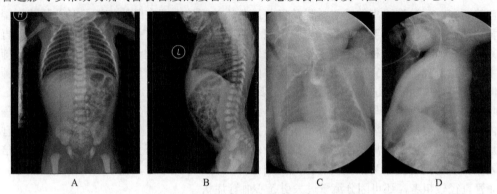

图 4-1-8 患儿，女，1 天。因"出生后呕吐黏稠胃液发现可疑多发畸形 1 天"入院

A、B.胸部 X 线正侧位片示食管上端充气扩张，提示食管闭锁；C、D.钡餐示食管闭锁Ⅲ型

四、诊断与鉴别诊断

（一）诊断要点

1. 产前 B 超若发现妊娠时羊水过多，胎儿近端食管扩张而又不能找到胃泡，同时合并其他畸形，应高度怀疑此病。

2. 患儿出生后过多流涎，当进行喂养时则出现窒息、咳嗽和发绀，严重时出现进行性呼吸困难。试插胃管时遇到阻力。

3. 影像学和内镜可明确诊断。

（二）鉴别诊断

1. 喉食管裂畸形 由于杓状软骨的两侧原基未能融合及食管气管隔未能向尾端生长而造成。出生后喂养时出现呼吸困难，可有反复吸入性肺炎病史；但通常胃管可置入；喉镜检查可见杓状软骨切迹下裂隙向下延伸至环状软骨及气管等；食管造影可进一步鉴别。

2. 神经性吞咽困难 各种疾病导致参与吞咽运动的脑神经受损，不能够进行正常的吞咽运动；神经性吞咽困难通常胃管可置入；食管造影可进一步鉴别。

3. 胃食管反流 胃食管反流患者吞咽后再出现溢奶或呕吐；但患儿吞咽正常，胃管可正常置入；食管造影可进一步鉴别。

五、治 疗

对于瘘管的处理，先天性气管食管瘘目前多采用单纯瘘管结扎、瘘管切断缝扎，以及切断瘘管并在瘘管断端之间置入胸膜片或肋间肌瓣等方式。

第六节 肺隔离症

肺隔离症（pulmonary sequestration，PS）是一种少见的肺发育畸形，占先天性肺发育畸形的 0.15%～6.4%。以供血动脉发育异常为基础，表现为与正常肺组织分离的单独发育的无功能肺组织团块。与正常肺组织由肺动脉及支气管动脉双重供血不同，隔离肺组织仅由主动脉发出的异常动脉供血，主要来自胸主动脉及其分支，部分来自腹主动脉及其分支，经隔离肺组织后回流至肺静脉或体静脉，其中以回流至肺静脉多见。根据是否有独立的脏胸膜包裹，分为叶内型及叶外型两型，其中叶内型约占 75%。

一、病因和发病机制

普赖斯（Price）等提出的牵引学说是目前最公认的理论，即在胚胎初期原肠及肺芽周围有较多与背主动脉相连的内脏毛细血管，当肺组织与原肠产生脱离时这些相连的血管逐渐衰退直至吸收，其中一些血管由于某种原因发生残存，成为主动脉的异常分支动脉，牵引一部分胚胎肺组织与肺主体发生分离，并独立发育成囊性包块，由循环动脉分支血管供血，病灶虽有支气管肺泡结构，但无正常呼吸功能，这部分肺组织称为隔离肺（图 4-1-9B、C 延伸阅读）。

叶内型隔离肺组织常与正常支气管相通，并形成无效腔，气道分泌物蓄积在无功能的隔离肺组织内易导致反复肺部感染。而叶外型虽然与正常支气管不相通，但可因肿块压迫周围器官引起相应症状。同时，由于隔离肺组织内毛细血管较脆弱，且体循环压力约是肺循环压力的 6 倍，巨大压差及反复感染等因素易使隔离肺组织毛细血管破裂，导致咯血，甚至窒息而危及生命。极少部分血管直径较粗者，还可因分流量过大引起心血管症状。

二、临 床 表 现

症状方面，缺乏特异性，叶内型因其囊腔病变与支气管有正常或病理性通道，局部易反复发生感染，临床表现为咳嗽、咳痰、痰中带血或咯血、发热及胸痛等；叶外型因与正常支气管并无相通，所以可长期无症状。体征方面，肺部体检缺少特异性，可无明显体征，合并感染时可出现粗湿啰音。

三、辅 助 检 查

（一）超声检查

胎儿超声和肺超声检查表现为强回声或稍强团块状回声，内部回声均匀，以楔形或三角形多见。彩色多普勒超声显示病变肺组织的异常供血动脉，若血供来自胸主动脉或腹主动脉，则为隔离肺。

（二）影像学检查

胸部影像学检查是诊断肺隔离症的主要依据，其包括普通胸部 X 线片、胸部 CT、CTA 及胸部 DSA 等方法，均以发现隔离肺组织的异常供血动脉为确诊指标。胸部 X 线片可显示患侧肺囊状透亮影伴条片状影（图 4-1-9A 延伸阅读），但对诊断肺隔离症帮助不大，而且容易误诊。胸部 CT 增强能显示异常肺组织结构，并能明确异常体循环的供血支，但不能立体、直观、完整地显示血管走行等情况，有一定局限性。CTA 则可弥补 CT 增强扫描的不足，它采集数据快、范围大，后期可以使用多层面容积重现及最大密度投影等技术进行处理，详细显示病灶中的异常血管，并可以立体旋转全方位观察（图 4-1-9D、E、F 延伸阅读）。既往认为 DSA 是确诊肺隔离症的金标准，但因其属于创伤性检查，需要在手术室内完成，因此，在临床上的应用受到很大的限制。

四、诊断与鉴别诊断

（一）诊断要点

1. 临床反复呼吸道感染、咳嗽、咳痰或咯血。

2. 影像学发现胸部异常团块影。

3. CTA 明确异常体循环血管供血。

（二）鉴别诊断

1. 肺囊肿　与囊腔样隔离肺在影像学上鉴别困难；但肺囊肿多为单房囊；胸部 CT 增强扫描或 CTA 能显示异常肺组织结构，并能明确异常体循环的供血支，可用于鉴别。

2. 支气管扩张症　囊腔样隔离肺影像学主要表现为囊腔样改变；但支气管扩张症以囊柱状或蔓状者多见；胸部 CT 增强扫描或 CTA 可鉴别，其能显示异常肺组织结构，并能明确异常体循环的供血支。

3. 肺脓肿　是由多种原因引起的肺组织化脓性病变，组织坏死后可形成脓腔；但肺脓肿壁较厚，边界不清晰，周围肺组织多有浸润和纤维性变，经抗感染治疗脓腔可逐渐缩小消失；胸部 CT 增强扫描或 CTA 能显示异常肺组织结构，并能明确异常体循环的供血支，可用于鉴别。

五、治　　疗

目前对于肺隔离症的治疗主要有以下几种方法，即保守治疗、常规开胸肺叶或隔离肺切除术、胸腔镜肺叶或隔离肺切除术、介入下异常血管的栓塞术。

无症状的叶外型肺隔离症患者也可选择保守治疗。常规开胸手术是早期治疗肺隔离症的主要方式，但由于近年来胸腔镜手术技术的成熟，开胸手术已较少使用。胸腔镜下隔离肺叶切除或肺叶切除已变成主要的处理方式。

介入治疗肺隔离症的机制是通过使用栓塞材料对隔离肺组织供血血管进行栓塞，使隔离肺组织血流灌注减少至消失，隔离肺组织首先出现缺血变性，继而纤维化、萎缩，最后消散、吸收。介入治疗并非适合所有的肺隔离症患者，对于合并支气管扩张、肺部反复严重感染的患者不宜选择介入治疗。

第七节　先天性肺发育异常

先天性肺发育异常（congenital pulmonary dysplasia，CPD）属于胚胎期肺发育障碍，是以肺组织发育不完全为特点的一组肺畸形。临床上分为 3 个类型：①肺未发生（pulmonary agenesis），表现为一侧肺或双侧肺完全缺失，没有支气管、血管和肺实质，系胚胎时期肺芽发育停顿所致；②肺未发育（pulmonary aplasia），只有残留的支气管形成的盲端，无供应的血管和肺实质；③肺发育不良（pulmonary hypoplasia），支气管、血管和肺泡存在，但其大小和数量均减少，病变常累及全肺，伴有同侧肺动脉畸形和异常静脉引流。

双侧肺未发生和肺未发育通常是致死性的，单侧肺未发生和肺未发育可在年长儿童和成人中因其他并发症原因就诊时偶然发现，但总体预后差，可能与合并其他畸形或功能障碍相关。单纯一侧肺不发育患者可存活到成年，但约 30% 患儿于 1 岁内死亡，50% 于 5 岁内死亡。右侧病变者死亡率尤高。个别肺发育不良患者可无明显症状，或仅表现为运动耐力下降、反复呼吸道感染，多数患者需要手术及支持治疗，当合并其他脏器畸形或功能障碍时，通常预后较差。

一、病因和发病机制

肺未发生和肺未发育可以累及单侧或双侧，以单侧常见，左侧较右侧多见。肺未发生与肺未发育的病因目前仍不清楚，可能与基因异常、叶酸和维生素 A 缺乏、胚胎早期病毒感染等有关。约 50% 患儿同时伴其他系统的畸形，如心血管（动脉导管未闭等）、胃肠道（气管食管瘘、肛门闭锁）、泌尿系统或骨骼畸形。

肺发育不良分为原发性和继发性，原发性肺发育不良的病因仍不清楚，临床较为罕见。正常新生儿出生后肺小动脉肌层退化，肺循环阻力下降，肺血流量增加，而肺发育不良的患儿可能是由于胎儿长期处于应激状态，肺小动脉肌层未退化，反而中层平滑肌增生，导致了持续性肺动脉高压。其多为双肺受累，出生后立即因低氧导致肺血管收缩、酸中毒、呼吸窘迫且氧疗无效，存活率较低。

继发性肺发育不良主要是由肺发育过程受到空间限制引起，可以是胸腔内限制也可以是胸腔外限制。其病因包括：①胸腔容积缩小，如先天性胸腔积液、膈疝、肺囊肿等，以及腹部肿块或腹水等使膈肌抬高。最常见的是先天性膈疝。腹腔脏器嵌入胸腔会限制同侧肺发育，且纵隔移位影响对侧肺发育。②泌尿系发育异常，或胎膜早破导致羊水减少，子宫压迫胎儿胸腔。③无脑、开放性脊柱裂等使呼吸运动受抑制。④成骨不全、软骨发育不良、脊柱侧凸等导致胸廓畸形。⑤心脏畸形、肺血管畸形。⑥染色体病，如唐氏综合征等。

二、临床表现

症状方面，肺未发生和肺未发育单侧受累患儿可从无症状到有呼吸困难、低氧、发绀，有些患儿可出现反复肺部感染。其症状的严重程度与纵隔移位导致循环功能障碍、肺组织总量及呼吸运动损害程度有关。肺发育不良的临床表现差别很大，可以无症状也可以表现为轻到中度的呼吸困难，肺部感染时病情加重。轻者多无症状，于体检时偶然发现，可因支气管狭窄、肺组织供血不良及纵隔移位等因素发生呼吸道感染，出现轻到中度呼吸困难。重者可出现呼吸窘迫，产后 24h 内出现严重呼吸窘迫者病死率高达 40%～50%。体征方面，查体可见胸廓健侧膨隆；心脏、气管偏向患侧，健侧呼吸音增强。约 50% 的患儿同时伴其他系统畸形，如心血管（动脉导管未闭等）、胃肠道（气管食管瘘、肛门闭锁）、泌尿系统或骨骼畸形，体检可有相应系统的表现。

三、辅助检查

（一）产前B超

产前超声检查可发现肺未发生和肺未发育，纵隔移位常常提示诊断。

（二）影像学检查

出生以后肺未发生和肺未发育的胸部 X 线改变一致，均为患侧肺密度均匀增高，心脏、纵隔向患侧移位，健侧肺透亮度增加、体积增大和肺纹理增粗，横膈低平，可有纵隔疝。胸部 CT 可以帮助确定患侧有无肺实质、支气管和肺动脉的存在，据此可以鉴别为肺未发生（无支气管）还是肺未发育（有部分支气管）。单侧肺发育不良胸部 X 线片示患侧肺容量小于对侧，肺血管纹理也减少，心脏、纵隔向患侧移位（图 4-1-10）。CT 可见两侧均有肺组织和支气管，患侧肺容量小、肺纹理纤细。CT 增强扫描可见患侧肺动脉发育细小。

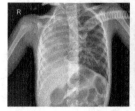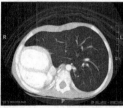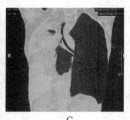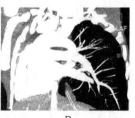

图 4-1-10　患儿，男，5 岁零 3 个月。因"咳喘伴发热 2 天"入院

A. 胸片：左肺纹理显著，纵隔、心影右移，右肺外带密实，中内带见片状透亮影。B、C 和 D. 右肺未显示，右侧胸腔容积小，内见右移心脏影，左肺体积增大，透亮度增高，内见多条条状高密度影；右主支气管近端盲端憩室样改变，气管插管远端下方气管横截面积约 1.8mm×3.0mm，较其远端的右主支气管窄；右肺动脉及静脉缺如，肺动脉略扩张

（三）支气管镜

单侧肺未发育或未发生患儿，支气管镜下自气管可直接进入健侧主支气管，未发现隆嵴。

四、诊断与鉴别诊断

（一）诊断要点

1. 产前 B 超发现纵隔移位，结合其他畸形，应怀疑该病。

2. 临床表现无特异性，出现呼吸困难、低氧、发绀及反复呼吸道感染，应行支气管镜及 CT 增强扫描以明确诊断。

3. 要注意合并其他畸形的诊断。

（二）鉴别诊断

1. 单侧透明肺　影像学可表现为一侧肺透亮度增高，肺血管纹理减少，肺容积缩小；但单侧透明肺多有前期重症感染病史；支气管镜检查气道结构无异常，肺血管造影示无肺血管发育不良可鉴别。

2. 先天性肺叶性肺气肿　影像表现为患侧肺透光度异常增高，纵隔、心影向健侧移位，可形成纵隔疝；先天性肺叶性肺气肿多于出生后 6 个月内发病；气管镜检查气道结构无异常，肺血管造影示无肺血管发育不良可鉴别。

3. 先天性膈疝　由于腹腔器官如胃、肠管或肝脏疝入胸腔造成患侧肺发育不良，出生后即可出现严重呼吸困难及患侧肺听诊无呼吸音；患儿有明显的腹部空虚呈舟状腹改变；影像学发现患侧胸腔有胃、肠管或肝脏影像可鉴别。

五、治　疗

单侧肺未发生或未发育应积极防治呼吸道感染，避免诱发致死性呼吸窘迫，根据情况矫正心脏畸形。肺发育不良的治疗原则为改善通气、纠正低氧、降低肺动脉压、改善肺顺应性，积极抗感染。患儿可使用呼吸支持、高频振荡通气诱导过度通气呼吸性碱中毒或允许性高碳酸血症通气，必要时采用 ECMO 改善通气；吸入 NO 可促进肺泡发育，减轻氧依赖，降低肺动脉压；可使用前列环素、内皮素受体拮抗药扩张肺血管；呼吸窘迫患儿应用外源性肺泡表面活性物质；足量有效抗菌药物控制肺部感染。先天性膈疝患儿应尽早置胃管减压，以增加胸腔容积。目前主张先经保守治疗稳定病情后再行膈肌修补术，如果出现严重呼吸窘迫应行急诊手术。术后患侧肺可继续生长，血管重建，血管壁肌层减少。反复发作肺部感染而健侧肺足以代偿时，应考虑行肺叶切除，并处理伴发的心脏、大血管畸形。全身情况不能耐受手术或术后健侧肺无法代偿为手术禁忌。胚胎干细胞极有潜力成为肺发育不良的细胞学治疗基础。

第八节　先天性肺囊性疾病

先天性肺囊性疾病是肺组织在胚胎时发育异常所形成的畸形，属于少见病，其病理分类和命名比较混乱，意见不一。本节主要论述先天性肺气道畸形（congenital pulmonary airway malformation，CPAM）、支气管源性肺囊肿（bronchogenic pulmonary cyst，BPC）和先天性肺叶性肺气肿（congenital lobar emphysema，CLE）。

一、病因和发病机制

（一）CPAM

CPAM 既往被称作先天性囊性腺瘤样畸形（congenital cystic adenomatoid malformation，CCAM，图 4-1-11 延伸阅读），该疾病是一种少见病，其发病率在 1∶35 000～1∶25 000 之间。1949

年，秦（Ch'in）通过对 11 例病例尸解后的病理分析首次命名了该疾病。先天性囊性腺瘤样畸形涵盖了所有不同大小和分布的、以存在异常细支气管和其他腺泡结构为特征的先天性气道肺病变。1977 年，Stocker 等根据病理特征将该疾病分成 3 型，即 1 型、2 型和 3 型。目前扩展后将 CPAM 分成 5 型，0 型以前被认为是腺泡发育不良，现在则认为是气管、支气管发育不良，1 型则是支气管/细支气管异常，2 型是细支气管异常，3 型是细支气管/肺泡导管病变，而 4 型是末梢腺泡异常。这种分型方法涵盖了 95% 的 CPAM 病例，各型的病理特征详见表 4-1-3（延伸阅读）。

（二）BPC

BPC 通常认为是胚胎发育时期支气管树某段的异常出芽形成的，与正常的支气管树是不相通的。囊肿位于一个部位或多个部位，囊壁内衬纤毛柱状或立方上皮细胞，外覆纤维组织壁，这层纤维组织壁内含软骨巢或支气管淋巴结。支气管源性肺囊肿的位置很多，可位于肺门、纵隔、肺实质内等。1948 年，Maier 按照解剖位置的不同，将支气管源性肺囊肿归成 5 类：①气管隆嵴类，这类囊肿靠近或正位于气管杈处；②气管旁支气管源性肺囊肿，囊肿位于距气管杈处不远的右侧主气管处；③肺门处支气管源性肺囊肿，这类囊肿位于叶支气管处；④食管旁支气管源性肺囊肿，这类囊肿与食管关系密切，而与支气管树无明显连接；⑤其他位置的支气管源性肺囊肿，这类囊肿位置不典型，如位于心包或者胸骨柄周围。

（三）CLE

CLE 的发病机制目前还不清楚，现在普遍认为支气管内阻外压以及支气管壁的病变会造成气体陷闭，肺泡腔扩张、融合，最后产生肺叶性肺气肿。支气管受压性病变包括心肺血管异常，如动脉导管未闭、肺动脉吊带、异常肺静脉回流及纵隔囊肿、畸胎瘤等。支气管内阻塞性病变包括支气管异物、肿瘤等。支气管壁的病变主要是支气管软骨发育不良。Hislop 和 Reid 通过病理学的检查发现肺叶内正常肺泡的数量增多是先天性肺叶性肺气肿的发病基础。先天性肺叶性肺气肿常合并有其他先天畸形，如心血管畸形、漏斗胸、前纵隔缺损、膈疝、食管裂孔疝、软骨发育不良、肾发育不全等。该畸形多于婴儿早期发病，好发于男孩，以左肺上叶最多见，其次多见于右肺的上叶和中叶。

二、临 床 表 现

症状方面，先天性肺囊性疾病的临床表现无明显特异性，畸形的位置及大小等会影响临床表现。主要表现包括反复的肺部感染、气促、呼吸困难、呼吸窘迫、发绀、咯血等。体征方面，临床体检无特异性，可表现为呼吸增快，合并感染时可有湿啰音。如果合并其他畸形，如心血管畸形、漏斗胸、前纵隔缺损、膈疝、食管裂孔疝、软骨发育不良、肾发育不全等，可有相应系统的临床表现。

三、辅 助 检 查

（一）产前B超

产前 B 超可见胸腔内实质性强回声或囊肿直径大小不等的囊实混合回声肿块。肿块的压迫效应可导致心脏及纵隔受压移位，从而偏向对侧，如果肿块明显压迫心脏及胸内血管，可引起胎儿胸腔积液、腹水及全身水肿。

（二）影像学检查

胸部 X 线检查可发现囊性或囊实性病变，CT 或 MRI 可进一步确诊囊性病变。

四、诊断与鉴别诊断

（一）诊断要点

1.临床表现为反复肺炎、气促、呼吸困难、呼吸窘迫、发绀、咯血等表现。

2. 胸部 CT 增强扫描可明确囊性病变。

3. 术后组织病理可进一步明确病理类型。

4. 根据临床表现诊断是否存在合并症，如心血管畸形、漏斗胸、前纵隔缺损、膈疝、食管裂孔疝、软骨发育不良、肾发育不全等。

（二）鉴别诊断

1. 囊腔样隔离肺　与肺囊肿在影像学上鉴别困难；但隔离肺可有多个囊腔；胸部 CT 增强扫描或 CT 血管成像能显示异常肺组织结构，并能明确异常体循环的供血支可鉴别。

2. 食管裂孔疝　疝囊进入右下胸腔后呈现"右下肺囊性病变"，形成含气或含气液面的囊腔；但食管裂孔疝影像学示左膈下无胃泡影，常伴有呕吐等消化道症状；上消化道造影可进一步鉴别。

3. 肺脓肿或感染后肺大疱　影像学上有囊腔；但肺脓肿或感染后肺大疱临床多有明确感染病史，病变在抗感染治疗后好转或吸收，一般随访时间为半年左右。而先天性肺囊性病变的囊腔经抗感染治疗后变化不大。

五、治　　疗

治疗方面，一般都需要外科干预，对于预后差的先天性肺囊性疾病常常在早期即失去手术机会。根据术中所见特点及 CT 检查决定手术方式。对较小的与正常肺组织分界清楚的表面单发性囊肿，可行单纯囊肿切除。局限于某一肺段，周围炎症轻，段间分界明显，可行肺段切除；囊肿跨段，周围炎症明显，行肺楔形切除；囊肿多发性或巨大囊肿至肺叶毁损或占据肺叶大部分，行肺叶切除；同时多个肺叶病变且较严重者（尤以大出血者），行多个病变肺叶切除。切除方式的选择，应尽量保留正常肺组织，又要彻底切除病灶。但行肺段或楔形切除时并发症较多，易残留病灶，对肺功能较为良好的患儿，可选择以肺叶切除为主。

第九节　肺血管异常

肺血管异常包括肺动脉异常、肺静脉异常、肺动静脉异常、肺毛细血管异常，以及同时存在支气管肺异常和肺血管异常这 5 类。常见肺动脉异常有肺动脉发育不良、单侧肺动脉缺如、肺动脉异常起源、肺动脉瓣狭窄、先天性肺动脉闭锁、原发性肺动脉扩张和先天性血管环。常见肺静脉异常有先天性肺静脉狭窄、部分肺静脉回流异常和全肺静脉异位引流。常见肺动静脉异常为肺动静脉畸形。支气管肺异常和肺血管异常可同时存在，如弯刀综合征，即先天性肺叶静脉综合征，是罕见的先天性心肺联合畸形，在活产婴儿中发病率约为 1/50 000。

一、病因和发病机制

（一）肺动脉异常

胚胎发育过程中，肺内动脉起源于肺芽，肺外动脉则由第 6 对主弓近端发育而来，发育过程中出现任何位置或衔接等异常，都可以引起肺动脉异常。肺动脉异常合并其他心脏畸形。

1. 肺动脉发育不良　可以单侧也可以双侧发生，双侧临床少见，以单发多见，且主要累及右肺动脉，左肺动脉发育不良多合并先天性心脏病。肺动脉肌纤维发育不良可致动脉管腔变窄或扩张，肺动脉管腔弥漫性扩张增粗，同时远端肺动脉也扩张，增强 CT 可见其内小的充盈缺损。肺动脉发育不良包括结构和位置发育不良。结构发育不良 CT 表现为一侧肺动脉发育细小，同侧肺透亮度增加。位置发育不良，如果一侧肺动脉段性发育不全，CT 表现为段性肺动脉狭窄，节段性肺内纹理稀少。

2. 肺动脉缺如　表现为一侧肺动脉缺如，右肺动脉缺如常合并动脉导管未闭，同侧肺透亮度较对侧明显增加。

3. 单侧肺动脉异常起源 可分为 3 型。Ⅰ型：肺动脉起源于升主动脉近侧；Ⅱ型：肺动脉起源于主动脉弓或头臂干；Ⅲ型：肺动脉起源于降主动脉。右侧肺动脉异常起源明显多于左侧。异常起源的右肺动脉接受完全氧化的、压力高的主动脉血流，而起自右心室的左肺动脉则承受整个右心系统的容量负荷。因此，双侧肺血管早期出现不可逆的血管病变，引起严重肺动脉高压。

4. 肺动脉瓣狭窄 根据病理解剖将其分为 3 型：Ⅰ型为瓣膜型，Ⅱ型为瓣下型；Ⅲ型为瓣上型。

5. 肺动脉闭锁 病理解剖包括肺动脉瓣的完全梗阻，多为隔膜样闭锁，少部分为肌性闭锁。临床多伴有其他畸形，如室间隔缺损、右心室发育不良、冠状动脉畸形等。

6. 原发性肺动脉扩张 主要特点是肺动脉主干扩张伴或不伴其分支的扩张。关于该病的发病机制，目前认为是由于肺动脉壁弹性组织发育缺陷，导致动脉壁局部薄弱。病理组织表现为动脉中层弹性纤维断裂，肺动脉仍然具有良好的扩张性，多不引起明显的血流动力学改变，因此，右心室及肺动脉压力正常，各心腔的内径及心室壁的厚度无明显异常改变，这是区别于继发性肺动脉扩张的一个重要特征。

7. 先天性血管环 指原始动脉弓系统在胚胎期发育异常，主动脉弓及周围血管形成似血管环样结构，这些不完全/完全环绕可压迫气道和（或）食管，引起婴幼儿和儿童非特异性的呼吸道及消化道症状的一种先天性心血管畸形。目前分两大类，双主动脉弓、右侧主动脉弓并左侧动脉导管/韧带、左侧主动脉弓并右侧动脉导管/韧带等归属完全性血管环；肺动脉吊带、头臂干压迫综合征、迷走右锁骨下动脉等则归属不完全性血管环。

（二）肺静脉异常

肺静脉由起源于肺周围的肺小静脉汇集而成，这些肺小静脉汇集后走向肺根部，最终流入左心房。肺静脉的主要功能是将从肺内经过氧合的血液带回左心房，经左心室和主动脉供应全身的器官和组织。肺静脉由左右各两根肺静脉组成。肺静脉异常包括先天性肺静脉狭窄、部分肺静脉回流异常和全肺静脉异位引流。肺静脉异常可单独发生，也可合并其他畸形，特别是在心脾综合征中发病率高。肺静脉异位引流是指肺静脉直接或通过体静脉与右心房连接。全部肺静脉均直接或间接与右心房相连称为全肺静脉异位引流，一支或几支肺静脉直接或间接与右心房相连称为部分性肺静脉异位引流。肺静脉异位引流是胚胎发育期肺静脉连接异常所致。胚胎发育早期，肺血管床与两侧主静脉、卵黄静脉连接，之后右侧主静脉分化为右侧上腔静脉、奇静脉，左侧主静脉分化为左侧上腔静脉和冠状静脉窦。卵黄静脉分化为下腔静脉、静脉导管、门静脉等。在发育过程中，肺静脉与主静脉、卵黄静脉的连接消失，最后肺静脉融合于原始心房。肺静脉与主静脉、卵黄静脉的连接尚存在时，房间隔第一隔异常偏左可导致肺主静脉融合于右心房或肺主静脉发育障碍未与原始心房融合，均可导致肺静脉连接异常。肺静脉血汇至左主静脉导致肺静脉与左上腔静脉、冠状窦连接。肺静脉血汇入右主静脉导致肺静脉与右上腔静脉和奇静脉连接。肺静脉汇入卵黄静脉，则肺静脉与门静脉、下腔静脉或静脉导管连接。由于肺主静脉闭锁或与原始心房融合障碍的程度和发生时间的不同，即形成不同类型的肺静脉异位引流。

（三）肺动静脉畸形

肺动静脉瘘是一种罕见的肺血管性病变，指肺动脉及分支与相应的静脉扩大迂曲或形成海绵状血管瘤，造成动静脉直接相通而引起的血流异常短路，使得肺动脉的低氧血不经过肺毛细血管进行氧合而直接由肺静脉引流至左心，形成右向左分流。从血管的形态发生来看，部分中胚层细胞分化形成成血管细胞，成血管细胞聚集形成初级血岛，血岛内部细胞进一步分化为造血干细胞，而外部细胞则分化为血管的前内皮细胞，继续分化形成初级毛细血管丛，肺动脉及静脉起源于同一时间发育的初级毛细血管丛，若二者之间的毛细血管网发育不全或退化，聚集融合，则形成肺动静脉瘘。致病病因目前尚不清楚。由于本病部分病例存在家族性，因此，遗传学研究是近来的热点。有文献报道，遗传性出血性毛细血管扩张症与本病关系密切。本病多见于肺下叶，50%～75% 为单一病变，左肺多于右肺，约 30% 为多发性，双侧同时发生者占 8%～10%。根据其病理学特点可分为 3 种类型。

1. 单纯型 最为常见，约占 79%，表现为单一供血肺动脉与单一引流肺静脉相通，囊腔常无分隔，可单发或多发。

2. 复杂型 约占 21%，供血肺动脉与引流肺静脉在 2 支及以上，囊腔常有分隔。

3. 弥漫型 很少见，动静脉之间仅有多数细小瘘管相连，无瘤囊形成。

（四）肺毛细血管异常

肺泡毛细血管发育不良（alveolar capillary dysplasia，ACD）是一种罕见疾病，死亡率几乎达 100%，被称为"逻辑上致死性疾病"，是导致新生儿呼吸衰竭的重要原因之一。ACD 发病迅速，多在新生儿出生数小时至数日内死亡，80%ACD 患儿常伴有肺外的畸形。ACD 病因不明，发病在性别和胎龄方面无明显差异，多为散在发病，仅有不足 10% 见于家族同胞中，所有家族案例的报道均为母系遗传，且为常染色体隐性遗传。有研究报道，染色体 16q24.1 区域 *FOXF1* 基因的杂合缺失或点突变或单倍剂量不足可导致 ACD；有学者认为，血清素转运蛋白/血清素途径的中断可能与 ACD 发病有关。ACD 的病理表现以弥漫性毛细血管密度减少及位置异常为主，多伴有肺泡的发育不良或肺小叶发育不良、动脉和静脉伴行甚至在同一鞘膜内，以及肺泡间隔的增厚、肺小动脉管壁中层平滑肌增生等，一般不伴有肺部炎症。毛细血管密度的减少及与肺泡上皮细胞缺少联结为临床缺氧的主要病理基础。

（五）同时存在支气管肺异常和肺血管异常

弯刀综合征是右肺发育不良合并明显肺静脉异位引流入下腔静脉，又称为先天性肺叶静脉综合征，或肺发育不良综合征。该综合征由右肺静脉部分或全部异位引流入下腔静脉、右肺发育不良和右位心组成，其他的异常有右肺动脉发育不良或其他畸形，以及膈下动脉异常供应右下肺。产前超声检查可发现心脏右移而腹腔脏器位置正常，羊水过多，右肺动脉轻度变窄。

肺隔离症也属此类异常。

二、临床表现

（一）肺动脉异常

1. 肺动脉发育不良/缺如 临床表现无特异性，早期多无症状，常易被忽视，发病多以反复肺部感染、咳嗽、胸闷、气促及咯血为主要症状，体格检查无特殊。

2. 异常起源的肺动脉 临床表现为气急、持续性呼吸窘迫、心动过速，合并肺炎，3～4 周内患儿多有心力衰竭；分流的存在可发展至肺血管阻塞性疾病和肺动脉高压。听诊时，于心前区、胸骨左缘可闻及广泛的 II～IV 级收缩期或连续性杂音。出生后 1 年内常无发绀，1 年后可出现轻度发绀，或哭闹后口唇略发绀，较大的患儿可有杵状指、心前区隆起等症状，多伴有发育障碍。

3. 肺动脉瓣狭窄 对于轻、中度肺动脉瓣狭窄，临床表现往往不明显，有时仅有运动后气喘等，有的患儿呈圆月样面容。典型病例可在胸骨左缘第 2 肋间触及收缩期震颤，同时听到一粗糙而响亮的喷射性收缩期杂音，杂音常向左颈部和背部传导。部分病例可有收缩早期咔嚓音，其产生机制可能与厚而固定狭窄的肺动脉瓣突然开放有关。肺动脉瓣第二音（P_2）明显减弱或听不到，有时可听到 P_2 分裂，是由于右心室射血时间延长和肺动脉瓣关闭延迟所致。如果有右心室扩大和三尖瓣关闭不全时，可在胸骨左缘第 4 肋间听到全收缩期杂音。对重度肺动脉瓣狭窄的患儿，因右心室、右心房压力升高使房间隔上的卵圆孔开放，产生房性右向左分流，出现哭闹甚至安静状态下发绀；此外还可出现心力衰竭等。

4. 肺动脉闭锁 临床表现为发绀、心悸、气短，以及呼吸困难。90%以上患儿于出生时或出生后很短时间内即出现发绀，并呈进行性加重。发绀的程度主要取决于通过动脉导管和其他体-肺动脉交通到肺的血流量。若动脉导管小、发绀重，存活者均有杵状指（趾），生长发育障碍，常有活动后心悸、气短，但蹲踞少见。如果体-肺循环异常交通较大，发绀较轻，易患呼吸道感染，常在早期出现心力衰竭。如果动脉导管趋向闭合，则发绀呈进行性加重。重症患儿动脉氧分压可降至 20mmHg（2.67kPa），血氧饱和度仅为 40% 左右。右心衰竭多见于三尖瓣关闭不全的患儿，有肝大、水肿及心尖区奔马律。

5. 肺动脉扩张 患者多无明显临床症状，呈良性病程，长期随访患者可无任何自觉症状，常由 X 线检查发现本病。少数患者可出现活动后呼吸困难、胸痛、咳嗽等，这可能是肺动脉扩张引起的压迫症状。体检正常或者心前区有杂音，表现为胸骨左缘第 2～3 肋间可闻及收缩期杂音，多为 2～3/6 级，较柔和、局限、无传导，少部分可触及震颤，同时大部分患者 $P_2 > A_2$（主动脉瓣第二音），P_2 分裂，伴有舒张早期 1～2/6 级吹风样杂音。

（二）肺静脉异位引流

临床表现为呼吸急促、发绀、右心扩大和充血性右心衰竭等。这些症状的轻重，取决于肺静脉有无梗阻以及心房间通道大小。

（三）肺动静脉瘘

肺动静脉瘘的临床症状及严重程度与病变大小密切相关，主要取决于右向左的分流量。若分流量较小，患儿可无明显症状；分流量较大，超过 20% 时则可出现低氧血症的一系列表现，也可因分流量较大导致心力衰竭发生。临床最常见、早期出现的症状包括呼吸困难、咯血、胸痛、咳嗽、乏力、活动后气短、头晕等，当分流量超过 20% 时可出现心力衰竭。本病呈隐匿性进展，儿童时期出现症状者少，大多数患者在 30 岁左右开始发病，随着病情发展，发生各种并发症的风险也相应增加。由于静脉血不经过肺泡毛细血管直接进入体循环，可发生异位血栓栓塞，如脑缺血、脑梗死、脑脓肿等，而表现出相应的症状及体征。8% 的患者可因畸形的血管破裂发生咯血，严重者可危及生命。常见的体征包括发绀、杵状指（趾）、胸部闻及连续性或收缩期血管杂音等。典型的肺动脉瘘"三联征"是指劳力性呼吸困难、发绀及杵状指（趾）。

（四）肺毛细血管异常

ACD 患儿 Apgar 评分一般正常，与性别和孕周无关，出生数小时或数周后出现低氧血症、难治性持续性肺动脉高压，最后呼吸衰竭至死亡。伴有肺外畸形者，如心血管系统、胃肠道系统、泌尿生殖系统的畸形有相应的临床表现。胸部 X 线片示肺过度通气，无明显肺实质性改变。肺组织活检为 ACD 诊断的金标准。

（五）弯刀综合征

出生以后的表现取决于右肺发育不良和右肺静脉异位引流至下腔静脉的分流程度，可以无症状，也可出现疲乏、活动后呼吸困难和反复的肺部感染，大的左向右分流能引起心力衰竭、右心负荷增加和肺动脉高压。胸部 X 线片显示沿右心旁到心膈角有一稍弯曲的阴影，此阴影代表右肺的大部分或全部肺静脉，形成右共同肺静脉，经右侧肺门前方或后方，从心包右侧下降，在右心房与下腔静脉交界处，呈弯刀状向左侧行进，引流入下腔静脉。CT 增强扫描和造影可清楚地显示右肺静脉异位引流至下腔静脉和右肺动脉发育细小（图 4-1-12）。

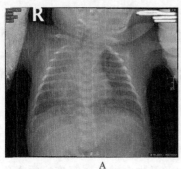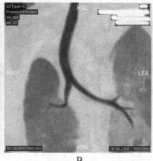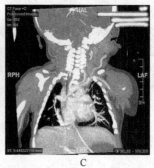

图 4-1-12　患儿，男，1 个月零 9 天。因"出生后反复发绀 1 个月余"入院
A. 胸部 X 线片示肺部炎症改变；B、C. 示弯刀综合征、右肺及右支气管发育不良、右肺动脉狭窄及右肺静脉异位引流可能

三、辅 助 检 查

（一）心电图

部分肺动脉或肺静脉异常可出现不同程度的波形异常，对肺血管异常有一定的提示作用。

（二）心脏超声检查

心脏超声是肺血管畸形的常规检查，可以较准确地评估心内畸形及生理功能，评估肺血管发育情况；结合多普勒血流图也可以评估肺血供情况。

（三）影像学检查

胸部 X 线检查常提示心影增大等心脏形态异常；CTA 作为一种无创伤技术，可以进一步准确诊断肺血管结构的异常及合并畸形，是可靠的肺血管影像学诊断方法；MRI 能较好地显示心脏周围脏器的毗邻关系，有助于肺血管异常的诊断。

（四）心导管检查

心导管检查是诊断大部分肺血管异常的金标准，可明确血管畸形和起源。

（五）病理检查

ACD 的病理组织学改变为肉眼观肺呈暗红色、肿大，质地较实，形态学测量示与孕周相符。苏木精-伊红染色（又称 HE 染色）镜下观察，以弥散性毛细血管密度减少及位置异常为主要表现；免疫组织化学染色 CD34 可显示肺部毛细血管分布密度低，细胞角蛋白免疫组化（CK）染色显示肺泡间隔增宽。

四、诊断与鉴别诊断

（一）诊断要点

1. 临床表现可正常，或出现发绀、低氧和反复呼吸道感染，严重者可有心源性休克。典型体征有发绀、杵状指（趾）、贫血、生长发育迟缓，以及心前区不同部位、不同程度的杂音等，怀疑有肺血管畸形应进一步检查以明确诊断。

2. 心导管检查是诊断大部分肺血管异常的金标准，CTA 和 MRI 有助于诊断肺血管异常及其与心脏毗邻关系，心动超声还可评估血流动力学改变。

3. 诊断肺血管畸形者，需要进一步判断是否合并其他系统畸形。

（二）鉴别诊断

1. 肺部肿瘤　影像学可表现为密度增高的实质性病变；但肿瘤可伴有全身消耗性改变；CT 增

强扫描或肺活检可鉴别。

2. 肺囊性病 影像学可表现为密度增高的实质性改变，但影像学上通常伴有单个或多个囊腔；胸部 CT 增强扫描可鉴别。

3. 肺栓塞 影像学常表现为肺楔形密度增高影；但通常起病急，有明显胸痛，且有血液高凝状态的表现；CT 增强扫描和肺血管造影可鉴别。

五、治　疗

（一）治疗原则

肺血管异常临床表现存在很大异质性，治疗应个体化。危及生命的肺血管疾病须紧急手术，而部分肺血管病可随访观察。治疗原则是使其恢复正常的循环血流及肺血管走行，同时纠正周围器官的异常。

（二）治疗方法

肺血管疾病的治疗手段主要有外科手术治疗和介入治疗。原发性肺动脉扩张为一种呈良性发展的疾病，预后良好，一般不需要治疗。弯刀综合征患儿是否治疗取决于临床表现、左向右分流量及肺血管阻力；分流量小且无症状的患儿不需要手术，如果出现明显的呼吸和循环系统症状，左向右分流量大则需要及时手术，否则会造成肺动脉高压和心力衰竭。对存在气管狭窄的肺动脉吊带应同步进行气管成形术。先天性单侧肺静脉闭锁需要进行肺叶的切除等。

（陆爱珍　王立波）

第二章　新生儿呼吸系统疾病

第一节　新生儿窒息

新生儿窒息（neonatal asphyxia）是指由于产前、产时或产后的各种因素使新生儿出生后不能建立正常的自主呼吸，引起低氧血症、高碳酸血症及代谢性酸中毒。其本质是由于胎盘、胎儿间血流、气体交换障碍导致全身多脏器损伤，是引起新生儿死亡、儿童脑性瘫痪（简称脑瘫）和智力障碍的主要原因之一。

世界卫生组织 2005 年的统计数字表明，每年 400 万的新生儿死亡中，约有 100 万死于新生儿窒息。由于诊断标准未完全统一，国内文献报道的发病率差异很大。根据我国妇幼卫生监测显示，2005 年新生儿死亡率为 19‰，其中窒息排第二位。根据中国残联等有关部门 2003 年底的一项抽样调查结果显示，每年新增 0～6 岁智力残疾儿童为 108 万，产时窒息为致残的首位原因。正确有效的复苏是降低新生儿窒息发生率、病死率和致残率的主要手段。

一、病因和发病机制

（一）病因

新生儿窒息多为胎儿窒息（宫内窘迫）的延续，大多数发生于产程开始后。新生儿窒息的高危因素包括孕妇、胎盘、脐带、胎儿及分娩等方面（表 4-2-1），因此，可以通过对危险因素的监测，提前做好复苏的准备。

表 4-2-1　新生儿窒息的高危因素

分类	举例
孕妇因素	①孕妇有慢性或严重疾病，如心肺功能不全及严重贫血、糖尿病、慢性肾炎等；②妊娠期并发症，如妊娠高血压等；③孕妇吸毒、吸烟或被动吸烟、年龄≥35 岁或<16 岁，以及多胎妊娠等；④既往有不良妊娠史、无产前检查等
胎盘因素	如胎盘功能不全、前置胎盘、胎盘早剥和胎盘老化等
脐带因素	如脐带扭转或脱垂、绕颈、打结、受压或牵拉等
胎儿因素	①早产儿或巨大儿；②先天畸形或异常，如食管闭锁、喉蹼、肺发育不良、先天性心脏病等；③宫内感染；④呼吸道阻塞，如羊水或胎粪吸入等；⑤产前胎心监护异常
分娩因素	如急诊剖宫产、急产、滞产、头盆不称、宫缩乏力、臀位、羊水污染、使用产钳、胎头吸引，以及产程中使用麻醉药、镇痛药或催产药等

（二）发病机制

新生儿窒息的本质是缺氧。当母体与胎儿间血液循环和气体交换障碍导致胎儿缺氧，或者新生儿气体交换障碍导致缺氧时，出现呼吸抑制，出现细胞代谢障碍和结构异常，引起循环、中枢神经和消化系统，以及代谢方面改变。不同细胞对缺氧的易感性各异，以脑细胞最为敏感，其次是心肌、肝和肾上腺细胞。窒息发生后，新生儿正常呼吸过程出现障碍，大致呈现以下发展过程。

1. 原发性呼吸暂停　缺氧初期，机体出现代偿性血流重新分布，使肺、肠、肾、肌肉和皮肤等血流量下降，而脑、心肌和肾上腺的血流量增加。如果缺氧持续存在，可导致呼吸停止，即为原发性呼吸暂停。此时，肌张力存在，心率先增快后减慢，血压升高，伴发绀。若病因解除，经清理呼吸道和物理刺激即可恢复自主呼吸。

2. 继发性呼吸暂停　如果缺氧持续存在，患儿在原发性呼吸暂停后会出现数次喘息样呼吸，继而出现呼吸停止，即为继发性呼吸暂停。此时，脑、心肌和肾上腺的血流量减少导致缺氧缺血性损伤，表现为心率减慢、血压下降、肌张力消失、面色苍白、对刺激无反应、不能自行恢复自主呼吸，若无外界正压呼吸帮助则往往可导致死亡。

（三）病理改变

1. 窒息时呼吸、循环功能由胎儿向新生儿转变受阻　正常胎儿向新生儿呼吸、循环功能转变的特征：出生时新生儿开始呼吸，肺液吸收清除→ PS 分泌→空气进入肺泡→肺泡功能残气量建立→肺循环阻力下降、体循环阻力增加→动脉导管和卵圆孔功能性关闭。窒息时新生儿未能建立正常的呼吸，肺泡不能扩张，肺液不能清除，造成缺氧；缺氧、酸中毒引起 PS 产生减少、活性降低、破坏增加，还可以导致肺血管阻力增加，从而引起持续性肺动脉高压即持续胎儿循环。后者进一步加重组织缺氧、缺血和酸中毒，最后导致不可逆多器官缺氧缺血性损伤。

2. 窒息时各器官缺血改变　窒息发生时，体内血液出现重新分配，引起机体产生经典的"潜水"反射，即肺、肠、肾、肌肉和皮肤等非重要生命器官的血管收缩，血流量减少，以保证心、脑和肾上腺等重要生命器官的血流量。同时，血浆中促肾上腺皮质激素、糖皮质激素、儿茶酚胺、肾素、心房钠尿肽（又称心钠素）等分泌增加，使心肌收缩力增强、心率增快、心输出量增加，外周血压轻度上升，使得心、脑和肾上腺的血液灌注得以维持。若窒息持续存在，无氧代谢进一步加重了代谢性酸中毒，体内储存的糖原耗尽，最终心、脑和肾上腺的血流量也不能维持，心肌功能受损，心率和动脉血压下降，器官供血进一步减少，导致各脏器受损。

3. 血液生化和代谢改变

（1）低氧血症和酸中毒：窒息引起缺氧缺血导致的无氧代谢所致。

（2）糖代谢紊乱：窒息早期儿茶酚胺及高血糖素释放增加，血糖正常或增高，继之糖原耗尽而出现低血糖。

（3）血电解质紊乱：由于心房钠尿肽和抗利尿激素分泌异常，可发生稀释性低钠血症；钙通道开放，钙内流引起低钙血症。

二、临床表现

（一）胎儿宫内窘迫

胎儿窒息时，胎动增加，随后逐渐减弱乃至消失。胎心率同样也是先增快，可超过 160 次/分，以后减慢，低于 100 次/分，可伴心律不规则，最后心脏停止跳动。胎儿窒息可导致羊水Ⅲ度污染，当胎儿呼吸运动时，可吸入胎粪污染的羊水，导致胎粪吸入综合征。

（二）生后阿普加（Apgar）评分

Apgar 评分是美国医师在 1953 年研究提出的，一直是国际上公认的评价新生儿窒息最简洁实用的方法。内容包括皮肤颜色（A）、心率（P）、对刺激的反应（G）、肌张力（A）和呼吸（R）；每项 0～2 分，满分 10 分（表 4-2-2）。

表 4-2-2　新生儿 Apgar 评分

项目	0 分	1 分	2 分
肤色	发绀或苍白	躯干红，四肢发绀	全身红
心率	无	<100 次/分	>100 次/分
呼吸	无	微弱，不规则	良好，哭
肌张力	松软	有些弯曲	动作灵活
对刺激反应	无	反应及哭声弱	哭声响，反应灵敏

在新生儿出生后 1min、5min 和 10min 进行 Apgar 评分。如果新生儿需复苏到 15min、20min，需相应给予 Apgar 评分。1min 评分反映出生时窒息的严重程度，5min 评分反映复苏的效果及有助于预后判断。但国内外学者认为，仅用 Apgar 评分作为诊断的唯一的指标，不能很好地反映窒息及程度，尤其是在早产儿、某些先天畸形、产伤、宫内感染或母亲使用镇静药时。同时，也不能完全用 Apgar 评分来指导复苏。

（三）多脏器功能受损表现

缺氧缺血可造成多脏器功能受损，但不同组织细胞对缺氧的易感性各不相同，故各器官损伤发生的频率和程度则有差异。

1. 中枢神经系统 缺氧缺血性脑病和颅内出血。

2. 呼吸系统 羊水或胎粪吸入综合征、肺出血及急性呼吸窘迫综合征等。

3. 心血管系统 持续肺动脉高压、心力衰竭、心源性休克和各种心律失常等。

4. 泌尿系统 急性肾损伤、肾衰竭及肾静脉血栓形成等。

5. 代谢 低血糖或高血糖、低钙血症、低钠血症和代谢性酸中毒等。

6. 消化系统 应激性溃疡、坏死性小肠结肠炎。

7. 血液系统 弥散性血管内凝血、血小板减少等。

三、辅助检查

（一）出生前

监测胎心、胎动；做羊膜镜检查，以评估羊水胎粪污染的程度；进行胎儿头皮血血气分析。

（二）出生时

进行脐动脉血气分析，以评估宫内缺氧程度。

（三）出生后

进行动脉血气分析，检测血糖、血电解质、血尿素氮、肌酐和心肌酶学等指标。

四、诊断与鉴别诊断

诊断要点

1. 临床表现为胎儿宫内窘迫和出生后多脏器功能受损。

2. 目前诊断多根据 Apgar 评分，Apgar 评分 8～10 分为正常，4～7 分为轻度窒息，0～3 分为重度窒息。

3. Apgar 评分要结合脐动脉血 pH 结果作出窒息的诊断。轻度窒息：Apgar 评分，1min≤7 分，或 5min≤7 分，伴脐动脉血 pH<7.2；重度窒息：Apgar 评分，1min≤3 分，或 5min≤5 分，伴脐动脉血 pH<7.0。

五、治 疗

1987 年，美国儿科学会和美国心脏协会开发了新生儿复苏项目，并向全世界推广，并在循证医学研究的基础上每隔 5 年左右修改更新。2020 年 10 月推出第 8 版新生儿复苏指南。2004 年由我国卫生部主导，建立了新生儿复苏项目，中国新生儿复苏项目专家组结合我国国情于 2005 年制定了《中国新生儿复苏指南（试行稿）》，并于 2016 年进行了修订。新生儿出生时立即进行评估和复苏（resuscitation），并由产科医师、儿科医师、助产士（师）及麻醉医师共同协作进行复苏。目前，新生儿窒息采用 ABCD 复苏方案。分为 4 个步骤：①快速评估（或有无活力评估）和初步复苏；②正压通气和脉搏血氧饱和度监测；③气管插管正压通气和胸外心脏按压；④药物和（或）扩容。

（一）复苏准备

1. 人员 每次分娩时至少有 1 名熟练掌握新生儿复苏技术的医护人员在场，其职责是照顾新生儿。高危孕妇分娩时需要组成有新生儿科医师参加的复苏团队。多胎妊娠孕妇分娩时，每名新生儿都应有专人/团队负责。

2. 物品 新生儿复苏设备和药品齐全，单独存放，功能良好。

（二）复苏基本流程

评估—决策—措施的程序在整个复苏中不断重复，直到完成复苏（图 4-2-1、图 4-2-2 延伸阅读）。评估主要基于以下 3 个体征，即呼吸、心率、脉搏、血氧饱和度。通过评估这 3 个体征中的每一项来确定每一步骤是否有效。其中，心率对于决定进入下一步骤是最重要的。

（三）复苏步骤

1. 快速评估 生后立即快速评估 4 项指标：足月吗？羊水清吗？肌张力好吗？有哭声或呼吸吗？如果 4 项指标评估结果均为"是"，应快速擦干全身，尽早使新生儿和母亲皮肤接触，清理呼吸道等常规护理。如果 4 项中有 1 项为"否"，则需进行初步复苏。如果羊水有胎粪污染，进行有无活力的评估及决定是否气管插管吸引胎粪。

2. 初步复苏

（1）保暖：产房温度设置为 25～28℃。提前预热辐射保暖台，足月儿辐射保暖台温度设置为 32～34℃，或腹部体表温度维持在 36.5℃；早产儿根据适中温度设置。用预热毛巾包裹新生儿放在辐射保暖台上，注意头部擦干和保暖。胎龄<32 周或出生体重<1500g 早产儿复苏时，可将头部以下躯体和四肢放在清洁塑料袋内或盖以塑料薄膜置于辐射保暖台上，摆好体位后继续初步复苏的其他步骤。但应避免高温，防止引发呼吸抑制及加重脑损伤。

（2）体位：置新生儿头部轻度仰伸位（鼻吸气位）以打开气道。

（3）吸引：在肩娩出前助产者用手将新生儿的口咽、鼻中的分泌物挤出。娩出后，用吸球或吸管（8F 或 10F）先口咽后鼻腔清理分泌物。应限制吸管的深度和吸引时间<10s，吸引器负压不超过 100mmHg（13.3kPa）。当羊水被胎粪污染时，需首先评估新生儿有无活力（有活动的定义：呼吸规则或哭声响亮、肌张力好和心率大于 100 次/分）。新生儿有活力时，继续初步复苏；新生儿无活力（无呼吸或喘息样呼吸、肌张力弱、心率低于 100 次/分，出现其中任 1 条就是无活力）时，应在出生后 20s 内完成气管插管及用吸引管吸引胎粪。如果不具备气管插管条件，而新生儿无活力时，在快速清理口鼻后立即开始面罩正压通气。

（4）擦干：快速彻底擦拭新生儿头部、躯干和四肢，拿掉湿毛巾。

（5）刺激：彻底擦干即是对新生儿的刺激以诱发自主呼吸。如仍无呼吸，用手轻拍或手指弹患儿足底或摩擦背部 2 次，以诱发自主呼吸。若这些措施无效，则表明新生儿处于继发性呼吸暂停，需要正压通气。以上快速评估、初步复苏步骤应在出生后 30s 内完成。

3. 正压通气 新生儿复苏成功的关键是建立充分通气。正压通气适应证是呼吸暂停或喘息样呼吸，或心率<100 次/分。正压通气要求在生后 1min 内实施，即生后 30s 内完成快速评估和初步复苏步骤，再次评估有适应证的新生儿需立即给予有效正压通气。若新生儿有呼吸，心率>100 次/分，但有呼吸困难或持续发绀，应给予清理气道、脉搏血氧饱和度监测，可常压给氧或 CPAP，尤其是早产儿，由于缺乏 PS，CPAP 可以防止肺泡萎陷、减轻呼吸做功。

足月儿开始用空气进行复苏，早产儿开始给予 21%～40% 浓度的氧气，使脉搏血氧饱和度达到目标值，脉搏血氧饱和度仪的传感器应放在导管前位置，即右上肢。有条件的情况下，正压通气要用空氧混合仪根据脉搏血氧饱和度调整给氧浓度。如果没有配备以上仪器，可以选用自动充气式气囊复苏。有 3 种简易方法提供不同的氧气浓度：自动充气式气囊不连接氧源，氧气浓度为 21%（即空气）；连接氧源，不接储氧器，氧气浓度约为 40%；连接氧源，同时接储氧器，氧气浓度约为90%（管状储氧器）或100%（袋状储氧器）。

通气压力需要20～25cmH$_2$O，少数病情严重的新生儿可用2～3次30～40cmH$_2$O的压力使肺泡膨胀。通气频率为40～60次/分。有效正压通气表现为胸廓起伏良好，心率迅速增快，如出现自主呼吸且心率≥100次/分，可逐步减少并停止正压通气，根据脉搏血氧饱和度值决定是否常压给氧。如达不到有效通气，即胸廓起伏欠佳、自主呼吸不充分，或心率仍<100次/分，应进行矫正通气。步骤：检查面罩和面部之间是否密闭，重新调整鼻吸气位；再次清除分泌物，并使新生儿的口张开，以及增加气囊压力。矫正通气后如心率仍小于100次/分，可气管插管或使用喉罩气道通气。

国内使用的新生儿复苏囊多为自动充气式气囊，使用前要检查减压阀，有条件的最好配备压力表。县级以上医疗单位尤其是三级医院需要使用或创造条件使用T-组合复苏器，尤其对早产儿的复苏更能提高效率和安全性。

4. 胸外心脏按压　如有效正压通气30s后心率<60次/分，在正压通气的同时须进行胸外心脏按压。此时应气管插管正压通气配合胸外心脏按压，以使通气更有效。胸外心脏按压时给氧浓度增加至100%。推荐用拇指法按压胸骨下1/3（两乳头连线中点下方），按压深度约为胸廓前后径的1/3。胸外心脏按压和正压通气的比例应为3∶1，即90次/分胸外心脏按压和30次/分正压通气，每分钟共120个动作。胸外心脏按压联合正压通气45～60s后重新评估心率，如果心率大于60次/分，则停止胸外心脏按压，继续正压通气。

5. 药物治疗　新生儿复苏时很少需要用药。用药适应证：在充分的胸外心脏按压联合正压通气45～60s后，心率仍小于60次/分，应给予肾上腺素和（或）扩容剂。复苏药物如下。

（1）肾上腺素：在脐静脉建立前可先气管导管内滴入1∶10 000肾上腺素0.5～1ml/kg；一旦脐静脉途径建立，应尽可能脐静脉给药，1∶10 000肾上腺素0.1～0.3ml/kg静脉注射，必要时3～5min重复1次。

（2）扩容剂：如有低血容量、怀疑失血或休克的新生儿对复苏无反应时，可考虑给予生理盐水扩容，每次10ml/kg，经脐静脉缓慢推入（5～10min）。可重复扩充血容量1次。

（四）复苏后监护

复苏后的新生儿可能有多器官损害的危险，应严密监护。

1. 体温管理　做好保暖，维持腋下温度在36.5℃左右，避免过冷或过热。

2. 生命监测　保持呼吸道通畅；监测生命体征，如心率、呼吸、血压和血氧饱和度。维持内环境稳定，进行血气分析，检测血糖、血电解质及血细胞等。

3. 早期发现并发症　及时对脑、心、肺、肾及胃肠等器官功能进行监测，早期发现异常并适当干预。如并发症严重，或合并中、重度缺氧缺血性脑病（hypoxic-ischaemic encephalopathy，HIE），应给予对症支持及亚低温等治疗。

（五）预后

需要复苏的新生儿断脐后立即进行脐动脉血气分析，结合Apgar评分有助于窒息的诊断和预后的判断。如脐动脉血pH<7.0，Apgar 0～3分，持续>5min，伴有神经系统损害症状（如惊厥、昏迷和肌张力低）和（或）多器官损伤，为不良预后的高危因素。

（朱将虎　胡钱红）

第二节　新生儿吸入综合征

新生儿吸入综合征（aspiration syndrome of newborn）是指新生儿出生前后吸入羊水或胎粪、血液、阴道分泌物或奶汁等，引起气道阻塞及肺部炎症，造成窒息、呼吸困难等症状，严重者发展成呼吸衰竭或死亡。根据吸入发生的时间分为产前、产时或产后吸入。根据吸入物的不同，临床上包括胎粪吸入综合征（meconium aspiration syndrome，MAS）、血液吸入、大量羊水吸入和胃内容物（奶汁）吸入等，其中以 MAS 最常见。

一、胎粪吸入综合征

MAS 或称胎粪吸入性肺炎，是由于胎儿在宫内或产时吸入混有胎粪的羊水而出现新生儿呼吸困难，多见于足月儿或过期产儿，易并发肺动脉高压和肺气漏。分娩时羊水、胎粪污染的发生率为 8%～25%，其中约 5% 发生 MAS。近年来由于产前预防和产房复苏技术的普及，MAS 发生率已明显下降，但在基层地区，发生率和病死率仍较高。

（一）病因和发病机制

1. 病因　主要病因为胎儿宫内窒迫，胎儿因缺氧发生肠壁痉挛、肛门括约肌松弛，使胎粪排出，导致羊水被胎粪污染。低氧血症又刺激胎儿出现喘息样呼吸而吸入被胎粪污染的羊水，胎粪吸入主要发生在分娩过程中胎儿喘息或深吸气时。

2. 发病机制

（1）胎粪排出：从胎龄 34 周开始胎粪排出，污染羊水的发生率随胎龄的增加而增加。胎龄 37～42 周前发生率为 16.5%，胎龄 ＞42 周的过期产儿发生率为 27.1%，＜34 周者极少有胎粪排出。缺氧时交感神经冲动传入增加，或脐带受压时迷走神经冲动传出增加，可促进肠道蠕动，并促使肛门括约肌松弛，最终导致胎便排出。

（2）胎粪吸入：被胎粪污染的羊水吸入可发生于产程未发动时、产程启动和分娩阶段。一般认为 MAS 与胎儿宫内窒迫相关，缺氧对胎儿呼吸中枢的刺激使呼吸运动由不规则而逐渐发生喘息，将胎粪吸入鼻咽及气管内。娩出后呼吸建立，尤其是伴有喘气时，胎粪可被吸入至小气道或肺泡。

3. 病理改变　胎粪吸入后，肺及全身各脏器发生一系列病理变化。

（1）气道阻塞：胎粪吸入使气道发生急性机械性阻塞，气道因炎症发生充血、水肿，加重气道阻塞。当气道被完全阻塞时，出现肺不张表现；不完全性阻塞时，胎粪呈活瓣样效应，最终使肺内气体滞留而出现肺气肿，严重者发展为肺气漏。

（2）化学炎症反应：胎粪含有脂肪酸、胆固醇、胆红素、脱落细胞等，可刺激气道和肺泡发生炎症反应，胎粪吸入后 24～48h 炎症反应最为严重。在炎症反应过程中，炎症细胞大量浸润，释放大量炎症介质，如 IL-1、IL-6、IL-8、肿瘤坏死因子及血小板活化因子等，炎症反应破坏气道和肺泡上皮细胞，使肺泡毛细血管通透性增加，造成肺水肿；血浆物质，如白蛋白、纤维蛋白原、纤维蛋白溶解酶等大量渗出，加重肺损伤。同时肺血管广泛性坏死、出血、微血栓形成。

（3）PS 被破坏：由于胎粪的直接损害作用、炎症介质和血浆渗出物的抑制作用，使 PS 的合成、分泌及活性严重受损，易并发急性呼吸窒迫综合征，导致肺泡萎陷和肺透明膜形成，进一步加重肺损伤。

（4）新生儿持续性肺动脉高压（PPHN）：由于严重低氧血症、酸中毒、炎症等刺激导致肺血管痉挛，肺动脉压力不能转变为生后低压状态，出现持续性肺动脉高压，引起右向左分流，进一步加重缺氧。

（二）临床表现

MAS 多见于足月儿或过期产儿，其症状与吸入胎粪量的多少密切相关。若吸入少量或混合均匀的羊水，可无症状或症状轻微；若吸入大量或黏稠胎粪者，可在生后不久因呼吸衰竭而死亡。

呼吸系统表现为生后即开始出现呼吸窘迫，即呼吸急促（通常 ＞60 次/分）、发绀、鼻翼扇动和吸气性三凹征等，少数患儿可出现呼气性呻吟。查体可见胸廓饱满似桶状胸，听诊早期有鼾音或粗湿啰音，继之出现中、细啰音。上述症状和体征于生后12～24h随胎粪逐渐被吸入远端气道而更为明显。由于胎粪最终需通过巨噬细胞清除，患儿呼吸困难表现常持续至生后数天至数周。如果症状在24～48h后即缓解，则提示可能并非MAS，诊断湿肺可能性大。另外，若患儿住院期间呼吸困难突然加重，听诊一侧肺呼吸音明显减弱，应考虑肺气漏的发生。

重症MAS患儿因严重缺氧和酸中毒，继发PPHN，而引起心房和动脉导管水平血液右向左分流，出现严重发绀，吸氧往往不能改善；患儿表现为严重的低氧血症与肺部体征或胸部X线的严重程度不成比例。

除了肺部表现外，患儿有胎粪污染的证据，可见指（趾）甲、皮肤、脐带被胎粪污染。患儿还可因低氧并发红细胞增多症、神经系统抑制、多脏器功能障碍等。

（三）辅助检查

1. 血气分析 动脉血气分析示低氧血症、高碳酸血症和代谢性或混合性酸中毒；pH下降，PaO_2降低，$PaCO_2$增高。

2. X线检查 胸部X线片可见肺斑片状影，伴局部肺气肿（图4-2-3）；严重者可出现大片肺不张、继发性肺损伤，也可并发纵隔气肿、气胸等。若合并PPHN，其胸片的严重程度与临床表现不一定呈正相关。

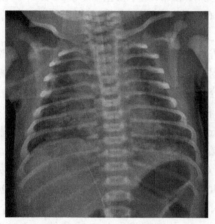

图4-2-3 患儿，男，胎龄40^{+5}周。因宫内窘迫急诊行剖宫产，出生体重3600g，羊水Ⅲ度污染，生后面色发绀，即在产房予气管插管，气管内吸出黄绿色胎粪样颗粒。胸部X线片显示两肺可见散在斑片状阴影

3. 超声检查 肺部超声最重要的声像图特点是肺实变伴支气管充气征，实变范围与疾病程度有关，实变区边界不规则或呈锯齿状，可见碎片征。同时心脏超声可用于评估和监测肺动脉的压力，评估PPHN的严重程度，监测右向左分流情况。

4. 其他 检测血常规、血肝肾功能及心功能、血电解质、血糖等；如疑诊继发肺部细菌感染，可行气管内吸引物及血液的细菌学培养。

（四）诊断与鉴别诊断

1. 诊断要点

（1）根据患儿有羊水胎粪污染、生后早期出现呼吸困难、气管内吸出胎粪及有典型胸部X线影像特征，即可诊断MAS。

（2）患儿吸入较多胎粪，继发PPHN，存在持续发绀，提示病情严重。

2. 鉴别诊断

（1）新生儿湿肺：又称新生儿暂时性呼吸困难（transient tachypnea of newborn，TTN），患儿在出生后不久即出现呼吸窘迫表现，但TTN多见于剖宫产新生儿，呼吸困难症状相对较

轻，症状改善比较快，结合胸部 X 线片特点即可鉴别。

（2）足月儿呼吸窘迫综合征（RDS）：多见于母亲宫缩尚未发动而选择性剖宫产新生儿，也可见于糖尿病母亲所生新生儿，同样表现为生后早期出现呼吸窘迫且呈进行性加重，但胸部 X 线片特点为两肺弥漫性颗粒影、肺泡萎陷、支气管充气征等典型 RDS 表现。

（3）新生儿感染性肺炎：患儿有感染的临床表现及相关实验室检查证据；胸部 X 线检查，经胎盘血行获得的感染性肺炎呈弥漫性均匀的渗出影，而经产道获得的上行性感染表现为支气管肺炎。

（4）先天性心脏病：对病情严重、持续发绀及合并 PPHN 的新生儿，需要心动超声检查除外发绀型先天性心脏病。

（五）治疗

机械性阻塞和随后的化学性肺炎被认为是 MAS 新生儿死亡的最重要原因。因此，解除气道阻塞和抗炎是 MAS 治疗的主要目的。

1. 清理呼吸道　对羊水被胎粪污染者，应在新生儿娩出后，迅速吸净口腔、鼻咽部分泌物，必要时气管插管吸清气管内分泌物。在气道未清理之前，一般不要立即行正压通气。

2. 氧疗和无创通气　对轻度 MAS 出现呼吸困难、发绀者，可先使用头罩吸氧。如 $FiO_2 > 0.4$，可使用持续气道正压通气（CPAP）；对阻塞性通气障碍或肺气肿患儿，须谨慎应用或不用 CPAP。

3. 机械通气　如呼吸困难比较严重，头罩吸氧或 CPAP 不能改善者，应尽早改用机械通气，对没有严重合并症者可先使用常频机械通气，呼吸机参数要根据病情不同个体化调节。如胸部 X 线片以肺气肿为主或血气分析 $PaCO_2$ 较高时，则吸气峰压较低，$15 \sim 20cmH_2O$ 即可，PEEP $4 \sim 5cmH_2O$，频率宜快，有利于 CO_2 排出；如胸片以渗出、肺不张为主，可提高吸气峰压，$20 \sim 25cmH_2O$，PEEP $5 \sim 6cmH_2O$ 左右。如病情加重，合并气漏、ARDS、PPHN 或常频机械通气疗效不理想，可改用高频机械通气。

4. PS 治疗　研究显示，对重症 MAS 使用 PS 可改善病情。如果影像学提示肺实质出现类似 RDS 表现，呼吸机参数 $FiO_2 > 0.5$ 或平均气道压（MAP）$> 12cmH_2O$ 时，可考虑使用 PS。

5. 吸入 NO　合并 PPHN 发生严重低氧血症，吸入 NO 治疗，NO 可选择性扩张肺血管，降低肺动脉压力，改善 PPHN。如果没有吸入 NO 的条件，可口服西地那非，为磷酸二酯酶 V 型抑制药，同样可降低肺血管阻力。

6. ECMO　对重症 MAS 患者，在机械通气和吸入一氧化氮（iNO）等治疗效果不理想时，可使用 ECMO 作为补救性治疗。

7. 抗菌药物的应用　常选择广谱抗菌药物进行治疗，同时根据后续实验室检查和临床情况以确定抗菌药物的疗程。单一疗法往往会存在局限性，多种疗法联合使用时，治疗 MAS 效果往往更为显著。

（六）预防

积极防治胎儿宫内窘迫和产时窒息。羊水混有胎粪，如果新生儿有活力（同时具备呼吸规则、肌张力好、心率 >100 次/分），可进行观察，不需要气管插管吸引；如果无活力（呼吸不规则或无呼吸、肌张力差、心率 <100 次/分，具备以上任何一项），生后复苏前建议立即气管插管，将胎粪吸出。

二、其他吸入综合征

其他吸入综合征，包括吸入羊水、血液、奶汁等，以胃内容物（即奶液）的误吸最为常见。轻者不需要特殊处理，自行吸收恢复；严重者可引起呼吸困难、窒息等表现，继发感染时与细菌性肺炎相似。

（一）病因和发病机制

早产吞咽不协调或患 BPD 者最易发生胃内容物的反流吸入，食管闭锁、气管食管瘘、严重腭裂或唇裂者等也易发生乳汁吸入。误吸发生前由于局部刺激，引起会厌的保护性关闭，患儿出现呼吸暂停；若未予特殊处理，患儿将出现几次深大呼吸，从而吸入大量奶液等；吸入后将出现呼吸窘迫临床表现和相应的胸部 X 线片影像学特征。因此，在对出现呼吸暂停的新生儿进行复苏时，常可从咽部吸出胃内容物。

（二）临床表现

患儿有突然面色发绀、呼吸暂停、窒息，有呛咳史或奶汁从鼻中溢出病史。在复苏过程中有呼吸道吸出胃内容物的证据，伴有呼吸困难的临床表现，查体发现三凹征、肺部啰音。

（三）胸部 X 线片表现

胸部 X 线片表现为肺门阴影增宽，肺纹理增粗或斑片影，可伴有肺气肿等改变。反复吸入或病程较长者可出现间质性病变。

（四）诊断

1. 诊断要点　患儿有突然面色发绀、窒息或呛咳史，并在复苏过程中呼吸道可吸出相应羊水、血液或奶液等，结合胸片等特点，即可诊断。

2. 鉴别诊断

（1）新生儿感染性肺炎：患儿一般无窒息呛咳史，有感染的临床表现及实验室依据，胸部 X 线片常表现为支气管肺炎。

（2）先天性食管闭锁：如果生后未及时诊断，给予喂养时容易发生吸入的风险。如出生后第一次喂奶，咽下几口即开始呕吐，可怀疑食管闭锁，胃管插入受阻或折返即高度疑诊，通过食管造影可确诊。

（五）治疗

立即停止喂奶，气管插管吸引、清除呼吸道异物；有低氧血症或呼吸窘迫给予吸氧，必要时需机械通气；继发感染则选择有效抗菌药物治疗。

（朱将虎　胡钱红）

第三节　新生儿肺透明膜病

新生儿肺透明膜病（hyaline membrane disease of newborn），又称新生儿呼吸窘迫综合征（neonatal respiratory distress syndrome，NRDS）是新生儿较为常见的一种呼吸系统疾病。主要是肺泡表面活性物质（PS）缺乏所致，表现为新生儿出生后不久即出现的以进行性呼吸困难、发绀和呼吸衰竭为特征的临床综合征。RDS 患儿的临床症状较重，易合并肺部感染、肺动脉高压、肺出血等各种并发症，若得不到及时和恰当的治疗，患儿将会因呼吸衰竭而死亡。

新生儿肺透明膜病多见于早产儿，尤其是胎龄＜34 周的早产儿，胎龄越小，发病率越高；胎龄≤25 周的发病率为 91%，胎龄在 26～28 周的发病率约为 58%，胎龄在 29～31 周的发病率约为 52%。近年来，胎龄＞34 周的晚期早产儿及足月儿的发病率也有所升高，其中尤其是男性婴儿的 RDS 风险更高。根据流行病学观察，RDS 患儿的死亡率甚至高达 24%。

一、病因和发病机制

（一）病因

1. PS 的合成、分泌和吸收　1959 年，埃弗里（Avery）和米德（Mead）提出本病是由于 PS

缺乏引起。妊娠 20 周左右时，肺部开始表达 PS，为气体交换做准备。PS 主要成分为磷脂，共有 6 种，约占 90%；其次为肺泡表面活性物质蛋白（SP），共有 4 种，分别是疏水性表面活性物质蛋白 SP-B 和 SP-C，以及亲水性表面活性物质蛋白 SP-A 和 SP-D，占 5%～10%。PS 在肺泡 II 型上皮细胞内合成，先是在内质网上合成磷脂，然后经过高尔基体加工而进入板层小体。在板层小体内，磷脂与 SP-B、SP-C 相结合，形成表面活性脂蛋白复合物。板层小体定位至肺泡 II 型上皮细胞的顶端表面，通过胞吐作用释放入肺泡。随着板层小体在肺泡内解体，表面活性脂蛋白复合物会形成脂蛋白阵列，也称管髓体，包含 SP-A、SP-B、SP-C 和磷脂，可促进肺泡和气道内表面形成薄膜，并降低肺泡表面张力。分泌的表面活性物质从气腔回到肺泡 II 型上皮细胞内，进入多泡小体，随后进入板层小体，内源性和外源性表面物质循环利用是表面活性物质池的重要促成因素。

2. 导致 PS 缺乏的因素

（1）早产儿：由于 PS 的产生受发育调节，所以 PS 缺乏最常见的原因是早产。在早产儿中，PS 数量和质量的降低均可导致其活性降低，从而引起 RDS。与成熟肺相比，未成熟肺的 PS 中所含磷脂酰肌醇更多（10% vs. 2%），而磷脂酰甘油更少（不足 1% vs. 10%）。PS 越成熟，磷脂酰甘油含量就越高，其表面活性就越大。羊水中磷脂酰甘油的含量自妊娠 35 周后开始增加，这被用作胎儿肺成熟度的一个标志。因此，胎龄小于 35 周的早产儿易发生 RDS，并且胎龄越小发生率越高。

（2）剖宫产新生儿：正常分娩对产妇和胎儿都是一个强烈的应激反应过程，分泌和释放大量儿茶酚胺及糖皮质激素等，这些激素能促使胎儿肺泡 II 型上皮细胞分泌和释放 PS。剖宫产儿（尤其是择期剖宫产儿）缺乏这一机制，同时，剖宫产新生儿肺液转运障碍，影响 PS 功能。因此，剖宫产 NRDS 发生率较高。

（3）糖尿病母亲新生儿：母亲患糖尿病时，因母亲血糖高，胎儿血糖也随之增高，胰岛素分泌相应增加，胰岛素可抑制糖皮质激素的释放，从而减少了 PS 的分泌和合成，导致 RDS 的发生。因此，即使为足月儿或巨大儿，仍可发生 RDS。

（4）围生期窒息：缺氧、酸中毒、低灌注可导致急性肺损伤，抑制肺泡 II 型细胞产生 PS。

（5）SP 功能缺陷：SP 对 PS 功能至关重要，已有研究表明，SP-A、SP-B、SP-C 的基因突变或某些功能缺陷不能表达蛋白，导致 PS 功能缺陷发生 RDS。

（6）重度 Rh 溶血病：Rh 溶血病患儿胰岛细胞增生，产生高胰岛素血症，胰岛素分泌过多抑制 PS 分泌。

（二）发病机制

胎儿在宫内时肺内充满液体，在出生前无呼吸功能。胎儿出生后开始呼吸，肺泡扩张，液体逐渐吸收，在肺泡不断扩张的过程中，PS 迅速分布到各个肺泡的表面，起到降低表面张力的作用，使肺泡保持一种稳定状态，维持肺泡功能残气量，防止呼气末肺泡萎陷，保持肺泡上皮通透性的完整，对预防细菌感染、排出黏液、减少肺泡渗出也有一定作用。在建立了正常的肺通气和换气功能后，PS 不断被消耗，又不断再产生，半衰期为 10～14h。

当存在 PS 缺乏，尤其是在呼气末时，维持肺泡开放所需的压力需求增高，即肺泡表面张力增高，如果达不到这一较高压力，则肺泡就会出现萎陷，发生进行性肺不张，影响通气、换气功能，导致低氧血症和酸中毒。缺氧和酸中毒导致肺小动脉痉挛、肺动脉高压，动脉导管和卵圆孔重新开放，右向左分流。结果使缺氧加重，肺毛细血管通透性增高，血浆纤维蛋白渗出，形成肺透明膜，覆盖肺泡表面，使缺氧和酸中毒更加严重，造成恶性循环。

（三）病理改变

肺外观颜色呈暗红色，质韧似肝脏，置于水中下沉。光学显微镜（简称光镜）下见广泛的肺泡萎陷，肺泡壁附有一层嗜伊红的透明膜，气道上皮水肿、坏死、脱落和断裂。电镜下肺泡 II 型上皮细胞中的板层小体成为空泡。肺及肺外脏器组织广泛微血栓形成。

二、临床表现

由于病因不同，胎龄和出生体重不同，不同类型 RDS 的临床特点有所不同。

（一）早产儿 RDS

典型临床表现为出生后不久（1～2h 内）即可出现呼吸急促，大于 60 次/分，继而出现呻吟不安、口吐泡沫、吸气性三凹征、发绀，呼吸困难呈进行性加重，至出生后 6h 症状已非常明显。然后出现呼吸不规则、呼吸暂停、呼吸衰竭。体检听诊两肺呼吸音减低。血气分析早期主要表现为低氧血症，随着病情进展和缺氧持续加重，可出现代谢性酸中毒和 CO_2 潴留。生后 24～48h 病情最为严重，病死率较高。轻型病例可仅有呼吸困难、呻吟、发绀，经无创通气治疗后可恢复。重型病例需要气管插管、机械通气支持治疗，在整个治疗过程中，可出现各种早产儿易发生的并发症，可导致病程延长、脱机困难、脱氧困难等，甚至留有后遗症。

（二）剖宫产 NRDS

主要见于晚期早产儿和足月儿，与剖宫产的胎龄密切相关，胎龄＜39 周剖宫产新生儿发生率较高。已有研究表明，胎龄 37 周择期剖宫产 NRDS 发生率为 3.7%，38 周为 1.9%；39 周以后明显减少，为 0.9%。剖宫产 NRDS 起病时间差别较大，有些患儿出生后不久即发生严重呼吸困难，而有些患儿出生后第 1 天呼吸困难并不严重，随着 PS 的消耗以及内源性 PS 生成不足，在出生后第 2 天或第 3 天突然出现呼吸困难加重，胸部 X 线片呈现白肺改变，发生严重呼吸衰竭。剖宫产NRDS 常合并重症 PPHN，表现为严重低氧性呼吸衰竭。

（三）SP 缺陷 RDS

出生后数小时即发生严重呼吸困难，进行性加重，表现为重症呼吸衰竭，给 PS 治疗后短时间内（2～3h）临床表现改善，但 5～6h 后临床表现又非常严重。由于自身 SP 缺陷，不能合成有活性的 PS，故最终预后差，多于数天内死亡。

（四）合并症

1. 动脉导管未闭　早产儿动脉导管组织发育未成熟，常出现动脉导管开放。在 RDS 早期由于肺血管阻力较高，易出现右向左分流；在恢复期肺血管阻力下降，出现左向右分流。RDS 早产儿动脉导管未闭（PDA）发生率可达 30%～50%，常发生在恢复期；发生 PDA 时，因肺动脉血流增加导致肺水肿，出现心力衰竭、呼吸困难，病情加重。在心前区胸骨左缘第 2～3 肋间可闻及收缩期杂音，很少呈连续性杂音。

2. PPHN　由于缺氧和酸中毒，RDS 患儿易并发 PPHN，发生右向左分流，使病情加重，血氧饱和度下降。早产儿 RDS 合并 PPHN 较少，病情较轻；胎龄越大，发生率越多，病情越重，尤其是择期剖宫产 NRDS 常合并重症 PPHN。

3. 肺出血　严重 RDS 病例常发生肺出血，主要与早产、缺氧等因素有关。

4. BPD　胎龄较小的早产儿，RDS 因长时间吸入高浓度氧气和机械通气，造成肺损伤、肺纤维化，导致 BPD。

三、辅 助 检 查

（一）胸部 X 线检查

本病的胸部 X 线检查表现一般在出生后 3～4h 内出现，其表现与临床症状轻重一致，一般可分为 4 级。1 级：两肺透亮度普遍性降低，呈磨玻璃样（充气减少），可见均匀散在的细小颗粒（肺泡萎陷）和网状阴影（细支气管过度充气）；2 级：两肺透亮度进一步降低，可见支气管充气征（支气管过度充气），延伸至肺中外带；3 级：病变加重，肺透亮度更加降低，心缘、膈缘模糊；4 级：整个肺呈白肺，支气管充气征更加明显，似秃叶树枝。胸廓扩张良好，横膈位置正常。

剖宫产 NRDS 的部分病例出生后第 1 天胸部 X 线片常表现为两肺渗出，甚至重症湿肺、肺水肿；第 2、3 天出现 RDS，甚至白肺，支气管充气征常不典型（图 4-2-4）。

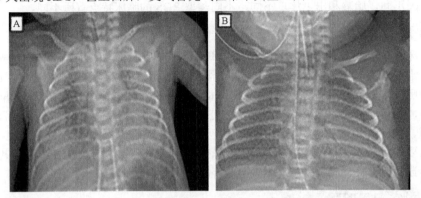

图 4-2-4　A. 患儿，女，出生体重 900g。因胎龄 28 周，早产后呼吸困难 20min 入院。胸部 X 线片显示白肺。B. 患儿，男，出生体重 1050g。因胎龄 30^{+2} 周，早产后呻吟不安 15min 入院。胸部 X 线片显示两肺透亮度降低，可见支气管充气征，肺与膈缘、心脏边缘界线不清

（二）胸部超声检查

随着超声诊断技术的日益发展，相比于胸部 X 线检查，超声检查具有无放射性暴露、经济、简便、可反复操作及实现床边动态监测的优势。临床上已开展运用超声影像学特点来区分正常肺组织与病态肺组织。

RDS 肺部超声检查的诊断依据：①胸膜线异常；② A 线消失；③ 3 条以上垂直于胸膜线呈瀑布状的 B 线（肺间质综合征）（图 4-2-5A 延伸阅读）；④白肺（严重肺间质综合征）（图 4-2-5B 延伸阅读）；⑤肺实变（肝脏样表现）伴支气管充气征；⑥胸腔积液。其中，重症湿肺与 RDS 鉴别以有无肺实变改变为鉴别点。

四、诊断与鉴别诊断

（一）诊断要点

1. 筛查早产儿、剖宫产新生儿、糖尿病母亲婴儿、宫内或产时缺氧窒息、感染等高危因素。

2. 临床表现为出生后不久即出现呼吸困难进行性加重，表现为呻吟不安、口吐泡沫、气促、发绀，听诊两肺呼吸音减低。

3. 结合病史、临床表现及胸部 X 线片表现明确诊断。

4. 根据病史、临床初始氧疗方式及胸部 X 线片表现分级综合评估。

（二）鉴别诊断

1. B 族溶血性链球菌（GBS）感染　临床可表现为气促、发绀、呻吟不安，胸部 X 线片改变可出现两肺均匀的渗出改变或透亮度下降；但该病常有母亲羊膜早破史及产前、产时感染征象，以及患儿全身感染中毒症状，青霉素抗感染治疗有效；结合母亲有无 GBS 定植与感染及母亲产前血常规、CRP 情况，以及同时监测患儿血常规、血小板、CRP 等协助诊断。

2. 新生儿暂时性呼吸困难（TTN）　亦称湿肺，多见于足月剖宫产儿或晚期早产儿，临床可表现为呼吸费力、呻吟、发绀等；但临床症状在出生后 24h 内无进行性加重的表现，且常在 48～72h 内缓解，胸部 X 线片表现以两肺纹理增粗及肺泡、间质、叶间胸膜积液为主。在临床早期，通过肺部超声检查有无肺实变可鉴别。

3. 吸入综合征（羊水吸入或胎粪吸入）　多见于足月儿或过期产儿，多有窒息史，复苏后出现发绀、呻吟、鼻翼扇动、吸气性凹陷和明显的气急，呼吸浅而快，听诊可闻及啰音；胸部 X 线片

可表现为肺斑片影伴肺气肿、肺不张等多样性改变；通过临床病史、胸部X线片检查可鉴别。

4. 先天感染性肺炎 指除GBS感染以外的其他宫内感染性肺炎，可发生于宫内或分娩过程中。足月儿、早产儿均可发病，母亲大多有感染、胎膜早破、羊水浑浊或腥臭、产道脓性分泌物等，主要临床表现为呼吸困难、呻吟，但不呈进行性发展；胸部X线片表现为两肺渗出，分布不均匀；抗感染治疗有效，预后良好。

五、治 疗

（一）一般治疗和护理

1. 保暖 将患儿放置于辐射式抢救台或加湿的保暖箱内，根据胎龄和体重选择合适的中性温度。

2. 监测 监测生命体征（呼吸、心率、血压、血氧饱和度）；监测血糖，保持内环境稳定，维持合适的血糖水平；监测血气、电解质，代谢性酸中毒可给予5%碳酸氢钠纠正酸中毒；改善循环功能，可用多巴胺以每分钟$3\sim10\mu g/kg$的速度静脉滴注维持。

3. 供给足够的营养和液体量 监测体重及出入量，保持液体平衡。适当控制液体量，出生后第1、2天控制在$60\sim80ml/kg$，第$3\sim5$天为$80\sim100ml/kg$；出生后第1天开始补充氨基酸和脂肪乳，氨基酸起始量为每日$1\sim2g/kg$，快速增加至每日$2.5\sim3.5g/kg$，脂肪乳最多可增加至每日$4.0g/kg$。注意液体量过多，可使动脉导管重新开放，肺血增多，甚至出现心力衰竭、肺水肿、肺出血，并可能与支气管肺发育不良有关。早期开展经胃肠营养，提倡母乳喂养，合理添加母乳强化剂。

（二）PS替代疗法

1. 药品选择 PS药品分为天然型和合成型，天然型PS从牛或猪肺中提取，合成型PS为人工合成。天然型PS在治疗效果、减少并发症，以及降低病死率等方面均优于合成型制剂。

2. 给药时机 《欧洲新生儿呼吸窘迫综合征防治指南》建议，新生儿出生后应密切观察呼吸情况，如果出现呻吟、呼吸困难，先使用无创通气；如果存在RDS证据，应提倡早期治疗性应用PS。

3. 给药剂量 首次剂量为$100\sim200mg/kg$。给药剂量应根据病情严重程度而定，两肺呈白肺、广泛渗出等重症病例需要使用较大剂量，推荐使用剂量上限；轻症病例和预防，使用推荐剂量下限。首剂$200mg/kg$治疗RDS的效果优于$100mg/kg$。

4. 给药次数 轻症一般给1次药即可，如果存在持续高浓度给氧等RDS病情进展的证据，可给予第2次，少数情况会给第3次PS，间隔时间一般为$6\sim12h$。

5. 给药方法 PS有两种剂型，须冷藏保存。干粉剂使用前加生理盐水摇匀；混悬剂使用前将药瓶置于37℃环境预热数分钟，使PS磷脂更好地分散。用PS前先清理呼吸道，然后将PS经气管插管注入肺内，给药后继续机械通气，一般$1\sim2h$氧合状况和胸部X线片可明显改善，应及时调节呼吸机参数，甚至可在短时间内改为CPAP治疗。目前，国外主张对于有自主呼吸并接受CPAP治疗的患儿，优先选用微创注入肺表面活性物质（less invasive surfactant administration，LISA）方法进行治疗。

（三）呼吸支持

1. 无创通气 包括经鼻持续气道正压通气（nCPAP）、双水平气道正压通气（BiPAP）、经鼻间歇正压通气和无创高频通气（HFV）等。无创通气能使肺泡在呼气末保持正压，防止肺泡萎陷，并有助于萎陷的肺泡重新张开，大大提高了撤机后的成功率，降低了BPD发生率。CPAP联合早期使用PS治疗是RDS患儿的最优化治疗方案。

2. 机械通气 对严重RDS或无创呼吸支持效果不理想者，应及时气管插管、机械通气。一

般使用常频机械通气，初始参数设置为：PIP 15～20cmH₂O，PEEP 5～6cmH₂O，呼吸频率 40～50
次/分，吸呼比（I：E）为 1：1～2。以后根据血气分析和胸部 X 线片情况调节呼吸机参数。选
择合适的吸入氧气浓度（FiO_2），使经皮血氧饱和度维持在 91%～95%。目前，常频机械通气模
式推荐同步间歇指令通气加容量保证（SIMV+VG）模式，可减少肺损伤。若常频机械通气参数
比较高，效果不理想，应改用高频机械通气。使用机械通气病情稳定后，应尽早撤离机械通气，
在撤离机械通气过程中使用咖啡因，可以加速撤机，改用无创通气，减少再次气管插管和机械
通气。

（四）ECMO

对少数严重病例，上述治疗方法无效，可使用 ECMO 技术治疗。近年来，北京、上海、杭州
等地已开展新生儿 ECMO 技术，作为严重呼吸衰竭的最后治疗手段。

（五）并发症治疗

并发 PDA 出现症状时首选药物治疗，吲哚美辛和布洛芬是目前常用的非甾体抗炎药，均属于
环氧合酶抑制药，能减少前列腺素合成。

1. 吲哚美辛（消炎痛） 首剂：0.2mg/kg；第 2、3 剂：日龄＜7 天且出生体重＜1250g 者，每
次 0.1mg/kg；日龄＞7 天且出生体重＞1250g 者，每次 0.2mg/kg。每剂间隔 24h，口服或静脉滴注。

2. 布洛芬 首剂：10mg/kg；第 2、3 剂：5mg/kg。间隔时间为 24h，口服或静脉滴注。日龄小
于 7 天者疗效较好；也有用首剂 20mg/kg，以后 2 剂都用 10mg/kg，关闭率更高，但应注意剂量
增加后的不良反应。布洛芬和吲哚美辛相比，在关闭 PDA 的效果上没有差别，但肾功能受损、少
尿、新生儿坏死性小肠结肠炎（NEC）等不良反应发生率更低。若 PDA 经过 2 个疗程药物治疗后
仍无法关闭，或存在药物治疗禁忌证者考虑手术结扎。并发持续性肺动脉高压时，给予吸入 NO
治疗，剖宫产 NRDS、重症感染所致的 RDS 常合并严重 PPHN，吸入 NO 治疗非常重要。

六、预　防

（一）早产儿 RDS 产前预防

RDS 预防应从出生前开始，对于妊娠＜28～30 周、存在早产风险的孕妇，应转诊到具有诊
治 RDS 经验的围产医疗中心。对于胎龄＜35 周、可能发生早产的孕妇，静脉或肌内注射倍他米
松或地塞米松，预防早产儿发生 RDS。

倍他米松每次 12mg，间隔 24h，一个疗程 2 次，肌内注射；或地塞米松每次 6mg，间隔 12h，
一个疗程 4 次。一般使用 1 个疗程即可，必要时可使用第 2 个疗程。产前激素治疗的最佳时间是
分娩前 24h 至 7 天给药。

对于极早产孕妇应考虑短期使用保胎药物治疗，以便有时间完成 1 个疗程的产前激素治疗和
（或）将孕妇转运至有条件的围产医疗中心。产前使用激素预防早产儿 RDS 效果肯定，多中心临
床对照研究显示，对可能发生早产的产妇产前使用激素可降低 NRDS、脑室内出血（intraventricular
hemorrhage，IVH）及 NEC 的发生率，降低新生儿病死率。

（二）剖宫产 NRDS 的预防

尽可能避免胎龄＜39 周者择期剖宫产。研究显示，对胎龄 35～38 周必须择期剖宫产者，产
前给产妇 1 个疗程激素治疗，可降低 NRDS 发生率。

（陈尚勤　胡小娅）

第四节　新生儿湿肺

新生儿湿肺，又称新生儿暂时性呼吸困难（transient tachypnea of newborn，TTN），是肺内液

体吸收和清除延迟致肺内液体积聚过多，而使肺顺应性下降、气体交换障碍引起的一种暂时性呼吸困难。病理上主要表现为肺组织（肺泡和肺间质）内液体过多，即肺泡或（和）肺间质积液。临床表现为出生后数小时内出现呼吸窘迫，为自限性疾病，一般在生后24～72h内自行缓解。但重症湿肺与肺透明膜病可有类似的临床表现、胸部X线片表现和动脉血气分析结果，甚至需要无创或有创呼吸支持治疗。

TTN是引起新生儿呼吸窘迫的最常见原因，有1/3～1/2的新生儿呼吸窘迫由TTN引起。TTN多见于足月儿或剖宫产儿，亦可见于早产儿。国外一项对33 289例足月儿进行的回顾性研究显示，新生儿湿肺发病率为5.7‰。国内相关报道甚少，吴莉等报道其发病率为13.2‰，其中足月儿为7.3‰，早产儿为6.4‰，占晚期早产儿呼吸系统疾病的首位。

一、病因和发病机制

（一）正常肺液的产生和清除

胎儿出生前肺泡内有20～30ml/kg含有高钾、高氯、低碳酸氢盐和低蛋白质的肺液，胎儿肺液由肺毛细血管和肺泡上皮细胞通过氯离子泵主动分泌产生，并从气道通过呼吸运动断续流至羊水，胎儿肺液随胎龄增加而增加，孕晚期（35周左右）肺液达到最大量。之后肺泡上皮细胞Na^+通道（ENaC）开放，主动重吸收Na^+，同时伴肺液的重吸收，使肺液通过ENaC从肺泡腔进入肺间质，进而进入血管及淋巴管，促进肺液重吸收。ENaC由α、β、γ亚基组成，胎龄越小、表达越低，在临近足月时表达显著增强。

胎儿肺液的清除早在胎儿出生前已经开始，并在整个宫缩过程中以及分娩后持续进行。产妇阵痛发作时，能使血中儿茶酚胺含量特别是去甲肾上腺素浓度增加，血管升压素水平上升，可抑制肺泡细胞氯离子泵的活性，使肺液分泌受到抑制并促使其吸收。出生时，胎儿通过产道时胸部受到9.3kPa（95cmH$_2$O）的压力，有1/3～1/2的肺泡液经气道由口、鼻排出。剩余的肺液在出生后移至肺间质，再由肺内淋巴管及静脉转运，其中ENaC激活在钠离子主动转运及水分子的被动转运中发挥主要作用。出生时，增高的氧分压增强了肺泡上皮细胞转运钠的能力，并增加了ENaC基因的表达。ENaC基因表达降低会造成不成熟的肺不能由液体分泌型转变为吸收型，而这种基因表达的减低可以通过糖皮质激素进行上调。出生后，随着肺循环扩张、阻力和压力骤降，使肺毛细血管和淋巴管的驱动压增高、静水压下降，而肺泡及间质液由于肺扩张充气而静水压增高，同时由于肺泡和肺间质液中钠离子主动转运入毛细血管，且肺液中蛋白质的含量低于血浆，其晶体和胶体渗透压均低于血浆，故肺泡和肺间质内的液体很快被吸收入淋巴管、血管而被清除。有学者认为，水通道蛋白5（aquaporin 5，AQP5）促进了大部分肺液通过肺泡上皮细胞的运输。肺液一般于生后6h左右可清除完毕。

（二）TTN的危险因素

肺液吸收和清除延迟引起TTN。其发生与产科因素、产妇状态，尤其分娩方式密切相关。

1. 剖宫产，尤其是选择性剖宫产　有研究显示，在选择性剖宫产儿中肺部疾病的风险是经阴道分娩儿的2～3倍。呼吸系统疾病发病率在发动宫缩前剖宫产儿中为35.5‰，而发动宫缩后剖宫产儿中为12.2‰，阴道分娩儿中仅5.3‰。选择性剖宫产一方面缺乏产道挤压，出生后胎儿肺液残留较多；另一方面由于产程未发动，缺乏应激反应，糖皮质激素、儿茶酚胺类激素浓度低下，其调节转运肺液的作用减少，从而使选择性剖宫产儿的胎儿肺液吸收延迟，发生TTN增多。

2. 母亲因素

（1）母亲糖尿病：在糖尿病母亲的婴儿中，TTN的发生率增加为背景人群的2～3倍。其机制可能与糖尿病母亲胎儿的肺间质及肺泡内液积蓄过多、影响淋巴管的转运、阻碍肺液吸收有关，但剖宫产（糖尿病妊娠女性更常进行剖宫产）也是一个促发因素。

（2）母亲哮喘：母孕期哮喘是 TTN 的独立危险因素，TTN 患儿可有哮喘或喘息的风险。对 β 肾上腺素低反应的遗传倾向可能导致新生儿期 TTN 的发生和在儿童期哮喘的发生。

（3）母亲维生素 D 缺乏：国外研究报道，母体和新生儿维生素 25-OH-D 水平的降低与足月儿 TTN 的发生有关，维生素 D 缺乏会降低 ENaC 的表达，并降低 PS 的合成。维生素 D 缺乏可能通过 PS 生成受损导致肺泡晚期结构和功能的改变，从而导致 TTN。

3. 围生期窒息　围生期窒息增加了 TTN 的发生率。国外研究表明，新生儿 1min Apgar 评分与 TTN 之间存在显著相关，1min Apgar 评分低是 TTN 的独立危险因素。新生儿窒息可导致羊水吸入，增加肺内液体，由于缺氧、酸中毒，血管渗透性增强，血浆外渗，使间质液增加，促使 TTN 的发生。

4. 男性　国外研究显示，TTN 患儿中男性较常见，可能与男性患儿体内睾丸激素等可抑制 PS 生成及肺成熟、降低肺顺应性，以及使呼吸系统疾病的发生率增高有关。也有研究显示，男性与女性相比，肺功能减低，这也可能是男性易发生 TTN 的原因。

5. 其他

（1）产妇在产程中使用大剂量麻醉、镇静药可影响肺泡扩张和肺血管扩张，使肺毛细血管静水压持续处于高水平。

（2）产妇在产程中或新生儿出生后输液过多、结扎脐带过迟，使胎儿接受胎盘输血而血容量增加，由于中心静脉压升高，妨碍胸导管引流，以致肺液的清除延迟。

（3）动脉导管未闭，由于左向右分离，肺血流量增加，使肺毛细血管内静水压上升，影响肺液的吸收和清除。

（4）低蛋白血症，由于血管内胶体渗透压下降，影响肺液的吸收和清除。

（5）另有初步数据表明，TTN 和甲状腺激素水平有关，然而需要进一步的研究来证实该关联。

二、临床表现

TTN 主要表现为出生后立即或在数小时内出现呼吸急促、呻吟、发绀、三凹征、鼻翼扇动、血氧饱和度降低等，其中呼吸急促（呼吸频率大于 60 次/分）是最显著的特征。轻症 TTN 患儿反应正常、哭声响、体温正常，肺部呼吸音减低或出现粗湿啰音。早产儿 TTN 的临床特点是发病早、症状重、反应差、呼吸困难、发绀、呼吸暂停，可以发生严重并发症，如呼吸衰竭、心力衰竭，甚至死亡。本症一般预后良好，病程短者 5～6h 或 1 天内呼吸正常，长者 4～5 天恢复。

三、辅 助 检 查

（一）血气分析

血气分析 pH、PCO_2 和剩余碱（BE），轻症在正常范围，重症可出现呼吸性酸中毒、代谢性酸中毒、低氧血症和高碳酸血症。

（二）胸部 X 线检查

胸部 X 线片可有以下表现：①肺泡积液征：肺呈斑片状、面纱或云雾状致密阴影，或呈直径 2～4mm 的小结节影。②肺间质积液：呈网状条纹影。③叶间胸膜（多在右肺上、中叶间）和胸膜腔积液：一般液体量少。④肺容积增加：伴横膈扁平、心影轻度扩大。⑤其他征象：肺门血管淤血扩张，呈肺纹理增粗，且边缘清楚，自肺门呈日光状向外周伸展。其中，肺泡和肺间质积液为最常见和特征性的 X 线征象；肺淤血和肺容积增加表现亦是常见胸部 X 线征象（图 4-2-6），叶间胸膜和胸膜腔少量积液约占 1/4 病例。胸部 X 线表现：24h 吸收占 71%，72h 吸收占 97.8%，偶有延长至 4 天后吸收。

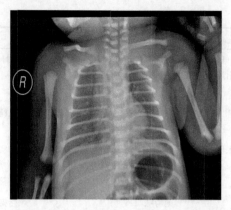

图 4-2-6　患儿，男，因其母"妊娠合并高血压"择期剖宫产出生，胎龄 38^{+1} 周，出生体重 3080g，生后不久即出现气促，伴呻吟不安、呼吸困难、轻度发绀，给予吸氧后发绀好转，仍气促。临床诊断：新生儿湿肺。胸部 X 线片显示两肺透亮度降低，右侧水平裂增宽

（三）肺部 B 超

由于超声技术具有无创、便携、实时跟踪等优点，近年来已成功用于新生儿肺部疾病的诊断和鉴别诊断。TTN 超声诊断的敏感性和特异性分别为 76.7% 和 100%。其主要依据是不同程度的肺水肿，但无肺实变，可与 RDS 鉴别。

轻度湿肺主要表现为肺间质综合征或双肺点；重度湿肺在急性期主要表现为致密 B 线、白肺或程度较重的肺间质综合征（AIS），随病情恢复亦可出现双肺点。双肺点是湿肺的特异性超声影像，敏感性和特异性可达 100%。轻度或重度湿肺均可有胸膜线异常，A 线消失。无论轻度或重度湿肺，均可有不同程度的单侧或双侧胸腔积液。

四、诊断与鉴别诊断

（一）诊断要点

1. 通常在生后 2h 内出现呼吸窘迫、呼吸增快（气促，呼吸频率大于 60 次/分）是最显著的临床特征。

2. 结合胸部 X 线片或胸部 B 超特征性肺内液体增多表现即可诊断。

3. 根据患儿是否存在血气分析异常（如低氧血症和高碳酸血症）以及是否需要吸氧乃至机械通气支持，可评估病情轻重。

（二）鉴别诊断

1. 与轻型肺透明膜病及先天性肺炎的鉴别　见表 4-2-3。

表 4-2-3　湿肺与肺透明膜病、先天性肺炎的鉴别

项目	湿肺	肺透明膜病	先天性肺炎
胎龄	足月儿多见	早产儿多见	早产儿、足月儿均可见
母亲妊娠、分娩史	剖宫产、羊水吸入、母亲用镇静药过多	可有围生期窒息史等促发因素	母亲有感染、胎膜早破、羊水腥臭、产道脓性分泌物等感染病史
肺泡表面活性物质测定	成熟水平	未达成熟水平	依胎龄而异
临床表现	呼吸窘迫、气促，呼气性呻吟少见	呼吸窘迫、呼气性呻吟	呼吸窘迫，伴感染征象，持续低血压常见

续表

项目	湿肺	肺透明膜病	先天性肺炎
血气分析	动脉血氧分压（PaO_2）↓，其他变化不明显	酸碱值（pH）↓、碱剩余（BE）↓、PaO_2↓、动脉血二氧化碳分压（$PaCO_2$↑）	pH↓、BE↓、PaO_2↓
胸部 X 线片	肺泡、间质、叶间积液，过度充气，肺纹理增强	网状细颗粒影、支气管充气征，呈磨玻璃样，甚至白肺	粗糙点片状阴影或一叶、一节段受累
肺部 B 超	不同程度的肺水肿，但无肺实变	肺实变伴支气管充气征，胸膜线异常与 A 线消失，多个肺叶显示肺间质综合征（AIS）或白肺	肺实变伴支气管充气征或支气管充液征，实变区胸膜线异常与 A 线消失，非实变区可见 B 线或呈 AIS 改变
血常规、CRP	无特殊	无特殊	感染时血常规、C 反应蛋白（CRP）↑
氧疗和辅助通气	仅需短时常压给氧	常需氧疗 + 辅助通气	一般仅需氧疗，偶需辅助通气
病程	绝大部分<24h	3～7 天	一般 10～14 天
预后	良好	死亡率较高	诊疗及时，预后良好

2. 羊水吸入综合征 常有窒息史或胎儿宫内窘迫，呼吸急促一般出现在复苏后即刻，而湿肺亦可发生窒息，呼吸窘迫可在出生后稍晚出现。羊水的化学组成 pH、HCO_3^- 及蛋白浓度均较肺液高。胸部 X 线片表现为肺斑片状影伴肺气肿，横膈平坦；重症者可出现大片肺不张、继发肺萎陷，可并发纵隔气肿、气胸等气漏，动态观察有助于鉴别。肺部 B 超可见肺实变伴支气管充气征。

3. 脑性过度换气 常见于足月儿伴窒息，由脑水肿引起，肺部无病变但呼吸急促，因此，常伴有呼吸性碱中毒，预后与窒息程度及病因有关。

五、治 疗

TTN 是一种良性、自限性疾病，其治疗主要是加强监护和对症支持治疗。治疗策略有液体限制、呼吸支持，以及维持中性温度和提供营养支持等措施。

（一）适当限制液体量

由于 TTN 新生儿出生后肺内液体积蓄过多，肺顺应性下降，气体交换障碍引起呼吸困难，有学者提出限制液体量可改善 TTN 临床症状。一项纳入 73 例 TTN 晚期早产儿和足月儿的前瞻性随机对照试验中，分别给予标准液体治疗和限制液体治疗，其中早产儿出生后第 1 天的标准液体治疗为 80ml/kg，而限制液体治疗为 60ml/kg；足月儿出生后第 1 天标准液体治疗为 60ml/kg，限制液体治疗为 40ml/kg。结果发现限制液体量可明显缩短严重 TTN 新生儿呼吸治疗的时间，然而需要进一步的研究来证实液体限制对于 TTN 是否为一种安全有效的干预。

（二）呼吸支持

TTN 轻症病例如出现呼吸急促、发绀时，多可经吸氧缓解，包括头罩吸氧、鼻导管吸氧和暖箱吸氧，应采用空氧混合的气源，根据患儿实际需要调节 FiO_2，并监测血气分析。如无缓解或呼吸困难加重，应及时给予无创通气支持，如 nCPAP、NPPV。通过使用呼气末正压增加功能残气量，防止肺泡萎陷和不张，减轻肺间质水肿，减少呼吸做功，改善通气血流比例，可进行有效气体交换。如果重症湿肺病情加重，无创通气治疗不能维持正常 PaO_2 或 $PaCO_2$，或虽能维持 PaO_2 和 $PaCO_2$ 在正常范围，但仍有较明显的呼吸困难、三四征，应改用机械通气，如常频机械通气（CMV）及高频振荡通气（HFOV）等。及时复查血气分析及胸部 X 线片、肺部 B 超，动态观察病情变化。

（三）支持措施

支持措施包括维持中性温度及营养支持。呼吸频率大于 60～80 次/分或者呼吸功增加妨碍经口喂养者，给予经口胃管喂养或静脉营养支持；如果呼吸增快持续超过 4～6h 或者最初的全血细胞计数和分类计数异常，则需进行血培养，并在等待血培养结果的同时予以抗菌药物治疗。

（四）利尿药的应用

对新生儿 TTN 使用利尿药治疗的基本原理是加速肺内液体的吸收和尿量排出，在许多治疗中心已经被应用。然而，多项研究结果显示，口服和静脉使用利尿药并不能影响 TTN 的临床病程。在一项系统评价中亦显示尚无证据证明利尿治疗有益于 TTN 患者，利尿药治疗对 TTN 的症状持续时间或住院时间无影响。

（五）肾上腺素受体激动药

人类肺中超过 90% 的 β 肾上腺素受体（β-AR）位于肺泡中，分 β_1-AR 和 β_2-AR 亚型，其中 β_2-AR 亚型占主导地位（70%），β_2-AR 通过上调 ENaC 和囊性纤维化跨膜转导调节因子，以及基底细胞 Na^+/K^+-ATP 酶，增加肺泡活性 Na^+ 转运。受体的激活还可以通过减少细胞内间隙的形成，并通过 Ⅱ 型肺泡细胞调节表面活性物质的分泌来改善内屏障功能。成人患者临床试验数据表明，β 肾上腺素受体激动药的吸入或静脉应用可通过 β_2-AR 加速从肺泡、间质清除多余液体，从而可用于治疗肺水肿和急性肺损伤。但也有研究表明，β 肾上腺素受体激动药在活化肺泡上皮钠通道中发挥作用较小。有关使用吸入糖皮质激素治疗或 β 受体激动药治疗 TTN 的数据有限，且尚无定论，因此不推荐常规应用。

（林　素　朱将虎）

第五节　新生儿肺出血

新生儿肺出血（pulmonary hemorrhage of newborn）是指肺的大量出血，至少累及 2 个肺叶，常为一些严重疾病晚期的并发症。临床以口鼻腔或气管插管内突然涌出泡沫样血性液为主要表现，同时伴有临床症状的恶化，如氧合不足、发绀、呼吸困难、呼吸暂停、心动过缓、休克，以及需要气管插管、提供或增加呼吸支持等，可伴有身体其他部位出血。

新生儿肺出血病因复杂、起病凶险、病情进展快，是导致新生儿死亡的常见肺疾病之一，严重威胁患儿生命。在活产婴儿中肺出血的发病率是 0.1%～0.12%，在具有早产、宫内发育迟缓、败血症等高危因素的活产婴儿中，其发病率高达 5%。肺出血在早产儿中更常见，且可导致更高的死亡率和更差的临床结局。有研究显示，在出生后 1 周内死亡的新生儿中，68% 的新生儿肺部有出血表现。在超低出生体重儿中，肺出血死亡率高达 50%，可并发包括脑室周围白质软化、脑室内出血、脑瘫和认知障碍等不良结局。

一、病因和发病机制

（一）病因

新生儿肺出血的病因仍未完全阐明，一些资料表明肺出血主要与以下因素有关，其中缺氧是出生后第 1 天发生肺出血的最常见原因，而感染、寒冷损伤是出生后 6～7 天发生肺出血的重要原因。

1. 早产　早产儿肺发育不成熟，发生缺氧、感染、低体温、新生儿呼吸窘迫综合征（NRDS）时更易并发肺出血。胎龄越小，肺出血发生率越高。

2. 围生期窒息　主要见于重度窒息、重症呼吸窘迫综合征、胎粪吸入综合征、新生儿红细胞增多症-高黏滞综合征等，患儿常伴有氧合障碍。肺出血多发生在出生后第 1～3 天，其中 30% 发生在出生后第 1 天，75% 发生在出生后第 4 天内。

3. 严重感染　原发病主要为重症败血症、感染性肺炎、新生儿坏死性小肠结肠炎等，严重病毒感染也可导致肺出血。感染导致的肺出血多发生在出生后 1 周左右，其中 88% 发生在出生 5 天以后。

4. 体温过低 主要发生在新生儿寒冷损伤综合征（对称硬肿症），常同时合并缺氧或感染，多见于早产儿。

此外，弥散性血管内凝血、凝血功能障碍、心力衰竭、输液过快过量、外源性表面活性物质的使用（在某些研究中）等也可引起肺出血，但这些因素一般都与缺氧、感染病因同时存在。

（二）发病机制

新生儿肺出血发病机制尚未完全阐明。有认为肺出血主要为肺毛细血管渗透压增加，引起出血性肺水肿所致。有研究显示，肺出血与明显的导管分流及肺高血流有关。出生后随着呼吸建立，肺泡扩张，肺小动脉扩张，肺血管阻力快速下降，肺循环血流量明显增加。如果存在动脉导管未闭，特别是粗大的动脉导管，因大量左向右分流，肺循环血流量增加，导致肺毛细血管压力增加，肺毛细血管通透性增加，从而引起肺出血。另有学者采用电镜观察肺出血患儿肺组织，结果发现肺组织处于炎症时均有不同程度的破坏，提出炎症及感染时，细菌产生的毒素使肺泡上皮细胞和肺血管内皮细胞受损，肺泡毛细血管屏障破坏，肺组织发生广泛的间质和肺泡水肿，最终引起肺出血。特别是早产儿的肺部毛细血管生长发育未成熟，血管壁脆性较高，组织结构较疏松，肺血管受到损伤就极易破裂而出血。严重感染使大量体液因子，如白介素-1、肿瘤坏死因子、γ-干扰素、血栓素、白三烯等，以及组胺、前列环素、血小板、ⅩⅡ因子、纤维蛋白溶解酶原在机体内共同作用，出现全身炎症反应综合征，肺组织结构完整性破坏、红细胞渗出，发生肺出血。有学者提出肺泡表面活性物质障碍理论，特别是早产儿肺发育不成熟，肺泡Ⅱ型上皮细胞合成和分泌肺泡表面活性物质不足或缺乏，肺顺应性下降，肺泡萎陷，引起气体交换障碍，导致缺氧、CO_2 潴留，引起肺出血。

（三）病理改变

肺外观呈红色、肿胀。镜检可见肺泡和间质出血，但以肺泡出血、肺泡结构破坏为主，毛细血管扩张充血。伴有肺炎者，有严重的炎症细胞浸润。

新生儿肺出血病理根据出血累及范围分为 3 类，即点状、局灶性和弥漫性肺出血。陈克正报道 788 例尸检发现新生儿肺出血中，点状肺出血占 3.5%，局灶性肺出血占 63.2%，弥漫性肺出血占 33.3%。

二、临床表现

具有肺出血原发病和高危因素，在发生肺出血前原发病已至严重程度，此时就需考虑肺出血的可能。除原发病症状和体征外，肺出血可有下列临床表现。

（一）出血表现

口鼻腔或气管插管内突然出现粉红色或新鲜血性液，常为泡沫样；可伴发多部位出血，以颅内出血最多见，多发生在缺氧的早产儿，其他可见皮肤出血点或瘀斑、注射部位出血等。

（二）呼吸、氧合障碍

出现严重呼吸困难，三凹征、呻吟、呼吸暂停；呼吸暂停恢复后呼吸仍不规则，有严重发绀现象。

（三）肺部体征

肺部可闻及中粗湿啰音，或湿啰音比原来增多。

（四）全身症状

伴随全身状态突然恶化，出现面色苍白、反应差、末梢循环差，呈休克状态。

三、辅 助 检 查

（一）胸部 X 线检查

一旦怀疑肺出血，应立即摄胸部 X 线片。胸部 X 线征象是多变和非特异性的，根据病情的严重程度和发病时间，可在原发病（如肺炎、RDS 或 MAS 等）的基础上，出现典型的 X 线表现（图 4-2-7）。

1. 两肺透亮度突然降低，出现局灶斑块状或广泛性的密度增高影。

2. 肺门淤血影，两肺门血管影增多，呈较粗网状影。

3. 心影轻、中度增大，以左心室增大为主。

4. 大量肺出血时，两肺透亮度严重降低，表现为完全的白肺。

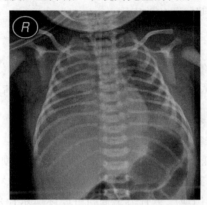

图 4-2-7 患儿出生后即出现呼吸窘迫，伴呻吟不安、发绀，诊断"NRDS、极低出生体重儿"。给予机械通气等治疗 3 天，患儿气管插管内突然涌出泡沫样鲜红色血性液。胸部 X 线片显示两肺透亮度减低，两肺门影增浓、增大，心影增大，左心缘向左下延伸

（二）超声检查

新生儿肺出血超声诊断的主要依据如下。

1. 碎片征 是肺出血最常见的超声征象。

2. 肺实变伴支气管充气征 肺实变的程度和范围与原发病和出血程度有关。

3. 胸腔积液 80% 以上的肺出血患儿有不同程度的单侧或双侧胸腔积液，胸腔穿刺可证实积液为血性。出血严重者在积液内可见纤维蛋白变性形成的纤维条索状漂浮物，实时超声下可见此纤维条索状物随积液的运动而漂浮于其中。

4. 可有原发肺疾病的超声表现。

5. 其他 如胸膜线异常、A 线消失和肺间质综合征等。

（三）实验室检查

白细胞一般明显增高，尤其是感染所致者，但也可以正常或下降。出血明显者，血细胞比容下降。血气分析常提示混合性酸中毒、低氧血症及高碳酸血症。

四、诊断与鉴别诊断

（一）诊断要点

1. 典型的临床表现为在严重原发病的基础上，突然出现口鼻腔或气管插管内出血，伴严重呼吸困难和发绀。胸部 X 线片表现为两肺透亮度降低，局灶斑块状或广泛性的密度增高影。

2. 肺部咯血结合胸部 X 线典型表现可确诊。

3. 根据患儿呼吸情况、机械通气参数，以及血气分析、胸部 X 线片等辅助检查，评估病情严重程度。

（二）鉴别诊断

1. 新生儿 RDS 患儿均可表现为呼吸困难、发绀、反应差等临床表现，且胸部 X 线片均有两肺透亮度降低表现。但 RDS 无咯血表现，且胸部 X 线片表现常为两肺磨玻璃样，两肺透亮度逐渐降低，可伴心影模糊；而肺出血者两肺透亮度突然降低，可伴心影增大。

2. 新生儿肺炎 患儿亦可表现为呼吸困难、发绀、反应差等，胸部 X 线片均可表现为斑片状密度增高影。但是，肺炎同样无咯血表现，且胸部 X 线片可示肺纹理增多、增粗，心影一般不增大；而肺出血两肺呈大片高密度影，以肺门为主，涉及各肺叶。

3. 气管损伤 通常为气管插管损伤或气管内负压吸引压力过大所致，患儿气管内可吸出血性液，但临床及胸部 X 线片均无明显恶化的表现。

五、治　疗

（一）治疗原则

积极治疗原发病，密切观察病情进展，早期发现并及时治疗肺出血。

（二）一般对症支持治疗

注意保暖，对低体温者应逐渐复温，使温度保持在正常范围；如有酸中毒应及时纠正；适当控制液体量，每天 80～100ml/kg，以免加重肺水肿和心力衰竭，如有早期休克表现则给予生理盐水扩容；改善循环功能，可用多巴胺、多巴酚丁胺、米力农等；对肺出血导致贫血者给予输血，保持血细胞比容在 0.45 以上；出血严重者给予输新鲜冰冻血浆补充凝血因子及维持正常血容量；止血药疗效常不理想。

（三）机械通气

随着新生儿救治技术的显著提高，肺出血采取以机械通气为主的综合治疗，其病死率显著降低。对严重缺氧或感染病例，需密切观察临床表现，如发生呼吸困难或呼吸暂停，一般情况较差，应在发生肺出血前早期行机械通气。

当发生肺出血时，应立即气管插管、机械通气，正压通气和呼气末正压是治疗的关键措施。初始设置吸气峰压 20～25cmH_2O，呼气末正压 6～8cmH_2O，呼吸频率 40～50 次/分，提高吸入氧气浓度，然后根据病情调节呼吸机参数。近年来，高频机械通气作为一种保护性通气策略，受到人们越来越多的关注，并应用于肺出血。与常频通气模式相比，高频机械通气可在短时间内通过高速流动的气体增加弥散对流、振荡产生双向压力变化，使吸气和呼气均为主动，从而使肺组织的气体交换更加迅速、有效；用较恒定平均气道压充盈并支撑肺泡，产生持续压迫止血作用，并能使肺内气体最大限度地处于均匀状态，有利气血交换，且每次呼吸周期压力变化小，减少肺的牵张，减轻肺局部过度扩张。因此，在病情非常严重，常频机械通气效果不明显的情况下，可改用高频机械通气，或直接进行高频机械通气。

（四）PS

有研究显示，外源性 PS 治疗肺出血有效，具有稳定血小板的作用。对严重肺出血两肺呈白肺者，使用 PS 治疗对缓解病情、改善血氧饱和度可能有益。然而，亦有研究认为，PS 可使肺血管阻力下降，肺血流迅速增多，有引起肺出血的风险。

（五）原发病治疗和控制感染

感染是肺出血的主要原因，对于病情严重者，应积极抗感染，加强抗菌药物治疗的同时辅以免疫治疗，输注丙种球蛋白、中性粒细胞、粒细胞集落刺激因子、重组活化Ⅻ因子等。

（六）气管内或雾化吸入肾上腺素

给予剂量为 1 : 10 000 的肾上腺素 0.1ml/kg，但这种治疗仍有争议。

六、预　防

对有先兆早产风险的孕妇预先注射肾上腺皮质激素，促进胎儿肺成熟，出生后积极进行窒息复苏，维持正常体温；对有原发病的患儿应积极治疗原发病，以免发展至严重阶段而发生肺出血。

（朱将虎　林　素）

第六节　新生儿呼吸暂停

呼吸暂停是指在一段时间内无呼吸运动。如呼吸暂停 5～15s 以后又出现呼吸暂停，称为周期性呼吸。周期性呼吸发作的特征为呼吸与呼吸短暂中断交替出现，这些中断可能伴有轻度血氧饱和度降低和心动过缓，但这些症状不需要临床干预。而当呼吸停止时间大于 20s，伴有心率减慢＜100 次/分或出现发绀、血氧饱和度降低时，称为呼吸暂停。呼吸暂停是新生儿尤其是早产儿的常见症状，如不及时发现和处理，可致脑缺氧损伤，甚至猝死，应密切监护，及时处理。呼吸暂停的发生与胎龄及出生体重密切相关，胎龄越小，呼吸暂停的发病率越高。胎龄在 34～35 周的发生率为 7%，32～33 周为 15%，30～31 周为 54%，而几乎所有胎龄小于 28 周或出生体重＜1000g 的早产儿都会出现呼吸暂停。

一、病因和发病机制

（一）病因分类

1. 原发性呼吸暂停　多见于早产儿，呼吸暂停是早产儿的共同特点，是早产儿脑干呼吸控制中枢发育不成熟导致，而无其他引起呼吸暂停发作的相关疾病。常见于胎龄＜34 周，体重＜1800g 的早产儿，多发生在出生后 3～5 天。

2. 继发性呼吸暂停　早产儿和足月儿均可发生。多种原因可引起继发性呼吸暂停。①神经系统疾病及功能紊乱：如 HIE、脑积水致颅内压增高及惊厥、先天性中枢性肺泡低通气综合征、基底压迹综合征（阿诺尔德-基亚里综合征，Arnold-Chiari syndrome）；②神经肌肉疾病：吸吮与吞咽功能缺乏或不协调、吸吮与呼吸不协调、先天性肌病或神经疾病；③呼吸系统疾病：气道阻塞[后鼻孔阻塞、皮-罗（Pierre-Robin）综合征、气管蹼或狭窄、气管异物或分泌物阻塞]、新生儿肺透明膜病、膈或声带麻痹、气胸。④消化系统疾病：胃食管反流（GER）、喂养不耐受、NEC、腹膜炎；⑤心血管系统：心力衰竭、PDA、严重先天性心脏病、心力衰竭、低血压、血容量不足；⑥血液系统：贫血、红细胞增多症；⑦感染：肺炎、败血症、脑膜炎等；⑧创伤：颅内出血、横贯性脊髓损伤、膈神经麻痹；⑨产妇用镇静药：麻醉药、硫酸镁、吗啡类；⑩产时窒息：低氧血症、酸中毒、脑干抑制；⑪迷走神经反射：继发于插入鼻饲管、喂养及吸痰、颈部过度屈曲及伸展、迷走神经张力增高；⑫代谢和电解质紊乱：低血糖及低钠、高钠、高钾、低钙血症；⑬体温不稳定：高温、低温、体温波动。

3. 其他　①中枢性呼吸暂停：呼吸动作完全消失的呼吸暂停；②阻塞性呼吸暂停：呼吸动作存在而呼吸道发生梗阻的呼吸暂停；③混合性呼吸暂停：阻塞性呼吸暂停存在时，中枢性呼吸暂停发生在之前或随后发生。其中，中枢性呼吸暂停占 12%～20%，阻塞性呼吸暂停占 10%～25%，混合性呼吸暂停占 53%～71%。

（二）发病机制

1. 呼吸中枢发育不完善　①脑干的神经功能不成熟：随着孕周增加，脑干听觉传导时间逐渐缩短，呼吸暂停的发生率在逐步降低；②睡眠状态的影响：快速眼动（REM）睡眠是以不规律的潮气量和呼吸频率为特征的，而 REM 睡眠在早产儿中占主导地位，故呼吸暂停经常发生在睡眠的这一阶段。

2. 化学感受器不成熟 与成年人不同，早产儿低氧会表现为短时间的换气过度，紧接着是较长时间的换气不足，对高碳酸血症的通气反应较足月儿及成人降低。这说明不成熟的外周化学感受器同呼吸暂停发生机制有关，但大多数足月儿发生呼吸暂停之前并无低氧表现，因此，低氧可能是延长呼吸暂停发作时间的原因。

3. 抑制性反射增强 对于新生儿，咽后壁刺激、肺部扩张、喉部液体刺激或胸廓变形等都能引起抑制性反射，而这些反射可能与呼吸暂停相关。

4. 呼吸肌群功能不协调 由于咽部肌肉张力较低，尤其在 REM 睡眠时，颈部被动弯曲、面罩下缘压迫等都可使呼吸道受阻，导致阻塞性呼吸暂停。

5. 其他 如胃食管反流、抑制性神经递质等，但与呼吸暂停的确切关系还有待于进一步证实。

二、临床表现

早产儿原发性呼吸暂停一般发生在出生后 1~2 天，若出生后 7 天内未发病，之后发生呼吸暂停的可能性很小。原发性呼吸暂停的发生时间及发作频率虽不同，但通常在矫正胎龄 37 周时应停止发作，胎龄＜28 周的早产儿可持续到矫正胎龄足月之后。

足月儿或近足月儿如发生呼吸暂停，一般为继发性的，常提示存在疾病，如窒息、颅内出血、感染、肺部疾病、电解质紊乱及药物抑制等。如果能够除外药物抑制及生后窒息，足月儿或近足月儿生后的呼吸暂停一般都是由中枢神经系统器质性病变引起。

三、辅 助 检 查

（一）胸部 X 线片

排除肺部炎症、肺不张、气胸、胸腔积液等导致呼吸暂停的肺部因素。

（二）心动超声、心电图

排除先天性心脏病、先天性心肌病、心包积液、心律失常等导致呼吸暂停的心源性因素。

（三）脑电图、头颅超声、头颅 MRI

排除脑发育异常、脑出血、脑电生理紊乱等导致呼吸暂停的中枢性因素。

（四）其他

如血常规、血生化、电解质、血气分析用于排除有无感染及内环境紊乱；食管 pH 检测用于诊断胃食管反流病等。

四、诊断与鉴别诊断

（一）诊断要点

1. 筛查早产儿、感染、颅内出血、胃食管反流、内环境紊乱等高危因素。

2. 临床表现为突然出现的呼吸停止伴发绀。

3. 呼吸停止大于 20s，伴心率下降小于 100 次/分可确诊。

4. 根据病史、体格检查、实验室及辅助检查，区分原发性呼吸暂停和继发性呼吸暂停。

（二）鉴别诊断

1. 周期性呼吸 临床可表现为突然出现呼吸停止，但呼吸停顿时间不超过 20s，患儿肤色、心率、血氧饱和度和肌张力都无变化，此为良性过程，对新生儿的全身情况无影响。

2. 脑性呼吸暂停 是新生儿惊厥的一种表现形式，临床表现为突然出现呼吸停止，伴发绀，常同时伴有其他轻微发作型惊厥的表现，或伴有肢体强直性惊厥；通常见于中枢神经系统疾病，如颅内出血、HIE 早期；根据病史、神经系统查体及头颅 CT 和脑电图可帮助明确诊断。

五、治 疗

（一）一般处理

积极查找病因，治疗原发病。密切观察患儿，监护患儿的呼吸、心率、经皮血氧饱和度，及时发现呼吸暂停发作。避免可能诱发呼吸暂停的各种刺激，如减少咽部吸引及插管，必要时要停止经口喂养。避免颈部过度屈曲或伸展，以减少呼吸道阻塞的可能性。必要时吸氧，维持早产儿适当的血氧饱和度。对于有监护的早产儿，俯卧位能增强胸腹呼吸运动时的协调性，并能稳定胸壁而不影响呼吸方式和血氧饱和度，减少呼吸暂停的发生。

（二）物理刺激

呼吸暂停发作时可先给予物理刺激，促使呼吸恢复，如拖背、摇床、弹足底等，或用气囊面罩加压呼吸。许多研究发现，感觉刺激，包括触觉、嗅觉刺激对呼吸暂停治疗有效。作为最常用的干预措施，触觉刺激可能通过对脑干产生非特异性的兴奋性来引发呼吸。

（三）药物治疗

主要为甲基黄嘌呤类药物，包括咖啡因、茶碱及氨茶碱，能显著减少呼吸暂停的发生以及患儿对机械通气的需求。其作用机制包括兴奋呼吸中枢、拮抗腺苷（抑制呼吸的神经递质）、改善膈肌收缩力。

1. 氨茶碱 首次负荷剂量 5mg/kg，20min 内静脉滴注；12h 后给予维持量，每次 2mg/kg；每隔 12h 给药 1 次，静脉滴注或口服。应监测有效血药浓度，有效血药浓度为 5～15μg/L，疗程为 5～7 天。其不良反应主要有心动过速、腹胀、胃潴留、喂养不耐受、高血糖等，当发生上述现象时应减量或换药。

2. 枸橼酸咖啡因 首次负荷量为 20mg/kg，20min 内静脉滴注；24h 后给予维持量，每次 5～10mg/kg；每天 1 次，静脉滴注或口服。有效血药浓度为 5～25μg/L，疗程为 5～7 天。其不良作用比氨茶碱小，治疗量与中毒量之间距离大，不改变脑部血流，比氨茶碱半衰期长，目前临床已作为首选治疗药物（如果无咖啡因静脉制剂，氨茶碱仍为有效药物）。

（四）正压通气

1. CPAP 对频繁发作的呼吸暂停，可采用经鼻 CPAP。CPAP 用其正压支撑上气道，减少咽部和喉部梗阻的危险；CPAP 也可通过增加功能残气量、改善氧合情况治疗呼吸暂停，使患儿气道持续保持呼气末正压和功能残气量，以保持气道通畅；兴奋肺泡牵张感受器，减少呼吸暂停的发作。主要对阻塞性及混合性呼吸暂停效果好。压力为 3～4cmH$_2$O。高流量鼻导管给氧（HFNC）也被建议用于治疗呼吸暂停。

2. 无创通气 治疗新生儿呼吸暂停也可以应用无创正压通气（NPPV），即经鼻罩给予间歇正压通气，可以看成是 CPAP 的增强。

3. 机械通气 如果药物治疗、鼻塞 CPAP 和无创正压通气不能控制呼吸暂停发作，应气管插管使用人工呼吸机进行机械通气。

（陈尚勤 胡小娅）

第七节 新生儿感染性肺炎

感染性肺炎为新生儿常见病、多发病，是引起新生儿死亡的重要原因，可发生于宫内、分娩过程中或出生后，细菌、病毒或原虫、支原体等均可引起。发生在宫内、分娩过程中占活产新生儿的 0.5%，占新生儿尸解的 5%～35%。

一、宫内感染性肺炎

宫内感染性肺炎（先天性肺炎）系通过羊水或血行传播而引起的严重感染性疾病，常为全身感染的一部分。其病理变化广泛，临床表现与出生后肺炎不同，常与产科及孕母因素密切相关。

（一）病因和发病机制

1. 吸入污染的羊水 孕妇在孕期受细菌、病毒、原虫等感染及胎膜早破大于 18h 或绒毛膜羊膜炎污染羊水，感染发生率高达 50%～80%。孕妇阴道内的细菌（如大肠埃希菌、克雷伯菌、李斯特菌、B 族链球菌、金黄色葡萄球菌）和真菌、病毒、支原体、衣原体等上行感染羊膜，胎儿吸入污染的羊水而产生肺炎。诱因为早产、滞产、阴道指诊过多等。

2. 血行传播至肺 孕妇在孕晚期受到病毒、原虫、支原体及梅毒螺旋体等感染，其本人可无症状（亚临床或隐性感染），但病原体可通过胎盘屏障，经血行传播给胎儿，使胎儿发生脑、肝、脾及肺等全身多脏器感染。

3. 病理改变 由于羊水及血行传播，引起广泛性肺泡炎，渗液中含多核细胞、单核细胞和少量红细胞。镜检下可见到羊水沉渣、角化上皮细胞及胎儿皮脂、病原体等。

（二）临床表现

患儿出生时常有窒息史，复苏后呼吸快，常伴呻吟不安、憋气、呼吸暂停、体温不稳、黄疸等，无咳嗽。体征：反应差，约 50% 的患儿可闻及啰音，呼吸音粗糙或减低。严重病例可出现发绀、呼吸衰竭。少数病例因宫内病毒感染可有小头畸形、颅内钙化灶等。合并心力衰竭者心脏扩大、心音低钝、心率快、肝增大。常并发 DIC、休克、PPHN、肺出血、全身炎症反应综合征等。

（三）辅助检查

1. 胸部 X 线表现 出生第 1 天胸部 X 线检查可无改变，随访中出现病灶。①以间质性肺炎为主；②双肺布满小片状或线状模糊影，从肺门向周围呈扇形扩展；③支气管壁增厚；④有时呈颗粒影伴支气管充气影及肺气肿，肋间肺膨出。

2. 实验室检查 外周血常规白细胞大多正常或减低或增高，多形核粒细胞不高，血 IgM 和 IgA 升高（早产儿可不增高）。血气分析判断有无呼吸衰竭；血生化检查了解有无肝肾功能损伤、心肌酶谱异常及电解质紊乱。

（四）诊断与鉴别诊断

1. 诊断要点

（1）常在出生后 24h 内发病，母亲产前有发热、产前感染指标升高、羊水污染、绒毛膜羊膜炎、胎膜早破、胎儿宫内窘迫等高危因素。

（2）常有窒息史，复苏后可出现呼吸困难，伴呻吟、呼吸暂停、体温不升或发热、反应差等；肺部体征出现较晚，呼吸音粗糙、降低或有湿啰音。

（3）根据病史、临床表现及胸部 X 线改变可明确诊断。

2. 鉴别诊断

（1）新生儿呼吸窘迫综合征：出生后不久即出现呼吸困难、呻吟、呼吸暂停等；且呼吸困难呈进行性加重，胸部 X 线片可见两肺透亮度下降呈均一性改变；补充 PS 治疗后，临床症状及胸部 X 线片表现可见明显改善。

（2）新生儿暂时性呼吸困难（TTN）：又称湿肺，多见于足月剖宫产儿或晚期早产儿，临床表现为呼吸费力、呻吟、发绀等；但临床症状在生后 24h 内无进行性加重的表现，常在 48～72h 内缓解。胸 X 线片表现以两肺纹理增粗及肺泡、间质、叶间胸膜积液为主；临床上早期可通过肺部超声检查有无肺部实变而进行鉴别。

（3）吸入综合征（羊水吸入或胎粪吸入）：多见于足月儿或过期产儿，多有窒息史，复苏后出现发绀、呻吟、鼻翼扇动、吸气性凹陷和明显的气急，呼吸浅而快，听诊可闻及啰音；胸部 X 线片可表现为肺斑片影伴肺气肿、肺不张等多样性改变。通过临床病史、胸部 X 线检查可鉴别。

（五）治疗

对胎膜早破、绒毛膜羊膜炎孕妇在分娩前可用抗菌药物预防胎儿感染，婴儿娩出后一旦出现呼吸增快、呻吟不安、发绀等症状，可先选用青霉素、头孢噻肟等经验性抗感染治疗，然后根据病原学结果调整抗菌药物。衣原体、支原体等感染用红霉素、阿奇霉素等治疗；病毒感染者根据病原体采用 α 干扰素、阿昔洛韦、更昔洛韦等治疗。

保持水电解质等内环境稳定，监测血压、血气、血糖，纠正酸碱平衡紊乱，注意保暖，合理喂养。呼吸困难者给予合适的氧疗，必要时给予机械通气，合并 PPHN 者给予 NO 吸入治疗；有低血压或心功能不全等表现者，给予多巴胺和（或）多巴酚丁胺等血管活性药物治疗。

二、分娩过程中感染性肺炎

胎儿在分娩过程中吸入产妇阴道内被病原体污染的分泌物而发生肺炎，或因断脐不洁发生血行感染。

（一）病因和发病机制

致病的微生物与宫内吸入污染羊水所致肺炎相仿，细菌感染以革兰氏阴性杆菌较多见，此外还有 GBS、沙眼衣原体、解脲支原体及巨细胞病毒（CMV）、单纯疱疹病毒（HSV）等。

（二）临床表现

分娩时的感染须经过一定潜伏期才发病。肺炎的症状有呼吸暂停、肺部啰音等，严重者出现呼吸衰竭。衣原体肺炎常在出生后 3～12 周发病。细菌感染发病多在出生后 3～5 天内，可伴有败血症。

（三）辅助检查

1. 胸部 X 线检查　胸片可表现为肺纹理增粗、边缘模糊、小斑片状密度增高影，病情进展时病灶可融合成片。

2. 实验室检查　出生后 1h 内胃液涂片检查，发现白细胞及与母亲阴道内相同的病原体；或生后 8h 内气管分泌物涂片及培养提示致病菌有助于病原学诊断；血培养阳性率不高；血气分析判断有无呼吸衰竭；血生化检查了解有无肝肾功能损伤、心肌酶谱异常及电解质紊乱。

（四）诊断与鉴别诊断

1. 诊断要点

（1）通常是出生后数天至数周发病，母亲产时有发热、羊水污染、绒毛膜羊膜炎、胎儿宫内窘迫等高危因素。

（2）临床表现为气促、呻吟、发绀、呼吸暂停等，两肺听诊呼吸音粗糙、降低或湿啰音。

（3）根据病史、临床表现及胸部 X 线改变可确诊。

2. 鉴别诊断

（1）新生儿肺出血：突然出现严重呼吸困难、三凹征、呻吟、呼吸暂停，全身肤色苍白、发绀、反应差、四肢冷，呈休克状态；肺部可闻及中粗湿啰音；口鼻腔或气管插管内可见血性液体；胸部 X 线片可见两肺透亮度突发性降低伴密度增高影。通过临床表现及胸片可鉴别。

（2）新生儿呼吸窘迫综合征：生后不久即出现呼吸费力、呻吟、呼吸暂停等；且呼吸困难呈进行性加重，胸部 X 线片可见两肺透亮度下降呈均一性改变；补充 PS 治疗后，临床症状及胸部 X 线片表现明显改善。

（3）新生儿暂时性呼吸困难（TTN）：又称湿肺，多见于足月剖宫产儿或晚期早产儿，临床可表现为呼吸费力、呻吟、发绀等；但临床症状在出生后 24h 内无进行性加重的表现，且常在 48～72h 内缓解，胸部 X 线片表现以两肺纹理增粗及肺泡、间质、叶间胸膜积液为主。在临床上，早期可通过肺部超声检查有无肺实变而进行鉴别。

（五）治疗

临床上可先选用青霉素、头孢噻肟等经验性抗感染治疗，然后根据病原学结果调整抗菌药物。病程中需注意保持水、电解质等内环境稳定，监测血压、血气、血糖，纠正酸碱平衡紊乱，注意保暖，合理喂养。呼吸困难者给予合适的氧疗，必要时给予机械通气，合并 PPHN 者给予 NO 吸入治疗。有低血压或心功能不全等表现者，给予多巴胺和（或）多巴酚丁胺等血管活性药物治疗。

三、出生后感染性肺炎

（一）病因和发病机制

1. 病因

（1）出生后感染性肺炎的传播途径

1）接触传播：新生儿出生后接触呼吸道感染患者后极易被感染，而发生肺炎。

2）血行传播：脐炎、皮肤感染和败血症时，病原体经血行传播至肺而致肺炎。肺炎的病原体也可进入血液，引起败血症，但较前者少见。

3）医源性传播：医用器械及用品消毒不严格，医护人员无菌观念不强，手卫生要求不到位，输入含有 CMV、HIV 等病毒的血制品等，均可致病。医源性感染的高危因素：①出生体重＜1500g；②长期住院；③病房过于拥挤，消毒隔离制度不严；④医护人员医院感染防控意识差，手卫生制度执行不到位；⑤滥用抗菌药物；⑥多种侵入性操作，气管插管大于72h 以上或多次插管。

（2）病原体

1）细菌：出生后感染病原菌以金黄色葡萄球菌、大肠埃希菌多见。许多条件致病菌，如克雷伯菌、铜绿假单胞菌、鲍曼不动杆菌等也可致病，大多为医院感染或广谱抗菌药物应用后。近年来在肺炎和败血症新生儿中，表皮葡萄球菌的阳性率也在不断增加。另外，厌氧菌、多重耐药菌、深部真菌感染也呈上升趋势。

2）病毒：包括呼吸道合胞病毒、腺病毒、副流感病毒、流感病毒、鼻病毒及肠道病毒等，多见于晚期新生儿。同时可继发细菌感染。

3）其他：如解脲支原体、衣原体、卡氏肺孢菌等都可导致肺炎。

2. 发病机制　肺炎时，由于气体交换面积减少和病原体的作用，可发生不同程度的缺氧和感染中毒症状。肺泡通气量下降，通气血流比例失调及弥散功能障碍，导致低氧血症及高碳酸血症。缺氧的发生机制：①小气道因炎症、水肿而增厚，管腔变小、狭窄甚至堵塞，出现肺不张或肺气肿。②病原体侵入肺泡后损伤肺泡，炎症介质与抗炎因子失平衡，产生抗蛋白溶解酶，加重组织破坏，使促纤维因子增加、肺纤维化。③早产儿原发性 PS 生成减少，炎症使 PS 生成减少、灭活增加，可导致微型肺不张，使肺泡通气下降。上述因素引起通气性呼吸功能不全。④肺透明膜形成、肺泡壁炎症细胞浸润及水肿，使肺泡膜增厚，引起换气性呼吸功能不全。

此外，当细胞缺氧时，组织对氧气的摄取和利用不全，易造成组织缺氧，以及酸碱平衡失调，胞内酶系统受到损害，不能维持正常功能，引起多脏器炎症反应及功能障碍，最后导致多器官功能衰竭。

3. 病理改变　病理改变随病原体的类型而异。细菌性肺炎的特点为胸膜炎症、支气管肺组织的浸润或破坏，以及肺泡和支气管/细支气管内白细胞及纤维蛋白渗出，可伴有肺不张。病毒感染通常以间质性肺炎为主，可伴有肺气肿。

（二）临床表现

出生后肺部感染可有发热、少吃、反应低下等全身症状；呼吸系统表现有咳嗽、气促或呼吸不规则。体格检查有鼻翼扇动、发绀、三凹征、肺部湿啰音、呼吸音降低等。严重者出现呼吸衰竭。呼吸道合胞病毒肺炎可表现为喘息、肺部呼气相哮鸣音；衣原体肺炎可有结膜炎；金黄色葡萄球菌性肺炎易合并败血症、脓气胸。

（三）辅助检查

1. 胸部 X 线检查　细菌性肺炎和病毒性肺炎在胸部 X 线片上不易区别，常见表现为：①两肺广泛点状浸润影；②片状、大小不一、不对称的浸润影，常伴有肺气肿、肺不张，偶见大叶实变伴脓胸、脓气胸、肺脓肿、肺大疱（图 4-2-8）；③两肺弥漫性模糊影，阴影密度深浅不一，以细菌性感染较多见；④两肺门旁及内带肺间质索条影，可伴散在的肺部浸润及明显肺气肿以及纵隔疝，以病毒性肺炎较多见。

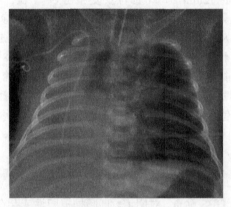

图 4-2-8　患儿，男，20 天。因 "咳嗽 5 天，加重伴呼吸困难 2 天" 入院。胸部 X 线片显示右侧大量胸腔积液伴肺不张；左肺渗出性改变。出院诊断肺炎克雷伯菌肺炎

2. 实验室检查　早期鼻咽部或气管抽吸物、分泌物做细菌培养、病毒分离和荧光抗体、血清特异性抗体检测，有助于病原学诊断。

（四）诊断与鉴别诊断

1. 诊断要点

（1）通常在出生 1 周后发病。高危因素有产后感染，包括接触呼吸道感染者、脐炎、皮肤感染、败血症及医源性因素。

（2）临床表现为气促、口周发绀、吸气性三凹征；肺部体征早期不明显，病程中可出现双肺细湿啰音或喘鸣音。

（3）根据病史、临床表现及胸部 X 线改变可明确诊断。

2. 鉴别诊断

（1）吸入性肺炎：表现为突然出现气急、吸气性凹陷、发绀、肺部啰音增多，胸部 X 线片表现为广泛的肺气肿和支气管炎症改变，严重者右上肺可见大片斑片影；多有吃奶呛咳或胃食管反流病史，气管抽吸物可见奶汁样液。通过询问病史、临床表现及胸部 X 线片改变可鉴别。

（2）新生儿气胸：表现为突然呼吸加快伴呻吟、面色苍白或发绀；听诊患侧肺呼吸音减低；胸部 X 线片见患侧肺脏层与壁胸膜分离的透亮区，横膈平坦和纵隔向对侧移位，同侧肺叶萎缩。通过临床表现、诊断性穿刺或胸部 X 线片改变可鉴别。

（五）治疗

1. 一般治疗　保暖，维持中性温度，加强生命体征监护；合理喂养，提供充足的营养和热量。供应热量不足，可给予静脉营养。输液勿过多过快，以防心力衰竭、肺水肿。

2. 氧疗及呼吸道管理　保持呼吸道通畅，必要时给予雾化吸入。根据病情选择合适的氧疗方式，包括头罩或空氧头罩、空氧鼻导管、CPAP 等，氧气需先加温至 31～33℃、湿化后供给。监测经皮血氧饱和度，维持在 91%～95%。若病情严重者，可给予气管插管、机械通气治疗。

3. 胸部物理治疗

（1）体位引流：根据重力作用的原理，通过改变体位的方法，促使肺部分泌物从小支气管向大的支气管方向引流。体位引流适用于呼吸道分泌物多及肺不张患儿，每 2h 更换体位一次；俯卧位有利于肺扩张及分泌物引流，改善氧合。

（2）胸部叩击/振动：胸部叩击是通过人工叩击引起胸廓有节律地振动，促使气道内的分泌物松动并排出体外。叩击器边缘均要接触胸壁，以免漏气。叩击速度为 100～120 次/分，每次提起叩击器 2.5～5.0cm，叩击 1～2min，每个部位反复叩击 6～7 次。叩击应在喂养或吸痰前 30～45min、改变体位后进行，操作时可适当提高 FiO_2 10%～15%，持续时间不超过 10min。当叩击/振动治疗出现呼吸困难、发绀、呼吸暂停、心动过缓时应停止叩击，给予吸痰、吸氧，待症状消失后再予叩击。以下情况不宜进行上述操作：①机械通气的前 48～72h 内及超低出生体重儿；②应用呼吸机高氧、高通气时，此操作会影响通气效果；③胃管喂养后 30min 内。

4. 抗病原体治疗　细菌性肺炎宜尽早使用抗菌药物，早期可选择经验性广谱抗菌药物，目前临床一般选用青霉素类和头孢菌素类。一旦确定病原体后，根据药敏结果更换敏感且窄谱抗菌药物。病毒性肺炎可采用 α_1 干扰素，轻症 20 万 U/d，重症 100 万 U/d，肌内注射，疗程 5～7 天。

5. 对症治疗　脓气胸时立即抽气排脓或行胸腔闭式引流等。

（六）预防

妊娠 35～37 周常规开展 GBS 筛查，对阴道、直肠种植阳性或存在 GBS 菌尿且经阴道分娩者，应在分娩前 4h 予以青霉素 500 万 U 或氨苄西林 2g 静脉注射，预防新生儿 GBS 早发感染，对青霉素过敏的孕妇可选用头孢唑啉 2g 静脉注射。分娩过程中避免过多阴道指诊。母亲产前有发热、血常规及 CRP 异常、胎膜早破大于 18h、绒毛膜羊膜炎或胎盘炎症者，新生儿出生后需常规完善血常规及 CRP 检查，若有异常需收入院进一步完善检查及治疗。母婴同室、婴儿室、新生儿病房及 NICU，应严格执行消毒隔离制度，注意保持合适的床间距，有引起疾病流行的患儿应予隔离。

（陈尚勤　胡小娅）

第八节　支气管肺发育不良

支气管肺发育不良（BPD）又称新生儿慢性肺疾病（CLD），是早产儿尤其是极低出生体重儿或超低出生体重儿呼吸系统常见的疾病。国内的一项研究显示，BPD 在胎龄 25 周或以下早产儿中的发生率为 74.2%，胎龄 26～27 周发生率为 51.9%，胎龄 28～29 周发生率为 33.4%，胎龄 30～31 周发生率为 19.3%。合并 BPD 的早产儿病死率和并发症发生率显著高于一般早产儿，且 BPD 患儿在儿童期更容易出现慢性呼吸系统疾病、心血管系统疾病、神经系统疾病及体格发育不良等问题。BPD 的预防和管理已成为围生医学和新生儿医学领域的一大挑战。

一、病因和发病机制

（一）病因和定义演变

1976 年，诺思韦（Northway）等首次报道一组疾病并命名为 BPD。其主要特点为：①均为早产儿,但胎龄和出生体重相对较大(平均胎龄34周、出生体重2.2kg);②原发性疾病为严重RDS;③出生后即出现严重低氧性呼吸衰竭,需要80%~100%浓度氧气、高气道压(20~40cmH$_2$O)的机械通气,且持续用氧时间超过28天,死亡率高达67%;④胸部X线片有特征性改变。Northway报道的BPD又称为经典或"旧"BPD。

近年来,随着产前糖皮质激素和出生后外源性PS的应用,以及保护性通气策略的实施,BPD的病理特征和临床表现已发生了显著的改变,更为常见的是一种轻型BPD(又称为"新"BPD)。其特点为:①患儿通常是出生体重<1000g、胎龄<26周的极不成熟早产儿;②出生时大多数病例仅有轻度或无肺部疾病,因此,不需给氧或仅需低浓度给氧,而在住院期间逐渐出现氧依赖;③持续用氧时间超过矫正胎龄36周。

2001年,美国国立儿童健康和人类发展研究所(NICHD)发表了BPD诊断的标准,即对于出生胎龄<32周的早产儿,出生后累计用氧28天,然后将胎龄36周时不吸氧、吸入氧气浓度<30%、吸入氧气浓度≥30%或需要正压通气及机械通气,定义为轻度、中度和重度BPD(sBPD)。

2018年NICHD专家提出了新的建议,细化了用氧方式与BPD的分度,即出生胎龄<32周的早产儿,伴有影像学证实的持续性肺实质病变,校正胎龄36周时至少连续3天需要以下呼吸支持和FiO$_2$才能维持血氧饱和度在90%~95%。

BPD的病情严重程度分类如下。

Ⅰ度:采用FiO$_2$为21%的经鼻持续气道正压通气(WCPAP)、无创正压通气(NPPV)和流量≥3L/min的鼻导管吸氧;FiO$_2$为22%~29%、1L/min≤流量<3L/min的鼻导管或头罩吸氧;FiO$_2$为22%~70%、流量<1L/min的鼻导管吸氧。

Ⅱ度:采用FiO$_2$为21%的有创间歇正压通气(IPPV);FiO$_2$为22%~29%的nCPAP、NPPV和流量≥3L/min的鼻导管吸氧;FiO$_2$≥30%、1L/min≤流量<3L/min的鼻导管或头罩吸氧;FiO$_2$>70%、流量<1L/min的鼻导管吸氧。

Ⅲ度:采用FiO$_2$>21%的有创IPPV;FiO$_2$≥30%的nCPAP、NPPV和流量≥3L/min的鼻导管吸氧。

ⅢA度:因持续性肺实质疾病和呼吸衰竭而早期死亡(14日龄至校正胎龄36周内),排除因坏死性小肠结肠炎(NEC)、重度脑室内出血(IVH)、败血症等其他原因死亡者。

(二)发病机制

1. 个体和基因易感性 临床上已发现,种族和基因不同,BPD发病率和严重程度不同;家族中有哮喘或气道反应性病史者,BPD发病率增加。研究表明,人类白细胞抗原-A2(HLA-A2)基因多态性与中度BPD密切相关。此外有研究表明,基因编码的表面活性物质蛋白、转化生长因子-β$_1$(TGF-β$_1$)、Toll样受体10及血管内皮生长因子(VEGF)等基因多态性也可能与BPD发病有关。

2. 肺发育不成熟 BPD的发病率随着胎龄的降低而增加。早产儿的肺发育不成熟、气道支持结构和功能发育不全,从而增加了产前和产后外源性损害诱导肺损伤及干扰肺微血管和肺泡正常发育的风险。

3. 氧中毒 吸入氧气浓度过高可致损伤肺,但尚不清楚不安全氧暴露的确切水平和持续时间。早产儿在分娩后的2周内,随着辅助供氧的积累,患BPD的风险增加。高浓度氧气在体内产生大量高活性的超氧、过氧化氢及自由基等毒性产物。这些活性氧代谢产物可干扰细胞代谢,抑制蛋白酶和DNA合成,造成广泛细胞核组织损伤,导致肺水肿、炎症、纤维蛋白沉积,以及PS活性降低等非特异性改变。早产儿的抗氧化酶系统不成熟,自由基清除能力差;同时体内游离铁含量高,且对氧化应激易感。因此,即使吸入低浓度氧气也可引起氧化应激导致肺损伤。

4. 机械通气肺损伤 主要是气压伤、容量伤和生物伤。早产儿本身肺间质和肺泡结构不成熟,肺的弹性纤维和结缔组织发育不全,肺顺应性高,气道压或潮气量过高可引起肺泡过度扩张，毛细血管内皮、肺泡上皮细胞及基底膜破裂，导致肺泡破裂、肺间质气肿。同时大量液体渗漏至肺泡腔，触发炎症反应和促炎因子释放，气管支气管结构破坏以及 PS 灭活，致使肺细支气管上皮损伤及大部分终末肺泡萎陷。呼气末压力过低可引起肺塌陷，反复吸气、呼气易导致肺撕裂伤。

5. 感染和炎症反应 产前和产后感染都与 BPD 有关。母亲合并绒毛膜羊膜炎、CMV、解脲支原体（UU）等感染，胎儿出生后 BPD 发生率明显增加，提示宫内感染和炎症在 BPD 发病中起重要作用。宫内感染时可引起促炎因子释放，诱导炎症细胞在胎儿肺聚集，活化的中性粒细胞和巨噬细胞释放大量氧自由基；同时引起肺细胞凋亡增加和增殖降低，血管内皮生长因子及其他血管生长因子表达降低，最终导致肺损伤及胎儿肺发育受阻，并触发早产。故有学者提出，"新" BPD 是炎症介导的肺损伤，是基因易感性婴儿处于易感期受到宫内或出生后感染改变肺发育的结果。

6. 肺血管生成发育受损 研究表明，肺血管生长能够促进肺泡生长，血管生成受损损害了肺泡化的进程，从而促发"新" BPD 的发生。一项关于极低出生体重儿的研究表明，脐血血浆中内皮抑素（一种抗血管生成的生长因子）水平升高与 BPD 风险增加相关。

（三）病理改变

"旧" BPD 与"新" BPD 病理改变显著不同。"旧" BPD 的主要病理特征为肺实质严重炎症、肺泡纤维化和囊性改变，气道平滑肌肥厚、鳞状上皮化生；如病变累及心血管系统，可见心内膜增厚、右心室和肌层过度增生。"新" BPD，上述病理改变仅见于少数病情严重、需长期高浓度氧气、高气道压机械通气的患儿。大部分"新" BPD 患儿病理改变以肺泡和肺微血管发育受阻或停滞为主要特征，表现为肺泡均匀膨胀、数目减少、体积增大、结构简单化，肺泡隔和肺微血管发育显著异常，而肺泡和气道损伤较轻，肺气肿和纤维化较轻（表 4-2-4 延伸阅读）。

（四）病理生理改变

主要为肺顺应性降低，潮气量和功能残气量减少，无效腔增加；气道阻力和呼吸功增加；通气血流比例（V/Q）失调，气体交换面积减少，导致低氧血症、二氧化碳潴留；肺血管床减少，肺血管重建，最终导致肺动脉高压，甚至肺源性心脏病。

二、临 床 表 现

（一）高危因素

母亲有绒毛膜羊膜炎、胎盘早剥、使用吲哚美辛史，胎儿合并宫内感染、宫内生长受限、产前未使用糖皮质激素、男婴、低 Apgar 评分、严重 RDS。多见于胎龄＜28 周、出生体重＜1000g 的早产儿，胎龄越小，体重越轻，发病率越高。

（二）症状和体征

随疾病的严重性而明显不同。"新" BPD 早期仅有轻度或无呼吸系统症状，仅需低浓度氧气或不需用氧，而在出生后数天或数周后逐渐出现进行性呼吸困难、三凹征、肺部干湿啰音等呼吸功能不全的症状和体征，需提高吸入氧气浓度，甚至辅助通气支持，并持续时间超过 28 天或矫正胎龄 36 周。

RDS 或早期机械通气的早产儿，如 1 周以上仍不能撤机，且需氧量增加，可能已进入 BPD 早期。病程与疾病严重程度相关。大部分病例经过不同时期后可逐渐撤机或停氧，病程中常因反复呼吸道感染、症状性 PDA、PPHN 导致心力衰竭使病情加重或死亡。严重者可遗留有不同程度慢性呼吸和心血管系统后遗症。由于慢性缺氧、能量消耗增加、进食困难，患儿常合并宫外发育迟缓、脑瘫和神经发育迟缓。

三、辅助检查

（一）动脉血气

低氧血症、高碳酸血症，并发肺动脉高压者氧合常低于正常。

（二）肺功能试验

气道阻力增加和肺顺应性减低是其主要特征。

（三）胸部 X 线检查

经典 BPD 的 X 线主要表现为肺充气过度、肺不张、囊泡形成及间质气肿影，严重病例伴肺动脉高压患儿可显示肺动脉干影。

Northway 根据 BPD 的病理过程将胸部 X 线表现分为 4 期：Ⅰ期（1～3 天）双肺呈磨玻璃样改变，与 RDS 的胸部 X 线片改变相同；Ⅱ期（4～10 天）双肺完全不透明；Ⅲ期（11～30 天）进入慢性期，双肺透亮区扩大呈囊泡状，伴通气过度和肺不张；Ⅳ期（1 个月后）双肺蜂窝状透亮区，伴通气过度（图 4-2-9）。

"新" BPD 胸部 X 线片改变不像上述典型，有些患儿仅表现为肺过度充气和肺纹理轮廓模糊，偶见小泡状影，轻型病变可无明显改变，或仅见磨玻璃样改变。

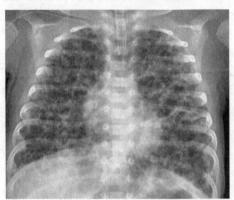

图 4-2-9　患儿，女，胎龄 28^{+1} 周，出生体重 1000g。因"早产后呼吸困难 1 个月余"入院。胸片显示双肺蜂窝状透亮区，伴通气过度（28 周早产儿出生后 37 天）

（四）胸部 CT

90% 以上 BPD 患儿 CT 显示异常。胸部 CT 可发现早期或各种间质性病变、评估疾病严重程度、提示 BPD 预后，比胸部 X 线片更敏感，但应考虑 CT 的射线风险。

（五）支气管镜检查

BPD 患儿出现慢性咳嗽、反复喘息、呼吸机依赖或持续低氧血症，治疗效果不佳且无法用其他原因解释时，建议支气管镜检查以明确诊断和评估病情。支气管镜检查可有效识别气道异常，且安全性良好，有助于临床进行干预管理。一项在对 NICU 的 27 例 sBPD 患儿进行可弯曲支气管镜检查显示，74% 的患儿存在气道病变，包括气管软化（48.0%）、支气管软化（40.7%）和气道水肿（48.0%），且对 17 例患儿进行了支气管肺泡灌洗液检查，对找到感染源很有帮助。

（六）24h 食管 pH 监测加阻抗监测

对于 BPD 患儿，若出现拒食、反复呕吐、进食时弓背体位、易激惹、睡眠障碍、咳嗽、喘息、呼吸暂停等症状，建议进行胃食管反流（GER）检查以明确诊断和评估病情。食管 pH 监测是常用 GER 诊断性检查,检查时将 pH 电极经鼻准确置于食管下括约肌上缘以上 5cm 处。新生儿采用 Boix-Ochoa 评分,Boix-Ochoa 评分＞11.99 为病理性反流,但因其不能检测到 pH＞4 的反流,诊断价值有限。食管多通道腔内阻抗(MII)可测定反流物中气体、液体的成分。两者同步监测能区分反流成分及酸性或非酸性反流。

四、诊断与鉴别诊断

(一)诊断要点

1. 筛查高危因素　母亲有绒毛膜羊膜炎、宫内生长受限、产前未使用糖皮质激素、男婴、低 Apgar 评分、严重 RDS 等。

2. 临床表现　多见于胎龄＜28 周早产儿,早期仅有轻度或无呼吸症状,逐渐出现进行性呼吸困难、三凹征、肺部干湿啰音、胸部 X 线片可见间质性肺炎改变。

3. 确诊依据　出生后持续用氧≥28 天。

4. 病情分度　如胎龄＜32 周,矫正胎龄 36 周未用氧气为轻度;FiO_2＜30% 为中度;FiO_2≥30% 或须 CPAP、机械通气为重度。如胎龄≥32 周,出生后 56 天未用氧气为轻度;FiO_2＜30% 为中度;FiO_2≥30% 或需 CPAP、机械通气为重度。

(二)鉴别诊断

1. 新生儿肺炎　病毒或沙眼衣原体感染引起的间质性肺炎,临床可表现为气促、发绀、呻吟、呼吸暂停,胸部 X 线片显示肺间质病变;但任何胎龄和体重的婴儿均可发生;多数患儿给予抗菌药物治疗可治愈,个别严重者亦可发展为 CLD。

2. 威尔逊-米基特(Wilson-Mikity syndrome,WMS)　主要见于未诊断为 RDS、未应用呼吸机和高氧的极低出生体重儿,临床可表现为呼吸困难、呼吸暂停及发绀;胸部 X 线片表现以囊性间质性肺气肿为特征;除个别出生即发病外,大多数于出生后 1 周左右出现症状,常可找到宫内感染的证据。

五、治 疗

(一)营养支持

BPD 患儿由于长期呼吸做功增加、慢性应激、限制液体摄入、利尿药和糖皮质激素治疗等原因,宫外发育迟缓的发生率很高。而营养不良又会阻碍肺的生长发育和修复,因此,充足的能量和营养素摄入尤为重要。BPD 患儿对能量的需求高于一般早产儿,在病情不稳定阶段一般需要每日 504～546kJ/kg(120～130kcal/kg)的能量摄入才能获得理想的体重增长。虽然 BPD 患儿容易出现肺间质水肿,但尚无研究证实限制液量对 BPD 治疗有效,过度限制液量反而影响营养供给,影响肺发育和肺损伤修复。因此一般将液体量控制在每日 130～150ml/kg。

肠内营养首选强化母乳,其次选早产儿配方乳。当限制液体量和保证营养摄入之间矛盾突出时,可根据患儿耐受情况选择高密度强化母乳或特殊配方。此外,还需注意补充足量的钙、磷和维生素 D,并注意监测血钙、血磷、碱性磷酸酶、甲状旁腺激素水平等生化指标,预防代谢性骨病的发生。

维生素 A 具有抗氧化作用,也是上皮细胞的生长和分化必需的营养素。维生素 A 缺乏与肺发育和修复降低有关。超低出生体重儿出生后第 1 周开始肌内注射维生素 A,每次 5000U,每周 3 次,共 4 周,可降低 BPD 发生率。

(二)呼吸管理

不同程度的 BPD 肺部病理生理和呼吸力学差异显著,sBPD 常伴有生长迟缓、肺动脉高压、气管支气管软化、胃食管反流和反复微吸入、气道高反应性等,使呼吸支持和氧气需求难以降低,因此需要个体化管理方案。

对于肺部病变不均一的 sBPD 患儿，呼吸机参数设置宜采用"大潮气量（10～12ml/kg）、长吸气时间（0.5～0.8s）和低呼吸频率（10～25 次/分）"的设置，以便克服气道阻力、减少肺不张，同时需要保证足够的呼气时间，避免二氧化碳潴留。PEEP 一般设置为 6～8cmH$_2$O，但肺泡募集困难和（或）存在气管支气管软化、二氧化碳潴留明显的患儿可能需要 10～15cmH$_2$O，甚至更高。由于 sBPD 常合并肺血管病变，血氧饱和度过低可促使肺血管阻力上升，加速肺动脉高压（PH）形成和进展，因此建议将血氧饱和度维持在 92%～95%。sBPD 患儿在疾病慢性期经过长时间代偿，动脉血二氧化碳分压水平较高也可维持正常血液 pH，因此在 pH≥7.3 的前提下，允许存在 PaCO$_2$ 在 55～65mmHg（1mmHg=0.133kPa）的高碳酸血症状态。

sBPD 患儿由于长期气管插管可并发声带麻痹、声门下狭窄、气管软化等，进一步导致拔管困难。长期气管插管的患儿应考虑气管切开。气管切开有助于建立稳定的气道，减少呼吸做功，减少镇静药应用，更利于神经发育。气管切开后对护理要求很高，建议成立专业管理团队，对相关医护人员和家长进行相应培训。

（三）药物治疗

1. 咖啡因 有助于早产儿缩短机械通气和用氧时间，降低 BPD、PDA 的发生率，改善神经发育预后。常用首剂枸橼酸咖啡因为 20mg/kg，24h 后开始给予维持量，每日 5mg/kg，静脉滴注或口服，每日 1 次，一般持续至校正胎龄 33～34 周。

2. 糖皮质激素 因具有抗炎、减轻肺水肿和支气管痉挛等作用，而被用于 BPD 的治疗。地塞米松是最常用的糖皮质激素，出生后 1 周内地塞米松静脉注射不良反应的发生率高，远期有神经系统后遗症，尤其脑性瘫痪的发生率显著增加，因此，不推荐地塞米松早期全身性应用。机械通气 1～2 周仍不能撤机的 BPD 高风险患儿，可考虑地塞米松治疗。目前，应用较多的是短疗程、低剂量的地塞米松治疗方案，起始剂量为每日 0.15mg/kg 静脉注射，持续 3 天，之后减量至每日 0.1mg/kg，持续 3 天，再减量至每日 0.05mg/kg，持续 2 天，最后减量至每日 0.02mg/kg，持续 2 天，整个疗程持续 10 天，累积剂量为 0.89mg/kg。

3. 利尿药 BPD 患儿容易出现肺间质水肿，常用利尿的包括呋塞米、氢氯噻嗪和螺内酯。一些小样本研究显示，呋塞米、氢氯噻嗪具有改善肺顺应性、降低氧气需求等短期效应，但对于总用氧时间及 BPD 发生率、病死率并无影响。呋塞米常用剂量为每次 0.5～1mg/kg，静脉注射；氢氯噻嗪和螺内酯的剂量均为每日 1～2mg/kg，分 2 次口服。

4. 支气管舒张剂 BPD 患儿的气道高反应性主要是小气道狭窄及平滑肌痉挛所致。阵发性喘憋发作时，支气管舒张剂吸入有助于缓解喘憋，临床常用沙丁胺醇气雾剂。但支气管舒张剂并不能预防 BPD，或缩短 BPD 机械通气时间、降低病死率或再入院率，因此不建议长期使用。

（四）循环管理

1. 动脉导管未闭（PDA）的处理 有血流动力学影响的 PDA（hsPDA），因大量左向右分流引起肺水肿、通气血流比例失调，导致氧气需求和呼吸机参数上调，延长机械通气时间，从而促进 BPD 的发展。常用于 hsPDA 的心脏超声指标有：动脉导管直径＞1.5mm、存在左向右分流、左心房与主动脉根部比值＞1.4。

hsPDA 的干预包括药物治疗和手术结扎。非甾体抗炎药，如吲哚美辛和布洛芬，是目前常用的环氧合酶抑制药，能减少前列腺素合成。布洛芬与吲哚美辛相比，在关闭 PDA 的效果上没有差别，但肾功能受损、少尿、NEC 等不良反应发生率更低。布洛芬的常用剂量为首剂 10mg/kg，以后每剂为 5mg/kg，连用 2 剂，每剂间隔 24h；也有的用首剂 20mg/kg，以后 2 剂都用 10mg/kg，关闭率更高，但应注意剂量增加后的不良反应。若 hsPDA 经过 2 个疗程药物治疗后仍无法关闭，或存在药物治疗禁忌证者，考虑手术结扎。

2. BPD 相关肺动脉高压（PH）的治疗

（1）供氧：避免反复发作性或持续性的低氧血症，维持目标血氧饱和度为 92%～95%。

（2）吸入型一氧化氮（iNO）：急性 PH 危象时，可给予 iNO 吸入，初始浓度（10～20）×10⁻⁶，待稳定后逐步降低 NO 浓度直至撤离。患儿稳定后联用西地那非有助于吸入 NO 的成功撤离。

（3）西地那非：为磷酸二酯酶 V 型抑制药，是 BPD 相关 PH 治疗中应用经验最多的药物，常用初始口服剂量为 0.3～0.5mg/kg，8h 给药 1 次，逐渐增加至 2mg/kg，6h 给药 1 次，或 8h 给药 1 次（婴儿最大剂量为每日不超过 30mg）。主要不良反应为低血压、增加胃食管反流、阴茎勃起，长期使用（>2 年）可能使病死率增加。

（4）波生坦：是内皮素受体拮抗药，初始口服剂量为 0.5～1mg/kg，12h 给药 1 次，可在 2～4 周后增加至 2mg/kg，12h 给药 1 次，主要不良反应为肝功能损害。

（5）曲前列尼尔：开始剂量为每分钟 2ng/kg，静脉或皮下注射，每 4～6h 调整剂量逐渐增加至每分钟 20ng/kg，若患儿耐受良好，剂量还可以逐渐增加。需注意的是，上述 PH 靶向治疗药物，在新生儿尤其是早产儿，大多属于照说明书应用，仅限于在明确诊断和积极治疗原发病的基础上应用。

（五）干细胞治疗

干细胞是一组具有分化潜能的细胞，在合适的环境或给予正确的信号下，可以自我更新、分化成具有特定形态及功能的成熟细胞的潜能，继而起到促进器官发生、组织重建，维护和修复损伤肺组织的作用。其中人类脐血来源的间充质干细胞（MSC），由于其来源丰富、抗原性弱、增殖及分泌能力强等优势，在 BPD 治疗中最受关注。目前，国内外已有多家医院开展了输注自身脐血干细胞或体外培养干细胞治疗 BPD 的临床研究。体内或体外试验均证明，通过静脉、腹腔内或气管内注入间充质干细胞，能保护肺上皮细胞免受高氧导致的凋亡，加速受伤组织和细胞愈合，促进肺血管内皮细胞网在基底膜基质中形成，增加远端先祖细胞数目，改变气道分泌物中炎症因子含量，减轻肺的炎症和纤维化，降低 BPD 的严重程度，且未发现不良反应，提示间充质干细胞的免疫豁免性，以及治疗 BPD 的安全性和有效性。

六、预后及预防

（一）预后

BPD 患儿出院后面临再次入院的高风险，存活者第 1 年再住院率高达 50%，反复下呼吸道感染是再入院的主要原因，病毒是其主要致病原。合并 PH、气管软化的患儿死亡风险显著增加，远期神经发育不良结局也显著高于非 BPD 早产儿。引起死亡的主要原因为反复下呼吸道感染、持续肺动脉高压、肺源性心脏病及猝死。

（二）预防

1. 预防早产

（1）黄体酮：作为子宫收缩抑制药，可使早产儿的风险轻度降低，对新生儿预后无明显影响，但目前对于应用黄体酮的最适剂量、给药途径及给药时间仍缺少足够的证据。为确保完成一个疗程的糖皮质激素治疗和（或）将孕妇转运至围产医疗中心，可考虑短期使用抗分娩药物。

（2）抗菌药物：对于存在产前高危因素的孕妇（如胎膜早破、尿道感染或有细菌定植史的），预防性应用抗菌药物治疗可以降低早产的风险。

（3）产前应用糖皮质激素：产前 1～7 天应用糖皮质激素可降低 RDS 的风险，降低新生儿呼吸支持和死亡率。然而目前尚无确切的证据提示其能降低 BPD 的发生率，甚至有研究显示，多疗程糖皮质激素治疗可引起肺泡发育简单化，显著增加 BPD 发生率，或仅能轻度降低 BPD 发生率。

2. 产房处理 早产儿出生后第 1 个小时处理对预防 BPD 尤为重要，因此，早产儿从刚出生呼吸开始即应采取肺保护策略。

（1）产房用氧选用目标 SpO_2，即 1min 目标血氧饱和度为 60%～65%，5min 为 80%～85%，

10min 为 85%～90%。

（2）有自主呼吸的早产儿可通过面罩或鼻塞 CPAP 维持稳定，应使用温湿化空氧混合氧疗仪，维持 SpO_2 在推荐的目标范围，避免氧化应激损伤。

（3）窒息复苏时应使用 T-组合装置；<32 周的早产儿，初次复苏 FiO_2 为 21%～30%，维持 SpO_2 在推荐的目标范围内。

（4）出生后立即应用 CPAP，以后选择性应用 PS；如需机械通气，应尽早应用 PS，病情稳定后早期撤离呼吸机。

（三）出院后管理

1. 家庭护理指导　对 BPD 患儿制订个体化的家庭护理指导方案，有助于降低 BPD 患儿出院后再入院率及不良预后。

（1）家庭照护所需的设备及相关配件：包括家用脉搏血氧仪、合适的面罩或口鼻罩与复苏球囊、家庭制氧机（适用于计划实施家庭氧疗的患儿）、家用无创呼吸机（适用于计划实施呼吸机辅助通气的患儿）和家用吸痰仪（适用于存在吞咽功能障碍、需要定期清理气道的患儿）。

（2）家长需掌握的家庭护理技能：学习吸痰（经鼻、口或经气管切开处）、喂养（经口或管饲）；学会脉搏血氧仪数据判读、制氧机或呼吸机参数调整（适用于需要家庭氧疗或呼吸机辅助通气的患儿）；学会口腔功能锻炼、肢体锻炼等康复手法（适用于吞咽功能或肢体运动功能障碍患儿）；学会营养素配比、辅食添加等喂养原则。

2. 多学科随访管理　对 BPD 患儿实行多学科随访管理，多学科团队应包含呼吸科、心内科、神经科、耳鼻喉科、营养科、康复科、保健科、心理科等多学科医师、药师、护士、治疗师参与的治疗和护理。BPD 患儿在儿童期可出现呼吸系统、心血管、神经发育等疾病，中、重度 BPD 可能需要较长时间的家庭氧疗及家庭机械通气支持。出院后需要在随访团队的指导下逐渐减停氧气，并进行心肺功能随访监测。多学科随访管理是促进 BPD 患儿健康发展的有效手段，制订科学的定期随访计划，能够增加患儿及其家长的依从性。

（陈尚勤　胡小娅）

本章延伸阅读

第三章　上呼吸道疾病

第一节　鼻　窦　炎

　　鼻窦炎（sinusitis）是儿童临床上较为多见的疾病，常合并腺样体肥大、扁桃体肥大、扁桃体炎、分泌性中耳炎、变应性鼻炎，并与支气管哮喘、支气管扩张症等疾病关系密切，是儿童反复咳嗽的主要原因之一，是儿科医师和耳鼻咽喉科医师都比较关注的疾病。儿童各鼻窦随年龄发育情况有所有不同。筛窦和上颌窦自妊娠第3个月开始发育，出生后即存在，并在10岁左右气化至成人大小；蝶窦则在3岁时开始气化，在12~14岁发育完成；额窦气化发育则在5~6岁开始，在15岁时气化完成。故3岁以下儿童鼻窦炎通常是上颌窦及筛窦炎症，蝶窦及额窦炎症一般发生在学龄后儿童。

　　根据美国关于儿童鼻窦炎流行病学调查，患病率在1%~5%左右，我国一直没有对儿童鼻窦炎进行多中心大样本流行病学调查，主要原因在于鼻窦炎患儿初诊就诊于多个科室（儿科、耳鼻咽喉科、急诊科），加之临床症状与变应性鼻炎、上呼吸道感染等疾病相似，难以准确鉴别，误诊率较高，所以流行病学调查难以开展。

一、分类和病因

（一）分类

　　儿童鼻窦炎按病程分为急性鼻窦炎和慢性鼻窦炎。急性鼻窦炎是指鼻腔和鼻窦黏膜的急性炎症，症状持续10天以上，12周内完全缓解。慢性鼻窦炎是指鼻腔和鼻窦黏膜的慢性炎症，鼻部症状持续12周以上，症状不能完全缓解，甚至加重。

（二）病因

　　1. 上呼吸道感染　儿童急性细菌性鼻窦炎通常继发于上呼吸道病毒感染，机体由于病毒感染，鼻腔及鼻窦黏膜炎症水肿，引发鼻道窦口复合体堵塞，加之纤毛运动障碍，从而继发鼻窦细菌感染。急性细菌性鼻窦炎致病菌通常是肺炎链球菌、流感嗜血杆菌、卡他莫拉菌、A族溶血性链球菌和金黄色葡萄球菌。

　　2. 变应性鼻炎　是儿童鼻窦炎常见合并症之一。相对于普通患儿，变应性鼻炎患儿更容易引发鼻窦炎，并造成鼻窦炎反复发作难以治愈，可能的原因在于变应性鼻炎患儿纤毛清除率下降和黏膜水肿造成的鼻道窦口复合体堵塞。

　　3. 鼻腔解剖结构异常　如鼻中隔偏曲、泡状中鼻甲可以直接堵塞中鼻道，引发鼻窦通气和引流功能障碍，造成鼻窦炎迁延不愈。

　　4. 邻近器官的影响　腺样体肥大、慢性扁桃体炎是儿童慢性鼻窦炎的病因之一。腺样体肥大堵塞后鼻孔，直接影响鼻腔及鼻窦的通气功能，扁桃体及腺样体为病原体提供了寄生的场所，引发鼻窦炎反复发作。上颌窦底壁与牙槽突邻近，牙源性感染容易进入上颌窦，引发上颌窦炎症。

　　5. 先天性或遗传性原因　CF、原发性纤毛运动不良症（PCD）及卡塔格内（Kartagener）综合征，其纤毛运动障碍导致鼻腔及鼻窦分泌物潴留，导致鼻窦感染。先天性后鼻孔闭锁、先天性脑膜脑膨出导致鼻腔及鼻窦通气和引流功能障碍，可引起鼻窦炎。

　　6. 其他　儿童易发生鼻腔异物，鼻创伤而继续感染。

二、临床表现

（一）症状

1. 急性鼻窦炎　主要症状包括鼻塞、脓涕、面部疼痛或头痛。急性鼻窦炎早期症状与上呼吸道感染相似，儿童全身症状比成人明显，可伴有发热、精神萎靡、烦躁不安、拒食等表现。

2. 慢性鼻窦炎　有持续性或间歇性鼻塞、黏脓涕、头痛、头部闷胀感及反复咳嗽、咳痰等表现。病情严重或病程较长者可出现精神不振，食欲缺乏，低热或体重下降。可能合并腺样体肥大、分泌性中耳炎、哮喘等疾病，出现长期张口呼吸、睡眠打鼾、听力下降、耳闷、耳鸣等表现。

（二）体格检查

外鼻及面部检查可发现鼻前庭及鼻翼皮肤可有脓鼻涕刺激引起的皮肤皲裂、脱皮，继发感染后皮肤可见红肿、触痛。上颌窦炎症急性发作时可有面颊部压痛，筛窦炎可引起内眦部红肿及压痛，额窦炎可有前额部压痛。

（三）并发症

1. 眶内并发症　筛窦与眼眶仅以无骨髓的纸样板连接，眼静脉无瓣膜且与筛静脉连接，鼻窦的炎症可通过纸样板直接入眶或者通过静脉血运入眶，引发眼部感染。按疾病的发展进程和严重程度，眶内并发症分为5种类型：①眶周蜂窝织炎；②眶壁骨膜下脓肿；③眶内蜂窝织炎；④眶内脓肿；⑤球后视神经炎。眶内并发症也可以通过静脉系统、眶上裂等结构，引发颅内并发症，如海绵窦血栓性静脉炎、脑膜炎等。

2. 颅内并发症　筛窦顶壁、额窦后壁与颅前窝相邻，额窦黏膜的静脉与硬脑膜、蛛网膜静脉相通，嗅神经鞘膜与硬脑膜延续，鼻窦炎可通过上述途径入颅引发颅内并发症。可分为5种类型：①硬脑膜外脓肿；②硬脑膜下脓肿；③化脓性脑膜炎；④脑脓肿；⑤海绵窦血栓性静脉炎。

三、辅助检查

（一）前鼻镜检查

鼻前庭常见有干脓痂，下鼻甲黏膜急性或慢性充血肿大，收缩鼻黏膜后可见中鼻道或嗅裂有脓涕引流。

（二）鼻内镜检查

可进一步确定脓涕引流位置，帮助明确诊断。儿童鼻窦炎通常是前组鼻窦，鼻内镜检查可见中鼻甲、下鼻甲黏膜充血水肿，中鼻道及总鼻道脓涕引流。此外，可进一步明确是否存在鼻息肉、腺样体肥大等合并症。

（三）变应原检查

可行皮肤点刺试验或者血清特异性抗体检查，有助于诊断是否合并变应性鼻炎、变应性哮喘等合并症。

（四）影像学检查

1. X线检查　鼻窦X线检查有助于鼻窦炎诊断，但是因颅面部重影多，假阳性率高，临床上不作为常规检查。鼻咽部X线可有助于诊断腺样体肥大。

2. CT检查　鼻窦CT检查有助于诊断鼻窦炎，但是上呼吸道感染也可存在鼻窦黏膜肿胀，CT检查假阳性率较高，加之CT辐射量大，故临床上不作为常规检查。以下情况需要行CT检查：①出现鼻窦炎眼部或颅内并发症；②鼻内镜功能性鼻窦手术的术前检查，以充分了解鼻腔及鼻窦解剖结构；③考虑存在鼻息肉、鼻腔及鼻窦肿瘤、先天性后鼻孔闭锁、先天性脑膜脑膨出等疾病需要 CT 进一步明确。

3. MRI 检查　对于鼻腔及鼻窦肿瘤引起的鼻窦炎具有良好的辅助诊断作用，由于价格昂贵，一般不作为常规检查。

四、诊断与鉴别诊断

（一）诊断要点

1. 急性鼻窦炎　以下情况应考虑急性细菌性鼻窦炎：①上呼吸道感染症状如鼻涕或者咳嗽持续 10 天未能缓解；②感冒症状缓解后再次出现鼻涕或咳嗽症状；③高热和脓涕至少连续超过 3 天。结合体格检查（面部叩触痛），前鼻镜检查或者鼻内镜检查中鼻道或总鼻道有脓涕引流，即可诊断急性鼻窦炎。CT 及 MRI 检查可了解是否存在眼部或颅内并发症。

2. 慢性鼻窦炎　以下症状需满足 2 种或以上，持续时间需超过 12 周：①鼻塞或流鼻涕；②伴或不伴有面部疼痛及压力；③反复咳嗽。鼻内镜检查可发现鼻黏膜慢性充血，中鼻道或嗅裂脓涕引流，也可进一步明确是否存在鼻息肉、腺样体肥大等合并症。需行变应原相关检查，明确是否合并变应性鼻炎等疾病。CT 检查可显示窦口鼻道复合体堵塞情况及解剖变异情况。

（二）鉴别诊断

1. 变应性鼻炎　以发作性打喷嚏、鼻痒、流清水涕、鼻塞为主要症状，鼻腔检查可见鼻黏膜苍白水肿、下鼻甲肿大，鼻腔可见清水样分泌物。而鼻窦炎鼻腔分泌物一般为黏脓性。鼻腔分泌物性质有助于鉴别诊断。

2. 鼻腔及鼻窦肿瘤　常以单侧进行性鼻塞为主要症状，可伴有鼻出血、涕中带血等症状，并发鼻腔及鼻窦阻塞性炎症可具有鼻窦炎类似症状，鼻内镜、CT、MRI 检查有助于鼻腔及鼻窦肿瘤的诊断和鉴别。

五、治　　疗

（一）治疗原则

以药物保守治疗为主，慢性鼻窦炎保守治疗无效，可考虑手术治疗。

（二）抗菌药物治疗

1. 急性鼻窦炎　始发于上呼吸道病毒感染，多数情况下有一定自愈性，不需抗菌药物治疗。如果鼻涕转脓涕持续无好转，可考虑口服抗菌药物，首选阿莫西林克拉维酸钾治疗。如果经验性治疗 3 天症状无明显好转或者药物过敏，可考虑改用二代头孢或者大环内酯类药物，不推荐多种抗菌药物联合使用。抗菌药物疗程推荐在症状完全控制后继续使用 1 周，一般疗程不少于 2 周。除非出现眶内或颅内并发症，一般不推荐静脉使用抗菌药物。

2. 慢性鼻窦炎　若无脓鼻涕，慢性鼻窦炎不需使用抗菌药物。对于慢性鼻窦炎急性发作，持续脓涕患儿，由于慢性鼻窦炎的耐药菌株增多，推荐选择耐 β-内酰胺酶类药物。目前推荐使用阿莫西林克拉维酸钾作为首选药物，也有学者提出大环内酯类药物对于具有生物膜的菌种有效。使用疗程一般不少于 2 周。

（三）鼻腔盐水冲洗

无论是急性还是慢性鼻窦炎，鼻腔盐水冲洗均可作为一线用药。进行鼻腔冲洗或者雾化，可有效改善症状，刺激鼻黏膜纤毛活性，提高纤毛清除率，改善鼻黏膜微环境。高渗盐水可减轻鼻黏膜水肿，同时具有一定的抑菌作用，已被临床广泛使用。

（四）鼻用类固醇激素

鼻喷激素可减轻鼻黏膜水肿，特别是窦口鼻窦复合体黏膜水肿，改善中鼻道引流，具有良好的抗炎消肿作用，由于作用于鼻腔局部，全身利用率低，激素全身副作用低，相对比较安全。特别适宜于合并鼻息肉、变应性鼻炎的鼻窦炎患儿。疗程建议使用2～4周。

（五）负压置换治疗

抗菌药物加激素灌洗液通过负压置换进入鼻窦内，直接作用于鼻窦黏膜，达到直接治疗鼻窦炎的作用，适用于儿童鼻窦炎。

（六）鼻用减充血药

鼻用减充血药在鼻窦炎治疗初期使用可收缩鼻黏膜，特别是窦口鼻道复合体的黏膜，改善复合体的通气引流状态。但是长期使用减充血药容易引起药物性鼻炎，故不能长期使用，连续使用一般不超过1周。注意对于6岁以下儿童，需将浓度稀释后使用。

（七）黏液溶解促排药

可稀释黏液并改善纤毛活动，可以配合使用。

（八）抗过敏药物

对于合并变应性鼻炎患儿，可使用抗组胺药物、抗白三烯药物同时治疗。

（九）中医中药治疗

儿童鼻窦炎也结合中医中药治疗。

（十）手术治疗

对于经药物保守治疗无效的鼻窦炎患儿，可选择手术治疗。手术类型包括腺样体切除术、功能性鼻内镜手术和鼻窦球囊扩张术。

1. 腺样体切除术 研究表明，众多致病菌寄生在腺样体中，成为鼻窦炎反复发作的病灶，腺样体肥大堵塞后鼻孔影响鼻腔及鼻窦的通气引流。对于鼻窦炎患儿行腺样体切除术有助于鼻窦炎的治疗，是儿童慢性鼻窦炎一线手术治疗方法。

2. 功能性鼻内镜手术 对于无腺样体炎或已行腺样体切除仍无法治愈的鼻窦炎患儿，可以选择行功能性鼻内镜手术。功能性鼻内镜手术旨在保留鼻腔及鼻窦正常黏膜的情况下尽可能去除病变和变异性的解剖结构，扩大鼻窦窦口，重建鼻腔及鼻窦引流通气功能。但由于担心过分破坏鼻腔及鼻窦结构可能会影响患儿颅面部骨性发育，加之患儿术后清理困难等因素，该手术需要严格掌握手术适应证，包括：①经过规范合理药物治疗超过12周仍无效的患儿；②明确的鼻息肉或者囊性纤维化堵塞窦口鼻道复合体；③急性鼻窦炎引发眶内或颅内并发症；④严重的鼻腔及鼻窦解剖异常；⑤同时伴有哮喘，或伴有高抗药性细菌或真菌存在、免疫缺陷病，以及原发性纤毛运动不良症。

3. 鼻窦球囊扩张术 是通过扩张球囊对鼻窦窦口施压，使其窦口骨性结构受压变形移位、有弹性的黏膜组织塑形，从而扩张鼻窦窦口。该手术几乎不损伤鼻腔骨性结构和正常黏膜，是一种安全有效的治疗方法。

（郑 博 倪丽艳）

第二节 鼻 出 血

鼻出血（epistaxis）是临床常见症状之一，在人群中的发病率约为10%，而约60%的人会在一生中的某个时刻经历鼻出血。鼻出血既可由局部病变所致，如创伤、黏膜炎症、糜烂、肿瘤等，也可由全身病变因素所引起。鼻出血多为单侧出血，也可能是双侧；有时候是间歇性反复出血，也可能是持续出血；出血量不定，多数出血可自止，而在少数情况下出血量较多时可能导致休克。

鼻出血的发病率随着年龄增长呈两极分化趋势，其中年龄小于 10 岁是发病的高峰期。鼻出血在儿童人群中频繁发生，令人苦恼，其产生的原因多种多样，其中最常见的是机械性损伤。

几乎所有儿童鼻出血的位置都位于鼻中隔上一个明确的区域。这一区域位于鼻中隔前下部，直径约 1.3cm，由美国外科医师利特尔（Little）在 1879 年首次描述，并以他的名字命名。这一区域分布有不同粗细的小动脉、静脉和毛细血管，构成了丰富的血管丛。其中最主要的血管有鼻腭动脉、上唇动脉、腭大动脉、筛前动脉和筛后动脉的鼻中隔支。

由于儿童的手指可以轻易触碰到这一区域，利特尔（Little）区常被挖伤，也较易因擦伤、揉伤或撞伤而受损。空气经过这一区域时尚未经鼻甲充分加湿加温，容易导致黏膜干燥结痂，干痂脱落时易发生出血。相对于利特尔区，儿童几乎不会出现鼻腔外侧壁和鼻中隔后部的鼻出血。

一、病因和发病机制

机械性损伤是鼻出血的常见原因。挖鼻或者用力擤鼻会引起创伤，导致鼻腔上皮的撕脱，并损伤血管。儿童鼻出血与"变应性敬礼"（变应性鼻炎用力揉鼻）相关。创伤（可致鼻骨骨折）通常会导致鼻黏膜撕脱和大量出血。鼻腔异物，无论是通过鼻孔还是鼻咽部（经过咳嗽或呕吐）进入鼻腔，有可能导致鼻出血。伴有薄壁血管增生的鼻和鼻窦恶性肿物也可能会溃烂出血。此外，尤其要注意到儿童鼻咽血管纤维瘤也可能是导致大量出血的原因之一。

夜间鼻出血也不少见，这时候儿童处于睡眠状态，揉鼻或其他创伤并不是鼻出血的直接原因，更有可能是血流动力学的变化和其他"内生因素"所导致。如进展中的急性传染性疾病，如急性鼻炎、麻疹、百日咳、猩红热、风湿热和流行性感冒（简称流感）等；血液病，包括再生障碍性贫血和各种类型的白血病等；儿童营养缺乏病，如维生素 C 和维生素 K 缺乏等，它们常是由某些肠道紊乱导致的，并在新生儿中常见到；出血性疾病，如血管性紫癜、血小板减少性紫癜和凝血功能障碍性疾病等。

判断鼻出血是由全身因素还是局部因素所导致，需要详细询问病史、家族史，并进行仔细体格检查，若发现鼻出血是唯一的出血症状，则基本可确定是局部因素所导致。

二、临 床 表 现

局部因素引起的鼻出血多为一侧鼻腔出血，全身因素可引起两侧鼻腔交替或同时出血。儿童鼻出血常伴有揉鼻、挖鼻、大力擤鼻等表现。鼻出血可发生在鼻腔的任何部位，但以利特尔区最多见，多数鼻出血表现为血液从前鼻孔流出。鼻腔后部出血或出血量较大时血液可流入咽部，从口吐出。鼻出血后，家长可能会错误地让患儿仰头，从而导致血液被吞下并可能引发呕血。呕血可能进一步引发电解质紊乱，如低钠、低钾、低钙等，表现为疲乏、食欲不振、肢体麻木等。

鼻出血多发生于单侧，若发现双侧鼻腔有血，常为一侧鼻腔血液向后流经后鼻孔反流到对侧，只有少数情况下确诊为双侧鼻出血。若出血较剧可能引发失血性休克，应注意患者有无休克前期症状，如脉搏细快、烦躁不安、面色苍白、口渴、出冷汗及胸闷等。上消化道出血患者呕吐时口、鼻可能有血液，注意不要误诊为鼻出血。

在询问病史时要重点问清首发出血的部位、出血量及持续时间、诱因、既往发作史及全身相关疾病等，根据具体情况进行局部和全身检查。应在最短时间内确定出血部位，判明出血原因及出血量，以便及时给予有效治疗。有些病因不明者，需要在止血之后再探查其原因。

三、辅 助 检 查

（一）前鼻镜检查

出血不多的，可用 1%～2% 麻黄碱收缩鼻黏膜后，自出血的一侧鼻腔寻找出血点，前鼻镜检查多能发现鼻腔前部的出血点。

（二）鼻内镜检查

有的情况下通过前鼻镜检查不能发现出血部位，如果出血不剧烈的，可在收缩鼻黏膜和表面麻醉后进行鼻内镜检查，用于明确鼻腔后部或隐匿部位的出血（图4-3-1延伸阅读）。

（三）数字减影血管造影（DSA）

对头颅创伤所致的鼻腔大出血，应高度警惕颈内动脉破裂、颈内动脉假性动脉瘤、颈内动脉海绵窦瘘等的可能，行DSA有助于明确诊断。

（四）其他检查

其他检查包括血常规、凝血功能、电解质、肝肾功能、心电图、血压、鼻部CT及MRI等。

四、诊断与鉴别诊断

（一）诊断要点

1. 临床表现为经前鼻孔或鼻咽部的活动性出血。

2. 明确的鼻出血定位是诊断的金标准，即通过前鼻镜或鼻内镜等各种检查，发现明确的位于鼻腔或相邻组织的活动性出血点或出血区域。

3. 查明病因并进一步确定出血点，明确是否存在全身性疾病导致的出血。

（二）鉴别诊断

1. 咯血　为喉、气管、支气管及肺部出血，并血液经口咯出，常见于肺结核、支气管扩张症、肺癌、肺脓肿及肺淤血等。咯血与鼻出血可根据患者的既往史、肺部体征及肺部的辅助检查（如CT、支气管镜等）进行鉴别。

2. 呕血　为上消化道出血的主要表现之一。当大量呕血时，血液从口腔及鼻腔涌出，常伴有消化道疾病的其他症状，如腹痛、黑便等。全身查体会出现阳性体征，此外如能通过消化内镜发现明确出血点则可与鼻出血鉴别。

五、治　疗

（一）紧急处理

若出血凶险，应立即采取止血措施，并迅速判断是否有出血性休克。若患儿表现出脉搏细快、烦躁不安、面色苍白、口渴、出冷汗、胸闷甚至昏迷等，提示病情危急，可能引发失血性休克，应及时监测生命体征，及时进行抗休克治疗；同时要注意休克时鼻出血可因血压下降而自行停止，不可误认为已经止血。在急性大出血后，血红蛋白测定在短时间内仍可保持正常。因此，要重视患儿家长所诉出血量，不能片面依赖实验室检查，并注意询问患儿是否有反复吞咽动作，有时大量血液被咽下，不可误认为出血量不多。对于有休克迹象的患儿，应采取平卧头低位。对合并有血凝块堵塞呼吸道者，应尽快予以清理，建立静脉通路，给予抗休克治疗。

（二）一般处理

鼻出血处理的流程见图4-3-2（延伸阅读）。

（三）局部止血方法

儿童鼻出血治疗中要注意3个因素，即体位、出血区域压迫、是否有足够血栓。

1. 体位　取坐位，同时稍微前倾以避免血液进入鼻咽部和咽部，防止咳嗽和吞咽血液。父母最常见的错误处置方式是让儿童取仰卧并仰头，这种方式仅仅是隐藏了出血症状。

2. 压迫止血　父母在家或者在就医途中可以采用压迫止血的方式应对鼻出血。出血区域距离鼻中隔前端1～2cm，非常容易触碰到。方法是用拇指和示指持续压迫出血侧或双侧鼻翼

10～15min，同时令患儿吐出口内血液避免误咽；松开1min，如果继续出血，再重复之前的步骤。

在采用正确的姿势和经过上述的压迫后，出血点血管内血栓就会形成。如果血栓不足，鼻出血很快会再次出现，这时可以采用适度的烧灼措施以形成足够的栓子。如果效果仍然不好，可能需要采用压迫力更强的鼻腔填塞术。

3. 烧灼止血　医师在进行这一步骤时首先应确定出血点。当出血暂时停止时，用棉签轻擦可疑的出血区域（如鼻中隔利特尔区）再次诱发出血，以确定出血点（正常黏膜在被擦拭时不会出血，而受损的血管会出血）。确定出血点后，可用含有表面麻醉药如1%丁卡因溶液的拭子浸润出血区域，在表面麻醉后，可用铬酸珠、三氯乙酸、硝酸银棉签或者电凝法轻轻烧灼出血区域。由于电烧灼会引起儿童强烈的恐惧感，在仅进行表面麻醉、患儿清醒的情况下，尽可能选用化学烧灼法。

电凝止血适用于出血点明确而预估化学烧灼效果欠佳的情况。近年来随着鼻内镜技术的广泛开展，电凝止血往往在鼻内镜下进行。鼻内镜下的电凝止血术对出血点隐蔽的顽固性后鼻腔出血治疗效果较好。尤其需要注意的是，位于鼻中隔的出血，应避免同时电凝相同部位的两侧黏膜，以防造成鼻中隔穿孔。在烧灼后，在鼻内涂抹含有凡士林的软膏可以起到减少出血区域起痂的效果，同时有防止患儿接触创面的作用。之后应当每日涂抹含凡士林的软膏1～2次，持续1周。

4. 鼻腔填塞法　患儿极少采用鼻腔填塞法，但对于经鼻内镜检查出血部位不明确或出血点较多的广泛出血的患儿，如白血病或其他凝血功能障碍患儿，前鼻孔填塞是应急止血的必要方法，少数情况下，也需要后鼻孔填塞。对于任何需要持续填塞超过48h的情况，都应当预防性地使用抗菌药物。

（1）前鼻孔填塞法：可采用凡士林纱条、膨胀海绵、明胶海绵、可吸收止血材料及气囊等材料，填塞24～48h取出。一般认为，凡士林纱条填塞止血效果最佳。方法是将凡士林纱条放置于鼻腔后部，同时保持上下两端于鼻外，形成"兜子"形状，以避免纱条坠入鼻咽部，而后在"兜"内逐层填满纱条。前鼻孔填塞法会不可避免地损伤鼻黏膜，对于儿童目前更主张使用柔性材料，如明胶海绵、可吸收止血材料等，轻柔填塞，以减少损伤。

（2）后鼻孔填塞法：在麻醉后，将导尿管插入出血侧鼻孔，穿过鼻咽部，用卵圆钳将其从口腔拉出。将叠成锥形的纱布或凡士林纱条用双线脐带胶布或缝线固定在导尿管一端，同时再在锥形纱布上固定一条较长的脐带胶布或缝线备用。牵拉导尿管的同时用戴了手套的手指配合，将锥形纱布送入口内，绕过软腭进入鼻咽部。此步骤不适感较强，同时操作者手指有被咬伤的风险，可以提前放置牙垫避免受伤。前鼻孔处放置一纱布球，将双线胶布或缝线固定其上，以便将锥形纱布牢牢固定在后鼻孔区域。然后将另一端的备用脐带胶布或缝线从口内引出，贴在患者的颊部，作为牵引绳以方便后期取出填塞物。后鼻孔填塞后，一般都需要进行前鼻孔填塞。鼻腔填塞物一般3天内取出或更换。

5. 血管凝固术　对于出血点不明确且经鼻腔填塞效果不佳者，应根据可疑的出血部位进行相应血管的电凝术，包括蝶腭动脉、筛前动脉、筛后动脉、颈外动脉凝固术等。

6. 血管栓塞术　适用于上述方法不能控制的严重鼻出血。通过DSA，对出血部位血管进行定位、栓塞治疗。

（四）全身治疗

对出血较多者，注意监测和维持生命体征；对紧张不安的患儿，必要时给予适量的镇静药；如果出现失血性休克，应及时进行抗休克治疗，必要时需给予输血。对于因凝血功能障碍导致黏膜广泛出血的，应适当使用止血药，如氨甲苯酸、巴曲酶等，但不适用于动脉出血的情况。

（叶余丰　倪丽艳）

<h1 style="text-align:center">第三节　急性会厌炎</h1>

急性会厌炎（acute epiglottitis）是以声门上区会厌为主的急性炎症，又称急性声门上喉炎。主要表现为会厌及杓状会厌襞的急性水肿伴有蜂窝织炎性变，并可形成会厌脓肿。

据国外报道，0~4岁儿童急性会厌炎发病率为（5~34）/100 000，2~4岁是高峰，儿童和成人发病率之比为3∶1。近年儿童发病呈下降趋势，原因为大规模的流感嗜血杆菌结合菌苗的接种，有效地预防了婴幼儿急性会厌炎。我国儿童急性会厌炎发病率低于成人。尽管如此，由于发病急、病情发展快，急性会厌炎患儿易出现呼吸困难乃至窒息死亡，故应给予高度重视。

<h2 style="text-align:center">一、病因和发病机制</h2>

（一）病因

1. 感染　为此病最常见的病因。急性会厌炎患者咽拭培养和血培养最常发现的细菌是流感嗜血杆菌，而且重症患者此菌的检出率较高。其他常见的有葡萄球菌、链球菌等。

2. 变态反应　全身性变态反应亦可引起会厌、杓状会厌襞的高度水肿，因继发性感染而发病。

3. 其他　创伤、异物、吸入有害气体等可引起会厌黏膜炎症性病变。邻近器官急性炎症如扁桃体炎等蔓延而侵及会厌部。喉部新生物如会厌囊肿继发感染。

（二）发病机制

炎症刺激舌扁桃体分泌炎性物质，致富含血管及淋巴管的舌面、会厌，而会厌、舌面及其侧缘杓状会厌襞的黏膜较松弛，引起会厌高度充血肿胀，但声带及声门下区则少被侵及。

（三）病理分型

1. 急性卡他型　黏膜弥漫性充血、水肿，有单核及多形核细胞浸润，会厌呈炎性肿大。

2. 急性水肿型　会厌肿大如球状，间质组织水肿，炎症细胞浸润增加。炎症严重者局部可形成脓肿。

3. 急性溃疡型　较少见，病情发展迅速而严重。病变常侵及黏膜下层及腺体组织。局部可发生化脓及溃疡、血管壁糜烂而出血。

<h2 style="text-align:center">二、临床表现</h2>

（一）全身中毒症状

寒战、高热、全身不适、食欲减退、全身酸痛。在小儿可迅速发生衰竭。

（二）吞咽困难

发生很快，重者饮水呛咳、张口流涎；轻者自觉有物塞于咽部；偶可发生张口困难。除婴幼儿不能主诉疼痛外，多数患者有咽喉疼痛，吞咽时加剧。

（三）呼吸困难

以吸气性呼吸困难为主，伴喘鸣及鼾声。暴发型患者病情发展极快，可迅速引起窒息。因不累及声带，故一般无声嘶，或仅发声含糊不清。体格检查可发现患者急性病容、呼吸困难。会厌、舌面可见充血、肿胀，多以一侧为重；当形成会厌脓肿时可发现局部隆起并伴有黄色脓点。一侧或两侧颈深淋巴结上群可触及肿大伴有压痛。

<h2 style="text-align:center">三、辅助检查</h2>

（一）X线检查

儿童急性会厌炎优先选择喉部X线侧位片，可见会厌肿大，喉咽腔的阴影缩小，界线清楚

（图 4-3-3）。

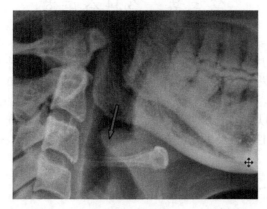

图 4-3-3　患儿，8 岁，因"高热、流涎、拒食"急诊。查体可见吸气性喉喘鸣伴呼吸困难。
喉部 X 线侧位片显示会厌肿胀增大（箭头所示）

（二）喉镜检查

可见会厌及舌面充血、肿胀，多以一侧为重。会厌脓肿时表现为局部隆起伴有黄色脓点。声带及声门下区难以探及。儿童难以配合做间接喉镜检查，有时需要用直接喉镜检查。检查时需注意吸痰，保持呼吸道通畅，以防发生意外。

四、诊断与鉴别诊断

（一）诊断要点

1. 起病急骤，可出现全身中毒症状、吞咽困难及呼吸困难。在幼儿常甚危重。

2. 喉镜检查发现会厌及舌面充血、肿胀，多以一侧为重。会厌脓肿时表现为局部隆起伴有黄色脓点。

3. 临床上可分为渐进型和速发型。速发型在病程早期即可出现喉梗阻。可以通过呼吸困难程度、会厌肿胀类型估计判断病情严重程度。

（二）鉴别诊断

1. 白喉　常有发热等全身中毒症状，伴吸气性呼吸困难和喉喘鸣。但白喉起病较缓，并伴有咳嗽和声嘶症状，全身中毒症状较重。咽喉部检查可见片状灰白色白膜，不易擦去，强剥易出血。颈部淋巴结有时肿大，呈"牛颈"状。涂片和培养可找到白喉棒状杆菌。

2. 急性喉炎　起病较急，有发热、吸气性呼吸困难和喉喘鸣。但伴有声嘶，并表现为阵发性犬吠样咳嗽；无明显吞咽困难。直接喉镜或纤维喉镜检查，见会厌形态正常，喉黏膜充血、肿胀。声门下腔因黏膜红肿，常在声带之下呈梭形条束状。声带只有轻度充血，声门常附有黏脓性分泌物。

五、治　疗

（一）治疗目标

确保呼吸道通畅，控制炎症反应；抗感染治疗；去除局部脓肿。

（二）呼吸道管理

根据病情严重程度，评估氧疗或重建气道的时机。

1. 轻症患者　对意识清醒且有轻度呼吸困难的患者，以 2～3L/min 的流量及 30% 的浓度给氧比较合适。如缺氧改善、心率下降，而意识恶化或出现呼吸抑制等情况时，则应减少吸入氧气流量和浓度，并尽早重建气道。

2. 重度患者　经治疗呼吸困难无缓解或持续加重时，必须迅速重建气道，以免延误抢救时机。儿童喉腔小、组织疏松、血管丰富，当发生急性会厌炎时常易累及声门下腔，易发生窒息，故小儿会厌炎应放宽气管切开的适应证。

3. 重建气道方法　如经鼻插管、环甲膜切开术、气管切开术。经鼻插管适用于会厌肿胀轻而无杓状会厌襞肿胀者。对于危重来不及行气管切开术者，可先行环甲膜切开术。

4. 气管切开术　是抢救本病危重病例的重要方法，有下述情况者，应尽早施行气管切开术：①起病急骤，发展迅速，有呼吸困难者；②病情严重，咽喉部分泌物多，有吞咽困难者；③会厌及杓状会厌襞高度充血、肿胀，经抗炎等治疗后，病情未见好转者；④婴幼儿及咳嗽功能较差者。

（三）激素的应用

激素有治疗和预防会厌、杓状会厌襞等水肿的作用，同时又有非特异性抗炎、抗过敏、抗休克等作用。故激素与抗菌药物联合应用，可获得良好的效果。

（四）抗菌药物的应用

流感嗜血杆菌是急性会厌炎最常见的致病菌，应首选氨苄西林；若考虑氨苄西林耐药菌株，多合用第二代或第三代头孢菌素加用甲硝唑治疗。

（五）切开排脓术

如局部有脓肿形成时应进行切开排脓术，以利于迅速控制感染。行切开排脓手术时婴幼儿不用任何麻醉，成人用 1% 丁卡因进行咽喉部表面麻醉。小脓肿可直接抽吸，大脓肿切开引流，但要防止分泌物误吸入下呼吸道。

（蒋昌灿　倪丽艳）

第四节　咽部脓肿

一、扁桃体周脓肿

扁桃体周脓肿（peritonsillar abscess）是指发生在扁桃体周围间隙内的化脓性炎症。初起为蜂窝织炎，称为扁桃体周炎，继之加重形成脓肿。小儿多发生于学龄儿童，发病多在秋、冬季节。

（一）病因和发病机制

1. 病因　常继发于急性扁桃体炎，尤其是慢性扁桃体炎急性发作者。本病常见的致病菌有金黄色葡萄球菌、乙型溶血性链球菌、甲型草绿色链球菌和厌氧菌属等。

2. 发病机制　由于扁桃体隐窝，特别是扁桃体上隐窝的炎症，使隐窝口阻塞，其中的细菌或炎性产物破坏上皮组织，向深部侵犯，穿透扁桃体被膜进入扁桃体周围间隙。本病多单侧发病。按其发生的部位，临床上分前上型（98%）和后上型两种。前者多见，脓肿位于扁桃体上极与腭舌弓之间；后者较少见，脓肿位于扁桃体与腭咽弓之间。年幼患儿少见，因小儿时期扁桃体被膜较成人厚而致密，均匀一致，无裂隙，因而淋巴组织不易向外伸出而引起感染；加之小儿扁桃体隐窝呈裂隙状，较表浅、分支少，隐窝口瘢痕少，便于引流，致病菌不易由扁桃体向被膜外穿透。

（二）临床表现

初起同急性扁桃体炎症状，全身症状明显，3～4 天后，发热仍持续或加重，一侧咽痛加剧，吞咽时尤甚，疼痛常向同侧耳部或牙齿放射。再经 2～3 天后，疼痛加剧，吞咽困难，唾液在口内潴留，甚至外溢。患者头偏向患侧，颈项呈假性僵直；口微张，流涎，言语含混不清。喝水时，常向鼻腔反流。严重者因翼内肌受累而有张口困难。同侧下颌角淋巴结肿大。入睡后常因反射性吞咽引起咽痛而惊醒，睡眠不安。脓肿大时，则呼吸困难，由于疼痛，患者进食困难、失眠。

（三）辅助检查

1. 实验室诊断　包括血常规、电解质，以及尿液比重。必要时可行血液、咽喉及伤口分泌物的细菌培养。

2. 影像学检查　CT 可鉴别颈深部蜂窝织炎与脓肿（图 4-3-4 延伸阅读）。脓肿会出现一个经显影剂强化产生的外环及一个透光中心。CT 诊断的准确率约为 76%。虽然颈部侧位 X 线及 CT 是最常用的方法，但对于有些患儿，MRI 和 B 超检查有助于判断颈深部感染位置及是否存在脓肿，且优点是无辐射风险。

（四）诊断

1. 诊断要点

（1）患者呈急性病容，早期可见一侧腭舌弓显著充血。前上型者，患侧腭舌弓及软腭红肿突出，腭垂水肿，偏向对侧，腭舌弓上方隆起，扁桃体被遮盖且被推向下方。后上型者，腭咽弓红肿呈圆柱状，扁桃体被推向前下方。

（2）超声诊断有助于鉴别扁桃体周炎和扁桃体周脓肿；穿刺抽脓可确诊。

2. 鉴别诊断

（1）咽旁脓肿：是咽旁间隙的化脓性炎症所形成的脓肿，累及颈部下颌角，出现颈部肿胀、压痛及牙关紧闭，但是扁桃体本身没有病变，可以做颈部 CT 来鉴别。

（2）智齿冠周炎：是下颌智齿周围牙龈的肿胀、疼痛，出现溃疡、化脓，但扁桃体和悬雍垂正常。

（3）扁桃体恶性肿瘤：如果一侧扁桃体增大，表面有溃疡、不光滑，并且呈菜花样改变，疼痛不是很剧烈时应该考虑扁桃体肿瘤，可以做病理活检来鉴别。

（五）治疗

1. 治疗要点　脓肿形成前，按急性扁桃体炎处理，选用足量有效的抗菌药物控制炎症。脓肿形成后，穿刺抽脓或切开排脓。

（1）穿刺抽脓：用 1%～2% 丁卡因表面麻醉后，于脓肿最隆起处刺入。穿刺时，应注意方位，进针不可太深，以免刺伤咽旁隙大血管。针进入脓腔，即可抽出脓液。

（2）切开排脓：①前上型者：可在穿刺获脓处，或选择最隆起和最软化处切开；也可按常规定位从腭垂根部做一假想水平线，从腭舌弓游离缘下端（与舌根交接处）做一假想垂直线，二线交点稍外即为切口处；切开黏膜及浅层组织后，用长弯钳向后外方顺肌纤维走向撑开软组织，进入脓腔，充分排脓。②后上型者：则在咽弓处切开排脓。次日复查，必要时可再次撑开排脓。

2. 扁桃体切除术　行扁桃体切除术者中，扁桃体周脓肿反复发作患者约占 17%，反复扁桃体炎患者约占 28%。只发生过一次扁桃体周脓肿的患者，通常不须扁桃体切除；一些外科医师认为，扁桃体周脓肿时立刻将整个扁桃体切除，会增加出血的风险；但观察 1169 例立刻将整个扁桃体切除的患者，仅有 3.5% 的患者术后发生延迟性出血。某些患者可能需要立即将扁桃体切除，而其他患者可于 6 周后再行扁桃体切除术；若有急性严重呼吸道阻塞，或者切开或引流失败，则需要立即将扁桃体切除。立即将扁桃体切除可以缩短住院天数，降低并发症；缩短治疗时间及费用。若是患儿的身体状况不好、有凝血功能异常，或者正在服用抗凝药，应考虑 6 周后再行扁桃体切除术。

3. 并发症处理　炎症扩散到咽旁间隙，可发生咽旁脓肿；向下蔓延，发生喉炎及喉水肿，可出现相应症状。

（1）咽旁脓肿、扁桃体周脓肿形成后，未向咽部穿破流脓，而张口困难突然减轻，下颌角出现肿胀，全身情况恶化，为脓肿穿破咽上缩肌进入咽旁间隙之征。

（2）喉部炎症向下蔓延至舌根或喉部时，可发生喉水肿，而引起呼吸困难，严重者应行气管切开术。

（3）败血症或脓毒血症所产生的脓毒性血栓由扁桃体静脉，经翼内静脉和面静脉至颈内静脉，引起颈内静脉血栓性静脉炎，进而转为全身感染，可发生肺栓塞、肝脓肿等。

（4）因并发咽旁脓肿，咽旁间隙内大血管被侵蚀糜烂而引起大出血。

（5）吸入性肺炎、纵隔炎、口底蜂窝织炎等。

二、咽后脓肿

咽后脓肿（retropharyngeal abscess）是指发生在咽后间隙的化脓性炎症，按发病机制分为急性和慢性两种。急性型较常见（占95%～97%），脓液积存于咽后间隙的结缔组织中。慢性型较少（占3%～5%），由颈椎结核或骨髓炎引起，脓液在椎前筋膜之后；由淋巴结结核或中耳乳头结核引起者，则在咽后间隙内。由于解剖及发育特点，3个月至3岁以下婴幼儿易患此病。

（一）病因和发病机制

婴幼儿每侧咽后间隙中有3～8个淋巴结，口、咽、鼻腔及鼻窦的感染，可引起这些淋巴结发生炎症，进而化脓，最后形成脓肿。其他原因，如咽部异物及创伤后感染，或邻近组织炎症扩散进入咽后间隙，也可导致咽后脓肿。致病菌与扁桃体周脓肿相似。

（二）临床表现

1. 急性型　起病较急，畏寒、高热、咳嗽、吞咽困难、拒食、吸奶时啼哭和呛逆、烦躁不安；说话含混不清，似口中含物，哭闹时有"鸭鸣"音。常有呼吸困难，其程度视脓肿大小而定，入睡时加重，可有鼾声。如脓肿压迫喉入口处或并发喉部炎症，则吸气性呼吸困难更为明显。

2. 慢性型　多数伴有结核病的全身表现，起病缓慢，病程较长，无咽痛；随着脓肿的增大，患者逐渐出现咽部阻塞感。

（三）辅助检查

颈侧X线检查，可发现颈椎前的软组织隆起；如果咽后软组织宽于7mm或是气管后软组织宽于13mm，就有可能是咽后壁的感染。除非侧位颈部X线是在颈部伸展的时候同时吸气摄片，不然有可能出现咽后壁假性增厚的现象。

影像学检查中，CT检查更有诊断价值，可清晰显示大血管，且有助于脓肿与蜂窝织炎的鉴别（图4-3-5延伸阅读）。若为颈椎结核引起，可发现骨质破坏征象。另外，本病还应排除咽、食管上段异物存留的可能，因为异物也是导致脓肿的常见原因，必要时应在食管镜下仔细检查咽、食管。

（四）诊断

1. 诊断要点

（1）急性型患者呈急性病容，患侧或双侧颈淋巴结肿大、压痛。

（2）幼儿出现上述症状，应首先想到本病。检查可见咽后壁一侧隆起，黏膜充血；较大的脓肿可将患侧的后咽弓和软腭向前推移。

（3）颈椎结核引起的脓肿，多位于咽后壁的中央，黏膜色泽较淡。

2. 鉴别诊断

（1）咽后间隙的淋巴血管瘤：表现为咽后间隙的占位性病变，全身症状轻，合并感染时可能会有吞咽困难；MRI增强可见肿物呈不均匀强化，穿刺见血性液可以鉴别。

（2）下咽癌：中老年患者多见，病程较长，为进行性加重吞咽困难。查体可见下咽部肿物，CT表现为咽后间隙增宽，肿瘤范围不如炎症弥散，且没有气体影，结合临床病史不难诊断。

（3）咽旁脓肿：主要表现为咽痛及颈侧剧烈疼痛、吞咽障碍、言语不清，伴张口受限。CT 检查脓肿位于咽旁间隙可以鉴别。

（五）治疗

1. 治疗要点 急性型咽后脓肿一旦确诊，应及早施行切开排脓。取仰卧头低位，用直接喉镜或麻醉喉镜将舌根压向口底，暴露口咽后壁，看清脓肿部位后，以长粗穿刺针抽脓，然后于脓肿底部用尖刀片做一纵行切口，并用长血管钳撑开切口，吸尽脓液；若切开时脓液大量涌出来不及抽吸，应将患者转身俯卧，吐出脓液；必要时，需行气管切开术。术后需使用足量广谱抗菌药物控制感染。引流不畅者应每日撑开切口排脓，排尽脓液直至痊愈。少数基层医院，若因设备条件所限不能施行手术，可采用反复穿刺抽脓治疗，有些病例也能痊愈。

结核性咽后脓肿给予抗结核治疗，可经口腔行咽后脓肿穿刺抽脓，脓腔内注入 0.25g 链霉素溶液，但不可在咽部切开。并发颈椎结核者，宜由骨科医师在治疗颈椎结核的同时，取颈外切口排脓。

2. 并发症及处理

（1）肺部感染与窒息：脓肿较大，可压迫喉腔或并发喉水肿，发生呼吸困难；脓肿破裂，脓液涌入下呼吸道，可引起吸入性肺炎甚至窒息死亡。

（2）咽后脓肿向外可能破入咽旁间隙引起咽旁脓肿。

（3）脓肿可能侵蚀颈部大血管，引发致命性大出血。

（4）结核性咽后脓肿尚可并发椎旁脓肿，甚至截瘫。

对于并发症的处理需要多科协作，如重症医学科，感染内科及血管介入科等相关科室的协助诊治。

三、咽旁脓肿

咽旁脓肿（parapharyngeal abscess）为咽旁间隙的化脓性炎症，早期为蜂窝织炎，继而形成脓肿。

（一）病因和发病机制

致病菌多为溶血性链球菌，其次为金黄色葡萄球菌、肺炎链球菌等。导致咽旁间隙感染的主要原因有以下几种。

1. 邻近组织或器官的化脓性炎症 如急性扁桃体炎、急性咽炎及颈椎、乳突等部位的急性感染；扁桃体周脓肿、咽后脓肿等直接溃破或蔓延至咽旁间隙。

2. 咽部创伤及医源性的操作损伤 如扁桃体切除术、拔牙、局部注射、内镜检查损伤咽壁均可导致咽旁间隙感染；咽壁的异物刺伤、创伤也可引起本病。

3. 经血流和淋巴系统感染 邻近器官或组织的感染，可经血行和淋巴系统累及咽旁间隙，引发本病。

（二）临床表现

1. 全身症状 患者可有畏寒、高热、头痛、乏力及食欲缺乏等；病情严重时，呈衰竭状态。

2. 局部症状 主要表现为咽痛及颈侧剧烈疼痛、吞咽障碍、言语不清。茎突前隙感染累及翼内肌时，则出现张口困难。

（三）辅助检查

CT 检查可鉴别颈深部蜂窝织炎与脓肿。颈部 B 超检查可发现脓肿形成，同时也可在 B 超引导下穿刺抽脓以明确诊断及治疗（图 4-3-6 延伸阅读）。

（四）诊断

1. 诊断要点

（1）急性重病容，颈部僵直，患侧下颌下区及下颌角后方肿胀。脓肿形成后，局部可变软并有波动感。患侧扁桃体及咽侧壁突向咽中线。

（2）因脓肿位于深部，颈外触诊不易摸到波动感。颈部B超或CT检查可发现脓肿形成。必要时可在患侧肿胀处穿刺抽脓以明确诊断。

2. 鉴别诊断

（1）扁桃体周脓肿：早期可见一侧腭舌弓显著充血。患侧腭舌弓及软腭红肿突出，腭垂水肿，偏向对侧，腭舌弓上方隆起，扁桃体被遮盖且被推向下方。穿刺扁桃体周围间隙可见脓液。

（2）咽后脓肿：婴幼儿多见，表现为吞咽及呼吸困难。检查可见咽后壁一侧隆起，黏膜充血，较大的脓肿可将患侧的腭咽弓和软腭向前推移。颈部CT及鼻咽侧位片可以鉴别。

（3）咽旁肿瘤：病程较长，呈进行性加重吞咽困难，无明显咽痛，颈部CT检查为实质性占位改变，可以鉴别。

（五）治疗

1. 脓肿形成前 给予足量敏感的抗菌药物治疗。

2. 脓肿形成后 需切开排脓。

（1）经颈外径路：脓肿位置较深或颈部肿胀明显者，在局部麻醉下，以下颌角为中点，在胸锁乳突肌前缘做纵切口，用血管钳纯性分离软组织进入脓腔；排脓后，置入引流条，切口部分缝合。

（2）经口径路：脓肿明显突向咽侧壁，且无血管搏动者，于咽侧壁最突出部分做一垂直切口，然后用血管钳钝性分离到脓腔，引流脓液。

3. 并发症处理

（1）咽旁脓肿：向周围扩展可导致咽后脓肿、喉水肿、纵隔炎等。需要及时行脓肿切开排脓，选用敏感的抗菌药物足疗程治疗。

（2）颈动脉鞘感染：咽旁脓肿可导致颈内动脉壁糜烂，引发致命性大出血；若侵犯颈内静脉，可发生血栓性静脉炎或脓毒败血症。颈部B超检查可及时发现颈动脉鞘感染，严重的感染需要考虑行血管介入治疗。

（凡启军 倪丽艳）

第五节 反流性咽喉炎

反流性咽喉炎（reflux pharyngolaryngitis）是指胃内容物反流至食管上括约肌以上的咽喉部（包括鼻腔、口腔、咽、喉、气管等），引起一系列症状和体征。也有文献报道称之为喉咽反流（laryngopharyngeal reflux）、喉反流、胃咽反流、咽食管反流等。反流性咽喉炎临床缺乏特异性症状、体征，多以刺激性干咳、咽部异物感、发音困难等临床表现就诊。由于该病症状与体征无明显特异性，故国内外目前缺乏统一的诊断和治疗标准。2016年国内制定的《咽喉反流性疾病诊断与治疗专家共识》对该病的诊治有一定指导意义。但该病儿童人群患病率的数据相对较少。

一、病因和发病机制

喉部的功能之一是起到括约肌的作用，从而避免食管及胃内容物误吸到下呼吸道。反流性咽喉炎可能的发病机制：咽喉部黏膜缺少食管的多层屏障来抵御胃酸的侵蚀，缺乏对于胃酸、胃蛋白酶的抗反流机制，且对酸刺激敏感，导致咽喉部及邻近组织黏膜与胃酸直接接触，易引发黏膜表面损伤。有研究显示，咽喉部黏膜每周暴露于酸性物质3次，即能造成病理性损伤。有理论认为支气管树和食管存在共同的胚胎起源，而且均由迷走神经支配，胃酸可引起迷走神经反射，从而导致支气管收缩，出现反复清嗓样咳嗽动作，进而引起喉部黏膜、声带损伤等。屏障结构功能障碍主要是食管上括约肌松弛，抗反流功能减弱，导致胃内容物反流到达咽喉部位，引起咽喉部损伤。引起咽喉损伤的多种机制亦可能同时存在，共同作用。

二、临床表现

反流性咽喉炎患儿的症状缺乏特异性，婴幼儿可表现为恶心、呕吐、吞咽困难、食欲减退、喉软化、声门下狭窄、反复呼吸道感染、生长发育缓慢等。学龄儿童多表现为反复清嗓样咳嗽、发音障碍、咽喉痛、咽部异物感等。大龄儿童可表现为反胃、烧心、呕吐或慢性呼吸道改变。但多数患者不伴有食管炎临床表现，无明显烧心感、反胃、上腹不适及疼痛等症状，故容易漏诊。

儿童反流性咽喉炎是一种慢性疾病，可伴发其他喉部病变，如声带小结、喉软化、喉部肉芽肿、喉息肉、声门下狭窄、假性溃疡等。在临床工作中，应注意相关疾病的关联性。反流性咽喉炎患者，如果长期被酸侵蚀咽喉部，可能会出现炎症加重，甚至出现病变，引发癌症。

三、辅 助 检 查

（一）喉咽食管或咽部 pH 监测

喉咽食管或咽部 pH 监测是诊断反流性咽喉炎的金标准，记录酸性及非酸性反流。采用的标准尚未在儿童中应用，因此，阻抗分值和 pH 数据是基于成人标准计算。一次反流事件定义为食管 pH<4。计分评估包括胃酸反流的直立位和仰卧位时间、反流总时间、反流持续发作>5min、最长发作周期，以及发作总次数。瑞安（Ryan）指数依据非进食状态下直立位 pH<5.5，卧位时 pH<5.0 这两个刻度下 24h 反流事件总次数、反流酸比时间及延长反流时间等参数，由计算机软件计算出来。

（二）喉镜

可见声带充血和（或）水肿、咽喉部黏膜慢性弥漫性充血水肿；杓区间黏膜粗糙、水肿；结节性、溃疡性病变；喉狭窄等表现。部分患者喉镜下可出现喉室消失、咽下和（或）气管鹅卵石样黏膜、巨大舌扁桃体等改变。

四、诊断与鉴别诊断

（一）诊断要点

1. 反复刺激性清嗓样干咳、咽部异物感、声音嘶哑、发音困难、吞咽困难、慢性咳嗽等；喉镜下可见上述典型改变。

2. 24h 喉咽食管或咽部 pH 监测达到以下标准可确诊。

（1）24h 喉咽食管 pH 监测诊断指标：24h 咽喉酸反流事件≥3 次，或喉咽部 pH<4 的总时间≥1%，或 24h 喉咽反流面积指数（reflux area index，RAI）>6.3。

（2）咽部 pH 监测诊断指标：直立位 Ryan 指数>9.41，或卧位 Ryan 指数>6.79。

（二）鉴别诊断

1. 鼻后滴漏 多见于变应性鼻炎患者，有反复清嗓样咳嗽，多伴有鼻塞、流涕、打喷嚏等表现，有明显的季节性，咽后壁可见滤泡样增生，但喉镜及 24h 喉咽食管 pH 监测一般都正常。

2. 胃食管反流 多表现为反复恶心、呕吐、反酸、腹痛等表现，婴儿可表现出进食后弓背体位、体重增长不良、反复呼吸道感等表现。结合 24h 食管 pH 监测及胃镜检查等可鉴别，但两者可合并存在。

3. 感染性喉炎　可有干咳、声音嘶哑、发音困难等表现，但多急性起病，咳嗽多为犬吠样咳嗽、吸气性喉鸣、吸气性呼吸困难等典型临床表现，可鉴别。

五、治　疗

（一）一般治疗

建议养成良好的饮食和生活习惯，避免进食过酸、刺激性食物等；少吃多餐，睡前不进食，睡觉时头部高于床 10cm 左右；说话避免大声喊叫或剧烈哭闹等。

（二）内科治疗

制酸治疗是最常见的内科治疗。首选药物为质子泵抑制药（PPI）。其他还包括 H_2 受体拮抗药、胃黏膜保护药、胃肠促动药。

（三）外科治疗

对因胃食管括约肌松弛引起的顽固性反流，药物治疗疗效欠佳，可给予腹腔镜下胃底折叠术。

（张乐乐　苏苗赏）

第六节　急性感染性喉炎

急性感染性喉炎（acute infectious laryngitis，AIL）是指儿童喉部黏膜的急性炎症感染，病变主要累及声门下区黏膜、黏膜下组织。其临床表现主要为声音嘶哑、犬吠样咳嗽、吸气性喉鸣、吸气性呼吸困难、发热等。好发于 6 个月至 3 岁婴幼儿，以冬春季多发。起病急，感染后进展迅速，易并发喉梗阻和严重呼吸困难，处理不及时，易危及儿童的生命安全。

一、病因和发病机制

（一）病因

急性感染性喉炎多继发于上呼吸道感染，多数由病毒感染引起，常见的病毒包括副流感病毒、流感病毒、腺病毒、麻疹病毒等。也可由细菌感染引起，常见的细菌包括金黄色葡萄球菌、肺炎链球菌、乙型溶血性链球菌等。

（二）发病机制

病毒通常先感染鼻部、咽部的黏膜上皮，然后沿呼吸道上皮扩散到喉部、气管。与成人相比，儿童喉腔相对狭小，喉部黏膜下组织疏松，当发生炎症感染时，局部肿胀明显，更易出现声门梗阻；儿童喉部黏膜感染后，喉部及气道的分泌物不易咳出；儿童喉黏膜下腺体组织、淋巴组织丰富，喉部感染时更易出现黏膜下肿胀，加重喉腔梗阻；儿童神经发育不完全，感染后易出现喉痉挛，使得喉腔狭窄加重，出现喉梗阻。

二、临床表现

儿童急性感染性喉炎起病急，症状相对重。主要表现为发热、声音嘶哑、犬吠样咳嗽、吸气性喉喘鸣、吸气性呼吸困难。呼吸困难严重者，易出现鼻翼扇动、胸壁凹陷、面色苍白、发绀等表现。一般日间症状相对轻，入睡后喉部肌肉易松弛，气道分泌物更易堵塞，故患儿夜间入睡后症状易加重。查体发现咽部充血，如进行间接喉镜检查，可见不同程度喉部、声带充血水肿表现。如治疗不及时，易出现缺氧、二氧化碳潴留，严重者可出现呼吸衰竭甚至窒息死亡。根据吸气性呼吸困难的严重程度不同，临床上将喉梗阻分为 4 度，见表 4-3-1。

表 4-3-1　急性喉梗阻分度

分度	临床表现
Ⅰ度	安静时无明显呼吸困难，活动或哭吵时出现轻度吸气性呼吸困难
Ⅱ度	安静时出现轻度吸气性呼吸困难、吸气性喉鸣，活动或哭吵时加重；肺部听诊可闻及喉喘鸣音，心率轻度增快
Ⅲ度	除上述喉梗阻症状外，易伴有烦躁不安、食欲缺乏、口唇及四肢末端发绀、三凹征、鼻翼扇动；心率脉搏加快、头面部出汗、肺部呼吸音降低、心率增快等
Ⅳ度	呼吸极度困难，发绀或面色苍灰，渐显衰竭；嗜睡甚至昏迷状态；血压下降，肺部听诊呼吸音几乎消失，仅有气管传导音；心律不齐、脉搏细弱、心音低钝等

三、辅 助 检 查

（一）喉镜检查

一般患儿起病急，检查多不配合，且检查易刺激喉部黏膜，故临床工作中不做喉镜常规检查。

（二）血氧饱和度监测

有利于评估、诊断病情的严重程度。

（三）实验室检查

可检查血常规、C 反应蛋白（CRP）、降钙素原（PCT）等评估炎症感染的情况。对呼吸困难严重者，可行动脉血气分析，评估缺氧及二氧化碳潴留情况。

（四）影像学

如有或疑似有下呼吸道累及症状、体征者，可行胸部 X 线检查协诊。

四、诊断与鉴别诊断

（一）诊断要点

1. 三大主要症状，即犬吠样咳嗽、声音嘶哑、吸气性喉鸣，急性起病。

2. 对于吸气性呼吸困难患儿，需根据临床表现及时评估患儿喉梗阻的严重程度（表 4-3-2，延伸阅读），以便准确制订治疗方案，掌握气管切开的时机。

（二）鉴别诊断

1. 急性会厌炎　患儿多有咽痛、喘鸣、流涎增多、吞咽困难及呼吸窘迫，多见于未接种抗 b 型流感嗜血杆菌疫苗患儿；喉镜可见会厌红肿，易快速进展为完全性气道阻塞，但无犬吠样咳嗽，可与之区别。

2. 扁桃体周、咽旁或咽后壁脓肿　多有严重咽痛、高热、流涎、张口困难、淋巴结肿大、感染中毒貌，但一般无明显犬吠样咳嗽，可进行喉镜检查鉴别。

3. 喉或气管异物　患儿突然气促、喘息，多有异物吸入病史，可行胸部 CT 三维重建、支气管镜检查相鉴别。

4. 上气道畸形　包括喉软化、声带麻痹、先天性声门下血管瘤等，一般病程相对较长，无发热和上呼吸道感染症状等表现。

五、治　　疗

本病起病急，部分患儿病情进展迅速，因此，对于急性喉炎合并严重呼吸困难患儿，应及时进行喉梗阻的严重度评估。其治疗应以急症处理为主，保持呼吸道通畅，积极抗炎，减轻喉部炎症、水肿，缓解喉梗阻表现。观察病情变化，密切注意呼吸困难程度变化，掌握气管切开的时机。

（一）一般治疗

保持气道通畅，防止缺氧进行性加重，缺氧者及时给予吸氧呼吸支持；对病情严重者，加强监护。

（二）糖皮质激素

能有效减轻喉部水肿、充血，缓解喉梗阻，减轻呼吸困难。轻症者，给予吸入糖皮质激素如布地奈德混悬液雾化治疗，可有效促进黏膜水肿的消退。Ⅱ度喉梗阻以上患儿，可给予静脉滴注糖皮质激素，如甲泼尼龙、地塞米松等，疗程不宜过长。雾化吸入左旋肾上腺素对于减轻吸入性喉鸣、改善呼吸具有显著的作用，但在使用过程中需注意观察高血压、心动过速等不良反应。

（三）控制感染

早期急性喉炎多由病毒感染引起，可不用抗菌药物治疗。如考虑合并细菌感染患儿，应及时给予抗菌药物，一般可给予青霉素类、头孢菌素等抗菌药物。

（四）对症及支持治疗

烦躁不安者，酌情给予镇静治疗；体温高者，予物理或药物降温；痰多者，予祛痰药物。对胃纳欠佳或病情严重者，加强补液支持，保持水电解质平衡。

（五）气管切开、气管插管

对于经上述处理后仍有严重缺氧表现或Ⅲ度喉梗阻以上的患儿，应及时给予气管插管呼吸机辅助通气治疗，必要时行气管切开。

（张乐乐　苏苗赏）

本章延伸阅读

第四章 支气管疾病

第一节 急性支气管炎

急性支气管炎（acute bronchitis）是指由各种致病原引起的支气管黏膜炎症，因同时累及气管，故又称为急性气管支气管炎（acute tracheobronchitis）。常继发于上呼吸道感染或为麻疹、百日咳、伤寒等急性传染病的一种表现，是儿童时期常见的呼吸道疾病，婴幼儿多见。

一、病因和发病机制

（一）病因

主要为感染，病原为各种病毒、细菌、真菌及不典型病原体（支原体、衣原体等），或为混合感染。能引起上呼吸道感染的病原体都可引起支气管炎，免疫功能低下、特应性体质、胃食管反流、营养不良、佝偻病、气道内异物和支气管结构异常等均为本病的危险因素。环境污染、空气污浊或经常接触有毒气体亦可刺激气管支气管黏膜，引起炎症。

（二）发病机制

儿童期易发急性支气管炎，可能与其呼吸道的解剖生理特点有关。儿童的气管、支气管管径较成人短且狭窄，管径与年龄成正比，年龄越小则气管、支气管管径越狭小；软骨柔软，管壁因缺乏弹性组织而支撑作用差；黏膜柔嫩，血管丰富；因纤毛运动功能较差、黏液腺分泌不足，故黏液纤毛转运系统功能不足。一旦感染，则容易出现气管、支气管充血水肿，导致气道阻塞。

细菌感染一般不易直接侵犯气管、支气管，常在病毒感染基础上，黏膜纤毛受损时继发细菌感染。胃食管反流可使食物或胃内容物反流后吸入而引起支气管炎。

（三）病理改变

急性支气管炎早期表现为气管及支气管黏膜充血、肿胀，无渗出物，之后气道纤毛上皮细胞脱落、水肿、黏液腺肥大，黏膜下层炎症细胞浸润，并分泌浆液性、黏液性或脓性渗出物；出现支气管壁受损、平滑肌痉挛，管腔渗出物增多。重症时支气管各层受损，发展为支气管周围炎。但炎症消退后，支气管黏膜形态和功能一般均能完全恢复正常。

二、临床表现

多先有上呼吸道感染症状，之后以咳嗽为主要症状，开始为干咳，之后有痰。咳嗽可持续7～10天，或反复发作，部分发展为肺炎。一般无全身症状。婴幼儿症状较重，常有发热、呕吐及腹泻等。双肺呼吸音粗糙，可有不固定的散在干啰音和（或）中等至粗大的湿啰音。婴幼儿不会吐痰，痰液咳出声门后多经咽喉咽下，故可在咽喉部或肺部闻及痰鸣音。

营养不良、免疫功能低下、先天性呼吸道畸形、佝偻病等患儿易并发肺炎、中耳炎、喉炎、鼻窦炎等疾病。婴幼儿期伴有喘息支气管炎，如伴有湿疹或其他过敏史者，少数可发展为支气管哮喘。

三、辅助检查

（一）实验室检查

外周血白细胞计数及分类多在正常范围；白细胞计数或中性粒细胞计数明显升高者，提示可能继发细菌感染。

（二）影像学检查

胸部 X 线检查可正常，也可见肺门阴影增浓或肺纹理增粗。

（三）病原学检查

可采集痰液、鼻咽拭子或鼻咽分泌物，运用细菌培养、免疫荧光技术、分子生物学技术等协助病原学诊断。

四、诊断与鉴别诊断

（一）诊断要点

1. 主要临床表现为咳嗽，可伴有痰鸣。双肺呼吸音粗，或闻及不固定的散在干啰音和粗、中湿啰音，体位改变或咳嗽后啰音减少或消失是该病特征。

2. 全身症状较轻，无气促、发绀。

3. 胸部 X 线检查见肺门阴影或肺纹理增粗，可诊断急性支气管炎。

（二）鉴别诊断

1. 肺炎　重症支气管炎与肺炎早期不易鉴别，但肺炎可有气促表现；肺部体征一般为固定的中小湿啰音，咳嗽后啰音无明显减少，胸部 X 线检查可作鉴别。

2. 支气管异物　可表现为咳嗽、发热，但多有异物呛咳史，肺部闻及双相哮鸣音或呼吸音减弱；胸部 X 线表现为单侧肺气肿或肺不张，气管镜检查或胸部 CT 三维重建可作鉴别。

3. 百日咳早期　百日咳的卡他期表现与急性支气管炎相似，但卡他症状减轻后出现咳嗽加重，表现为痉挛性咳嗽伴咳末鸡鸣样回声，可有百日咳接触史；体征可发现部分患儿有舌系带溃疡，肺部啰音多不明显，实验室检查白细胞计数升高，以淋巴细胞比例为主（一般＞60%）；鼻咽拭子培养或核酸检测阳性等均可鉴别。

五、治　　疗

（一）一般治疗

注意休息，居室通风；经常变换体位，多饮水，给予易消化饮食；保持室内适当湿度，使呼吸道分泌物易于咳出，防止交叉感染及并发症。

（二）抗感染治疗

由于病原体多为病毒，且普通病毒感染多属于自限性疾病，一般不采用抗菌药物。若为流感病毒感染，可使用磷酸奥司他韦口服，每次 2mg/kg，2 次/日。怀疑有细菌感染者（如病程≥7 天、咳嗽明显加重伴脓痰增多、合并免疫缺陷病等基础疾病或外周白细胞计数升高），则应用抗菌药物；常选用青霉素类和头孢菌素类，并根据痰培养及药敏结果调整抗菌药物使用，疗程 7～10 天。如系支原体或衣原体感染，则应予以大环内酯类药物，平均疗程 2 周。

（三）对症治疗

一般不用镇咳药，因其不但会抑制咳嗽，还会影响纤毛运动，使痰液难以咳出，造成支气管阻塞而增加细菌感染的机会。痰液黏稠时可用祛痰药物，如氨溴索、N-乙酰半胱氨酸等。喘憋严重时可应用支气管舒张药，如雾化吸入沙丁胺醇、硫酸特布他林或异丙托溴铵；也可酌情吸入糖皮质激素，如布地奈德混悬液抗炎。

第二节　迁延性细菌性支气管炎

迁延性细菌性支气管炎（protracted bacterial bronchitis，PBB）是一种慢性支气管内膜感染性疾病，曾被称为化脓性支气管炎、迁延性支气管炎和支气管扩张症（bronchiectasis，BE）前期等。2006 年，新西兰和澳大利亚胸科协会首次提出 PBB。主要临床特点为湿咳，经口服抗菌药物治疗 2 周有效。

PBB 是引起儿童慢性湿咳的主要病因。年幼儿中多见，尤其好发于 3 岁以下儿童。国内研究发现 80% 以上 PBB 患儿在 6 岁以内，国外报道 PBB 患儿的平均年龄为 1.8～4.8 岁。PBB 在男性中更常见，可与鼻窦炎、气道狭窄、气管支气管软化合并存在，部分患儿合并支气管哮喘。报道显示，PBB 的危险因素包括入托、年龄小于 2 岁、既往有慢性咳嗽病史等。PBB 也是 BE 的危险因素。在一项澳大利亚的研究中，161 例 PBB 患儿随访 2 年期间发生支气管扩张 13 例（8.1%）。英国一项 194 例 PBB 患儿随访 5 年的研究发现，67.5% 患儿仍持续存在症状，9.6% 发展为 BE，其中 PBB 后 1 年内复发和肺泡灌洗液中未分型流感嗜血杆菌（nontypeable *Haemophilus influenzae*，NTHi）阳性是发展为 BE 的危险因素。

一、病因和发病机制

（一）病因

PBB 的致病菌包括流感嗜血杆菌、肺炎链球菌和卡他莫拉菌 3 类，其中 NTHi 最常见。研究表明，下呼吸道 NTHi 是进展为 BE 的独立危险因素。有报道部分病毒也参与 PBB 的发病。

（二）发病机制

PBB 的发生与细菌在气道中形成生物被膜、呼吸道黏液纤毛清除功能障碍、呼吸道畸形（如气道软化或狭窄）或免疫炎症因素等密切相关。

1. 生物被膜　是由某些细菌分泌的基质组成，可增强细菌附着，减少抗菌药物渗入，从而保护细菌并使细菌难以被常规疗程的抗菌药物所清除。体外研究表明，NTHi、肺炎链球菌和卡他莫拉菌均可产生生物被膜。生物被膜一旦形成，则对机体免疫防御机制及抗菌药物均有天然的抵抗能力，抗菌药物难以彻底清除细菌感染。持续的细菌感染将导致气道上皮纤毛功能受损，引起气道慢性细菌感染。另外，PBB 患儿的呼吸道微生态紊乱，菌群多样性下降，也可能是 PBB 的发病机制之一。

2. 呼吸道黏液纤毛清除功能障碍　当存在纤毛功能障碍时，患儿黏膜纤毛清除功能降低，从而导致慢性细菌感染。持续细菌感染可形成生物被膜，增强了细菌附着在气道上的能力，降低了抗菌药物的渗透，从而引起慢性支气管炎，两者互为影响，导致咳嗽迁延难愈。

3. 呼吸道畸形　气管支气管软化易导致分泌物积聚、咳嗽和呼吸道感染，更容易引起 PBB。研究表明，PBB 患儿也更常发生气管支气管软化。其中一项研究显示，约 74% PBB 的患儿合并气管和（或）支气管软化，PBB 伴气管支气管软化患儿的年龄较小，但气道软化并不加重病情。尽管气管支气管软化在 PBB 患儿中多见，但其发病机制尚不明确。

4. 免疫炎症因素　患儿免疫功能紊乱可能与 PBB 有关，但研究表明，PBB 患儿不存在免疫功能缺陷。Wurzel 等研究显示，PBB 患儿血清 IgA、IgM、IgG、IgE 水平正常，但存在细胞免疫紊乱，PBB 组中 $CD3^+$ 和 $CD4^+$ 细胞明显降低，而 $CD19^+$、$CD16^+$、$CD56^+$ 细胞和 $CD23^+$ 细胞的百分比则明显升高。

PBB 患儿气道炎症由白细胞介素-1β（IL-1β）信号通路介导，以中性粒细胞浸润为主。肺泡灌洗液细胞计数显示中性粒细胞比例显著升高，相关炎症因子水平也明显升高，如白细胞介素-8、基质金属蛋白酶-9（matrix metalloproteinase-9，MMP-9）等。有研究发现，PBB 患儿中与细菌感染相关的 Toll 样受体亦升高。

二、临床表现

PBB 患儿常见的症状是湿咳，无明显昼夜差别，持续 4～8 周，如果不给予治疗则持续数月，部分伴喘息。但通常无发热、气促、呼吸困难等急性下呼吸道感染症状，也无杵状指、桶状胸等其他慢性呼吸系统疾病的体征。部分 PBB 患儿的肺部听诊可闻及痰鸣音和（或）哮鸣音。

三、辅 助 检 查

（一）实验室检查

白细胞或 C 反应蛋白一般正常；免疫球蛋白系列，如血清 IgA、IgM、IgG 水平多为正常；T 淋巴细胞亚群检查可发现 CD16$^+$、CD56$^+$ 细胞和 CD23$^+$ 细胞的百分比升高，CD3$^+$ 和 CD4$^+$ 细胞降低。肺泡灌洗液中性粒细胞比值升高。

（二）病原学检查

痰培养或肺泡灌洗液培养可提高 PBB 的确诊率，应在治疗开始之前进行采样。

（三）影像学检查

胸部 X 线片可见肺纹理增多、增粗；高分辨率胸部 CT 可见支气管壁增厚等改变。影像学检查缺乏特异性，但有助于与其他慢性特异性咳嗽（如肺结核等）相鉴别。

（四）支气管镜检查

内镜下可见气道分泌物增多，部分呈化脓性炎症改变；支气管镜可以明确 PBB 患儿的部分病因（如气道软化或狭窄），同时有助于鉴别其他引起慢性咳嗽的病因（如异物吸入等）。

四、诊断与鉴别诊断

（一）诊断要点

1. 基于临床的诊断标准 ①慢性湿咳（>4 周）；②合适的抗菌药物（推荐使用阿莫西林克拉维酸钾）治疗 2~4 周症状好转；③缺乏提示其他湿咳病因的可能体征。

2. 基于病原学的确诊标准 ①湿性（有痰）咳嗽持续>4 周；②有下呼吸道感染证据，痰或肺泡灌洗液细菌培养阳性，菌落计数≥10^4 cfu/ml；③抗菌药物治疗 2 周以上咳嗽可明显好转。

3. 反复 PBB 每年发作 3 次及以上。

4. 难治性 PBB 是指明确诊断 PBB，抗菌药物治疗需要 4 周以上，咳嗽才能明显缓解。难治性 PBB 若迁延不愈，将发展为慢性化脓性肺疾病（chronic suppurative lung disease，CSLD），而后者可进一步发展为 BE。目前认为 PBB、CSLD 和 BE 有相似的微生物、病理生理基础，三者之间存在一定重叠，为一个疾病的动态发展过程。

（二）鉴别诊断

1. 上气道咳嗽综合征 也可表现为湿咳，但以晨起、夜间或体位变化时为主，常伴有鼻塞、鼻涕，或夜间打鼾、张口呼吸等表现，咽后壁可见黏性分泌物附着。要详细询问儿童的病史并进行仔细的体格检查，必要时给予鼻内镜检查或鼻咽侧位 X 线片或诊断性治疗进行鉴别。

2. 支气管哮喘合并感染 伴有气道分泌物明显增多的哮喘，可表现为慢性湿咳。哮喘反复发作常与呼吸道感染有关，其中 RSV、鼻病毒、肺炎支原体（MP）等是常见病原体。此时使用抗菌药物无效，而对糖皮质激素或速效 β$_2$ 受体激动药治疗敏感。

3. 迁延性肺炎或慢性肺炎 与 PBB 相似，有病程迁延、病因多样的特点。但迁延性肺炎或慢性肺炎患儿常合并有基础疾病，如免疫功能缺陷、先天性心脏病、气道发育畸形、胃食管反流等。胸部 X 线或 CT 检查发现肺部实变影可鉴别。

4. 气管支气管结核 表现为慢性咳嗽、咳痰，但多有开放性肺结核密切接触史，伴有结核中毒症状。PPD 试验或气管镜检查可予鉴别。

五、治　疗

（一）抗感染治疗

PBB 治疗的目的是根除病原感染，恢复气道上皮完整性。建议优先选择 7 ：1 阿莫西林克拉维酸制剂或第二代以上头孢菌素或阿奇霉素等口服，一般疗程为 2～4 周。对于年龄 14 岁及以下存在慢性湿咳的患儿，且没有发现明确的病因，建议给予 2 周抗菌药物治疗；经过 2 周抗菌药物治疗后，如果咳嗽症状缓解，则可临床诊断为 PBB；如果 PBB 复发，应重复阿莫西林克拉维酸治疗 2 周。对于抗菌药物治疗 4 周无效或频繁复发的病例，需进一步完善相关检查，如免疫球蛋白、HRCT、支气管镜、纤毛功能或结构、CF 基因检测等，以明确有无免疫功能缺陷、支气管扩张症、气道发育异常、PCD、CF 等疾病。

（二）对症治疗

辅以药物祛痰、机械辅助排痰等措施促进气道分泌物排出，如口服氨溴索或 *N*-乙酰半胱氨酸，或雾化吸入乙酰半胱氨酸，每次 0.3g，每日 1～2 次。

第三节　塑型性支气管炎

塑型性支气管炎（plastic bronchitis，PB）又称管型支气管炎（cast bronchitis），是由不同原因所致的内源性大型"胶冻状"或硬质支气管管型，导致不同范围及程度的支气管阻塞、通气功能障碍，以呼吸困难、喘息、胸痛及发热为主要表现，可引起严重呼吸窘迫，严重者可发生危及生命的呼吸循环衰竭，常见于 2～12 岁儿童。PB 为少见病，但合并疾病多样且危害严重，临床常易漏诊误诊。

一、病因和发病机制

（一）病因

呼吸道感染、变应性疾病及发绀型先天性心脏病（CHD）是导致 PB 的主要病因；PB 也可继发于 CF、淋巴管畸形、支气管扩张症等。有报道 PB 的基础病中 40% 为心脏疾病，31% 为支气管哮喘或变应性疾病。

1. 感染　最常见的病原体为肺炎支原体（MP），其次为流感病毒和人腺病毒（human adenovirus，HAdV），以 HAdV7 型感染为主，也有 HAdV1 型感染的报道。单独由细菌感染引起的 PB 非常少，可能与细菌感染不易引起支气管管型有关。此外，真菌感染也可能引起 PB。近年国内报道的 PB 患儿，多与 MP 或呼吸道病毒感染相关。

2. CHD　心脏疾病相关 PB 患儿占所有 PB 患儿的 40%。发绀型 CHD 是合并 PB 的常见原因，尤其是单心室心脏病（single ventricle heart disease，SVHD）。合并 PB 的 CHD 患儿中，有 40%～70% 存在 SVHD。绝大多数 PB 发生于 CHD 姑息治疗术后，如 Fontan 手术后。

3. 支气管哮喘　多见于流感、肺炎诱发的哮喘急性发作，也有全身麻醉诱发支气管哮喘急性发作引起 PB 的报道。

4. 淋巴管异常　胸部淋巴管畸形，如淋巴管扩张，尤其是淋巴液从胸导管向肺实质的逆行性流动，是导致本病发生的重要原因。淋巴管异常也是发绀型 CHD 并发 PB 的主要原因之一。

5. 镰状细胞贫血　又称镰状细胞病（sickle cell disease，SCD），是一种主要见于黑种人的慢性溶血性贫血。其特征是红细胞呈镰刀（新月）形，镰刀形红细胞可引起血管闭塞，且易造成溶血、器官缺血和其他系统并发症。Moser 等研究表明，SCD 病例中行支气管镜检查时发现 72%（21/29）合并 PB。

（二）发病机制

炎症刺激导致气道产生大量黏稠分泌物、淋巴管异常导致淋巴液渗漏至气道、气道清理能力下降是 PB 形成的主要机制。

1. 炎症　PB 合并的呼吸系统疾病常存在气道炎症和黏液高分泌，如哮喘、CF、肺炎等。呼吸道黏液由杯状细胞及黏液腺产生，以一种受调控的形式分泌。已知的黏液分泌调控因子包括自主神经激肽、神经肽、细胞外 ATP 和炎症介质等。呼吸道感染导致 PB 有 3 个方面的机制：①大量炎症细胞浸润及炎症介质释放，造成支气管黏膜充血水肿、上皮细胞破坏脱落而阻塞气道；②炎症介质（如 IL-13 或 IL-1）使呼吸道上皮细胞内的黏蛋白产生速度增加 10~100 倍，而细胞外高水平的刺激物（如 ATP、乙酰胆碱或组胺）可使呼吸道黏液分泌增加几百倍，且不能被有效清除；③气道炎症可能会增加淋巴管通透性，并促使管型的形成。

MP 和呼吸道病毒感染后炎症损伤可造成更严重的上皮细胞损伤坏死和纤毛运动障碍。MP 感染后炎症介质释放明显增多，而 HAdV 感染所致的炎症风暴有大量炎症介质释放，会造成严重的气道黏液分泌和管腔炎症性狭窄。

2. 遗传易感性　管型形成可能分成两步：第一，患儿本身存在遗传易感性；第二，在炎症损伤后，气道中黏蛋白、纤维蛋白或乳糜异常积聚。在 CHD 相关 PB 中，以 Fontan 手术、Blalock-Taussing 分流术后最为常见，可能与 CHD 姑息性手术后全身静脉压升高有关；另外，黏液高分泌可能是气道黏蛋白异常积聚的主要原因，CHD 相关的黏液异常分泌过多的原因仍有待阐明，可能存在潜在宿主因素。Fontan 手术后 PB 的形成也与个体因素有关，如继发 PB 的患儿多有乳糜胸，而且胸腔引流管置管时间延长、腹水的形成及过敏都是 PB 形成的危险因素。

3. 哮喘及特应性　PB 的发生与特应性有关，哮喘可引起 PB。特应性体质儿童在呼吸道感染后更易发生 PB。特应性体质相关 PB 的管型常为"炎症性"，这类管型与哮喘患儿的黏液栓不同。PB 患者在咳嗽或经支气管镜治疗后症状迅速改善，较少存在持续支气管收缩的证据。特应性体质或哮喘急性发作时并发 PB 的可能机制包括：①气道炎症或变应原刺激促使呼吸道黏稠分泌物增多，在组织凝血酶及气管内酸碱度改变等作用下使蛋白沉积、黏液栓形成；②在哮喘持续状态时，痰液黏稠形成黏液栓；③气道上皮纤毛破坏及运动能力下降、气道痉挛等因素导致管腔变小，以及哮喘急性发作期间使用镇静药、肌松药等不利于分泌物排出。

4. 淋巴管异常　Ⅱ型 PB 的形成可能与淋巴管畸形或术后淋巴管异常导致淋巴液渗出有关。胸导管淋巴液富含三酰甘油、乳糜微粒和胆固醇。创伤或恶性肿瘤引起的胸导管梗阻可导致乳糜积聚于胸膜间隙，引起乳糜胸和乳糜痰。乳糜可通过支气管胸膜瘘进入气管支气管树，乳糜性黏液在气道内短时间内凝固，形成乳糜性支气管管型。

5. SCD　该病合并 PB 的机制与多种因素有关。由于肺血管阻塞、支气管树缺血导致呼吸道上皮纤毛运动功能障碍，部分病例因为肺微血管阻塞、缺氧性收缩而出现肺血管压力或容量增加，加重淋巴管负担，从而促使支气管管型的形成。

（三）病理改变

1997 年，Seear 等提出根据支气管管型病理特点将 PB 分为Ⅰ型和Ⅱ型。Ⅰ型为炎症型，气管管型内可见纤维蛋白及大量炎症细胞浸润，主要由呼吸系统感染性疾病所致，也可见于哮喘急性发作及 CF 等；Ⅱ型为无细胞型，气管管型主要由黏蛋白组成，无或少量细胞浸润，肺泡内可见大量的淋巴液，主要继发于 CHD 或 CHD 手术后，尤其是 Fontan 手术后。SCD 相关 PB 的支气管管型病理改变是纤维素性管型被稀薄且亮黄色的液体包围，外观似胆红素，液体中有色素沉着的组织细胞。细胞染色发现，大部分细胞为充满脂质的肺泡巨噬细胞，此时多提示存在吸入性炎症或气道阻塞；少部分为充满铁质的肺泡巨噬细胞。

二、临床表现

PB 多见于 2～12 岁儿童，临床表现缺乏特异性，轻重不一，可从轻症到危及生命的重症。临床常见症状包括咳嗽、喘息、呼吸困难。感染所致 PB 多有发热，部分伴胸痛。合并心脏畸形矫正者可有生长受限、心功能不全等表现。PB 的体征包括患侧呼吸动度减弱、叩诊呈浊音、呼吸音减低、气促、鼻翼扇动、三凹征、发绀、呼吸困难等。严重缺氧患儿可出现脑病，甚至多脏器功能不全。

三、辅 助 检 查

（一）影像学检查

胸部 X 线检查的典型改变为肺不张及同侧肺浸润影，常因气道阻塞严重程度不同而表现不一，可累及局部肺段或肺叶，也可为广泛堵塞（图 4-4-1A 延伸阅读）。部分患儿通过胸部 CT 三维重建可发现特征性表现，可见局部大气道内阻塞管型及间质性肺炎改变同时存在，病变支气管内腔按分级成比例变窄（图 4-4-1B 延伸阅读）。当支气管管型被取出后，气管和肺部异常迅速改善。

（二）支气管镜检查

可发现胶冻状物阻塞气管或段支气管开口，从支气管镜取出的管型常呈黄色、白色、浅红色，有韧性，常卷曲成团，放入水中迅速展开呈树枝状；管型大小不一，由淋巴系统异常所致 PB 的支气管塑型通常较大（可长达 30cm），呈多角形；而支气管哮喘或肺部感染性疾病所致 PB 的支气管塑型较小，且结构简单。支气管镜检查可减少临床误诊漏诊，从而提高儿童 PB 诊疗水平（图 4-4-2）。

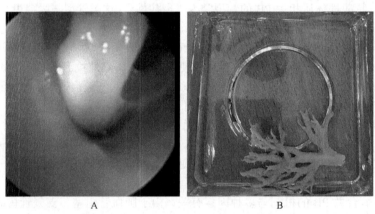

图 4-4-2 患儿，女，3 岁。因"咳嗽 6 天，发热伴气促半天"入院
A. 支气管镜检查，可见黏液栓完全阻塞右侧支气管；B. 支气管镜取出黏液栓，放入水中呈树枝状展开

四、诊断与鉴别诊断

（一）诊断要点

1. 临床可疑诊断 ①短时间内出现严重呼吸道阻塞、通气功能障碍及顽固性低氧血症；②咳痰时可见痰栓样碎片或条索样物；③无明显异物吸入史，但两肺呼吸音降低，部分听诊可闻及扇风样呼吸音；④经气管插管呼吸机常规通气、加强护理或吸痰不能改善通气；⑤患儿持续顽固性呼吸窘迫，常规治疗效果较差，难以用急性呼吸窘迫综合征和急性肺损伤解释。

2. 临床确诊标准 经气管镜取出支气管树样管型可明确诊断。

（二）鉴别诊断

1. 急性纤维蛋白性喉气管支气管炎 又称急性假膜性坏死性喉气管支气管炎，临床表现为喉梗阻明显，可迅速进展为混合性呼吸困难，出现呼吸衰竭和心力衰竭等严重并发症。该病与 PB 不同，病初为突发声嘶、气促、吸气性呼吸困难。喉镜检查发现声带、室带充血、水肿，可见黄白色或白色假膜堵塞声门及声门下。CT 检查可见声门水平、气管和（或）叶段支气管条索状软组织密度影。该病的病理特点与 PB 不同，前者主要为气管黏膜、大量纤维素及中性粒细胞浸润。

2. 支气管异物 也可表现为咳嗽、喘息，严重者可出现呼吸困难；体征可见气管移位，患侧呼吸音降低。但该病由外源性异物引起，常有异物吸入史，好发于 1~3 岁幼儿。胸部 X 线片提示局限性肺不张或肺气肿，胸部 CT 三维重建或支气管镜可予鉴别。

3. 外源性压迫所致气道狭窄 临床表现与气道狭窄部位、程度有关，严重者可引起呼吸困难等。病因以先天性因素多见，常起病隐匿。多常见于管腔外良性肿瘤和（或）其他病变，如由肿大淋巴结、甲状腺、大血管或其他纵隔组织（如胸腺等）压迫导致。胸部 CT 三维重建可发现管腔外压迫导致气道狭窄，必要时血管造影、支气管镜检查等可作鉴别。

五、治　疗

（一）支气管镜治疗

支气管镜灌洗出或钳出塑型物或管型，解除支气管阻塞，改善肺泡通气。经支气管镜取出管型后患儿呼吸窘迫常很快缓解，但 PB 患儿行支气管镜治疗效果并不完全一致，与 PB 类型及时机可能有关。关于支气管镜治疗的时机有不同报道，可能与 PB 患儿的病情发展、临床特征或临床对 PB 的认知有关。腺病毒感染所致 PB 在病程 6~20 天行支气管镜治疗，取出管型后能获得临床治愈；MP 感染所致 PB 在病程 4~10 天行支气管镜治疗，能取得较好临床效果。但支气管镜早期介入，如在入院 12h 内行支气管镜治疗可减少肺炎支原体感染 PB 患儿出现呼吸困难。有学者指出，流感病毒感染所致危重症 PB 患儿，对机械通气治疗反应差时，尽管无相关影像学适应证也可行支气管镜治疗。对临床高度怀疑或不能除外 PB 引起的急性呼吸窘迫或呼吸衰竭，可尽早行支气管镜检查以明确诊断及治疗。

（二）抗感染治疗

针对不同病原体进行相应治疗，合并细菌感染时联合使用抗菌药物治疗。

（三）其他治疗

如胸部物理疗法、糖皮质激素或高渗盐水雾化吸入等。重症患儿需使用全身性糖皮质激素抑制免疫反应，减轻全身中毒症状，以及静脉应用免疫球蛋白支持治疗等。美国波士顿儿童医院研究的 24 例心脏疾病相关 PB 患儿，主要依靠综合治疗缓解病情，仅 25% 的患儿行支气管镜取出管型。

第四节　感染性细支气管炎

感染性细支气管炎（bronchiolitis），既往称毛细支气管炎，是一种婴幼儿较常见的急性下呼吸道感染，以喘息（wheezing）、三凹征和气促为主要临床特点。临床上较难发现未累及肺泡与肺泡间壁的单纯细支气管炎，故国内认为是一种特殊类型的肺炎，曾被命名为喘憋性肺炎。WHO 建议将该病与肺炎按照下呼吸道感染统一管理。该病也是 2 岁以下儿童急性呼吸衰竭的常见原因。

本病主要见于 2 岁以下儿童，以 2~6 个月为多，发病率男女相似。发病季节因地域特点而不同，北方多于冬、春两季发病，南方则在夏、秋两季流行。流行期可持续 1~3 个月。部分患儿发病前有呼吸道感染接触史，传播途径为飞沫传播。

一、病因和发病机制

（一）病因

主要由 RSV 引起，鼻病毒（rhinovirus，RV）、人副流感病毒（human parainfluenza virus，HPIV）、HAdV、人偏肺病毒（human metapneumovirus，hMPV）、人博卡病毒（human bocavirus）、MP 也可引起本病。研究显示，在 < 2 岁感染性细支气管炎住院患儿中，病毒检出率在 75.0% ～ 93.5%，检出率最高的病毒为 RSV（占 40.1% ～ 63.6%），第 2 位为 HRV（占 12.4% ～ 39.0%）。国内近期的研究报告显示，RSV（44.4%）、MP（15.6%）和 HRV（14.4%）是 2 岁以下感染性细支气管炎的主要病原体。有报道急性病毒性细支气管炎是儿童急性呼吸窘迫综合征（ARDS）的重要原因，病毒合并细菌感染是 ARDS 的重要危险因素。

（二）发病机制

除病毒感染的直接损伤外，免疫学机制目前研究较多。以最常见的 RSV 为例，感染性细支气管炎中存在免疫损害的诸多证据：①恢复期细支气管炎患儿的分泌物中发现抗 RSV-IgE 抗体；②对感染 RSV 患儿与动物模型的研究均表明，RSV 感染时有大量的可溶性因子释放（包括白三烯、白介素、趋化因子），导致炎症与组织破坏；③经胃肠道外获得高抗原性、非活化 RSV 疫苗的儿童，在接触野毒株 RSV 时比对照组更容易发生严重细支气管炎。近年研究提示，宿主的基因多态性与 RSV 细支气管炎的发生发展密切相关。

具有特应性（atopy）者发生 RSV 或其他病毒感染时，更易发展成为细支气管炎。部分细支气管炎患儿日后可出现反复喘息发作，甚至发展为哮喘，具体机制尚不完全清楚。

（三）病理改变

病变主要侵犯直径为 75 ～ 300μm 的细支气管，表现为气道上皮细胞坏死和周围淋巴细胞浸润，黏膜下充血、水肿和腺体增生、黏液分泌增多。病变会造成细支气管管腔狭窄甚至堵塞，导致肺气肿和肺不张。炎症还可累及肺泡、肺泡壁及肺间质，出现通气和换气功能障碍。病变以肺下叶和肺底部多见。

二、临床表现

本病主要发生于 2 岁以下婴幼儿，多数年龄在 6 个月以内，常为首次发作。喘息、呼气相延长及肺部哮鸣音为其突出表现。主要表现为下呼吸道阻塞症状，如呼气性呼吸困难、呼气相延长伴喘息；喘息或呼吸困难可呈阵发性，间歇期消失。严重发作时，可见面色苍白、口唇发绀、烦躁不安。全身中毒症状较轻，高热少见。

体格检查发现呼吸浅而快，呼吸频率可达 60 ～ 80 次/分，甚至 100 次/分，伴有鼻翼扇动和三凹征；心率加快，可达 150 ～ 200 次/分。肺部体征主要为呼气相延长和呼气相哮鸣音，亦可闻及中细湿啰音，叩诊呈过清音。肝、脾可由于肺过度充气而推向肋缘下，所以在肋缘下可触及肝和脾。本病高峰期在呼吸困难发生后 48 ～ 72h，病程一般为 1 ～ 2 周。

三、辅 助 检 查

（一）经皮血氧饱和度监测

建议在疾病早期（最初 72h 内）或有重症危险因素的患儿中进行经皮血氧饱和度监测，以评估病情。

（二）病原学检查

采集鼻咽拭子或鼻咽抽吸物，使用免疫荧光技术或分子生物学技术等可协助诊断病原。

（三）影像学检查

胸部X线检查可见不同程度的肺过度充气或斑片状浸润影、局部肺不张，也可见到支气管周围炎和肺纹理增粗。

（四）其他检查

外周血白细胞总数及分类大多在正常范围内。血气分析可了解患儿缺氧和二氧化碳潴留程度，重度喘憋者可有 PaO_2 降低、$PaCO_2$ 升高。

四、诊断与鉴别诊断

（一）诊断要点

1. 主要见于2岁以下儿童，且具有典型的喘息和哮鸣音，常为首次发作。

2. 胸部X线检查可见肺过度充气、斑片状浸润影、局部肺不张、支气管周围炎或肺纹理增粗等征象。

3. 对疾病严重程度进行分级（表4-4-1），严重细支气管炎的高危因素包括年龄＜12周、RSV感染、早产、合并心肺基础疾病或存在免疫缺陷状态。

表4-4-1 感染性细支气管炎病情严重度分级

分级	临床表现					
	进食情况	呼吸频率	胸壁吸气性三凹征	鼻翼扇动或呻吟	血氧饱和度	精神状况
轻度	正常	正常或稍增快	轻度（无）	无	＞92%	正常
中度	下降至正常的50%	＞60次/分	中度（肋间隙凹陷较明显）	无	88%～92%	轻微或间断烦躁、易激惹
重度	下降至正常的50%或以上	＞70次/分	重度（肋间隙凹陷极明显）	有	＜88%	极度烦躁不安、嗜睡、昏迷

注：中、重度感染性细支气管炎的评估标准为符合任何1项即可判定。

（二）鉴别诊断

1. 支气管哮喘 临床表现与感染性细支气管炎相似，表现为喘息和肺部哮鸣音，但婴儿第1次感染后喘息发作一般为细支气管炎。如有反复多次喘息发作，个人为特应性体质，一级亲属有哮喘病史则有哮喘可能。

2. 肺结核 血行播散性肺结核有时呈发作性喘息，但一般听不到啰音；支气管淋巴结结核患儿的肿大淋巴结压迫气道，可出现喘息。根据结核接触史、结核中毒症状、结核菌素试验和胸部X线改变可予鉴别。

3. 其他疾病 如异物吸入、先天性气管支气管畸形、纵隔占位及心源性喘息等均可发生喘息，可结合病史和体征作出鉴别。

五、治 疗

本病有自限性，主要治疗包括氧疗、雾化吸入、抗感染治疗等。

（一）氧疗

海平面、呼吸空气条件下经皮血氧饱和度低于92%者应给予吸氧支持。给氧前先清理气道分泌物，以保证气道通畅。可采用不同方式吸氧，如鼻前庭导管、面罩或头罩等。近年研究显示，高流量鼻导管吸氧是治疗对常规氧疗无反应的轻、中度细支气管炎患儿安全有效的方法，但仍需多中心研究证实。

（二）雾化吸入治疗

1. 支气管舒张药　可酌情选用雾化吸入 β_2 受体激动药或联合应用 M 受体阻滞药，尤其是存在特应性体质或有哮喘家族史时。注意观察疗效，有效可继续使用，疗效不佳或有不良反应及时停用。

2. 糖皮质激素　可选用雾化吸入糖皮质激素。不推荐常规使用全身性糖皮质激素治疗；对于严重喘憋者，可酌情应用甲泼尼龙 1～2mg/(kg·d)。

3. 高渗盐水　住院患儿可试用 3% 高渗盐水雾化吸入，使用前可雾化吸入支气管舒张药；使用中若患儿咳喘加重需立即停用，并注意吸痰，以保持气道通畅。

（三）抗感染治疗

感染性细支气管炎多为病毒感染所致。利巴韦林（ribavirin，病毒唑）为广谱抗病毒药物，但疗效并不确切，考虑到可能的不良反应，临床上不推荐应用。明确 MP 感染者，可应用大环内酯类药物；考虑继发细菌感染者，可应用抗菌药物。

（四）其他

保持呼吸道通畅，保证液体摄入量，纠正酸中毒，并及时发现和处理呼吸衰竭及其他生命体征危象。

第五节　闭塞性细支气管炎

闭塞性细支气管炎（bronchiolitis obliterans，BO）是一种细支气管炎症性损伤所致的慢性气流受限（又称气流阻塞）的临床综合征。1901 年，德国病理学家 Lange 首次报道并命名了 BO，病变部位累及直径小于 2mm 的细支气管和肺泡小管，肺实质几乎不受累。临床表现主要为重症肺炎或其他原因引起的气道损伤后持续咳嗽、喘息、呼吸困难，对支气管舒张药无反应。儿童 BO 最常见的病因是感染，即感染后 BO，其中以腺病毒感染和 MP 感染为主。

一、病因和发病机制

（一）病因

一项我国香港地区的 BO 患儿回顾性研究显示，感染后 BO 最常见（64.3%），其中腺病毒感染占 63.2%；其次为造血干细胞移植（21.4%）。荟萃分析指出，除外移植后 BO，成人 BO 由结缔组织病、吸入有毒气体引起的更为多见，分别占 31% 和 15%。

1. 感染　儿童 BO 的首位病因是感染。最常见病原体为腺病毒（3、7、11、21 血清型），研究显示，严重腺病毒性肺炎发生感染后 BO 占 15.8%～30.3%。肺炎支原体、麻疹病毒感染所致 BO 也较多见；其他病原感染，如呼吸道合胞病毒、单纯疱疹病毒、流感病毒、副流感病毒、百日咳鲍特菌、B 族链球菌和流感嗜血杆菌等也可引起 BO 发生。

2. 结缔组织病　Stevens-Johnson 综合征，又称为重症渗出性多形性红斑，是儿童 BO 的常见原因之一。其他风湿性疾病，如类风湿关节炎、系统性红斑狼疮、硬皮病、干燥综合征等也可发生 BO。

3. 吸入因素　胃食管反流或吸入有毒气体（包括氨、氯、氟化氢、硫化氢、二氧化硫等）等可损伤气道黏膜导致慢性气道损伤，可发展成 BO。

4. 移植后　骨髓或造血干细胞移植后急性移植物抗宿主反应，以及实体移植后慢性排异反应均是 BO 发生的高危因素。此外，移植前的状态、移植相关的疾病，尤其是病毒性肺炎、免疫抑制药的应用等也是 BO 的危险因素。

5. 其他　如药物因素等。少数患儿找不到明确诱因。

（二）发病机制

BO可由多种因素引起，造成支气管黏膜上皮细胞损伤，导致支气管周围、上皮内及间质炎症细胞浸润，介导免疫反应，致使免疫活性细胞和细胞因子对黏膜上皮细胞产生非特异性损害。由于免疫反应介导，上皮细胞在修复过程中发生过度炎症反应和纤维化，从而引起细支气管炎、管腔狭窄和闭塞。

麻疹病毒感染后BO患儿的BALF中性粒细胞和IL-8水平明显升高，提示可能在BO发生发展过程中有关键作用。BO的发生也可能与病毒感染类型、宿主免疫反应、遗传易感性及环境因素有关。研究显示，腺病毒感染、需机械通气支持的严重急性肺损伤是发展为BO的独立危险因素。

（三）病理改变

BO是一种病理学诊断，其病理表现主要为细支气管的部分或完全闭塞。BO在疾病的不同阶段，组织学表现的阻塞程度不等，可从轻度的细支气管炎到细支气管被纤维化组织完全阻塞。早期细支气管上皮坏死，黏膜、黏膜下、细支气管管腔及周围炎性渗出，进一步发展为黏膜下纤维化，细支气管管腔缩小，最终闭塞，不可逆。

Myers和Colby根据组织学特点将BO的病理改变分为狭窄性细支气管炎和增殖性细支气管炎两种类型。狭窄性细支气管炎表现为细支气管周围纤维化，压迫管腔导致管腔狭窄闭塞，这种损伤是不可逆的，为BO特征性改变，也是感染后BO的常见病理类型。增殖性细支气管炎，又称为闭塞性细支气管炎伴机化性肺炎，是以管腔内肉芽组织增生为特征，常累及呼吸性细支气管、肺泡管和肺泡，具有潜在可逆性。以上两种类型的病理改变可同时存在，并伴有支气管扩张、肺不张、血管容积和（或）数量的减少（图4-4-3延伸阅读）。

二、临床表现

一般为亚急性或慢性起病，进展迅速。根据细支气管及肺的损伤范围、严重程度和病程而表现各异，临床症状和体征一般为非特异性。多有感染或其他原因引起肺损伤的前驱病史。临床症状轻重不一，多数表现为持续咳嗽、喘息、呼吸急促、呼吸困难，运动耐受力差。病程多持续6周以上，易患呼吸道感染而使症状进一步加重。移植后BO早期症状可能不明显，但出现呼吸困难时提示肺功能已严重下降。体征包括呼吸增快，有鼻翼扇动、三凹征；肺部哮鸣音和湿啰音是最常见体征，湿啰音可持续存在，杵状指/趾少见。

三、辅助检查

（一）影像学检查

1. 胸部X线检查　约40%患儿胸片未见异常，也可表现为两肺过度充气、支气管充气征；合并感染时，可出现斑片状浸润影。因此，X线的敏感性和特异性不高。

2. HRCT　清楚地显示小气道病变，表现为马赛克灌注、支气管管壁增厚、支气管扩张、气体滞留和肺不张等征象，有助于诊断（图4-4-4）。马赛克灌注是指肺密度减低区与增高区夹杂相

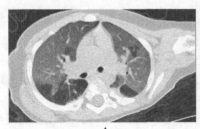
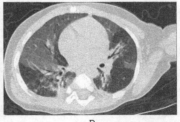

图4-4-4　患儿，男，11个月。因"反复咳嗽伴喘息2个月、气促4天"入院

A. 两肺透亮度不均匀，可见马赛克灌注；B. 支气管管壁增厚伴少许支气管扩张

间，呈不规则的补丁状或地图状分布的表现，通常边界不清。肺密度减低区是 BO 的病变区域，反映了由于狭窄性细支气管炎和增殖性细支气管炎造成的局部气体滞留和由局部缺氧、血管痉挛造成的血流灌注减少。相对密度增高区反映的是代偿性的灌注增加。呼气相 CT 较吸气相 CT 对诊断小气道病变更敏感，马赛克灌注阳性率更高。5 岁以上能配合的患儿尽量行呼气相 CT。部分合并单侧透明肺，又称斯威伊尔-詹姆斯（Swyer-James）综合征，是幼年时患腺病毒性肺炎、麻疹肺炎或百日咳后形成 BO，伴有血管炎改变，阻止肺泡囊正常发育所致。影像学表现为单侧肺部分或全部透亮度增强、纹理减少、体积减小。

3. 肺通气血流灌注扫描　显示斑块状分布的通气血流比例失调，但敏感性不如 HRCT，已较少应用。

（二）肺功能检查

支气管扩张试验为阴性，不可逆的阻塞性通气功能障碍是 BO 的特征性表现，即呼气流量明显降低。婴幼儿肺功能可提示严重气流受阻、顺应性下降，肺功能体描仪显示达峰容积比、达峰时间比均有不同程度下降，可作为评价小气道阻塞的指标。年长儿常表现为阻塞性通气功能障碍，第 1 秒用力呼气容积（FEV_1）及用力呼出 25%～75% 肺活量时的平均呼气流速（FEF 25～75）是诊断 BO 的敏感指标，FEV_1、FEV_1/FVC 下降，尤其可见 FEF_{25}、FEF_{75} 显著下降。随着病情进展，肺功能可由阻塞性通气功能障碍进展为限制性或混合性通气功能障碍。有报道显示，移植后 BO 患者的肺功能显著低于感染后 BO。

部分患儿支气管扩张试验阳性，要考虑合并支气管哮喘可能。

（三）支气管镜检查

支气管镜检查主要用来排除支气管结核、气道发育畸形、气道异物等其他喘息疾病。急性期可见黏液分泌增多，管腔狭窄等表现；病情严重者可见局部支气管闭塞的征象，要注意闭塞性支气管炎可能。

（四）血气分析

血气分析用于评估疾病的严重程度，约 40% 的患儿存在不同程度的低氧血症，伴二氧化碳潴留。

（五）肺活检

肺活检是 BO 诊断的金标准。但由于肺活检有创且病变呈局灶性分布，不一定能取到病变部位，所以临床应用受限。对于临床及 HRCT 表现不典型或病情进展迅速者，可行肺活检确诊。

四、诊断与鉴别诊断

（一）诊断要点

1. 确诊　BO 确诊需要病理证实。既符合 BO 的临床诊断标准，又有 BO 的典型病理改变者可确诊。但肺活检不一定能取到病变部位，目前 BO 诊断主要为临床诊断。

2. 临床诊断标准

（1）前驱病史：发病之前往往有感染或其他原因所致的细支气管损伤病史。

（2）临床表现：持续或反复喘息或咳嗽、呼吸急促、呼吸困难、运动不耐受。双肺可闻及广泛哮鸣音、湿啰音，并持续 6 周以上，对支气管舒张剂反应差。

（3）辅助检查：胸部 HRCT 显示马赛克灌注、支气管壁增厚、支气管扩张。肺功能显示小气道阻塞性通气功能障碍或混合性通气功能障碍，支气管扩张试验为阴性。

（4）排除其他阻塞性肺疾病：如呼吸道感染、支气管哮喘、支气管肺发育畸形、肺结核、PCD、弥漫性泛细支气管炎等。

（二）鉴别诊断

1. 下呼吸道感染　各种免疫缺陷病所致反复肺炎，也可表现为咳嗽、喘息症状反复或持续。但 BO 一般无发热等急性感染征象，临床和影像学表现持续存在。

2. 支气管哮喘　均有喘息表现且胸部 X 线片多无明显异常，易误诊为哮喘。通过对支气管舒张剂的治疗反应、变应性疾病病史或家族史及支气管扩张试验等可作鉴别。但要注意两者有合并存在的可能。

3. 先天性气管、支气管、肺及心血管发育畸形　可表现为持续咳嗽、喘息，但在小年龄儿童中多见。通过肺部 CT 增强扫描、气道和血管三维重建、心脏彩超、心血管造影及支气管镜检查可协助鉴别。

4. 肺结核　特别是支气管淋巴结结核和支气管结核均可出现持续咳嗽。结核接触史、结核中毒症状、影像学见典型结核病灶、PPD 试验或结核感染 T 细胞试验阳性等有助于鉴别。

5. 弥漫性泛细支气管炎　临床表现与 BO 相似，但多有鼻窦炎，胸部 HRCT 为双肺弥漫分布小叶中心结节和支气管扩张，而非马赛克灌注。前者小剂量红霉素治疗有效。

6. 气管内异物伴感染　一般可有突然呛咳的病史、局限性的哮鸣音、胸部影像学显示单侧肺气肿或局部肺不张等。BO 多有急性肺部感染或急性肺损伤前驱史，肺部可闻及广泛哮鸣音和湿啰音。

五、治疗及预后

目前尚无公认的 BO 治疗方案。早期诊断及治疗能阻断 BO 进程，但不可逆的气道阻塞一旦形成，则无特效治疗。

（一）对症支持治疗

1. 氧疗及呼吸支持　对持续存在低氧血症的患儿给予氧疗；病情危重者可予持续呼气末正压通气或使用呼吸机进行呼吸支持。

2. 支气管舒张药　BO 患儿对支气管舒张药反应差，如支气管扩张试验阳性者可以使用支气管舒张药，短效 β_2 受体激动药短期吸入可能部分改善喘息症状。有报道称 25% 的患儿对支气管舒张药治疗有效。

3. 营养支持　BO 患儿的能量消耗增加，需给予足够热量和能量支持，以保证机体正常的生长发育及免疫功能，减少反复感染。

（二）抗炎治疗

1. 大环内酯类药　如阿奇霉素可以减轻气道炎症，改善肺功能。红霉素也有抗炎特性。建议儿童口服阿奇霉素 5mg/(kg·d)，每周连服 3 天；或红霉素 3～5mg/(kg·d)，每日口服。需定期检查肝肾功能，疗程数月。

2. 糖皮质激素　可抑制炎症反应，抑制纤维细胞聚集。

（1）吸入治疗：对吸入支气管舒张药有一定效果且临床症状较轻的患儿可直接吸入糖皮质激素，或作为全身性糖皮质激素的维持治疗，如布地奈德雾化液、丙酸氟替卡松气雾剂等。疗程 6 个月至 1 年。

（2）全身应用：病情较重者可在疾病早期（1～3 个月）内应用。如泼尼松片 1～2mg/(kg·d) 口服或甲泼尼龙 2～4mg/(kg·d) 静脉注射，病情平稳后改为口服，1 个月后逐渐减量，总疗程不超过 3 个月。为减少长期口服全身激素的副作用，有文献报道甲泼尼龙冲击治疗感染后 BO，每月 1 次，每次 30mg/kg，连用 3 天，疗程至少 6 个月，可改善临床症状及血氧饱和度。

3. 孟鲁司特　白三烯受体拮抗药有抑制气道炎症、改善肺功能的作用。儿童可按常规剂量使用。研究报道联合使用布地奈德吸入、阿奇霉素口服、孟鲁司特和乙酰半胱氨酸可以改善感染后 BO 患儿的临床症状及体征，改善肺功能及胸部 HRCT 表现，减少全身性糖皮质激素使用。

（三）抗感染治疗

BO 患儿易反复发生呼吸道感染。当患儿有感染征象，如出现发热、喘息症状加重、痰量增多时建议使用抗菌药物。最常见病原体是肺炎链球菌、流感嗜血杆菌等或混合感染。抗菌药物一般疗程为 2～3 周。未合并感染时抗感染治疗不能使症状缓解。

（四）其他治疗

有报道英夫利昔单抗治疗可有效改善激素治疗失败的骨髓移植后 BO 患儿。肺移植为 BO 终末期患儿，即药物治疗无效、持续存在严重气流受限、伴有肺功能进行性降低的患儿提供了再次存活的机会，尽管肺移植本身有引起 BO 的风险。多用于移植后 BO 和史-约综合征（Stevens-Johnson syndrome，SJS）后 BO。现有的证据表明，BO 患儿接受规范的呼吸康复治疗，有助于改善肺功能和生活质量。

（五）预后

BO 的预后与病因及病情发展速度有关。感染后 BO 的预后相对较好，多数于感染后 1 年临床症状明显改善，但肺功能和 HRCT 改变仍持续存在。有学者认为，BO 的临床好转可能是儿童处于不断的生长发育中，而并非细支气管病变的消失。其他原因所致 BO 预后差，死亡率高，严重影响儿童的身体健康和生活质量。研究发现，44.6% 的患儿无症状恢复，14.3% 依赖氧气或呼吸机。

第六节　弥漫性泛细支气管炎

弥漫性泛细支气管炎（diffuse panbroncholitis，DPB）是指主要累及呼吸性细支气管的弥漫性进展性小气道疾病。DPB 以弥漫存在于两肺呼吸性细支气管及其周围区域的慢性炎症为特征。"弥漫性"（diffuse）是指病变在双侧肺部广泛分布，"泛"（pan）表示炎症累及呼吸性细支气管壁全层。DPB 主要临床表现为慢性咳嗽、咳痰、活动后呼吸困难和反复顽固性肺部感染，晚期常继发肺源性心脏病和呼吸衰竭。我国 1996 年首次报道明确诊断的 DPB 病例。儿童的 DPB 报道不多，一般于 10 岁以后发病。家族性 DPB 罕见，随着对 DPB 认识加深，可能会发现更多病例。

一、病因和发病机制

（一）病因

DPB 的病因至今不明，可能与遗传、感染、全身免疫反应及环境因素有关。

1. 遗传　非亚洲人种的发病报道极少，有学者认为本病具有一定的人种特异性及遗传性。中国南方与北方 DPB 患者对不同基因的易感性有显著差异，南方患者与 HLA-A11 有较大相关性，北方患者与 HLA-B54 相关。提示本病的易感基因可能位于 6 号染色体短臂抗原 HLA-A 与 HLA-B。

2. 感染　发病早期合并的感染多为流感嗜血杆菌、肺炎链球菌、金黄色葡萄球菌，晚期常继发铜绿假单胞菌感染。

3. 全身免疫反应　DPB 患者的呼吸性细支气管区域有淋巴细胞、浆细胞、巨噬细胞浸润和聚集及支气管组织中树突细胞异常，以及支气管肺泡灌洗液 $CD4^+/CD8^+$ 细胞比值增高、血冷凝集试验效价持续升高、IgA 增高等，表明 DPB 发病可能与免疫功能紊乱有关。DPB 患者中性粒细胞 IL-1β、IL-1Rα、TNF-α 明显增加，且与中性粒细胞的聚集明显相关。

4. 环境　本病罕见于出生和生长在西方的亚裔人，表明生活环境也是一个重要因素，但目前缺乏确切证据。

（二）发病机制

在 DPB 进展期，铜绿假单胞菌感染、中性粒细胞在气管内停留，加速了本病的破坏性，继发细支气管扩张，晚期可导致弥漫性支气管扩张。铜绿假单胞菌能分泌内毒素和酶，导致炎症和坏死，并且诱发不可逆的肺损伤。

气道黏液高分泌是 DPB 的主要特征之一，但机制至今尚不清楚。研究发现，DPB 患者 *MU-C5AC* 基因和蛋白表达增加，且伴有气道内黏液量增多。DPB 患者黏蛋白基因 *MUC5B* 基因多态性导致黏蛋白转录活性改变、*MUC5B* 在气道组织分布异常也可造成黏液高分泌。同时，黏液高分泌还与气道铜绿假单胞菌感染、中性粒细胞炎症及炎症介质水平升高有关。

常规抗感染治疗不能显著改善临床症状和肺功能，除非存在明显的感染征象。大环内酯类药物如红霉素治疗后症状改善明显，且红霉素治疗剂量及血液和痰液中的最高浓度远低于有效抗菌浓度。同时，长期小剂量红霉素治疗后，患者中性粒细胞数和部分细胞因子均降至正常，表明这些细胞因子在 DPB 患者慢性气道炎症中起重要作用。因此，红霉素治疗 DPB 的机制与其抗菌作用无关，可能与抑制全身免疫反应有关。

（三）病理改变

DPB 的病理特征为弥漫性分布以呼吸性细支气管为中心的细支气管炎及细支气管周围炎，炎症累及呼吸性细支气管壁全层。病理改变局限于呼吸性细支气管和肺泡管，是区别于其他疾病的特征表现。

1. 肉眼观 双肺表面弥漫分布灰白色结节，结节较均匀一致；切面可见广泛细支气管为中心的结节、细支气管扩张。

2. 镜下 病变围绕呼吸性细支气管和终末细支气管，管壁增厚，管腔内见单核细胞及少量中性粒细胞，细支气管壁全层有淋巴细胞、浆细胞及单核细胞浸润，肺泡壁有淋巴细胞浸润，细支气管及肺间质见慢性炎症细胞浸润，可见泡沫细胞（含大量脂肪滴的巨噬细胞）。部分患儿见呼吸性细支气管腔内息肉样肉芽组织，导致管腔狭窄或闭塞及肺间质纤维化。无坏死性血管炎、肉芽肿形成和明显的嗜酸性粒细胞浸润。病变晚期见末梢细支气管扩张，远端肺泡过度充气而形成肺气肿，疾病终末期发展为肺源性心脏病。

二、临床表现

本病的症状和体征无特异性。多数患者缓慢发病，儿童 DPB 多于 10 岁以后发病。常见的三大主要症状为持续咳嗽、咳痰和活动后气促。疾病早期起病隐匿，咳嗽伴少量无色痰或白痰，咯血少见；并发感染时痰呈黄色或绿色，痰量增多，日痰量可至 100ml 以上。病情反复，症状逐年加重，出现进行性活动后呼吸困难。病程较长者可继发支气管扩张、肺源性心脏病、呼吸衰竭以致死亡。大多伴有慢性鼻窦炎，鼻部症状常早于肺部症状。有些病例几乎没有症状，偶尔确诊为慢性鼻窦炎时被早期发现，但活动后呼吸困难较一般人明显。

体征可闻及双肺干、湿啰音，以两下肺为著。病程长者可见桶状胸，肋间隙增宽，肺部叩诊呈过清音，呼吸音减弱。约 1/3 患儿可见杵状指。

三、辅助检查

（一）影像学检查

1. 胸部 X 线检查 70% 的患者在初诊可见双肺散在结节影，其典型表现为两肺弥漫散在颗粒结节影，直径为 2~5mm，边缘不清，以双下肺为主，常伴有肺过度充气，病情进展时可有结节影增大和支气管扩张。右中叶和左舌段可出现不张及轻度支气管扩张，部分可见"双轨征"。疾病晚期下肺可出现环状或囊泡阴影。肺过度膨胀时，结节状阴影不易在胸部 X 线上被发现。

2. 胸部 HRCT 显示弥漫性分布的小叶中央型小结节影、线状阴影及外周支气管扩张更为清晰。其特征性表现：①弥漫性小叶中心结节影：大小 2~5mm，分布广泛，不均匀，以某一段、叶或两下肺为主，无融合趋势，结节与胸膜存在小间隙。②"树芽征"：为小叶中心分支状阴影或短线状影，边界欠清。"树芽征"由呼吸性细支气管近端增厚的细支气管壁及充满分泌物的扩张细支气管组成，肺动脉也参与组成。③支气管壁增厚：细支气管扩张（"双轨征"），病程长者可累及近端支气管。可有空洞及肺间质纤维化表现，表现为条索影、不规则网格影，无特异性。晚期可出现全肺支气管扩张。DPB 治疗后结节、"树芽征"、黏液栓减少甚至消失，表现为可逆性改变；而小支气管扩张及肺间质纤维化不可逆转，故应早期诊断及治疗，控制病情进展恶化。

3. 鼻窦 CT 多数患者合并慢性鼻窦炎，最常累及上颌窦。鼻窦炎病史是诊断本病的重要依据。怀疑本病时，须行鼻旁窦 CT 检查和仔细询问病史。

（二）血清学检查

若出现血清冷凝集试验（CHA）效价≥1：64 则有较高诊断价值。外周血白细胞总数、CRP 升高，ESR 增快，RF 阳性；血清 IgA、IgG 和 γ 球蛋白等可增高，但均为非特异表现。

（三）病原学检查

多数 DPB 患者呼吸道感染持续存在，多为继发感染。初期多为流感嗜血杆菌和肺炎链球菌，其次是克雷伯菌和金黄色葡萄球菌，晚期多为铜绿假单胞菌。当痰培养出现铜绿假单胞菌时，病程多已进入进展期；若出现顽固感染，可引起呼吸衰竭。

（四）肺功能

表现为进行性气流受限，以重度阻塞性通气功能障碍及轻、中度限制性通气功能障碍为特征，或混合性通气功能障碍。$FEV_1/FVC < 70\%$，$VC\% < 80\%$。$RV\% > 150\%$，$RV/TLC > 45\%$，气道阻力增大；但肺顺应性通常在正常范围内，弥散功能可正常。

（五）肺组织活检

若有典型 DPB 病理改变即可确诊。开胸或胸腔镜肺活检可获取较满意的组织标本，经支气管镜肺活检术（TBLB）和 B 超或 CT 引导下经皮穿刺肺活检术获取标本进行病理检查，创伤小，操作相对简单，但阳性率较开胸肺活检低。

（六）支气管肺泡灌洗液

肺泡灌洗液中淋巴细胞、中性粒细胞、巨噬细胞的计数、比例、形态及其他检查一般未见异常。也有中性粒细胞及 $CD8^+$ 淋巴细胞升高。

四、诊断与鉴别诊断

（一）诊断要点

DPB 在国际上尚无统一的诊断标准。引用较多的 DPB 诊断标准如下。

1. 必需项目 ①持续咳嗽、咳痰及活动后呼吸困难（2 年以上）；②合并慢性鼻窦炎或既往史；③胸部 X 线见两肺弥漫结节影，胸部 CT 或 HRCT 见两肺弥漫小叶中心结节影和"树芽征"。

2. 参考项目 ①听诊闻及肺部间断性湿啰音；② $FEV_1/FVC < 70\%$，$PaO_2 < 80mmHg$（非吸氧条件下）；③ CHA 增高（>1：64）。

3. 临床确诊 符合必需项目，以及参考项目 2 项以上。

4. 一般诊断 符合必需项目。

5. 可疑诊断 符合必需项目，病理诊断有助于确诊。典型病例经临床结合 HRCT 即可诊断；临床和影像学改变不典型者，才需要取肺活检。

（二）鉴别诊断

1. 血行播散性肺结核 DPB 影像学表现为弥漫性小叶中心性结节，需与血行播散性肺结核鉴别。但后者肺内结节影为均匀分布，无"树芽征"及细支气管壁增厚、扩张等表现。而 DPB 的结节影主要分布在下肺。

2. PCD 影像学常可见支气管扩张征象，无弥漫性小叶中心性结节。透射电子显微镜或扫描电镜见呼吸上皮细胞纤毛超微结构异常、纤毛运动功能检查及基因检测结果可作鉴别。

3. 支气管扩张症 DPB 患者咳嗽、咳痰和呼吸困难几乎同时出现，而支气管扩张症患者呼吸困难出现较晚，且影像学上无弥漫性小叶中心性结节。晚期 DPB 可产生弥漫性支气管扩张，DPB 可能是弥漫性支气管扩张的原因之一。支气管扩张症病理改变主要在传导气道，肺间质少有泡沫细胞聚集，可与 DPB 作鉴别。

4. 免疫缺陷病引起的反复下呼吸道感染 反复严重肺部感染可继发支气管扩张，表现与 DPB 类似。但免疫缺陷病患儿可有肺外感染病灶，体液免疫及细胞免疫等免疫学检查异常，且影像学上无弥漫性小叶中心性结节改变。

5. 裸淋巴细胞综合征Ⅰ型（bare lymphocyte syndrome typeⅠ，BLSⅠ） 是一种少见的原发性免疫缺陷病，为 HLA-Ⅰ类分子缺陷引起抗原提呈细胞表面 HLA-Ⅰ类分子的表达明显减少。BLS 除 HLA-Ⅰ类分子检测呈阴性外，其临床特征与 DPB 极其相似，临床上很难鉴别。所以 HLA-Ⅰ类分子缺陷本身是否为 DPB 的病因之一，有待进一步研究证实。

6. 非特异性间质肺疾病 该病随病程进展可出现细结节样或网状结节影，易与 DPB 混淆。但非特异性间质肺疾病患者影像学上无弥漫性小叶中心性结节及"树芽征"，其肺弥散功能减低，病理改变与 DPB 不同，可鉴别。

五、治疗及预后

以往 DPB 的治疗主要包括早期使用糖皮质激素、抗菌药物、祛痰药和支气管舒张药等，但这些治疗不能有效地改善气流受限和炎症反应。在疾病晚期，对于慢性呼吸衰竭只能依赖于吸氧和呼吸支持。

（一）大环内酯类药物治疗

目前已确立长程大环内酯类药物（早期主要为红霉素）能有效地改善患者症状、体征、肺功能及肺部 CT 表现，提高存活率。红霉素类药物对 DPB 的治疗作用并非通过其抗菌作用机制，可能与其固有的多位点抗炎和免疫调节作用有关。临床上可使用 14 元环的红霉素和 15 元环的阿奇霉素等大环内酯类药物，长程治疗的药物剂量为常规抗菌剂量的 50%，但具体疗程尚未完全确定。

停药适应证：临床症状、体征消失，氧分压、肺功能正常，胸部 HRCT 检查提示小叶中心结节影消失。过早停药或不遵医嘱用药均易复发，因此，患者依从性很重要。停药后需长期定时临床和 CT 随访，警惕复发。

（二）抗感染治疗

抗菌药物使用适应证如下。

1. 以感冒或流感为诱因引起 DPB 患者病情急性恶化。 继上呼吸道感染症状后有发热、咳脓痰、CRP 升高、ESR 加快及白细胞增多等急性感染表现，病原菌多为流感嗜血杆菌或肺炎链球菌。

2. 持续感染状态的慢性恶化。 CRP、ESR 等升高提示病原菌多为流感嗜血杆菌和铜绿假单胞菌，可用头孢菌素、青霉素类等治疗。

（三）鼻窦手术

研究表明，80% 的 DPB 患者术后不出现下呼吸道症状，但下呼吸道症状一旦出现，手术治疗也不能改善。因此，当鼻窦炎不能通过内科治疗治愈，且未出现下呼吸道症状时，可行鼻窦手术。

（四）预后

1983 年，DPB 的 5 年和 10 年生存率分别为 62.1% 和 33.2%。随着红霉素长疗程法应用于临床，DPB 的 5 年生存率达 91%，死亡率也从 10% 降至 2%，患者预后明显改善。但有铜绿假单胞菌感染者的预后仍较差，10 年生存率仅为 12%。

（朱丽丽　张海邻）

第五章　病毒性肺炎

病毒性肺炎（viral pneumonia）是一类由病毒感染引起的肺实质和间质炎症，导致肺通气和换气功能障碍的疾病。病毒性肺炎的临床表现多样，不同的呼吸道病毒、年龄、宿主的免疫状态均会影响临床表现。近几年，随着病毒检测手段的改善，尤其是核酸扩增技术的应用，呼吸道病毒的检出率提高。目前发现至少有 26 种呼吸道病毒可以引起肺炎，包括呼吸道合胞病毒（RSV）、人腺病毒（HAdV）、流感病毒、副流感病毒、人偏肺病毒、冠状病毒、人博卡病毒、鼻病毒等。病毒性肺炎患儿可同时合并多种微生物的混合感染，包括细菌和病毒混合感染、多种呼吸道病毒混合感染等。混合感染可能导致严重的炎症反应，使病情加重。

第一节　呼吸道合胞病毒肺炎

RSV 肺炎是一种儿童常见的间质性肺炎，多见于婴幼儿。由于母源抗体不能预防感染的发生，因而出生不久的小婴儿即可发病，新生儿病毒性肺炎中 RSV 感染可占 10%～15%。国外偶有医院感染导致新生儿病房 RSV 感染暴发流行的报道。

一、病因和发病机制

（一）病因及病原学

RSV 属副黏病毒科，肺炎病毒属，为中等大小有包膜的 RNA 病毒，在感染细胞内复制，成熟后以出芽的形式穿出细胞膜。RSV 只有一个血清型，但有 A、B 两个亚型。A 和 B 亚型之间的抗原相关性为 25%。RSV 基因由非阶段性单链 RNA 组成，约包含 15 000 个核苷酸，编码 11 个蛋白，其中有 2 个编码蛋白是主要保护性抗原，即介导吸附的 G 蛋白和介导包膜的 F 蛋白。RSV 在许多组织培养中均能生长，其典型变化是出现细胞融合病变及胞质中嗜酸性包涵体。

RSV 病毒对热不稳定，病毒在无蛋白溶液中，4℃或室温放置 2～4h 其感染力可丢失 90%～99%，在 -25～-15℃环境下数天即灭活；冰冻融化也易灭活。在酸性或碱性溶液中均易被破坏，在中性溶液中较稳定；对乙醚敏感。

（二）流行病学

1. RSV 的初次感染　大量研究证明，RSV 是人出生后早期严重，甚至致命性下呼吸道感染的主要病原之一。一项有 1179 名新生儿参与的前瞻性研究中发现，143 人（12.1%）在 1 岁前发生了 RSV 引起的下呼吸道感染，其中 5 人还发生了再次感染；在 143 例初次感染的婴儿中，有 123 人（86%）临床表现为感染性细支气管炎。血清流行病学研究表明，2 岁以下婴幼儿血清中 RSV 抗体阳性率为 48%，到 3 岁时抗体阳性率达到 77%。血清学监测表明，血清抗体阴性（从未受过感染）儿童受 RSV 感染的危险性很高。集体住宿的人群，如幼儿园、住宿学校的学生，RSV 感染率或再次感染率也很高。再次感染也都是有症状的。

2. RSV 的医院感染　RSV 是造成院内交叉感染的主要病原之一。对早产儿、有先天性心肺疾病、免疫功能不全和骨髓移植者尤其有害。医院内的工作人员，包括医师、护士、护工等，不管是否有呼吸道症状，都有可能在医院感染中起到传播病毒的作用。

3. RSV 的流行规律　在温带地区，RSV 在晚秋、冬季和春季流行，夏季一般较少有 RSV 感染。RSV 感染在我国具有显著的地域特征，在北方 RSV 的流行通常为冬季，而在南方，包括香港地区的高峰季节则在春季。RSV 感染不但有散发流行，而且每隔几年还可引起大规模的暴发流行。在我国，婴幼儿的 RSV 感染以 A 亚型和 B 亚型交替流行，其中以 A 亚型更为常见。与流感病毒一样，RSV 也是人群呼吸道感染死亡率增加的主要病原之一。

4. 免疫系统对 RSV 感染的保护作用 RSV 感染的恢复及获得对 RSV 感染的保护，很大程度依靠机体的免疫系统，包括特异性的局部分泌型抗体、血清抗体、细胞免疫；小婴儿则主要靠血清中的母源抗体。如果因先天性免疫缺陷病、获得性免疫缺陷综合征（AIDS）或使用免疫抑制药等原因使免疫系统受损，患儿 RSV 感染往往难以终止，可长时间持续排毒。RSV 感染后刺激机体产生血清和局部分泌型抗体，即使小婴儿也不例外。但是，与大年龄儿童比较，1～8 个月的婴儿感染后抗体水平仅为大龄儿童的 15%～25%，这可能是因为小婴儿的免疫系统尚不成熟，或者被动获得的血清母源抗体的免疫作用，或者两者兼有。从 RSV 感染的流行病学资料来看，免疫系统的保护作用是不完全的。表现为：①血清中有中等水平的抗 RSV 母源抗体的小婴儿仍可发生 RSV 感染；②所有年龄组 RSV 的再次感染都很常见，有些小婴儿初次感染恢复后仅数周又发生 RSV 再次感染。

（三）发病机制及病理

一般认为 RSV 肺炎发病机制是 RSV 对肺的直接损害，引起间质性炎症，而非变态反应所致，这与 RSV 细支气管炎不同。RSV 感染的潜伏期为 2～8 天（多为 4～6 天）。RSV 肺炎的典型所见是单核细胞的间质浸润。主要表现为肺泡间隔增宽和以单核细胞为主的间质渗出，其中包括淋巴细胞、浆细胞和巨噬细胞。此外肺泡腔可见肺透明膜形成。在一些病例，亦可见细支气管壁的淋巴细胞浸润。在肺实质出现伴有坏死区的水肿，导致肺泡填塞、实变和萎陷。少数病例在肺泡腔内可见多核融合细胞，形态与麻疹巨细胞相仿，但找不到核内包涵体。

二、临床表现

本病多见于婴幼儿，其中半数以上为 1 岁以内婴儿，男性多于女性，其比例为（1.5～2）∶1。潜伏期为 4～6 天。初期可见咳嗽、鼻塞伴或不伴流涕，1～3 天后出现进行性呼吸急促和呼吸困难，咳嗽加剧，伴有喘息。临床上轻症患儿发热、呼吸困难等症状不重；中、重症患儿有较明显的呼吸困难、喘憋、口唇发绀、鼻翼扇动及三凹征，发热可为低、中度热和高热。肺部听诊多有中、细湿啰音，呼气相哮鸣音，叩诊一般无浊音，少数有过清音。少数重症病例可有呼吸、心率突然增快及心音低钝、面色苍白或发灰、肝脏迅速增大等心力衰竭表现。早产儿、有基础疾病患儿发生 RSV 肺炎时常为重症，易发生混合感染，且多有并发症。

三、辅助检查

（一）胸部 X 线检查

多数有小点片状阴影，支气管周围增厚或间质性肺炎，喘憋明显者可有不同程度的肺气肿表现；少数患儿可有节段性实变或肺不张，胸腔积液极少见。

（二）实验室检查

1. 血常规 白细胞总数一般在（5～12）×10^9/L 之间，多数在 $10×10^9$/L 以下，中性粒细胞比例多在 70% 以下。

2. 血气分析 大多数病例存在低氧血症，且较以临床体征为基础的预测更为严重。严重低氧血症多伴有高二氧化碳血症和酸中毒。

3. 病原学检测 主要包括病毒分离、抗原检测和核酸扩增。利用免疫荧光法和胶体金法检测鼻咽分泌物中 RSV 抗原，能达到快速诊断的目的。病毒分离较为耗时，主要用于分子流行病学研究。核酸扩增技术逐渐得到广泛应用，但技术要求较高。

四、诊断与鉴别诊断

（一）诊断要点

1. 典型临床表现为呼吸困难、喘憋、低热或无热、鼻翼扇动及三凹征等。

2. 鼻咽分泌物病原学检测结果阳性，结合临床表现可做出病原学诊断。

（二）鉴别诊断

1. 其他病毒所致肺炎 如感染性细支气管炎、副流感病毒肺炎、腺病毒性肺炎，多见于年幼儿，喘息较明显，两肺可闻及哮鸣音，湿啰音可不明显，结合发病流行季节，进一步做鼻咽分泌物病原学检测可鉴别。

2. 喘息相关呼吸道疾病 支气管异物需警惕异物吸入史或呛咳史，支气管镜检查可明确；支气管哮喘需注意反复喘息史及过敏体质，年长儿童支气管激发试验或支气管扩张试验可确诊；纵隔淋巴结结核需警惕结核接触史，结核菌素皮肤试验（TST）或 IGRA 检测可鉴别。

五、治疗及预后

（一）一般治疗

要特别重视一般治疗，包括氧疗、补液、保持气道通畅等。注意隔离，努力防止继发细菌或其他病毒感染。如无继发细菌感染，只用对症治疗即可。一般治疗参阅支气管肺炎章节。雾化吸入、适当拍背吸痰是简单易行的呼吸治疗手段，不仅有助于气道湿化和炎性分泌物的清除，而且由于梗阻解除和通气改善，使重症病例的呼吸性酸中毒乃至 II 型呼吸衰竭较快得到纠正，避免误用、滥用碱性药物。

（二）抗病毒治疗

目前有肯定疗效的抗病毒药物很少，加之副作用大，使抗病毒治疗受到制约。

1. 利巴韦林（病毒唑） 对 RSV 有体外活性，但吸入利巴韦林治疗的有效性仍存在争议，考虑到药物疗效与安全性问题，不推荐用于 RSV 肺炎治疗。

2. α 干扰素（IFN-α） 5～7 天为 1 个疗程，亦可雾化吸入，但存在争议。

（三）预后

对免疫系统功能正常人群，本病一般较轻，单纯病例 6～10 天临床恢复，X 线肺部阴影多在 2～3 周消失；如隔离措施不力，易有继发感染，可再度发热；单纯 RSV 肺炎极少死亡。严重免疫功能损害的患儿不论年龄大小，RSV 感染后病情均很严重，骨髓或实质性脏器移植后几周内，RSV 感染的致死率可高达 50%。

六、预　防

（一）免疫球蛋白

1. RSV 特异性免疫球蛋白（RSV -IVIG）

（1）高危儿中预防性用药：在 RSV 流行季节（美国定为每年 11 月至次年 4 月），每个月经静脉注射大剂量 RSV-IVIG 750mg/（kg·次）[即 15ml/（kg·次）]，3～5 次。

（2）RSV- IVIG 应用于治疗：高危患儿 RSV- IVIG 每次 1500mg/kg，静脉滴注；另有一种吸入疗法：在住院第一天，RSV- IVIG 吸入 2 次，每次 50 mg/kg（即每次 1ml/kg），吸入时间约 20min，间隔时间 30～60min。

2.RSV 单克隆抗体（帕利珠单抗，palivizumab） 可特异性抑制 RSV 的 F 蛋白 A 抗原位点上的抗原决定簇，通过抑制病毒的复制并直接中和病毒而发挥作用。用法：整个 RSV 流行季节，每月肌内注射一次，每次 15mg/kg，在 RSV 感染开始的季节提前应用则效果更佳。

3. 尼塞韦单克隆抗体（nirsevimab）　是一种长效 RSV 抗体，已获 FDA 批准上市，可用于预防婴幼儿 RSV 引起的下呼吸道疾病（LRTD）。该药物适用于新生儿和在第一个 RSV 季节出生或进入第一个 RSV 季节的婴儿，以及在第二个 RSV 季节仍易患严重 RSV 疾病的 24 个月以下儿童。尼塞韦单克隆抗体是首个且唯一可广泛应用于婴儿的单剂次被动免疫制剂，包括足月或早产的健康婴儿，或健康状况特殊的婴儿。

（二）疫苗

2023 年 5 月 3 日，RSV 疫苗 Arexvy（RSVPreF3 OA/GSK3844766A）获 FDA 批准上市，用于老年人群体预防 RSV 感染导致的下呼吸道疾病（RSV-LRTD）。该产品是全球首款获批上市的 RSV 疫苗。同年 5 月 31 日，RSV 疫苗 ABRYSVO（RSVpreF，PF-06928316）获 FDA 批准上市，用于 60 岁及以上人群预防 RSV-LRTD。目前尚无能够应用于临床的儿童 RSV 疫苗。

（三）非特异性预防

加强营养，增强免疫力；规律作息，避免过度疲劳；保持室内通风，保持空气新鲜；尽量避免到人群密集的地方；勤洗手，注意咳嗽礼仪等。

第二节　腺病毒性肺炎

人腺病毒（human adenovirus，HAdV）感染是儿童较常见的疾病之一，可引起咽-结膜热、肺炎、脑炎、膀胱炎、肠炎等，其中 HAdV 性肺炎是婴幼儿中较严重类型之一，多见于 6 个月至 2 岁婴幼儿，北方较南方多。HAdV 感染致死病例虽罕见，但死亡病例多与某种血清型（尤其 7 型）感染有关，严重免疫功能损害人群感染 HAdV 后，死亡率增加。

一、病因和发病机制

（一）病因及病原学

HAdV 是一群分布十分广泛的双链 DNA 病毒，没有包膜，直径为 70～100nm，一般通过呼吸道传播，能引起人类呼吸道、胃肠道、泌尿道及眼的疾病。少数对动物有致癌作用。从咽拭子、粪便或死后肺组织中可以分离出 HAdV，恢复期血清抗体滴度较早期（发病 5～10 天或更早）上升 4 倍以上。自 20 世纪 50 年代发现并成功分离 HAdV 以来，已陆续发现了 100 余个血清型，其中人类 HAdV 根据物理、化学、生物学性质分为 A～G 7 个亚群，每一群包括若干血清型，共 42 型。与呼吸道感染相关的 HAdV 主要有 B 亚群（3、7、11、14、16、21、50、55 型）、C 亚群（1、2、5、6、57 型）和 E 亚群（4 型）。HAdV 性肺炎约占社区获得性肺炎的 4%～10%，重症肺炎以 3 型及 7 型多见，7B 型是 2019 年我国南方发病地区的主要流行株。

HAdV 主要在细胞核内繁殖，耐温、耐酸、耐脂溶剂的能力较强，除了咽-结膜及淋巴组织外，还在肠道繁殖。可根据其对特殊动物红细胞的凝集能力分为 3 组，容易引起婴幼儿肺炎的 3、7、11、14、21 型这一组，均能凝集猴红细胞。

（二）流行病学

人类 HAdV 是一种高度传染性的病原体，感染潜伏期一般为 2～21 天，平均为 3～8 天，潜伏期末至发病急性期传染性最强。传播途径：①飞沫传播，是呼吸道感染腺病毒的主要传播方式；②接触传播，手接触被 HAdV 污染的物体或表面后，未经洗手而触摸口、鼻或眼睛；③粪–口传播，接触 HAdV 感染者的粪便。空气不流通的环境，如托幼机构、学校易导致 HAdV 传播，可发生急性上呼吸道感染或肺炎。出生后最初数月常存留从母体传递的 HAdV 特异性抗体，此后一直到 2 岁时抗体缺乏，2 岁以后才逐渐增加，因此 HAdV 性肺炎多发生在 6～24 个月婴幼儿，2～5 岁亦可发病。值得注意的是，HAdV 亦可引起新生儿病毒性肺炎。患基础疾病或免疫功能受损者（如移植后、HIV 感染、原发性免疫缺陷等）更易发生重症。我国北方 HAdV 性肺炎多见于冬、春两季，夏、秋季仅偶见；而在我国南方广州的高流行年，HAdV 性肺炎则多见于秋季。HAdV 性肺炎曾是我国儿童患病率和死亡率最高的病毒性肺炎，占 20 世纪 70 年代前病毒性肺炎的首位，死亡率最高曾达 33%。1970 年以后 HAdV 性肺炎明显减少，逐渐被 RSV 肺炎取代，但 2012 年冬季北方地区、2019 年全国各地 HAdV 性肺炎又有流行。人类 7 型 HAdV 是最重要的呼吸道 HAdV 之一，占世界卫生组织报告的所有人类 HAdV 的近 20%，且与严重的呼吸道疾病有关。7 型 HAdV 有 15个基因型，其中 7b 所致肺炎的临床表现既典型而严重。从 20 世纪 80 年代后期至今，HAdV 的 7b型已渐被 7d 型取代，而 7d 型引起的肺炎相对较轻且不典型。

（三）发病机制及病理

目前发病机制尚未完全明确，认为与 HAdV 本身及诱发机体的炎症反应有关，其引起的肺部和全身炎症反应较其他病毒更重，可发展为多器官功能衰竭。HAdV 和炎性介质可引起支气管和细支气管黏膜水肿、充血、坏死、脱落，坏死物阻塞管腔；同时引起黏液分泌增加，阻塞管腔。支气管和细支气管周围以及管壁、肺泡壁、肺泡间隔和肺泡腔内有中性粒细胞、淋巴细胞等炎症细胞浸润。严重者可破坏弹性纤维、软骨和平滑肌，使气道失去正常结构。

局灶性或融合性坏死性肺浸润和支气管炎为本病主要病变。肺炎实变可占据一叶的全部，以左肺下叶最多见。肺切面上从实变区可挤压出黄白色坏死物构成的管型样物，实变以外的肺组织多有明显的气肿。镜检所见病变，以支气管炎及支气管周围炎为中心，炎症常进展成坏死，渗出物充满整个管腔，支气管周围的肺泡腔内也常有渗出物，大多为淋巴细胞、单核细胞、浆液、纤维素，有时伴有出血，而中性粒细胞则很少，肺泡壁也常见坏死。炎症区域的边缘可见支气管或肺泡上皮增生，在增生而肿大的上皮细胞核内常可见核内包涵体，其大小近似正常红细胞，境界清晰，染色偏嗜酸性或嗜两色性，其周围有一透明圈；核膜清楚，在核膜内面有少量的染色质堆积；但细胞质内无包涵体，也无多核巨细胞形成，因此，在形态学上可与麻疹病毒肺炎及肺巨细胞包涵体病区别。此外，全身各脏器，如中枢神经系统及心脏均有间质性炎症及小血管壁细胞增生反应。

二、临床表现

（一）起病

潜伏期 3～8 天。一般急骤发热，往往自第 1～2 天起即发生 39℃以上的高热，至第 3～4 天多呈稽留热或不规则的高热；3/5 以上的病例最高体温超过 40℃。

（二）呼吸系统症状和体征

大多数患儿自起病时即有咳嗽，常表现为频繁咳嗽或轻度阵咳，同时可见咽部充血，但卡他症状不明显。呼吸困难及发绀多数开始于第 3～6 天，逐渐加重；重症者出现鼻翼扇动、三凹征、喘憋（具有喘息和憋气的梗阻性呼吸困难）及口唇、甲床发绀。叩诊多呈浊音，浊音部位伴有呼吸音减低，有时可听到管状呼吸音。初期听诊大多先有呼吸音粗或干啰音，湿啰音于发病第 3～4 天后出现，日渐加多，并经常有肺气肿征象。重症患儿可有胸膜反应或胸腔积液（多见于第 2 周），无继发感染者渗出液为草黄色，不浑浊；有继发感染时则为浑浊液，其白细胞数多超过 10×10^9/L。

（三）神经系统症状

随病情进展可出现嗜睡、萎靡等，有时烦躁与萎靡相交替。在严重病例的中、晚期可出现浅昏迷及惊厥；部分患儿头向后仰，颈部强直。除中毒性脑病外，尚有一部分为病毒性脑炎，故有时需做腰椎穿刺（简称腰穿）鉴别。

（四）循环系统症状

面色苍白较为常见，重者面色发灰。心率加快，轻症一般不超过 160 次/分，重症多在 160～180 次/分，有时可达 200 次/分以上。心电图一般表现为窦性心动过速，重症病例有右心负荷增加及 T 波、ST 段的改变及低电压，个别有一度至二度房室传导阻滞，偶尔出现肺型 P 波。部分重症病例可于发病第 6～14 天出现心力衰竭表现，肝脏逐渐肿大，可达肋下 3～6cm，质地较硬，少数也有脾大。

（五）消化系统症状

半数以上有轻度腹泻、呕吐，严重者常有腹胀。腹泻可能与 HAdV 在肠道内繁殖有关，但部分病例也可能由于病情重、高热、低氧血症而影响消化功能。

（六）其他症状

可有卡他性结膜炎、红色丘疹、斑丘疹、猩红热样皮疹，扁桃体上石灰样小白点的出现率虽不高，也是本病早期比较特殊的体征。

（七）病程

根据呼吸系统症状和中毒症状分为轻症和重症。HAdV 性肺炎热型不一致，多数稽留于 39～40℃及以上不退；其次为不规则发热，弛张热较少见。轻症一般在 7～11 天体温骤降，其他症状也随之消失，肺部阴影需 2～6 周才能完全吸收。重症病例于病程第 5～6 天后出现嗜睡、面色苍白发灰，肝脏显著肿大，喘憋明显，肺有大片实变，部分患儿有心力衰竭、惊厥、意识改变。恢复者于病程第 10～15 天热退，可以骤退或渐退，有时骤退后尚有发热余波，经 1～2 天后再降至正常。重症病例肺部病变的恢复期更长，需 1～4 个月之久，3～4 个月后仍不吸收者多有肺不张。部分 HAdV 性肺炎可发展为闭塞性细支气管炎，导致反复咳嗽、喘息。

（八）并发症

1. 呼吸衰竭　表现为气促、鼻翼扇动、三凹征、喘憋及口唇发绀，血氧饱和度＜92%，PaO_2＜60mmHg，$PaCO_2$＞50mmHg。

2. 急性呼吸窘迫综合征（ARDS）　以顽固性低氧血症为特征，缺氧症状用鼻导管或面罩吸氧等常规氧疗方法无法缓解；影像学为双肺弥漫性渗出，肺部有细湿啰音；血气分析早期多为不同程度的低氧血症和呼吸性碱中毒，随着病情加重，PaO_2/FiO_2 值进行性下降，由于 ARDS 晚期无效腔通气增加，出现 CO_2 潴留，表现为呼吸性酸中毒。

3. 纵隔气肿或皮下积气　易发生于黏液栓形成塑型及坏死物阻塞气道的患儿或合并哮喘的患儿，呼吸困难加重或存在顽固性低氧血症者也应考虑。

4. 胃肠功能障碍　可出现腹泻、呕吐、严重时出现中毒性肠麻痹和胃肠衰竭。可并发消化道出血，出血量一般不大。

5. 中毒性脑病或脑炎　表现为一般情况差，精神萎靡，或嗜睡、易激惹，有时烦躁与萎靡相交替，严重者出现惊厥及昏迷。

6. 脓毒症　AdV 可引起病毒性脓毒症，除引起肺部严重感染和损伤外，还可引起肺外器官损伤和功能障碍。当循环、神经、血液、消化等肺外系统功能障碍时需考虑合并脓毒症的可能，病死率可显著增加。

7. 噬血细胞性淋巴组织细胞增多症（HLH）　又称噬血细胞综合征。符合 8 条指标中的 5 条或以上可诊断：①发热＞7 天，体温＞38.5℃；②脾大；③外周血二系或三系细胞减少；④高甘油三酯（TG）血症（TG≥3mmol/L）和（或）低纤维蛋白原血症（纤维蛋白原≤1.5g/L）；⑤骨髓、脾或淋巴结活检可见噬血细胞；⑥NK 细胞活性降低或缺乏；⑦血清铁蛋白升高（≥500μg/L）；⑧血浆可溶性 CD25（可溶性 IL-2 受体）升高。

三、辅 助 检 查

（一）实验室检查

（1）血常规及 CRP、PCT：轻型 HAdV 性肺炎的白细胞计数正常或降低，以淋巴细胞分类为主，CRP 正常；而重症肺炎在病程中常见白细胞计数升高，并以中性粒细胞为主，CRP 和 PCT 升高，但起病初期 3 天内，一般白细胞计数和 CRP 正常，而 PCT 可升高。

（2）其他：HAdV-7 型易出现贫血、血小板减少和肝肾功能受损；合并心肌损伤者肌酸激酶同工酶、肌钙蛋白或肌红蛋白升高，危重患儿更明显。

（二）病原学检查

1. 病毒分离和血清学鉴定　传统的病毒分离和血清分型方法虽然是诊断 HAdV 的金标准，但不适于临床诊断。

2. 抗原检测　针对腺病毒衣壳六邻体抗原进行检测，多采用免疫荧光方法，标本为鼻咽抽吸物、鼻咽拭子、痰液及肺泡灌洗液，发病 3～5 天内检出率最高，重症病例 2～3 周仍可阳性。

3. PCR 检测　比传统的病毒培养和病毒抗原检测敏感性更高，标本为鼻咽拭子、痰液或支气管肺泡灌洗液等。实时定量 PCR 可对病毒进行定量分析，帮助预测病情严重程度。

4. 其他方法　宏基因组测序在诊断腺病毒感染及分型方面具有优势，但价格昂贵，结果需要专业人员判定，不推荐常规开展；该方法主要用于特殊人群，如合并基础疾病、免疫缺陷病、其他方法检测阴性，或病情危重，以及混合感染，需要尽早明确病原的患儿，结果判断必须结合临床。

（三）影像学检查

1. 胸部 X 线检查　早期两肺纹理增多、毛糙，双肺中内带明显，于病程 3～7 天出现片状影，以小片状融合多见，进一步进展可表现为大片病变、肺门致密影增宽，多为双侧或以肺实变侧较重，部分患儿合并胸腔积液、气胸、纵隔气肿和皮下气肿。少数心影轻度增大。由于胸部 X 线改变较肺部啰音出现早，故强调早期摄片。与大叶肺炎不同之处是，本病的病变不局限于某个肺叶。病灶吸收较慢，需数周或数月。有时若病变继续增多、病情加重，应疑有混合感染。

2. 胸部 CT　当胸部 X 线改变与呼吸困难等表现不平行时，应当及时行 CT 检查。以肺气肿和多肺叶受累的肺实变为主要特征，急性期肺实变多以双肺团簇状影为主，向心性分布，实变密度较高，多数实变影中可见支气管充气征，增强后强化较均匀。部分患儿以肺不张为主，也有一些患儿主要表现为大、小气道或细支气管的炎症，包括充气不均匀、磨玻璃影、马赛克征、小叶中心性结节、树芽征、支气管壁增厚、支气管扩张、支气管分支增多等。可合并气胸、纵隔气肿和皮下气肿。

四、诊断与鉴别诊断

（一）诊断要点

1. 典型临床表现　①持续高热，经抗菌药物治疗无效。②自病程第 3～6 天出现嗜睡、萎靡等精神症状，易见心力衰竭、惊厥等并发症。③肺部体征出现较迟，在病程第 3～5 天后方出现湿啰音。④白细胞总数较低。⑤胸部 X 线检查肺部可有较大片状阴影。

2. 临床诊断　在此病流行季节遇有婴幼儿发生较严重的肺炎，且胸部 X 线检查和血常规也比较符合时，即可作出初步诊断。病毒学检测可协助明确病原。

（二）鉴别诊断

1. 肺炎支原体肺炎（MPP）　学龄前及学龄期儿童 HAdV 性肺炎与 MPP 的临床表现、胸部 X 线片改变相似，都有高热、胸片大片实变，呼吸困难及嗜睡等症状均不太明显，临床需要鉴别。一般 HAdV 性肺炎均有体征，而 MPP 有时只有 X 线阴影而无啰音可协助鉴别，但需要注意的是，可存在 HAdV 和支原体合并感染，最终只能依靠实验室检查辅助病原诊断。

2. RSV 或副流感病毒所致肺炎 5 个月以下小婴儿 HAdV 性肺炎临床表现较婴幼儿 HAdV 性肺炎明显轻，与 RSV、副流感病毒所致肺炎无法鉴别，快速病原学检测可作鉴别。

五、治疗及预后

（一）隔离

对 HAdV 性肺炎患儿，应进行早期隔离，避免交叉感染。

（二）抗病毒治疗

目前的抗病毒药物，如利巴韦林、阿昔洛韦、更昔洛韦对 HAdV 疗效不确切，不推荐使用。西多福韦（cidofovir，CDV）通过抑制病毒的 DNA 聚合酶，使病毒 DNA 失去稳定性，抑制病毒的复制。针对免疫低下儿童的 HAdV 性肺炎有个案报道，但其疗效和安全性尚未确定。

（三）对症治疗

吸氧、镇静、解痉、平喘、化痰、退热、补液等，必要时可应用丙种球蛋白等进行支持治疗。

（四）混合感染的治疗

HAdV 性肺炎可以混合其他病毒、细菌、支原体、真菌等感染。混合感染加重病情，增加死亡风险，更易导致后遗症。混合感染多见于发病 7 天以后，因在发病的初期阶段少见，即使有白细胞和 CRP 轻度升高，不推荐在肺炎初期及时使用高级广谱抗菌药物。在治疗过程中，应注意定期复查血常规、痰培养、血培养、CRP 和 PCT 等，必要时查 β-1, 3-D- 葡聚糖试验（G 试验）、半乳甘露聚糖试验（GM 试验）以早期发现继发感染。根据继发感染或真菌感染的种类和药敏试验，合理选用对应的抗感染药物。

（五）糖皮质激素

频咳、刺激性呛咳者，可使用吸入糖皮质激素局部雾化。严重喘憋者或呼吸衰竭、全身中毒症状明显者，可短期应用全身激素，可用甲泼尼龙 $1\sim2mg/$（$kg\cdot d$）、琥珀酸氢化可的松 $5\sim10mg/kg\cdot d$），或用地塞米松 $0.1\sim0.3mg/kg\cdot d$）加入瓶中静脉滴注，疗程 3～7 天，或根据病情，静脉滴注后再应用口服制剂序贯治疗 1 周至 1 个月减停。

（六）静脉用丙种球蛋白

可通过抑制炎症因子及中和病毒，提高机体免疫功能发挥作用，对于重症腺病毒性肺炎，推荐每日 1g/kg，连用 2 天。

（七）支气管镜检查和治疗

可直接在镜下观察病变、获取肺泡灌洗液进行病原检测，也可通过支气管镜进行钳夹坏死组织和（或）刷取、灌洗黏液栓，以畅通气道。因重症 HAdV 性肺炎患儿病情重，对支气管镜操作的耐受性差，故支气管镜检查并不适于所有患儿以及病程的所有时段，应当慎重选择患儿及恰当的治疗时机。推荐用于以下情况。

1. 有明显气道阻塞者 临床有喘息、呼吸增快、呼吸困难和低氧血症、呼吸音降低或固定喘鸣音、影像学检查提示肺不张或肺实变伴肺不张，以及有黏液栓、肺气肿、纵隔气肿、细支气管炎病变等；呼吸机治疗出现峰压明显升高，潮气量下降，氧合不好。

2. 不除外并存异物、支气管畸形者 肺炎控制后，怀疑发生继发性支气管软化或支气管管腔闭塞者。

3. 并发症治疗 密切观察生命体征及意识，监测重要脏器的功能变化，及时治疗呼吸衰竭、心力衰竭、弥散性血管内凝血（DIC）及神经系统并发症。

（八）预后

HAdV 性肺炎病情轻重差异较大，预后不同。严重喘憋型由于小气道广泛阻塞，PO_2 下降，PCO_2 急剧上升，病死率较高。危重症经抢救存活者，约 60% 留有慢性肺损害，严重者发展成支气管扩张症。HAdV 可直接或间接损害支气管上皮，造成毛细支气管闭塞，损害肺功能，约有 50% 的重症病例可发展成 BO，导致反复喘息。

六、预　　防

3、4、7 型 HAdV 口服减毒活疫苗，经国外小规模应用已证明有预防效果，国内尚未有疫苗应用的报道。流行期间，尤其在病房，应尽量隔离，以预防交叉感染。据报道，HAdV 交叉感染发生率达 60%～85%，接触时间短者，20min 即可致病，潜伏期为 4～6 天。

第三节　流感病毒肺炎

流行性感冒（influenza）简称流感，是由流感病毒（influenza virus）引起的常见急性呼吸道传染病，经呼吸道飞沫传播，传播力强，在世界范围内流行，流感大流行常与流感病毒变异有关。人群对流感病毒普遍易感，在儿童，小于 2 岁的婴幼儿尤其易感。在流感流行时，流感病毒肺炎的发生概率较高，尤其婴幼儿、老年人和存在心肺基础疾病的患者更容易发生流感病毒肺炎，防治工作不容忽视。

一、病因和发病机制

（一）病因及病原学

流感病毒属正黏病毒科（orthomyxoviridae），为有包膜病毒。根据病毒内部的核衣壳蛋白（nucleocapside protein，NP）和基质蛋白（matrix protein，MP）抗原性的不同分为 A（甲）、B（乙）、C（丙）、D（丁）4 型。A 型流感病毒宿主范围广，能感染包括人、猪、马、狗、禽类和海豹等多种动物，并多次引起世界性的人流感大流行；B 型流感病毒分为 Victoria 系和 Yamagata 系，在人和海豹中发现，可引起季节性流行和暴发，但不会引起世界性的大流行；C 型流感病毒能在人和猪中分离到，但多以散发病例形式出现，一般不引起流行，且感染后症状较轻；D 型流感病毒主要感染猪、牛等，尚未发现感染人。

目前，已知 A 型流感病毒表面的血凝素（hemagglutinin，HA）有 18 种亚型（H1～H18），神经氨酸酶（neuraminidase，NA）有 11 种亚型（N1～N11），除 H17N10 和 H18N11 两种亚型仅在蝙蝠中发现，其余所有亚型均能在鸟类中检测到。目前，引起流感季节性流行的病毒是 A 型中的 H1N1、H3N2 亚型及 B 型病毒的 Victoria 系和 Yamagata 系。

HA 是流感病毒的主要抗原之一，能与宿主细胞表面的唾液酸受体结合，介导病毒颗粒进入细胞，能诱导宿主产生保护性中和抗体；NA 参与子代病毒从细胞表面的释放，也是主要的抗流感药物——神经氨酸酶抑制药的靶蛋白。基质蛋白 2（M2 蛋白）为离子通道蛋白，参与病毒进入细胞后的脱壳，是烷胺类药物的靶蛋白。流感病毒 RNA 的合成依赖于 RNA 聚合酶（RdRP），RdRP 由异三聚的 PA、PB1、PB2 三个亚基构成，其中 Cap 依赖型核酸内切酶（CEN），属于流感病毒聚合酶 PA 亚基；PB1 作为 RNA 依赖型 RNA 聚合酶发挥作用。巴洛沙韦是一种 Cap 依赖型核酸内切酶抑制药，已在国内上市。

流感病毒对热、酸碱和紫外线均敏感，通常 56℃下 30min 即可被灭活。病毒在 pH3.0 以下或 10.0 以上环境时，感染力很快被破坏。此外，流感病毒外层有包膜，对消毒剂和乙醚、氯仿、丙酮等有机溶剂均敏感，75% 乙醇或 1% 碘伏作用 30min，均可灭活流感病毒。

（二）流行病学

流感一年四季均可发生，一般在温带和寒温带地区流感都在冬季、春初流行，热带和亚热带地区任何季节都可流行，但以雨季为多，大流行可发生在任何季节。我国北方地区流行高峰一般发生在冬、春季，而南方地区全年流行，高峰多发生在夏季和冬季。流感在流行病学上最显著的特点为：突然暴发，迅速扩散，从而造成不同程度的流行。全球每年有 5%～15% 的人发生流感，有 300 万～500 万人发病，20 万～50 万人死于流感。每年流感流行季节，儿童流感罹患率为 20%～30%，某些高流行季节年感染率可高达 50%。5 岁以下儿童感染流感病毒后出现重症和住院的风险较高，全球每年约有数万名 5 岁以下儿童死于流感。流感的高死亡率在很大程度上归因于呼吸系统并发症的发生，尤其是流感病毒肺炎。流感相关性肺炎是重症流感的主要类型之一，占据 20%～50% 流感相关的住院治疗。

1. 传染源、传播途径和潜伏期 流感患者和隐性感染者是流感的主要传染源。流感主要通过空气飞沫在人与人之间直接传播，在咳嗽、打喷嚏、谈话时喷射出来的直径小于 $10\mu m$ 的小雾粒传染性最强；也可通过口腔、鼻腔、眼睛等处黏膜直接或间接接触传播；接触患者的呼吸道分泌物、体液和污染病毒的物品也可能引起感染。潜伏期为 1～4 天（平均 2 天），从潜伏期末到发病的急性期都有传染性，其中病初 2～3 天传染性最强。流感病毒在呼吸道分泌物中一般持续排毒 6～8 天。重症流感患者、免疫抑制的流感患者和婴幼儿流感患者排毒时间可长达 2 周。低龄儿童发病时的排毒量与成人无显著差异，但排毒时间更长。儿童在流感的流行和传播中具有重要作用，流感流行季节儿童的感染率和发病率通常最高，经常将流感病毒传给家庭成员，或作为传染源带入学校和社区。

2. 易感人群 人群普遍易感，感染后有一定的免疫力，不同流感病毒的型别和亚型之间无交叉免疫，人群可反复感染发病。每年流感的发病率在学龄前儿童和学龄儿童是最高的。在流感流行初期，大多数流感病例发生于学龄儿童。婴幼儿、老年人和慢性病患者是流感高危人群，患流感后出现严重疾病和死亡的风险较高。流感所致儿童死亡多见于存在基础疾病的儿童，包括神经系统疾病（如神经发育异常、神经肌肉疾病）、呼吸系统疾病（如哮喘）、心血管疾病（如先天性心脏病）、染色体病或基因缺陷病、肿瘤、糖尿病等；部分死亡病例无基础疾病，这部分儿童多 <5 岁，尤其是 <2 岁儿童。存在慢性呼吸系统疾病，如支气管哮喘、支气管扩张症等，是发生流感病毒肺炎的高危因素。

（三）发病机制及病理

感染人类流感病毒的靶细胞主要是呼吸道黏膜上皮细胞。流感病毒首先通过病毒表面的 HA 与宿主上、下呼吸道或肺泡上皮细胞的唾液酸结合，然后病毒体进入宿主细胞内质网系统，与内质网解离后释放病毒核糖核蛋白复合体，通过细胞质运输到宿主细胞核。病毒 RNA 通过宿主细胞翻译系统合成流感病毒蛋白和 RNA，在宿主细胞膜组装成新的病毒体，通过出芽、剪切、释放等过程，形成新的病毒体。

流感病毒感染呼吸道上皮细胞后，最初的致病机制包括病毒感染直接引起肺组织的炎症和免疫系统处理流感病毒感染时继发的炎症反应。这种炎症反应如果进一步加重，可导致肺组织的严重损伤，甚至引起 ARDS。儿童重症流感出现比例较高，可能与以下机制有关：婴幼儿天然免疫系统发育不成熟，婴儿和儿童鼻部的炎性细胞因子水平显著高于成人，机体免疫功能异常，如过度活化的 Toll 受体 3（TLR3）或肺巨噬细胞功能异常等，可导致过度的炎症反应，合并细菌感染和宿主细胞能量代谢衰竭。流感病毒肺炎以间质性肺炎为主要病变，严重者有广泛出血性、坏死性支气管炎和肺炎。包涵体仅见于细胞质而不见于细胞核。

二、临床表现

肺炎是流感患儿最常见的并发症，多见于 2 岁以下婴幼儿。起病急，多于 48h 内持续高热或起病 2～3 天后体温逐渐升高，少数患儿经过中等度发热 2～3 天后才逐渐升高。常有咳嗽、气促、喘息、发绀、呼吸困难，可有四肢肌肉酸痛、倦怠疲乏，可伴有呕吐、腹泻等症状，少数可见呕血。肺部体征可叩诊呈浊音，呼吸音变化、细小湿啰音、哮鸣音或捻发音，均于起病后不久发生；胸腔可见积液，多为黄色微浑浊液，数十至数百毫升不等。胸部 X 线片早期双肺呈点状或絮状不规则影，后期融合为小片或大片状阴影，可见肋膈角变钝消失、气漏综合征，可有塑型性支气管炎表现。部分病例可同时有神经系统症状，出现头痛、呕吐、惊厥等。少数病例可发生多脏器功能损害，如心肌炎、肝损害、横纹肌溶解综合征等。流感病毒肺炎可使哮喘等呼吸系统基础疾病加重。流感病毒肺炎可同时合并其他病毒、支原体等不同病原感染，合并细菌感染是病情严重和死亡的主要原因之一。

三、辅 助 检 查

（一）血常规

白细胞总数正常或减少，CRP 可正常或轻度增高；合并细菌感染时，白细胞和中性粒细胞总数增高。重症病例淋巴细胞计数明显降低；危重症病例可出现噬血细胞综合征，血常规显示外周血二系或三系细胞明显下降。

（二）血生化、电解质

肝酶、乳酸脱氢酶、肌酸激酶、肌酸激酶同工酶可升高。重症病例可出现肌酐水平增高、低钾血症等电解质紊乱。

（三）脑脊液

流感病毒肺炎同时合并中枢神经系统受累时，脑脊液细胞数和蛋白质含量可正常或升高。急性坏死性脑病典型表现为细胞数大致正常、蛋白质含量升高。

（四）免疫功能检查

流感病毒感染后可引起免疫功能紊乱，$CD4^+/CD8^+$ 比例下降，尤以 $CD4^+$ T 淋巴细胞数降低明显。

（五）影像学检查

表现为肺内斑片影、磨玻璃影、双侧或多叶段渗出性病灶或实变，少数病例可见胸腔积液。

（六）病原学检测

流感的病原学检测方法主要包括抗原检测和核酸检测、病毒分离与鉴定，标本类型包括鼻（咽）拭子、鼻咽吸取物及肺泡灌洗液等呼吸道标本。高质量的合格呼吸道标本是病原学诊断的基础。

1. 流感病毒抗原和核酸检测 是临床上主要的实验室诊断方法。抗原检测敏感性较低，其阴性不能除外病毒感染。在流感流行季节，流感病毒抗原检测阴性的呼吸道感染住院患儿，有条件情况下均建议核酸检测。病毒分离虽是流感病例确诊的金标准，但此检测费时费力，不适合临床中流感病毒感染的实验室诊断。呼吸道标本流感病毒检测方法比较见表 4-5-1（延伸阅读）。

2. 血清免疫学检测 血清免疫学检测方法用于检测血清中的抗流感病毒抗体，包括红细胞凝集抑制试验、微量中和法和酶联免疫吸附试验（ELISA）等，血清抗体检测主要用于流感的回顾性诊断和流行病学调查。单份血清流感病毒特异性 IgM 抗体阳性不能作为流感的实验室诊断标准，当患儿恢复期血清较急性期血清的特异性抗体滴度有 4 倍或 4 倍以上升高时具有诊断价值。

四、诊断与鉴别诊断

（一）诊断要点

1. 在流感流行季节，患儿持续高热不退并有肺炎症状，血常规白细胞及 CRP 正常或轻度升高，抗菌药物治疗无效，应考虑流感病毒肺炎。

2. 确诊需要进行病毒学检查，做鼻咽分泌物或鼻咽拭子抗原和（或）核酸检测，其中 1 项阳性可确诊流感病毒感染。急性期和恢复期双份血清流感病毒特异性 IgG 抗体水平呈 4 倍或 4 倍以上升高，也可确诊流感病毒感染。病毒分离培养阳性虽为金标准，但不适合临床诊断。

（二）鉴别诊断

1. **细菌性肺炎** 起病急，突发高热，高热时寒战、剧烈咳嗽、有黏脓痰，年长儿可有胸痛。查体肺部常有固定细湿啰音。外周血白细胞计数明显增多且以中性粒细胞为主，CRP、PCT 等急性炎症反应蛋白明显升高；胸部 X 线片可见点斑片影，或大片阴影，病原学检查可鉴别。

2. **MPP** 起病可急可缓，中高度发热多见，阵发性干咳，可出现百日咳样痉挛性咳嗽；婴幼儿可出现喘息或呼吸困难，年长儿肺部啰音出现相对较晚，可有肺部实变体征，大约 25% 的患儿有其他系统表现。呼吸道分泌物核酸检测阳性，或外周血支原体 IgM 阳性，或 IgG 恢复期较急性期增高或降低 4 倍以上可确诊。

3. **HAdV 肺炎** 多见于 6 个月至 2 岁婴幼儿，起病急，持续高热，喘憋明显，可有嗜睡、精神萎靡等症状。相比影像学改变，肺部啰音出现较迟，重症患儿可有胸腔积液，白细胞计数较低，胸部 X 线片可有较大片状阴影。在此病流行季节且 X 线和血常规也比较符合时，需要考虑此病，呼吸道标本病毒学检测可确诊。

4. **真菌性肺炎** 如肺曲霉病、肺隐球菌病等。常有全身性基础疾病，临床可有发热、咳嗽、喘息等症状，肺部听诊可有啰音。血管侵袭性肺曲霉病 CT 可显示晕征；气道侵袭性肺曲霉病则无特异性肺部病变。隐球菌肺炎可引起胸膜下结节、肉芽肿或空洞、支气管和肺浸润影及两肺粟粒性播散。确诊主要依据组织学检查见到典型的菌丝及真菌培养阳性。痰液、支气管肺泡灌洗液菌丝检查和培养以及血清学检查可协助临床诊断。

5. **肺结核** 多数有结核接触史，起病较慢，有结核中毒症状。胸部 X 线片可表现为哑铃状阴影，或肺门淋巴结肿大，或干酪性肺炎，或粟粒样改变，肺部阴影消失缓慢。TST 呈阳性，TGRA 检测阳性有助于鉴别。

6. **新型冠状病毒感染** 感染早期表现为发热、乏力、干咳，多数患儿症状在 1 周内消失。少数患儿发病后 1 周内病情加重，出现呼吸困难、呼吸窘迫、休克等症状；部分儿童、小婴儿及新生儿感染后症状可不典型，表现为呕吐、腹泻等消化道症状或仅表现为反应差、呼吸急促。新型冠状病毒感染流行病学史是早期识别和鉴别诊断的重要依据，病毒核酸和抗体检测可帮助明确诊断。

五、治疗及预后

（一）治疗原则

评估患儿的一般状况、疾病的严重程度、症状起始时间及当地流感流行状况等确定流感病毒肺炎患儿的治疗方案。采用综合治疗，原则为改善通气、控制炎症、对症治疗、防止和治疗并发症。

（二）对症治疗

室内空气保持流通，以温度 18～20℃、湿度 60% 为宜。给予营养丰富的饮食，重症患儿进食困难，可给予肠道外营养。注意水、电解质的补充，纠正酸中毒和电解质紊乱，适当的液体补充还有助于气道的湿化。经常变换体位，以减少肺部淤血，促进炎症吸收。注意隔离，以防交叉感染。及时清除鼻痂、鼻腔分泌物和吸痰，以保持呼吸道通畅，改善通气功能。

低氧血症或呼吸衰竭是重症和危重症流感病毒肺炎患儿的表现，需要密切监护，及时给予相应的治疗，包括常规氧疗、鼻导管高流量氧疗、无创通气或有创机械通气等。对常规治疗和挽救性治疗措施无效的难治性低氧血症患儿，可考虑使用 ECMO。缺氧引起中毒性肠麻痹时，应禁食和胃肠减压。低钾血症者，应补充钾盐。高热者给予药物降温，如口服对乙酰氨基酚或布洛芬。咳嗽痰多者，给予祛痰药物以助排痰，可以选择静脉、雾化或口服制剂。

（三）抗病毒治疗

重症或有重症流感高危因素的患儿，在发病 48h 内尽早开始抗流感病毒药物治疗，早期治疗可获得更好的临床效果，但是在出现流感样症状 48h 后的治疗也有一定临床获益。我国目前获批上市的抗流感病毒药物共有 3 大类，包括神经氨酸酶抑制药奥司他韦、帕拉米韦和扎那米韦；细胞血凝素抑制药阿比多尔（arbidol）；M2 离子通道抑制剂金刚烷胺和金刚乙胺。其中，阿比多尔儿童循证证据不充分，临床使用较少；金刚烷胺和金刚乙胺对目前流行的流感病毒株耐药，已不建议使用。我国批准临床使用的抗流感药物还有 RNA 聚合酶抑制药法匹拉韦（favipiravir）和巴洛沙韦（xofluza）。

（四）抗菌药物治疗

抗菌药物使用应遵循儿童社区获得性肺炎（CAP）抗菌药物治疗的原则。临床或实验室确诊流感病毒肺炎患儿如出现以下征象，应在抗病毒治疗同时行进一步检查并经验性治疗合并的细菌感染，即出现重症流感的早期征象、早期抗病毒治疗临床好转后病情再次恶化、应用抗病毒治疗 3～5 天仍无好转。

（五）预后

原发性流感病毒肺炎虽较重，热程可长至 10 天左右，但随着磷酸奥司他韦在临床的广泛应用以及流感疫苗接种率不断增高，目前流感病毒肺炎大多预后良好，死亡率明显下降，但严重流感病毒肺炎的远期后遗症可有肺不张、支气管扩张症、闭塞性细支气管炎及肺纤维化等。

六、预　防

（一）疫苗预防

每年接种流感疫苗是预防流感最有效的手段，可以显著降低接种者罹患流感和发生严重并发症的风险。全球已上市的流感疫苗分为流感灭活疫苗（inactivated influenza vaccine，IIV）和流感减毒活疫苗（live attenuated influenza vaccine，LAIV）。按照疫苗所含组分，流感疫苗包括三价和四价，三价疫苗含有 A（H3N2）亚型、A（H1N1）亚型和 B 型毒株的 1 个系，四价疫苗含 A（H3N2）亚型、A（H1N1）亚型和 B 型 Victoria 系、Yamagata 系。根据生产工艺，又可分为基于鸡胚、基于细胞培养和重组流感疫苗等类型。IIV 和 LAIV 适用于儿童和成人。6 个月及以上高危儿童、6～59 个月的健康儿童、高危儿童的家庭接触者及其家庭外看护者、卫生保健从业人员等均建议每年接受流感病毒疫苗接种。此外，孕妇接种流感疫苗可通过胎传抗体保护 6 个月以内婴儿。

（二）药物预防

尽管疫苗接种是预防流感病毒感染最好的方法，但在流感暴发时，不能采用疫苗预防的人群，如有流感疫苗禁忌证的流感并发症高危儿童，可推荐采用药物预防。因为安全性和有效性数据有限，化学预防上常规不推荐用于小于 3 个月的婴儿。预防药物包括奥司他韦，对符合预防性用药适应证者，建议早期（尽量于暴露后 48h 内）服用，连续用至末次暴露后 7～10 天；未能于暴露后 48h 内用药者，仍建议预防给药。

第四节 副流感病毒肺炎

人副流感病毒（human parainfluenza virus，HPIV）广泛存在于自然界，全年均可发病，可引起儿童轻重不同的上、下呼吸道感染，如感冒、中耳炎及重症喉、气管、支气管炎，感染性细支气管炎和肺炎。HPIV肺炎与RSV肺炎类似，是婴幼儿肺炎中较常见者。

一、病因和发病机制

HPIV属副黏病毒科，RNA病毒，HPIV分为4型。1型中有两种株别，即血细胞吸附第2型病毒（HA2）和仙台病毒（HVJ）；2型为哮吼病毒（CA）；3型为血细胞吸附1型病毒（HA1）；4型也有两种株别，A及B（M25）。1、2、3型可引起轻度鼻炎、咽炎及支气管炎；1、2型可引起重症喉炎，多见于2～6岁的儿童；3型可引起肺炎及感染性细支气管炎，多见于1岁以内的婴儿。未见HPIV有大的流行，各型均易于在短期内发生再感染。据美国家庭监测，2岁小儿92%患过1次以上、32%患过2次HPIV感染。在北京人群中曾证实有1～4型各型抗体，并发现仙台病毒、M25及3型在托幼机构中的小流行。本病毒尚有一特点，即在有特异性抗体的人群中，有一部分仍然可发生呼吸道感染。1、2型夏秋季发病较明显，有隔年一次流行趋势，3型以冬末、初春流行。HPIV感染的季节因地区和年份而不同，但通常呈常年地方性发病状态，于秋、冬形成高峰。HPIV作为婴幼儿肺炎和感染性细支气管炎的病毒病原，在北方多发生于冬、春季，仅次于RSV及鼻病毒，为第3位；在南方则以夏、秋季为多，仅次于RSV，为第2位。

近日国内学者报道副流感病毒肺炎患儿合并横纹肌溶解综合征1例，表现为咽痛、发热；双下肢进行性疼痛，行走困难；酱油尿，肌酸激酶＞1000U/L，血、尿肌红蛋白均明显升高。查体右下肺可闻及湿啰音，胸部X线片提示右下肺肺炎，实验室病原学诊断支持HPIV感染。目前，HPIV感染引发的横纹肌溶解综合征仅见个案报道，其发病机制尚不明确，有学者认为与病毒对肌细胞的直接毒性作用和引发免疫反应损伤等机制有关。

二、临床表现

HPIV引起的肺炎，症状大多轻微，可有发热，热程在1～8天，多数为3～5天，高热时间很短；咳嗽不剧烈，轻度呼吸困难，肺部可有散在干、湿啰音，绝大多数叩诊无浊音。1岁以内婴儿的3型HPIV感染的临床表现与RSV感染极其相似。起病时先有感冒症状，流涕、低热、咳嗽，而后出现咳嗽加重，有痰，呼吸加快，喘息表现；肺内闻及中、小湿啰音和（或）哮鸣音。合并细菌感染时，体温可高热，中毒症状重。

三、辅助检查

血常规白细胞一般不高或轻度升高，分类以淋巴细胞为主，C反应蛋白在正常范围或轻度升高。HPIV的病原学检查方法主要包括病毒分离、抗原检测和核酸扩增。利用免疫荧光法和胶体金法检测鼻咽分泌物中HPIV抗原，能达到快速诊断的目的。病毒分离较为耗时，主要用于分子流行病学研究，不适用于临床诊断。核酸扩增技术灵敏度高，逐渐得到广泛应用。

胸部X线检查可显示肺纹理增粗，双下肺可见点状阴影或小片状阴影，肺泡充气过度，合并细菌感染时可见实变征象，大多1～3周内吸收。

四、诊断与鉴别诊断

（一）诊断要点

1. 临床表现为无热或低、中度发热，有咳嗽，伴喘息，轻度呼吸费力，全身情况良好，肺部可闻及干、湿啰音。

2. 结合实验室病原检测结果，可做出HPIV肺炎诊断。

（二）鉴别诊断

1. RSV 肺炎、流感病毒肺炎及 HAdV 性肺炎　HPIV 肺炎症状与 RSV 肺炎、轻症流感病毒肺炎及轻症 HAdV 性肺炎在临床上几乎无法区别，鉴别需要实验室病原学诊断。

2. 肺炎链球菌肺炎　有时 HPIV 肺炎与抗菌药物治疗后的肺炎链球菌肺炎也不易区分，CRP明显增高，白细胞增多，中性粒细胞碱性磷酸酶增高对诊断后者有一定帮助。

五、治疗及预后

参阅 RSV 肺炎，目前无特效抗病毒药物。主要是对症、支持治疗。根据年龄和病情，采取相应处理。本病多数较轻，预后良好。

六、预　　防

国外有人进行亚单位疫苗的研究，但距实际应用尚需一定时间。已有副流感病毒 3 型活疫苗可作为预防应用。

第五节　人偏肺病毒肺炎

人偏肺病毒（human metapneumovirus，hMPV）是由荷兰学者霍亨（Hoogen）等于 2001 年发现的一种新的人类呼吸道病毒病原体。血清学调查显示，所有被调查的荷兰 6～12 个月婴幼儿下呼吸道感染患儿中，有 25% 的患儿抗 hMPV 抗体阳性，到 5 岁时 100% 的患儿有感染史。以后相继有来自美国、加拿大、欧洲、澳大利亚、巴西和中国的学者报道，在人的急性呼吸道感染患者呼吸道标本中发现这种病毒。hMPV 与禽偏肺病毒（aMPV）的同源性较高，共同组成偏肺病毒属。Peter 等对收集的 1958 年的人类标本进行分析发现，hMPV 在人群中至少存在了半个世纪，因此，它不是一种新出现的病毒。

一、病因和发病机制

（一）病因及病原学

hMPV 属于副黏病毒科肺病毒亚科，为单股负链 RNA 病毒，hMPV 有胞膜，基因组大约为13kb。由于这种病毒与同一亚科中偏肺病毒属中的禽病毒有较高的同源性，被称为 hMPV。hMPV在电镜下呈现类似副黏病毒颗粒的形态，颗粒有晶形、球形和纤维形等。hMPV 序列与 aMPV 相似，其基因组从 3′～5′ 的序列依次为 N、P、M、F、M2、SH、G、L。hMPV 编码的蛋白如下：N，核衣壳 RNA 结合蛋白；P，核衣壳磷蛋白；M，非糖基化基质蛋白；F，融合糖蛋白；M2-1，转运延长因子；M2-2，RNA 合成调节因子；SH，小的疏水表面蛋白；G，主要黏附蛋白；L，主要聚合亚单位。

通过对 hMPV 临床分离株的 F 和 G 基因序列进行比较，hMPV 可分为 A 和 B 两个亚型，至少 4 个基因亚型（A1、A2、B1 和 B2），人群对两种基因型无交叉免疫力。A 和 B 亚型的 F 蛋白基因高度保守，其氨基酸同源性大于 95%，而 hMPV 的 G 蛋白基因序列变化很大，氨基酸同源性很低，只有 35%。

（二）流行病学

hMPV 在全世界范围内广泛流行，年幼和老年的患者，以及有免疫缺陷者均为易感人群，5岁以下的儿童 100% 感染过 hMPV。到目前为止，欧洲、美洲、澳大利亚和亚洲，包括我国都有病毒分离和（或）血清学检查的报道。hMPV 流行具有季节性。亚热带（如中国香港）hMPV 感染的发病高峰为春、夏季。美国 Boivin 等报道亚特兰大 hMPV 的流行高峰为冬季，与 RSV 流行高峰重叠；Falsey 等报道纽约的流行高峰在 12 月至次年 3 月。法国 Freymouth 等首次报道与 RSV

一样，12月至次年1月hMPV的检出率最高。芬兰hMPV的活动高峰为冬季。我国北京地区以冬、春季发病为主。

（三）发病机制

细胞实验显示，hMPV可通过膜融合和胞吞两种方式进入宿主细胞，其中胞吞方式主要通过细胞膜穴样内陷（caveolae）途径介导，而网格蛋白（clathrin）介导的胞吞在hMPV感染中所起的作用值得在未来被进一步研究。动物实验显示，hMPV可在肺内复制，肺部感染可表现为肺泡炎、肺间质炎和支气管周围炎，可见气道重塑和黏液分泌增加。hMPV肺部感染为Th2免疫反应异常，表现为IL-2、IL-8、IL-4和γ干扰素等细胞因子升高，而IL-12、IL-6和肿瘤坏死因子α等降低。

二、临床表现

hMPV感染的临床特征缺乏特异性。儿童hMPV下呼吸道感染的临床表现和RSV下呼吸道感染相似。hMPV所致儿童下呼吸道感染主要表现为细支气管炎，其中8%～32.4%的患儿表现为间质性肺炎或肺泡炎。与RSV感染一样，hMPV也多见于婴幼儿，但其年龄比RSV患者偏大。发病初期表现为上呼吸道感染症状，轻咳、流涕、鼻塞等，发热多在38℃左右，也可表现为高热，随着病情发展，咳嗽加剧，可有喘息、气促，但精神状态良好。hMPV肺炎临床表现差异较大，多数病例病情较轻，全身情况良好，感染呈自限性。严重病例可出现呼吸增快、喘息、三凹征和发绀等，少数病例可以发生呼吸衰竭和心力衰竭。肺部可闻及细小或粗、中湿啰音。有报道称，A型hMPV感染临床表现重于B型hMPV感染，hMPV肺炎多由A型hMPV所致。

在有潜在免疫缺陷或免疫抑制患者，如早产儿、伴有严重心脏疾病、慢性肺疾病或造血干细胞移植患者，hMPV感染可以表现为严重、致病性肺炎，甚至出现呼吸窘迫综合征。但也有报道，造血干细胞移植患者表现为持续无症状hMPV感染。另外，hMPV和其他病原，尤其是其他呼吸道病毒病原混合感染时，会使病情加重。有报道，hMPV和RSV混合感染患儿病情重于单一RSV感染者。

三、辅助检查

外周血白细胞总数正常或升高，白细胞分类多正常。部分病例可有CRP升高。hMPV的病原学诊断主要有抗原、抗体检测及病毒分离和PCR方法检测。hMPV肺炎胸部X线改变表现多样，可有过度通气、浸润性改变和肺不张等。

四、诊断与鉴别诊断

（一）诊断要点

1. 临床表现常无特异性，多见于婴幼儿，喘息较明显，部分患儿可反复喘息，甚至发展为闭塞性细支气管炎。

2. 由于临床表现与其他病原引起肺炎较相似，因此，病原学诊断较为重要。同时需要与其他呼吸道病毒引起的下呼吸道感染鉴别。

（二）鉴别诊断

1. RSV肺炎 与RSV肺炎相似，hMPV肺炎也主要发生在婴幼儿，且两者的临床表现相似，因此，临床上不易鉴别。病原学诊断是主要的鉴别手段。

2.其他病毒性肺炎 如HAdV性肺炎及流感、HPIV肺炎，主要依靠病原学检测鉴别。

五、治疗及预后

以对症、支持治疗为主，包括氧疗、保持呼吸道通畅等。目前还无特效药。体外试验表明，

利巴韦林和 $NMSO_3$ 有抗病毒活性。前者通过抑制宿主细胞单磷酸次黄嘌呤脱氢酶的活性，导致胞内病毒 RNA 合成所必需的鸟苷三磷酸的耗损而起作用；后者是一种 sialyl 磷酸酯类，$NMSO_3$ 能抑制 hMPV 吸附和融合到宿主细胞，也可抑制 hMPV 的复制。多数 hMPV 肺炎预后良好。在免疫缺陷或免疫抑制患者和有各系统慢性疾病的患者中，预后欠佳。

第六节 其他病毒性肺炎

一、博卡病毒肺炎

人博卡病毒（human bocavirus，HBoV）于 2005 年首次被发现，由瑞典学者 Alander 在下呼吸道感染儿童的鼻咽分泌物中分离获得。主要与 2 岁以下儿童的呼吸道和肠道疾病有关，流行病学调查显示 HBoV 常与其他病毒合并检出，同时也存在于部分无症状儿童及成人标本中，因此，其临床致病性尚存争论。儿童急性下呼吸道感染病例中 HBoV 检出率为 5.1%～8.3%，3 岁以下婴幼儿是 HBoV 致急性下呼吸道感染的主要人群。HBoV 在不同地区的流行季节存在差异。瑞典 Allander 等报道 76% 的感染发生在 12 月至次年 2 月；澳大利亚 Shoots 等的研究表明，整个冬季均能检测到 HBoV 感染，但在初冬较为盛行。国内的研究发现，昆明在秋、冬季 HBoV 检出率高于春、夏季；乌鲁木齐、长沙多数病例发生于冬、春季；而北京、苏州检出的 HBoV 阳性标本主要来自夏季。

HBoV 常伴随其他呼吸道病毒感染，混合感染率为 18%～90%，平均为 42.5%。常见的混合感染病原有 RSV、流感病毒（IF）、hMPV、鼻病毒（RV）。由于 HBoV 感染患者存在较高比例的混合其他病毒感染，目前对于 HBoV 感染在急性下呼吸道感染的发生和疾病严重性中的作用尚不十分明确。有报道，HBoV 肺炎患儿的平均年龄大于 RSV 肺炎患儿，以 1 岁以上多见。HBoV 肺炎的主要临床表现与 RSV 肺炎相似，包括咳嗽、发热、呼吸困难、喘息等，其中发热较 RSV 感染者多见，有人推测 HBoV 可致全身性感染。呼吸困难在 HBoV 和 RSV 混合感染时较二者单纯感染时明显，提示混合感染加重病情；喘息在 HBoV 肺炎患儿中并不少见，特别是高拷贝的 HBoV 感染，提示 HBoV 感染是儿童喘息的重要原因之一。HBoV 肺炎的诊断依靠实验室病原学诊断，治疗以对症、支持治疗为主。

二、巨细胞病毒肺炎

巨细胞包涵体病毒感染在先天性或后天性病例中大多数症状不明显。出现症状者称为巨细胞包涵体病（cytomegalic inclusion disease），巨细胞病毒肺炎（CMV pneumonia）是这类疾病的一个组成部分。

根据 CMV 感染的时间，可分为先天性感染、围生期感染、出生后感染。先天性感染是指由 CMV 感染母亲所生育的子女于出生 14 天内（含 14 天）证实有 CMV 感染，是宫内感染所致。出生后感染是指由 CMV 感染母亲所生育的子女于出生 14 天内没有 CMV 感染，而于生后第 3～12 周内证实有 CMV 感染，是婴儿于出生过程中或吮吸母乳时感染。出生后感染或获得性感染，指在生后 12 周后才发现 CMV 感染。根据临床征象，可分为有症状感染和无症状感染。有症状感染指出现与 CMV 感染相关症状体征并排除其他病因。无症状感染有两种情况：患儿无症状体征；患儿无症状，但有受损器官的体征或实验室检查异常，后者又称亚临床感染。

CMV 肺炎的病理改变特点是终末气道肺泡壁及肺泡腔可见许多巨细胞，其中包含核内包涵体和胞质内包涵体，此外肺间质和肺泡内均有单核细胞浸润及富含蛋白质的液体。

CMV 肺炎全年发病。无论是先天性或后天性感染，CMV 肺炎常被其他全身严重症状掩盖。肺部症状与其他非细菌性肺炎相似，表现为咳嗽、呼吸困难、发绀等，听诊多无异常，与胸部 X 线片改变不平行。新生儿 CMV 肺炎常表现为持续性呼吸窘迫，同时有肝脾肿大、黄疸、紫癜和中枢神经系统损害；生后数月发病者，肺炎亦可合并肝脾肿大，有时还可并发真菌性肺炎。移植等免疫抑制患者是 CMV 肺炎的易感人群。免疫抑制者 CMV 肺炎的临床症状可持续数周或数月，部分患者可在 1 周内急速进展到呼吸衰竭，临床表现为干咳、呼吸困难和发热，当有坏死性支气管炎时，可出现喘息表现；少数病例肺部可闻及干、湿啰音。外周白细胞正常或降低，CMV 引起的单核细胞增多症难以与 EBV 引起的传染性单核细胞增多症相鉴别。胸部 X 线片改变缺乏特异性，最常见的是双侧间质浸润性病变、磨玻璃样改变、结节样改变和网状改变；结节直径为 2～3.5mm，肺实质改变见于少数患者，累及双侧。原发性 CMV 感染者急性病毒血症时，可见粟粒样改变。CMV 肺炎的诊断首先应具备易感病史，临床表现和 X 线征象，结合病原学和下呼吸道细胞学、组织学检查，并除外其他病原体引起的感染而确定，肺外 CMV 疾病的表现支持诊断。CMV 肺炎的治疗，除一般对症支持治疗，还包括：①抗病毒治疗：阿昔洛韦为核苷类似物，在体内经病毒胸苷激酶和细胞激酶转变为三磷酸型而活化，竞争性抑制病毒 DNA 多聚酶。更昔洛韦是阿昔洛韦的衍生物，体外试验中证实其抗 CMV 作用是阿昔洛韦的 10 倍，对 CMV 间质性肺炎有效，是儿童严重 CMV 感染的一线用药。②免疫治疗：CMV-Ig 是目前较常用的治疗 CMV 间质性肺炎的免疫球蛋白，目前多主张联合抗病毒药物治疗 CMV 间质性肺炎。③预防性治疗：移植后患者出现 CMV 活动的证据，但无临床表现，给予更昔洛韦治疗，称为预先治疗；或对具有 CMV 感染危险因素的患者给予更昔洛韦治疗，即预防性治疗，预防性治疗时间一般为 2～4 个月。

三、EB 病毒肺炎

EB 病毒（Epstein-Barr virus，EBV）是由 Epstein 及 Barr 等于 1964 年从非洲儿童恶性淋巴瘤的细胞培养中首先发现，故命名为 EB 病毒。EBV 属疱疹病毒科，γ 亚科，是一种普遍感染人类的病毒，具有潜伏和转化的特性。EBV 为双链 DNA 病毒，其基因组为 172kb，编码近 100 种蛋白质。EBV 在正常人群中感染非常普遍，90% 以上的成人血清 EBV 抗体阳性。EBV 主要通过唾液传播，也可经输血或性传播。国外资料显示，6 岁以下儿童原发性 EBV 感染多表现为无症状感染或仅表现为上呼吸道症状等非特异性表现，但在儿童期、青春期和青年期，约 50% 的原发性 EBV 感染表现为传染性单核细胞增多症（IM）。EBV 肺炎可为 IM 的并发症，临床可有呼吸困难、气促、发绀等表现，影像学提示为间质性肺炎。实验室检查有全身 EBV 感染的证据，且呼吸系统标本亦提示 EBV 感染。

（林　立　李昌崇）

第六章　细菌性肺炎

第一节　肺炎链球菌肺炎

肺炎链球菌（*Streptococcus pneumoniae*，SP）肺炎是 5 岁以下儿童最常见的细菌性肺炎。据全球疾病负担研究组估计，2016 年全球 5 岁以下儿童 SP 肺炎的发病率约为 70.7/1000，其中近 34 万儿童死亡，死亡率为 54.0/100 000。支气管肺炎是婴幼儿最常见的肺炎，大叶性肺炎则多见于 3 岁以上的年长儿。本节主要介绍大叶性肺炎。

一、病因和发病机制

（一）病因

SP 为革兰氏阳性球菌，链球菌属，是人类上呼吸道寄居的正常菌群，约 40% 的正常儿童鼻咽部携带 SP，根据其细胞壁的荚膜多糖抗原分型可分为 90 多种血清型，国内常见的血清型为 19F、19A、23F、6B、6A、14、15、17 型等。无症状携带者在散播感染方面比肺炎患儿意义更大。鼻咽部携带的 SP 可沿呼吸道下行进入肺组织而导致肺炎，也可直接进入血液、脑脊液等无菌部位导致侵袭性感染。SP 肺炎一般为散发，但在集体托幼机构有时也有流行，常由咳嗽、打喷嚏产生的飞沫传播，或经飞沫污染的物品传播，也可在呼吸道自体转移。年长儿由于机体防御能力逐渐成熟，能使病变局限于一个肺叶或一个节段而不致扩散，常见原发性大叶性肺炎，婴幼儿时期偶可发生。气候骤变时机体抵抗力降低发病较多，冬、春季多见，常继发于呼吸道病毒感染。

（二）发病机制

SP 肺炎的发病机制不仅取决于细菌荚膜多糖和毒力因子，还取决于宿主对细菌各种成分的免疫反应。细菌黏附在支气管和肺泡上皮细胞，借助荚膜多糖逃避肺泡巨噬细胞的吞噬和清除，并导致大量细胞因子释放。细菌繁殖产生的毒力因子可释放多种毒素，包括溶菌素、透明质酸酶、神经氨酸酶、自溶素等蛋白质和酶，同时中性粒细胞等炎症细胞进入肺组织导致免疫反应和炎症反应，出现肺组织损伤和肺水肿等。细菌和毒素还可进入血液导致脓毒血症和休克。

（三）病理变化

以肺泡内纤维素渗出和肺泡炎为主，很少涉及肺泡壁或支气管壁。一般多局限于一个肺叶或其大部分，偶可同时发生于几个肺叶，右上叶或左下叶最为多见。典型病变可分为充血水肿期、红色肝变期、灰色肝变期及溶解消散期。

二、临床表现

起病急，少数有上呼吸道感染的前驱症状。典型表现为突发高热、咳嗽和胸痛；体温可高达 40～41℃，大多在发病第 5～10 天体温骤退，出现大汗淋漓甚至虚脱。早期应用抗菌药物治疗者，可于 1～2 天内退热。最初数日多咳嗽不重，无痰，之后可有痰，呈铁锈色。胸痛可于咳嗽或深呼吸时加剧，故患儿多喜患侧卧位。部分表现为呼吸急促，达 40～60 次/分，呼气呻吟，鼻翼扇动；面色发红或发绀，食欲缺乏、疲乏和烦躁不安。早期多有呕吐，少数患儿有腹痛，幼儿可有腹泻。可出现头痛、颈强直等脑膜刺激症状；重症时可有惊厥、谵妄及昏迷等中毒性脑病表现。严重病例可伴发超抗原反应所致的 SP 休克，甚至因脑水肿而发生脑疝。肺部体征与病程密切相关，早期只有轻度叩诊浊音或呼吸音减弱，病程第 2～3 天肺实变后可出现叩诊浊音、语颤增强及管性呼吸音等；病变消散期可闻及湿啰音，肺部体征约 1 周消失。少数病例始终不出现异常肺部体征。未经适当治疗可发生脓胸、脓气胸、肺脓肿、肺大疱、支气管胸膜瘘、心包炎、败血症、脑膜炎等并发症；败血症患儿可并发感染性休克，近年有 SP 所致坏死性肺炎、溶血性尿毒综合征等的报道。

三、辅 助 检 查

（一）影像学检查

早期可见肺纹理增多、增粗，或局限于一个节段的浅薄阴影，以后有大片均匀而致密阴影，常占全肺叶或一个节段，经治疗后逐渐消散（图 4-6-1）。可见肺大疱，少数病例合并胸腔积液。多数患儿在发病 3～4 周后肺部阴影完全消失。

（二）病原学检查

合格痰标本、BALF、胸腔积液、血液标本培养阳性可明确病原学诊断。宏基因组测序（mNGS）可以对上述除痰液以外标本内的病原核酸进行快速测定，有助于病原学诊断。

（三）其他检查

白细胞及中性粒细胞明显增高，白细胞总数可达 $20×10^9/L$ 以上，偶达（50～70）$×10^9/L$；少数患儿白细胞总数低下，常提示病情严重。C 反应蛋白（CRP）、降钙素原（PCT）多明显升高。

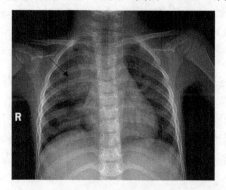

图 4-6-1　患儿，男，4 岁，因"咳嗽、发热 5 天"入院。入院后胸部 X 线片显示右肺大片状密度增高影，右上肺为著（箭头所示）。结合 BALF 培养结果，确诊为肺炎链球菌肺炎

四、诊断与鉴别诊断

（一）诊断要点

1. 典型临床表现为 5 岁以下儿童，突发高热、咳嗽和胸痛，咳铁锈色痰，肺部体征出现相对较晚。

2. 多数患儿胸部影像学表现为大叶性肺炎改变；白细胞及中性粒细胞明显增高，CRP、PCT 明显升高。

3. 合格痰标本、BALF、胸腔积液、血液细菌培养或 mNGS 检测阳性可明确诊断。

（二）鉴别诊断

1. 金黄色葡萄球菌性肺炎　婴幼儿多见，起病急，高热、频咳、咳黄脓痰或脓血痰、喘憋、气促、呼吸困难、发绀、三凹征、呼吸和心率增快，中毒症状重。肺部体征出现早，听诊可闻及湿啰音。病情进展迅速，可发生肺脓肿、脓胸或脓气胸；多数并发败血症。合格痰标本、BALF、血液、胸腔积液细菌培养或 mNGS 检测阳性可明确诊断。

2. 革兰氏阴性菌肺炎　常见病原为肺炎克雷伯菌、大肠埃希菌、流感嗜血杆菌、铜绿假单胞菌等。多见于婴儿及有基础疾病者。临床表现多见发热、咳嗽、咳痰，严重者可出现呼吸困难、

全身中毒症状。合格痰标本、BALF、血液、胸腔积液细菌培养或 mNGS 检测阳性可明确诊断。

3. MPP 以学龄期儿童多见，发热明显，咳嗽剧烈，早期肺部体征不明显。胸部影像学表现呈多样性，症状及体征与胸部影像学改变不平行。外周血 WBC 正常或轻度增多，CRP、红细胞沉降率可显著增高。痰液、BALF 及胸腔积液中分离出肺炎支原体、肺炎支原体抗体及 DNA 检测阳性可确诊。

4. HAdV 性肺炎 多见于 6 个月至 2 岁小儿，冬、春季高发，起病急，高热、频咳或阵咳、喘憋，全身中毒症状明显。肺部体征出现得晚，后期出现湿啰音或有管状呼吸音。胸部 X 线片改变出现得早，肺实变明显，不局限于某个肺叶，病灶吸收较慢。外周血白细胞大部分正常或减少，PCT 无明显升高。呼吸道病毒抗原或核酸检测可明确诊断。

5. 大叶性干酪性肺炎 好发于婴幼儿或未接种卡介苗儿童，常有开放性结核病接触史。起病较急，有高热、盗汗、虚脱等严重结核中毒症状和咳嗽，咳脓痰并咳出干酪样物质，甚至咯血。血常规可见中性粒细胞明显增高及核左移现象，红细胞沉降率增快。胸部 X 线片表现为大片浓密阴影，内有空洞。痰液中找到大量结核分枝杆菌可确诊。TST 和 IGRA 阳性有助于诊断。

五、治 疗

（一）治疗目标

早期积极治疗，治愈肺炎，避免发生并发症。

（二）主要治疗

1. 一般治疗 保持呼吸道通畅，酌情给予氧疗及其他对症处理；保证营养及水分摄入，维持水电解质和酸碱平衡。

2. 祛痰治疗 对于排痰困难或体位引流效果不佳者，可长期使用祛痰药物；同时伴有重度气流受限者，祛痰治疗前使用支气管扩张药，祛痰效果更佳。祛痰药物根据作用机制不同，分为高渗制剂（如生理盐水、甘露醇）、黏液溶解药（如乙酰半胱氨酸）、黏液动力药（如氨溴索）、黏液调节药（如羧甲司坦）。

3. 抗感染治疗 青霉素敏感者首选青霉素 G 或阿莫西林；青霉素中介首选大剂量青霉素，或选阿莫西林或第一代或第二代头孢菌素，备选头孢曲松或头孢噻肟或万古霉素。青霉素耐药首选头孢曲松、头孢噻肟，备选万古霉素或利奈唑胺。抗菌药物一般用至热退且平稳、全身症状明显改善、呼吸道症状改善 3～5 天，一般疗程 7～10 天，出现脓胸、肺脓肿、肺大疱等肺部并发症者延长至 6～10 周甚至更长。

（三）并发症治疗

并发脓胸、脓气胸的肺炎链球菌肺炎患儿，应及时进行穿刺引流；如脓液黏稠，经反复抽脓不畅或发生张力性气胸时，需要胸腔闭式引流。

六、预 防

注意开窗通风，少到人口密集和通风条件差的场所，避免与呼吸道感染患者密切接触。SP 疫苗主要为结合疫苗（PCV13）和多糖疫苗（PPV23），国内仍属于非免疫规划疫苗。5 岁以下儿童接种后能有效预防疫苗相关血清型感染，但不建议 2 岁以下及无 SP 侵袭感染风险因素的儿童常规接种 PPV23。

第二节 A 族链球菌肺炎

A 族链球菌（group A *Streptococcus*，GAS），又称化脓性链球菌，是儿童 CAP 和脓胸的常见病因，约占血培养或胸腔积液培养阳性的肺炎伴脓胸患儿的 20%。近年来，随着 SP 疫苗的广泛使用，不少国家和地区 SP 肺炎的发病减少，但 GAS 肺炎的相对发病率有所上升。

一、病因和发病机制

（一）病因

GAS 为革兰氏阳性、兼性厌氧型细菌，广泛存在于自然界、健康人的咽喉部，以及人和动物的粪便中，通过空气、皮肤接触等方式传播。GAS 是细菌性咽炎、皮肤软组织感染的常见致病菌，亦可致深部组织感染、肺炎、骨髓炎、化脓性关节炎、心内膜炎、脑膜炎、败血症、链球菌中毒性休克综合征（streptococcal toxic shock syndrome，STSS）等，称为侵袭性 A 族链球菌疾病（invasive group A *Streptococcus* disease，IGASD）。IGASD 好发于 65 岁以上老年人、4 岁以下尤其是 1 岁以下儿童，儿童病死率达 19.7%。美国 2005～2012 年的大规模流行病学调查结果显示，1 岁以下儿童 IGASD 的发病率为 5.3/100 000。近年 IGASD 发病率呈上升趋势，已成为全球性社会公共卫生问题。肺炎是儿童 IGASD 的常见临床表现之一，研究报道有 6%～25.8% 的 IGASD 患儿表现为肺炎。GAS 肺炎病情比较严重，80%～100% 的患儿并发脓胸。41%～45% 的患儿需入住 ICU，15% 的患儿接受有创机械通气，病死率可达 8.3%。

（二）发病机制

GAS 具有多种类型的毒力因子，包括黏附毒素、细胞毒素、胞外酶、蛋白酶、DNA 酶、免疫反应性抗原、超抗原等。M 蛋白是 GAS 最主要的毒力因子，由 *emm* 基因编码，根据 M 蛋白的抗原特异性可将 GAS 分为 170 多个血清型，不同血清型的致病性不同。链球菌溶血素 O（SLO）和链球菌溶血素 S（SLS）是重要的毒素，不仅可以引起溶血，同时也可引起包括淋巴细胞在内的多种细胞膜损伤，影响细胞膜的物质转运过程，使靶细胞释放胞内成分并溶解，在 GAS 致病过程中起着重要作用。透明质酸酶是一种胞外酶，能破坏人体细胞间质中的透明质酸，为细菌感染的扩散因子，而 *hylA* 是其编码基因。半胱氨酸蛋白酶是另一种胞外酶，亦为扩散因子，可广泛破坏人体细胞间质中的纤维蛋白、纤维粘连蛋白、玻璃粘连蛋白、基质蛋白聚糖分子，并可激活宿主基质金属蛋白酶，导致广泛的软组织破坏，还可破坏人体免疫球蛋白，亦称为链球菌致热外毒素 B，其编码基因为 *speB*。此外，*endoS* 基因编码的胞外酶也有破坏人体免疫球蛋白的作用。目前已知与 IGASD 相关的克隆株有 emm1、emm3、emm4，其中 emm1 和 emm3 与高病死率相关。STSS 急骤起病，疾病早期即出现急性肺损伤、休克、多器官功能障碍综合征（MODS）、弥散性血管内凝血（DIC）、毛细血管渗漏综合征等表现，其发生主要由某些型别的 GAS 产生外毒素和超抗原引发，其中以 M1 蛋白最主要，可导致中性粒细胞和单核细胞的活化，并激发机体释放一系列炎症介质，从而导致全身严重炎症反应。

（三）病理改变

GAS 首先侵犯上呼吸道，由淋巴管到达支气管、肺实质和胸膜表面，逆行扩散后，局部的炎症反应可阻塞淋巴管。早期大多数炎症反应发生在间质，与病毒或支原体引起的间质性肺炎相似，表现为细支气管壁增厚、黏膜表层和肺组织坏死及淋巴管化脓性充血、肿胀，以及大量脓性分泌物积聚、局灶性出血、微小脓肿破裂至胸膜。如出现细支气管阻塞，阻塞远端的肺实质通气差，可发生肺脓肿或肺大疱。愈合期肺泡内的水肿液、红细胞、纤维蛋白和其他碎片可融合形成透明膜。

二、临床表现

GAS 肺炎好发于水痘、麻疹、猩红热、百日咳、甲型流感病毒感染及非甾体抗炎药使用后，但约 50% 的 IGASD 儿童缺乏已知的基础疾病。有报道甲型 H1N1 暴发流行时，儿童 GAS 肺炎伴脓胸的住院率明显上升，GAS 血流感染的发病率也上升。GAS 肺炎发病急，常有咽痛、声音嘶哑、胸痛、咳嗽、呼吸窘迫；发热，热程长，即使在有效的抗感染治疗后仍可达 10 天至 3 周；当炎症位于肺段或肺叶时叩诊呈浊音，听诊有捻发音，出现脓胸时有相应体征。严重者常并发 STSS，出现急性肺损伤、休克、MODS、DIC 等临床表现。儿童 STSS 发生率总体低于成人，见于 2%～22% 的 IGASD 患儿。

三、辅 助 检 查

（一）影像学检查

可见节段性肺炎及其他细菌性肺炎征象。细支气管周围弥漫性炎性渗出，与病毒引起的间质性肺炎及化脓性肺炎相似。常伴有肺脓肿、肺大疱、脓胸，可为单侧，也可发生在双侧。较少见的有心包炎、腹膜炎。

（二）病原学检查

合格痰标本、BALF、胸腔积液、血液培养到细菌即可确诊；mNGS 可对临床样本中的病原核酸进行快速检测，有助于病原学诊断。

（三）其他检查

白细胞增多，中性粒细胞升高，红细胞沉降率、CRP、PCT 升高，抗链球菌溶血素 O 抗体（ASO）可呈阳性。

四、诊断与鉴别诊断

（一）诊断要点

1. 好发于水痘、麻疹、猩红热、百日咳、甲型流感病毒感染及非甾体抗炎药使用后，起病急，常有咽痛、声音嘶哑、胸痛、咳嗽、呼吸困难及长程发热。严重者可并发 STSS、急性肺损伤、休克、MODS、DIC 等。

2. 外周血白细胞增多，中性粒细胞升高，红细胞沉降率、CRP、PCT 升高。肺部影像学改变以间质性肺炎最常见，也可表现为节段性肺炎，细支气管周围弥漫性渗出，肺实变，常伴有肺脓肿、肺大疱、脓胸。

3. 合格痰标本、血液、胸腔积液、BALF 细菌培养或 mNGS 检测阳性可确诊；ASO＞1 ∶ 250 阳性或恢复期 4 倍增高有助于诊断。

（二）鉴别诊断

1. 肺炎链球菌肺炎　常有发热、咳嗽、呼吸困难等症状，但往往较 GAS 肺炎发热时间短，住院天数也短，肺部病灶范围小，胸腔积液量较少；合格痰标本、血液、胸腔积液、BALF 细菌培养或 mNGS 检测阳性可明确诊断。

2. 金黄色葡萄球菌性肺炎　常见于新生儿、婴幼儿、营养不良及免疫功能低下者。起病急、病情重、进展快；高热，为弛张热或稽留热，中毒症状严重；肺部体征出现早，常并发肺脓肿、脓胸或脓气胸。可有各类皮疹，肝脾肿大，常有循环、神经及消化系统功能障碍，易发生心包炎、脑膜炎、骨髓炎等迁徙性化脓性病变。合格痰标本、BALF、胸腔积液、血液培养或 mNGS 检测阳性可明确诊断。

五、治　疗

（一）一般治疗

保持呼吸道通畅，必要时可给予氧疗及其他对症处理。保证室内空气流通，以室内温度 18～20℃、湿度 60% 为宜。需要保证营养及水分摄入，以维持水电解质和酸碱平衡。

（二）抗菌药物治疗

以青霉素为代表的 β-内酰胺类抗菌药物仍然是治疗 GAS 感染的首选药物，但体外药敏试验结果并不能完全代表药物的实际疗效，如多数 GAS 对 β-内酰胺类抗菌药物敏感，但由于此类药物作用于细菌细胞壁的合成环节，对脓肿或坏死组织中细菌已存在大量负荷甚至饱和状态的感染疗效欠佳。而以抑制蛋白合成为作用靶点的药物克林霉素则不受制于细菌载量及其繁殖旺盛程度，因其具有良好的组织渗透性以及有效抑制毒素的作用，无论对于敏感株还是耐药株感染均有效，与 β-内酰胺类抗菌药物联合应用有助于改善 IGASD 的预后，降低病死率。目前推荐 β-内酰胺类联合克林霉素治疗 STSS 及其他 IGASD。一项儿童研究显示，克林霉素联合青霉素治疗可使 IGAS 感染的预后改善超过 35%。抗菌药物治疗的疗程目前尚无定论，一般认为至少需 3 周，甚至更长。

（三）大剂量 IVIG

可通过提高中和抗体水平，阻断或灭活超抗原从而抑制 T 细胞激活，减少细胞因子释放；还可中和毒素，阻断 Fc 受体介导机制发挥抗炎作用，降低病死率，被认为是 STSS 治疗的有效手段，尤其是联合克林霉素治疗。但一项多中心回顾性研究显示，IVIG 治疗儿童 STSS 的病死率及住院时间与对照组均无显著差异，目前尚缺乏支持其在儿科临床应用的确切证据。

（四）糖皮质激素

能够改善血流动力学稳定性及血管活性药物的反应性，为其在 STSS 治疗中的应用提供了可能，但目前尚无证据显示对于改善预后有效。

六、预　防

已有报道 GAS 肺炎可发生家庭内聚集性感染，密切接触者感染的风险增加 200～2000 倍，因此除控制传染源外，主张对于密切接触者给予抗菌药物预防，虽其作用尚有争议。因头孢菌素对定植部位的细菌清除率高于青霉素，所以其预防疗效优于青霉素类，其他可选的药物包括大环内酯类和克林霉素。GAS 医院感染罕见，感染控制措施及对高危人群进行抗菌药物预防是控制 GAS 医院传播的重要环节。尽管以 M 蛋白为主的疫苗一直在研发中，但迄今仍没有安全有效的商用疫苗问世，为减轻全球 GAS 高负担，亟待开发针对大多数菌株有效的 GAS 疫苗。

第三节　金黄色葡萄球菌性肺炎

金黄色葡萄球菌（*Staphylococcus aureus*，SA）主要由呼吸道入侵或经血行播散入肺，导致原发性支气管源性肺炎或血源性肺炎，常见于新生儿、婴幼儿、营养不良及免疫功能低下者，年长儿也可发生，以冬、春季多见，是医院感染的常见细菌。近年来，随着肺炎链球菌和 b 型流感嗜血杆菌（Hib）疫苗的应用，SA 肺炎相对发病率上升，特别是在中低收入国家。SA 肺炎病情重，并发症多，预后差。

一、病因和发病机制

（一）病因

SA 是临床最常见的化脓性球菌，也是重要的条件致病菌，常定植于人类皮肤及黏膜表面，25%～30% 的健康人群鼻前庭可分离出 SA。依据细菌表面荚膜多糖抗原不同，SA 可分 11 个血清型，与感染相关的主要为 5 型和 7 型。SA 致病物质有多种，包括荚膜多糖抗原、葡萄球菌 A 蛋白、肽聚糖、磷壁酸，以及能产生多种毒素和酶，如溶血素、凝固酶、透明质酸酶、杀白细胞素、表皮剥脱毒素等。

（二）发病机制

SA 产生的毒性因子有助于细菌黏附于宿主组织，在宿主体内增殖和逃避宿主免疫系统。目前已知的致病机制包括溶血素损伤血小板；巨噬细胞和白细胞导致完全性溶血；杀细胞素杀死白细胞和巨噬细胞并破坏其功能，与坏死性肺炎密切相关；肠毒素和红疹毒素可引起胃肠道症状及皮肤改变；血浆凝固酶可使血浆中纤维蛋白原变成纤维蛋白，并覆盖在菌体表面，阻碍吞噬细胞的吞噬作用，有利于感染性血栓的形成及荚膜抗原可增加 SA 的毒力等。近年来由于抗菌药物的不合理使用，细菌耐药现象越来越严重。耐甲氧西林金黄色葡萄球菌（methicillin resistant *Staphylococcus aureus*，MRSA）已成为医院获得性感染的主要病原之一，呈多重耐药，对其他 β-内酰胺类抗菌药物均耐药；MRSA 还可通过改变抗菌药物作用靶位，产生修饰酶、外排泵作用等不同机制，对 β-内酰胺类、氨基糖苷类、大环内酯类、喹诺酮类、磺胺类、利福平等产生不同程度的耐药。MRSA 感染已成为当今抗感染领域面临的严重挑战。近年来，社区获得 MRSA（CA-MRSA）感染的报道逐渐增多，可发生在无易感因素的健康人群，主要是儿童和青年，CA-MRSA 具有克隆多样性，通常携带Ⅳ型和Ⅴ型 *SCCmec* 及编码杀细胞素的基因。

（三）病理变化

以肺组织广泛出血性坏死、多发性小脓肿形成为特点。脏胸膜覆盖着较厚的纤维素性脓性分泌物，脓肿中有 SA、白细胞、红细胞及坏死的组织碎片；胸膜下小脓肿破裂，形成脓胸或脓气胸；还可侵蚀支气管形成支气管胸膜瘘。若继发于败血症之后，则除肺脓肿外，其他器官，如皮下组织、骨髓、心包、肝、肾、肾上腺及脑均可发生脓肿。

二、临 床 表 现

在出现 1～2 天上呼吸道感染或皮肤小脓疱数日至 1 周以后，突然出现寒战、持续高热。年长儿大多高热为弛张热，但新生儿和体质虚弱儿童则可低热或无发热。病情发展迅速，中毒症状严重，表现为精神萎靡、面色苍白、呻吟、频咳、咳黄脓痰或脓血痰、喘憋、气促、呼吸困难、发绀、三凹征、呼吸和心率增快等；可有各类皮疹，以猩红热样皮疹和荨麻疹多见；肝脾肿大，常有循环、神经及消化系统功能障碍，如呕吐、腹泻、腹胀、嗜睡、烦躁不安、惊厥等感染中毒症状，甚至呈休克状态。肺部体征出现较早，早期呼吸音减低，有散在中、细湿啰音。病程中可迅速出现肺脓肿，常为散在小脓肿。常并发脓胸或脓气胸，叩诊浊音，语颤及呼吸音减弱或消失。病变易扩散，发生心包炎、肝脓肿、脑膜炎、骨髓炎等迁徙性化脓病变。儿童 CA-MRSA 感染以皮肤软组织感染为主，也可引起坏死性肺炎、脓胸，甚至急性呼吸窘迫综合征（ARDS）等。

三、辅 助 检 查

（一）胸部影像学

呈多发、多形、多变特点。早期仅表现为肺纹理增粗、增多，一侧或双侧出现小灶性浸润影。但病变发展迅速，甚至在数小时内就可发展成肺脓肿、脓胸、脓气胸、肺大疱，严重者可并发纵隔气肿、皮下气肿及支气管胸膜瘘等。CA-MRSA 上述表现更加明显。影像学病灶阴影持续时间长，重症病例在 2 个月左右阴影仍不能完全消失（图 4-6-2）。

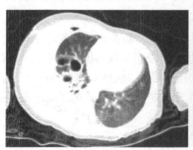
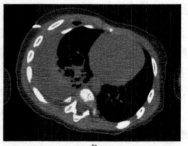

A   B

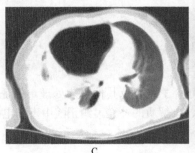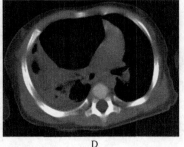

图4-6-2　患儿，男，8个月。因"咳嗽、发热8天，加重伴气促1天"入院。胸部CT检查结合胸腔积液培养结果，确诊为金黄色葡萄球菌性肺炎合并肺脓肿、脓胸、脓气胸

A、B. 入院时胸部CT显示纵隔左移，右肺片状密度增高影伴多发蜂窝样改变，右胸腔可见弧形积液影；

C、D. 数天后复查胸部CT显示右肺感染，右侧液气胸改变

（二）病原学检查

合格痰标本、BALF、胸腔积液、血液细菌培养阳性可确诊，药物敏感试验可以协助MRSA感染的诊断。mNGS可以对上述标本内的病原核酸进行快速的测定。

（三）其他检查

外周血白细胞一般超过（15～30）$\times 10^9$/L，以中性粒细胞增多为主，并伴核左移，白细胞内可见中毒颗粒。部分小婴儿白细胞可减少至5×10^9/L以下，但中性粒细胞百分比仍较高。白细胞总数减少多提示病情严重及预后不良。CRP、PCT明显增高。

四、诊断与鉴别诊断

（一）诊断要点

1. 婴幼儿，起病急、病情重、进展快；频咳、咳黄脓痰或脓血痰；喘憋、气促、呼吸困难、发绀、三凹征、呼吸和心率增快。

2. 外周血白细胞、CRP、PCT明显增高，胸部影像学表现为肺脓肿、肺大疱、脓胸或脓气胸等。如近期有上呼吸道感染、皮肤软组织感染病史或哺乳母亲患乳腺炎，有助于诊断。

3. 合格痰标本、BALF、胸腔积液、血液细菌培养或mNGS检测阳性可确诊。

（二）鉴别诊断

1. 肺炎链球菌肺炎　可并发肺脓肿、脓胸、脓气胸等并发症。但SP肺炎典型表现为高热、咳嗽和胸痛，咳铁锈色痰，肺部体征出现相对晚。年长儿多表现为大叶性肺炎改变。合格痰标本、BALF、胸腔积液、血液细菌培养或mNGS检测阳性可明确诊断。

2. 革兰氏阴性菌肺炎　常见病原为肺炎克雷伯菌、大肠埃希菌、流感嗜血杆菌等。也可并发脓胸，但肺脓肿少见。多见于婴儿及有基础疾病者。临床表现多为发热、咳嗽、咳痰，严重者可出现呼吸困难，甚至出现全身中毒症状。合格痰标本、BALF、胸腔积液、血液等细菌培养或mNGS检测阳性可明确诊断。

3. 原发性肺结核伴空洞　好发于有开放性结核病接触史而无卡介苗接种史的儿童。表现为持续性发热，多伴有盗汗、乏力、纳差、体重下降等结核中毒症状。原发综合征典型胸部X线片表现为哑铃状双极影，进展时可出现空洞。结核菌素试验及γ干扰素释放试验阳性对诊断有重要意义。

4. 支气管异物伴感染　也有发热、咳嗽、肺实变等类似表现，部分可继发肺脓肿。但多有异物吸入病史，听诊患侧肺部呼吸音减低。CT可以帮助识别大多数支气管内异物。支气管镜检查有

助于发现近端支气管内异物。

五、治　疗

（一）一般治疗

注意气道管理，保持呼吸道通畅，必要时可给予氧疗及其他对症处理。保证室内空气流通，以室内温度 18～20℃、湿度 60% 为宜。注意水、电解质的补充，纠正酸中毒和电解质紊乱。

（二）抗感染治疗

甲氧西林敏感金黄色葡萄球菌（MSSA）首选苯唑西林、氯唑西林，备选第一代、第二代头孢菌素。国外也有推荐首选头孢唑啉或苯唑西林的报道。MRSA 肺炎推荐首选万古霉素，备选利奈唑胺或替考拉宁。也有推荐联用利福平或氨基糖苷类抗菌药物治疗威胁生命的严重肺炎。MSSA 肺炎抗菌药物疗程在 2 周左右，MRSA 肺炎疗程延长至 3～4 周。并发脓胸、脓气胸、肺脓肿时，疗程延长至 6～10 周甚至更长。

（三）其他治疗

如脓液量少可采用反复胸腔穿刺抽脓治疗；但多数患儿脓液增长快、黏稠而不易抽出，宜积极施行胸腔闭式引流术。可试用胸腔内注入重组人组织型纤溶酶原激活剂、脱氧核糖核酸酶（deoxyribonuclease，DNase）、尿激酶等，局部应用抗菌药物的疗效尚不肯定。对于确诊或可疑 SA 严重脓毒症和坏死性肺炎者，可同时应用静脉丙种球蛋白治疗。

并发脑膜炎、心包炎或张力性气胸者预后差，病死率高达 10%～20%。并发脓胸、脓气胸者预后较好，治愈者长期随访多无遗留肺功能障碍。

六、预　防

SA 疫苗一直在研发中，但目前尚无可用的有效疫苗。应重视幼托机构居室的卫生清洁，及时检查工作人员鼻咽部或皮肤是否携带 SA，带菌者应及时予以去定植等处理。对于 MRSA 肺炎患儿应进行单间隔离，医护人员应戴一次性口罩和手套并穿隔离衣，物品专用，注意手卫生。

第四节　流感嗜血杆菌肺炎

流感嗜血杆菌（*Hemophilus influenzae*，Hi）是仅次于 SP 的儿童 CAP 常见病原菌，占 8%～20%。随着 b 型流感嗜血杆菌（Hib）疫苗的接种，Hib 感染率不断下降。近年大多数 Hi 肺炎由无荚膜的未分型菌株（NTHi）引起，可为原发感染，也常继发于流感病毒等感染之后，以婴幼儿多见，冬、春季好发。

一、病因和发病机制

（一）病因

Hi 依据细菌表面的有无荚膜分为有荚膜可分型菌株（typeable Hi）和无荚膜未分型菌株（non-typeable Hi，NTHi）。可分型菌株有 a、b、c、d、e 和 f 6 种荚膜型。Hi 存在于正常人体黏膜，儿童鼻咽部携带率为 20%～40%，主要以 NTHi 为主，不同国家和地区、季节、种族及不同年龄组的携带率有较大差异。

（二）发病机制

Hi 的致病物质为荚膜、菌毛、内毒素、IgA1 蛋白酶等，其中荚膜多糖是最重要的致病因子，可抵抗吞噬细胞的吞噬和补体介导的溶解。菌毛是一种黏附素，可使细菌黏附在呼吸道黏膜，从而使血细胞发生凝集；菌毛表面的抗原物质还可刺激机体产生抗体。内毒素的致病作用尚不清楚。IgA1 蛋白酶可水解溶酶体相关膜蛋白 1，增加细菌黏附于黏膜的能力。Hib 因含有核糖-核糖醇-磷酸的多聚结构，毒力最强，是 Hi 结合疫苗应用前儿童细菌性脑膜炎的主要菌株；而 NTHi 已成为 Hib 疫苗应用后的主要侵袭性菌株，虽然其侵袭力不强，但可定植于鼻咽部，通过生物膜特异的胞外蛋白 P2、P5 和 P6 促进生物膜的形成。Hi 的耐药机制主要是通过质粒传递产生 β-内酰胺酶，从而对氨苄西林等抗菌药物耐药。NTHi 菌株 β-内酰胺酶检出率较有荚膜菌株更高。

（三）病理变化

肺组织可见多形核白细胞浸润炎性区域，支气管或细支气管上皮细胞破坏，间质水肿常呈出血性。病变多为节段性或大叶性肺炎，也可呈支气管肺炎改变。

二、临床表现

起病较慢，呈亚急性。常有发热、咳嗽，可呈百日咳样痉挛性咳嗽；气促或呼吸困难，可有三凹征，肺部中、细湿啰音。个别表现类似于感染性细支气管炎，表现为咳嗽、喘息、肺部哮鸣音。全身症状较重，中毒症状明显；小婴儿可并发脓胸、肺大疱及心包炎、败血症、脑膜炎、化脓性关节炎等侵袭性感染，易遗留支气管扩张症等。

三、辅助检查

（一）胸部影像学

可呈点片状渗出、过度通气及斑片状实变；早期变化与急性感染性细支气管炎相似，但随着间质炎症加重，可出现粟粒状阴影，常于肺底部融合（图 4-6-3）。

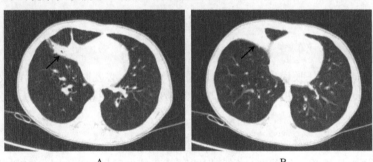

图 4-6-3　患儿，男，3 岁。主因"咳嗽、发热 10 余天"入院。胸部 CT 结合 BALF 培养结果，
确诊为流感嗜血杆菌肺炎
A、B.胸部 CT 显示右肺中叶片状密度增高影（箭头所示）

（二）病原学检查

合格痰标本、肺泡灌洗液、胸腔积液、血液细菌培养阳性可确诊。mNGS 可以对上述标本中的病原核酸进行快速和准确的测定。

（三）其他检查

白细胞增多明显，可达（20~70）×10⁹/L，以中性粒细胞增多为主，有时伴有淋巴细胞相对或绝对升高；CRP、PCT 增高。

四、诊断与鉴别诊断

（一）诊断要点

1. 以婴幼儿为主，起病较慢，常继发于流感病毒等感染。常有痉挛性咳嗽，可有喘息，全身症状较重。

2. 外周血白细胞增多明显，以中性粒细胞增多为主，CRP、PCT 增高。胸部 X 线片呈点片状渗出、过度通气及斑片状实变，可见粟粒状阴影。

3. 合格痰标本、BALF、胸腔积液、血液培养或 mNGS 检测阳性可明确诊断。

（二）鉴别诊断

1. 肺炎链球菌肺炎 好发于 5 岁以下儿童，临床典型表现为高热、咳嗽和胸痛，咳铁锈色痰，肺部体征出现相对晚。胸部影像学检查年长儿多表现为支气管肺炎改变，年幼儿则多为支气管肺炎改变。合格痰标本、BALF、胸腔积液、血液细菌培养或 mNGS 检测阳性可确定诊断。

2. 金黄色葡萄球菌性肺炎 婴幼儿多见，起病急，高热、咳嗽、喘憋，中毒症状重，多有黄脓痰或脓血痰；肺部体征出现早，听诊可闻及湿啰音。病情进展迅速，可发生肺脓肿、脓胸或脓气胸；多数并发败血症。合格痰标本、BALF、血液、胸腔积液细菌培养或 mNGS 检测阳性可确诊。

3. 百日咳 也有痉挛性咳嗽，但病程一般为 6～12 周，有时更长。典型的病程可分为 3 个阶段，即卡他期、痉咳期和恢复期。好发于未接受免疫的儿童，多有百日咳接触史。外周血可见白细胞明显增多，以淋巴细胞增多为主。呼吸道标本细菌培养、酶联免疫吸附试验检测特异性抗体或 PCR 检测 DNA 有助于鉴别。

4. 急性血行播散性肺结核 多发生在未接种卡介苗患儿，常有结核接触史。多数起病较急，以高热和急性中毒症状为主，肺部啰音可不明显，常伴发结核性脑膜炎。胸部影像学检查可见粟粒样阴影，但大小、密度、分布一致。外周血中性粒细胞明显增多及核左移，红细胞沉降率增快。结核菌素试验及 γ 干扰素释放试验阳性对诊断有重要意义。

五、治 疗

（一）一般治疗

注意气道管理，保持呼吸道通畅，如吸痰通畅气道等。必要时可给予氧疗及其他对症处理。保证室内空气流通，以室内温度 18～20℃、湿度 60% 为宜。注意酸碱平衡失调及电解质紊乱的纠正。

（二）抗感染治疗

首选阿莫西林克拉维酸、氨苄西林舒巴坦或阿莫西林舒巴坦。近年来，Hi 对氨苄西林的耐药率明显上升，对氨苄西林耐药时建议选用头孢呋辛或头孢曲松等，或新一代大环内酯类抗菌药物，如阿奇霉素、克拉霉素等。疗程 5～7 天，有脓胸、脓气胸等肺部并发症者疗程延长至 6～10 周，甚至更长。

六、预 防

增强体质，注意营养；室内通风，减少被动吸烟；注意手卫生，避免交叉感染。接种疫苗是预防儿童 Hi 感染的有效手段，目前唯一可接种的为 Hib 结合疫苗，适用于 2 个月以上儿童。

第五节　肺炎克雷伯菌肺炎

肺炎克雷伯菌（*Klebsiella pneumoniae*，KP）是重要的条件致病菌，在机体免疫力低下时，会导致呼吸道、泌尿道、血流等部位医院获得性感染，以重症监护病房（ICU）中最为常见。KP 肺炎多见于新生儿及小婴儿，可继发于支气管扩张症、流感或结核患儿，亦可在长时间使用抗菌药物后发生。近年来，由于抗菌药物的广泛应用及免疫抑制药的使用，发病有增多趋势，并且病情重，预后差，病死率高。

一、病因和发病机制

（一）病因

KP 广泛分布于自然界的水和土壤中，并可在人类的鼻咽部及肠道中定植。当机体免疫力降低或长期大量使用抗菌药物时可引起感染，为医院获得性肺炎（HAP）的最常见病原菌。KP 易产生超广谱 β-内酰胺酶（extended-spectrum beta-lactamase，ESBL），从而导致多重耐药（multi-drug resistance，MDR）。耐碳青霉烯类抗菌药物肺炎克雷伯菌（carbapenem-resistant *Klebsiella pneumoniae*，CRKP）是当前对人类构成严重威胁的细菌，呈广泛耐药（XDR），甚至全耐药（PDR）。全国细菌耐药监测网数据显示，儿童 CRKP 检出率逐年上升，从 2014 年的 5.6% 上升到 2018 年的 9.6%，但检出率及感染导致的总体死亡率低于成人。

（二）发病机制

KP 主要通过荚膜多糖、脂多糖、铁载体系统、菌毛黏附蛋白等毒力因子引发感染，其中荚膜多糖是 KP 最重要的毒力因子，在抗吞噬作用、抑制早期炎症反应、抑制抗菌肽、阻碍树突状细胞成熟等方面发挥重要作用。KP 肺炎可为原发或继发，原发感染偶见于婴幼儿，可因奶瓶、吸氧设备及湿化器污染而发生交叉感染。多数系吸入口咽分泌物所致，也可由于吸入 KP 气溶胶诱发。患儿的粪便、感染的泌尿道分泌物等均为细菌定植的重要场所和感染来源；感染的重要传播途径为经医务人员的手。KP 通过质粒和转座子的传播产生 ESBL，主要基因型为 CTX-M 型。KP 耐碳青霉烯类抗菌药物主要的机制为产生碳青霉烯酶，尤其是产 KPC 酶，此外还可以通过孔蛋白丢失、外排泵增加等途径导致耐药。

（三）病理变化

广泛肺泡损坏、肺实质坏死出血、肺泡壁塌陷、纤维组织增生；较大血管腔内血栓形成、肺脓肿及空洞形成，肺泡腔可见以中性粒细胞为主的炎症细胞浸润，有大量黏蛋白渗出物。实变常沿大叶或节段性分布，原发性肺炎常呈大叶性分布，也可为小叶性或两者兼有；继发性肺炎多为小叶性分布。病变累及胸膜、心包时，可引起渗出性或化脓性积液。

二、临床表现

起病急，频咳、高热、呼吸困难、发绀，中毒症状明显，精神萎靡，面色苍白；年长儿有大量胶冻样黏稠血性痰，但婴幼儿少见；由于气道被黏液阻塞，肺部体征较少或完全缺乏；病情极为严重，发展迅速，常进展至呼吸衰竭、脓毒症休克和弥散性血管内凝血。

三、辅助检查

（一）胸部影像学

表现呈多样性，常见节段性或大叶性致密实变阴影，其边缘往往膨胀凸出。可迅速发展到邻近肺段，以右上叶多见，两肺下叶及上叶亦可见。常见并发症为肺脓肿，可呈多房性蜂窝状，日后形成纤维性病变；其次为脓胸及胸膜肥厚。

（二）病原学检查

合格痰标本、肺泡灌洗液、血液或胸腔积液中培养阳性可确诊。20%～60% 的患儿疾病早期血培养可阳性。mNGS 可以对上述标本中的病原核酸进行快速和准确的测定。

（三）其他检查

外周血白细胞及中性粒细胞可轻度增多，白细胞减少者预后差。痰涂片可见大量革兰氏阴性菌。

四、诊断与鉴别诊断

（一）诊断要点

1. 骤然发病，频咳、高热、呼吸困难、胸痛，咳胶冻样黏稠血性痰。病情严重，进展迅速。

2. 外周血白细胞及中性粒细胞可轻度增多，白细胞减少者预后差。胸部影像学常见节段性或大叶性致密实变阴影，可并发肺脓肿。

3. 合格痰标本、BALF、胸腔积液、血液细菌培养或 mNGS 检测阳性可确诊。

（二）鉴别诊断

1. 肺炎链球菌肺炎 好发于 5 岁以下儿童，临床典型表现为高热、咳嗽和胸痛，咳铁锈色痰，肺部体征出现相对晚。年长儿多表现为大叶性肺炎改变，年幼儿则多为支气管肺炎改变。合格痰标本、BALF、血液、胸腔积液细菌培养或 mNGS 阳性可明确诊断。

2. 金黄色葡萄球菌性肺炎 婴儿多见，起病急，高热、中毒症状重、频咳、喘憋，多有黄脓痰或脓血痰。肺部体征出现早，听诊可闻及湿啰音。病情进展迅速，可发生肺脓肿、脓胸或脓气胸；多数并发败血症。外周血白细胞明显增多，CRP、PCT 明显增高。合格痰标本、BALF、血液、胸腔积液等细菌培养或 mNGS 阳性可明确诊断。

3. 腺病毒肺炎 多见于 6 个月至 2 岁小儿，冬、春季高发，起病急，高热、频咳或阵咳、喘憋，全身中毒症状明显。肺部体征出现晚，后期出现湿啰音或管状呼吸音。胸部 X 线片改变出现早，阴影不局限于某个肺叶，病灶吸收较慢。外周血白细胞大部分正常或减少，PCT 无明显升高。呼吸道病毒抗原或核酸检测可确诊。

4. 支原体肺炎 以学龄期儿童多见，发热明显，咳嗽剧烈，早期肺部体征不明显。胸部影像学表现多样性，症状及体征与胸部影像学改变不平行。外周血白细胞（WBC）正常或轻度增多，CRP、红细胞沉降率可显著增高。痰液、BALF 及胸腔积液中分离出 MP，或 MP 抗体及 DNA 阳性有助于确诊。

五、治　疗

（一）一般治疗

保持呼吸道通畅，必要时可给予氧疗及对症处理。保证室内空气流通，以室内温度 18～20℃、湿度 60% 为宜。经常变换体位以减少肺淤血，促进炎症吸收。注意隔离，避免交叉感染。注意水、电解质的补充，纠正酸中毒和电解质紊乱。

（二）抗感染治疗

不产 ESBL 菌株感染可依据药敏结果选药，首选第三代或第四代头孢菌素或哌拉西林等广谱青霉素，备选 β-内酰胺类/β-内酰胺酶抑制药；产 ESBL 菌株轻中、度感染可结合药敏结果选用哌拉西林他唑巴坦、头孢哌酮舒巴坦，重症感染或其他抗菌药物疗效不佳时选用亚胺培南、美罗培南等碳青霉烯类抗菌药物。对于儿童耐碳青霉烯类肠杆菌科细菌（carbapenem-resistant Enterobacteriaceae，CRE）感染，国外学者推荐首选延长输注美罗培南联合阿米卡星或氟喹诺酮类或多黏菌素 E（8 岁以上儿童），备选替加环素或磷霉素。新型 β-内酰胺类复合制剂，如头孢他啶阿维巴坦、美罗培南韦博巴坦、亚胺培南瑞来巴坦对 CRE 有较高的体外抑制活性，为治疗带来新希望，但目前仅在儿科进行临床试验，尚未应用于 CRE 肺炎的治疗。KP 肺炎的疗程为 2～3 周。

总体预后差，病死率极高，存活者常有肺部后遗症，如残余化脓性病灶、支气管扩张症、肺气肿、纤维化、胸膜增厚等。

六、预　防

加强医院感染预防，对 CRKP 患儿实施单间隔离，物品专用，注意手卫生，加强医院环境和器械消毒等。目前已设计出 KP 灭活全菌疫苗、核糖体疫苗、外膜囊泡疫苗、蛋白疫苗和多糖疫苗等多种疫苗，但尚未应用于人类。

第六节　大肠埃希菌肺炎

大肠埃希菌（*Escherichia coli*，*E.coli*）是临床常见的条件致病菌，也是医院获得性肺炎（HAP）的重要病原菌，近年在儿童 CAP 中的比例也有上升趋势。*E.coli* 肺炎多见于新生儿和小婴儿，或继发于糖尿病、肾盂肾炎等慢性疾病、腺病毒感染后。起病急、变化快，病情重且易迁延。

一、病因和发病机制

（一）病因

E.coli 是临床最常见的和重要的革兰氏阴性分离菌，是人体肠道的正常定植菌。当宿主免疫功能降低或细菌入侵肠道外组织和器官时，可引起肠道外感染，以泌尿道、呼吸道感染和菌血症等最为常见。*E.coli* 肺炎多见于新生儿或小婴儿，为败血症的一部分；常在腺病毒性肺炎、泌尿道或胃肠道感染、手术、气管插管和使用呼吸机等后继发感染；糖尿病、肾盂肾炎后也可发生。产 *ESBL* 以及 CR *E.coli* 的出现给临床抗感染治疗带来严峻挑战。

（二）发病机制

E.Coli 的致病物质包括黏附素和外毒素，黏附素可使细菌黏附在人体泌尿道和肠道细胞表面，外毒素包括志贺毒素Ⅰ和Ⅱ、肠毒素、溶血素 A 等；溶血素 A 能破坏红细胞，导致细胞因子的释放和组织炎症。主要耐药机制为产 ESBL，它是由质粒介导，能水解青霉素类、头孢菌素及单环酰胺类，且能被 β-内酰胺酶抑制药所抑制的一类 β 内酰胺酶。此外，也可以通过产生碳青霉烯酶以及改变细胞膜渗透性导致对碳青霉烯类抗菌药物耐药。

（三）病理变化

肺泡壁充血、肿胀，肺泡内充满由单核细胞、巨噬细胞和淋巴细胞组成的黏稠渗出物，以单核细胞为主，部分肺泡壁坏死；支气管、细支气管充血、水肿，炎症严重和坏死区域可见支气管破坏、中心区域细小、弥漫性间质纤维化。

二、临床表现

多有发热、寒战、咳嗽、咳痰，痰常为黏稠或脓性，可有腥臭味，胸痛、发绀、呼吸困难等表现。全身症状极重，常并发脓毒症及休克，脉搏增快常与发热不成比例，新生儿体温不升；严重者可有嗜睡、脓毒症休克、循环障碍、DIC 等。常并发脓胸，但肺脓肿少见。

三、辅助检查

（一）胸部影像学

多呈两侧支气管肺炎或间质性肺炎，多叶弥漫性斑片状浸润阴影，以两下肺为主。并发脓胸时有相应的表现（图 4-6-4）。

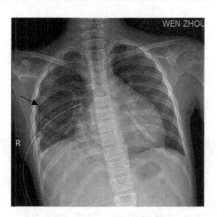

图 4-6-4　患儿，女，9 岁。主因"发热 6 天，腹痛伴呼吸困难 2 天"入院。胸部 X 线显示右侧胸壁下弧形透亮影（箭头所示），右侧肋膈角变钝，右下肺见斑片状密度增高影。结合胸腔积液细菌培养结果，确诊为大肠埃希菌肺炎伴脓气胸

（二）病原学检查

合格痰标本、BALF、血液或胸腔积液细菌培养阳性可确诊。mNGS 可以对上述标本中的病原核酸进行快速和准确的测定。

（三）其他检查

外周血白细胞及中性粒细胞可轻度增多，白细胞减少者预后差。痰涂片可见大量革兰氏阴性菌。

四、诊断与鉴别诊断

（一）诊断要点

1. 常见于新生儿或小婴儿，多为双侧支气管肺炎；全身症状极重，常并发脓毒症及休克，体温与脉率不成比例，常有脓胸。

2. 外周血白细胞及中性粒细胞可轻度增多。肺部影像学多呈两侧支气管肺炎或间质性肺炎，多叶弥漫性斑片状浸润阴影，以两下肺为主，可并发脓胸。

3. 确诊主要依据为合格痰标本、BALF、血液、胸腔积液培养或 mNGS 检测阳性。

（二）鉴别诊断

同本章的第五节肺炎克雷伯菌肺炎鉴别诊断。

五、治　　疗

（一）一般治疗

保持呼吸道通畅，必要时可给予氧疗及其他对症处理。保证室内空气流通，以室内温度 18～20℃、湿度 60% 为宜。经常变换体位以减少肺淤血，促进炎症吸收。注意水、电解质的补充，纠正酸中毒和电解质紊乱。

（二）抗感染治疗

不产 ESBL 菌株感染可依据药敏结果选药，推荐首选第三代或第四代头孢菌素或哌拉西林等广谱青霉素，备选 β-内酰胺酶抑制药；产 ESBL 菌株轻、中度感染首选替卡西林克拉维酸、哌拉西林他唑巴坦，重症感染或其他抗菌药物疗效不佳时选用亚胺培南、美罗培南等碳青霉烯类抗菌药物。国外学者推荐，儿童 CRE 感染，首选延长输注美罗培南，联合阿米卡星或氟喹诺酮类或多

黏菌素 E（8 岁以上儿童），备选替加环素或磷霉素。新型 β-内酰胺类复合制剂，如头孢他啶阿维巴坦、美罗培南韦博巴坦、亚胺培南瑞来巴坦对 CRE 有较高的体外抑制活性，为治疗带来新希望，但目前仅在儿科进行临床试验，尚未应用于 CRE 肺炎的治疗。疗程为 2～3 周。

总体预后差，病死率可达 50%，存活者常有肺部后遗症。

六、预　　防

尚无有效疫苗应用于临床。预防的关键在于加强医院感染防控，对确诊患儿进行隔离，加强医院内环境和物品消毒，加强医务人员手卫生等。

第七节　铜绿假单胞菌肺炎

铜绿假单胞菌（*Pseudomonas aeruginosa*，PA）是引起住院患者特别是 ICU 患者肺炎的主要病原菌，是医院获得性肺炎（HAP）的重要病因，多见于呼吸机相关性肺炎。社区获得性 PA 肺炎好发于早产儿、严重先天性心脏病、慢性肺疾病、粒细胞缺乏、免疫功能缺陷，以及长期使用抗菌药物的儿童。PA 肺炎病情重，预后差，死亡率极高。

一、病因和发病机制

（一）病因

PA 在自然界广泛分布，存在于土壤、水、植物、食物中，是人体的正常菌群之一，可在皮肤和肠道分离到，很少引起健康人群感染。PA 可定植于医疗器械和医院环境中，是 HAP 的重要条件致病菌，可通过吸入内源性口腔菌群，接触被污染的呼吸机管道或其他医疗设备或通过血源性传播而发生。昏迷和（或）伴有误吸者及长期住院特别是久住 ICU 接受各种侵入性操作、近期胸腹部手术者、90 天内曾使用抗菌药物是发病的危险因素。健康人群暴露于严重污染的烟雾、水源时，偶可发生严重社区获得性 PA 肺炎。

（二）发病机制

PA 肺炎可分为急性和慢性，发病机制复杂，涉及细菌及宿主两方面，而宿主局部或全身免疫功能低下为主要因素。当人体发生细胞损伤或病毒感染时有利于 PA 的黏附，感染的严重程度有赖于细菌的致病因子与宿主的反应。PA 有多种毒力因子，包括黏附素、外毒素、内毒素和酶，其中黏附素是细菌定植于宿主细胞的必要条件，至少有 4 种菌体结构与其有关，即鞭毛、菌毛、脂多糖（LPS）及藻酸盐；外毒素 A 是最重要的致病因子，主要功能为抑制蛋白质的合成，还可抑制巨噬细胞吞噬功能。内毒素包括 LPS 和原内毒素蛋白，后者还具有神经毒性；多种蛋白分解酶，如碱性蛋白酶、磷酸酯酶 C 等都与致病性有关。上皮细胞在防御 PA 感染中起重要作用，中性粒细胞在清除细菌中发挥关键作用，肺泡巨噬细胞可通过激活细胞表面多种受体产生细胞因子，如IL-4、IL-10 等参与炎症反应。PA 通过改变人体代谢和免疫刺激特性，导致 LPS 下调和胞外多糖（EPS）上调，有利于生物膜的形成。EPS 反过来诱导呼吸道和全身的黏液细胞产生黏液。当前，PA 耐碳青霉烯类抗菌药物问题备受临床关注，国内儿童 PA 分离株对碳青霉烯类的耐药率低于成人，总体不超过 20%。PA 耐药机制十分复杂，包括产生灭活酶、膜通透性下降、靶位改变、生物膜形成、主动外排系统的表达等。

（三）病理变化

为坏死性肺炎，表现为出血、渗出、中性粒细胞浸润、肺小脓肿形成。随着病变进展，可出现慢性炎症改变，如细支气管纤毛倒伏、部分脱落，以及管腔脓肿形成、肺泡间隔增厚。炎症细胞以淋巴细胞浸润为主，慢性炎症反应可持续存在，长时间不消散。

二、临床表现

PA 为条件致病菌，常在患儿体内或者医院环境中寄生定植，感染多继发于免疫功能低下的患儿。因此，当这些患儿出现发热、咳嗽、咳黄色或黄绿色脓性痰、痰液黏稠且伴有气急等呼吸道症状时，应考虑 PA 感染的可能；尤其是原有肺部慢性疾病（如支气管扩张症）的患者，平时常伴慢性咳嗽、咳痰，当出现黄绿色脓痰、呼吸困难加重及肺功能进行性减退时，应考虑 PA 感染的可能。部分侵袭性社区获得性 PA 感染伴肺炎患儿，多有呼吸困难、发绀，部分快速发展至呼吸衰竭，肺部可闻及弥漫性细湿啰音和哮鸣音。出现并发症时可出现相应的症状和体征。危重症患儿可进展为 MODS 并导致死亡。

三、辅助检查

（一）胸部影像学

以支气管肺炎样改变为主，多累及两肺，可见结节状浸润阴影及多发细小脓肿，病变发展可融合成大脓肿；有时累及整个肺叶，可出现一侧或双侧脓胸甚至血性胸腔积液（图 4-6-5）。

（二）病原学检查

合格痰标本、肺泡灌洗液或胸腔积液中可见大量革兰氏阴性杆菌，培养呈阳性。部分患儿疾病早期血培养可呈阳性。mNGS 可对上述标本中的病原核酸进行快速和准确的测定。

（三）其他检查

外周血白细胞常轻度增多，可有中性粒细胞增多伴核左移；部分患者白细胞可减少，白细胞不增多者预后往往较差；可有贫血和黄疸。

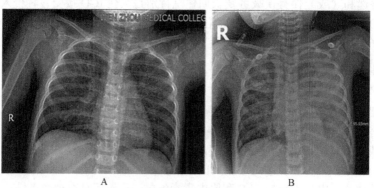

图 4-6-5 患儿，女，3 岁。主因"咳嗽 1 周，发热 3 天，气促 1 天"入院。影像学检查结合血培养、胸腔积液培养结果，确诊为铜绿假单胞菌肺炎伴胸腔积液

A.胸部 X 线（发热第 1 天）显示双肺纹理增多、增粗；B.胸部 X 线（发热第 3 天）显示右肺大片状密度增高影，左肺大片状致密影，左膈面及左肋膈角消失

四、诊断与鉴别诊断

（一）诊断要点

1. 早产儿、严重先天性心脏病、慢性肺疾病、免疫功能缺陷，以及长期使用抗菌药物的患儿，出现发热、咳嗽，咳大量绿色脓痰。

2. 外周血白细胞增多，可有中性粒细胞增多伴核左移；白细胞增多者预后较差。胸部影像学可见结节状浸润阴影及多发细小脓肿，可伴有脓胸。

3. 合格痰标本、BALF、胸腔积液、血细菌培养或 mNGS 检测阳性可确诊。

（二）鉴别诊断

同本章第五节肺炎克雷伯菌肺炎鉴别诊断。

五、治　疗

（一）一般治疗

保持呼吸道通畅，必要时可给予氧疗及其他对症处理。保证室内空气流通，以室内温度18～20℃、湿度60%为宜。重症患儿进食困难者，可给予肠道外营养。注意酸中毒和电解质紊乱的纠正。

（二）抗感染治疗

对于非MDRPA轻度肺炎且无基础疾病，可单药治疗，首选静脉应用抗PAβ-内酰胺类，如β-内酰胺类/β-内酰胺酶抑制药（哌拉西林他唑巴坦、头孢哌酮舒巴坦）、头孢菌素类（头孢他啶、头孢吡肟）或碳青霉烯类（美罗培南、亚胺培南等）；对于非多重耐药铜绿假单胞菌（MDRPA）重度肺炎但有基础疾病者采用联合治疗，如抗PA β-内酰胺类+氨基糖苷类。对于碳青霉烯类抗菌药物耐药PA（CRPA），推荐延长输注美罗培南加氨基糖苷类或多黏菌素。有研究显示，磷霉素与碳青霉烯类等抗菌药物对CRPA有协同杀菌作用，联合治疗能提高临床疗效，可作为CRPA治疗的备选药物。有支气管扩张症、CF等结构性病变的PA感染还可联合抗菌药物雾化治疗，主要有妥布霉素、阿米卡星、庆大霉素和多黏菌素E。疗程为2～3周。

六、预　防

目前MEDI3902、AR-105、IC43等疫苗已经进入临床试验阶段，但尚未应用于人类。预防的重点在于防止PA肺炎在医疗机构中暴发流行；对CRPA感染患儿进行单间隔离，注意手卫生，加强环境和物品消毒等。

第八节　厌氧菌肺炎

厌氧菌（anaerobe）是一类只能在低氧分压或无氧条件下才能生长的细菌，是正常人体皮肤和黏膜细菌菌群中最主要的组成部分，也是内源性细菌感染的常见病原菌。儿童厌氧菌感染常见，通常严重甚至威胁生命。厌氧菌多与需氧菌混合感染引起儿童下呼吸道感染，以吸入性肺炎、肺脓肿和脓胸最为常见。

厌氧菌的感染多为混合感染，由于厌氧菌的分离和培养过程条件严苛，目前厌氧菌的感染率很难明确。有学者对74例吸入性肺炎患儿的气管吸出物进行病原学检测发现，90%检出厌氧菌，每位患儿平均培养出4.9种细菌，包括2.7种厌氧菌和2.2种需氧菌。目前尚缺乏儿童厌氧菌肺炎的大样本流行病学资料。

一、病因和发病机制

（一）病因

1. 厌氧球菌　包括革兰氏阳性消化链球菌、消化球菌、厌氧性链球菌和革兰氏阴性韦荣球菌。

2. 革兰氏阴性厌氧菌　在肺部厌氧菌感染中很常见，其中以类杆菌属最多见，其次是梭杆菌属，偶有纤毛菌属。类杆菌属中最常见的是脆弱拟杆菌、产黑色素类杆菌、口腔类杆菌。梭杆菌属包括核梭杆菌、坏死梭杆菌、可变梭杆菌等。

3. 革兰氏阳性无芽孢杆菌　包括丙酸杆菌属、真杆菌属、乳杆菌属、放线菌属和双歧杆菌属。

4. 梭状芽孢杆菌　包括肉毒梭菌、产气荚膜梭菌、破伤风梭菌等，极少引起肺部感染。引起儿童厌氧菌肺炎的常见病原菌主要为产黑色素类杆菌、脆弱拟杆菌、梭杆菌和消化链球菌。

（二）发病机制

肺部厌氧菌感染是一种内源性感染，是微生物与宿主相互拮抗、相互依赖和相互作用的一种特殊状态。厌氧菌肺炎的发病环节主要包括上呼吸道菌群改变、异常定植、各种诱因导致吸入。不良的口腔卫生、牙周疾病等可改变口腔微生物菌群，增加厌氧菌定植，并促进吸入性肺炎的发展。在低免疫球蛋白血症、补体缺乏、中性粒细胞缺乏、细胞免疫缺陷等免疫受损时，宿主对厌氧菌感染的机会增多。当机体防御功能减弱时，定植的菌群发生变化，厌氧菌离开原处转移到非定植的组织器官，导致内源性感染。意识障碍、脑血管意外、颅脑损伤、全身麻醉、癫痫发作、吞咽困难、食管疾病、精神异常等为诱发吸入性肺炎的常见原因。支气管狭窄、异物或其他原因引起的支气管阻塞、支气管扩张、肺栓塞等肺部疾病易并发厌氧菌感染。感染性静脉炎引起血源性栓塞也可导致肺部厌氧菌感染、膈下脓肿，偶可引起同侧脓胸。

厌氧菌有多种重要的毒力因子，包括荚膜多糖或脂多糖、超氧化物歧化酶、过氧化氢酶、蛋白酶、促凝及扩散因子（如透明质酸酶、胶原酶和纤维蛋白溶酶）和黏附因子。其他增强厌氧菌毒力的因素包括黏膜损伤、氧化还原电位下降，以及感染部位有丰富的血红蛋白或血液。类杆菌属的某些菌株中发现的荚膜多糖在肺脓肿形成过程中起重要作用。一些厌氧菌的间接致病作用是它们的产 β-内酰胺酶能力。产 β-内酰胺酶的厌氧菌可以直接参与感染，不仅保护自己，而且还可以保护其他青霉素敏感的病原菌免受青霉素活性的影响。此外，厌氧菌产生的挥发性短链脂肪酸与肺部厌氧菌感染恶臭痰形成可能相关。在酸性环境下，挥发性短链脂肪酸可抑制肺泡细胞和中性粒细胞的吞噬杀菌作用，这种作用无选择性，其他细菌因此也得到保护。

（三）病理变化

厌氧菌所致的吸入性肺炎多呈叶段性分布，初期有肺泡壁水肿、中性粒细胞等炎症细胞浸润，伴肺间质炎症及轻、中度单核细胞反应。其他可沿细支气管壁及其周围组织分布，类似于支气管肺炎的病理改变。一般经 7～16 天发展为坏死性肺炎或肺脓肿，呈多发性小空洞，直径为 1～1.5μm，坏死区有大量脓细胞和多核粒细胞浸润及坏死肺组织。慢性肺脓肿一般壁较厚，呈多个或单个，较大；位于肺胸膜下的脓肿可破溃形成脓胸。

二、临床表现

厌氧菌肺炎的临床表现差异性较大，可表现为急性感染，也可为慢性顽固性感染。一般呈隐性发病，病程迁延，但可突然出现严重并发症，如咯血、脓气胸等。急性起病者通常有发热，偶有寒战、呼吸急促，咳黄脓性恶臭痰，伴胸痛、呕吐和腹泻、腹胀等。很少发生呼吸暂停和低血压休克。体格检查可见呼吸困难、鼻翼扇动、面颊发红，有时有发绀；呼吸音低而沉，两肺可闻及湿啰音、呼吸音减低和呼气相延长。未接受治疗前症状持续时间较长，多在 2～3 周及以上。慢性起病者可有低热、咳嗽、体重减轻和贫血病史，常无明显体征。

三、辅助检查

（一）影像学检查

炎症浸润阴影多发生在右侧肺，约为左侧肺的 2 倍，病变多见于上叶后段、上下叶交界区或下叶背段和基底段。病变多呈区域性均匀阴影，多伴单发或多发性空洞，特别是大量吸入时可很快引起化脓性肺炎。空洞壁厚而不规则，多有液平面，有时可呈 10cm 以上巨大空洞或呈多个 1cm 以下小空洞（坏死性肺炎）。常合并脓胸或脓气胸。某些病例仅见肺纹理增多、增粗、模糊紊乱，夹杂模糊片状炎症阴影或结节状阴影。血行感染病变常位于肺下叶，表现为斑片状或融合的密度均匀的实变阴影，多伴空洞形成。

（二）病原学检查

目前多数微生物实验室没有将厌氧菌培养作为常规检验开展，厌氧菌培养容易受标本采集、运送及培养基配制和保存的影响，使得检出率很低。目前不推荐对所有分离的厌氧菌都做药敏试验，但从无菌部位分离到的厌氧菌应做药敏试验。如果同时分离出几种厌氧菌，应选择最有致病性的细菌或治疗时对其敏感性难以预测的常用抗菌药物做药敏试验。为保证临床检出的准确性，常用以下方法采集标本：①经胸壁穿刺吸引；②气管穿刺吸引；③肺穿刺；④纤维支气管镜刷检取材；⑤血培养。近年开展的 mNGS 对厌氧菌感染的检出较培养更敏感、更快捷，在厌氧菌感染的精准化诊断方面具有明显优势，已有报道从肺部感染患者的胸腔积液和 BALF 中检出某些厌氧菌核酸。

（三）支气管镜检查

对临床症状不典型且有易感因素的患者，可考虑纤维支气管镜检查，既可获得标本的细菌学资料，了解病变的阻塞、狭窄情况，又能使病变部位易于引流而达到治疗目的。

（四）其他检查

外周血细胞总数和中性粒细胞增多，常伴红细胞沉降率（ESR）加快，CRP 及 PCT 升高。

四、诊断与鉴别诊断

（一）诊断要点

1. 典型临床表现，即有诱发吸入的因素和（或）明确的口腔内容物吸入史；发热，咳恶臭脓痰；胸部 X 线片显示肺炎、肺脓肿改变。

2. 确诊需在尽量避免接触空气的条件下采集胸腔积液、经胸壁肺脓肿穿刺抽吸物、BALF、血液等标本行厌氧菌培养或 mNGS 检测。

（二）鉴别诊断

1.肺炎链球菌肺炎　可表现为发热、咳嗽、咳痰及气促，两肺可闻及湿啰音，并有胸腔积液的体征；严重者可出现寒战、胸痛和进行性呼吸困难。常见并发症包括胸腔积液或积脓、肺脓肿和坏死性肺炎等。但痰液呈脓性，有时可见褐色或铁锈色痰，典型的肺炎链球菌肺炎常表现为大叶性肺炎。确诊需通过血液、胸腔积液或 BALF 细菌培养或 mNGS 检测。

2.金黄色葡萄球菌性肺炎　婴儿多见，起病急，高热，中毒症状重，可有黄脓痰或脓血痰。肺部体征出现早，听诊可闻及湿啰音。可发生肺脓肿、脓胸或脓气胸，多数并发败血症。外周血白细胞明显增多，CRP 和 PCT 明显增高；胸部影像学特点为多形、多发、多变，常可见肺脓肿、肺大疱、脓胸或脓气胸等表现。但近期可有上呼吸道感染、皮肤疖肿病史或哺乳母亲患乳腺炎。确诊需通过血液、胸腔积液或 BALF 细菌培养或 mNGS 检测。

3.肺结核　慢性感染则易与肺结核相混淆。肺结核患者早期一般无明显呼吸道症状，多有结核患者接触史，伴有低热、盗汗、乏力、消瘦等结核中毒症状。影像学检查可发现病灶多位于上叶或下叶背段。结核接触史、卡介苗接种史、痰涂片和培养、TST 和 IGRA 及 mNGS 检测有助于诊断。

五、治　　疗

（一）一般治疗

保持呼吸道通畅，必要时可给予氧疗及其他对症处理。保证室内空气流通，以室内温度 18～20℃、湿度 60% 为宜。给予营养丰富的饮食，进食困难者可予肠道外营养。注意水、电解质的补充，纠正酸中毒和电解质紊乱。

（二）抗菌药物治疗

青霉素多年以来被认为是对除脆弱拟杆菌外较良好的抗厌氧菌药物，仍是经验性治疗厌氧菌肺炎的首选药物。脆弱拟杆菌能够产生 β-内酰胺酶，使青霉素及头孢菌素失活。而头孢菌素中的头孢丙烯、头孢噻肟钠、头孢曲松钠、头孢哌酮钠对厌氧菌中的消化球菌、消化链球菌、产气荚膜梭菌有抗菌活性。头孢哌酮舒巴坦对脆弱拟杆菌等拟杆菌属、梭杆菌属、消化球菌、消化链球菌、梭状芽孢杆菌属等均有抗菌活性。其他有效的抗菌药物包括克林霉素、头孢西丁、甲硝唑、碳青霉烯类（亚胺培南西司他丁和美罗培南）或青霉素类酶抑制药。克林霉素主要用于脆弱拟杆菌、产气荚膜梭菌、放线菌等引起的感染。甲硝唑是公认的抗厌氧菌感染的基本药物，但对兼性厌氧菌及需氧菌、微需氧菌无效；由于厌氧菌大多是混合感染，因而临床中使用甲硝唑时应考虑联合用药，如甲硝唑联合青霉素，可覆盖嗜氧、微氧链球菌和厌氧链球菌。亚胺培南西司他丁可用于严重需氧菌与厌氧菌的混合感染。青霉素类/酶抑制药，如氨苄西林舒巴坦和替卡西林克拉维酸对奇异变形杆菌、脆弱拟杆菌等都有较强的抗菌作用。此外，拉氧头孢对需氧菌、厌氧菌均有较强的抗菌活性。氟喹诺酮类药物中仅有莫西沙星对厌氧菌具有强大的抗菌活性。大环内酯类阿奇霉素和交沙霉素对厌氧菌中的消化球菌、消化链球菌、丙酸杆菌及真杆菌具有良好抗菌作用。

（三）脓肿引流

1. 体位引流 一般情况较好且发热不高时，较大儿童可做体位引流，而婴幼儿要经常更换体位；一般在空腹时进行，协助拍背，促使痰液排出。但对脓液甚多且身体虚弱患儿体位引流应慎重，以免大量脓痰涌出，来不及咳出而造成窒息。

2. 经肺穿刺抽脓液 若脓腔较大又靠近胸壁，可在CT或超声定位下穿刺，尽可能将脓液抽净。

3. 经皮穿刺置管引流 可在CT引导下操作，该方法创伤小，引流充分，置管不受脓肿部位限制，并可多个脓腔同时置管引流，但有导致胸膜腔感染的风险。

4. 经支气管镜引流 存在窒息、感染扩散的可能，不作为引流的主要方式。

5. 胸腔镜下引流 有并发症少、术后恢复快、效果良好等优点，可被视为开胸手术的微创替代方法，但有肺实质出血或漏气等风险。

（四）手术治疗

慢性肺脓肿有纤维组织大量增生，并发支气管扩张症，或有反复感染、大量咯血者，应考虑外科手术，一般以在发病后4个月至1年内施行为宜。

六、预　防

增加机体抵抗力，尽量减少误吸的发生。对喂食虚弱、意识障碍和吞咽困难的患儿，应特别小心，床头应适当抬高。发现肉眼可见的误吸时，应立即迅速体位引流或吸引清除气道内的内容物，必要时用纤维支气管镜去除大气道的食物残渣，以免阻塞支气管。保持口腔卫生可减少肺部厌氧菌感染。

第九节　肺　脓　肿

肺脓肿（lung abscess）是一种不常见但严重的肺部感染性疾病，是肺实质由于炎症性病变坏死、液化而形成的脓肿，影像学表现为空洞性损害，可见于任何年龄，儿童较成人少见。原发性肺脓肿常发生于既往健康的儿童，主要为肺炎的并发症，预后大多良好。继发性肺脓肿发生于有基础疾病或存在诱发因素的儿童，如先天性气道或肺畸形、免疫缺陷、贲门失弛缓症、神经发育异常、误吸等，预后与基础疾病性质相关。

一、病因和发病机制

（一）病因

病原体误吸是肺脓肿最常见的原因，病原体多为厌氧菌。支气管异物阻塞也是导致小儿肺脓肿的重要原因。其次为血源性感染，致病菌多为金黄色葡萄球菌、表皮葡萄球菌。肺脓肿还可继发于金黄色葡萄球菌、耐药肺炎链球菌等细菌性肺炎或支气管扩张症、肺结核空洞等。肺部邻近器官化脓性病变，如肝脓肿、膈下脓肿、脊柱旁脓肿、食管穿孔感染等，累及肺部时也可引起肺脓肿。

病原菌以金黄色葡萄球菌、肺炎链球菌、厌氧菌多见，其次为化脓性链球菌、流感嗜血杆菌及大肠埃希菌、肺炎克雷伯菌、铜绿假单胞菌等。真菌也可引起肺脓肿，特别是在免疫功能缺陷的患儿。偶有报道沙门菌、放线菌、粪肠球菌、阿米巴、肺吸虫、蛔虫、结核分枝杆菌等病原体可引起肺脓肿。近年来支原体感染发病率呈逐年上升趋势，肺炎支原体感染所致的肺脓肿也有报道。

（二）发病机制

口腔感染灶的分泌物、口腔或鼻咽部术后的血块、呕吐物等，在患儿意识障碍（如低氧和代谢性脑病、癫痫发作、脑创伤等）、严重胃食管反流、咽部神经功能和吞咽协调障碍时，容易被误吸入肺。宿主防御机制和黏膜纤毛清除功能下降，导致细支气管阻塞，远端肺组织萎缩，病原体迅速繁殖，造成肺组织坏死，形成肺脓肿。另外，皮肤感染、细菌性心内膜炎或骨髓炎等肺外部位感染灶的细菌性或脓毒性栓子经血行途径播散至肺，引起肺小血管栓塞，进而导致肺组织炎症、坏死，形成肺脓肿。

（三）病理变化

早期为肺组织炎症和细支气管阻塞，进而血管栓塞，肺组织坏死和液化形成脓腔，最后可破溃到支气管内，致脓痰和坏死组织排出，脓腔消失后病灶愈合。如脓肿靠近胸膜，可发生局限性纤维素性胸膜炎。周围健全的肺组织显示代偿性膨胀。若治疗不充分或支气管引流不畅，坏死组织留在脓腔内，炎症持续存在则转为慢性，脓腔周围肉芽组织和纤维组织增生，腔壁变厚，周围的细支气管受累变形或发生程度不等的扩张。

二、临床表现

起病多隐匿，发热无定型，持续或弛张型高热，可伴寒战、乏力、盗汗等感染中毒症状。年长儿可诉胸痛或腹痛，初期为干咳，数日后随着脓腔与支气管相通，咳嗽加重并出现量多、恶臭的脓痰，则与厌氧菌感染有关，偶有血性痰和不同程度咯血，突发大咯血罕见；婴儿多伴呕吐、腹泻。小脓肿很少压迫肺引起通气血流比例改变，多无呼吸受限表现，但是较大脓肿可能会影响通气血流比例，常有呼吸困难或气促；也有食欲缺乏和体重减轻，喘息、惊厥少见。胸部体征与肺脓肿大小、部位及周围炎症程度有关，脓肿较小或位于肺组织深部，可无异常体征；脓肿周围炎症明显，患侧叩诊可呈浊音或实音，听诊呼吸音减低，闻及湿啰音；累及胸膜可闻及胸膜摩擦音，或出现胸腔积液体征；慢性肺脓肿可见杵状指（趾）。

三、辅助检查

（一）胸部X线检查

早期典型表现为大片浓密模糊的浸润阴影，边缘模糊，分布在一个或数个肺段，与细菌性肺炎相似。脓肿形成阶段病灶中央液化坏死区密度减低，如果坏死组织通过引流支气管排出则形成空洞，空洞内壁光整或略不光整，可见气液平面，空洞外周可见片状炎症渗出。消散期脓腔周围炎症逐渐吸收，脓腔缩小而至消失，或最后残留少许纤维条索阴影。慢性肺脓肿的脓腔壁增厚，内壁不规则，周围炎症略消散，但不完全，伴纤维组织显著增生，并有程度不等的肺叶收缩，胸膜增厚。纵隔向患侧移位，健肺则发生代偿性肺过度充气。

（二）胸部CT

更能准确地发现和定位肺脓肿，并可能发现其他潜在的肺部疾病。肺脓肿可呈结节状或团块状，单发或多发，边缘多模糊，部分病灶周围可见片状阴影。病灶中央为液化坏死区，若脓腔与支气管相通，脓液排出则形成空洞，空洞内可有或无液平面。治疗后肺脓肿吸收，其周围界线清楚，空洞变小、消失，仅存留纤维索条影。

（三）肺部超声

超声有避免电离辐射、快速、经济、及时的优点。主要表现为一个低回声的、边缘清晰的规则图像，气体在其外周形成一个强回声的屏障。有时在后外侧肺泡和（或）胸膜综合征（postero-lateral alverolar and/or pleural syndrome，PLAPS）点或者更加靠后的部位可能看到气液平面。国外有报道应用床旁超声诊断小儿肺脓肿，与胸部X线检查结果一致。

（四）支气管镜

有助于发现病因，如有异物可取出，使引流恢复通畅。亦可借助支气管镜防污染毛刷采样并完善病原学检查、吸引脓液和向病变部位注入抗菌药物，促进支气管引流和脓腔的愈合。

（五）病原学检查

对肺脓肿的诊断、指导治疗十分重要。重症、血源性肺脓肿患儿血培养可发现致病菌。痰涂片革兰氏染色检查、痰培养，包括厌氧菌培养和细菌药敏试验均有助于病原学诊断，但由于口腔中存在丰富的菌群，尤其是厌氧菌，普通痰培养难以确定肺脓肿的病原体，较理想的方法是避开上呼吸道直接至肺脓肿或引流支气管内采样，但这些方法多为侵入性，应根据实际情况选用。而相对于传统病原检查方式，mNGS可对临床样本中的病原核酸进行快速检测，有助于厌氧菌的检出。国外有报道，经mNGS检测证实由胸膜炎普雷沃菌致成人肺脓肿的病例。

（六）其他检查

外周血白细胞计数及中性粒细胞均显著增加，核左移；CRP、PCT增高。慢性肺脓肿白细胞计数可正常或稍高，但血红蛋白或红细胞计数减少。

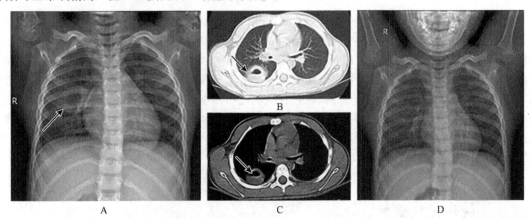

图4-6-6 患儿，男，6岁。主因"发热12天，咳嗽2天"入院。

A.胸部X线显示近右肺门可见环形密度增高影，边界清，内见空洞影；B、C.CT显示右肺下叶背段见厚壁空洞影，内壁光整，周围可见斑片状高密度影，临床诊断肺脓肿；D.治疗后复查，胸部X线片显示吸收好转

四、诊断与鉴别诊断

（一）诊断要点

1. 有发热、乏力等感染中毒症状，以及咳嗽和咳大量脓痰。

2. 白细胞总数和中性粒细胞比例显著增高，结合胸部 X 线片表现（空洞、液平面）等可明确诊断。胸部 CT 或肺部超声检查可协助诊断。

（二）鉴别诊断

1. 肺大疱　合并金黄色葡萄球菌性肺炎或病毒性肺炎后的肺大疱应与本病鉴别。胸部 X 线片显示肺大疱壁薄，形成迅速，多无液平面，并可在短时间内自然消失。

2. 肺结核空洞　起病隐匿，多呈低热，全身中毒症状不如肺脓肿明显，脓痰较少。胸部 X 线片示空洞周围炎症反应不明显，且有新旧病灶并存，同侧或对侧肺常有播散性病灶，空洞内无或仅有少量液平。可做 TST 和 IGRA 检测、痰涂片或培养以协助诊断。

3. 先天性肺囊肿　主要表现为反复发作的肺部感染和压迫症状，胸部影像学显示其周围肺组织无浸润，液性囊肿呈界线清晰的圆形或椭圆形阴影，全气囊肿呈圆或椭圆形薄壁透亮囊腔影。先天性肺囊肿继发急性感染时，难以与肺脓肿区别，可依据治疗 2 个月后囊腔有无明显缩小来鉴别。

五、治　疗

争取早期诊断，积极、彻底治疗。总的原则是选择敏感药物抗感染和采取适当方法进行脓液引流，治疗应个体化。一般继发性肺脓肿预后要差于原发性肺脓肿，其治疗时间长，与基础疾病有关，但绝大多数肺脓肿患儿疗效良好，无严重并发症发生。国外有报道，对 15 例肺脓肿患儿出院后（61.6±28.3）个月进行随访，发现部分患儿胸部影像学及肺功能有残留微小异常，并未发现明显肺部后遗症。但并发支气管扩张症或脓胸时，预后较差。幸存患儿可有肺纤维等后遗症。

（一）抗菌药物

推荐使用头孢曲松或头孢噻肟，若当地流行病学提示侵袭性肺炎链球菌肺炎对头孢曲松或头孢噻肟耐药，或疗效不佳或疑似金黄色葡萄球菌性肺炎尤其是 MRSA 感染，推荐使用糖肽类抗菌药物或利奈唑胺。若考虑革兰氏阴性产 ESBL 细菌感染可能，推荐 β-内酰胺类/β-内酰胺酶抑制药、第四代头孢菌素等，也可应用亚胺培南、美罗培南等碳青霉烯类抗菌药物。而误吸所致肺脓肿的患儿，应警惕厌氧菌感染，首选大剂量青霉素、β-内酰胺类/β-内酰胺类加酶抑制药，可选氨苄西林或阿莫西林加甲硝唑、克林霉素。合并免疫缺陷基础的患儿，需注意真菌感染。肺炎支原体感染所致的肺脓肿，可使用大环内酯类抗菌药物治疗。

一旦病原体明确，结合药敏试验结果，及早进行目标治疗。单一抗感染药物不能控制，往往需联合用药。肺脓肿治疗周期较长，如治疗后患儿临床表现好转、胸部 X 线片显示病变明显吸收，可停药，总疗程为 6～10 周。

（二）脓液引流

1. 体位引流　一般情况较好，且发热不高时，较大儿童可做体位引流，每日 3 次，每次 15～20min，而婴幼儿要经常更换体位，一般在空腹时进行，协助拍背，促使痰液排出。但对脓液甚多且身体虚弱患儿体位引流应慎重，以免大量脓痰涌出，来不及咳出而造成窒息。

2. 经肺穿刺抽脓液　若脓腔较大且靠近胸壁，可在 CT 或超声定位下穿刺，尽可能将脓液抽净。经肺穿刺有一定危险性，易发生气胸和出血，应做好给氧及止血的准备。尽量避免反复穿刺，以免引起健康的肺组织和胸腔感染。

3. 经皮穿刺置管引流 可在 CT 引导下操作，该方法创伤小，引流充分，置管不受脓肿部位限制，并可多个脓腔同时置管引流，但有导致胸膜腔感染的风险。

4. 经支气管镜引流 存在窒息、感染扩散的可能，不作为引流的主要方式，但支气管镜可取出误吸的异物，对于因误吸所引起的肺脓肿有重要意义；有明显痰液阻塞征象者可吸引脓液、冲洗及病变部位注入药物治疗，促进脓腔的愈合。

5. 胸腔镜下引流 有并发症少、术后恢复快、效果良好等优点，可被视为开胸手术的微创替代方法，但有肺实质出血或漏气等风险。

（三）支持疗法

注意给予高热量、高蛋白、高维生素、易于消化的饮食。保持口腔清洁。对于病情严重的患儿，少量多次输血或血浆。也可予 IVIG 治疗，尤其适用于合并丙种球蛋白减少或缺乏的免疫缺陷病患儿。

（四）对症治疗

凡具有明显低氧血症、$PaO_2 < 60mmHg$，或临床上有呼吸困难等缺氧适应证的患儿应立即吸氧。原则上不用镇咳药，必要时可给予祛痰止咳药。对于咯血患儿应给予止血药物，包括注射用血凝酶、酚磺乙胺、氨甲苯酸、垂体后叶素。

（五）手术治疗

大多数不需要手术治疗。对于免疫功能正常的患儿，其手术效果相对较好，而免疫缺陷的患儿多取决于其基础疾病。肺脓肿根据持续时间分为急性肺脓肿（<6 周）和慢性肺脓肿（>6 周）。慢性肺脓肿有纤维组织大量增生，并发支气管扩张；或有反复感染，大量咯血，应考虑外科手术，一般以在发病后 4 个月至 1 年内施行为宜。

六、预　防

主要是减少和防止误吸，保持良好口腔卫生，增强体质，及时取出支气管异物，积极给予有效抗菌药物治疗细菌性肺炎。

（董　琳　李海燕）

第七章 非典型病原菌肺炎

本章延伸阅读

第一节 肺炎支原体肺炎

肺炎支原体（*Mycoplasma pneumoniae*，MP）是学龄期儿童 CAP 的常见病原菌，在 1～5 岁儿童中亦不少见。感染 MP 后会出现各种临床症状，表现为隐匿感染或肺炎症状。近年来，重症及难治性肺炎支原体肺炎（refractory *Mycoplasma pneumoniae* pneumonia，RMPP）呈增多趋势，部分患儿出现肺外并发症，并可遗留肺不张、支气管扩张症、闭塞性细支气管炎等，是需要引起关注的临床问题。

MP 是儿童呼吸道感染的重要病原体，容易在幼儿园、学校等人员密集的环境中发生。MP 感染可发生在任何季节，不同地区的流行季节有差异。我国北方地区以秋、冬季为多，南方地区则是夏、秋季高发，而国外如韩国儿童 MP 流行高峰发生在秋季或冬季。MP 经飞沫和直接接触传播，潜伏期为 1～3 周，潜伏期内至症状缓解数周均有传染性。每 3～7 年出现地区周期性流行，流行时间可长达 1 年，流行年份的发病率可达到非流行年份的数倍。发病高峰年龄为 5～9 岁，且年龄越大，肺部损害越重，但性别对 MP 感染无明显影响。

一、病因和发病机制

（一）病因及病原学

支原体（*Mycoplasma*）属于柔膜纲的支原体属，柔膜纲包括 4 目、5 科、8 属，已知有 200 余种，其中从人体中分离的有 16 个种，柔膜纲细菌由 3 层细胞膜包绕，无细胞壁结构，细胞壁的缺陷使其对 β-内酰胺类抗菌药物不敏感，并且阻止了细胞体被革兰氏染色。这些病原体的宿主通常处于免疫抑制状态，因而被认为是暂时性定植者。柔膜纲细菌属直径小于传统意义上的细菌，相应的基因组也小于细菌，是一类已知的能够独立生存的最小微生物，但是这些生物对环境调节的敏感度，以及苛刻的生长条件有要求，因而需要复杂的培养检测方法，强化的培养基需要添加丰富的核酸前体。支原体属主要有 MP、解脲支原体、人型支原体及生殖支原体（mg）等。这些病原体在培养基上的生长速度因菌种而异。典型的支原体菌落直径为 15～300μm，人型支原体可表现为菌落中心生长更深而周边较浅的"荷包蛋样"外观。解脲支原体菌落直径较小，需要在显微镜下才能观察。

MP 是对人类有致病作用的主要支原体。MP 形状如锥形杆，长 1～2μm，宽 0.1～0.2μm，可产生直径约 100μm 的球形菌落，可用肉眼或低倍显微镜观察。MP 感染遍及全球，全年散发。MP 肺炎占住院儿童 CAP 的 10%～40%。学龄前期及学龄期儿童为主要易感人群，近年 MP 感染有小年龄化趋势。MP 经飞沫和直接接触传播，主要侵犯呼吸道，引起呼吸系统感染症状，多数患儿表现为上呼吸道感染综合征，发热、咽痛和咳嗽是最主要的表现，咳嗽多呈刺激性干咳或少痰，部分可有喘息。少许患儿发展为肺炎，MP 肺炎的表现有其年龄特点：婴幼儿发热、咳嗽多不明显，多痰、喘息较多，肺部体征也较多，年长儿则相反，发热、咳嗽症状显著，肺部体征一般较轻。近年来 MP 感染导致大叶性肺炎的病例逐渐增多，而且容易合并胸腔积液、肺不张等并发症，这是重症及 RMPP 增多的表现之一。

MP 感染可累及其他器官系统的病变，如脑炎、心肌炎及哮喘等，大多表现呈非特异性。MP 因缺乏肽聚糖的细胞壁，因此，通常选用干扰 DNA 合成的抗菌药物，如喹诺酮类抗菌药物；或影响蛋白质合成的药物，如大环内酯类和四环素类抗菌药物，来治疗 MP 所致的感染。对于儿童，由于四环素类和喹诺酮类抗菌药物存在潜在的严重不良反应，首选大环内酯类抗菌药物。但是，随着抗菌药物的广泛应用，出现耐大环内酯类抗菌药物（macrolide resistant）MP（MRMP）的流行，这对 MP 肺炎的治疗产生了极大挑战。虽然目前对 MRMP 的监测已经被纳入美国感染性疾病协会指南及 ERS 指南等，但目前尚无详细的关于 MRMP 的治疗方案。

（二）发病机制

MP 感染致病机制复杂，可能与以下因素有关，即 MP 侵入呼吸道后，借滑行运动定位于纤毛之间，通过黏附细胞器上的 P1 黏附素等黏附于上皮细胞表面，抵抗黏膜纤毛的清除和吞噬细胞的吞噬。MP 黏附于宿主细胞后，其合成的过氧化氢可引起呼吸道上皮细胞的氧化应激反应，并分泌社区获得性肺炎呼吸窘迫综合征毒素等对呼吸道上皮造成损伤。MP 感染除引起呼吸系统症状外，也能引起其他系统的表现，提示免疫因素包括固有免疫及适应性免疫的多个环节在 MP 感染的致病中起重要的作用。近年来，临床中 RMPP 发病率有所上升，目前较为一致的观点是对大环内酯类抗菌药物耐药、异常的免疫状态，以及合并有其他病原感染等诸多因素导致了 RMPP。

二、临床表现

（一）呼吸系统及肺外表现

起病可急可缓，以发热和咳嗽为主要表现。以中、高度发热多见，也可为低热或无热；部分患儿发热时伴畏寒、头痛、胸痛、胸闷等症状。多数咳嗽重，初期干咳，继而有痰，偶含血丝，有时阵发性咳嗽似百日咳，病程可持续 2 周甚至更长。多数患儿精神状况良好，多无气促和呼吸困难，而婴幼儿症状相对较重，可出现喘息或呼吸困难。体征依年龄而异，年长儿往往缺乏显著的胸部体征，婴儿叩诊可有轻度浊音，呼吸音减弱，有湿啰音。部分患儿可有肺脓肿及胸腔积液。

MP 肺炎可伴发多系统、多器官损害，可涉及皮肤黏膜，表现为麻疹样或猩红热样皮疹等；偶见非特异性肌痛及游走性关节痛；胃肠道系统可见呕吐、腹泻和肝功能损害；血液系统方面较常见溶血性贫血，偶见合并纯红细胞再生障碍性贫血和 DIC 者；神经系统可见多发性神经根炎、脑膜脑炎及小脑损伤等；心血管系统病变偶有心肌炎及心包炎。其他尚有肾小球肾炎和 IgA 肾病、中耳炎、突发性耳聋、结膜炎、虹膜炎、葡萄膜炎、关节炎及横纹肌溶解等。自然病程为 2～4 周不等，大多数在 8～12 天退热，恢复期需要 1～2 周。

（二）RMPP

MP 肺炎经大环内酯类抗菌药物正规治疗 7 天及以上，临床征象加重、仍持续发热、肺部影像学加重者，可考虑为 RMPP。RMPP 患儿常见的临床表现为咳嗽、发热，发热多呈稽留热，体温常可在 39～40℃或以上；咳嗽剧烈，常常无痰或有白色黏液痰，部分患儿有气促、胸痛、胸闷、呼吸困难等。大多患儿病情重、进展迅速，常存在严重的肺部损害，如肺不张、胸腔积液、肺组织坏死等，还可出现肺外损害，如皮疹、关节痛、关节肿胀、血尿和（或）蛋白尿、消化系统症状（腹泻、腹痛、呕吐、肝功能损害等）、心血管系统表现（心音低钝、心肌损害、心律不齐）、血液系统表现（溶血性贫血）、神经系统表现（头痛、抽搐）等，严重时可出现多脏器功能障碍，危及生命。

三、辅助检查

（一）影像学检查

1. 胸部 X 线检查　MP 肺炎的影像学表现多种多样，主要表现为肺实变、结节样改变和间质性改变，病变部位以单侧肺炎多见，右下肺感染最为常见。单靠胸部 X 线很难将 MP 肺炎与其他病原菌肺炎相鉴别，可表现为以下 4 种类型：①与支气管肺炎相似的点状或小斑片状浸润影；②与病毒性肺炎类似的间质性改变（图 4-7-1 延伸阅读）；③与细菌性肺炎相似的节段性或大叶性实质浸润影；④单纯的肺门淋巴结肿大型。

2. 胸部 CT 婴幼儿多表现为间质病变或散在斑片状阴影，年长儿则以肺实变及胸腔积液多见。胸部 CT 检查较普通胸部 X 线检查可提供更多的诊断信息，同时有助于与肺结核等其他肺部疾病相鉴别，但需要严格掌握 CT 检查的适应证。MP 肺炎可表现为结节状或小斑片状影、磨玻璃影、支气管壁增厚、马赛克征、"树芽征"、支气管充气征、支气管扩张、淋巴结大、胸腔积液等；部分 MP 肺炎可表现为坏死性肺炎。肺实变较间质病变吸收慢，合并混合感染时吸收亦慢。一般在 4 周时大部分吸收，8 周时完全吸收；也有症状消失 1 年后胸部 X 线才完全恢复。

（1）肺间质病变：支气管、血管周围间质炎症表现为肺纹理增粗、增多，呈轨道征和袖套征，条状影由肺门向外伸展，终末细支气管以下肺间质炎症导致网状阴影，病变呈局限性或弥漫性分布，以中内带为重。部分病例伴有小泡性气肿。部分 MP 肺炎可表现为局限或弥漫性细支气管炎特征，胸部 HRCT 显示为小叶中心结节影、"树芽征"、分支样线条征、细支气管扩张，以及马赛克征，可同时伴有支气管炎，出现支气管壁增厚和分泌物堵塞。

（2）肺泡病变：依肺泡受累范围的不同，可出现斑片状、节段性或大叶性实变，多为中等或高密度（图 4-7-2 延伸阅读），低密度相对少见；病灶内常可见支气管充气征，多种形态、大小、密度不同的病灶可混合存在，多局限于 1～2 个肺，单侧较双侧多见，中下肺较上肺多见，右侧较左侧多见。

（3）肺门及胸膜病变：肺门改变多见，占 2/3 病例，表现为单侧或双侧肺门增大、增浓，边缘模糊，主要为间质炎症浸润和淋巴结肿大；大约 30% 的病例合并胸膜反应，表现为胸膜增厚，部分患者可见少至中量的胸腔积液。

（4）细支气管炎病变：表现为两肺弥漫性结节状阴影或磨玻璃影，可见支气管壁增厚、马赛克征、"树芽征"等小气道病变。

（二）实验室检查

1. 病原学检查 目前 MP 培养虽然很少应用于临床，但仍被认为是判断 MP 感染的金标准。培养可真实反映 MP 感染的存在，其标本来源主要有咽拭子、气管吸出物、肺泡灌洗液等，但 MP 体外培养困难且生长缓慢，耗时较长，对临床早期诊断的意义不大，常用于回顾性诊断和研究。快速培养的敏感性和特异性均不高，价值有限。

2. 血清学检查 是目前检测 MP 感染的常用实验室检测方法之一，主要包括冷凝集试验、补体结合试验及酶联免疫吸附试验等。由于流感病毒、立克次体及腺病毒等感染也会产生冷凝集素，使冷凝集试验的特异性相对较低。补体结合试验只能检测 IgM，不能检测 IgG 等抗体，其特异性较低。而酶联免疫吸附试验（ELISA）法因其敏感性高、特异性强、重复性好，1～2h 即可得到结果，故临床最为常用。ELISA 可分别检测 IgM、IgG，单次测定 MP IgM 阳性对诊断 MP 的近期感染有价值；恢复期和急性期 MP IgM 或 IgG 抗体滴度呈 4 倍或 4 倍以上增高或减低时，同样可确诊为 MP 感染，但无早期诊断价值。我国 2015 年版儿童肺炎支原体肺炎诊治专家共识指出，明胶颗粒凝集试验检测 MP 的 IgM 和 IgG 混合抗体，单次 MP 抗体滴度≥1∶160 可作为诊断 MP 近期感染或急性感染的参考。MP IgM 抗体尽管是感染以后出现的早期抗体，但一般感染后 4～5 天才出现，持续 1～3 个月甚至更长，婴幼儿由于免疫功能不完善、产生抗体的能力较低，可能出现假阴性或低滴度的抗体，因此，评价结果时需要结合患儿的病程及年龄综合考虑。

3. 分子生物学方法 包括 DNA 探针、PCR 及荧光定量 PCR 法等。DNA 探针可用于检测 MP，其目标是 16S rRNA 基因，但检测需要特定装备、成本高和存在放射性污染等缺点，已被其他方法所取代。PCR 技术是近年来国内外发展较快的检测 MP 的方法之一，PCR 法可以检测出微量 DNA（为 1～3 个支原体），且试验耗时短、敏感性及特异性相对较高，药物治疗 2 周后仍可得到阳性结果，适用于早期快速诊断，并可用于判断疗效。但是普通 PCR 易被污染而出现假阳性；而荧光定量 PCR 克服了易被污染的缺点，且具有特异性强、灵敏度高、重复性好、定量准确、速度快、全封闭反应等优点，已应用于临床。适用于 PCR 检测的标本有鼻咽部吸取物、咽拭子及肺泡灌洗液（BALF）等，其检测结果可能会因呼吸道标本采集部位不同而有所区别。

4. 支气管镜检查 支气管镜下表现与病程及病情严重程度有关。轻者支气管黏膜充血、水肿，有小结节突起，管腔有分泌物。部分大环内酯类药物无反应性肺炎支原体肺炎（MUMPP）和重症肺炎支原体肺炎（SMPP）患儿管腔黏液栓可完全堵塞管腔，并形成支气管塑型，黏膜可坏死、脱落或溃疡形成，甚至软骨破坏，约在病程 2 周后出现管腔通气不良、增生、狭窄和闭塞。

5. 其他相关检查

（1）血常规及 CRP：WBC 计数多正常，重症患儿 WBC 计数可 $>10\times10^9/L$ 或 $<4\times10^9/L$。部分患儿出现血小板增多。但血细胞沉降率及 CRP 常有不同程度增高。有文献报道，CRP 明显高于正常值（界限值为 40.7mg/L）预示着患儿对大环内酯类抗菌药物治疗反应不佳，对于区分 RMPP 和非难治性 MP 肺炎有临床价值，且对评价患儿是否对大环内酯药物耐药有预测作用，所以临床上动态监测 CRP 可评估 MP 肺炎的病情轻重及临床疗效。

（2）血清学检查：RMPP 或重症 MP 肺炎患儿血清乳酸脱氢酶（LDH）多明显升高，可作为给予全身性糖皮质激素治疗的参考指标。少数患儿的抗人球蛋白试验，又称库姆斯试验（Coombs test）阳性，D-二聚体检测则有助于判断是否存在高凝状态。血清降钙素原（PCT）浓度不能用以区分 MP 和非 MP 病原菌。

（3）MP 耐药性检测：确定耐药的方法是 MP 固体培养阳性和大环内酯类抗菌药物最低抑菌浓度测定，这在临床实践中并不适用。但是，MP 对大环内酯类抗菌药物耐药机制为 23S rRNA 基因 2063、2064 或 2617 位点等碱基突变，其中 2063 或 2064 位点突变可导致高水平耐药，2617 位点碱基突变导致低水平耐药。目前临床用上述位点测定耐药与否，但所检测的耐药状况与临床疗效并不完全一致，可能与大环内酯类药物的免疫调节作用及病程自限等因素有关。

四、诊断与鉴别诊断

（一）诊断要点

1. 普通型 MP 肺炎（CMPP） 多见于年长儿，有发热伴剧烈咳嗽，肺部体征少（婴幼儿可有气促和啰音），而影像学表现明显。结合青霉素或头孢类抗菌药物治疗无效，外周血白细胞轻度增高，可临床诊断 MP 肺炎。符合以上临床和影像学表现，结合以下任何一项或两项，即可诊断为MP 肺炎：①单份血清 MP IgM 滴度≥1∶160（PA 法）；② MP-DNA 或 RNA 阳性。其他 MP 抗体测定方法的诊断价值应结合临床、影像学检查及当地阳性折点判断。

2. RMPP MP 肺炎患儿使用大环内酯类抗菌药物正规治疗 7 天及以上，仍持续发热，临床征象及肺部影像学所见加重。

3. 大环内酯类药物无反应性 MP 肺炎（MUMPP） 是指 MP 肺炎患儿经过大环内酯类抗菌药物正规治疗 72h，仍持续发热，临床征象及肺部影像学无改善或呈进一步加重的 MP 肺炎。原因与 MP 耐药、异常免疫炎症反应、混合感染、MP 肺炎的病程变化等有关。临床及时识别 MUMPP更有利于早期有效的治疗，减少重症和后遗症的发生。

4. 重症肺炎支原体肺炎（SMPP） 是指 MP 肺炎病情严重，符合社区获得性肺炎重症判定标准，其判断详见临床分型。

5. 危重型 MP 肺炎或暴发性 MP 肺炎（FMPP） 是指少数 SMPP 患儿病情进展，出现呼吸衰竭或危及生命的肺外并发症，需要入住重症监护病房进行生命支持治疗。

（二）鉴别诊断

1. 细菌性肺炎 常见病原菌为肺炎链球菌、流感嗜血杆菌等，多见高热、咳嗽伴咳痰；肺部听诊可闻及中、细湿啰音，严重者可出现呼吸困难和全身中毒症状。合格痰标本、肺泡灌洗液、血液、胸腔积液细菌培养阳性有助于鉴别。

2. 肺结核 多有开放性结核病接触史，有低热、盗汗等结核中毒症状，甚至咯血；红细胞沉降率增快，胸部 X 线表现为不同类型肺结核的影像学改变，痰液中找到结核分枝杆菌可确诊，TST 和 IGRA 阳性有助于诊断。

3. 支气管异物 多有异物吸入史或吃奶呛咳史，呼吸不对称，可闻及呼吸双向干啰音；胸部 X 线表现为局部肺不张伴有肺气肿，支气管镜检查可确诊并可直视下取出异物。

4. 肺炎衣原体肺炎 临床表现较相似，免疫学检查或 DNA 检测可鉴别。

五、治　疗

（一）治疗原则

一般治疗和对症治疗同儿童肺炎概述。普通型 MP 肺炎采用大环内酯类抗菌药物治疗；对于 RMPP 耐大环内酯类抗菌药物者，可以考虑其他抗菌药物。对 RMPP 和重症 MP 肺炎，可能需要加用糖皮质激素及支气管镜治疗。

（二）抗 MP 治疗

MP 没有细胞壁，因此作用于细胞壁的抗菌药物如 β-内酰胺类抗菌药物对其无效，而对抑制微生物蛋白质合成的大环内酯类、喹诺酮类和四环素类抗菌药物敏感。但由于四环素类抗菌药物有引起牙齿着色及牙釉质发育不良、抑制婴幼儿骨骼生长等不良反应，孕妇、婴幼儿，以及 8 周岁以下儿童禁用；喹诺酮类抗菌药物可对骨骼发育产生不良影响，儿童禁用，18 周岁以下青少年慎用。因此，大环内酯类抗菌药物是儿童或青少年 MP 肺炎的首选药物。

1. 大环内酯类抗菌药物 与 MP 核糖体 50S 亚基的 23S 核糖体的特殊靶位及某种核糖体的蛋白质结合，阻断转肽酶作用，干扰 mRNA 位移，从而选择性抑制 MP 蛋白质的合成。包括第一代红霉素；第二代阿奇霉素、克拉霉素、罗红霉素；第三代酮内酯类，如泰利霉素（telithromycin）、塞红霉素（cethromycin）等，用于 MP 治疗的主要是第一代和第二代大环内酯类抗菌药物，第三代尚未用于儿童 MP 治疗。阿奇霉素每日仅需 1 次用药，使用天数较少，生物利用度及细胞内浓度高，依从性和耐受性均较高，已成为治疗首选。阿奇霉素用法：每日 10mg/kg，每日 1 次，轻症 3 天为 1 个疗程，重症可连用 5~7 天，4 天后可重复第 2 个疗程，但对婴儿，阿奇霉素的使用尤其是静脉制剂的使用要慎重。红霉素用法：每次 10~15mg/kg，每 12h 给药 1 次，疗程 10~14 天，个别严重者可适当延长。停药依据临床症状、影像学表现，以及炎症指标决定，不宜以肺部实变完全吸收和抗体阴性或 MP-DNA 转阴作为停药适应证。

2. 非大环内酯类抗菌药物 近年来，MP 对大环内酯类抗菌药物的耐药问题受到关注。四环素类抗菌药物作用于 MP 核糖体 30S 亚基，抑制蛋白质合成的肽链延长，用于可疑或确定的 MP 耐药的 MUMPP 和 SMPP 治疗。该类药物包括多西环素、米诺环素、替加环素等，因可能使牙齿发黄或牙釉质发育不良等不良反应，限用于 8 周岁以上患儿。8 岁以下儿童使用需充分评估利弊，并取得家长知情同意。米诺环素作用相对较强，多西环素安全性较高，推荐剂量和疗程内尚无持久牙齿黄染的报道。米诺环素推荐剂量为每次 2mg/kg，每日 2 次；多西环素首剂 4mg/kg，维持量每次 2mg/kg，每日 2 次，口服疗程为 10 天。

喹诺酮类抗菌药物与 MP 的 DNA 解旋酶和拓扑异构酶Ⅳ发生交替作用，干扰和抑制蛋白质合成，对 MP 有抑制作用，是治疗 MP 肺炎的替代药物，对耐大环内酯类 MP 肺炎具有确切疗效，用于可疑或确定 MP 耐药 MUMPP 和 SMPP 治疗。本药可能对骨骼发育产生不良影响，18 岁以下儿童使用需进行风险和利益分析，并取得家长知情同意。左氧氟沙星：6 个月至 5 岁，每次 8~10mg/kg，每 12h 给药 1 次；5~16 岁，每次 8~10mg/kg，每日 1 次，口服或静脉注射；青少年，每次 500mg，每日 1 次，最高剂量为每日 750mg。莫西沙星：每次 10mg/kg，每日 1 次，静脉注射，疗程 7~14 天。

此外，利福平能够抑制敏感细菌的核糖核酸聚合酶活性，从而阻断核糖体的合成，与大环内酯类抗菌药物共同作用在蛋白质合成的不同阶段，对 MP 有协同的抑菌作用。近年来有很多报道应用利福平联合大环内酯类抗菌药物治疗 RMPP，可以缩短疗程，而且未发现明显的不良反应。

（三）混合感染的治疗

MP 对呼吸道黏膜上皮完整性的破坏可能为其他病原的继发感染创造条件。如高度怀疑或已明确 MP 肺炎合并 SP、SA 感染，且耐药的可能性较低，可联合应用第二、三代头孢类药物，不推荐常规联合特殊级别抗菌药物，如糖肽类、噁唑烷酮类及碳青霉烯类等；混合革兰氏阴性菌感染多见于免疫功能缺陷者或 SMPP 的后期。若有合并其他病原微生物的证据，则参照 CAP 指南选择联用其他抗菌药物。对 RMMP 患儿避免盲目联合使用其他抗菌药物。

（四）糖皮质激素

根据免疫炎症反应机制可知，患者在感染 MP 后，可使细胞免疫和体液免疫功能紊乱，糖皮质激素可以达到阻断免疫学机制的作用。普通型 MP 肺炎不需常规使用糖皮质激素，但对急性起病、发展迅速且病情严重的 MP 肺炎，尤其是 RMPP 可考虑使用全身性糖皮质激素。临床研究已证实糖皮质激素治疗重症和 RMMP 有效，多采用常规剂量与短疗程，甲泼尼龙每日 1～2mg/kg，疗程 3～5 天。部分患儿可能无效，需根据临床表现、受累肺叶数量、肺实变范围和密度、CRP 和 LDH 水平、既往经验或疗效等确定剂量，可达每日 4～6mg/kg。有研究发现，持续高热大于 7 天、CRP＞110mg/L、白细胞分类中中性粒细胞百分比＞78%、血清 LDH＞478U/L、血清铁蛋白＞328g/L 及肺部 CT 提示整叶致密影，预示常规剂量糖皮质激素治疗效果不佳。需每日评估疗效，若有效，应用 24h 后体温明显下降；若体温下降未达预期，需考虑甲泼尼龙剂量不足、混合感染、诊断有误、出现并发症或其他措施处置不当等因素。一旦体温正常、临床症状好转、CRP 明显下降，可逐渐减停，总疗程一般不超过 14 天。也有采用冲击疗法取得良好效果的报道，不同的治疗方案孰优孰劣，目前尚缺乏对照研究，需进行多中心随机对照研究探索最佳的疗程与剂量。对 MP 肺炎急性期患儿，如有明显咳嗽、喘息，且胸部 X 线显示肺部有明显炎症反应及肺不张，可应用吸入糖皮质激素，疗程为 1～3 周。

（五）丙种球蛋白

丙种球蛋白不常规推荐用于普通型 MP 肺炎的治疗，但如果合并中枢神经系统病变、免疫性溶血性贫血、免疫性血小板减少性紫癜等自身免疫病时，可考虑应用丙种球蛋白，一般采用 1g/（kg·d），连用 1～2 天。由于 RMPP 发病机制有多种细胞因子参与，过强的免疫反应导致机体免疫系统发生紊乱，不仅累及呼吸系统，使肺内炎症进一步加重，而且可产生肺外各系统的严重并发症。因静脉丙种球蛋白富含的 IgG，可抑制细胞因子与炎症因子的产生，阻断免疫反应，因而对于重症 RMPP，特别是存在有肺外损害的 RMPP 患儿，应用静脉丙种球蛋白可以减轻过强的免疫反应与炎症反应，从而起到很好的治疗效果。

（六）支气管镜

支气管镜已成为儿科呼吸系统疾病诊治中安全、有效和不可缺少的手段。MP 肺炎患儿常有不同程度的气道黏液阻塞，甚至较大的支气管塑型分泌物栓塞，少数可有支气管炎症性狭窄，甚至肉芽增生，造成急性肺不张及继发性支气管扩张症、闭塞性支气管炎、闭塞性细支气管炎和单侧透明肺综合征等后遗症。通过支气管镜可以直接达到病变部位，进行生理盐水灌洗，结合异物钳或活检钳、细胞毛刷等，清除下呼吸道分泌物与痰栓，解除梗阻，促进肺复张。少数患儿存在黏膜肉芽组织增生，或因管壁纤维化收缩导致不可逆的支气管闭塞，可采用支气管镜下球囊扩张治疗，而呼吸道内炎性肉芽肿导致呼吸道堵塞、狭窄，影响远端通气，且有相应症状或导致反复感染者可采用支气管镜下冷冻治疗。考虑到多数炎症性病变的可逆性及支气管镜尤其是介入治疗的侵入损伤性，该类患儿的介入治疗应严格掌握适应证。术前应仔细评估，权衡利弊；操作技术娴熟，术中、术后严密观察，及时处理可能出现的并发症。

（七）并发症的治疗

如果患儿合并肺内外并发症，应给予相应对症治疗。中到大量胸腔积液者，应尽早进行胸腔穿刺或胸腔闭式引流。单纯 MP 肺炎一般不会发生胸膜增厚、粘连和包裹性胸腔积液，不需外科治疗。存在 D-二聚体明显升高，但无肺栓塞临床表现的重症患儿，多用低分子量肝素钙皮下注射，每次 100U/kg，每日 1 次，一般用药 1~2 周。确诊肺栓塞及高度怀疑且生命体征不稳定者需立即治疗。对坏死性肺炎高风险患儿，应积极治疗原发病，降低发生风险；大部分坏死性肺炎转归良好，不需要手术切除。合并支气管哮喘急性发作者，应在抗 MP 治疗的同时，使用糖皮质激素、支气管舒张剂等；合并脑炎和皮肤黏膜损害者，应予相应治疗。

（八）后遗症的早期识别

多数 MP 肺炎患儿预后良好，而重症及 RMPP 患儿可遗留肺结构和（或）功能损害，需进行长期随访。MP 肺炎可引起感染后闭塞性细支气管炎、单侧透明肺、闭塞性细支气管炎伴机化性肺炎、肺纤维化等。对于容易发生闭塞性细支气管炎的高危人群，当 MP 肺炎急性炎症控制后，应告知家长密切关注本病的发生，并间隔 2~4 周随诊。一旦出现下列 3 项之一，应考虑本病，并进行 HRCT 检查确诊：①运动耐力下降，或持续喘息或新出现喘息、呼吸费力；②肺部固定湿啰音，胸骨上窝凹陷；③肺功能提示小气道阻塞。

（苏苗赏 林 剑）

第二节 衣原体肺炎

衣原体是一类无动力、专性细胞内寄生的原核细胞型细菌，它有独特的双相发育周期，存在形态和功能截然不同的两种形式。衣原体科仅含一个属，分为两个种，根据包涵体糖原累积的能力和磺胺嘧啶的敏感度不同，分为沙眼衣原体和鹦鹉热衣原体。20 世纪 90 年代陆续发现人类病原体肺炎衣原体和动物病原体家畜衣原体。衣原体肺炎（*Chlamydia* pneumonia）是由衣原体引起的肺炎，包括沙眼衣原体、肺炎衣原体、鹦鹉热衣原体和家畜衣原体。与人类关系密切的为沙眼衣原体肺炎和肺炎衣原体肺炎，偶见鹦鹉热衣原体肺炎。

一、沙眼衣原体肺炎

（一）病原学

根据衣原体主要外膜蛋白的抗原反应性，目前沙眼衣原体共分为 18 个血清型。根据侵袭力和病变部位不同，可将沙眼衣原体分为沙眼生物型、生殖生物型和性病淋巴肉芽肿生物型。

（二）临床表现

对于儿童呼吸道感染，大多数沙眼衣原体感染表现为轻度的上呼吸道症状，其症状类似流行性感冒，而肺炎症状相对较轻，某些患儿表现为急性起病伴一过性的肺炎症状和体征，但大多数起病缓慢。上呼吸道症状可自行消退，咳嗽伴下呼吸道感染体征可在首发症状后数天或数周出现，使本病有一个双病程的表现。

沙眼衣原体可引起围生期婴儿的无热性肺炎，且其中有一定比例发展为慢性呼吸道疾病。婴幼儿沙眼衣原体肺炎多在出生后 1~3 个月时隐匿起病，可表现为持续性咳嗽、呼吸急促、常不发热等；听诊常闻及湿啰音，喘息较少见。无喘息和不发热有助于与 RSV 肺炎相鉴别。

有研究发现，细支气管炎患儿中也可见沙眼衣原体感染。沙眼衣原体是否启动抑或加重了细支气管炎症状尚待研究。已发现新生儿沙眼衣原体感染后，在学龄期发展为哮喘。对婴幼儿沙眼衣原体感染 7~8 年后再进行肺功能测试，发现大多数表现为阻塞性肺功能异常。沙眼衣原体与慢性肺疾病间的关系有待阐明。

（三）辅助检查

在感染后相当长一段时间，从免疫力低下的沙眼衣原体下呼吸道感染患儿体内仍能分离到沙眼衣原体，呼吸道分泌物可检测沙眼衣原体抗原或核酸检测可确诊。其外周血嗜酸性粒细胞常增多，胸部 X 线片表现为肺气肿伴间质或肺泡浸润影。

（四）诊断要点

1. 多为 1～3 个月婴儿，母婴垂直传播感染，起病缓慢，多不发热，一般状态良好。可有上呼吸道感染前驱症状，半数患儿有结膜炎。

2. 特征性临床表现为呼吸增快和阵发性不连贯咳嗽，一阵急促咳嗽后继以一短促吸气，但无百日咳样回声。咳嗽剧烈可引起发绀和呕吐，亦可有呼吸暂停。肺部偶闻及干、湿啰音，甚至捻发音和哮鸣音。

3. X 线可显示双侧间质性或小片状浸润，双肺过度充气。外周血白细胞总数多正常，可见嗜酸性粒细胞增高。呼吸道分泌物行沙眼衣原体抗原或核酸检测可确诊。

（五）治疗及预后

治疗可选择红霉素、阿奇霉素等大环内酯类抗菌药物。应注意个人卫生，避免直接或间接接触传播。目前缺乏有效的沙眼衣原体疫苗。大多数患儿治疗后预后良好；极少数患儿也可起病急并迅速加重，造成死亡。

二、肺炎衣原体肺炎

（一）病原学

肺炎衣原体是一种常见的呼吸道病原菌，仅有一个血清型。它可引起包括鼻窦炎、咽喉炎、支气管炎及肺炎等在内的呼吸道感染。有研究报道，在成人和儿童 CAP 的病原体中占 10%～15%，但临床研究数据显示，儿童肺炎衣原体肺炎的患病率不到 1%。血清学研究证明，40%～90% 的人群中肺炎衣原体抗体阳性，儿童以 5～9 岁感染多见。通过呼吸道飞沫传播，潜伏期可能是 3～4 周。伴随年龄的增长，这种感染在学龄阶段的儿童中呈现出增多趋势，发病特点一般较为隐匿，无明显的临床症状。

（二）临床表现

肺炎衣原体呼吸道感染可引起咽炎和肺炎，5 岁以下儿童亦可发病。肺炎衣原体感染以广泛性、持续性、部分无症状性为特点。临床上肺炎衣原体感染不易与其他病原感染，特别是肺炎支原体感染相鉴别。

肺炎衣原体感染有时症状相当轻，仅肺部闻及干、湿啰音。但近年来有报道免疫功能正常人群肺炎衣原体感染呈重症表现。重症肺炎衣原体肺炎可表现为大量胸腔积液、ARDS、纤维化、阻塞性细支气管炎等，甚至危及生命。除引起呼吸道疾病外，肺炎衣原体感染尚可造成其他系统严重并发症，如脑炎、心肌炎、肝炎、肾炎等。

（三）辅助检查

许多慢性支气管炎患儿，其体内肺炎衣原体的 IgG、IgA 抗体滴度明显升高，提示存在肺炎衣原体的持续感染。呼吸道分泌物检测肺炎衣原体抗体 IgM 阳性或 IgG 恢复期较急性期 4 倍以上升高或降低，或肺炎衣原体核酸检测阳性可确诊。

有研究发现，呼吸道感染儿童中 45% 咽拭子肺炎衣原体 PCR 阳性，且血清学抗体滴度增高，其中一部分为反复呼吸道感染患儿。现已有在感染性细支气管炎和哮喘急性发作患儿体内分离到肺炎衣原体及其 DNA 检测阳性的报道。

肺炎衣原体感染以特异性细胞免疫为主，但免疫力不持久，可发生重复感染。

（四）诊断要点

1. 多见于学龄儿童，大部分为轻症，发病常隐匿。早期多为上呼吸道感染症状，表现为咽痛、声音嘶哑、发热。

2. 无特异性临床表现，1～2周后上呼吸道感染症状逐渐消退而咳嗽逐渐加重，并出现下呼吸道感染征象，如未经有效治疗，则咳嗽可持续1～2个月或更长。肺部偶闻及干、湿啰音或哮鸣音。

3. X线可见到肺炎病灶，多为单侧下叶浸润，也可为广泛单侧或双侧性病灶。呼吸道分泌物检测肺炎衣原体抗体IgM阳性或IgG恢复期较急性期4倍以上升高或降低，或肺炎衣原体核酸检测阳性可确诊。

（五）治疗

肺炎衣原体肺炎的治疗首选大环内酯类抗菌药物。

三、鹦鹉热衣原体肺炎

（一）病原学

鹦鹉热衣原体（*Chlamydia psittaci*）是一种专性细胞内寄生、以鸟类和人为宿主的人畜共患病原体，感染人类可引起鹦鹉热，表现为非特异性流感样症状或社区获得性肺炎。由于其可通过气溶胶传播，近年有关鹦鹉热感染事件在世界范围内常有报道，但多数病例为散发性感染。家禽养殖工人和宠物鸟主人的感染风险较高，易发生鸟类到人的传播，鹦鹉热在人间传播罕见。

鹦鹉以及许多其他鸟类是鹦鹉热衣原体的自然宿主，此外多种哺乳动物也可作为其宿主。根据外膜蛋白A基因序列的差异，鹦鹉热衣原体可分为9个基因型。之前被认为是属于鹦鹉热衣原体的菌株被划归其他动物菌种，如鼠类衣原体、猪衣原体、猫衣原体等。鹦鹉热衣原体首先从鹦鹉体内分离出来，以后陆续从长尾鹦鹉、鸽子、鸭、火鸡、海鸥等130余种鸟类的体内分离出来，鹦鹉热衣原体有多个不同的种，可感染大多数鸟类和哺乳动物。宠物鸟（鹦鹉、长尾鹦鹉、金刚鹦鹉和澳大利亚鹦鹉）及家禽（火鸡和鸭）是将病原体传播至人的最常见的媒介。家禽饲养员和加工者，以及喂养宠物鸟的家庭暴露机会最大。有症状或无症状患禽脱落物均可成为感染源，且其感染力可存在数月。直接接触患禽或吸入其呼吸道分泌物、粪便或羽毛灰尘等气溶胶均可导致人体感染鹦鹉热衣原体。

2022年《柳叶刀-微生物》发表了山东某医院关于鹦鹉热衣原体人间传播事件的流行病学和病原学调查结果，这是国内首次关于鹦鹉热衣原体存在人间传播的报道，提示人群中存在该病原体的隐性传播风险。患鹦鹉热的高危人群包括家中有养鸟及爱鸟人士、养鸽者及宠物店的工作人员，吸入鸟类或鸽子粪便气溶胶、粪尘和含病原体的动物分泌物是感染的主要途径。患病鸟类、禽类通过叮咬、叼啄人类嘴巴或密切接触患者也可引发感染，该途径不常见。儿童较少患病，可能与较少接触鸟类粪便有关。

（二）临床表现

本病的潜伏期为1～2周，之后开始出现症状。根据起病快慢和病情发展，患者的临床表现有所不同。人体感染鹦鹉热衣原体可表现为严重的慢性肺炎，但也有接触患禽后仅产生轻微不适甚至无症状的病例报道。

典型的症状包括发热、寒战、肌肉疼痛、剧烈头痛、肝脾肿大及咳嗽等症状；重症患儿可出现胸痛、呼吸困难等症状；少数可引起胃肠道症状，以及心内膜炎、心肌炎、脑炎、多器官衰竭等严重并发症，甚至死亡。

（三）辅助检查

1. 病原学检查　由于鹦鹉热衣原体为生物安全防护等级3级（BSL-3）生物，体外培养存在较大风险，因此，不建议采用病原体培养的方法进行诊断。以 PCR 为基础的分析方法，如 DNA 微阵列分析，近年来被用于诊断人感染鹦鹉热。

2. 外周血检查 血常规检查显示白细胞计数及中性粒细胞比例有不同程度增加。CRP、D-二聚体、红细胞沉降率可明显升高。部分患者有不同程度肝功能异常，表现为谷丙转氨酶或谷草转氨酶水平升高。

3. 影像学检查 胸部 X 线或 CT 检查可显示肺部有大片或团块状不均匀高密度影，早期边界模糊，有渗出性改变，后期以充气支气管阴影为主。

（四）诊断要点

1. 发病前有吸入含有病原体的鸟类或鸽粪气溶胶、粪尘或含病原体的动物分泌物密切接触史。

2. 典型临床表现为多数起病急，发热、寒战、肌肉疼痛、剧烈头痛、肝脾肿大及咳嗽等呼吸系统感染症状；重症患儿有胸痛、呼吸困难及缺氧等表现。

3. 通过 PCR 检测鹦鹉热衣原体核酸阳性可确诊。

（五）治疗和预后

一经诊断应及时选择抗菌药物治疗，以期及早恢复。常用的抗菌药物为大环内酯类、四环素类和喹诺酮类药物。多数患儿经过及时治疗，预后良好；少数重症患儿对多种抗菌药物耐药，可引发肺功能损害、脑炎、心脏瓣膜病、肝炎等并发症，甚至导致死亡。

（苏苗赏　张海邻）

第三节　惠普尔养障体肺炎

惠普尔养障体（*Tropheryma whipplei*，TW）肺炎是由一种条件致病菌 TW 引起的肺部感染，TW 可引起罕见的全身感染性疾病惠普尔病（Whipple disease，WD），多见于有污水、污土接触史及免疫缺陷的人群。WD 的临床表现多样且无特征性，多以肠道发病为主，常被误诊。据报道，典型的 WD 中，有 30%～40% 的患者累及肺部，出现胸腔积液、肺浸润或纵隔肉芽肿性炎症。由于 TW 肺炎缺乏特异性，常难以发现，如不进行及时诊断和治疗，可危及生命。近年来，随着分子生物学检测和培养技术的进步，WT 肺炎的临床病例报道也逐渐增多。温州医科大学附属育英儿童医院儿童呼吸科结合 mNGS 确诊并总结了儿童 TW 肺炎的临床特征，由于病例数较少，其具体发病情况尚需进一步确定。

一、病因和发病机制

WD 于 1907 年由美国病理学家惠普尔（Whipple）首次报告，尸检发现在患者小肠黏膜固有层浸润有泡沫样变巨噬细胞，在肠系膜淋巴结病理切片中能观察到大量杆菌状物质，因此，怀疑可能是由杆状细菌引起。1949 年，沙夫（Sehaffer）发现 WD 患者泡沫样变巨噬细胞中含有 PAS 阳性物质。1961 年，亚德利（Yardley）和亨德里克斯（Hendrix）使用电镜观察证实巨噬细胞中 PAS 染色阳性物质是一种杆状细菌。1991 年，威尔逊（Wilson）等通过 PCR 技术确定 WD 是由一种新发现的细菌感染引起，在分类上位于放线菌目纤维素单胞菌科，被命名为惠普尔养障体（TW）。TW 是革兰氏阳性杆菌，需氧菌，大小为（0.25～0.5）μm×（1.5～2.5）μm，在电镜下呈现独特的三层质膜的细胞壁超微结构。2000 年，拉乌尔（Raoult）等使用人成纤维细胞人红白细胞白血病（HEL）细胞系培养 WD 患者心脏瓣膜标本，最终培养出 TW。2003 年，本特利（Bentley）及 Raoult 等分别完成了 TW 的全基因组测序分析。TW 拥有 1 条单环小染色体（925938 bp），序列分析显示其是一种缺陷型细菌，其生物合成途径的 16 个氨基酸缺失或损坏，三羧酸循环途径基因完全缺失，生长增殖所需要的氨基酸等营养成分必须由宿主提供，是一种共生菌。

TW 可经飞沫及粪—口感染传播，人类是已知的唯一宿主。TW 感染后人体会产生免疫反应并清除病原体，少数人会出现急性感染，如肺炎、胃肠炎。慢性感染患者合并 HIV 感染、吸入性肺炎、低 CD4 水平、使用抗 TNF-α 或耶氏肺孢子菌感染时，TW 在 BALF 中的检出率增加，导致肺部感染的概率相应增加。研究显示，TW 无症状携带者的 IgG 应答水平明显高于 WD 患者，这是由于 WD 患者巨噬细胞免疫缺陷造成的结果。TW 在巨噬细胞内增殖的同时还能诱导宿主细胞凋亡，这将促进 TW 的扩散。IL-16 在 WD 的发病中起关键作用，如在单核巨噬细胞模型中，IL-16 通过阻止含有 TW 的吞噬小体与溶酶体的融合，使得 TW 可在巨噬细胞中逃避清除并进行增殖；当 IL-16 被抑制时，巨噬细胞的细菌清除功能将恢复，TW 将被清除而不能进行增殖。TW 还通过对自身抗原结构的糖基化，导致 WD 患者血清中表现出 TW 抗体缺失或滴度很低。糖基化使得 TW 抗原被掩盖，从而逃避巨噬细胞的吞噬及人体免疫系统的应答反应。

二、临床表现

TW 所致肺炎可引起慢性感染、急性感染，并存在无症状携带者。经典的 WD 患者中出现肺部症状的有 30%～40%，也有少数患者仅出现肺炎的症状，包括慢性咳嗽、胸痛、呼吸困难、胸膜粘连、肺活量减少等。据温州医科大学附属育英儿童医院资料显示，TW 所致肺炎患者多为学龄期儿童，以男性为主；以湿咳、活动耐力下降为主要表现，可伴有胸痛，或无咳嗽表现，仅以呼吸费力、胸闷为主；患儿病程长，起病可急可缓，部分患儿在 TW 感染同时伴发细菌感染，病情多较重，可存在重症肺炎、间质性肺炎、呼吸衰竭等表现，若仅为 TW 感染时可仅表现为偶发的胸闷、胸痛。但目前国内外关于儿童 TW 肺炎病例罕见，其临床表现有待进一步明确。

TW 感染可出现全身其他系统的病变，其病程通常分为两个阶段，即疾病早期可出现感染症状，包括发热、关节炎和关节痛；晚期可出现特征性的腹泻、体重下降、肝脾肿大、腹水等，还会累及其他脏器，尤其是心脏、中枢神经系统及眼部，表现出多样的无特征性的临床症状。

三、辅助检查

（一）一般实验室检查

1. 血液常规检查 白细胞（主要是中性粒细胞）计数升高，血红蛋白含量降低，红细胞沉降率（ESR）加快；C 反应蛋白可增高，而白蛋白、胆固醇、铁含量常降低；类风湿因子、抗核抗体阴性。

2. 脑脊液检测 白细胞数及蛋白质含量常轻度升高。

3. 粪便常规检查 粪便常会出现脂肪，粪便隐血试验可呈阳性。

（二）特殊实验室检查

1. 过碘酸希夫（PAS）染色 十二指肠活检过碘酸希夫（PAS）染色曾是经典和首选的诊断方法；其他感染部位，如脑脊液、脑组织、关节液、淋巴结、心脏瓣膜等标本进行 PAS 染色也可出现阳性。

2. 免疫学方法 TW 特异性抗体的免疫组化技术，相对于 PAS 染色具有更高的特异性和灵敏度，可以检测出 PAS 染色阴性标本中存在的 TW。WD 患者血清 TW 抗体滴度较低，所以目前血清学检查对 WD 的诊断无意义。

3. 电子显微镜 可用于观察各种标本巨噬细胞中的 TW，但本方法操作烦琐、成本高、耗时长，临床应用受到限制。

4. 体外培养 TW 是一种缺陷型细菌，不易进行体外培养，因此临床应用受到限制，仅适用于少数实验研究。

5. 分子生物学 近年来对患者 BALF 进行定量聚合酶链反应（qPCR）或 mNGS，能快速、客观地检测样本中的病原体，可用于检测含有 TW 的各种标本，是目前首选的检查方法。

（三）影像学检查

TW 肺炎的胸部影像学表现较明显且呈多样化，主要为间质性改变、单发或多发肺结节（图 4-7-3），少数可合并有不同程度斑片状影（图 4-7-4 延伸阅读）。一项单中心的病例分析显示，5 例患儿胸部 CT 均提示不同程度斑片状影，其中 3 例合并两肺间质性改变，2 例合并肺结节。

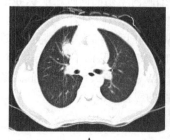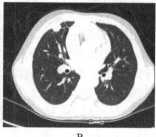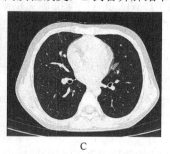

A   B   C

图 4-7-3 患儿，男，10 岁。因"间断咳嗽、胸痛 3 个月"入院。经 BALF mNGS 病原学检测确诊为 TW 肺炎

A、B. 入院时胸部 CT 显示右肺中上叶斑片状密度增高影，边缘模糊，密度不均；C. 经治疗后右肺炎症吸收，遗留少许条索状密度增高影

四、诊断与鉴别诊断

（一）诊断要点

1. 主要表现为肺结节或间质性肺炎，常有慢性咳嗽、胸痛、呼吸困难、胸膜粘连和活动耐力下降；部分患儿可合并全身其他系统 WD 病变。

2. 支气管镜检查、支气管肺泡灌洗液 mNGS 病原学检测提示 TW 阳性，有助于诊断；消化道镜检及其他感染部位组织学检查是诊断该病的关键。

（二）鉴别诊断

1. 风湿免疫性疾病引起的间质性肺炎　如系统性红斑狼疮（SLE）、类风湿关节炎，表现多为慢性起病，类风湿关节炎以对称性双手、腕、足等多关节痛为首发表现，常有晨僵，可伴有乏力、低热、肌肉酸痛、体重下降等全身症状。WD 患者类风湿因子、抗核抗体测定阴性可鉴别。

2. 神经系统疾病引起的间质性肺炎　神经退行性变化疾病以及全身性感染/炎症性疾病，如结节病、血管炎。WD 可出现痴呆-眼肌麻痹-肌阵挛三联征。头颅 MRI 可作鉴别。

3. 消化系统疾病引起的间质性肺炎　应与克罗恩病和乳糜泻等可导致腹泻的疾病进行鉴别诊断。WD 患者胃肠道活检标本的 PAS 染色阳性、mNGS 病原学检测阳性可帮助鉴别。

五、治　疗

TW 肺炎的治疗仍未有广泛的共识及标准，主要的治疗原则为针对 TW 的抗感染治疗、营养支持、纠正水电解质紊乱。一旦使用敏感的抗菌药物治疗，临床症状可迅速缓解，但根除 TW 需要足够长的时间。研究发现，对于 TW 有效的抗菌药物包括青霉素、链霉素、四环素、头孢曲松、美罗培南、磺胺、多西环素和羟氯喹。在一项包括 36 例患者的回顾性研究中，大部分患者采用头孢曲松联合复方磺胺甲噁唑（TMP-SMZ）或磺胺嘧啶，或羟氯喹加多西环素（强力霉素），平均治疗时间为 1.04 年，复发大多数发生在抗菌药物治疗结束后 1.5 年，其中有 1 名 WD 患者出现多关节疼痛和体重减轻，并接受免疫抑制药治疗，其余患者随访 15 年，预后大多良好。在另一项来自中欧的前瞻性非随机对照研究中，将 40 例未经治疗的 WD 患者予以头孢曲松，输注 14 天，随后口服 TMP-SMZ，持续 3 个月，除 1 名患者在初始治疗后 63 个月复发，其余幸存者均无复发，并且该研究将 TMP-SMZ 治疗缩短至 3 个月，与 12 个月治疗效果相同，复发风险并没有增加。

TW 肺炎是一种获得性机会性感染，此病进展缓慢。目前，国内外推荐的治疗是头孢曲松或

美罗培南静脉输注 1～2 周，继而口服 TMP-SMZ。给予敏感的抗菌药物治疗，症状迅速缓解，但易复发，预后大多良好。随着 qPCR、mNGS 在临床工作中的开展，人们对儿童 TW 肺炎有更多的了解，但目前研究报道较少，还需要进行更深入的研究，以明确 TW 感染的传播途径和发病机制，并且不断提高对 TW 肺炎的早期诊断和治疗水平。

（苏苗赏　李嫦嫦）

第四节　军团菌肺炎

军团菌肺炎（legionnaires pneumonia）是由嗜肺军团杆菌引起的以肺炎表现为主，可能合并肺外其他系统损害的感染性疾病，是军团菌病的一种临床类型。军团菌肺炎是非典型病原体肺炎中病情最重的一种，未经有效治疗的病死率高达 45%。军团病可追溯到 1976 年 7 月，当时美国费城召开美国军团年会期间暴发了一种发热性疾病，后来便以会议的名称"军团"命名该病。之后，世界五大洲均有本病报告及暴发流行，多见于医院、旅馆、建筑工地等公共场所。现国内发现的病例日渐增多，已受到普遍关注。夏末、秋初是好发季节，男性多于女性，孕妇、老年人、免疫功能低下者为高发人群。

一、病因和发病机制

军团菌广泛分布于自然界，尤其是温暖潮湿地区的天然水源、人工冷热水管道系统和空调冷却水中。为革兰氏阴性（G⁻）杆菌，不易着色，专性需氧，营养要求较高，对氯或酸有一定抵抗。主要经飞沫、气溶胶方式传播。致病物质主要是产生的多种酶类、毒素和溶血素，致病机制尚不十分清楚。所致疾病主要是军团病，也可引起医院感染。该菌为胞内寄生菌，机体抗感染以细胞免疫为主。有慢性心肺疾病、慢性肾病、糖尿病、血液病、恶性肿瘤、AIDS 或接受免疫抑制药治疗的患者是易感人群。这类以机会性感染发病的患者病死率可达 45%。

二、临床表现

本病可呈暴发流行。典型患者常为亚急性起病，疲乏、无力、肌痛、畏寒、发热等；亦可经 2～10 天潜伏期后急骤起病，高热、寒战、头痛、胸痛，进而咳嗽加剧，咳黏痰带少量血丝或血痰。痰量少，但一般不呈脓性。本病早期消化道症状明显，约半数有腹痛，多伴水样便，有 20% 患者可有相对缓脉。神经症状亦较常见，如焦虑、神经反应迟钝、谵妄。随着肺部病变进展，重者可发生呼吸衰竭。

三、辅助检查

（一）实验室检查

支气管抽吸物、胸腔积液、支气管肺泡灌洗液做吉姆萨染色可以查见细胞内的军团杆菌；这些标本用直接免疫荧光抗体和基因探针检测可呈阳性。应用 PCR 技术扩增杆菌基因片段，能够迅速诊断。间接免疫荧光抗体检测、血清试管凝集试验及血清微量凝集试验时，前后两次抗体滴度呈 4 倍增长，分别达 1：128、1：64 或更高者，均可诊断。此外，尿液 ELISA 法检测细菌可溶性抗原，亦具有较高特异性。血白细胞多超过 $10 \times 10^9/L$，中性粒细胞核左移，有时伴有肾功能损害。动脉血气分析可提示低氧血症。

（二）胸部 X 线检查

胸部 X 线检查显示片状肺泡浸润，继而肺实变，尤其多数见于下叶，单侧或双侧。病变进展迅速，还可伴有胸腔积液。免疫功能低下的严重患者可出现肺空洞或肺脓肿。肺部病变的吸收常较一般肺炎为慢，临床治疗有效时，其 X 线表现病变仍可呈进展状况。20% 的患者 2 周后病变开始明显吸收，1～2 个月阴影才完全消散，少数患者可延迟至数月。

四、诊断与鉴别诊断

（一）诊断要点

1. 临床表现 发热、寒战、咳嗽、胸痛等呼吸道感染症状；胸部 X 线显示具有浸润性阴影或胸腔积液。

2. 病原学检测

（1）呼吸道分泌物、血液或胸腔积液在活性炭酵母浸液琼脂培养基或其他特殊培养基中培养有军团菌生长。

（2）呼吸道分泌物直接荧光法检查阳性。

（3）血间接荧光法，查前后 2 次抗体滴度呈 4 倍或以上增高，达 1∶128 或以上；或血试管凝集试验检测前后 2 次抗体滴度呈 4 倍或以上增高，达 1∶160 或以上；或凝集试验检测前后 2 次抗体滴度呈 4 倍或以上增高，达 1∶64 或以上。

3. 诊断标准 凡具有典型临床表现，同时具有病原学检测中任何一项者，可诊断为军团菌肺炎。根据临床表现可初步诊断为可疑患者。现已证实人群中不存在带菌状态，故一旦通过病原学检查从可疑患者体内分离出该菌，即可确定诊断。

（二）鉴别诊断

本病应与其他细菌、真菌、支原体、衣原体、严重急性呼吸综合征（SARS）、鹦鹉热、肺结核、结核性胸膜炎等相鉴别。

五、治　　疗

首选大环内酯类或氟喹诺酮类，四环素类、利福平等也有效。氨基糖苷类及青霉素、头孢菌素类抗菌药物对本病无效。初始治疗应通过静脉给药。通常 3～5 天出现临床治疗的反应，而后给予口服序贯治疗。对免疫力正常的患者，整个治疗疗程为 10～14 天；对于免疫缺陷者和晚期病例应延长至 3 周。

六、预　　防

医院、旅馆等人群密集地区的获得性军团菌肺炎是防治工作中的重要环节。环境及污染水源的监控，是控制本病发生流行的关键。预防军团菌感染的主要策略是控制军团菌在水源中的增殖，同时减少气溶胶的产生。定期对一些环境水源进行军团菌含量的监测和及时消毒杀菌非常重要。

随着城市化进程不断加快，中央空调、中央供水系统的进一步普及，我国军团菌肺炎的发病率也将呈现上升趋势。空调系统的冷却塔、蒸发冷凝器、液体冷却器等均可能是产生和输送含军团菌气溶胶的重要途径，必须对空调系统进行常规检测和消毒。

密闭环境应注意定时开窗通风，保持室内空气新鲜；通风时注意给患儿采取保暖措施，避免冷空气直吹或对流受寒。进入密闭的房间和车内打开空调后，最好 15min 后再关闭门窗，这样有利于空调器中的各种有害物质散发，减少对儿童健康的危害。

（苏苗赏　李昌崇）

第八章 侵袭性肺真菌病

本章延伸阅读

第一节 总 论

肺真菌病（pulmonary mycosis）是真菌引起的肺部疾病，主要指肺和支气管的真菌性炎症或相关病变，广义地讲可以包括胸膜甚至纵隔。肺真菌病常与肺部真菌感染混用，但严格意义上来说，感染指微生物成功传播至宿主，并随之复制、定植和入侵的过程。因此，感染不一定发病，肺真菌病比肺真菌感染定义更严格。真菌性肺炎（或支气管炎）指真菌感染而引起的以肺部（或支气管）炎症为主的疾病，是肺部真菌病的一种类型。侵袭性肺真菌病（invasive pulmonary fungal diseases，IPFD）又称为侵袭性肺部真菌感染（invasive pulmonary fungal infection，IPFI），指真菌直接侵犯（非寄生、过敏或毒素中毒）肺或气管支气管引起的急、慢性组织病理损害所导致的疾病。播散性肺真菌病（disseminated pulmonary mycosis）则是指侵袭性肺真菌病扩散和累及肺外器官，或发生真菌血症。

一、病因和发病机制

（一）病因

1. 肺真菌病分类　肺真菌病分为原发性和继发性，前者指免疫功能正常、有或无临床症状的肺真菌病，后者是指伴有宿主因素和（或）免疫功能受损的肺真菌病，后者更常见。根据表现形式，肺真菌病又分为侵袭性、慢性、腐生性和反应性等类型，本书主要介绍 IPFD。IPFD 是指真菌直接侵入支气管或肺组织，并在其中生长繁殖引起组织损害、肺功能障碍和炎症反应的急、慢性病理改变及病理生理过程。

2. 真菌感染的来源　真菌感染来源分为外源性和内源性，前者由外源性真菌经呼吸道、消化道和伤口等侵入而感染，后者来源于寄生于人体皮肤和腔道内的真菌。致病性真菌（可侵袭免疫功能正常的宿主，免疫功能异常的宿主容易导致播散）包括组织胞浆菌、肺孢子菌等；条件致病菌（宿主存在易感因素时致病，也可见于无易感因素宿主中）包括念珠菌、曲霉属、隐球菌、毛霉和青霉属、镰刀霉和肺孢子菌等。

3. 患儿易并发 IPFD 的疾病或高危因素

（1）基础疾病：早产儿、低出生体重、先天发育异常、慢性疾病、重度营养不良等。

（2）原发性免疫缺陷：常见有慢性肉芽肿病、严重联合免疫缺陷病、X 连锁高 IgM 血症、常染色体显性遗传高 IgE 综合征等，不同类型者易感真菌的种类不尽相同。

（3）继发性免疫缺陷：①器官或骨髓移植后及 HIV 感染等；②血液和恶性肿瘤长期接受化疗或广谱抗感染治疗；③中性粒细胞绝对计数≤$0.5×10^9$/L，持续时间≥10 天；④使用耗竭 B 或 T 淋巴细胞的靶向药物和糖皮质激素长期使用。

（4）长期侵入性操作等。

（5）其他：如重症病毒感染、严重肝肾疾病、糖尿病并发酮症酸中毒等。

（6）环境危险因素：免疫功能基本正常的儿童，由于吸入大量真菌孢子，如空调污染、密切接触鸽类，以及接触有真菌存在的环境等。此外，要警惕多种高危因素的并存。

（二）发病机制及病理

真菌感染的基本病变有化脓性炎症、非化脓性炎症、肉芽肿性炎症和血管炎等。假丝酵母菌和毛霉菌感染等常见化脓性炎症，而新型隐球菌和组织胞浆以非化脓性炎症为主；新型隐球菌感染可见大量巨噬细胞和淋巴细胞，多数细胞质内可见到隐球菌。凝固性坏死见于免疫严重受损者，病灶中容易发现真菌成分。曲霉菌和毛霉菌感染容易引起血管炎，可出现血管内菌栓或血栓栓塞。组织中真菌形态与痰液等标本直接涂片所见类似，可识别真菌种类。病理检查存在局限性，如由于剧烈炎症反应导致菌丝结构破坏，仅残存部分真菌碎片而无法确认，造成假阴性。另外，慢性空洞性肺曲霉病由于局部炎症环境不适合曲霉繁殖，曲霉菌丝很难发现，可在巨噬细胞发现少量孢子，临床分析时应考虑这些因素。

二、临床表现

IPFD 临床症状、体征和其他病原导致的肺部感染常无特异性，可表现为发热、咳嗽、咳痰、咯血、胸痛等。有高危因素的患儿在原发病基础上病情迁延不愈或反复时要注意 IPFD 的可能。部分临床征象对预警 IPFD 有一定提示意义。胸痛和咯血可能提示曲霉菌或毛霉菌感染；进行性低氧血症和呼吸困难可能提示肺孢子菌肺炎；胶冻样痰是念珠菌感染的相对特异性表现。高危人群出现某些肺外表现应高度警惕，如鼻窦炎和鼻骨破坏可见于曲霉菌或者毛霉菌感染；胸壁脓肿可见于曲霉感染；肝脾或淋巴结肿大常见于播散性马尔尼菲篮状菌、隐球菌、组织胞浆菌感染。"脐凹"样皮疹是播散性马尔尼菲篮状菌感染的相对特异表征。

三、辅助检查

IPFD 的辅助检查主要包括影像学、微生物学、组织病理学、血清学、分子生物学和支气管镜检查等。

（一）影像学检查

对胸部 X 线敏感性较低，疑似 IPFD 推荐胸部高分辨率 CT 检查，典型影像特征对曲霉菌、毛霉菌、肺孢子菌等引起的肺部感染均有提示意义。

肺曲霉感染早中期的典型 CT 表现包括结节、边界清楚的致密实变伴或不伴晕轮征（图 4-8-1 延伸阅读），这些征象有助于早期诊断，而空气新月征和空洞通常出现于较晚阶段，在病程 10 天以后。国内外报道及临床实践发现，无论宿主是否有中性粒细胞缺乏，若早期进行 HRCT 检查，结节、实变伴晕征这些征象在儿童的出现率较高。肺曲霉感染的血管侵袭和气道侵袭可在同一患儿中并存，气道侵袭典型的 CT 表现为小叶中心结节和小树芽征，但少见。肺曲霉感染的非典型CT 表现有浸润片状影或肺不张，多有混合感染。

肺毛霉菌感染的典型 CT 表现为单灶性致密团块或大结节实变，也可出现晕征或空气新月征，但相对曲霉菌少见，而"反晕征"为相对特征性表现，多见于血液恶性肿瘤或糖尿病患者的病程早期。严重或病程长的患者可发生肺动脉狭窄和扩张，甚至形成动脉瘤（图 4-8-2 延伸阅读），也为相对特征性表现。毛霉菌感染早期多有气道侵袭感染的征象，较曲霉菌更常见。

肺孢子菌肺炎典型 CT 表现为双肺弥漫磨玻璃影，可伴有斑片影、小结节影或网结节影，肺尖和胸膜下病变相对稀少。肺隐球菌感染的 CT 表现较多样，在免疫功能大致正常患儿为肺内单发或多发大小不等结节，边缘清晰，有胸膜下分布，可伴有纵隔淋巴结肿大；在免疫功能低下患儿中除结节外，也可表现为实变或肿块，空洞和晕征少见，发生播散时表现为弥漫性粟粒样改变或混合病变。肺念珠菌感染的常见表现为肺内多发边界清晰或不清晰的肺结节。骨髓移植后感染除了肺结节外，还有树芽征、肺实变、晕征，但支气管壁增厚、胸腔积液及空洞少见。肺外影像学表现包括鼻窦炎和鼻骨破坏、胸壁脓肿、肝脾脓肿，以及骨关节感染等，典型的肺外影像表现对于肺部真菌感染具有佐证作用。

（二）微生物学检查

有高危因素患儿，合格痰标本或 BALF 直接镜检发现丝状真菌菌丝和（或）培养阳性；连续2 次及以上合格痰标本或 1 次及以上 BALF 念珠菌培养阳性且为同一菌种，同时直接镜检发现菌丝，均有诊断意义。

（三）组织病理学检查

在患儿病情允许和家属知情同意的情况下，可行经皮穿刺肺活检术，或经支气管镜或胸腔镜取得肺活检标本，进行组织病理学检查。肺组织病理学检查发现真菌感染的病理组织学改变、真菌菌丝或孢子能确诊IPFD，部分特征性表现有助于致病真菌的菌种鉴定，如活检组织六胺银或PAS染色发现锐角状分支、有隔膜的透明菌丝应考虑曲霉病。若仅存在真菌感染的组织形态学改变、未见真菌成分，必须除外结核、放线菌、诺卡菌等感染，并结合IPFI高危因素和临床表现，才能出临床诊断。

（四）血清学检查

1. 血清1, 3-β-D-葡聚糖试验（G试验）　1, 3-β-D-葡聚糖是真菌细胞壁的主要成分之一，人体内吞噬细胞消化处理后可释放到血液和（或）体液中并被检测到。1, 3-β-D-葡聚糖可以特异性激活鲎变形细胞裂解物中的G因子，进而激活凝固酶催化凝固蛋白的生成，这种1, 3-β-D-葡聚糖试验被称为G试验。1, 3-β-D-葡聚糖存在于除接合菌外的真菌细胞壁中，如曲霉菌、念珠菌、肺孢子菌等，而病毒、细菌及人体内不含有此成分。因此，G试验可用于念珠菌、曲霉菌、肺孢子菌，以及镰刀菌等感染的早期临床诊断，其敏感性和特异性均达80%以上，但不能用于毛霉菌和隐球菌等的诊断。真菌定植或浅部感染时，G试验呈阴性。隐球菌虽然也含有1, 3-β-D-葡聚糖成分，但由于荚膜的保护，其无法释放至血液和（或）体液中，故G试验无法用于隐球菌感染的检测。G试验可出现假阳性结果，主要见于部分革兰氏阳性菌及铜绿假单胞菌等感染、应用纤维素膜进行血液透析、静脉应用免疫球蛋白及白蛋白、静脉输液时应用含纤维素成分的过滤器、应用抗菌药物（磺胺类药物、阿莫西林-克拉维酸、多黏菌素、厄他培南、头孢唑啉、头孢噻肟、头孢吡肟）等，临床需要进一步甄别。G试验的判断还要参考不同试剂盒的推荐。推荐区分IPFD的诊断临界值为≥80 ng/L，推荐连续做2次检测。BALF中G试验阳性对IPFI的诊断意义尚不明确。

2. 半乳甘露聚糖抗原（GM）试验　曲霉菌细胞壁上存在半乳甘露聚糖抗原，曲霉感染时患者血液和（或）体液的GM检测可呈阳性反应。GM存在于多种真菌细胞壁中，包括曲菌、镰刀菌、青霉菌及荚膜组织胞浆菌等，因此，GM试验不是侵袭性曲霉菌的特异性检测。侵袭性肺曲霉感染时采用BALF标本进行GM试验的诊断价值更高，尤其是对粒细胞缺乏患儿。GM试验假阳性见于哌拉西林他唑巴坦等半合成青霉素类药物、食入曲霉或青霉菌污染的食物、其他含有GM的致病菌感染、干细胞移植早期、化疗或移植物抗宿主病所致的消化道病变等。G试验和GM试验均可出现假阴性结果，多与应用抗真菌治疗、致病菌载量较低等因素有关。推荐单份血清、BALF、脑脊液GM阳性判断折点值>1.0；不同标本同时检测的折点值为血清>0.7、BALF>0.8。治疗期间监测GM试验有助于判定疗效。

3. 乳胶凝集试验　以乳胶颗粒作为载体的一种间接凝集试验，吸附可溶性抗原于其表面，特异性抗体与之结合后，产生凝集反应。胶乳凝集试验可检测新型隐球菌荚膜多糖抗原（OCA），对诊断隐球菌感染最有价值。血清和脑脊液是常采用的检测标本，伴有肺外病变者比单纯肺隐球菌病患者的血清标本阳性率更高。假阳性反应见于类风湿因子阳性或肺炎克雷伯菌、毛孢子菌等感染。肺外真菌负荷低、无隐球菌荚膜或有免疫复合物干扰时可出现假阴性。

4. 血清抗原抗体检测　在IPFI中的诊断价值：①血清念珠菌抗原抗体联合检测，可提高阳性率，有助于诊断并区分念珠菌定植或感染；②血清曲霉特异性IgG抗体是慢性肺曲霉病诊断证据。曲霉菌抗原抗体联合检测对侵袭性肺曲霉病有辅助诊断价值；③血清和BALF隐球菌荚膜多糖抗原检测是肺隐球菌感染的临床诊断方法，尤其是对伴有肺外播散者。

（五）分子生物学检查

组织标本、BALF、血清、合格痰液的PCR检测尤其适合免疫功能低下或缺陷的IPFD患儿。无论曲霉菌还是念珠菌感染，如果组织标本真菌PCR阳性则提供确诊依据，而血清、BALF的

PCR 阳性只作为临床诊断参考。必要时可送检 mNGS。mNGS 较佳检测标本是感染病灶部位标本和 BALF，mNGS 可精确区分真菌物种甚至亚型，可覆盖罕见真菌，可检测真菌的耐药基因。但 mNGS 对采样要求高，需要有效采集真菌感染的病灶部位，存在假阴性、假阳性和识别错误等可能。判读 mNGS 阳性结果须结合患儿的临床表现和其他实验室检查。

（六）支气管镜检查

支气管镜下表现为分泌物呈黑褐色、灰色或白色斑块（或串珠样白色物附着），胶状物附着，假膜形成；气道有焦痂、黏膜坏死或溃疡、肉芽组织增生等提示有真菌感染的可能。但支气管镜下的每一种表现不具备病原体诊断的特异性，需结合临床征象、组织病理学、病原学检查来确定。

四、诊断与鉴别诊断

IPFD 常发生于宿主存在原发或继发性免疫缺陷的患儿，临床表现和影像学特征无特异性，且诊断需结合高危因素、临床表现、影像学特征、微生物学检查、血清免疫学检查等综合判断。依据《儿童侵袭性肺部真菌感染诊治指南（2009 版）》和《儿童侵袭性肺部真菌感染临床实践专家共识（2022 版）》，IPFD 诊断可分为 4 种情况，拟诊又可分为 2 种情况，诊断及标准见表 4-8-1。

表 4-8-1　侵袭性肺部真菌感染各诊断级别判断标准

诊断级别	高危因素	临床表现	影像学特征[b]	支气管镜检[c]	微生物学证据	G/GM 试验
确诊	有或无	有	有	有或无	有	有或无
临床诊断	有	有	有	有或无	无	有
拟诊（1）	无[a]	有	有	有或无	无	有
拟诊（2）	有	有	有	有或无	无	无
未确定	有	有	有或无	有或无	无	有或无

注：a. 主要指原发性免疫缺陷病患儿，对其在抗真菌治疗同时行免疫缺陷病检查，若治疗有效或明确免疫缺陷病则可临床诊断；b. 见上节影像学检查；c. 指支气管镜检查留取 BALF 标本进行病原学或免疫学检查

（一）诊断要点

1. 高危因素　如上所述。

2. 临床证据　①发热、咳嗽和肺部体征经抗菌药物治疗无好转，或好转后再次出现发热、咳嗽和肺部体征；②影像学提示肺部病变经抗菌药物治疗无好转，或肺部出现新的非原发病的浸润影。

3. 微生物学证据　①胸腔积液或肺病变组织培养真菌阳性；②气管支气管内坏死物、假膜和肉芽组织培养真菌阳性或病理检查发现真菌菌丝或孢子；③有高危因素患儿，合格痰标本或 BALF 直接镜检发现丝状真菌（曲霉菌、毛霉菌）菌丝和（或）培养阳性，连续 2 次及以上合格痰标本或 1 次及以上 BALF 念珠菌培养阳性且为同一菌种，同时直接镜检发现念珠菌菌丝；④胸腔积液、合格痰液或 BALF 直接镜检或培养发现新型隐球菌；⑤合格痰标本或 BALF 马尔尼菲篮状菌、组织胞浆菌培养阳性；⑥合格痰标本或 BALF 发现肺孢子菌包囊、滋养体或囊内小体；⑦血液、骨髓、脑脊液真菌培养或涂片阳性或者其他部位病理发现真菌感染的证据，可佐证 IPFD。

（二）鉴别诊断

1. 细菌性肺炎　大多起病急伴有发热，咳嗽、咳痰明显；胸部 X 线片表现密度较淡且较均匀的片状或斑片状阴影；抗菌治疗后体温迅速下降，1~2 周病灶有明显吸收。

2. 肺结核　常有低热、盗汗、乏力、消瘦等结核中毒症状，干、湿啰音常位于上肺局部；影像学检查示病变多位于肺尖和（或）背段；痰结核分枝杆菌检查可有助于诊断。

3. 肺癌　多有长期吸烟史，表现为刺激性咳嗽，痰中带血、胸痛和消瘦等症状；胸部 CT 显示肺癌肿块常呈分叶状，有毛刺、切迹，癌组织坏死液化后，可形成偏心厚壁空洞；多次痰脱落细胞、真菌检查和病灶活检是鉴别的重要方法。

4. 肺血栓栓塞症　常有心肺疾病、血栓性静脉炎、创伤、腹部或骨科手术长期卧床和肿瘤等病史，具有深静脉血栓形成的高危因素。患者如突发剧烈胸痛、咯血、呼吸困难时，应高度怀疑肺血栓栓塞。CR 显示区域性肺纹理减少，典型改变出现尖端指向肺门的楔形阴影；动脉血气分析见低氧血症和低碳酸血症。D-二聚体、CT 肺动脉造影、放射性核素肺通气/灌注扫描和 MRI 等检查有助于诊断。

五、治　疗

（一）治疗原则

儿童 IPFD 应以预防为主，积极治疗原发病，尽可能去除危险因素；加强支持治疗，包括全身和局部的综合治疗；合理选用抗真菌药物。

宿主因素是 IPFD 发生的重要原因，对非危及生命的原发病，可暂缓免疫抑制治疗，直至 IPFD 控制。导管相关感染，需去除相应的留置导管；对于毛霉菌肺部感染，必要时外科手术去除感染灶。

（二）抗真菌分级治疗

抗真菌治疗的原则是根据病原学证据及抗真菌药物的药理学特点首选单药治疗。对于单药治疗无效或初次治疗不能耐受者、多部位或耐药真菌感染者，尤其是免疫功能严重缺陷者的重症患儿，可考虑抗真菌药物的联合治疗，用药过程中应注意药物相关不良反应。

1. 预防性治疗　包括医院感染控制技术措施和抗真菌药物预防。医院感染控制技术措施包括尽早拔除留置导管、缩短机械通气时间、早日恢复肠内营养等，减少不必要的糖皮质激素及免疫抑制药的使用，广谱抗菌药物及时降阶梯。对病房、仪器、管路等进行定期严格的消毒。

抗真菌药物的预防又分为初级预防和再次预防。

（1）初级预防：是针对具有 IPFD 高危因素患儿，出现感染症状前预先应用抗真菌药物，以防止 IPFD 发生。其适应证如下。

1）血液肿瘤高危患儿：异基因造血干细胞移植前后、急性白血病或挽救化学治疗、预计中性粒细胞减少将会持续超过 1 周、伴有严重中性粒细胞缺乏或接受胸腺细胞免疫球蛋白治疗或行造血干细胞移植的重型再生障碍性贫血患儿。推荐药物有伏立康唑、泊沙康唑、伊曲康唑、米卡芬净、卡泊芬净。

2）重症高危患儿：长期置管操作、长期应用大剂量糖皮质激素及广谱抗菌药物，尤其有其他高危因素并存者，可考虑预防给药。推荐药物有氟康唑、伏立康唑、米卡芬净、卡泊芬净、泊沙康唑，以及伊曲康唑。

3）原发性免疫缺陷患儿：① X 连锁重症联合免疫缺陷病推荐氟康唑和磺胺甲唑-甲氧苄啶（SMX-TMP）预防念珠菌和肺孢子菌肺炎；②慢性肉芽肿病推荐伊曲康唑预防曲霉感染；③ X 连锁高 IgM 综合征用 SMX-TMP 预防肺孢子菌肺炎；④常染色体显性高 IgE 综合征，患肺大疱和肺气肿时应用伊曲康唑预防。

（2）再次预防：指既往曾经确诊或临床诊断侵袭性真菌病的患儿，病情达到完全或部分缓解后，当再次存在高危因素时给予既往抗真菌治疗有效药物，以防止真菌感染再次发生。其适应证如下。

1）血液肿瘤患儿多选用伏立康唑、伊曲康唑、卡泊芬净或两性霉素 B 及其脂质体。

2）原发性免疫缺陷患儿：①威-奥（Wiskott-Aldrich）综合征有频繁或严重真菌感染者，应用氟康唑预防；② STAT-1 功能获得性变异和 *CARD9* 基因缺陷在首次发生侵袭性真菌感染后应用伊曲康唑或氟康唑预防；③其他原发性免疫缺陷病，若发生反复或严重真菌感染时，也可根据疾病免疫特征与发病原采取相应的真菌预防治疗。

2. 经验性治疗　针对未确定诊断者和重症高危人群。

（1）血液肿瘤高危患儿：出现不明原因发热，接受广谱抗菌药物治疗 3～7 天无效且中性粒细胞减少，或接受抗细菌治疗初始有效但 3～7 天后再次出现发热者，给予的抗真菌治疗。经验性治疗以发热为依据，不需要具备临床、影像学或微生物学证据。

（2）重症高危人群：出现持续不明原因发热，接受广谱抗菌药物治疗 3～7 天无效者，有潜在生命危险或出现脓毒症休克和（或）多器官功能障碍者，并且有 1 个以上的消化道以外部位念珠菌定植的证据（如尿液、上下呼吸道、皮肤皱褶、引流液和手术部位）或存在曲霉菌或毛霉菌感染高危因素者。推荐药物包括卡泊芬净、米卡芬净、伏立康唑、两性霉素 B（含脂质体）、伊曲康唑。治疗的同时要积极寻找感染病灶和微生物学证据，诊断或排除 IPFD 并及时调整治疗方案。若不能临床诊断或确诊真菌感染，治疗至少应用到体温降至正常。如达到诊断标准则参考相应的治疗。

3. 诊断驱动治疗　主要针对拟诊者和部分未确定诊断者，临床感染症状不典型或出现广谱抗菌药物治疗无效、持续中性粒细胞缺乏伴发热，可能具有 IPFD 的临床影像学特征和（或）GM、G 试验阳性和（或）非无菌部位、非无菌操作获得的标本真菌培养或镜检阳性，但尚未达到确诊或临床诊断时给予的抗真菌治疗。表 4-8-1 符合拟诊（1）具有真菌感染临床征象和典型影像学表现但高危因素不明确者，也可给予诊断驱动治疗。推荐的药物应根据高危因素类型、典型影像学的表现、分析潜在可能的致病真菌种类而选择药物，如伏立康唑、卡泊芬净、两性霉素 B 及其脂质体、米卡芬净、伊曲康唑、泊沙康唑等。治疗的同时要积极寻找感染病灶和微生物学证据，以确诊或排除 IPFD 并及时调整治疗方案。若无法明确诊断或排除 IPFD，治疗至少应用到体温降至正常、临床状况稳定、相关微生物学和（或）影像学指标恢复正常。

4. 目标治疗　又称为靶向治疗，针对确诊者和临床诊断者。

（1）曲霉菌：首选伏立康唑或两性霉素 B（含脂质体），但土曲霉对两性霉素 B 耐药；备选卡泊芬净、米卡芬净或伊曲康唑、泊沙康唑。

（2）念珠菌：轻症白念珠菌首选氟康唑；克柔念珠菌和光滑念珠菌首选棘白菌素类；季也蒙念珠菌等首选伏立康唑或两性霉素 B（含脂质体）。重症或者原发性免疫缺陷病，首选棘白菌素类，或伏立康唑，或两性霉素 B（含脂质体）；备选伊曲康唑。

（3）隐球菌：轻症首选氟康唑；重症或原发性免疫缺陷病，强化期首选两性霉素 B（含脂质体），合并脑膜炎等肺外并发症者可联合氟康唑，也可考虑联合氟胞嘧啶；维持和巩固期首选氟康唑，疗效不佳者换用伏立康唑。

（4）毛霉菌：首选两性霉素 B（含脂质体）；重症联合泊沙康唑，或维持期应用泊沙康唑。

（5）肺孢子菌：首选复方磺胺甲噁唑（复方新诺明），重症或者耐药者联用卡泊芬净。

疗程用至体温正常、影像学病变基本消失，若高危因素仍存在，可以继续预防性治疗。儿科应用抗真菌药物的种类和剂量见表 4-8-2（延伸阅读）。

5. 抗真菌药物的联合应用和监测　抗真菌药物的不良反应较大，累及全身各个系统，且儿童机体代谢功能不成熟，抗真菌药物的药代动力学存在较大的个体差异，体内药物浓度不易控制，更容易发生不良反应，应严格控制联合用药。对于单药治疗无效或初次治疗不耐受者、多部位或耐药真菌感染者，尤其在免疫功能严重缺陷者的重症患儿，可考虑抗真菌药物的联合治疗。因抗真菌药物作用机制不同，联合治疗时应考虑不同类别药物的转换和联合治疗机制。两性霉素 B 与氟胞嘧啶的协同作用较为肯定，所有三唑类药物与其他抗真菌药物如两性霉素 B、氟胞嘧啶、棘白菌素的联合治疗也有研究。较重的肺曲霉感染，推荐伏立康唑联合卡泊芬净或者两性霉素 B 脂质体联合卡泊芬净；对于毛霉菌肺部感染，尤其是侵犯肺动脉系统者，推荐两性霉素 B 和泊沙康唑联合治疗。肺孢子菌感染者推荐复方磺胺甲噁唑联合卡泊芬净治疗。在抗真菌药物应用过程中，对药物相关不良反应进行监测，对联合用药者尤其要予以重视。

6. 糖皮质激素治疗　诊断 IPFD 后，糖皮质激素应用的注意事项包括以下内容。

（1）肺隐球菌病患儿（不合并隐球菌脑膜脑炎）出现 ARDS 时，可以小剂量、短疗程使用糖皮质激素。

（2）肺孢子菌肺炎患儿，无论是人类免疫缺陷病毒或非免疫缺陷病毒感染所致，不吸氧状态下出现低氧血症或肺泡-动脉血氧分压差＞35mmHg（4.67kPa），诊断 72h 内给予糖皮质激素辅助治疗。

（3）慢性肉芽肿病患儿肺曲霉感染出现过度炎症反应表现时，可小剂量、短疗程使用糖皮质激素。

（4）因基础疾病已接受糖皮质激素治疗者，可根据基础疾病需要、权衡利弊决定是否继续使用，如为移植物抗宿主病、肿瘤化疗、慢性炎症性疾病、自身免疫病等，建议继续使用，其他情况应尽可能停用或减量。

第二节　肺隐球菌病

隐球菌病可发生于任何年龄，主要侵犯肺和中枢神经系统，也可以侵犯骨骼、皮肤、黏膜和其他脏器。本菌感染后仅引起轻度炎症反应，多发于免疫抑制宿主，如 AIDS 患者；约 20% 发生在免疫功能正常的健康人，而国内的肺隐球菌病（pulmonary cryptococcosis）更常见于无免疫抑制患者（54%～70%）。肺隐球菌病主要为新型隐球菌感染引起的亚急性或慢性肺真菌病。

一、病因和发病机制

隐球菌中具有致病性的主要是新型隐球菌及格特隐球菌，细胞多呈圆形或卵圆形，不形成菌丝和孢子，出芽生殖。新型隐球菌是一种腐物寄生性酵母菌，能在 37℃ 生长，具有荚膜。本菌可从土壤、鸽粪和水果中分离到，也可从健康人的皮肤、黏膜和粪便中分离出来。环境中的病原体主要通过呼吸道，也可通过皮肤或消化道进入人体引起疾病，或成为带菌者。新型隐球菌不产生毒素，感染不引起组织破坏、出血或坏死，也不引起纤维化和钙化。

二、临床表现

肺隐球菌病临床症状轻重与机体免疫状态有关，从无症状感染者到严重的急性呼吸窘迫综合征（ARDS）均有发现。无免疫抑制者常无临床症状或症状较轻，最常见的症状是咳嗽、咳痰、胸闷、低热及体重减轻等非特异性表现。免疫抑制者症状较重，呈急性肺炎表现，有高热、呼吸困难，痰中可有大量菌体，迅速进展为呼吸衰竭。肺部病灶易引起中枢神经系统等全身播散。体格检查一般很少有阳性体征，病灶部位可叩诊浊音及呼吸音减低。

三、辅助检查

（一）病原学检查

1. 痰培养和涂片　痰涂片墨汁染色可见到直径 4～20μm、有荚膜的圆形酵母细胞，有时可见出芽孢子，但无菌丝，是迅速、简便而可靠的检查方法。痰液置于培养基中，在室温或 37℃ 培养 3～4 天可见菌落生长。痰液或支气管肺泡灌洗液涂片或培养中找到本菌，应结合临床做出诊断。阳性率一般低于 25%。

2. 脑脊液检查　在有脑膜炎临床表现的患者中，取脑脊液做涂片墨汁染色及培养可检出隐球菌。早期脑膜炎脑脊液涂片阳性率可达 85% 以上，而且培养的阳性率也较高。

3. 血液和骨髓培养　一般血培养阳性率不高，如为阳性提示严重播散性感染。

4. 抗原检测　乳胶凝集试验检测新型隐球菌荚膜多糖抗原是一种简便、快速、敏感度和特异度高的检测方法。脑膜炎患者的脑脊液抗原的阳性率达 92%，血清的阳性率为 75%。抗原滴度的改变还可提示疗效和预后。

（二）影像学检查

肺隐球菌病的影像学表现多样，主要取决于宿主的免疫状态。免疫功能正常者肺部病灶大多较局限，以单发或多发的周围型的结节团块及局限的肺炎样病灶最为多见；结节团块边缘可有毛刺和分叶改变，易误诊为肺癌。病灶大多分布于下肺外周呈宽基底状，紧贴胸膜。免疫抑制患者的影像学表现更广泛多变，除了结节团块病灶外，常见弥漫的、播散的肺炎样浸润和实变，容易形成空洞和晕征（图 4-8-3）。

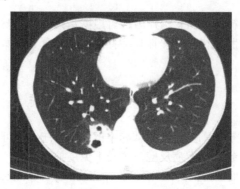

图 4-8-3　患儿，男孩，17 岁。主因"胸痛 1 天"入院。胸部 CT 显示右肺下叶团块状高密度影，边缘模糊，其内见多发空洞，内壁光整。BALF mNGS 提示新型隐球菌感染

四、诊断与鉴别诊断

（一）诊断要点

1. 肺隐球菌病临床症状轻重不一，可从无症状到严重的急性呼吸窘迫综合征，也可侵犯中枢神经系统、骨骼、皮肤黏膜和其他脏器。

2. 痰液、支气管分泌物、脑脊液涂片墨汁染色阳性支持诊断。血清乳胶凝集试验检测新型隐球菌荚膜多糖抗原具有较高的敏感度和特异度。

（二）鉴别诊断

1. 细菌性肺炎　多有高热、咳嗽、咳痰、胸痛、气促等症状，肺部实变体征和湿啰音；白细胞计数升高，胸部 X 线片显示片絮状浸润阴影；但病原学诊断较困难，需从痰液或胸液中分离出致病菌。

2. 病毒性肺炎　一般先引起上呼吸道感染，然后向下蔓延引起肺部炎症。因呼吸道黏膜防御功能受损，常诱发细菌感染。确诊需根据咽拭子、痰液病毒分离及血清特异性抗体测定。

3. 肺结核　有低热、盗汗等症状，早期为刺激性干咳，而后有痰，空洞形成后咳嗽加剧，痰量增多，50% 的患者可有咯血。诊断主要根据 TST、胸部 X 线片和痰涂片或培养找到结核分枝杆菌。

五、治　疗

治疗上可选用氟康唑、伊曲康唑或两性霉素 B。对免疫功能正常的无症状者，可临床观察随访或口服氟康唑，疗程为 3～6 个月；有症状的患者疗程为 6～12 个月。重症患者尤其是合并隐球菌脑膜炎者，可联合两种抗真菌药物治疗，如两性霉素 B 联合氟胞嘧啶治疗，直至培养阴性，换用氟康唑巩固治疗。术前未经化疗而手术切除的肺隐球菌病，建议术后口服氟康唑，疗程为 2～4 个月。

第三节 肺曲霉病

曲霉普遍存在于自然界，致病菌通常是烟曲霉、黄曲霉和土曲霉，吸入感染性分生孢子是常见事件。肺曲霉病（pulmonary aspergillosis）是指由曲霉吸入引起的寄生在空腔病变、变态反应、气道/肺部侵袭，而表现为肺曲霉球、寄生性支气管曲霉病、变应性支气管肺曲霉病（ABPA）、外源性变应性肺泡炎（EAA）、侵袭性气管支气管曲霉病（ITBA）、侵袭性肺曲霉病（IPA）和慢性坏死性肺曲霉病（CNPA）等疾病。肺外播散组织侵袭不常见，往往见于治疗血液系统恶性肿瘤、实体器官或造血干细胞移植（HSCT）相关的免疫抑制患者。

一、病因和发病机制

曲霉所产生的分生孢子随气流播散，进入人体呼吸道后可以暂时黏附和寄居，如果吸入量大或人体免疫功能低下则萌发菌丝，引起发病。肺曲霉病可由多种曲霉引起，烟曲霉为主要致病原。烟曲霉常定植在上呼吸道，患者免疫力不同，临床表现也大相径庭。如免疫功能正常，可发生ABPA和曲霉相关的过敏性肺炎；免疫力极度低下时，可致IPA。

急性IPA时，肉眼可见病变部位明显充血肿胀，表面有暗红色和灰白色相间的、大小不等、形态不一的结节状改变，可融合成片，切面可见脓性坏死或梗死。光镜下，基本病理改变主要有急性渗出性炎症、出血凝固型坏死与梗死、脓肿、坏死性溃疡、肉芽肿和慢性炎症等，在病变组织和血管中可见曲霉菌丝。曲霉球的球体由缠绕成团的菌丝、黏液、纤维素、组织碎片和炎症细胞组成，呈暗紫色或棕色，球体的外周可见大量的真菌孢子。空洞壁为反应性粒细胞及嗜酸性粒细胞浸润，一般无菌丝。CNPA可见病变组织中有曲霉侵袭，有组织坏死和肉芽肿形成。

二、临床表现

肺曲霉病常见于免疫应答低下的患者，包括IPA、ITBA、CNPA等。肺曲霉病的不同类型多单独存在，但同一患者也可同时发生，合并发生时称为曲霉重叠综合征（aspergillus overlap syndrome，AOS），也称为混合型肺曲霉病。

IPA是最常见的类型，肺组织破坏严重，治疗困难，病死率高。IPA多为局限性肉芽肿或广泛化脓性肺炎，伴脓肿形成。病灶呈急性凝固性坏死，伴坏死性血管炎、血栓及霉栓，甚至累及胸膜。症状以干咳、胸痛常见，部分患者有咯血，病变广泛时出现呼吸困难，甚至呼吸衰竭。部分患者可有中枢神经系统感染，出现中枢神经系统的症状和体征。影像学表现为以胸膜为基底的多发的楔形、结节、肿块或空洞；典型胸部CT表现早期为晕征（halo sign），即肺结节影（水肿或出血）周围环绕有低密度影（缺血），后期为新月体征（crescent sign）（图4-8-4）。确诊有赖于组织培养（病变器官活检标本）及组织病理学检查。胸腔积液或血液曲霉培养阳性也有确诊价值，但阳性率不高，需排除标本污染。由于IPA进展快，病死率高，一旦临床高度怀疑，应尽早给予

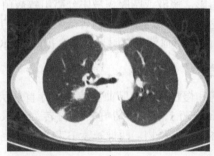
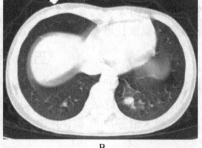

图4-8-4 患儿，13岁，确诊"急性淋巴细胞白血病"，VDLD化疗25天出现发热、咳嗽。CT显示右肺上叶（A）、左肺下叶（B）结节状密度增高影，周围有晕征。GM试验阳性

经验性或抢先治疗，因此，IPA 强调分级诊疗。合格痰标本经直接镜检发现菌丝，曲霉培养 2 次阳性；或支气管肺泡灌洗液经直接镜检发现菌丝，曲霉培养阳性；或血液标本曲霉半乳甘露聚糖抗原 ELISA 检测（GM 试验）连续 2 次阳性，均有助于微生物学诊断。

ITBA 病变主要局限于大气道，支气管镜检查可见气道壁假膜、溃疡、结节等。常见症状为明显呼吸困难、咳嗽和哮鸣，偶尔咳出管腔内黏液栓。胸部影像学检查结果可能正常，也可能显示气道增厚、斑片状浸润影、实变或小叶中心结节。本病需经支气管镜确诊。

CNPA 亦称半侵袭性（semi-invasive）肺曲霉病，曲霉直接侵袭肺实质，是一种亚急性或非血管侵袭性病变。患者表现为肺部空洞性病变，长期有呼吸道症状，常表现为咳嗽、体重减轻、乏力和胸痛，血清抗曲霉抗体阳性。未治疗患者 1 年生存率仅为 50%。

三、辅助检查

（一）病原学检查

痰液及支气管肺泡灌洗液标本涂片可发现菌丝和曲霉孢子。曲霉是实验室中常见的污染菌，培养一次阳性可能为定植，多次阳性并结合临床表现可进行诊断。

（二）组织病理学检查

活检标本（包括肺部病灶、淋巴结、皮肤坏死溃疡等），病理切片可见分隔菌丝，分支成 45° 角，典型者呈放射状排列。

（三）G 试验、GM 试验

侵袭性曲霉感染时，G/GM 试验可阳性，具体见前述。

四、诊断与鉴别诊断

（一）诊断要点

1. 典型临床表现 症状以干咳、胸痛常见，部分患者有咯血，病变广泛时出现呼吸困难，甚至呼吸衰竭。

2. 临床确诊依据 痰液及支气管吸取物涂片可发现菌丝和孢子有助诊断，GM 试验阳性可辅助诊断 IPA，活检标本（包括肺部病灶、淋巴结、皮肤坏死溃疡等）病理切片可见分隔菌丝具有诊断意义。

（二）鉴别诊断

1. 肺结核 曲霉球的影像需与肺结核球进行鉴别。鉴别要点为结核病接触史、TST、痰涂片找到结核分枝杆菌及抗结核治疗有效。

2. 细菌性肺炎 多有高热、咳嗽、咳痰、胸痛、气促等症状，以及肺部实变体征和湿啰音；白细胞计数升高，胸部 X 线片显示片絮状浸润阴影，痰液或胸腔积液中分离出致病菌可以鉴别。

3. 支气管哮喘 ABPA 需与支气管哮喘并发肺部感染相鉴别。前者痰液真菌检查可发现烟曲霉，影像学表现多有黏液栓嵌塞或支气管扩张，抗曲霉血清 IgE 明显升高，抗曲霉 IgG 阳性。

五、治　疗

侵袭性肺曲霉病、侵袭性气管支气管曲霉病和慢性坏死性肺曲霉病的治疗首选伏立康唑。用法：首日剂量 6mg/kg，维持量 4mg/kg，每 12h 给药 1 次；病情好转后可转为口服，疗程至少 6～12 周。还可选用卡泊芬净和米卡芬净等棘白菌素类药物，两性霉素 B 也可作为备选药物，氟康唑无效。

第四节　肺组织胞浆菌病

一、病因和发病机制

组织胞浆菌（*Histoplasma*）是一种能在自然界或室温下培养生长的霉菌，属双相真菌，在组织内呈酵母型，但在37℃或侵犯宿主细胞时，则转变成小的酵母菌细胞（直径1～5μm），室温和泥土中呈菌丝形。组织胞浆菌病（histoplasmosis）分非洲型和美洲型，前者由荚膜组织胞浆菌杜氏变种引起，后者由荚膜组织胞浆菌引起。传染源为自然界带菌的禽、鸟类，如鸡、蝙蝠、鸽或其粪便污染的土壤、尘埃等，以及被感染的动物，如猫、犬、牛、马等。呼吸道是主要的传播途径，在绝大多数病例中，肺是荚膜组织胞浆菌的入侵门户，也罕见于移植的患者中通过感染的移植器官而被传染，以及在实验室中从事与该病原体相关工作的人员受到污染的锐器损伤时被感染。分生孢子或菌丝体碎片被吸入，可引起局限性或斑片状支气管肺炎；大量吸入还会出现肺外感染，累及肝、脾、淋巴结、骨髓等。也可通过消化道、皮肤或黏膜引起感染。

二、临床表现

根据暴露程度、有无基础肺部疾病、全身免疫状态和对荚膜组织胞浆菌的特异性免疫状况，急性组织胞浆菌病的临床表现有所不同。大多数个体接触肺组织胞浆菌后不会出现临床症状，仅有不到5%的暴露个体会在低水平荚膜组织胞浆菌暴露后发生症状，被称为有症状的肺组织胞浆菌病。大多数患者会在暴露后数周发病，症状通常是轻微的，可出现发热、寒战、头痛、肌痛、厌食、咳嗽和胸痛。胸痛常位于胸骨后，可因深吸气而加重；如果病变紧靠胸膜，可能会出现胸膜痛。症状通常在数周内缓解，但疲劳和乏力可持续数月，尤其见于病情更严重者。体格检查通常无明显异常，也可有湿啰音或实变体征。

（一）急性弥漫性肺组织胞浆菌病

患者翻动被大量鸟粪或蝙蝠粪便严重污染的土壤或区域而广泛暴露后，出现急性肺部感染，表现为弥漫性网状结节性肺浸润。婴幼儿或免疫功能低下患儿可发生播散性组织胞浆菌病，可进展为呼吸衰竭或感染性休克等多脏器衰竭，出现高热、寒战、咳嗽、呼吸困难及肝脾淋巴结肿大、贫血、白细胞和血小板减少等。

（二）慢性肺组织胞浆菌病

伴有基础肺疾病的患者在暴露于荚膜组织胞浆菌后可发生慢性肺部感染，表现为湿咳、呼吸困难、胸痛、乏力、发热和出汗。多数慢性肺组织胞浆菌病成年患者长期吸烟，发生肺癌的风险很高。

（三）支气管结石症

初次感染后数年内，淋巴结和肺肉芽肿可发生钙化。在极少数病例中，钙化的淋巴结会侵蚀相邻的支气管，引起慢性咳嗽、喘息、咯血、发热、寒战和排脓性痰等症状。患者可能会报告咳出小石头、碎石或砂砾物质，如果累及支气管动脉还可能导致大咯血。

（四）纵隔纤维化

纵隔纤维化是一种对既往组织胞浆菌病发作的过度纤维化反应，约80%的病例发生在20～40岁，仅有7%的病例见于45岁以上。最常见的症状为咳嗽、呼吸困难、咯血、胸膜炎性胸痛和盗汗，可见于20%～40%的病例。

（五）纵隔肉芽肿

主要是肉芽肿的压迫可能会导致多种症状，气管压迫可引起呼吸窘迫，特别是年幼儿童，长期梗阻可导致支气管扩张或支气管狭窄。食管压迫可能会导致吞咽困难、吞咽痛或胸痛，极少数情况下也可引起气管食管瘘。

肺组织胞浆菌病还可能出现心包炎和风湿病表现等。

三、辅 助 检 查

（一）病原学检查

组织胞浆菌培养在慢性肺组织胞浆菌病患者中价值最高，多份痰液或 BALF 标本阳性率更高，但培养时间可能需要 6 周时间。

（二）组织病理学和细胞学检查

活检样本中的形态学发现包括肉芽肿（大部分病例均有）、淋巴组织细胞聚集体及弥漫性单个核细胞浸润。利用突出真菌的特殊染色剂对肺或纵隔淋巴结组织进行组织病理学检查，可很快诊断出组织胞浆菌病。

（三）免疫学检查

1. 抗原检测　用酶免疫测定法（EIA）检测尿液、血液或 BALF 中的肺组织胞浆菌抗原，可快速诊断，在危重患者诊断中价值更大。

2. 血清学检查　免疫抑制患者的抗体测定结果可能呈假阴性。抗体通常在暴露后 2 个月出现，对于疾病初期诊断价值不大。抗体阳性可维持数年，因此，抗体阳性并不能提示疾病活动性。

（四）影像学

胸部 X 线显示肺局部炎症浸润或结节影、肺门淋巴结肿大。胸部 CT 表现为结节影周围有晕征，也可表现为斑片影、粟粒影及反晕征，伴或不伴纵隔淋巴结肿大。

四、诊断与鉴别诊断

（一）诊断要点

1. 大多数患者会在暴露后数周发病，症状通常是轻微的；大量暴露或免疫功能低下时，可出现高热、寒战、头痛、肌痛、厌食、咳嗽和胸痛等。

2. 多份痰液或 BALF 标本真菌培养阳性、活检样本组织病理学检查可确诊。

（二）鉴别诊断

1. 肺结核　表现为纵隔肉芽肿的影像需与原发性肺结核进行鉴别。鉴别要点为结核病接触史、TST、痰涂片找到抗酸杆菌及抗结核治疗有效。

2. 细菌性肺炎　细菌性肺炎多有高热、咳嗽、咳痰、胸痛、气促等症状，肺部实变体征和湿啰音；白细胞计数升高，胸部 X 线片显示片絮状浸润阴影，痰液或胸液中分离出致病菌可以鉴别。

五、治　　疗

荚膜组织胞浆菌造成的大部分感染都为自限性，不需治疗。但暴露于大量组织胞浆菌的患者以及免疫功能低下的患者，需要抗真菌治疗。伊曲康唑通常用于治疗轻、中度组织胞浆菌病，而两性霉素 B 可用于治疗中、重度感染。

第五节　肺孢子菌肺炎

肺孢子菌肺炎（*Pneumocystis carinii* pneumonia，PCP）是机会性感染疾病，目前我国报道的 PCP 主要发生于非 AIDS 的免疫功能抑制患者，但 AIDS 患者正在增加，由于缺少预防性化疗，PCP 仍然是其最常见的机会性感染。

一、病因和发病机制

卡氏肺孢菌（*Pneumocystis carinii*，PC）是在哺乳动物和人的呼吸道发现的单细胞真菌属，既往也被称为卡氏肺囊虫，20 世纪 80 年代，基因组序列分析结果显示其应归属于真菌，2002 年重新命名为耶氏肺孢子菌（*Pneumocystis jiroveci*）。PC 有 3 种结构形态，即滋养体、包囊和子孢子（囊内体）。它广泛分布于自然界，如土壤、水等；可寄生于多种动物，如鼠、犬、猫、兔、羊、猪、马、猴等体内；也可寄生于健康人体。PC 经空气传播和体内潜伏状态肺孢子菌的激活，然后在肺内繁殖并逐渐充满整个肺泡腔，并引起肺泡上皮细胞空泡化、脱落，肺间质充血水肿、肺泡间隔增宽，间质中淋巴细胞、巨噬细胞和浆细胞浸润，亦可见中性粒细胞和嗜酸性粒细胞。

二、临床表现

PCP 潜伏期一般为 2 周，而 AIDS 患者潜伏期约 4 周。发病无性别和季节差异。PCP 临床表现差异很大，不同个体有不同的临床表现及不同的病程。

（一）流行型或经典型

主要见于早产儿及营养不良，年龄多为 2～6 个月，可在育婴机构内流行。起病常隐匿，进展缓慢。初期大多有拒睡、食欲缺乏、腹泻、低热、体重减轻；逐渐出现干咳、气急，并呈进行性加重，发生呼吸困难、鼻翼扇动和发绀，可有脾大。病程一般持续 3～8 周，如不及时治疗，可死于呼吸衰竭，病死率为 20%～50%。

（二）散发型或现代型

多见于免疫缺陷者，偶见于健康者。化疗或移植患者并发 PCP 时病情进展迅速，而 AIDS 并发 PCP 时的进展较缓慢。初期表现有食欲缺乏、体重减轻；继而出现干咳、发热、发绀、呼吸困难，很快发生呼吸窘迫，未及时发现和治疗的患者病死率高达 70%～100%。PCP 患者常表现为症状和体征分离现象，即症状虽重，体征常缺如。少数患者可有数次复发，尤其见于 AIDS。

三、辅助检查

外周血白细胞计数增多，部分减少；嗜酸性粒细胞增加，淋巴细胞绝对值减少。动脉血气分析示低氧血症和呼吸性碱中毒。乳酸脱氢酶明显升高。肺功能检查潮气量、肺总量和弥散量降低。病原学检查可用痰或诱导痰、经支气管镜刷检、BALF 和肺活检、经皮肺穿刺和开胸肺活检等标本染色发现包囊壁、肺孢子。

胸部 X 线检查早期典型改变为弥漫性肺泡和间质浸润性阴影，表现为双侧肺门周围弥漫性渗出，呈网状和小结节状影，然后迅速进展成双侧肺门的蝶状影，呈肺实变，可见支气管充气征。

四、诊断与鉴别诊断

（一）诊断要点

1. 临床表现为发热、干咳和渐进性呼吸困难，体征常不明显。

2. 痰或诱导痰、经支气管镜刷检、BALF 和肺活检、经皮肺穿刺和开胸肺活检等标本染色发现包囊壁、肺孢子有助于诊断。

（二）鉴别诊断

1. **肺结核**　常表现为发热、咳嗽、体重减轻、盗汗和不适；胸部 X 线片表现可能不一，轻则无任何疾病征象，重则表现为粟粒样病变。与结核病相比，PCP 全身症状更重。结合是否存在基础疾病、TST 及痰涂片等可予鉴别。

2. **巨细胞病毒肺炎**　多发生于免疫功能低下患儿，与 PCP 有相似的临床表现。确诊巨细胞病毒（CMV）肺炎需要在活检组织中观察到 CMV 包涵体。

3. 弓形虫病 临床也可表现为肺炎，出现发热、呼吸困难和干咳；胸部 X 线片常有网状结节性浸润。PCP 临床表现与之相似，可通过检测 BAL 液进行鉴别。

五、治　疗

除了对症治疗和基础病治疗外，病原治疗首选复方磺胺甲噁唑（TMP-SMZ）。TMP 每日 15～20mg/kg（或 SMZ 每日 75～100mg/kg），分 3～4 次口服或静脉滴注，疗程 2～3 周；对 TMP-SMZ 耐药或不耐受，可选用氨苯砜、克林霉素 + 伯氨喹、甲氧苄啶 + 氨苯砜、阿托伐醌等。棘白菌素类抗真菌药如卡泊芬净等对 PCP 也有良好疗效。

糖皮质激素可抑制 PCP 的炎症反应，降低病死率，在 TMP-SMZ 治疗的同时给予。对于 $PaO_2 < 70mmHg$（9.33kPa）者，应尽早口服泼尼松，每次 1～2mg/kg，每日 2 次，连续 5 天，随后改为每日 1～2mg/kg，连续 5 天，减量直至停用。

对于存在免疫功能受损或正在接受联合免疫抑制治疗（如糖皮质激素联合环磷酰胺）的患者，临床可预防性化学治疗。

第六节　马尔尼菲青霉病

马尔尼菲青霉病（penicilliosis marneffei，PSM）感染以雨季为主，常见于免疫缺陷或免疫功能抑制者，约 85% 发生于 AIDS 患者。由于 PSM 发病隐匿，临床症状和体征无特异性，常造成全身多器官功能损害，发展迅速。本病病死率高，早发现、早诊断、早治疗，病死率约为 7%，延误诊治病死率可高达 24% 以上。

一、病因和发病机制

马尔尼菲青霉菌（*Penicillium marneffei*，PM）又称马尔尼菲篮状菌，主要见于中国南方、东南亚国家或地区。PM 是一种双相菌，即在 25℃ 时为菌丝相，在 37℃ 时为酵母型。前者在培养基中可形成红色素，后者没有。二相之间转变的时间不一，从酵母相变为菌丝相较容易，只需要 1～2 天即长出帚状枝并产生红色素，而后者转变为前者则需要 3 周以上，经过一个短棒状或畸形的过渡期，故不能过早判定为单相青霉菌。只有酵母型才有致病性。

PM 主要寄生于细胞内，靠细胞免疫清除，AIDS 患者因细胞免疫缺陷好发本病。PM 主要侵犯单核吞噬细胞系统，即肺、肝、肠淋巴组织及淋巴结、脾、骨髓、肾和扁桃体等，以肺及肝最为严重。只要机体存在免疫系统缺陷，它就会侵入机体，在营养丰富的深部组织器官生长繁殖，造成器官损害。PM 在组织中生长的形态学特征包含三大特点，即桑葚状细胞团、腊肠状细胞和横壁。

二、临床表现

PSM 的临床表现由血行播散引起。症状和体征不一，轻则为单纯性皮肤病变，重则发生呼吸衰竭和循环衰竭，儿童和成人的表现相同。临床表现与是否感染 HIV 相关性高。大多数患者会出现网状内皮系统感染的症状和体征，包括全身性淋巴结肿大、肝大和脾大，还可有如下表现。

呼吸系统常会受累，患者可出现咳嗽、发热、呼吸困难和胸痛。对于出现肺部症状的患者，胸部 X 线片可显示弥漫性网状结节浸润、局限性或弥漫性肺泡浸润。非典型肺部表现也有报道，包括单个或多个肺部空洞和肿块。

大约 1/3 的病例会出现腹泻等消化道症状，部分会出现腹痛。大约 70% 存在皮肤损害，这是最佳诊断线索。皮损通常表现为面部、胸部和四肢丘疹，随后丘疹中心坏死，呈现脐状丘疹外观，类似传染性软疣。据报道，口腔、口咽、下咽、胃、结肠和生殖器都可发生黏膜损伤（与皮肤病变相似）。可出现神经系统症状，表现为意识障碍、发热和非特异性全身症状。一项越南的病例研究显示，在 21 例患者中发现了这类综合征，他们的脑脊液中均分离出了马尔尼菲青霉菌。其他也可出现关节炎和骨髓炎。

三、辅 助 检 查

（一）病原学检查

PM 易于从临床各种标本中分离出来。骨髓和淋巴结活检的培养是最敏感的诊断方法，其次是皮损刮取物和血液（包括常规血液培养系统）培养法。从粪便、尿液、脑脊液和关节液中也有分离出马尔尼菲篮状菌的报道。培养通常需要 4～7 天，有时需要几周。

（二）抗原检测

抗原检测（免疫扩散法、乳胶凝集试验或 ELISA）不常规用于诊断 PM。GM 试验主要用于检测曲霉病，可与 PM 发生交叉反应。

（三）组织病理学

血液或骨髓瑞氏染色、皮肤印片或淋巴结活检，以及支气管肺泡灌洗液（BALF）吉姆萨染色等，可用于显微镜检查识别马尔尼菲青霉菌，可通过直接观察该菌作推断性诊断。瑞氏染色样本呈现出细胞内和细胞外嗜碱性、球形、椭圆形、类椭圆形酵母样微生物，一些细胞还具有界线明确的中央隔膜，这是马尔尼菲青霉菌的典型特点。苏木精-伊红染色的组织切片不能很好地显示马尔尼菲青霉菌的细胞壁和细胞质。因此，首选六胺银染色或过碘酸希夫（PAS）染色，可以看到马尔尼菲青霉菌在巨噬细胞或组织细胞内呈单细胞圆形至卵圆形，还可能看到有 1 或 2 个隔膜的胞外延长状细胞或腊肠状细胞。

（四）PCR 检测

目前，在临床上不使用血清或尿标本的 PCR 技术诊断马尔尼菲青霉菌，但免疫组化方法可以鉴定组织标本中的马尔尼菲青霉菌，而对皮肤活检标本可以使用含有此真菌特异性引物的 PCR 检测。

（五）影像学检查

胸部 CT 可显示肺内多发大小不等的结节状浸润灶、局限性肺实变影、多发磨玻璃样密度影、弥漫性粟粒样结节、空洞或囊肿等改变，可伴有肺门或纵隔淋巴结增大、胸腔积液（图 4-8-5）。

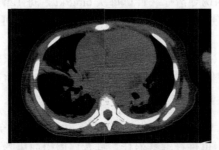

图 4-8-5　患儿，11 岁。主因"发热 10 天"入院。肺部 CT 显示两肺感染伴双侧胸腔积液，
血培养检出马尔尼菲篮状菌，血涂片可见马尔尼菲篮状菌，最后诊断为马尔尼菲青霉菌病

四、诊断与鉴别诊断

（一）诊断要点

1. 临床表现为发热、体重减轻、干咳、皮损、肝脾肿大和（或）全身淋巴结肿大。

2. 血液或骨髓瑞氏染色、皮肤印片或淋巴结活检，以及 BALF 吉姆萨染色可用于识别马尔尼菲青霉菌。皮肤或淋巴结活检及血液、骨髓真菌培养可确诊。

3. 重症常多器官受累，伴有呼吸衰竭或循环衰竭。中度患者有多器官受累，无呼吸衰竭和循环衰竭；轻症仅有皮肤病变。

（二）鉴别诊断

1. 肺组织胞浆菌病 可表现出发热、盗汗、乏力、体重减轻和咳嗽；体格检查可能有肝脾肿大、淋巴结肿大和皮肤损害。由于马尔尼菲青霉菌的形态独特，可以通过床旁显微镜检查皮肤病灶刮取物来准确诊断 PSM，而组织胞浆菌则通常使用尿液、血清等抗原检测来诊断。

2. 肺结核 患者都可表现为发热、体重减轻、咳嗽和淋巴结肿大，但是肺结核的皮肤损害不常见，而 PSM 的皮肤损害很常见，可通过特殊染色和（或）培养来识别致病菌进行鉴别。

五、治　疗

所有 PSM 患者均应尽早开始抗真菌治疗。两性霉素 B 和伊曲康唑均是马尔尼菲青霉菌感染者的常用治疗药物，也可选用伏立康唑，尚无充分的临床数据支持推荐使用棘白菌素类抗真菌药物治疗。

PSM 治疗方法取决于病重程度。重度以多器官受累伴呼吸衰竭或循环衰竭为特征；中度以多器官受累不伴呼吸衰竭和循环衰竭为特征；轻度仅表现为皮肤病变不伴真菌血症。治疗方案包括诱导治疗和巩固治疗，随后接受长期维持治疗，直至细胞免疫功能恢复。中度至重度 PSM 首先选择两性霉素 B 治疗，然后改为伊曲康唑治疗；轻度 PSM 患者的整个疗程均可使用伊曲康唑。不能使用两性霉素或伊曲康唑的患者可使用伏立康唑。

（一）诱导治疗与巩固治疗

患者应接受 2 周的诱导治疗及后续 10 周的巩固治疗。治疗方法取决于病重程度。免疫功能受损的患者应在诱导治疗和巩固治疗完成后进行维持治疗。

1. 中重度疾病

（1）首选方案：对于中度至重度患者（如多器官受累），推荐使用 2 周的两性霉素 B 诱导治疗，建议选择两性霉素 B 脂质体（每日 3～5mg/kg）。使用两性霉素 B 治疗 2 周后，改为口服伊曲康唑 10 周的巩固治疗。

（2）替代方案：不能耐受两性霉素 B 的中度至重度 PSM 患者，伏立康唑可作为替代治疗。使用 2 周静脉用伏立康唑作为诱导治疗（首日每次 6mg/kg，每 12h 给药 1 次，然后每次 4mg/kg，每 12h 给药 1 次）。如果无法使用静脉给药，可用口服剂型。随后可改为口服伏立康唑或伊曲康唑巩固治疗 10 周。

2. 轻度疾病 轻度 PSM（即仅有皮肤损害不合并真菌血症），建议口服伊曲康唑 12 周，不联合两性霉素 B。如果不能使用伊曲康唑，可改用口服伏立康唑，总疗程 12 周。

（二）维持治疗

免疫功能受损者，推荐诱导和巩固治疗完成后进行维持治疗。免疫功能正常者出现 PSM 较罕见，完成诱导和巩固治疗后不再进行维持治疗。推荐口服伊曲康唑，每日 1 次。不能使用伊曲康唑时可改用伏立康唑（每日 2 次）。维持治疗应持续至细胞免疫功能恢复。

第七节　肺毛霉病

在真菌感染中，毛霉菌感染占 8.3%～13%，仅次于假丝酵母菌和曲霉菌，位居第 3 位。毛霉菌为条件致病菌，正常情况下可存在于人的鼻咽部，当机体处于免疫低下的情况下，可通过吸入孢子、血源途径等致病。毛霉菌感染的危险因素包括血液系统恶性疾病（白血病、淋巴瘤、多发性骨髓瘤）、中性粒细胞减少症、药物引起的免疫抑制（抗肿瘤药物、糖皮质激素、免疫抑制药物）、糖尿病、严重营养不良、器官或骨髓移植，以及 HIV 感染者等。毛霉病也被称为接合菌病，几乎所有侵袭性毛霉病均存在某些基础疾病，最常见表现为鼻-眶-脑毛霉菌病，肺部累及占第 2 位（为 10%～11%）。肺毛霉病（pulmonary mucormycosis）是一种罕见且死亡率极高的真菌感染（高达 50% 以上）。

一、病因和发病机制

毛霉菌属于接合菌门，可以分为毛霉属、根霉属、犁头霉属等。在正常情况下，毛霉菌广泛存在于腐烂的有机物中。在免疫功能低下的人群中，毛霉菌主要通过鼻腔和口腔进入上呼吸道，影响支气管和肺泡，由于机体的天然免疫以及获得性免疫屏障不健全，导致吞噬细胞无法吞噬病菌，T 细胞杀伤靶细胞的能力下降，使毛霉菌定植于肺部，引起炎症。对于糖尿病患者，特别是酮症酸中毒者，其血清 pH 下降，运铁蛋白转运铁的能力抑制，使血清中的游离铁增多，而铁离子正是毛霉菌生长所必需的，因此，糖尿病患者易继发毛霉菌感染。

二、临床表现

肺毛霉病按病程长短可分为急性、慢性两种类型，急性是指症状在 30 天内，慢性是指症状超过 30 天，后者较少见（约为 18%）。临床表现无特异性，多为发热、咳嗽、咳痰、咯血，伴或不伴胸痛。毛霉菌具有极强的组织穿透能力，常侵蚀肺动脉，肺血管损害致血栓形成和肺梗死、肺动脉瘤和假性血管瘤，并可造成支气管胸膜瘘、支气管皮肤瘘、支气管动脉瘘等，可出现大咯血死亡。

三、辅 助 检 查

（一）病原学检查

痰培养敏感性不高，易出现假阳性。临床痰标本检出毛霉菌，通常被视为污染菌，当同一患者不同标本同时检出毛霉菌或同一标本多次培养出毛霉菌，则需高度警惕。BALF 可提高诊断的敏感性，避免污染。

（二）组织病理学检查

通过经支气管镜肺活检术、剖胸探查、经胸壁针吸肺活检对肺病变部位活组织进行病理或镜下寻找特征性菌丝（菌丝宽大，几乎不分隔）可确定诊断。

（三）影像学检查

病初表现为支气管肺炎，显示单发或多发性浸润影或结节影，迅速融合成大片实变或肿块样改变，常有空洞形成。若有较大血管栓塞，可呈楔形阴影。早期可有反晕轮，对本病有提示意义。还可出现晕征、新月征等。

四、诊断与鉴别诊断

（一）诊断要点

1. 典型临床表现　主要表现为发热、咳嗽、咳痰、咯血，伴或不伴胸痛。
2. 临床确诊依据　通过经支气管镜肺活检术、剖胸探查、经胸壁针吸肺活检对肺病变部位活组织进行病理或镜下寻找特征性菌丝可确定诊断。

（二）鉴别诊断

需要与肺曲霉病、肺孢子菌肺炎等真菌性肺炎相鉴别。

五、治　　疗

初始治疗的首选药物是两性霉素 B 脂质体，一旦取得良好的临床反应（通常需要数周），即可从两性霉素 B 脂质体转为泊沙康唑或艾沙康唑缓释片进行口服降阶梯治疗。对两性霉素 B 治疗无反应或不能耐受的患者，可选择泊沙康唑或艾沙康唑作为补救性治疗。

药物治疗应直到感染的症状和体征消退、活动性病灶的影像学征象消失，且潜在的免疫抑制得到纠正为止。疗程通常持续数月，如果免疫抑制不能得到纠正，一些患者将终生接受治疗。部分患者需手术治疗。

第八节　肺镰刀菌病

镰刀菌属可引起人类多种感染，包括角膜炎和甲真菌病等浅表感染，以及局部侵袭性和播散性感染，后两者几乎仅见于免疫功能严重受损者，特别是长期和严重中性粒细胞减少和（或）严重 T 细胞免疫缺陷者。镰刀菌属也可在免疫功能正常者中引起鼻窦炎等变应性疾病，摄入产毒素镰刀菌种污染的食物会出现真菌中毒症。免疫功能受损宿主的侵袭性镰刀菌病常常累及肺部，发生率接近 50%。播散性感染患者的肺部可能是感染的原发病灶，也可能是感染血行播散至肺部。

一、病因和发病机制

约 50% 的侵袭性感染由茄病镰刀菌引起，其次是尖孢镰刀菌、轮枝镰刀菌及层生镰刀菌。镰刀菌具有多种致病因子，包括真菌毒素，可抑制体液和细胞免疫，也可引起超敏反应。镰刀菌通过血管入侵和直接破坏组织引起侵袭性疾病。人体固有免疫在对镰刀菌感染的防御中起着重要作用。

二、临床表现

通常没有特异性，与侵袭性肺曲霉病相似，包括干咳、胸痛及气促等。在感染播散的病例中，肺双侧受累更常见。

三、辅 助 检 查

（一）病原学检查

在严重免疫功能受损患者鼻窦吸取物中或呼吸道分泌物中培养出镰刀菌，镰刀菌感染有诊断意义。培养发现纺锤样大分生孢子（透明、多分隔、香蕉状、底部有足细胞）和小分生孢子（透明、无隔、卵圆形或圆柱形）均为镰刀菌属的特征性表现。侵袭性镰刀菌病患者的血培养阳性率约为 40%。

（二）抗原检测

镰刀菌释放 1, 3-β-D-葡聚糖，侵袭性镰刀菌感染时 G/GM 试验可呈阳性。但由于该检测的特异性不高，不能确定是否为镰刀菌属引起的侵袭性真菌病。

（三）影像学检查

胸部 CT 表现包括肺泡浸润影、结节影伴或不伴晕征，以及空洞性病变。有研究比较侵袭性镰刀菌病与侵袭性曲霉病的影像表现发现，大结节（＞1cm）和小气道损害（小叶中心微结节及树芽征）在镰刀菌及曲霉感染发生率相近，但晕征在镰刀菌病中更少见。

四、诊断与鉴别诊断

（一）诊断要点

1. 典型临床表现　无特异性，包括干咳、胸痛及气促等。

2. 临床确诊依据　在免疫功能受损的患者中，鼻窦吸取物、呼吸道分泌物或血培养出镰刀菌有诊断意义。

（二）鉴别诊断

需要与肺曲霉病、肺孢子菌肺炎等真菌性肺炎相鉴别。

五、治　疗

两性霉素 B 是最常用于治疗肺镰刀菌病的药物，也可选用伏立康唑。对于严重免疫抑制和（或）严重感染的病例，或者对于单药治疗期间血培养结果持续阳性或皮损增加的患者，可使用两性霉素 B 脂质制剂与伏立康唑的联合治疗。临床明显改善后，可改为口服伏立康唑维持治疗。

疗程一般持续到所有感染的体征和症状已消退、影像学检查异常的情况已稳定，以及免疫功能恢复。对于严重免疫功能抑制的患者，抗真菌治疗可能持续数月或以上。

第九节　肺芽生菌病

芽生菌病又称北美芽生菌病，主要流行于北美洲，是一种由皮炎芽生菌引起的以肺、皮肤和骨骼为主的慢性肉芽肿病变。患者以往都有居住在美国或接触过此菌污染物的病史，该病任何年龄均可发病。

一、病因和发病机制

肺芽生菌病是由皮炎芽生菌引起的肺部慢性化脓性肉芽肿病变，还可以伴有皮肤和骨骼的病变。吸入的芽生菌孢子进入肺泡后被巨噬细胞吞噬，引起的炎症反应包括粒细胞和巨噬细胞浸润，然后形成肉芽肿。

二、临床表现

原发性肺芽生菌病症状无特异性，包括干咳、胸痛、低热和呼吸障碍。多数病例可自愈。可同时出现慢性皮肤及骨骼芽生菌病。皮肤损害好发于暴露部位，如颜面、手、腕、下肢或皮肤黏膜交界区（如口、咽、舌等处），也可位于非暴露部位。起初表现为丘疹或脓疱，逐渐扩大形成暗红色疣状斑片或皮下结节，边缘高起 1～3cm，界线清楚，其中有紫色结痂，可转为溃疡。边缘常有微脓肿，压之有脓液排出，溃疡纤维化后形成瘢痕，溃疡中央活检常查不到病原菌而在活动边缘才可查到。部分骨芽生菌病以骨溶解和单关节炎为表现，发生于脊椎、肋骨、头骨和长骨。少数通过血液播散性感染，引起骨骼、肺、皮肤、脑、肝、脾等部位病变。骨受累最常见，常累及脊椎、肋骨、胫骨和股骨，表现为骨髓炎、骨膜炎，甚至化脓性关节炎，有疼痛和功能障碍。消化道则很少累及。

三、辅助检查

（一）直接镜检

取痰液、脓液、骨髓、血液、脑脊液、胸腔积液、尿液、活检或尸体组织标本进行直接检查，可发现特征性的宽基出芽酵母型菌体。

（二）真菌培养

沙堡琼脂培养 25℃可观察到特征性的菌落形态，37℃可观察到出芽状态。

（三）组织病理检查

可见上皮细胞样、非干酪样肉芽肿或慢性化脓性坏死及纤维化，具有特征性的宽基出芽、厚壁、双折光的圆形到椭圆形的多核酵母细胞，PAS 染色阳性。

四、诊断与鉴别诊断

（一）诊断要点

1. 对来自流行区尤其是用常规抗感染治疗无效者，要结合真菌检查和肺部检查等帮助确诊。

2. 对其他的肺外型患者，尤其是慢性皮肤肉芽肿患者，可结合病理及真菌检查帮助确诊。

（二）鉴别诊断

1. 结核性肉芽肿 多见于支气管结核，患儿起病缓慢，但一般有低热、盗汗、乏力等结核中毒症状，经支气管镜检查及组织病理学活检可显示干酪样肉芽肿改变。痰液或 BALF 检出结核分枝杆菌、TST 或 IGRA 检测阳性可鉴别。

2. 慢性肉芽肿病 可发生在肺、皮肤的肉芽肿，且反复发生全身各部位的化脓性感染，如化脓性淋巴结炎、鼻窦炎及心包、肺及腹腔脓肿、肝脓肿等，伴有肝脾肿大、粒细胞增多等。依据中性粒细胞呼吸暴发功能和血液基因测序可作鉴别。

五、治　疗

两性霉素 B 是对芽生菌病的有效治疗药物。伊曲康唑可治疗非致命、非脑膜病型，也可选择氟康唑。外科手术适用于大的脓肿引流或脓胸引流，修补支气管胸膜瘘及骨髓炎坏死组织的清除，手术前应先口服两性霉素 B，以免感染播散。皮肤损害先用碘酊彻底清洗，再用碘仿外敷。

（余　刚　张海邻）

第九章　肺寄生虫病

肺寄生虫病（parasitic disease of lung）是指经过血液循环传播到人体各处的寄生虫，在肺内停留，并引起病变，包括发育过程中幼虫需要经过肺的寄生虫和成虫以肺脏为寄居场所的寄生虫感染。肺部致病性寄生虫有原虫、蠕虫、节肢动物、五口吸虫等。寄生虫可通过直接侵犯肺或胸膜致病，部分为超敏反应。前者可以是原发性肺部感染，亦可以是继发于邻近器官病变的扩散；后者表现为各种类型（单纯性、迁延性、热带性）的肺嗜酸细胞浸润。

肺寄生虫病根据寄生虫的习性和临床特点分为：①以肺为主要寄生场所的寄生虫病，如肺吸虫病等。②以其他部位为主要寄生场所的寄生虫病，有时也可以侵犯肺，如阿米巴肺脓肿等。③有些寄生虫的幼虫在其发育过程中需要在肺内停留并发育，因而也可引起肺部的病变，如丝虫，特别是一些寄生在其他动物体内的丝虫，其幼虫在人体内不能发育成熟，但能引起热带嗜酸性粒细胞增多症。此外其他部位的寄生虫如肝吸虫（华支睾吸虫）等可引起肺部的超敏反应，表现为过敏性肺炎。

肺寄生虫病根据其致病特点及侵犯部位的不同，表现各异，但亦有共同之处。患者常有咳嗽，多为干咳，也可带痰，痰的性质则因病而异，一般为少量白色黏痰，偶可带血丝。阿米巴肺脓肿患者咳巧克力色痰，量较多，痰中有时可以找到溶组织内阿米巴滋养体。并殖吸虫病患者则咳果酱样或烂肉样痰，痰中常可找到并殖吸虫卵和夏科-莱登晶体。而蛔虫幼虫引起超敏反应，患者常有发热、咳嗽、气短及哮喘发作。当肺寄生虫病的病灶邻近胸膜时，常可引起胸痛，有时也可出现胸腔积液中嗜酸性粒细胞明显增多。同其他寄生虫病一样，大多数患者血液嗜酸性粒细胞数增多，主要表现为超敏反应的疾病，如热带嗜酸性粒细胞增多症、四川肺吸虫病等则明显增多。肺寄生虫病的诊断需综合流行病史、皮内试验、血清免疫学试验及胸部影像学的检查，少数患者需通过肺活检明确。

第一节　肺吸虫病

肺吸虫病又称肺并殖吸虫病，属于隐孔吸虫科，是肺吸虫在肺部寄生而引起的一种人畜共患病。人体并殖吸虫病主要有10种，分布于亚洲、非洲和美国。在我国，肺吸虫病主要由卫氏肺并殖吸虫和四川肺并殖吸虫引起。肺吸虫病在我国分布很广。猫、狗、鼠等多种哺乳类动物既是肺吸虫的主要宿主，又是该病主要的传染源。肺吸虫的第一中间宿主是淡水螺，第二中间宿主是溪蟹、蝲蛄等甲壳类动物。肺吸虫可通过多种途径感染人体，在流行区主要因生食、腌食、醉食、半熟食含有活囊蚴的溪蟹、蝲蛄或饮用囊蚴污染的溪水而感染，偶可通过生食带有肺吸虫幼虫的野猪肉而感染。此外，食品制作时手未洗净或器皿被污染也可导致人体感染。在流行区儿童感染最多见，有症状者多为5～20岁人群。

一、病因和发病机制

人体误食未成熟的并殖吸虫虫卵，活囊蚴进入胃后，经过消化液的作用在小肠孵化为幼虫，穿透肠壁进入腹腔，部分可穿过膈肌到达胸腔及肺，并在肺内发育为成虫，形成炎性囊肿。肺的病变主要由幼虫或成虫移行、定居而产生的机械损伤以及其代谢产物等抗原物质产生的免疫反应而引起。

早期虫体在肺移行时，主要的病理改变为急性气管炎、肺间质水肿、出血和淤血，虫体周围可见片状肺炎，伴有嗜酸性粒细胞和中性粒细胞为主的微小脓肿。后期由类上皮细胞、巨噬细胞、嗜酸性粒细胞和浆细胞形成肉芽肿；晚期在虫体附近可形成局灶性纤维化。

　　2019 年，澳大利亚昆士兰大学微生物研究院对卫氏肺吸虫的全基因组进行测序，这是已知的最大的寄生虫病原基因组，大小约 1.1Gb。研究显示，卫氏肺吸虫 12 585 个蛋白质编码基因与相关的吸虫物种具有高水平的保守基因序列。大部分的蛋白质（80%）编码基因与人体寄生虫肝吸虫的染色体高度同源，两种微生物基因相似度为 64.1%。

二、临床表现

　　人体感染肺吸虫后多数无症状。临床症状一方面是由肺吸虫导致的直接损伤而引起，另一方面由机体的炎症反应所致。常表现为荨麻疹、腹泻、腹痛、胸痛、发热、全身不适、盗汗、咳嗽、咳铁锈色痰、呼吸困难等；部分患者可表现为反复发作的支气管炎或支气管肺炎，病程可以迁延数月或数年。体检可有营养不良、皮下结节、肺实变体征，也可无任何阳性发现。

　　按侵犯的器官不同，可分为 4 型。

（一）胸肺型

　　肺为卫氏肺吸虫最常寄生的部位，以咳嗽、血痰、胸痛最常见，典型的痰为铁锈色或棕褐色，可持续数年不断，如伴肺部坏死组织则呈烂桃样血痰，其中可找到虫卵。肺吸虫移入胸腔可引起胸痛、渗出性胸腔积液。

（二）腹型

　　腹痛尤以右下腹痛最多见，轻重不一。亦可有腹泻、肝脾肿大、血便等。脐周围有压痛，偶可扪及结节及肿块，粪便中或可找到成虫和虫卵。

（三）结节型

　　以皮下或肌肉结节最多见，约 20% 的卫氏并殖吸虫感染后 2～42 个月出现，多位于下腹部至大腿间皮下深部肌肉内，可扪及 1～6cm 肿块，结节内可发现成虫或虫卵。四川并殖吸虫引起的肺吸虫病主要表现为皮下结节或包块，发生率为 50%～80%，多发于腹、胸、背、腹股沟、股、精索、头颈、眼眶部，多数为 1～3cm 大小，能游走，包块为典型的嗜酸性肉芽肿，可找到虫体，但无虫卵。

（四）脑型

　　多见于儿童及青壮年，早期患者可有头痛、呕吐、视盘水肿等颅内压增高的表现；稍后可有癫痫、幻觉、瘫痪、失语、偏盲、感觉异常等定位症状，如侵犯脊髓则有运动障碍、截瘫、尿潴留。此型以卫氏并殖吸虫多见。

三、辅助检查

（一）血常规检查

　　白细胞计数多增多，在（10～40）×10^9/L 之间。嗜酸性粒细胞比例显著增高，可在 5%～20% 之间，个别可达 80% 以上。红细胞沉降率多增快。

（二）寄生虫检查

　　痰液、胸腔积液、粪便、肺或胸膜活检，以及胸膜手术切除术或肺叶切除后组织病理检查可检出肺吸虫虫卵。

（三）影像学检查

　　脓肿期可表现为片状、圆形棉絮状密度增高影及胸腔积液、空洞形成等。囊肿期可形成边界清楚的结节状阴影，其内见多个蜂窝状透亮区，周围可见索条状阴影。瘢痕期或慢性感染患者可发现钙化影和胸膜粘连增厚（图 4-9-1）。

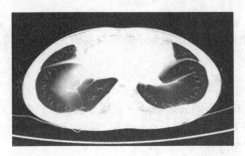

图 4-9-1 患儿，5 岁。主因"咳嗽伴间歇发热 1 个月"入院。住院前有喝溪水史。胸部 CT 显示两肺炎症、双侧胸腔积液、心包积液、右心膈角淋巴结肿大。血常规检查示白细胞 22.1×10^9/L，嗜酸性粒细胞 59.2%；外周血肺吸虫抗体阳性。临床诊断为肺吸虫病

（四）胸腔积液穿刺检查

胸腔积液为无菌性，蛋白质及乳酸脱氢酶含量增高，嗜酸性粒细胞增多，葡萄糖含量常降低。

（五）免疫学检查

可行皮内试验及血清抗体测定。

四、诊断与鉴别诊断

（一）诊断要点

1. 有在流行区生食或半生食的溪蟹、蝲蛄等甲壳类动物，或饮用过生的溪水的经历。

2. 咳嗽，伴有铁锈色或棕褐色痰；胸部 X 线可见围绕虫体呈环形或结节样阴影。

3. 外周血嗜酸性粒细胞增高和痰液、粪便或胸腔积液检测发现虫卵可以确诊。

（二）鉴别诊断

1. 肺结核 可表现为低热、盗汗、咯血、胸痛等症状，部分患儿也可引起结核性胸膜炎或腹膜炎；但多数有结核患者密切接触史，未接种卡介苗；痰液或胃液或 BALF 找抗酸杆菌、PPD 试验或结核感染 T 细胞检测可作鉴别。

2. 慢性肺真菌感染 有反复咳嗽或病程迁延不愈，但多数患儿有全身基础疾病需长期使用免疫抑制药或免疫功能低下；痰液或 BALF 涂片找真菌孢子或菌丝、G 试验或 GM 试验及 mNGS 等病原检查可鉴别。

五、治疗及预后

（一）一般治疗

加强营养，卧床休息。

（二）对症治疗

当有胸腔或心包大量积液有压迫症状时应反复抽液，颅内压增高者需降颅内压，咯血者可用止血药。

（三）病原治疗

WHO 推荐治疗肺吸虫病的首选药物是吡喹酮，儿童剂量为每次 25～30mg/kg，每日 3 次，连服 3 天为 1 疗程，临床治愈率为 95%～100%。不良反应轻微，主要有恶心、头痛、眩晕、荨麻疹及腹部不适。

近来有研究报道，三氯苯达唑（triclabendazole）作为一种新型咪唑类驱虫药，其疗效和吡喹

酮相仿，但不良反应更少，儿童剂量为每日20mg/kg，分2次给药，治疗后3个月咯血消失，胸部X线片改变恢复正常。此外，还有硫氯酚[硫双二氯酚（bithionol）]和硝氯酚（niclofolan）成功治愈肺吸虫病的报道。

（四）手术治疗

脑型有局部压迫症状或其他型的局限病灶（如膈下脓肿、包裹性脓胸、心包积脓、皮下结节）可行手术摘除囊肿、结节或剥离粘连等。术前必须控制肺部病变，如病变散在或萎缩而肺部病变尚未控制者，外科手术应严加选择。

（五）预后

本病早期治疗预后良好。

（苏苗赏　李昌崇）

第二节　肺蠊缨滴虫病

蠊缨滴虫（*Lophornonas blattarum*）属于原生动物门、鞭毛虫纲、动鞭亚纲、超鞭毛目、缨滴虫亚目、缨滴虫科、缨滴虫属，是寄生于白蚁、蟑螂（蜚蠊）肠道的单细胞原虫，亦有文献报道时称其为超鞭毛虫（*Hypermastigote*）。国内自1992年首次从人呼吸道检出该病原体以来，迄今已有超过100例肺蠊缨滴虫感染的病例，多数患者有基础疾病或免疫力低下。其中小于18岁的儿童病例报告10例，4例来自中国，6例来自秘鲁。自2008年起，国内外学者多次对文献报道的"肺蠊缨滴虫感染"诊断质疑。由于之前报道的病例均为光镜诊断，都未在电镜水平上对蠊缨滴虫进行超微结构上的对照分析、鉴定和确认。为此，国内外学者曾对该病原体感染呼吸道的真实性提出了一些异议，认为它们可能是气道纤毛上皮细胞，并非"肺蠊缨滴虫"。随着支气管镜检查和电镜技术的发展，部分病例从BALF中检出病原体，经专家鉴定，并从治疗选择与结果来分析，使儿童肺蠊缨滴虫病的诊断得以确定。

一、病因和发病机制

蠊缨滴虫在光学显微镜下的形态早在1911年和1926年就被确认，20世纪60年代又进一步经电子显微镜确认了其细胞的超微结构和各种细胞器。穆新林等对6例肺蠊缨滴虫感染患者在BALF中发现的顶端带有纤毛的活细胞的活动状态、光镜特点及电镜下的超微结构进行研究，发现6例患者BALF中的活细胞在光镜及电镜下观察均表现为气道纤毛上皮细胞的特点，细胞核位于细胞的基底部，且不具有蠊缨滴虫特有的结构（萼器、细胞核周小管、轴丝），据此认为在过去的20年中，文献报道的有关蠊缨滴虫肺部感染的病例均为误诊。但光镜并不是不能区分支气管上皮细胞的纤毛和滴虫之鞭毛，纤毛较短（5～10μm）、数目多、顶端较整齐，而鞭毛较长（150μm）、数目少、长短不一。有学者采用巴氏（Papanicolaou，PAP）染色、吉姆萨（Giemsa）染色、苏木精-伊红（HE）染色、三色（trichrome）染色、革兰氏染色、迪夫快速（Diff-quick，DQ）染色几种不同的染色方法对蠊缨滴虫与纤毛上皮细胞进行鉴别，发现三色染色有助于光学显微镜下两者的鉴别，建议对于疑似呼吸道蠊缨滴虫感染的病例应行三色染色。

蠊缨滴虫的传染途径至今未明，蠊缨滴虫是一种动物寄生原虫，通常寄生于白蚁、蜚蠊（蟑螂）的肠道，在人体内罕见。其传播途径可能为其排泄的粪便污染食物，经咽部进入呼吸道或吸入含有蠊缨滴虫的粉尘致病，继而引发呼吸道炎症，如同时存在变态反应可诱发哮喘样症状。文献报道的发病患者均居住南方，与南方地区温暖潮湿，适宜蟑螂、白蚁生长繁殖有关。也有学者推测为蟑螂肠道的蠊缨滴虫通过粪便排出后，其包囊被人体吸入，在适宜的温度、湿度和氧条件下脱囊，在呼吸道气道上皮产生游离的滋养体致病。蠊缨滴虫对人类致病的传播方式、传染源，以及引起人类肺部感染的致病机制尚未明确，当光学显微镜下发现可疑蠕缨滴虫，建议在电子显微镜下辨别细胞的超微结构和各种细胞器。同时还需要进行体内外深入系统的研究，包括动物研究等，以进一步了解蠕缨滴虫的传播途径及其对人类的致病性。

二、临床表现

文献报道肺蠕缨滴虫感染多见于有基础疾病或免疫力低下的成人，南方地区更常见。临床多表现为常见呼吸道感染症状，如咳嗽、咳痰，痰为黄色脓痰或白色黏痰，甚至血性痰；胸闷、气短常见，部分患者有发热、畏寒、咯血等症状。有些患者也可因虫体或其分泌物致机体超敏反应，表现为喘息或慢性咳嗽。部分患者体检可有细湿啰音和哮鸣音。

迄今儿童病例报道较少见。从现有文献分析，儿童肺蠕缨滴虫感染可见于 4 个月至 16 岁的各年龄段儿童，男女发病无差异，部分有基础疾病，包括白血病、先天性心脏病和唐氏综合征等，临床表现轻重不一，多表现为肺炎，可有坏死性肺炎、支气管扩张、脓毒症等并发症，严重者需要入住 ICU。由于临床表现缺乏特异性，该病常被误诊为肺结核、肺真菌病、支原体肺炎等而长期应用抗结核药物和抗菌药物治疗。

温州医科大学附属育英儿童医院曾收治的患儿，女，10 岁，主因"发热 20 天，咳嗽 3 天"入院。追问病史，患儿长期居住在地下室，家中有较多蟑螂及硬壳虫，患儿长期发热，在未出现咳嗽、咳痰等症状时，已有明显的胸部影像异常改变，提示该病的呼吸道症状可能不明显。患儿第 2 次入院时两下肢出现游走性皮下结节，B 超显示局部软组织回声改变，持续 1 周消退。病程中亦有腹痛和腹水，提示蠕缨滴虫感染可能会有其他系统受累。

三、辅助检查

1. 影像学表现　胸部 CT 主要以双肺、多叶的磨玻璃影及片状、团块状实变影，以及条索状影相伴出现多见。病变周边可见长毛刺，增强后呈中等度强化或空洞形成（图 4-9-2A、B）。

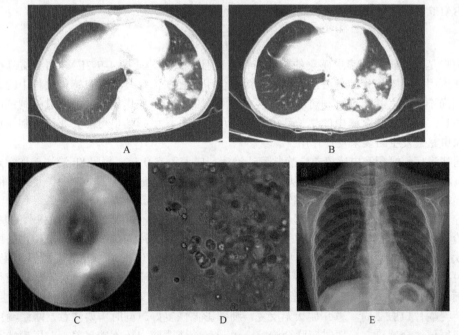

图 4-9-2　辅助检查

A. CT 显示左肺下叶团块状高密度影；B. 增强扫描显示左下肺病灶呈不均匀强化；C. 支气管镜下支气管黏膜充血、水肿，表面覆有分泌物；D. BALF 涂片见圆形或卵圆形活虫体，虫的一端有多根呈毛刷样不停摆动的鞭毛；
E. 甲硝唑注射液治疗 1 周后，复查胸部 X 线片显示左下肺病灶吸收好转

2. 支气管镜检查 表现为黏膜炎症改变，可伴管腔狭窄或痰栓附着（图4-9-2C）。BALF涂片在高倍显微镜下观察，可见呈螺旋状快速涌动的原虫活体。瑞氏染色可见虫体为椭圆形，虫体前端有数根鞭毛，呈毛刷状，细胞核呈紫黑色、泡状、位于虫体前端近鞭毛处（图4-9-2D）。

3. 光镜和电镜鉴定 光学显微镜下可观察到活虫体的形态学；电镜下可观察到蠊缨滴虫具有独特的细胞结构，呈圆形或椭圆形，有约50根鞭毛，鞭毛中间长、周围短，有萼器、细胞核周小管、轴丝，细胞核位于鞭毛端，所有鞭毛附着在萼器前端细胞膜上的基体上。

四、诊断与鉴别诊断

（一）诊断要点

1. 居住地有蟑螂及硬壳虫污染或潮湿地区，以咳嗽、胸闷、气促或喘息为主，胸部影像学表现以间质改变为主。

2. BALF或痰标本找到蠊缨滴虫活体，并由光镜高倍镜下活虫体形态学观察和电镜下微生物超微结构鉴定证实。

3. 常规抗菌药物治疗无效，甲硝唑或抗原虫药治疗有效。

（二）鉴别诊断

1. 支原体肺炎 多见于年长儿，咳嗽较剧烈，但肺部常无慢性啰音；影像学检查表现多样，主要为单侧肺中下肺大片状阴影，也可呈肺间质性病变或肺实变阴影，血清支原体抗体及痰液或BALF中支原体核酸测定可鉴别。

2. 支气管哮喘 患儿常有湿疹或变应性鼻炎等特应性体质，既往有反复喘息发作病史，咳嗽或胸闷等呼吸道症状常在夜间发作或运动后加重；年长儿行支气管激发试验阳性，或支气管舒张药治疗有效有助于明确诊断。

3. 肺结核 多数患儿有结核接触史，影像学检查可发现肺结核病灶，TST或IGRA检测阳性，痰液或BALF找到抗酸杆菌或结核基因检测阳性可确诊。

五、治疗及预后

甲硝唑是治疗肺蠊缨滴虫感染的首选药物，而且疗效显著（图4-9-2E）。结合文献报道，临床多数病例用甲硝唑治疗肺蠊缨滴虫感染有效，但甲硝唑在治疗蠊缨滴虫感染过程中的确切药理作用机制尚不明确。其药理机制可能是直接对蠊缨滴虫起到杀伤作用，或是通过抑制细菌（如厌氧菌）生长，影响了蠊缨滴虫的生长环境而起作用。此外，甲硝唑也可能会通过抑制原虫氧化反应，使原虫氮链发生断裂来发挥作用。

甲硝唑治疗肺蠊缨滴虫感染首选静脉滴注治疗，成人每次0.5g，每隔8h滴注1次；儿童每次7.5mg/kg，每隔8h滴注1次。也可以先给予15mg/kg的负荷剂量，疗程7~10天；其他还可选择替硝唑每次0.5g，每隔12h滴注1次，疗程5~6天；或阿苯达唑片每日0.4g，疗程5天。但甲硝唑治疗儿童肺蠊缨滴虫感染的疗程尚缺乏经验。有文献报道使用甲硝唑治疗2周，复查BALF标本镜检见虫体已死亡。有学者发现部分患者改甲硝唑静脉滴注为口服后，尚未死亡的虫体会复燃，再次出现临床症状，BALF中又见大量活动虫体。也有病例报道患儿出院后漏服甲硝唑片，且没有脱离致病环境，出现再次发热。原因可能是体内的蠊缨滴虫尚未完全清除，抑或是再次吸入病原而致病；再次入院给予甲硝唑注射液治疗23天，后期又出现胸部X线片游走性条索影，改用呋喃唑酮片口服2周，患儿症状无反复，肺部影像恢复好。同时需要注意，蠊缨滴虫可能会和其他病原体混合感染，必要时应联合治疗。由于目前蠊缨滴虫还不能培养，对甲硝唑及替硝唑的确切疗效在以后临床工作中尚需更多资料证实。如若合并哮喘等症状或原虫清除后，肺间质病变改善不满意时，加用糖皮质激素可及时有效地缩短病程。该病经治疗可痊愈，预后佳，但也有复发病例，可能与无法脱离致病环境有关。

儿童蠊缨滴虫肺部感染是罕见的感染性疾病，在白蚁、蟑螂易于繁殖生长的地区，有以下临床特征者，应考虑肺蠊缨滴虫感染的可能，建议采集 BALF 查找病原体，以免漏诊误诊：①肺炎的病原体不明，常规经验性治疗无效；②肺部影像呈游走性改变，或诊断嗜酸性粒细胞肺炎病原体不明；③慢性咳嗽或反复发作哮喘伴肺炎改变；④肺炎伴有游走性皮下结节等其他系统表现。目前诊断仍依靠临床结合光镜检查，但有条件的话可以电镜检查，分子研究有助于确定分类。本病的治疗疗程应该个体化，同时应注意环境的脱离。

（温顺航　苏苗赏）

第三节　肺弓形虫病

弓形虫病（toxoplasmosis）是专性胞内寄生的刚地弓形虫引起的疾病。人体多为隐性感染，在机体免疫力低下时可出现严重症状。临床多侵犯脑、眼和淋巴结等，广泛传播时可出现肺炎。肺弓形虫病是指弓形虫引起的急性和慢性呼吸系统感染，包括弓形虫肺炎、支气管炎及胸膜炎。本病多为全身性弓形虫感染累及肺部的表现，其发病率为弓形虫病的 6%。

弓形虫在自然界中存在十分广泛，弓形虫病的传染源主要为动物，人体经食用弓形虫卵囊污染的食物和水及含有弓形虫包囊或者假囊的生肉而感染。

一、病因和发病机制

肺弓形虫病是由刚地弓形虫属、孢子纲、球虫目所致。其终末宿主为猫或某些猫科动物，中间宿主很广泛，包括哺乳动物（猪、羊、狗、牛、鼠、兔）、禽类（鸡、鸭、鸽为主）和人。其发育阶段有 5 种不同的形态，即滋养体、包囊、裂殖体、配子体和囊合子。前 2 期主要见于中间宿主，后 3 期见于终宿主小肠内。人主要见于中间宿主，亦可见于终末宿主。

传播途径为先天性的经胎盘垂直传播、获得性的经消化道传染为主，但也可经黏膜、破损的皮肤、输血或移植等感染。弓形虫的卵囊进入肠道后，在消化酶的作用下孵化成滋养体，后者通过肠黏膜经过血液播散至全身组织，在机体免疫功能低下时，播散不易控制，可出现肺炎。

病理表现为肺间质性肺炎，伴有大量单核细胞浸润；严重者伴肺泡渗出、坏死。在巨噬细胞、肺泡上皮细胞及毛细血管内皮细胞中可发现弓形虫包囊，细胞外可发现其滋养体。

二、临床表现

患者有养猫或养狗史，饮用生水或进食未煮熟的肉类、蛋、乳类等经历。肺弓形虫病的临床表现可呈急性发病或慢性经过。急性发病患者多数初始有类似上呼吸道感染症状，如头痛、肌痛、干咳等，咳嗽为阵发性，少数咳多量黏液痰或黏液血痰；慢性经过可有类似慢性支气管炎、喘息性支气管炎或支气管哮喘发作的临床表现。可合并有胸膜炎、心力衰竭、心包炎等。

肺弓形虫病合并 AIDS 常为弥漫性肺部炎症，可有高热、咳嗽、发绀和呼吸困难，或出现皮疹、淋巴结肿大、脑膜炎症状。

先天性肺弓形虫病患者表现严重，除早产、流产、死产外，可在出生时或者出生后数天、数月、数年后出现症状。主要为神经系统异常，如脑积水、小脑畸形、小眼畸形、抽搐、智力障碍、癫痫等；也可有淋巴结及肝脾肿大、发热、肺炎表现；如不及时治疗，病死率大于 10%。

三、辅 助 检 查

（一）血常规

外周血白细胞正常或者轻度升高，淋巴细胞及嗜酸性粒细胞增多，可有异常淋巴细胞；红细胞沉降率增快。

（二）病原学检查

病原学检查为确诊依据，但检出率不高。直接光镜检查血液、脑脊液、骨髓、前房水、痰液、尿液、唾液、其他渗液，以及淋巴结、肌组织或其他活组织等标本可采用直接涂片或印片。吉姆萨或瑞氏染色，于细胞内外可见到典型新月形的弓形虫滋养体。在组织细胞内，弓形虫亦可呈梨形或卵圆形。

（三）血清学检查

弓形虫染色试验（Sabin-Feldman 染色试验，SFDT）被视为检测 IgG 抗体的金标准。感染后1～2 周出现阳性，6～8 周抗体效价达高峰，以后逐渐下降，可维持多年。抗体效价 1：16 阳性提示为隐性感染，1：256 阳性为活动性感染，1：1024 则提示为急性感染。其他如间接荧光抗体法、间接血凝试验、补体结合试验，均具有一定的诊断参考价值；皮内试验亦具有很高的特异性。

（四）影像学检查

胸部 X 线或 CT 检查表现为支气管肺炎、非典型病原体肺炎、胸膜炎和合并心血管病变 4 种类型的改变（图 4-9-3）。

1. 支气管肺炎型　病变为沿支气管分布于两中、下肺，呈密度不均匀、边缘模糊的斑片状炎症阴影，肺门影增宽。此型多见于儿童和老年患者。

2. 非典型病原体肺炎型　支气管周围间质的片絮状影，密度较淡，边缘模糊，主要位于中、下肺。

3. 胸膜炎型　呈胸腔积液征象。

4. 合并心血管病变型　可有心力衰竭、心包积液的 X 线征象。

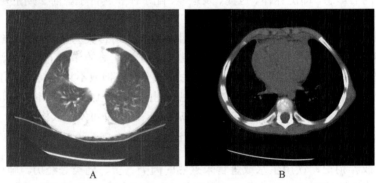

图 4-9-3　患儿，5 岁。主因"反复咳嗽、喘息 3 周"入院。患儿养猫，体检发现肝肋下 5cm，质软、边钝，脾肋下未触及，双下肢中度水肿，压之凹陷。血弓形虫抗体 IgM 阳性。临床诊断为肺弓形虫病

A. 胸部 CT 显示两肺少许炎症，心肌稍肥厚；B. 纵隔淋巴结肿大

四、诊断与鉴别诊断

（一）诊断要点

1. 有养猫或养狗史及饮用生水或进食未煮熟食物史。

2. 可呈急性发病或慢性经过，也有先天感染。先天感染除早产、流产、死产外，可出现神经系统异常、淋巴结及肝脾肿大等表现。

3. 痰液、胸腔积液及其他体液，或活组织病理检查找到弓形虫，可以确诊。染色试验、补体结合试验、皮内试验或血清抗体测试阳性，均有诊断参考价值。

（二）鉴别诊断

1. 传染性单核细胞增多症　有发热、淋巴结及肝脾肿大等临床表现，但多数患儿有扁桃体炎

或咽峡炎；外周血非典型淋巴细胞超过 10% 及 EB 病毒抗原检测阳性可作鉴别。

2. 巨细胞病毒感染　通常为母婴垂直传播，但患儿除有肝功能损害，常有听力障碍、脐疝、颅脑发育异常，弓形虫抗体 IgM 检测阳性可作鉴别。

五、治疗及预后

抗弓形虫药物首选磺胺嘧啶和乙胺嘧啶。两种药物均可干扰弓形虫体内的叶酸代谢，从而抑制弓形虫滋养体的分裂繁殖，药物对包囊无效。两种药均可通过血-脑屏障，对潜在或症状性弓形虫脑膜炎均有肯定效果。常联合使用，磺胺甲噁唑/甲氧苄啶（复方磺胺甲噁唑）亦可选用；螺旋霉素、克林霉素可单独应用，亦可与乙胺嘧啶或磺胺嘧啶联合应用。

本病预后不良，尤其是免疫功能低下者预后更差。先天感染患儿病情严重，如不及时治疗，病死率大于 10%。

（苏苗赏）

本章延伸阅读

第十章 肺结核病

第一节 总 论

自 20 世纪 90 年代以来，结核病（tuberculosis，TB）疫情在全球出现"复燃"的趋势，目前全球约有 20 亿人被感染，TB 是全球十大死亡原因之一。2019 年，全球估计有 1000 万（890～1100万）TB 患者，儿童占 12%。其中有 20.5 万患儿死于 TB，3.2 万 TB 患儿同时感染了人类免疫缺陷病毒（HIV），儿童 TB 的病死率较成人更高。

HIV 的流行、耐多药结核病的发生、低收入国家没有足够的资源可用于 TB 的诊断及有效治疗，这些因素导致全球结核病负担加重。目前 AIDS 流行区域 TB 的疫情较重，TB 从全球范围来看，耐药结核病发病率在增加，为 TB 的治疗和防控带来巨大挑战，目前尚无关于全球耐药结核病的儿童数据。成人开放性肺结核是导致儿童 TB 最主要的传染源，儿童 TB 发病例数也直接提示当前的 TB 疫情。中国是 30 个 TB 高负担国家之一。2016 年我国 0～14 岁的儿童结核病发病人数为 10 万左右，占该年总发病人数的 11.17%，儿童 TB 疫情不容乐观。

一、病因和发病机制

（一）病因及病原学

1. 结核分枝杆菌分型 分枝杆菌包括结核分枝杆菌复合群（*Mycobacterium tuberculosis* complex，MTBC）、非结核分枝杆菌（nontuberculous *Mycobacterium*，NTM），以及麻风分枝杆菌。MTBC 包括结核分枝杆菌（*Mycobacterium tuberculosis*，MTB）、牛分枝杆菌、非洲分枝杆菌、田鼠分枝杆菌等，其中 MTB 和牛分枝杆菌为引起人类结核病的主要病原菌。卡介苗（BCG）为牛分枝杆菌减毒菌株。MTB 为需氧菌，具有抗酸性，分裂繁殖慢，固定培养基要 4～6 周才出现菌落。

2. MTB 的形态学特点 专性需氧菌，细胞膜由丰富的脂类构成，能抵抗抗体和补体的杀菌作用。抗酸染色阳性是其特点。MTB 为无芽孢、不运动、多形性、长 2～4μm、稍弯曲的革兰氏阳性菌，所有分枝杆菌均有抗酸特性，能与芬基甲烷类染料如水晶紫、酚品红、金胺、罗丹明结合成稳定的霉菌酸酯复合物，因此可抵抗乙醇和盐酸或其他酸的脱色，抗酸染色阳性是其特点。

3. MTB 的生长 生长缓慢，生长一代的时间为 12～24h。临床标本在固体培养基上分离需要 3～6 周，药物敏感试验还需延长 4 周，然而用同位素标记的选择性营养液体培养基（BACTEC 放射测量系统）生长 1～3 周即可鉴别，再经 3～5 天可确定药敏结果。一旦探测出分枝杆菌生长，可在数小时内通过高压液相色谱分析（基于每一个物种都有独特的霉菌酸酶解图谱）或者 DNA 探针鉴别出分枝杆菌物种。

4. MTB 的耐药性 在 20 世纪 40 年代末引入有效化疗后不久就发现了 MTB 耐药问题。据 2020 年 WHO 全球 TB 报告估计，全球约 3.3% 的 TB 新发病例和 18% 的经治病例由耐多药菌株和利福平单药耐药菌株引起。耐多药结核病（multidrug-resistant tuberculosis，MDR-TB）是指分离的 MTB 至少对异烟肼和利福平耐药，还可能对其他抗结核药耐药。儿童结核通常是少菌性结核，获得性耐药在儿童中很少发生。儿童耐药 TB 多来源于社区成人耐药结核的传播。

（二）传播途径

1. 呼吸道传播 MTB 的传播为人与人之间的传播。常通过飞沫经空气传播，很少通过直接接触感染的排泄物或感染的物品传播。痰涂片含有 MTB，广泛的肺上叶浸润或空洞、大量稀痰及有力的咳嗽使传播机会增加。环境因素特别是空气流通不畅可增加传播机会。大多数成人在有效的药物治疗后几天至 2 周内停止传播病菌，但有些患者的传染性仍可维持数周；年幼儿结核感染即使有传染性，也很少传染给其他儿童或成人，因为肺结核儿童支气管分泌物中 MTB 稀少，常无咳嗽或咳嗽力不足以喷出大小合适的感染性颗粒。有肺空洞和支气管结核的儿童和青少年可以传播细菌。牛型和非洲型 MTB 通常也是通过空气传播。

2. 消化道传播 大量牛型 MTB 感染能渗透胃肠道黏膜或入侵口咽淋巴组织。在发达国家，由于牛奶巴氏消毒法的使用，人感染牛型 MTB 很少发生。

（三）发病机制

携带 MTB 的飞沫颗粒小到足以到达肺泡腔（$5\sim10\mu m$）后，就会在肺部感染。如果宿主的固有防御系统不能有效清除感染，细菌就会在肺泡巨噬细胞内增殖，肺泡巨噬细胞可经淋巴管道或血流离开肺部进入其他组织。在肺部，巨噬细胞产生细胞因子和趋化因子，吸引其他吞噬细胞，包括单核细胞、其他肺泡巨噬细胞和中性粒细胞，最终形成结节状肉芽肿结构，称为结核结节。如果细菌复制得不到控制，结节增大，细菌进入胸腔局部引流淋巴结，导致胸内淋巴结结核，这是原发性肺结核的一种典型表现。局部淋巴结感染病灶发生纤维化和包囊化，但通常不能像肺实质那样彻底治愈，这些病灶中的 MTB 可持续存活数十年，成为继发性肺结核的复燃病灶。宿主产生炎症反应，肺门和气管旁淋巴结明显增大，可压迫局部的支气管或细支气管；支气管部分阻塞可引起肺气肿，干酪化的炎症淋巴结可紧贴和穿过支气管壁引起支气管结核或窦道，形成支气管淋巴结瘘，破入支气管可导致支气管结核。支气管完全阻塞可引起肺叶或肺段不张。

原发感染后的 2~10 周，T 淋巴细胞开始活化，产生有效的细胞免疫应答 [又称细胞介导的免疫（CMI）] 反应，细菌增殖受到控制；如果宿主不能启动有效的 CMI 反应和组织修复，会导致肺的进行性破坏。肿瘤坏死因子（TNF）-α、活性氧和氮中间产物，以及细胞毒性 T 细胞（CTL）产生的颗粒酶和穿孔素可能参与细胞损伤和干酪性坏死的发展。因此，TB 病理的大部分结果是受感染的宿主对 MTB 的促炎免疫反应。MTB 经血流和淋巴结进入身体的大部分组织，虽然在网状内皮系统的器官中播散常见，细菌复制更可能发生在有利于它们生存的器官，如肺尖、大脑、肾和骨骼。更常见的是细菌量少，引起无临床表现的多脏器迁徙性病灶，这些病灶常被包裹，但在某些患者可成为肺外结核病和复燃性结核病的病源。

如果循环的细菌量多，宿主反应低下，不受控制的细菌生长可能会导致结核分枝杆菌的血源性传播，从而产生血行播散性结核病。具有类似粟粒的播散性病变被称为血行播散性肺结核。细菌也可以通过侵蚀干酪病变通过呼吸道传播而具有传染性。部分患者可发展为慢性病，其特点是通过病变周围的纤维化使病灶钙化愈合。但完全康复或根治较少见。原发感染一年后发生的肺结核多由部分包裹的病灶内持续存在的内源性病菌再繁殖所致，这种复燃性结核病在年幼儿童中罕见，但在成人中较常见，年长儿童及青少年可以发生，最常见的病变为上叶肺尖部的浸润或空洞，因为该部位含氧量高，血流丰富。

（四）结核免疫学

1. 固有免疫 MTB 与树突状细胞或肺泡巨噬细胞接触，首先通过识别免疫细胞表面或胞质中的模式识别受体（PRR）[如 Toll 样受体（TLR）] 触发细胞信号转导，从而诱导促炎反应。然而，MTB 通过细菌脂蛋白（19kDa）激活 TLR2 也可被巨噬细胞杀死。大多数感染 MTB 的个体从未发病，表明宿主的免疫反应在控制结核感染方面是有效的。对免疫系统产生不利影响的因素会导致潜伏 TB 感染和活动性疾病的发展。被认为与防御 TB 感染有关的固有免疫成分包括反应性氮中间物、IFN-γ 和其他细胞因子、Toll 样受体及其他 MTB 分子的模式识别受体，以及其他因素。

2. 细胞免疫反应 感染 MTB 后 2~6 周，巨噬细胞和树突状细胞将吞噬的 MTB 引流到淋巴结，并将 MTB 抗原提呈给 T 细胞从而诱导细胞免疫反应。这种反应可以通过皮内注射结核菌素或纯化蛋白衍生物（PPD）引起的迟发型超敏反应在临床上得到证实。CD4$^+$T 细胞不足以起到保护作用，必须有其他细胞参与。然而，HIV 感染者感染 TB 的风险大大增加，其中 CD4$^+$T 细胞被耗尽，这表明这些细胞对预防人类 TB 非常重要。CD4⁺T 细胞通过产生 IFN-γ 来发挥其效应功能，而 IFN-γ 可以激活巨噬细胞。这种反应很重要，特别是在感染的早期阶段。在一项研究中，CD4 干扰的小鼠，肺部的 IFN-γ 水平虽然在感染早期有所下降，但在大约 3 周后达到了野生型小鼠的水平，这表明其他类型的细胞（CD8⁺ 细胞）可以弥补 CD4⁺T 细胞减少的细胞因子表达。

3. 肉芽肿形成　除了参与消除 MTB 特定细胞介导的保护性反应外，肉芽肿形成是宿主控制感染的重要机制；肉芽肿的形成是控制感染的重要宿主机制，但它也是 MTB 自身为保护宿主抗菌效应分子而诱导的宿主反应，它需要细胞因子和趋化因子的表达以及 MTB 细胞壁的重塑。包括调节正常 T 细胞激活性低分泌因子（RANTES）、巨噬细胞炎性蛋白 1-α（MIP-α）、巨噬细胞炎性蛋白 1-β（MIP1-β）、单核细胞趋化蛋白（MCP)-1、MCP-3、MCP-5 和诱导蛋白 -10（IP-10)。趋化因子受体也决定肉芽肿的正确形成，随着 MTB 的感染，巨噬细胞中趋化因子受体 5（CCR5），包括 RANTES、MIP1-α 和 MIP1-β 受体的表达增加，而 MTB 本身诱导的一定程度的促炎反应是形成适当的肉芽肿所必需的，这种肉芽肿对宿主和细菌都具有保护作用。因此，肉芽肿不仅是宿主的保护因子，而且可能是 MTB 自身为其在宿主体内长期生存而构建的庇护所。

4. 体液免疫　关于体液免疫在 TB 保护中的作用，早期研究显示出不同的观察结果，最近对抗体 Fc 功能谱、与受体 FcγR Ⅲ 结合和 Fc 糖基化模式的详细分析表明，患有长期 TB 和活动性 TB 的个体表现出这些抗体谱的不同模式。来自结核潜伏感染患者的抗体显示细胞内 MTB 吞噬小体成熟、炎性小体激活和巨噬细胞杀伤增强，这表明 MTB 感染者的抗体亚群确实可起到保护作用。随着对抗体功能谱的进一步了解，体液免疫在预防 TB 中的作用正在重新评估。

（五）结核病理学

典型的结核病变由融合的上皮样细胞结节组成，中心为干酪样坏死，周边可见郎格罕细胞，外层为淋巴细胞浸润和增生的纤维结缔组织。在所有部位，MTB 的细胞反应都以上皮样巨噬细胞结节为特征，并伴有多核巨细胞，即结核样肉芽肿或结节。由于细胞介导的超敏反应，这些细胞可能会发生中央坏死。结核感染部位也可能出现中性和嗜酸性分泌物，但这些通常不是显著特征。成熟的结核样肉芽肿周围有一圈 T 淋巴细胞，周围有纤维化区。结核样肉芽肿的存在是区别于其他形式的坏死性肉芽肿炎症的特征，如韦格纳肉芽肿，在这种情况下结核样肉芽肿很少见。

"干酪样坏死"一词是指肉眼观察到的坏死灶的"乳酪样"外观。组织学上的相关性是肺组织的破坏和下层网织蛋白间质的丢失。但由于后一种发现在 HE 染色切片中并不明显，所以最好将结核性病变称为"坏死性"或"非坏死性"，并避免使用"干酪性"或"非干酪性"这一术语。由于对分枝杆菌感染的反应反映了免疫超敏反应的一个组成部分，即使是少量的生物体也能引起实质性的肺损伤，这使得原位鉴定分枝杆菌的任务变得复杂。

（六）结核分型

1. 按 MTB 感染进程分类

（1）结核分枝杆菌潜伏感染（LTBI）：是指机体内感染了 MTB，但没有发生临床结核病，没有临床细菌学或者影像学方面活动性结核的证据。

（2）活动性结核病：具有结核病相关的临床症状和体征，MTB 病原学、病理学、影像学等检查有活动性结核的证据。活动性结核按照病变部位、病原学检查结果、耐药状况、治疗史分类。

（3）非活动性结核病：无活动性结核相关临床症状和体征，细菌学检查呈阴性，影像学检查符合以下一项或多项表现，并排除其他原因所致的肺部影像学改变，可诊断为非活动性肺结核：①钙化病灶（孤立性或多发性）；②索条状病灶（边缘清晰）；③硬结性病灶；④净化空洞；⑤胸膜增厚、粘连或伴钙化。非活动性肺外结核诊断参照非活动性肺结核执行。

2. 按病变部位分类

（1）肺结核：指结核病变发生在肺、气管、支气管和胸膜等部位，包括以下 5 种类型，即原发性肺结核、血行播散型肺结核、继发性肺结核、气管支气管结核和结核性胸膜炎。

（2）肺外结核病：是指结核病变发生在肺以外的器官和部位。常见的肺外结核依次为淋巴结结核（除外胸内淋巴结）、结核性脑膜炎、腹腔结核、骨关节结核、泌尿系统结核、结核性心包炎等。

3. 按耐药状况分类

（1）非耐药结核病：是指结核患者感染的 MTB 在体外未发现对检测所使用的抗结核药物耐药。

（2）耐药结核病：是指结核患者感染的 MTB 在体外被证实对一种或多种抗结核药物产生了耐药性，临床疗效降低。耐药结核病分为以下几种类型：①单耐药结核病：指结核病患者感染的 MTB 对一种一线抗结核药物耐药；②多耐药结核病：指结核病患者感染的 MTB 对一种以上的一线抗结核药物耐药，但不包括对异烟肼、利福平同时耐药；③耐多药结核病（MDR-TB）：指结核病患者感染的 MTB 对包括异烟肼、利福平同时耐药在内的至少两种的一线抗结核药物耐药；④广泛耐药结核病（extensively drug-resistance tuberculosis, XDR-TB）：指结核病患者感染的 MTB 除对一线抗结核药物异烟肼、利福平同时耐药外，还对任何一种氟喹诺酮类药物及二线抗结核注射药物中的至少一种耐药（如卷曲霉素、卡那霉素、阿米卡星等）；⑤利福平耐药结核病：指结核病患者感染的 MTB 对利福平耐药，无论对其他抗结核药物是否耐药。

4. 按治疗史分类

（1）初治结核病：初治患者指符合下列情况之一。①从未因结核病应用过抗结核药物治疗的患者；②正进行标准化疗方案规则用药而未满疗程的患者；③不规则化疗未满 1 个月的患者。

（2）复治结核病：复治患者指符合下列情况之一。①因结核病不合理或不规则用抗结核药物治疗≥1 个月的患者；②初治失败和复发患者。

二、临床表现

（一）病史

是否有开放性肺结核接触史对诊断很重要，3 岁以下儿童多能在密切接触的家庭成员和照料者中找到传染源，对年幼儿童结核病的诊断有重要意义。另需询问卡介苗的接种史及急慢性传染病史。

（二）临床症状

儿童肺结核早期临床症状通常是非特异性的，与常见的呼吸系统疾病不易鉴别。发热、咳嗽超过 2 周，有消瘦、乏力、盗汗等结核感染中毒症状，以及体重不增或生长发育落后。部分患儿会有结核过敏表现，如结节性红斑、疱疹性结膜炎等。相比之下，婴儿更可能表现出肺部疾病的症状。5～10 岁儿童可能表现为无临床症状，但放射影像学特征明显，尤其是在通过接触者追踪诊断的情况下，因此需提高警惕。

（三）体格检查

肺部体征取决于病变累及的范围和严重程度。早期体征不明显，与肺内病变不成比例，只有在病灶范围广泛的情况下才有相应的体征；婴幼儿病情相对较重，体征可能更为明显。可以出现淋巴结肿大或肝脾肿大等体征。

三、辅助检查

（一）免疫学检查

常用于判断是否存在结核感染的筛查方法有两种，即结核菌素皮肤试验（TST）和 γ 干扰素释放试验（interferon-gamma release assay, IGRA），需要注意的是，上述方法均无法区分结核潜伏感染和活动性结核，试验结果是阴性也不能完全排除活动性结核可能。近年来，重组结核分枝杆菌融合蛋白 [结核分枝杆菌早期分泌性抗原 6（ESAT-6）和培养滤液蛋白 10（CFP-10），简称"EC"] 在临床中的应用也日益增多。

1. TST 绝大多数人在感染 MTB 后出现迟发性变态反应，使 TST 成为诊断手段。临床多采用 5U 结核菌素纯化蛋白衍生物（purified protein derivative，PPD）皮内注射，48～96h 观察反应，以皮肤硬结为准。受到 MTB 感染致敏的 T 细胞聚集于皮肤，并在局部通过血管扩张、水肿、纤维蛋白沉积，招募其他炎症细胞而释放淋巴因子。需要注意的是，对 PPD 产生的 I 型超敏反应或在 24h 内存在的其他反应都不应当视为阳性。此外，TST 是从吸入 MTB 后 3 周到 3 个月（常在 4～8 周）发展起来的，早期 PPD 可呈阴性。宿主因素（如年幼、营养不良、疾病和药物）造成的免疫抑制、病毒感染（麻疹、腮腺炎、水痘、流感）、接种活疫苗、严重的结核病、免疫缺陷病等可抑制 PPD 反应。免疫抑制药治疗可降低对 PPD 的反应性。约 10% 免疫力正常的结核病患者（高达 50% 的结核性脑膜炎和播散性疾病患者）最初对 PPD 无反应，但大多在抗结核治疗数月后出现阳性反应。TST 假阳性可能由对 NTM 抗原的交叉超敏反应引起，该反应仅持续数月至数年，产生的硬结直径＜10～12mm。接种过卡介苗者亦产生阳性反应，约 50% 接种卡介苗的婴儿在 2～3 年内阳性反应逐渐下降；接种卡介苗的年长儿和成人更容易出现阳性反应，但大多在接种 5～10 年后反应消失，阳性者硬结直径＜10mm，但有些人的硬结可稍大。一般接种过卡介苗的儿童和成人皮试硬结直径≥10mm 表示结核感染，尽管这些人不是结核感染潜伏期的患者，仍需进一步检查和治疗。接种过卡介苗不是 PPD 皮试的禁忌证。

符合下列任一标准，可判定 PPD 试验阳性：①已接种卡介苗且未发现免疫功能低下或抑制的儿童，硬结平均直径≥10mm 或注射局部出现双圈、水疱、坏死、淋巴管炎等强阳性反应。②已接种卡介苗但有免疫功能低下或抑制的儿童、与活动性肺结核患者有密切接触的 5 岁以下儿童，以及未接种卡介苗儿童，其硬结平均直径≥5mm 或注射局部出现双圈、水疱、坏死、淋巴管炎等强阳性反应。

PPD 试验阳性结果可能提示结核潜伏感染、活动性结核病和非活动性结核病，需结合临床症状、体征及影像学表现判断是否存在活动性结核病。不排除卡介苗交叉反应或 NTM 感染。PPD 试验阴性可基本排除结核病，但应除外免疫功能低下或免疫功能抑制，以及重症 TB 患者假阴性的可能。短期内重复进行 PPD 检测会因复强效应而出现增强的阳性结果，可能会影响临床诊断，因此，建议短期内不重复进行 PPD 检测。当 PPD 重复检测时，如果前次 PPD 硬结直径小于 5mm，阳性定义为硬结直径＞10mm；如果前次硬结直径为 5～9mm，阳性定义为比先前硬结直径增加 10mm 或更多。

2. IGRA MTB 感染者在体外接受 MTB 特异性抗原刺激后，激活的效应 T 细胞能够产生特异性 IFN-γ，通过对 IFN-γ 的检测判断体内是否存在 MTB 感染。选取的特异性抗原包括 ESAT-6 和 CFP-10 抗原，仅存在于 MTB，但在卡介苗和大多数 NTM（戈登分枝杆菌、堪萨斯分枝杆菌、海水分枝杆菌、苏尔加分枝杆菌存在）中缺失，因此，特异性优于 TST。根据检测技术和操作程序的不同，目前 IGRA 方法有 2 类：①采用 ELISA 检测全血中 MTB 特异性抗原刺激后释放的 IFN-γ 水平；②采用酶联免疫斑点（ELISPOT）试验在 MTB 特异性抗原刺激下，外周血单个核细胞中释放 IFN-γ 的效应 T 细胞数量。

IGRA 阳性仅提示 MTB 感染，可除外卡介苗接种反应和大多数 NTM 感染，但不能区分 LTBI、活动性结核病和非活动性结核病，需要结合临床表现及影像学特点综合判断是否活动。IGRA 阴性可基本排除结核病，但应注意免疫功能低下或免疫功能抑制，以及重症结核病患者产生假阴性的可能。

3. EC

（1）EC 皮肤点刺试验：适用于≥6 月龄儿童，通常采用 0.1ml（5U）重组结核分枝杆菌融合蛋白进行皮内注射，注射后 48～72h 检查注射部位反应。

（2）EC 阳性判断标准：以红晕或硬结大者为准，反应平均直径≥5mm 为阳性反应；有水疱、坏死、淋巴管炎者为强阳性反应。

（3）EC 结果的临床意义：LTBI、亚临床结核病、活动性结核病和非活动性结核病均可表现为阳性，诊断儿童结核病需要结合临床表现及影像学特点综合判断。EC 阳性可除外卡介苗病、卡介苗接种反应和大多数 NTM 感染。EC 阴性可基本排除结核病，但应注意免疫功能低下或免疫功能抑制及重症结核病产生假阴性的可能。

（二）微生物检测

若能从体液（如痰液、支气管肺泡灌洗液或胸腔积液培养）或组织（胸膜活检或肺活检）中分离出 MTB，则可确诊肺结核。痰液可通过自行咳痰或是诱导痰得到，婴幼儿和不会咳痰的儿童会吞下痰液，可以留取清晨胃液作为 MTB 的微生物检查标本。患儿收集 3 份清晨痰液或胃液样本，可显著提高阳性检出率。

1. 痰涂片　显微镜下检查染色痰涂片中的 MTB 是最快速和便宜的诊断工具，可直接从临床标本或浓缩标本中制备涂片。首选浓缩标本，每毫升样本中需要有大约 10 000 个 MTB 才能在光学显微镜下经涂片检测到；在病原体负荷较低的患者中，染色涂片的敏感性有所降低。抗酸染色操作的原理是分枝杆菌经无机酸或酸-醇溶液处理时能够保留染色。抗酸染色有两种常用技术：传统的石炭酸品红法 [包括采用齐-内（Ziehl-Neelsen）和冷（Kinyoun）染色，通过光学显微镜检查]，以及更快速的荧光染料法（采用金胺-O 或金胺-罗丹明染料，通过荧光显微镜检查）。荧光染色技术是首选方法，因为其敏感性是使用光学显微镜石炭酸品红染色方法的 10 倍。WHO 推荐用 LED 显微镜代替传统的荧光显微镜，但抗酸染色痰涂片难以鉴别 MTB 和 NTM。

2. 培养

（1）常规培养技术：所有疑似含有 MTB 的临床标本均应进行培养。常规培养可检测出至少每毫升 10 个细菌。药敏试验和菌种鉴定都需要培养。传统培养基有 3 种类型，即罗氏（Lowenstein-Jensen）培养基、琼脂培养基和液体培养基。MTB 在液体培养基上的生长（1～3 周）比在固体培养基上（3～8 周）更快；在罗氏培养基上的生长往往较好，但在琼脂培养基上的生长更快。琼脂培养基可以检查菌落形态和检测混合培养物；一旦检测到生长，应进一步处理样本或将其送到参考实验室进行菌种鉴定和药敏试验。菌种鉴定的方法包括 DNA/RNA 探针核酸杂交、高压液相色谱法、生物化学方法或质谱分光光度法。

（2）快速培养技术：采用液体培养基而不是固体培养基，工具包括分枝杆菌生长指示管（mycobacteria growth indicator tube，MGIT）和显微镜观察药物敏感性试验（microscopic observation drug susceptibility assay，MODS）。MGIT 使用的是液体培养基，能评估存在或不存在多种抗结核药的环境中是否有分枝杆菌生长；如果发现分枝杆菌在有药物的环境中生长，则病原体对该药物耐药。MGIT 需要数日才能得出结果，比常规固体培养更快速。

3. 分子生物学检测　分子生物学可用于检测 MTB 复合体核酸和与耐药性相关的常见突变。分子检测主要有两种类型，即基于探针（非测序）的检测和基于序列的检测。这两种类型检测之间的主要区别是，一般来说，基于探针的检测可以检测到是否存在基因突变，但不能提供特定突变的序列信息；相反，基于序列的分析可以提供有关特定突变性质的信息，因此可以更准确地预测耐药性。

（1）核酸扩增技术：应用于疑似 TB 患者中 MTB 复合体的快速诊断（24～48h）。核酸扩增（NAA）检测对区分 MTB 和 NTM 有极好的阳性预测价值（＞95%），因此，NAA 阳性结果结合临床和流行病学情况对 TB 有很高的诊断价值。但在污染和实验室错误的设置中，可能会出现假阳性的 NAA 结果。此外，NAA 可以从死亡和活着的生物体中检测到核酸，即使经过适当的治疗，该测试也可以保持阳性。因此，NAA 仅适用于初步诊断目的，不能用于监测治疗反应。

（2）基于探针（非测序）的检测：2011 年 WHO 批准了 Xpert MTB/RIF 试验和 MTBDRplus

线性探针试验，用于诊断肺结核病和肺外结核病。Xpert MTB/RIF 检测的可行性、诊断准确性和有效性已得到证明该检测有可能极大地缩短诊断时间（2h 内可得出结果）和开始有效治疗的时间。Xpert MTB/RIF 检测方法可以检测非活菌中的 DNA，这种细菌可能存在于既往 TB 患者或接受抗结核治疗的患者中。Xpert MTB/RIF Ultra 是为了提高 Xpert MTB/RIF 测试平台的灵敏度而开发的，使用与 Xpert 相同的分析仪，但使用较新的样品盒和较新的软件。MTBDRplus 是一种能够检测利福平和异烟肼耐药突变的分子线性探针分析方法（*rpoB* 基因与利福平耐药有关；*katG* 和 *inha* 基因与异烟肼耐药有关）。世界卫生组织在 2016 年发布了指导意见，建议使用 MTBDRsl 来识别耐多药 TB 或利福平耐药 TB 患者。

（3）高通量测序技术：采用高通量测序平台对临床标本或阳性培养物中的核酸进行靶向测序或全基因组测序，通过将测序数据与数据库序列的比对分析，获得样本中 MTB 的耐药相关基因突变情况，从而进行耐药性预测。WHO 在 2018 年技术指南中指出，高通量测序技术可以作为检测耐药结核病的病原学新方法，并建议在有条件的地区予以推广。其局限性为检测步骤复杂、周期较长、费用高；检测结果易受人源宿主及环境物种遗传物质的干扰；无法区分检测到的微生物是感染菌还是定植菌。

（三）影像学检查

1. 胸部 X 线检查　由于射线剂量较低，胸部 X 线片是诊断儿童胸内结核的重要工具。肺结核患儿最常见的胸部 X 线片表现为原发综合征和胸内淋巴结结核，包括不透明影伴肺门、纵隔或隆嵴下淋巴结肿大，但肺实质无明显受累。淋巴结肿大进展时，相邻气道阻塞可能导致肺实变或肺段病变，从而在浸润和肺不张的情况下导致肺段或肺叶萎陷。胸部 X 线粟粒样阴影高度提示结核，一个疗程的抗菌药物治疗后未改善或未消退的阴影也需要排除结核。青少年结核可以表现为典型的继发性结核胸部 X 线片检查结果，即上肺叶浸润、胸腔积液和空洞；但也可存在胸内淋巴结肿大和与年龄更小儿童相似的影像学表现。

2. 胸部 CT　可用于进一步确定胸部 X 线片检查结果不明确的病例。与胸部 X 线片相比，对胸内淋巴结肿大，CT 扫描更加敏感，可能更容易观察到支气管内受累、淋巴结坏死、支气管扩张和空洞。如果发现淋巴结或肺内钙化灶也往往提示结核可能，CT 增强发现淋巴结环形强化也提示结核。

（四）支气管镜检查

对于临床高度怀疑结核，但痰液检查结果为阴性、肺部感染经规范治疗无吸收好转，肺不张、局限性肺气肿可能需要气管镜检查，如果结核累及支气管内膜可能有不同的支气管镜下改变，典型的可以看到干酪样病变。镜下可进行支气管肺泡灌洗、刷检标本送检微生物。如果镜下见病变，可以对病变直接活检明确诊断。

支气管镜是诊断气管支气管结核的金标准。镜下可分为 6 种类型：①炎症浸润型；②溃疡坏死型；③肉芽增殖型；④瘢痕狭窄型；⑤管壁软化型；⑥淋巴结瘘型。其中淋巴结瘘型是儿童气管支气管结核最常见的类型。

（五）病理学检查

随着支气管镜介入技术发展，可以采取各种肺活检技术获得标本，胸膜下的病灶可以经皮穿刺肺活检。淋巴结穿刺活检、胸腔镜下胸膜活检均有助于获得标本用于病理检查；活检标本还可以送病原微生物 mNGS 检测。

四、诊　断

儿童肺结核需要根据患儿的病史、临床症状与体征、辅助检查结果等的综合性分析进行诊断。对于诊断肺结核的患儿，应注意评估全身各系统结核感染的情况。

（一）临床疑似病例

5 岁以上儿童，影像学提示有活动性肺结核相关改变；5 岁以下儿童，同时具备①及②中的任一条：①具有肺结核可疑相关症状、体征；②与肺结核患者（尤其是涂阳肺结核）有密切接触史，或 TST 阳性，或 EC 阳性，或 IGRA 阳性。

（二）临床诊断病例

同时具备以下 3 条，应考虑为临床诊断病例：①具有肺结核相关症状、体征；②影像学符合活动性肺结核病变；③ TST 和（或）EC 和（或）IGRA 阳性。

（三）确诊病例

痰液、诱导痰、支气管肺泡灌洗液、胃液、胸腔积液、组织标本等抗酸染色阳性（建议连续 3 天采集标本行涂片镜检，应符合：① 2 份标本涂片抗酸染色镜检阳性，或② 1 份标本涂片抗酸染色镜检阳性合并胸部影像有活动性肺结核相符合病变，或③ 1 份标本涂片抗酸染色镜检阳性和 1 份标本分枝杆菌培养阳性时，考虑结核诊断），或 MTB 培养阳性，或分子生物学检测 MTB 核酸阳性，或病理学结果阳性。

（四）儿童耐药结核病的诊断

1. 耐药结核病确诊病例　在确诊结核病基础上，体外药物敏感试验（DST）或 MTB 核酸检测明确异烟肼耐药结核病（HR-TB）、利福平耐药结核病（RR-TB）、MDR-TB 或 XDR-TB 等患儿。

2. 耐药结核病临床高度疑似病例　在临床确诊结核病基础上，符合以下任何一项即应考虑：①与确诊耐药结核病患者密切接触者；②与因结核病死亡、治疗失败或治疗依从性差的结核病患者密切接触；③一线抗结核药物规范治疗 2～3 个月后，且治疗依从性良好，而临床症状没有改善（包括症状持续存在、体重不增、涂片或培养持续呈阳性）；④在过去 12 个月内接受一线抗结核药物治疗复发者，或对抗结核治疗依从性差或治疗失败者。

五、治　疗

分枝杆菌感染性疾病的治疗具有挑战性，要求患者联合多种药物治疗，致病菌对这些药物通常呈现出复杂的耐药性，患者自身潜在的一些因素也影响药物的选择和监测，几种抗分枝杆菌药物都没有很好的儿童实验数据，目前的推荐用药方案也是根据成人治疗的经验而来。

在没有确定的或疑似耐药结核的情况下，儿童肺结核治疗均基于 4 种一线药物，即异烟肼（INH）、利福平（RFP）、吡嗪酰胺（PZA）和乙胺丁醇（EMB）。药物联用有助于尽快清除分枝杆菌并避免出现耐药性，耐药性是复发和治疗失败的主要原因。杀菌药物尤其是异烟肼，能够消除结核急性期的快速繁殖细菌，因此对患者具有直接的益处，而抑菌药物尤其是吡嗪酰胺，则通过主要作用杀灭代谢活动水平低的细菌，这些细菌与结核病变持续和复发有关。同时使用具有不同靶标和作用机制的药物可以显著降低细菌选择和耐药性出现的可能性。MTB 低耐药率地区的患儿且肺实质受累不严重时可给予异烟肼、利福平和吡嗪酰胺 2 个月（强化阶段），然后再用异烟肼和利福平治疗 4 个月（巩固阶段）。在肺部受累严重或有耐药性高风险的轻症结核，应在强化阶段加入乙胺丁醇。9 岁以下儿童既往不建议服用乙胺丁醇，因为无法监测其球后视神经炎的毒性，但现在认为，肾功能正常的儿童推荐剂量每日 20mg/kg 且在规定疗程内，发生视神经炎的风险很低，因此该限制已不再适用。

药代动力学研究表明，对儿童和成人使用每千克体重相同剂量的药物导致血液和组织中的药物浓度差异很大，儿童的血药浓度较低，尤其是在生命的最初几年。由于这增加了治疗不彻底的风险，WHO 组织最近修订了建议的剂量，将小儿异烟肼的剂量加倍，并增加利福平、吡嗪酰胺和乙胺丁醇的剂量，同时将其保持在安全范围内，并证明有证据支持的可耐受范围。儿童抗结核药物推荐的每日剂量：INH 10mg/kg（7～15mg/kg）；RFP 15mg/kg（10～20mg/kg）；PZA 35mg/kg

（30～40mg/kg）；EMB 20mg/kg（15～25mg/kg）。建议在年幼儿童中使用推荐剂量的上限，年长儿童使用推荐剂量的下限，每种药物用量不超过成人最大剂量。

尽管如此，儿童抗结核治疗仍然面临着一定的困难。首先是没有单独的悬浮液制剂，这意味着它们必须以片剂形式或其他不适合年幼儿童制剂给药，这种情况剂量较难把握；其次，儿童处于生长发育过程中，而且在治疗有效的情况下体重增加会更显著，因此必须经常调整剂量。

儿童肺结核治疗强调每日用药，WHO在2014版《国家结核病防治规划儿童结核管理指南》中推荐，儿童初治肺结核的治疗方案：① 2HRZ/4HR（低 HIV 流行区，低 INH 耐药区）；② 2HRZE/4HR（肺部病灶广泛，或高 HIV 流行区，或高 INH 耐药区）；③链霉素不推荐作为儿童 TB 的一线用药。

我们也应关注儿童耐多药肺结核的治疗，WHO 推荐使用含氟喹诺酮类药物的抗结核治疗方案，但仍需要有经验的临床专家共同制订抗结核治疗方案。

第二节 原发性肺结核

原发性肺结核是指以前未患过结核的宿主新发活动性肺结核。原发性肺结核主要发生于儿童期，青少年和成人中结核的发生率有所增加。原发性肺结核包括原发综合征和胸内淋巴结结核，典型的原发综合征不太常见，而较常见为支气管淋巴结结核。

一、病因和发病机制

当 MTB 进入肺泡，最初在肺泡和肺泡管内繁殖。大多数细菌都被杀灭，但也有部分细菌在未活化的巨噬细胞内存活，巨噬细胞将它们通过淋巴管运送到区域淋巴结。当原发感染在肺部时，通常累及肺门淋巴结，两肺上叶病灶可能会引流到气管旁淋巴结。在接下来的2～12周内，随着 MTB 数量的增加和组织过敏的发展，肺实质和淋巴结中的组织反应增强。原发综合征的肺实质部分在经历干酪性坏死和包膜后，通常通过纤维化或钙化而完全愈合；偶尔这部分会继续扩大，导致局灶性肺炎和胸膜炎。如果干酪化很严重，病变中心会液化并排空到相关的支气管中，残留空洞。

区域淋巴结内的感染灶形成一定程度的纤维化和包膜，但愈合通常不如实质内病变完整，MTB 可在这些病灶内持续数十年。由于炎症反应，显著增大的肺门和气管旁淋巴结可能侵犯区域支气管；外压引起支气管部分阻塞可能导致远端肺段过度充气，完全阻塞则会导致肺不张。MTB 可通过支气管壁侵蚀，导致支气管结核或瘘管；干酪可引起支气管完全阻塞，由此产生的病变是肺炎和肺不张的组合，被称为塌陷-实变或节段性病变。

原发综合征包括肺原发病灶、局限性胸膜炎、原发病灶区域淋巴结肿大、引流的淋巴管炎。约 70% 的肺部病灶位于胸膜下，局限性胸膜炎很常见。最初的原发实质性炎症在胸部 X 线片上不容易看到，但在组织过敏发生之前可以看到局部的、非特异性的浸润。肺叶的所有部分初始感染的风险都是一样的，25% 的病例有两个或两个以上的原发病灶。原发性肺结核的标志是区域淋巴结炎相对较大，而最初的肺原发病灶相对较小。随着迟发性变态反应的发展，一些儿童，特别是婴儿的肺门淋巴结持续增大，压迫区域支气管，造成支气管阻塞。通常的顺序是肺门淋巴结病变，局灶性肺过度膨胀，然后是肺不张。少数情况下，干酪性坏死淋巴结附着在支气管壁上并侵蚀穿透它，导致支气管结核或瘘管；支气管完全阻塞，导致广泛浸润和肺不张。隆嵴下淋巴结肿大可导致食管受压，极少发生支气管食管瘘。

儿童原发性肺结核可能表现为类似大叶性肺炎改变，但没有明显的肺门淋巴结病变。如果原发感染是渐进性破坏性的，肺实质的液化可导致形成薄壁原发结核空洞；极少数情况下，可以表现为肺大疱，如果破裂会导致气胸。结核实质病灶向血管或淋巴管的侵蚀可能导致杆菌和粟粒状分布，胸部 X 线片上有均匀分布的小结节。

二、临床表现

儿童原发性肺结核的症状和体征通常比较轻微，临床表现与影像学改变不成比例。超过 2 周不间断咳嗽和轻度呼吸困难是最常见的症状，对常规的抗菌药物治疗无效。结核感染中毒症状如发热、盗汗、食欲缺乏和活动减少等较少发生，多见于年长儿童。相对于年长儿童，婴幼儿更容易出现体征和症状，重者发病急，可出现高热，类似肺炎、流感、伤寒的表现。淋巴结肿大导致支气管阻塞的婴幼儿有局限性的喘息或呼吸音减弱，少数可能伴有呼吸急促或呼吸窘迫，压迫静脉可导致静脉怒张，压迫喉返神经可导致声音嘶哑。

三、辅助检查

（一）免疫学检查

TST 和 IGRA 检测可用于判断是否存在结核感染。需要注意的是，IGRA 无法区分 LTBI 和活动性结核，结果阴性也不能完全排除活动性结核可能。

（二）影像学检查

最常见的影像学表现为胸内淋巴结肿大（图 4-10-1 延伸阅读），主要为肺门、气管旁或隆嵴下淋巴结肿大，但肺实质无明显受累。淋巴结肿大进展时，相邻气道阻塞可能导致肺实变或肺段病变，从而在浸润和肺不张的情况下导致肺段或肺叶萎陷。胸部 CT 可用于进一步确定胸部 X 线检查结果不明确的病例。与胸部 X 线相比，胸部 CT 扫描对胸内淋巴结肿大更加敏感，更容易观察到支气管内受累、淋巴结坏死、支气管扩张和空洞。如果发现淋巴结或肺内钙化灶也往往提示结核可能，CT 增强发现淋巴结环形强化也提示结核。

（三）支气管镜检查

对已经诊断明确的患儿不推荐支气管镜检查，如病情仍不明确的患儿，支气管镜检查有时在诊断和鉴别诊断中很有帮助，可以判断气道是否受压、支气管内膜改变、明确支气管阻塞原因，肺泡灌洗液送检病原学检测，还可以直接对病灶取材活检送病理诊断。

（四）病原学检查

临床上尽量能做到病原学的确诊，可通过痰标本涂片、培养、分子生物学检查等进行明确。有咳痰能力的青少年和年龄较大的儿童，可以通过咳痰收集痰标本；对于年幼不会咳痰的儿童，可进行高渗盐水雾化吸入，然后吸痰收集诱导痰。清晨空腹胃液也可以送 MTB 培养，在患儿起床活动和胃蠕动排空之前获得连续 3 个早晨的清晨胃液；然而，由于儿童细菌量少，即使在最佳条件下，培养检出率也不高；培养结果阴性也不排除儿童肺结核的诊断。

四、诊断与鉴别诊断

（一）诊断要点

1. 临床诊断　有原发性肺结核的影像学表现，同时存在所需临床诊断的其他条件（见肺结核总论诊断部分）。

2. 确诊依据　有原发性肺结核的影像学表现，同时存在所需确诊依据的其他条件（见肺结核总论诊断部分）。

（二）鉴别诊断

1. 各种肺炎　可有发热、咳嗽、喘息等表现，淋巴结肿大相对少见，但原发性肺结核多数有胸内淋巴结肿大，TST 及 IGRA 阳性、影像学检查发现淋巴结钙化提示原发性肺结核可能。

2. 支气管异物　可有咳嗽、喘息症状，若未及时发现可导致阻塞性肺炎迁延不愈，需要与原发性肺结核导致的支气管阻塞相鉴别，支气管镜检查是重要的鉴别手段。

3. 纵隔肿瘤 原发性肺结核淋巴结肿大明显时，需要与各种纵隔良性及恶性肿瘤相鉴别，病史及胸部 CT 检查有助于鉴别，CT 增强下典型的淋巴结结核可以表现为环形强化，病理活检也有助于鉴别。

五、治 疗

在非 HIV 流行地区及耐药低发地区，原发性肺结核可以给予 2HRZ/4HR 方案治疗；患儿来自 HIV 流行及异烟肼耐药高发地区，TB 灶范围广、病情严重，建议给予 2HRZE/4HR 方案治疗。

第三节 血行播散性肺结核

MTB 可以经血流传播散布到肺内及肺外部位，在肺内的血行播散性肺结核形成肺表面的白色小结节，又被称为粟粒型肺结核，属于临床疾病的病理学和放射学描述。血行播散性肺结核与粟粒型肺结核概念上可以互换，该病最常发生在 3 岁以内的婴幼儿，其中半数以上发生在小于 1 岁的婴儿中，这种类型的肺结核最常见于婴儿和营养不良或免疫抑制的患儿，提示宿主的免疫功能低下在发病机制中也可能起到了作用。

一、病因和发病机制

结核播散的主要决定因素包括分枝杆菌的毒力因子和宿主的免疫防御，这些因素尚未被完全研究清楚。婴幼儿容易发生血行播散性肺结核，一些研究者据此推测发育中的免疫系统可能缺乏某些关键的因素，从而无法启动针对 MTB 的保护性细胞免疫应答。在肺中的原发感染灶形成之后，MTB 可通过淋巴系统和血液系统播散，除了在肺内形成粟粒型肺结核，MTB 偏好于播散至血供最丰富的器官，如肝、脾、骨髓和脑。这些远处病灶常常会被肉芽肿所包裹，经数周至数月才能愈合；每处病灶中都包含活的微生物。在原发感染后，这些病灶若未能早期愈合，会导致这些部位发生肺外结核。潜伏的结核感染灶也可以发生再激活，随后侵入毗邻的淋巴管或血管，致使存活的 MTB 播散，从而引起粟粒型结核；由于可同时累及肺内及肺外部位，所以粟粒型结核可被归为肺结核，也可被归为肺外结核。

二、临床表现

（一）急性血行播散性肺结核

干酪样病变淋巴结或原发病灶破溃，伴随着大量 MTB 释放到血液中进入肺部及全身，多器官受累常见，导致肝脾肿大、浅表或深部淋巴结炎，皮肤出现丘疹坏死性结节，骨骼、关节或肾脏也可能受累。脑膜炎只发生在病程的晚期。早期肺部受累轻微，但随着感染时间的延长，弥漫性受累明显，血行播散性肺结核是全身血行播散性结核的肺部表现。血行播散性结核通常合并原发感染，发生在首次感染后 2～6 个月内。虽然这种疾病在婴幼儿中最常见，但青少年也可发生。

血行播散性肺结核的发病可急可缓，患者可能在几天后病情加重。发病早期全身症状更常见，包括食欲减退、体重减轻和低热。此时，通常不会出现异常体征。约 50% 的病例在几周内出现全身性淋巴结病变和肝脾肿大。发热可能会变得更高、更持久，早期胸部 X 线改变不明显，呼吸道症状很轻微或没有。几周后肺部可能会充满结节，出现呼吸困难、咳嗽、喘息或啰音。随着肺部病变的发展，肺泡-空气阻塞综合征可能导致明显的呼吸窘迫、缺氧、气胸或纵隔气肿。20%～40% 的疾病晚期患者有脑膜炎或腹膜炎的体征或症状；血行播散性结核患者的慢性或复发性头痛常预示脑膜炎的存在，而腹痛或压痛的发作则是结核性腹膜炎的征兆。皮肤损害包括丘疹坏死性结节、结节或紫癜。脉络膜结节出现在 13%～87% 的患儿中，对诊断血行播散性结核有很高的特异性。

（二）亚急性或慢性血行播散性肺结核

若 MTB 少量多次进入血液，同时患儿又有一定的免疫力，则发生亚急性或慢性血行播散性肺结核。发病比较缓慢，年长儿童、青少年相对多见，多属于继发性结核内源性复燃导致。临床可有慢性结核中毒表现，多为长期低热，有些患儿有咳嗽、痰中带血等表现。

三、辅 助 检 查

（一）实验室检查

血行播散性结核中可见很多实验异常。在大多数病例系列研究中，约50%的患者存在正细胞正色素性贫血。大多数患者白细胞计数正常，但少数患者存在白细胞减少或白细胞增多。类白血病反应也有报道，其可能被误诊为白血病。可见单核细胞增多，但较少发生。血小板减少和血小板增多也有报道。其他如出现胆红素、转氨酶升高及红细胞沉降率增快、低钠血症、无菌性脓尿等改变。

（二）免疫学检查

由于免疫功能受到抑制，在高达40%的血行播散性肺结核患者中，TST 检查是无反应的，称为假阴性。

（三）影像学检查

早期胸部 X 线改变不明显，首次可见时直径通常为2～3mm。急性血行播散性肺结核表现为两肺均匀分布的、大小及密度一致的粟粒样阴影；亚急性或慢性血行播散性肺结核的弥漫病灶，多分布于两肺的上中部，大小不一，密度不等，可有融合。急性血行播散性肺结核有时仅表现为磨玻璃影，婴幼儿粟粒病灶周围渗出明显，边缘模糊，易于融合。较小的病灶会聚在一起形成较大的病灶，有时还会有广泛的浸润。胸部 CT 较胸部 X 线有更高的敏感性，可显示全肺分布的粟粒样小结节（图 4-10-2 延伸阅读）。

四、诊断与鉴别诊断

（一）诊断要点

1. 临床表现 脉络膜结节是血行播散性结核的重要特征，若存在则强烈支持血行播散性肺结核的诊断。最近接触过开放性肺结核患者也是重要的诊断线索。

2. 临床诊断 有血行播散性肺结核的影像学表现，同时存在所需临床诊断的其他条件（见肺结核总论诊断部分）。

3. 确诊依据 有血行播散性肺结核的影像学表现，同时存在所需确诊依据的其他条件（见肺结核总论诊断部分）。

（二）鉴别诊断

1. 血行播散到肺部的细菌感染 如金黄色葡萄球菌可通过血行播散和（或）败血性栓塞到达肺部，结节多位于邻近胸膜下的肺部。该病通过细菌培养诊断。

2. 结节病 影像学可以有弥漫性小结节样病变，但小结节分布部位多沿胸膜下或血管束分布，可有对称性淋巴结肿大，病理改变为非干酪样坏死肉芽肿改变。

3. 肿瘤肺内转移 肿瘤的转移病灶可以表现为弥漫性结节样改变，多数有原发肿瘤的表现，病理活检能提供鉴别诊断。

4. 外源性变应性肺泡炎 可出现咳嗽、咳痰、呼吸困难，影像学可出现弥漫性小结节样改变，因为与吸入相关，典型小结节可呈小叶中心结节分布，多有暴露史，脱离暴露环境病情可以改善。

五、治　疗

血行播散性肺结核早期治疗能降低死亡风险，即使有适当的治疗，血行播散性肺结核的消退也是缓慢的。抗结核治疗后2～3周内发热通常会下降，但胸部X线片异常可能要好几个月才能缓解。如果早期诊断并给予及时治疗，预后尚好。

（一）抗结核治疗

治疗原则与肺结核的治疗相同，但强度更大、总疗程更长，多采用3HREZ/ 9HR 或2HREZ/10HR 方案治疗，依照患者实际情况及是否耐药给予个体化治疗。尽管给予规范的抗结核治疗，血行播散性肺结核死亡率仍可高达20%。

（二）糖皮质激素

激素会加速症状的缓解，特别是当感染中毒严重、由于病情严重导致低氧血症、出现支气管阻塞或脑膜炎时。激素如泼尼松每日用量为1～2mg/kg，最大剂量60mg/d，连续用药4周，在2～4周内逐渐减量并停药。

第四节　继发性肺结核

继发性肺结核又称为复燃性肺结核，不是儿童肺结核的主要类型，可见于青少年。

一、病因和发病机制

继发性肺结核是由原发感染时种植的潜伏性细菌增殖所致。常见的部位为肺部的原发灶、淋巴结或早期感染血源性播散的肺尖部微小病灶。该型病变常局限于肺部，因已建立的免疫反应防止病变进一步向肺外播散。与原发性疾病相比，复燃性结核的病灶通常为局限性，一般而言，几乎没有区域淋巴结受累，干酪样变性也较少。病灶通常发生于肺尖，并且播散性疾病少见，除非宿主处于严重的免疫抑制状态。上叶尖后段或下叶背段经常受累。其原因尚不确定，肺尖淋巴流动相对较差可能与微生物清除不佳有关。也有研究显示，MTB虽然并非专性需氧菌，但是偏好有较高氧分压的肺尖区域。

二、临床表现

发生继发性肺结核的年长儿和青少年较儿童原发性肺结核更易出现发热、食欲缺乏、不适、体重下降、盗汗、咳嗽、咳痰、咯血和胸痛等症状，但肺部体征少或无，即使患者有空洞或大片浸润灶，症状常隐匿发生，且持续数周或数月后才得到诊断。许多患者的症状不明确或无特异性，常通过影像学检查发现。

三、辅 助 检 查

（一）影像学检查

大多数继发性肺结核患者都有胸部X线异常，即使在没有呼吸系统症状时，继发性结核通常累及上叶尖后段，其次是下叶背段和上叶前段，部分患者还有空洞（图4-10-3延伸阅读）。胸部CT扫描比胸部X线诊断肺结核的敏感性更高，尤其是对肺尖部的较小病灶。对于胸部X线结果正常或有非特异性异常的肺结核疑似患者，胸部CT有助于诊断。胸部CT扫描还有助于发现肺门或纵隔淋巴结肿大，更容易发现以下病灶，即单个空洞或尖后段多处浸润、多个空洞、胸腔积液、引起肺实质变形的纤维化病变、肺裂和肺门抬高、胸膜粘连及牵引性支气管扩张形成等。高分辨率CT是检测早期支气管播散的首选影像学方法，发现2～4mm的小叶中心结节代表MTB有气道内播散（图4-10-4延伸阅读）。

（二）支气管镜检查

对已经明确诊断的继发性肺结核通常不建议支气管镜检查。如病情仍不明确的患儿，支气管镜检查有时在诊断和鉴别诊断中很有帮助，可以判断是否同时存在气管支气管结核，可收集肺泡灌洗液送检病原学检查。

四、诊断与鉴别诊断

（一）诊断要点

1. 临床表现 无特异性，但继发性结核痰菌阳性率相对原发性肺结核高，特别是存在空洞的情况下，结合临床应尽量去获得病原学的确诊。

2. 临床诊断 有继发性肺结核的影像学表现，同时存在所需临床诊断的其他条件（见肺结核总论诊断部分）。

3. 确诊依据 有继发性肺结核的影像学表现，同时存在所需确诊依据的其他条件（见肺结核总论诊断部分）。

（二）鉴别诊断

1. 各种肺炎 患儿可有发热、咳嗽、喘息等表现，肺炎影像学空洞少见，肺结核多见于两肺上叶、下叶背段。肺炎经抗感染治疗后短期内病灶吸收，TST 和病原学检查有助于鉴别。

2. NTM 感染 CF 和免疫缺陷的宿主容易发生 NTM 感染，可有结核类似的临床表现和影像学改变，痰涂片抗酸染色阳性，但抗结核治疗效果欠佳，IGRA 通常阴性，分枝杆菌培养有助于鉴别。

3. 真菌感染 多发生在免疫功能受损的宿主，可以出现结节、空洞影像学改变，病理检查可出现肉芽肿性改变，流行病学及培养有助于与结核鉴别。

4. 肺脓肿 可有高热、咳嗽、咳脓痰，白细胞多升高明显，胸部影像学可显示为厚壁空洞，细菌培养阳性和抗菌药物治疗有效有助于鉴别。

五、治疗及预后

（一）抗结核治疗

可采用 2HREZ/4HR 方案治疗，对于有空洞的患者、不能耐受吡嗪酰胺的患者，建议维持阶段异烟肼和利福平延长至 7 个月。

（二）预后

开始有效治疗数周内大多数症状得以改善，但咳嗽可持续数月。该型结核如伴有明显咳嗽、痰多者，特别是有肺部空洞存在具有高度的传染性，经有效治疗后可完全恢复，预后良好。

第五节 结核性胸膜炎

结核性胸膜炎（tuberculous pleurisy）是 TB 流行地区引起胸腔积液的最常见原因。结核性胸腔积液是结核性胸膜炎的同义词。结核性胸腔积液可分为局限性或弥漫性，是由于胸膜下的结核灶或干酪化淋巴结中的 MTB 进入胸膜或发生迟发性变态反应所致，部分患者可能是由于原发感染的血行播散至胸膜，可没有明显的肺部累及。无症状的局部胸腔积液在原发性肺结核中常见，为原发综合征的一个组成部分。临床出现大量积液常发生于原发感染数月至数年后。结核性胸腔积液在 6 岁以下儿童中少见，2 岁以下罕见。在儿童中主要与原发性肺结核有关，在青少年中可能与继发性肺结核有关。在少数的情况下，细菌大量进入胸膜腔发生慢性活动性感染；可发生结核性脓胸，细菌可来自胸内淋巴结播散或膈下病灶、血行播散或气胸。

一、病因和发病机制

胸腔积液是由于胸腔内形成的液体增多、从胸膜间隙排出的液体减少或这两个过程的共同作用而形成的，这两个过程均发生于结核性胸膜炎患者。结核性胸膜炎可以是原发性结核感染所致，也可以是来源于复燃性疾病。胸腔积液在原发性 TB 中形成，胸腔积液的最初事件被认为是 MTB 感染的胸膜下病灶破裂进入胸腔，随后机体对该区域的 MTB 蛋白或副产物产生迟发性变态反应。许多胸膜结核患者胸膜下病灶的发现支持这一机制。抗淋巴细胞血清可抑制同一豚鼠胸腔积液的发展，进一步支持了结核性胸腔积液部分是由免疫介导所致，可能只有极少量的 MTB 存在。由于细菌量少，这些积液涂片镜检通常为 MTB 阴性，胸腔积液的分枝杆菌培养和核酸扩增试验（NAAT）通常较低。

胸膜迟发型超敏反应使胸膜血管通透性增加，蛋白质进入胸腔，导致胸腔积液外基质的形成。结核引发的淋巴细胞性胸膜炎阻塞了壁胸膜的淋巴系统，可能会影响胸腔积液的清除。结核也以局限于区域淋巴结为特点，淋巴管阻塞可能导致淋巴清除障碍。早期的炎症细胞中性粒细胞分泌趋化因子，将单个核细胞招募到胸膜腔。与此同时，结核蛋白抗原刺激胸膜间皮细胞表达黏附分子，促进单核细胞在胸膜间皮细胞间的迁移。单核细胞随后充当抗原提呈细胞，与 CD4$^+$T 辅助细胞亚群相互作用，如 Th1 细胞、Th17 细胞和调节性 T 细胞。这种相互作用是由 TLR2 与 MTB 表达的大量 TLR 配体相互作用所刺激的。胸膜间皮细胞本身可以作为抗原提呈细胞，促进 Th22 细胞的分化。虽然 CD8$^+$T 细胞参与炎症反应，但 CD4$^+$T 细胞更为重要，CD4$^+$T 细胞负责产生 MTB 免疫应答中的大部分 IFN-γ 和 TNF-α。这两种细胞因子都对控制 MTB 至关重要，γ 干扰素激活巨噬细胞并增加其抗原提呈，肿瘤坏死因子-α 导致 CD4$^+$T 细胞进一步活化和分化。上述分子相互作用解释了以前提到的发现，结核性胸腔积液最初主要是多形核白细胞，但在炎症发生 24h 后才是淋巴细胞。

二、临床表现

虽然通常被认为是一种慢性病，但结核性胸膜炎常起病突然，以低热或高热、呼吸短促、深吸气胸痛和呼吸音减低为特征。一般而言，当结核性胸腔积液与活动性肺结核同时出现时，症状更常见、持续时间更长、更严重。发热是结核性胸膜炎中常见的症状，平均在 75% 的病例中出现；咳嗽也很常见，半数以上的患儿会出现咳嗽；胸痛在发病早期出现，随着积液增多胸痛缓解；胸腔积液量多可出现呼吸困难。部分儿童可出现如盗汗、消瘦等结核感染中毒症状。

三、辅助检查

（一）实验室检查

外周血白细胞计数大多数情况下是正常的；C 反应蛋白可升高，ESR 通常是增快的。

（二）免疫学检查

仅 70%～80% 的患者 TST 或 IGRA 阳性。大量胸腔积液时结核菌素试验可能会呈假阴性，要择期复查。胸腔积液 IGRA 诊断结核性胸腔积液的敏感性和特异性尚有争论。

（三）胸腔积液分析

胸腔积液分析对结核性胸膜炎的诊断非常重要。包括细胞计数、蛋白质、葡萄糖、pH、乳酸脱氢酶（LDH）、MTB 涂片和培养、革兰氏染色和培养，以及腺苷脱氨酶（ADA）水平。胸腔积液多呈草黄色，极少数可为血性胸腔积液。胸腔积液常规的细胞计数分类对诊断很有用，胸腔积液中有核细胞计数通常在（1000～6000）×10^6/L 之间，在胸膜发炎后的最初几天，中性粒细胞占优势，此后淋巴细胞占优势。结核性胸腔积液中超过 50% 的白细胞是成熟淋巴细胞，排除肿瘤的可能后，淋巴细胞比例超过 80% 强烈提示结核性胸膜炎。结核性胸腔积液中嗜酸性粒细胞计数很少超过 10%。间皮细胞很少见，超过 5% 的间皮细胞不支持结核的诊断。结核性胸腔积液总蛋白含量较高，＞5g/dl 提示为结核性胸腔积液。胸腔积液中葡萄糖浓度通常大于 60mg/dl；pH 变化很大，对诊断帮助不大。LDH 升高，通常超过 500U。既往认为胸腔积液 ADA 增高对诊断结核性胸腔积液有一定价值，但现在发现儿童支原体肺炎所致胸腔积液和脓胸的 ADA 也可升高，ADA-2 在结核性胸腔积液中升高更明显，有条件时建议检测 ADA 同工酶。

（四）病原学检查

对疑似结核性胸腔积液患者的初步评估应包括对肺结核的诊断评估，首先是痰标本 MTB 涂片/培养和核酸扩增（NAA）检测。胸腔积液涂片找 MTB 阳性率极低，小于 30% 的患者胸腔积液培养为阳性。在美国，食品药品监督管理局（FDA）批准的用于痰的 NAA 检测没有被批准用于胸腔积液。有研究表明，Xpert MTB/RIF Ultra 诊断胸膜结核的敏感性较差，检测性能优于培养和涂片。

（五）影像学检查

结核性胸腔积液通常是单侧的，少量到中等量，以右侧更为常见。胸部 CT 比胸部 X 线片更敏感，能更好地显示肺实质病变和胸膜增厚改变（图 4-10-5 延伸阅读）。

（六）胸膜活检

当其他方式无法诊断，需要对临床怀疑为胸腔积液（如恶性肿瘤）的其他病因进行鉴别时，鉴于胸腔积液的微生物确诊效率较低，必要时可进行胸膜活检。胸膜组织可通过胸腔镜下活检或闭合式经皮穿刺活检获得，应送 MTB 涂片、培养及组织病理学检查。组织病理学检查可能显示肉芽肿和（或）MTB 阳性。组织学检查中出现的干酪化（坏死性）肉芽肿实质上是结核性胸腔积液的诊断。也可以观察到非干酪性肉芽肿，偶尔这些肉芽肿也可以出现在其他疾病中。胸膜活检组织的诊断率为 60%～95%，有 40%～80% 的病例胸膜活检材料培养呈阳性，50%～97% 的病例组织学显示肉芽肿。

四、诊断与鉴别诊断

（一）诊断要点

1. 临床表现 无特异性，但胸腔积液细胞分类以淋巴细胞为主和 ADA 明显升高。

2. 临床诊断 符合结核性胸膜炎的影像学表现，并同时存在提示结核感染的任一免疫学阳性（PPD 或 IGRA）。

3. 确诊依据 有以下条件之一可确诊：①胸腔积液或胸膜组织病理学符合结核病特点；②胸腔积液中检出 MTB；③胸腔积液中 MTB 核酸检测阳性。

（二）鉴别诊断

1. 肺炎旁胸腔积液 支原体、细菌感染等病原体导致的肺炎可以有肺炎旁胸腔积液，但多数肺炎旁胸腔积液肺部病变明显，而结核性胸腔积液肺部病变多不严重；脓胸和支原体肺炎胸腔积液 ADA 也可升高，胸腔积液细胞分类多以中性粒细胞为主，而多数结核性胸腔积液以淋巴细胞为主，胸腔积液细菌及 MTB 培养有助于鉴别。

2. 寄生虫感染导致胸腔积液 肺吸虫常可导致胸腔积液，外周血及胸腔积液嗜酸性粒细胞升高，有生食溪蟹及蝲蛄史，寄生虫特异性抗体阳性支持寄生虫感染。而 ADA 升高、TST 及 IGRA 阳性支持结核性胸膜炎。

3. 结缔组织病导致胸腔积液 如类风湿关节炎、系统性红斑狼疮导致的胸膜炎，结缔组织病可有多系统受累表现。胸腔积液细胞分类以中性粒细胞或淋巴细胞为主，类风湿关节炎胸腔积液葡萄糖下降明显；胸腔积液及血 ANA、RF 升高支持结缔组织病，而 ADA 升高、TST 及 IGRA 阳性支持结核性胸膜炎。

4. 肿瘤性胸腔积液 淋巴瘤可有胸腔积液，可以出现纵隔及颈部淋巴结肿大，经常有血性胸腔积液，胸腔积液细胞分类以淋巴细胞为主，但胸腔积液 ADA 多不升高，需活检病理明确诊断。

五、治　疗

（一）抗结核治疗

无并发症者治疗方案同肺结核，采用 2HREZ/4HR 方案治疗。

（二）糖皮质激素

使用糖皮质激素是有争议的，目前的证据不足以支持常规辅助使用糖皮质激素治疗结核性胸腔积液。但有一些较早的研究表明，给予糖皮质激素可以缩短发热持续时间和液体吸收时间。

（三）胸腔引流

如果胸腔积液导致呼吸困难，可进行治疗性胸腔穿刺术或引流，能够缓解呼吸困难，一般不进行常规的胸腔引流。

第六节　气管支气管结核

气管支气管结核（tracheobronchial tuberculosis，TBTB）是指发生在气管及支气管黏膜、黏膜下层、平滑肌、软骨及外膜的结核病。气管支气管结核是结核病的特殊临床类型，属于下呼吸道结核。气管镜下可直接观察到气管及支气管的黏膜受到侵犯，加之临床上支气管病变多于气管病变，故以往多称为支气管内膜结核（endo bronchial tuberculosis，EBTB）。气管支气管结核在儿童中并不罕见，特别是在 5 岁以下的幼儿中，表明儿童也是气管支气管结核的好发人群。

一、病因和发病机制

气管支气管结核的发病机制尚未完全确立。然而，来源可能包括从邻近的肺实质病灶直接将 MTB 植入支气管、从邻近的结核纵隔淋巴结直接向气道浸润、胸腔内结核淋巴结侵蚀穿透支气管壁、血行播散，以及通过淋巴引流向支气管周围区域扩散。儿童气管支气管结核多源于原发性肺结核，由邻近支气管的淋巴结结核穿透支气管壁导致。

二、临床表现

儿童气管支气管结核临床表现通常是非特异性的。症状与常见的呼吸系统疾病类似。根据北京儿童医院的病例系列研究表明，常见症状为剧烈咳嗽、发热、气短或喘息，也可出现咯血。体格检查表现可包括呼吸音减弱、干啰音或哮鸣音等气道阻塞症状。哮鸣音通常为单一且恒定的低音，在胸壁同一区域可始终闻及。可出现胸廓不对称、气管偏移。

三、辅助检查

（一）病原学检查

与成人气管支气管结核不同，儿童气管支气管结核病原学检出阳性率并不高。北京儿童医院的病例系列研究表明，MTB 阳性率低于 30%，可能与儿童结核细菌负荷量低有关。

（二）影像学检查

由于支气管内病变可不伴广泛性肺实质异常，如果没有支气管阻塞，胸部 X 线片检查可以正常；如有阻塞，可以表现为肺过度充气、肺不张。CT 扫描可能显示支气管内病变或狭窄，气管、支气管内壁粗糙、不光滑或伴有叶、段支气管狭窄及闭塞，广泛性支气管结核在 CT 扫描上还可见支气管扩张。

（三）支气管镜检查

支气管镜检查是诊断气管支气管结核必不可少的确诊手段。经支气管镜直接观察，留取相关刷片或冲洗液等标本进行 MTB 相关检查，获取气管支气管活检组织标本进行组织病理学等检查，以确定及完善气管支气管结核的诊断。支气管镜检查可以直视气管、支气管内病灶情况，观察是否存在气管支气管结核，并判断其类型、部位、范围、严重程度及大致形成原因，了解是否合并所属气道狭窄、闭塞、软化及程度等情况。

支气管镜检查表现可能包括水肿-充血性病变（伴或不伴溃疡或纤维化）或非特异性支气管炎。肺门淋巴结破裂可能呈现为块状物突入支气管腔；随着肺门淋巴结穿入支气管，可能观察到干酪样或钙化物质突入支气管腔内。支气管狭窄也可能见到。到目前为止，儿童 EBTB 的标准分类尚未统一。Chung 等把气管支气管结核根据支气管镜下表现进行分类，可分为活动干酪型（最常见）、充血水肿型、纤维狭窄型、肿瘤型、肉芽肿型、非特异性支气管炎型、溃疡型。国内学者则将镜下分为 6 种类型：①炎症浸润型；②溃疡坏死型；③肉芽增殖型；④瘢痕狭窄型；⑤管壁软化型；⑥淋巴结瘘型。

四、诊断与鉴别诊断

（一）诊断要点

1. 典型临床表现 除常见的结核病临床表现外，胸部 CT 显示气道改变和支气管镜下见气管支气管典型病变能提供重要的诊断价值。

2. 临床诊断 影像学和支气管镜检查同时符合气管支气管结核的典型表现。

3. 确诊依据 支气管镜检查显示气管支气管结核典型病变，并且有以下条件之一：①气管、支气管组织活检病理符合结核；②气管、支气管分泌物涂阳或 MTB 培养阳性；③气管、支气管分泌物 MTB 核酸检测阳性。

（二）鉴别诊断

1. 肺炎 可有发热、咳嗽、喘息，支气管内黏液栓阻塞导致肺不张、肺气肿需与气管支气管结核相鉴别，TST、IGRA、痰菌检查、支气管镜有助于鉴别。

2. 支气管异物 可表现咳嗽、喘息，呼吸音下降，多发生在 3 岁以内患儿，临床表现与气管支气管结核类似，但多数有异物呛咳史，支气管镜检查可确诊。

3. 支气管哮喘 常表现为反复发作性喘息、胸闷及咳嗽症状；发病时哮鸣音，具有弥漫性及可逆性，以呼气相为主；支气管激发试验或支气管舒张药治疗有效，有助于哮喘诊断。气管支气管结核喘鸣可表现在呼气相或吸气相，多合并肺部结核病变，支气管镜检查刷检、冲洗标本发现 MTB 或活检显示结核病理改变。

4. 支气管扩张症 气管支气管结核及肺结核可继发支气管扩张症，有时与非结核性支气管扩张症鉴别较困难。非结核性支气管扩张症多具有年幼时患麻疹、百日咳及反复肺炎等病史，双下肺多发，结核病相关检查如痰菌检查阴性。结核性支气管扩张症多有明显肺结核病史，双肺上叶后段及下叶背段多发，支气管镜检查对于鉴别诊断有重要价值。

5. 气管支气管肿瘤 良性肿瘤有非结核性肉芽肿、平滑肌瘤、息肉、软骨瘤、脂肪瘤、错构瘤、神经纤维鞘瘤、鳞状上皮乳头状瘤及多形性腺瘤等；恶性肿瘤有原发性支气管肺癌、腺样囊性癌（ACC）、淋巴瘤、类癌等，经支气管镜活检可鉴别。

五、治　疗

对于活动期气管支气管结核，早期诊断及早期全身抗结核药物化学治疗能够有效杀灭 MTB，减轻临床症状，减少传播及避免耐药菌的产生，减少病变气管支气管结核气道狭窄、闭塞、软化等并发症的发生。需要介入治疗的中心气道狭窄、闭塞、软化等病例，无论抗结核化疗是否满疗程，均应延长抗结核药物应用时间，介入治疗后应用抗结核药物全身化学治疗原则上应不少于 9~12 个月，以防休眠 MTB 复燃。

（一）抗结核治疗

抗结核化学治疗总疗程要求不少于 12 个月，可采用 2HREZ/10HR 或 3HREZ/ 9HR 方案治疗。

（二）经支气管镜介入治疗

抗结核药物气道内局部应用，经支气管镜气道内给予抗结核药物分为病灶表面局部药物喷洒及病灶内抗结核药物加压注射。常用药物为异烟肼和利福平。根据气管支气管结核类型，介入治疗可选择冷冻治疗（图 4-10-6）、球囊扩张等方法。

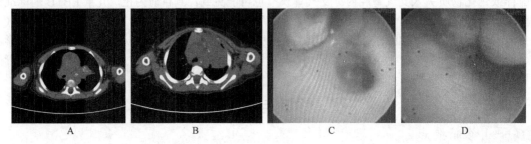

图 4-10-6　患儿，男，1 岁。主因"咳嗽 20 天，发热 3 天"入院。BALF 涂片找到 MTB。临床诊断支气管结核，3HREZ/9HR 方案治疗及支气管镜下冷冻治疗。4 个月后复查胸部 X 线片显示部分吸收，10 个月后胸部 X 线片显示完全吸收

A、B. 胸部 CT 显示纵隔淋巴结肿大伴钙化灶；C. 支气管镜显示支气管结核、左主支气管及左上叶肉芽组织增生伴干酪样坏死；D. 支气管镜下冷冻治疗

（郑仰明　张海邻）

第十一章　间质性肺疾病

第一节　总　　论

间质性肺疾病（interstitial lung disease，ILD）是一大类在临床（氧合障碍）、影像（弥漫性病变征象）、病理（炎症和纤维化）上具有共同特征，而病因不同的异质性疾病的总称。目前包括 200 余种疾病。肺间质为肺内支持组织，包括疏松结缔组织和肺泡壁。前者占 2/3，由支气管血管周围鞘、小叶间隔、脏胸膜构成；后者占 1/3。然而，一些 ILD 病变在侵犯肺间质的同时，还可累及肺泡、肺毛细血管内皮细胞和细支气管等，而出现如肺泡炎、肺泡腔内蛋白渗出等肺实质改变，在胸部影像学上表现为肺泡-间质性疾病类型，故 ILD 也被称为弥漫性实质性肺疾病（diffuse parenchymal lung disease，DPLD），也有称之为弥漫性肺疾病（diffuse lung disease，DLD）。儿童特别是婴幼儿 ILD 与成人既有相似性，又有特殊性，其病因和预后存在明显的差别，儿童 ILD 预后通常较成人好。

目前，全球范围内发表的有关 ILD 发病率存在较大的差异，波动于（0.1～16.2）/100 000。由于缺乏标准化定义、研究群体的差异，以及缺乏有组织的报告系统，发病率很难确定，也可能被低估。从目前数据来看，儿童 ILD 似乎更常见于男孩，而且近 10% 的病例有家族遗传性特点。

一、病因分类

婴幼儿 ILD 病例（特别是 2 岁以下儿童）包括弥漫性肺发育障碍、肺生长障碍、神经内分泌细胞增生症和肺间质糖原贮积病、PS 代谢缺陷、全身性疾病相关性肺疾病、免疫缺陷病，以及由感染和误吸（粉尘、有毒气体或气溶胶等）所致的弥漫性肺疾病。婴幼儿 ILD 可累及肺呼吸带（肺泡）以及远端过渡部分（终末细支气管和呼吸性细支气管），它包括弥漫性浸润的肺实质疾病、一切间质性肺疾病，以及造成小气道堵塞、闭塞的疾病。

我国 2013 年《儿童肺间质疾病诊断程序专家共识》将儿童 ILD 分为以下 4 类。

1. 与环境暴露有关的 ILD　外源性变应性肺泡炎（EAA）和药物性肺损害。

2. 与全身疾病有关的 ILD　结缔组织病引起的肺间质损害和系统性血管炎引起的肺泡出血综合征、朗格汉斯细胞组织细胞增生症（LCH），以及代谢性疾病（如糖原贮积病）等。

3. 与肺泡结构紊乱有关的 ILD　包括感染性病因、特发性肺含铁血黄素沉着症（IPH）、肺泡蛋白沉积症（PAP）、嗜酸细胞性肺炎、特发性间质性肺炎等。其中特发性间质性肺炎又分为急性间质性肺炎（AIP）、隐源性机化性肺炎（COP，又称 BO 伴机化性肺炎，BOOP）、非特异性间质性肺炎（NSIP）、淋巴细胞性间质性肺炎（LIP）、普通型间质性肺炎（UIP）、脱屑性间质性肺炎（DIP）和呼吸性细支气管炎伴间质性肺疾病（RB-ILD）。值得强调的是特发性肺纤维化（IPF）在组织病理和放射学上属于 UIP，在儿童罕见或可能不存在。

4. 婴儿期特有的 ILD　包括神经内分泌细胞增生症（neuroendoefine cell hyperplasia of infancy，NEHI）、肺泡发育简单化（alveolar simplification），先天性肺泡表面活性物质代谢缺陷（inborn errors of surfactant metabolism，IESM）、肺间质糖原贮积病、肺泡毛细血管发育不良。

二、病理改变

特征性改变为以间质增生、炎症细胞浸润导致肺组织炎症和损伤，可以出现纤维组织增生、小气道病变、肉芽肿性病变等，经治疗后可消失，也可进展为间质纤维化，引起氧合障碍。朗格汉斯细胞组织细胞增生症早期细支气管及肺泡管周围细胞性渗出，以朗格汉斯细胞为主，结节状细胞性渗出进展为星状纤维灶或星状瘢痕。进展期表现为星状瘢痕内空洞性病变或朗格汉斯组织细胞破坏含气间隙形成肺气肿或囊泡。抗中性粒细胞胞质抗体相关血管炎表现为白细胞浸润血管壁以及血管壁的坏死性改变，典型病理学表现为小血管壁炎症及纤维素样坏死。

三、临床表现

以咳嗽、气促、呼吸困难、运动不耐受等表现为主，并渐进性加重。查体可有呼吸增快、三凹征、杵状指，两肺可有湿啰音、爆裂音和呼吸音异常等。肺出血的患儿有贫血表现。

四、辅助检查

（一）影像学检查

胸部 CT 表现为双肺弥漫性病变（图 4-11-1、图 4-11-2 延伸阅读），多见于气道病变（支气管扩张、支气管壁增厚、支气管变形、马赛克征）、间质病变（网状阴影、小叶中心阴影、气漏）和气腔病变（实变、磨玻璃影）等。

婴幼儿 ILD 发病率很低且包括的疾病繁多而复杂，决定了其肺部影像表现多种多样。全身性疾病相关性婴幼儿 ILD 病例肺部 HRCT 的突出特征为肺小叶中心阴影增多，而气腔和气道病变相对少见，反映了全身疾病主要累及肺间质组织的病理特点。婴幼儿 LCH 病例还可见网状阴影及间质气漏。肺泡结构破坏相关性婴幼儿 ILD 的病因多为感染或与感染相关性疾病，多以经气管支气管播散为主的疾病，故肺部 HRCT 提示病变多集中于气道，支气管扩张的发生率较高，而间质受累征象（如网状阴影）较少。婴幼儿特有的 ILD 的肺部影像表现无明显特征，其多见于早产儿的临床病史可资鉴别。

（二）肺功能表现

表现为限制性通气功能障碍，肺顺应性降低，肺容量减少。肺活量（VC）可减少；肺总量（TLC）的总体下降幅度相对小于肺活量。功能残气量（FRC）也降低，但相对低于肺活量和肺总量，残气量（RV）通常保持不变；因此，功能残气量肺总量百分比（FRC/TLC）和残总气量百分比（RV/TLC）的比率常增加。仅在少数患者中观察到气道受累。肺一氧化碳弥散量（D_LCO）通常显著降低，早于影像学改变出现。低氧血症是指安静时动脉血氧饱和度（SaO_2）降低或动脉氧分压降低。高碳酸血症只发生在病程后期。在运动期间，上述功能障碍变得更加明显。因此，运动期间的气体交换能力可能是早期疾病更为敏感的指标。

（三）肺活检

尽管肺活检是诊断 ILD 的金标准，组织临床医师、放射科医师和病理科医师综合对患儿进行临床-影像学-病理学诊断流程并达成共识，对诊断 ILD 病因有很大价值。但有一些疾病经临床、影像学，以及辅助检查即可以确诊，并不需要进行肺活检。此类疾病主要属于病因分类中的前两类，包括外源性变应性肺泡炎、药物性肺损害、结缔组织病（包括血管炎）、代谢性疾病及 NEHI 等。对于仅有肺部表现，缺乏其他系统疾病的患者，如果无创性检查不能作出明确诊断，又没有禁忌证，可进行肺活检。但有些患儿因为活检部位选择不当或活检组织太小，不一定能提供期望中的诊断线索。部分患儿也可采取其他组织活检协助诊断，如怀疑 LCH 时，可先选择皮疹或表浅淋巴结活检。

（四）基因检测

传统意义上儿童间质性肺疾病（chILD）的诊断金标准为肺组织活检，然而近些年，随着遗传学检测技术，尤其高通量测序的快速发展及应用，chILD 的诊断方式发生了巨大的变化。无论国内还是国外，遗传学检测在 chILD 的诊断方面发挥越来越重要的作用。目前关于儿童 chILD 的研究主要集中于 PS 代谢障碍相关 chILD。PS 代谢障碍与 *SFTPC* 和 *ABCA3* 基因异常比较常见，而 *NKX2.1*、*SFTPB*、*SFTPA* 基因异常的报道相对较少。与肺泡蛋白沉积症（PAP）相关的基因如

MARS、*CSF2RA*、*CSF2RB*；*COPA*、*GATA2*、*STAT3* 与和原发性免疫缺陷病相关的 chILD 相关。

五、诊　断

（一）诊断思路

1. 儿童 ILD 的诊断应遵循程序式的诊断思路，临床医师在诊断过程中依次回答以下问题：①是不是 ILD？②是不是与暴露有关的 ILD？③是不是与全身疾病有关的 ILD？④是不是与肺泡结构紊乱有关的 ILD？⑤是不是婴儿期特发性的 DPLD/ILD？⑥是不是儿童特发性间质性肺炎（idiopathic interstitial pneumonia，IIP）？⑦是哪类 IIP？⑧病情严重性如何？

2. 根据临床表现、影像学显示双肺弥漫性病变，以及肺功能检测，明确是否存在间质性肺疾病。

3. 然后再根据病史、临床表现及影像学特点，选择进一步的检查确定病因。

4. 在进行病因分析时，首先除外与暴露有关的 ILD，其次考虑与全身疾病有关的 ILD，再考虑感染性病因等。

5. 儿童特发性间质性肺炎诊断之前必须除外上述疾病。

（二）诊断流程

儿童 ILD 的诊断程序与鉴别诊断流程，可参考图 4-11-3（延伸阅读）。

六、治　疗

（一）原发性疾病的治疗

感染源性因素，如巨细胞病毒、EB 病毒、人类免疫缺陷病毒、肺孢子菌等感染引起需要相应的抗感染治疗；暴露于外源性因素，如药物和吸入环境中有害物质等引起者，需要终止相关的药物、脱离高危的环境；反复误吸引起者应该积极处理原发性疾病如胃食管反流或神经肌肉系统疾病；由基础疾病如风湿性疾病、LCH、血管炎等引起者，则必须治疗其基础疾病。

（二）支持和对症治疗

1. 治疗低氧血症　患儿应常规进行血氧监测，确定日间、夜间、活动乃至婴儿喂养时是否需要吸氧，严重缺氧的患儿通常需要无创或有创正压通气治疗。血氧饱和度≤92% 时需要氧疗。

2. 预防和治疗营养不良　患儿由于缺氧及呼吸做功的增加，加之摄食不足，往往出现营养不良和生长障碍，需提供足够的热量及营养素。喂养困难的婴儿需要鼻饲。

3. 预防和治疗感染　患儿在病情允许时建议接受疫苗，包括常规预防免疫接种及肺炎链球菌疫苗、流感疫苗等；避免有害的环境暴露，如空气污染、二手烟雾等。其他预防呼吸道感染的措施，包括勤洗手、避免去人群拥挤的场所、适当应用免疫调节药等。一旦发生呼吸道感染则应予及时并积极控制感染。

（三）治疗药物

1. 糖皮质激素　全身性糖皮质激素治疗有效的疾病包括过敏性肺炎、特发性肺含铁血黄素沉着症、部分特发性间质性肺炎（如非特异性间质性肺炎、隐源性机化性肺炎、淋巴细胞间质性肺炎、脱屑性间质性肺炎、血管炎及风湿性疾病并发的 ILD、放射线肺损伤）、细胞毒化疗药物肺损伤、淋巴组织增生性疾病相关 ILD、急/慢性嗜酸性粒细胞性肺炎及结节病等。适应证：按上述诊断程序能明确病因且激素治疗有效的患儿；按诊断程序暂不能确诊病因，但伴有严重低氧血症患儿的初始治疗，糖皮质激素可作为一线治疗药物。

临床常用泼尼松、甲泼尼龙，均为中效制剂，甲泼尼龙抗炎活性强于泼尼松。泼尼松每日 1～2mg/kg 或等效剂量甲泼尼龙 4～8 周，根据临床表现、肺功能、胸部 HRCT 等定期进行评估，有效者糖皮质激素逐渐减量，维持 6 个月以上；无效者，糖皮质激素在应用 8 周后逐渐减停。对伴有严重低氧血症、呼吸衰竭等威胁生命的患儿，可以采用大剂量糖皮质激素冲击疗法，甲泼尼龙每日 10～20mg/kg（最大剂量 1g），静脉滴注 3 天，病情缓解后改为口服泼尼松每日 1～2mg/kg，逐步减量同上；或采用甲泼尼龙静脉冲击治疗，每日剂量为 10～20mg/kg，每个月连续用 3 天，连续用 3～6 个月，每次静脉用药后转口服小剂量泼尼松每日 ≤0.5mg/kg，或停用口服糖皮质激素。

2. 免疫抑制药 对于全身性糖皮质激素治疗反应不佳或不良反应明显及由自身免疫、自身炎症反应引起的患者，可联合使用其他免疫抑制药。常用药物的用量和用法：环磷酰胺 500～600mg/m^2 静脉滴注，每 4 周 1 次（累积剂量 150～250mg/kg），或每日 1～2mg/kg 口服；羟氯喹每日 4～6mg/kg；甲氨蝶呤每周 10mg/m^2；硫唑嘌呤每日 2～3mg/kg；环孢素 A 每日 4～6mg/kg，维持谷浓度 100～200μg/L；霉酚酸酯每日 600mg/m^2，疗程一般 1～2 年。

3. 大环内酯类 十四元环、十五元环大环内酯类抗菌药物，如红霉素、克拉霉素、阿奇霉素、罗红霉素对弥漫性泛细支气管炎有较好疗效。红霉素 5～10mg/kg，每日 1 次，或阿奇霉素 5mg/kg，每日 1 次，或每日 10mg/kg，每周连用 3 天，疗程 6 个月至 2 年不等。

4. 生物制剂 如利妥昔单抗，主要用于难治性免疫相关性 ILD 的治疗，如风湿性疾病相关性 ILD，但目前尚无此类药物在儿童弥漫性实质性肺疾病/儿童间质性肺疾病（chDPLD/chILD）中应用的研究报道。GM-CSF 皮下注射或吸入对成人 PAP 效果较好，但在儿童患者中的应用效果尚待进一步证实。其他生物制剂包括 TNF-α 抑制药益赛普（注射用重组人 II 型肿瘤坏死因子受体抗体融合蛋白）、英夫利昔单抗及 IL-6 拮抗药托珠单抗、JAC1 激酶抑制药托法替尼、西罗莫司等。

5. 抗纤维化药物 临床试验结果显示，两种新型抗纤维化药物吡非尼酮和尼达尼布可延缓成人特发性肺纤维化患者肺功能的下降，尤其尼达尼布可显著降低急性加重发生风险。

（四）其他治疗

1. 支气管肺泡灌洗治疗 支气管镜肺泡灌洗术和全肺灌洗是治疗原发性肺泡蛋白沉积症（PAP）的经典有效的手段。

2. 肺移植 对于严重危及生命的 ILD，如 *SFTPB*、*SFTPC* 或 *ABCA3* 基因变异引起的严重肺疾病、肺泡毛细血管发育不良及终末期 ILD 等，肺移植或心、肺移植将是唯一有效的治疗手段。欧洲的肺移植中心在儿童肺移植领域也取得了较好的成绩，患儿术后 1、3、12 个月的生存率分别为 96.6%、93.1% 和 82.8%，中位生存期为 59 个月。无锡市人民医院 2007 年 12 月至 2020 年 8 月实施 12 例儿童肺移植，患儿术后均康复出院，仅 1 例患儿因气道狭窄合并感染于术后半年死亡，其余均存活至投稿日。

（五）遗传咨询

如果证实是由基因缺陷引起的，需要为患儿家庭提供遗传咨询；为患儿的家庭提供医学教育和人文关怀。

（余　刚　张海邻）

第二节　过敏性肺炎

过敏性肺炎（hypersensitivity pneumonitis, HP），又称为外源性变应性肺泡炎（exogenous allergic alveolitis, EAA），是由于肺实质对吸入性物质（主要是具有抗原性的有机粉尘）出现免疫反应，导致肺部间质性疾病，常累及终末细支气管和肺泡，可分为急性、亚急性、慢性。文献报道中也被称为农民肺、蔗渣工肺、蘑菇工肺、饲鹦鹉工肺和湿化器肺等。HP 最常见于约 10 岁的儿童，25% 的儿童有家族病史。HP 的总患病率和发病率较低且存在较大的差异，国内流行病学史不详。1960 年以来文献大约报道 200 余病例。在丹麦进行的一项为期 12 年的研究估计，HP 的发病率为 4/100 000。美国 2004 至 2013 年的报告认为，1 年患病率为 2.71/100 000～1.67/100 000，并且随年龄而增加，在 65 岁及以上人群中为 11.2/100 000。日本的一项研究记录了 1982～2012 年所有与室内夏季霉菌有关的夏季高热（夏季型 HP）病例。49 例中，12 例为 2～15 岁儿童。许多作者认为，儿科 HP 的发生率可能被低估，因为这是一个很难诊断的问题。

一、病因和发病机制

（一）病因

HP 病因甚多，导致 HP 的已知致敏物质被分为 6 类，即细菌、真菌、动物蛋白、植物蛋白、低分子量化学品和金属。常见的有农业粉尘、生物气溶胶、放线菌和真菌孢子、动植物蛋白、细菌及其产物、昆虫抗原和某些化学物质。目前引起儿童 HP 的抗原通常来源于家庭环境及活动场所。儿童病例主要是患儿跟随养殖业农业户的父母或居住环境条件所致，如野生鸽子、被真菌污染的室内水培植物等。致敏物质主要包括鸟类（粪便和羽毛）、真菌和霉菌或各种无机抗原，如吸入的油漆、塑料、蜡和滑石。20 世纪 60 年代报告的"鸽子饲养者肺"和"农民肺"就是动植物蛋白致敏。嗜热放线菌是引起 HP 的特异性抗原，存在于各种有机材料中，如腐烂的干草、家庭堆肥和甘蔗渣，其他来源包括空调、空气加湿器和自动化水系统，最常发生在农村儿童身上，也有与马术场有关的病例报道。另一个重要的致病因素是禽分枝杆菌复合物引起的"热浴缸"肺病。禽分枝杆菌在自然水库、水厂和人工水库中很常见。它们能抵抗温度变化和消毒剂，游泳池和热水澡的水环境是适合它们生存和定居的栖息地。HP 也可能由利妥昔单抗、甲氨蝶呤、硫唑嘌呤、舍曲林等药物引起。病毒感染（如 RSV、A 型流感病毒）也是引发该疾病的危险因素。与电子烟使用相关的疾病病例也有报道。化学工业中应用颇广的甲苯二异氰化物、邻苯二酸酐等化学物吸入后，其半抗原作用也可能引起 HP。有报道患者吸入空气中的桑蚕丝粉尘（可能为丝胶蛋白）而引起 HP。有些尘埃的抗原性质至今尚未明确。

（二）发病机制

HP 的发病机制尚未完全明确，机制复杂，因受累个体、激发性抗原、暴露的频率和强度，以及病程不同而不同。目前尚不清楚为什么只有少数暴露于抗原的个体患病。因此，有人提出了"二次打击"假说，即抗原暴露是诱发因素，遗传或环境因素是促发危险因素。HP 的病理生理学是复杂的，尚未完全了解。该病涉及外周气道、肺泡和周围间质组织的淋巴细胞浸润和肉芽肿。炎症是由于反复接触环境吸入性变应原而导致的Ⅲ型Ⅱ型（免疫复合物）和Ⅳ型（细胞介导）超敏反应。变应原是直径小于 $5\mu m$ 的小颗粒，这使得它们有可能穿透肺泡。它们可能是有机蛋白质（植物和动物）和低分子量物质。

急性 HP 患儿暴露于致病抗原会产生抗原特异性 IgG 抗体，血清中存在高滴度的抗原特异性沉淀 IgG，随后再次暴露时会出现肺部炎症，伴免疫复合物形成，加上中性粒细胞增多，可以引发爆发性呼吸困难。亚急性和慢性 HP 的特点是 T 细胞介导的迟发型超敏反应，T 细胞迁移增加，局部增殖，凋亡减少，导致特异性 T 淋巴细胞性肺泡炎，从而引起肉芽肿形成。导致纤维化进展的免疫过程尚不清楚。与慢性 HP 相关的特征包括 $CD4^+$T 细胞增加和 $CD4^+/CD8^+$ 值增大，向 Th2 T 细胞分化和细胞因子特征倾斜，以及 $CD8^+$T 细胞衰竭。

遗传易感性也被认为参与 HP 的发病，有报道发现 HP 与一些特异性 MHC Ⅱ类等位基因的存在显著相关。*MUC5B* rs35705950 次要等位基因与慢性 HP 风险之间存在关联。家族性 HP 已有报道。

二、临床表现

接触致敏物质的持续时间和强度决定 HP 患者的临床表现。既往 HP 分为 3 种类型，即急性、亚急性和慢性。尽管急性、亚急性和慢性 HP 的分类系统存在局限性，但这些分类突出了 HP 表现的潜在差异。

急性 HP 表现为突然（常于暴露吸入性抗原 4～6h 之后）出现发热、寒战、不适、恶心、咳嗽、胸闷和呼吸困难。脱离刺激性抗原后，症状在 12h 至数日内减轻，临床和影像学表现在数周内完全消退。再次接触刺激性抗原可能导致复发。由于接触病史不易获得，其他症状无特异性。因此，早期有可能认为是感染性肺炎或者激素耐药性哮喘而接受相应治疗。急性症状发作期间，体格检查可发现呼吸过速和弥漫性细湿啰音，很少出现哮鸣音。胸部 X 线片往往正常或显示小结节影，通常在中下肺。

亚急性 HP 可能与强度较低的变应原持续接触有关，其特征是逐渐出现咳嗽咳痰、呼吸困难、乏力、厌食和体重减轻。体格检查通常发现呼吸过速和弥漫性湿啰音。亚急性 HP 患者的胸部 X 线片可能正常，或者显示小结节性或网状影（类似急性 HP），通常在中、上肺最明显。

慢性 HP 患者通常起病隐匿，咳嗽、呼吸困难、乏力和体重减轻呈进行性加重，可能没有急性发作病史，与长期潜伏性吸入低浓度抗原有关。特征是可发展为不可逆的肺损伤，伴有肺纤维化。在此阶段，脱离刺激物后患者通常只能部分改善。晚期疾病可能出现杵状指（趾）。

然而由于在临床实践中难以区分，目前建议将其分为两种表型。

急性/亚急性 HP 的特征是反复出现流感样症状：发热、肌肉疼痛、咳嗽和呼吸困难。症状在接触致敏物质后 2～9h 内出现，并持续数小时或数天。体检时双侧肺底部有湿啰音，可能有气道阻塞的迹象。

慢性 HP 表现为慢性且逐渐加重的呼吸道症状和体重减轻。临床症状与持续接触不太强烈的致敏物质有关，可导致肺气肿、肺纤维化和继发性肺动脉高压。患者逐渐出现呼吸衰竭的症状，伴有慢性干咳或咳嗽伴有少量咳痰，出现体重减轻。疾病恶化期可能表现为呼吸困难，体格检查还发现肺底部或全肺有爆裂音。有 10%～30% 的患者可观察到杵状指（趾）。

三、辅 助 检 查

（一）影像学检查

1. 胸部 X 线检查 急性/亚急性 HP 患儿胸部 X 线片主要显示为磨玻璃影和弥漫性边界不清小结节影。胸片也可能正常，特别是首次接触抗原（18%～37% 的病例）。慢性 HP 患儿，大多数胸片显示异常，且纤维化占主导地位。胸部 HRCT 特征是纤维化，可显示亚急性 HP 的影像学特征如小叶中心结节和磨玻璃影。还可显示小叶间隔增厚、牵拉性支气管扩张和蜂窝征，以中上肺多见。有些病例可见纵隔淋巴结肿大。

2. HRCT 能更清晰地显示病变的影像学特征，并且可提供更多关于有无纤维化特征的信息。HRCT 表现因疾病阶段而不同，但特征性表现是以小叶中心性磨玻璃影（主要在中上肺）或结节样不透光区伴空气潴留征。

在急性 HP 患者中，HRCT 典型发现是磨玻璃样不透光区，但由于影像学不透光区具有暂时性，HRCT 也可能正常。在亚急性 HP 患者中，HRCT 的典型表现包括小叶中心性小结节、磨玻璃影，以及密度和血供减少的小叶区域；小叶中心性结节可能很多，也可能非常少，可能是主要表现或唯一表现；直径＞10mm 的结节罕见，通常提示机化性肺炎区域。比较吸气相与呼气相图像可证实空气潴留。囊腔通常数量很少，直径从 3～25mm 不等，伴有磨玻璃样不透光区。在慢性 HP 患者中，HRCT 往往显示斑片状磨玻璃影、小叶中心性结节和马赛克灌注衰减（空气潴留所致），通常主要分布于上肺。纤维性 HP 的特征包括间隔增厚、牵引性支气管扩张和蜂窝征。蜂窝征的发生率为 16%～69%，相比特发性肺纤维化中的 UIP，其主要位于肺底的情况较少见。

（二）实验室检查

1. 提示抗原暴露的检测 评估患者对致病抗原具体敏感性的实验室检查存在一些局限性，在发生暴露但未患病的儿童中试验阳性率较高，血清学试验的假阴性率也较高；许多潜在抗原可采用针对特定 IgG 抗体的血清学试验，但其诊断价值仍有争议。针对鸟类、兽类和真菌抗原所致 I

型超敏反应的皮试对诊断 HP 无用，因其检测的是 IgE 介导而非 IgG 介导的超敏反应。

2. 针对炎症的非特异性检查 许多患者的炎症指标结果都偏高，如 ESR、C 反应蛋白、循环免疫复合物和免疫球蛋白定量测定，尽管这些并没有诊断意义。类风湿因子可能呈阳性。急性期血清乳酸脱氢酶（LDH）水平可能升高，但随着临床指标的改善，LDH 水平会下降。部分病例免疫球蛋白 IgG 和 IgA 水平升高。特异性 IgG 检测有助于识别致敏物质。然而，需要强调的是，特异性 IgG 阳性仅表明暴露于特定抗原，而不是疾病的标志。在没有该病临床症状的个体中也可发现阳性结果。另一方面，特异性 IgG 阴性并不排除 HP 诊断。

（三）其他检查

1. 支气管肺泡灌洗 有助于 HP 的诊断但不是必需的，结果不具特异性，在有抗原暴露的无症状者中也可有异常发现。急性或亚急性 HP 显示出持续的淋巴细胞性肺泡炎，支气管肺泡灌洗液（BALF）提示淋巴细胞显著增多（占所见白细胞的 20% 以上，并且常超过 50%）。BALF 淋巴细胞增多也可见于机化性肺炎和 NSIP，但通常低于此水平。大多数慢性 HP 患者的 BALF 淋巴细胞计数 >20%，但有些患者的数量正常或偏低。距离末次暴露时间较长可引起 BALF 淋巴细胞计数较低。成人 HP 患者 BALF 的特征是细胞总数增加，淋巴细胞明显增多，$CD8^+T$ 细胞占优势，$CD4^+/CD8^+$ 值低。儿科患者缺乏这样特异性的改变，但 BALF 检查作为一种重要的诊断工具，可以避免肺活检。BALF 细胞数和比例正常可排除 HP 的诊断，具有很高的可靠性。

2. 吸入激发试验 是让患儿再次接触可疑的环境或者采用实验室激发，有时可帮助诊断 HP，不过具体实施方法尚未标准化。

3. 肺功能 有助于评估呼吸损害的模式和严重程度，但是无诊断意义。急性 HP 患者通常存在限制性通气障碍，并且在症状发作期间可能出现经皮动脉血氧饱和度（SpO_2）下降。不过也可出现阻塞性通气障碍。发作间期的气体交换可为正常。亚急性 HP 显示限制性通气障碍，或者混合性通气障碍。可见肺一氧化碳弥散量（D_LCO）降低、静息 SpO_2 轻度下降或活动时去氧饱和，以及轻度动脉性低氧血症。慢性 HP 常见中至重度限制性通气障碍。但是阻塞性和限制性生理学表现兼具的混合性通气障碍也时常发生，单纯的重度阻塞性通气障碍较少见。D_LCO 总是降低，静息或活动时 SpO_2 下降是典型表现。HP 患儿 FVC 和 FEV_1 常减少到预测值的 40%~53%。TLC 下降至约为预测值 60%，伴有空气滞留（RV/TLC 增加）。并发细支气管炎的患儿，FEV_1/FVC 降低。

4. 经支气管活检和 TBLB 冷冻活检（TBCB） 支气管镜检查时进行经支气管活检的作用仍不明确。相对于其他间质疾病，HP 病变的小叶中心分布（慢性纤维化疾病除外）可增加检出率，但这类活检的标本小，不一定能确诊。相比之下，电视辅助手术肺活检可获取更大的标本，还能对多个肺叶取样。肺活检用于可疑病例诊断。HP 的组织病理学检查结果取决于疾病的阶段、强度和抗原暴露的持续时间。急性 HP 肺泡腔和肺间质主要以中性粒细胞渗出为主，之后出现淋巴细胞的渗出。亚急性 HP 特征性表现是非坏死性的肉芽肿，在组织学上表现为弥散的间质炎症和细支气管的渗出伴机化。慢性 HP 有间质纤维化，肉芽肿可以继续存在或者消退。纤维化主要发生在肺的中上部分，但纤维化位置和严重程度是多种多样的，局灶的纤维化导致局部肺气肿，而弥散的纤维化会形成小囊。

四、诊断与鉴别诊断

（一）诊断要点

1. 急性/亚急性 HP 如果满足以下所有标准，则可以确定急性/亚急性 HP 诊断：①暴露于潜在的环境触发因素；②接触触发因素 4~8h 后反复出现症状；③存在血清学特异性 IgG 检测阳性；④存在吸气相爆裂音；⑤胸部 HRCT 符合急性/亚急性 HP 改变。如果仅符合上述条件的一部分，可以使用以下附加标准：① BALF 细胞计数提示淋巴细胞增多；②肺活检的病理学特征符合急性/亚急性 HP 改变；③变应原激发试验阳性或治疗后的临床改善，终止接触致敏物质后症状缓解，再次暴露后复发。

2. 慢性HP　如果符合以下标准中的4个或更多，可以确认诊断慢性HP：①暴露于周围潜在的致敏物质环境；②存在特定血清学特异性IgG或者BALF细胞计数提示淋巴细胞增多症；③休息或运动时$D_L CO$降低或低氧血症；④肺部HRCT符合慢性HP改变；⑤肺活检的病理学特征符合慢性HP改变；⑥变应原激发试验阳性或治疗后的临床改善，终止接触致敏物质后症状缓解，再次暴露后复发。

（二）鉴别诊断

1. 感染性肺炎　临床症状与HP相似，病原学检查可以提示病因，针对病因进行抗菌药物治疗恢复提示感染性肺炎；若抗菌药物治疗后症状持续存在，环境变化后症状自然消退，再次接触抗原后症状复发，支持HP诊断。

2. 激素耐药性哮喘　可存在Ⅰ型变态反应的证据，肺功能检查提示可逆性气流受限或气道反应性增高，胸部影像学无异常。

3. 吸入有机物质导致的其他疾病

（1）吸入性发热：如金属烟雾热（metal fume fever），以发热、寒战、不适、头痛、肌痛但无明显肺部表现为特征。可能出现轻度呼吸困难、咳嗽和胸闷。通常于暴露后4～12h发病，罹患率可能非常高。吸入性发热没有长期后遗症。

（2）肺真菌中毒症：由真菌毒素或内毒素的毒性作用所致。通常是首次暴露被污染的粉尘后4～6h出现发热、寒战、呼吸困难和肌痛，辅助检查发现白细胞增多、胸部X线片显示弥漫性不透光区、限制性通气功能障碍和$D_L CO$下降。肺活检常发现无肉芽肿的闭塞性细支气管炎，也可能观察到脱屑性间质性肺炎和弥漫性肺泡损伤。与HP不同，其发病机制无免疫因素参与，患者对常见真菌抗原也无血清学反应。

（3）特发性肺纤维化：鉴别慢性纤维性HP与IPF可能很困难，因为慢性纤维性HP常无松散的肉芽肿，而IPF典型的成纤维细胞灶又常见于HP。虽然许多慢性HP患者存在BALF淋巴细胞增多，但影像学表现偏向UIP的患者更可能存在较低程度的淋巴细胞增多，这一点与IPF患者的情况相重叠。

（4）小叶中心性结节的其他原因：小叶中心性结节距胸膜表面5～10mm，呈斑片状或弥漫性分布，符合细支气管炎症。除HP外，小叶中心性结节还见于结节病、肺朗格汉斯细胞组织细胞增生症和多种类型的细支气管炎。

五、治疗及预后

（一）避开致敏原

识别出导致HP的抗原，指导患儿及其家属采取措施清除抗原以尽量减少抗原持续暴露。HP管理的主要策略是消除接触致病因素。在病情较轻的急性HP患者中，终止接触致敏物质后症状可以完全缓解。

（二）糖皮质激素

对于中度或重度的HP患儿，应考虑使用全身性糖皮质激素。常使用口服泼尼松治疗。有使用甲泼尼龙冲击治疗及布地奈德吸入疗法的报道，但均存在争议。糖皮质激素是所有类型HP重症患者的标准治疗。初始治疗通常使用泼尼松0.5～1.0mg/（kg·d），最大剂量为60mg/d，每日早晨单次给药；维持1～2周后，在2～4周内逐渐减量至停药。有研究认为，维持治疗对改善肺功能并无效果，但亦有报道儿童口服糖皮质激素1～2年，临床症状得到改善。然而，目前无循证依据证明这种频繁使用激素的合理性。吸入糖皮质激素也许能有效地治疗或预防复发，但此法尚未得到充分研究。

（三）免疫抑制药

尽管使用了全身激素，但如果疾病进展，应考虑使用羟氯喹、环孢素、硫唑嘌呤或霉酚酸酯免疫抑制疗法。硫唑嘌呤或吗替麦考酚酯已用于抗原移除和全身性糖皮质激素治疗无效的慢性 HP 患者。

（四）肺移植

对于严重肺纤维化、呼吸衰竭和继发性肺动脉高压的晚期患者，唯一有效的治疗方法是肺移植。治疗持续时间取决于疾病的形式及临床、肺功能和影像学的改善。若治疗反应良好，肺功能在治疗的前 6 个月内逐渐改善，但随后会达到平台期。晚期肺纤维化患者的肺功能和影像学通常不会恢复正常。

（五）生物制剂

利妥昔单抗是一种耗竭 B 细胞的单克隆抗体，已用于难治性 HP 患者。这些药物改善了患者的肺功能，不良事件似乎比糖皮质激素治疗更少。目前迫切需要进行前瞻性临床试验来证实这些药物在慢性 HP 长期治疗中的作用。

（六）预后

预后取决于诊断的时机和病程，大多数 HP 患儿的肺功能在停止抗原刺激后可完全恢复，有些病例可能需要数年。病程晚期或出现肺纤维化者预后不佳。如果可以避免接触致敏物质，一般认为 HP 预后良好。消除触发因素并结合全身激素治疗可缓解症状并改善肺功能。然而，以前曾报道过诊断明显延迟、进行性肺纤维化和严重呼吸功能不全的病例。国外学者对 22 名 HP 儿童进行了纵向评估，治疗期间、治疗后和几年后进行肺功能测试，治疗结束时测试结果与几年后的测试结果之间没有显著差异，90% 以上的患者肺活量测定结果正常。

（余　刚　项蔷薇）

第三节　药源性肺疾病

药源性间质性肺疾病（drug-induced interstitial lung disease，DILD）是由药物引起的间质性肺疾病，也称为药源性肺病，有 2.5%～3% 的病例是由药物引起，不同药物引起间质性肺疾病的发病率不同。药物可直接引起呼吸道损害或肺部反应为全身药物不良反应的一部分。其临床表现不一，发病可急可缓，急性起病者病情严重。有些药物所致病理生理学变化为暂时的、可逆的，停药后即可消失；有的则可以造成肺组织的永久性损害，严重者甚至危及生命。

早在 1880 年奥斯勒（Osler）就观察到，过量的吗啡可导致急性肺水肿。1972 年，罗斯诺（Rosenow）对 20 种与肺损伤肯定有关的药物进行了系统论述。此后，有关药物与肺部疾病的报道越来越多，超过 380 种药物可引起药源性呼吸系统疾病，也越来越受到人们的重视。美国每年有超过 200 万病例发生药物不良反应（adverse drug reaction，ADR），约 0.3% 的医院内死亡与药物有关，高达 10% 的患者接受化疗药物肺部发生 ADR。ADR 主要发生于 ICU、老年患者，发生的危险因素为老年人、女性、多种用药。在英国一项大型前瞻性 ADR 的研究表明，医院住院患者至少 1/7 的发作性事件是 ADR 并发所致，且药物不良反应发生率为 14.7%。在西班牙，2001～2006 年因为 ADR 急性住院者达 1.69%，诊断 ADR 350 835 例，引起 ADR 最常见的药物为抗肿瘤药和免疫抑制药（75 760 例）、肾上腺皮质激素（47 539 例）、抗凝剂（26 546 例）和抗菌药物（22 144 例）。一些研究还表明，在全球范围内低估了药物引起的肺毒性的发病率。

一、病因和发病机制

（一）病因

1. 致病药物　引起间质性肺疾病的药物包括细胞毒性药物、心血管药物（如胺碘酮）、抗炎药（如阿司匹林、甲氨蝶呤）、抗感染药（如呋喃妥因、两性霉素 B、磺胺类药物）及化疗药、生物制剂等。

（1）细胞毒性药物：任何化疗药物均可影响肺，但最常见的肺毒性药物是博莱霉素、卡莫司汀、环磷酰胺等。有 1%～10% 服用这些药物的患者会发生肺损伤。成人小细胞肺癌的治疗中，酪氨酸激酶抑制药吉非替尼和厄洛替尼的应用，与 DILD 的发病增加有关。博莱霉素作为 DILD 的最常用研究药物，大型研究已经表明，8%～10% 有一定程度的肺损伤，症状可能出现在化疗后不到 4 周和 10 周后，损伤部位主要在肺底部。环磷酰胺导致早发性 DILD，发生率较低，估计不到 1%，但环磷酰胺也可能导致迟发性损伤。

（2）心血管药物：胺碘酮是引起肺部异常相关的最常见药物。6% 接受该药物患者出现肺毒性不良反应，这些患者的病死率为 10%～20%。已报道多数他汀类药物可引起 DILD。阿司匹林是 ADR 相关的最常见抗炎药。已有关于水杨酸毒性 ARDS 的描述。甲氨蝶呤的肺反应常为亚急性过敏样反应，也可引起儿童致死性肺炎。潜在肺损害 DILD 的重要药物是青霉胺、硫唑嘌呤和非甾体抗炎药（NSAID）。非甾体抗炎药可引起急性肺超敏反应，导致双侧间质浸润和嗜酸性粒细胞性肺炎。这些肺部病变表现可发生在第 1 次接触药物后第 1 周至 3 年。

（3）抗感染药：呋喃妥因、两性霉素 B、磺胺类药物、柳氮磺胺吡啶已知可引起 ILD。如呋喃妥因与急性或慢性肺损伤相关，急性症状最常见，被认为是由药物超敏反应引起；慢性类型包括肺纤维化和闭塞性细支气管炎伴机化性肺炎（BOOP）也有呋喃妥因引起的肺纤维化在停药后消失的报道。

（4）生物制剂：有报道药物生物制剂类包括肿瘤坏死因子（TNF）-α 阻滞药、抗 CD20 的抗体、T 细胞抗增殖药，如英夫利昔单抗、阿达木单抗、利妥昔单抗，或其他类似的还有贝伐单抗、阿仑单抗、曲妥（珠）单抗。

2. 影响因素

（1）年龄：儿童和老年人与药物毒性的风险增加相关。老年患者更易发生严重不良反应，部分原因是肾的排泄功能降低、肝血液灌注减少和整体代谢功能的改变。

（2）剂量：在一些情况下，如药物胺碘酮、博莱霉素的剂量是引起 DILD 的一个危险因素。

（3）性别和民族：有研究认为，在长期的呋喃妥因预防中，女性老年人是发生药物不良反应的主要人群。药物性肺损害的发病率存在种族差异。

（4）基因：药物基因组学研究发现，细胞色素 P450（CYP）酶的基因多态性与人类白细胞抗原（HLA）-B*1502 等位基因的存在影响药物代谢和（或）反应。HLA-B *1502 等位基因的存在可能与卡马西平引起重症多形红斑（Stevens-Johnson 综合征）和中毒性表皮坏死松解症有关。

（二）发病机制

DILD 的机制尚不完全清楚。药物可通过吸入途径或肺血管引起肺泡上皮、支气管上皮和血管内皮的损伤。活性氧和氧化应激导致 DILD，氧化/抗氧化平衡的破坏是急性肺损伤和 ARDS 的重要发病机制。还有如下因素影响发病：①一些药物在肺部或相应组织的浓度高；②在肺部发生的生物活化特定类型或生物活化程度；③生物活化的结果为肺部特异性。部分药物还可作为抗原或半抗原，诱导免疫级联反应，导致免疫介导的肺毒性。抗原抗体复合物沉积可能触发炎症反应，细胞因子释放和炎症细胞浸润可导致肺水肿和间质性肺疾病。有些药物与其他既亲水又亲脂的化合物相似，可以引起细胞内磷脂沉积，妨碍气体交换。肺组织损伤后会启动组织修复和屏障恢复功能，如果修复功能受损，急性损伤可能进展为慢性炎症，最终导致肺纤维化。

此外，化疗药物还可以引起直接的毒性反应，如化疗和放疗、氧疗同时应用可增加肺毒性。化疗药物肺毒性可以在既往化疗药物损伤的基础上出现。在药物诱导的肺纤维化临床表现前直接毒性的肺损伤已存在。药物联合应用可使肺疾病的发生概率增加，如顺铂和博莱霉素合用可增加博莱霉素诱导的间质性肺疾病风险，吉西他滨和博莱霉素联合治疗也会增加风险。

（三）病理学

DILD 组织异常主要累及肺间质而不是肺泡和气道。如果暴露持续或修复过程不完善，肺可能永久损害，导致间质组织替代正常的毛细血管、肺泡和完整的肺间隔。DILD 组织学特点往往是非特异性的，可以产生几乎所有的间质性肺炎的病理学特征，包括过敏性肺炎（HP）、弥漫性肺泡损伤（DAD）、非特异性间质性肺炎（NSIP）、嗜酸性粒细胞性肺炎（EP）、闭塞性细支气管炎伴机化性肺炎（BOOP）、肺出血和肉芽肿性肺炎。大多数类似的药物可能诱发类似的肺病理学类型，这表明其是一个共同的细胞病理学致病机制。但有些药物可以有几种病理表现，如米诺环素、甲氨蝶呤（MTX）、呋喃妥因可引起 EP、急性肉芽肿性间质性肺疾病和细胞型非特异性间质性肺炎；胺碘酮可引起 HP、肺纤维化；博莱霉素可导致肺纤维化、HP 和 BOOP 等。

二、临床表现

药物所致 ILD 可以呈现急性、亚急性或慢性的过程。发病时间从几天到几年，难以预测。可以是几周内渐进发热和呼吸道症状的隐匿发展，或以几小时或几天的急性呼吸困难为表现。发热、皮疹、喘息和外周血嗜酸性粒细胞增多是这些反应的特点。慢性则表现为渐进性呼吸困难和运动耐量下降。肺出血患者通常会出现咯血、呼吸困难、低氧血症和急性贫血。

药物所致的 HP 常亚急性起病，临床表现为咳嗽、发热、呼吸困难，同时伴有全身乏力、肌肉酸痛和关节疼痛等。约 40% 的患者可有不同程度的外周血嗜酸性粒细胞增多。药物性肺嗜酸性粒细胞增多症临床表现类似肺嗜酸性粒细胞浸润症，又称莱夫勒综合征（Loeffler syndrome）。药物引起的狼疮综合征与系统性红斑狼疮相似，有 40%～80% 的病例有肺部表现，包括胸膜炎、胸腔积液、肺不张和双肺弥漫性间质性肺炎；但中枢神经和肾受累较少见。环磷酰胺引起的肺毒性起病通常也较隐匿，无明显的剂量相关性，主要症状有咳嗽、进行性呼吸困难和发热。从药物使用到发生肺毒性反应的时间差异很大，可从 2 周到 10 余年，有的患者甚至在停药几个月后出现，但大部分患者在用药后不久发生。博莱霉素引起的 BOOP 与其他类型的 BOOP 不同，它往往呈结节样改变而类似转移性肺癌。

药物所致 ILD 体格检查是非特异性的，可有爆裂音、杵状指（趾）及肺动脉高压和右心室功能障碍等体征，如下肢水肿或颈静脉扩张，可在病程晚期发生，但对诊断 DILD 并无帮助。

三、辅助检查

（一）实验室检查

1. 血常规　常提示嗜酸性粒细胞增加，但在无外周嗜酸性粒细胞增多症的情况下，也不能排除药源性间质性肺炎。大多数过敏性肺炎患者的外周血检查也提示嗜酸性粒性细胞增多。

2. 血清学检查　抗核抗体、抗胞质抗体和抗肾小球基底膜抗体检测对诊断药物性弥漫性肺泡出血（自身免疫性与非自身免疫性）是必不可少，可鉴别血管炎和结缔组织相关的肺泡出血。

3. 血气分析　可显示低氧血症。

4. 肺功能　表现为阻塞性通气功能障碍，如存在支气管痉挛或闭塞性细支气管炎；也可以伴有弥散损伤的限制性通气功能障碍，如继发性肺纤维化。大多数药物会引起肺总量（TLC）限制性肺疾病，用力肺活量（FVC）和肺一氧化碳弥散量（D_LCO）是反映肺泡毛细血管交界面的病变指标。第 1 秒用力呼气容积（FEV_1）和 FVC 的比值（FEV_1/FVC）可正常或升高。然而，药物引起的闭塞性细支气管炎可导致阻塞性通气功能障碍（FEV_1/FVC 和 FEV_1 减少，RV 和 RV/TLC 增加）。

（二）影像学检查

影像学改变并不能区分是否为药物性肺病变。胸部 HRCT 是目前评估 DILD 的最好的无创性检查方法，特征类似于其他原因的 ILD，可以表现为 NSIP、UIP、HP、DAD、BOOP、EP 和弥漫性肺出血。HRCT 预测 DILD 组织病理学类型的能力有限，但可监测对治疗的反应。弥漫性或多灶性磨玻璃影伴小叶间隔增厚是抗肿瘤药物诱发肺炎的主要表现，片状磨玻璃影伴小叶结节影、小叶间隔线与抗菌药物诱发的肺炎有关。

（三）支气管镜检查

支气管镜检查及 BALF 成分检测是一种评估 ILD 的临床诊断方法。用 BALF 细胞分类，如有淋巴细胞（≥15%）、中性粒细胞（≥3%）、嗜酸性粒细胞（≥2%）或混合细胞型可辅助诊断 ILD。药物性 HP 患者 BALF 可见淋巴细胞增多，$CD4^+/CD8^+$ 低，偶有中性粒细胞数增加。典型嗜酸性粒细胞性肺炎患者，其 BALF 中嗜酸性粒细胞计数升高。在药物诱导的 BOOP 患者，BALF 表现为淋巴细胞增多。由化疗药物导致的细胞毒性肺炎，则通常以中性粒细胞为主。一些药物可引起 BALF 特征性异常改变，如胺碘酮的肺泡巨噬细胞群显示符合含一种磷脂泡沫胞质的变化。

（四）肺活检

1. 开胸肺活检　开胸肺活检获得的肺组织病理结合临床信息可帮助获得 DILD 诊断，并指导患者得到最佳治疗。也有部分组织学异常具有特征性提示意义，如泡沫状巨噬细胞支持胺碘酮肺毒性的诊断。

2. 经支气管镜肺活检　虽然外科肺活检可使病理学家提供一个比较完整的肺损伤的描述，微创手术如支气管镜肺活检也可以提供有价值的数据。研究显示，经支气管镜肺活检标本可以用于诊断，而且确诊了 76% DILD 的病例。

四、诊断与鉴别诊断

（一）诊断要点

1. 典型临床表现　有使用可引起 ILD 的药物病史，临床可为急性、亚急性或慢性；发病时间从几天至几年，主要表现发热、皮疹、喘息和外周血嗜酸性粒细胞增多。

2. 临床诊断线索　胸部 HRCT 可表现为 NSIP、UIP、HP、DAD、BOOP、EP 和弥漫性肺出血的影像特点。肺功能检查可出现阻塞性通气功能障碍和（或）限制性通气功能障碍。BALF 细胞分类的结果，有淋巴细胞（≥15%）、中性粒细胞（≥3%）、嗜酸性粒细胞（≥2%）或混合细胞型。

3. 诊断标准　①识别药物暴露史，包括此药物的剂量、治疗时间；②具有相应药物肺毒性的临床、影像学和组织病理学证据；③排除其他的肺部疾病；④可疑药物中断后的改善，再次给药后症状复发。

（二）鉴别诊断

1. 特发性间质性肺炎　表现为进行性呼吸困难和低氧血症，无感染依据，胸部 HRCT 提示弥漫性肺部浸润，肺功能出现限制性通气功能障碍，弥散功能降低。肺组织病理活检可鉴别。

2. HP　临床表现相似，HRCT 显示小叶中心性分布的肺结节，可有气体滞留，肺组织病理细支气管中心分布、形成较小的肉芽肿，环境暴露史、血清特异性 IgG 的检测可鉴别。

3. 弥漫性肺泡出血　如血管炎和结缔组织病相关肺部病变，也可有进行性呼吸困难，但常有咯血、贫血等症状；磁共振血管成像（MRA）、CT 血管造影（CTA）、抗中性粒细胞胞质抗体（ANCA）、红细胞沉降率、抗核抗体、抗胞质抗体和抗肾小球基底膜抗体等检测可鉴别。

五、治疗及预后

目标是抑制炎症反应，防止纤维组织沉积。治疗策略取决于疾病的严重程度。

（一）停用可疑的药物

首先停用可疑的药物。急性发作药物性肺疾病通常在停药后 24～48h 消失，慢性综合征可能需要更长的时间。

（二）呼吸支持治疗

进行性呼吸困难和低氧血症患者，需要吸氧或呼吸支持治疗。

（三）糖皮质激素治疗

如果细胞毒性药物引起严重的疾病或出现疾病进展，应在停止药物暴露的同时给予糖皮质激素治疗。某些 DILD，如 NSIP、BOOP、嗜酸性粒细胞性肺炎和 HP，糖皮质激素治疗有效，可促进症状缓解。

在肺纤维化时用激素治疗无作用，而药物戒断后疾病还可能会进展。如果患者再次给药，症状可能发生或不发生。必须仔细权衡药物肺毒性的严重程度和停用药物后基础疾病的严重度。如果有可供替代的药物，就不应该继续应用原药物。

（四）免疫抑制药和生物制剂

DILD 应用免疫抑制药物治疗有一定增加感染性疾病的风险。抗肿瘤坏死因子单克隆抗体治疗可能增加肺结核活动的风险，尤其是有 LTBI 者易复活。

（五）预后

急性 DILD 的预后较好，如果进行早期诊断可以达到完全恢复。如果不能及时识别药物介导的肺疾病，可能导致死亡率升高。预后取决于特定的药物、潜在的临床和肺疾病的病理生理学严重程度。药物性肺损害典型的并发症是肺纤维化和需要机械通气的呼吸衰竭。如果初始损伤或异常修复损伤不停止，可以导致更严重的生理功能损伤甚至死亡。有报道，急性胺碘酮肺毒性死亡率接近 40%～50%，甲氨蝶呤的肺损害死亡率为 15%。

（余　刚　张海邻）

第四节　系统性疾病相关间质性肺疾病

结缔组织病和血管炎可累及全身多脏器，均可引起肺部病变。结缔组织病是一种自身免疫病，组织改变抗原性或免疫活性细胞，产生自身抗体；自身抗原与抗体内免疫系统接触所形成的免疫复合物沉淀在易感组织（如肺实质、血管壁等），激活补体，产生趋化因子，引起中性粒细胞聚集，中性粒细胞释放溶酶体酶，引起肺组织和血管损伤。现对常见结缔组织病肺部表现做阐述。

一、系统性红斑狼疮

系统性红斑狼疮（systemic lupus erythematosus，SLE）为一种病因不明，全身多脏器受侵犯的自身免疫病。多见于 7 岁以上的女孩。其患病率在青春期前男孩和女孩相似；青春期后女性居多。

（一）病因

SLE 发病与遗传、内分泌障碍和精神因素有一定关系。阳光或紫外线照射、细菌感染（结核分枝杆菌、化脓性细菌）和某些药物（普鲁卡因胺、异烟肼、肼屈嗪、苯妥英钠、呋喃妥因、青霉素、链霉素等）均可能为诱发因素。

（二）临床表现

系统性红斑狼疮常起病缓慢，可有发热、各种皮疹、大小关节痛，也可累及呼吸系统（图4-11-4），表现如下。

1. 胸膜炎伴胸腔积液 是SLE最常见的肺部表现。60%～75%的SLE早期可有干性或渗出性胸膜炎，其中约40%的患者有中或小量胸腔积液，偶有大量胸腔积液；多数为双侧胸腔积液，偶见单侧，可迁延或反复发生。胸腔积液为浆液性或血性浆液渗出。临床表现为发热、咳嗽、胸闷、胸痛、呼吸困难等，双肺听诊可有胸膜摩擦音。

2. 狼疮性肺炎 急性狼疮性肺炎是SLE的一种罕见但严重的并发症。可为病变本身、继发病毒或细菌感染引起。临床表现无特异性，常为发热、咳嗽、气促等症状。

3. 间质性肺炎和肺间质纤维化 SLE合并弥漫性间质性肺炎患者常表现为干咳、呼吸困难、胸痛等。间质性肺炎急性发作时大多死亡，少数患者可好转。肺间质纤维化在SLE中少见；大部分数年后发生，轻者无症状，较重者可有干咳、活动后气短等。

4. 肺泡出血 是SLE的一种罕见但严重的并发症，约2%的SLE可并发肺泡出血。常以咯血为首发表现，但一般咯血量较少，甚至无咯血。胸部X线或CT多表现为弥漫性双侧肺实质浸润，多在2～3天吸收。当出现急性危及生命的大出血时，表现为突发性呼吸困难、发热、咳嗽、大咯血，并迅速出现低氧血症和严重贫血。

5. 肺动脉高压 SLE发展为肺动脉高压不足1%。临床评估能早期发现肺动脉高压，轻者通常无症状，活动后出现呼吸困难、胸痛、咳嗽、心悸；听诊可有P2亢进和收缩期杂音、右心扩大等体征。往往早期阶段不易发现，当症状明显时，有可能已经发展到右心衰竭，预后差。

6. 肺萎陷综合征 在SLE中较罕见。临床表现为渐进性呼吸困难、端坐呼吸和限制性通气障碍；也可出现发热、咳嗽。影像学可出现间质浸润或肺不张等。

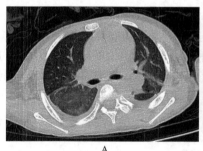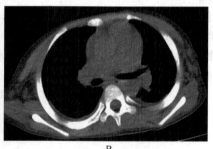

图4-11-4 患儿，男，8岁，临床诊断"系统性红斑狼疮"

A. HRCT肺窗可见右肺散在磨玻璃影，左肺散在片状影；B. HRCT纵隔窗可见两侧胸腔少量胸腔积液

（三）诊断与鉴别诊断

1. 诊断要点

（1）主要表现为咳嗽、呼吸困难、胸痛，也可出现咯血等，肺外表现如皮疹、关节痛、低热、乏力。

（2）抗核抗体、抗DNA抗体等血清免疫学检查可确诊。肺部影像学可协助确定肺部受损类型。

2. 鉴别诊断

（1）幼年型特发性关节炎（JRA）肺部病变：包括胸膜炎、胸腔积液、间质性肺炎，SLE肺部病变也可出现类似表现，主要依赖于肺外表现、类风湿因子和抗核抗体进行鉴别。

（2）抗中性粒细胞胞质抗体（ANCA）相关性小血管炎：临床均可表现为咯血、呼吸困难，肺部出现浸润性阴影，但ANCA相关性小血管炎经常伴有肾脏受累的表现，出现血尿、蛋白尿、少尿等肾功能受损的表现；血清中ANCA阳性，肾活检有小血管炎的改变。

（四）治疗

1. 原发病的治疗　一般是积极静脉注射糖皮质激素、环磷酰胺、利妥昔单抗等。常用环磷酰胺冲击治疗为 $0.5\sim1g/m^2$，最大剂量为 $1g/m^2$，每月 1 次，连用 $6\sim8$ 次；首剂为 $0.5g/m^2$，如无不良反应，第 2 个月可增至 $0.8\sim1g/m^2$，第 8 次后改为每 3 个月冲击 1 次。

2. 对症治疗

（1）吸氧：纠正低氧血症。

（2）出现大量胸腔积液时，需进行胸腔穿刺或胸腔闭式引流解除肺部压迫症状。同时加用口服糖皮质激素。

（3）严重肺泡出血或尿毒症性肺水肿时，可用甲泼尼龙针每日 $10\sim30mg/kg$ 冲击治疗。

（4）当合并肺动脉高压时，糖皮质激素加免疫抑制药可以阻断免疫介导的血管炎症反应，狼疮活动期伴肺动脉高压应视为联合用药的适应证。急性肺动脉高压应给予血管扩张药，常用药物为硝苯地平和地尔硫䓬；还可以用大剂量钙离子通道阻滞药、前列环素制剂、抗凝药物治疗。

二、幼年型类风湿关节炎

幼年型类风湿关节炎（juvenile rheumatoid arthritis，JRA）是儿童时期常见的风湿性疾病，以慢性关节炎为其主要特点，可伴有多系统受累。可累及皮肤、关节、消化道和肺组织。儿童类风湿关节炎分为 3 型，即全身型、多关节炎型、少关节炎型。其中，以全身型合并肺部受累多见；多关节炎型类似成人的类风湿关节炎（rheumatoid arthritis，RA），也可以有肺部受累，但儿童期很少见。少关节炎型很少累及肺部。成人 RA 患者 ILD 进展与生存期缩短有关。通常 ILD 可以和 RA 同时诊断或在 RA 之后诊断；有研究显示，3.5% 的 RA 患者在诊断 RA 前已诊断了 ILD。我国 RA 患病率为 $0.3\%\sim0.6\%$，RA 患者伴发 ILD 的发病率为 11%。成人尸检发现 1/3 进展的 RA 患者有间质性肺疾病。

（一）病因

RA 的病因尚不明确。一般认为与免疫、感染及遗传有关。有研究认为，高水平的类风湿因子与 ILD 的发展有关。成人 RA 的 ILD 也可能与吸烟有关。烟草和 RA 有协同作用，导致上皮细胞和血管内皮细胞炎症和损伤，促进肺纤维化的发展。也有认为，药物、感染与肺部 ILD 发展有关。

（二）临床表现

JRA 多缓慢起病，可伴有发热、皮疹、关节畸形。合并肺部损伤时主要表现为以下几种类型。

1. 胸膜炎　胸腔积液是最常见的肺部表现。胸膜炎在 RA 患者中发病率高达 $38\%\sim73\%$，伴或不伴有胸腔积液。胸腔积液为少量至中等量，也可有大量胸腔积液，常为双侧胸腔积液。临床表现为不同程度的胸闷、气短，胸痛较少见。伴有肺内病变时有咳嗽、咳痰等，可在关节炎出现之后或之前发生。

大量胸腔积液较为少见，有时可伴有心包积液。胸腔积液可自然迅速吸收，也可持续数年。胸腔积液为草黄色渗出液，白细胞数为 $(1\sim3)\times10^9/L$，以淋巴细胞为主，蛋白质含量大于 $35g/L$。胸腔积液中葡萄糖含量降低为本病特点，常小于 $0.83mmol/L$，有时甚至无糖，而血糖正常，即使静脉输入葡萄糖亦不能使胸腔积液中糖含量升高。乳酸脱氢酶含量增高，胸腔积液中巨噬细胞吞噬 IgM，成为"类风湿关节炎细胞"，与抗 IgM 血清起荧光反应，解体后使胸腔积液中类风湿因子浓度升高。胸腔积液中抗核抗体阳性，C3、C4 含量降低。胸膜活检发现类风湿肉芽组织或典型的类风湿结节具有确诊意义。胸部影像可表现为肺内实变影、胸膜增厚或双侧胸腔积液。

2. 间质性肺炎　患者在疾病后期可伴间质性肺炎甚至出现纤维化，病理类型为普通型间质性肺炎、非特异性间质性肺炎、闭塞性细支气管炎伴机化性肺炎、弥漫性肺泡损伤；还可以表现为淋巴细胞间质性肺炎、滤泡性细支气管炎。其中普通型间质性肺炎、非特异性间质性肺炎最常见，多发生在重症男性，小儿少见。临床以进行性呼吸困难、咳嗽为主要表现，可伴发热、胸痛、发绀和杵状指（趾），双肺中下部可闻及细小湿啰音或爆裂音。成人的 RA 患者可伴有肺动脉高压。肺功能为限制性通气功能障碍，肺顺应性和气体弥散均减退，PaO_2 降低。肺活检可见肺内类风湿因子复合物，肺泡壁和毛细血管有 IgM 和 IgG 循环免疫复合物。

3. 类风湿肺结节 是发生于胸膜下或肺间质的坏死性结节。常发生于类风湿因子滴度很高，伴有皮下结节的重度类风湿关节炎患者。结节呈多发性，亦可单一存在，直径为 $0.1 \sim 7cm$，圆形或卵圆形，肺结节可变大、变小，与皮下结节相平行。结节中心有不规则的类纤维蛋白样变性和坏死，外层有排列成栅栏样的成纤维细胞、大单核细胞和肉芽组织包绕着。临床往往无肺部症状，肺部可闻及细小湿啰音，$50\% \sim 75\%$ 患者有杵状指（趾）。继发感染时可有发热、胸痛。大结节可穿破气管、胸膜腔，引起咯血、气胸、支气管胸膜瘘或胸腔积液。大的结节可形成空洞，空洞的大小与关节炎的加重或缓解平行。结节可陆续出现，自行消退，也能持续存在数年。胸部 X 线片或肺部 CT 可见两肺网状结节浸润、大小不等空洞。

以上几种类型可以重叠存在，如急性肺实质浸润可同时伴有渗出性胸膜炎、心包炎。青年患者有肺小动脉炎、肺动脉高压者，还可与雷诺现象并存，或同时合并肺泡出血。

（三）影像学表现

间质性肺炎时 X 线显示为中下肺叶呈弥漫性磨玻璃影、实变影，可伴有胸腔积液；普通型间质性肺炎时可见网状影、牵拉性支气管扩张、蜂窝肺。并发小气道病变者，可见肺过度通气，小叶中心性结节（滤泡性细支气管炎）或支气管壁增厚；胸腔积液。

（四）诊断与鉴别诊断

1. 诊断要点

（1）典型临床表现：可累及肺部，表现包括胸膜炎、胸腔积液、间质性肺炎和类风湿肺结节。

（2）临床确诊依据：胸膜炎时胸部影像可表现为肺内实变影、胸膜增厚、双侧胸腔积液。间质性肺炎时 X 线显示为中下肺叶呈弥漫性磨玻璃影、实变影，可伴有胸腔积液；普通型间质性肺炎时可见网状影、牵拉性支气管扩张、蜂窝肺。类风湿肺结节肺部 CT 可见两肺网状结节浸润、大小不等空洞，大的结节可形成空洞，空洞的大小与关节炎的加重或缓解平行。胸膜炎胸膜活检发现类风湿肉芽组织或典型的类风湿结节；间质性肺炎可见肺内类风湿因子复合物，肺泡壁和毛细血管有 IgM 和 IgG 循环免疫复合物具有确诊意义。

（3）病情评估：根据肺部表现的特点，结合全身症状及关节症状、广泛性血管炎的特点、红细胞沉降率快、类风湿因子阳性、血清补体低下、抗核抗体阳性可诊断。

2. 鉴别诊断

（1）肺门淋巴结结核：常有结核病中毒症状，肺门淋巴结肿大一般为单侧性，可伴有钙化，肺部可见原发病灶。JRA 累及肺部，其表现包括胸膜炎、胸腔积液、间质性肺炎和类风湿肺结节。结合全身症状、类风湿因子、胸部影像学可鉴别。

（2）SLE 肺部病变：主要表现为咳嗽、呼吸困难、胸痛，也可出现咯血等；肺外表现，如皮疹、关节痛、低热、乏力。这与 JRA 肺部病变不易区分，鉴别主要依赖于肺外表现、类风湿因子和抗核抗体阳性。

（五）治疗

1. 治疗原发病

（1）肾上腺糖皮质激素：对于合并肺损害的患者可使用肾上腺糖皮质激素。肾上腺糖皮质激素对于急性肺浸润、早期间质性肺炎和胸腔积液者治疗效果较好，如 NSIP、机化性肺炎（OP）。对于明显的肺间质纤维化、蜂窝肺（如 UIP），则疗效不佳，一般不推荐应用。泼尼松用法：每日 $1 \sim 2mg/kg$，足量 $1 \sim 2$ 周后，逐渐减量，最小量维持 $3 \sim 6$ 个月。必要时可加用环磷酰胺、硫唑嘌呤等免疫抑制药。

（2）非甾体抗炎药：对于有关节痛者可使用非甾体抗炎药，如水杨酸制剂阿司匹林、吲哚美辛（消炎痛）、保太松、布洛芬等。

（3）生物制剂：抗肿瘤坏死因子（TNF）-α 抑制药，如依那西普（etanercept）、英夫利昔单抗（infliximab）。TNF 抑制药治疗类风湿关节炎间质性肺疾病有改善症状和稳定肺功能的疗效，但注意有肺毒性的存在。抗 CD20 单抗如利妥昔单抗（rituximab）对关节炎的活动期有效，也可能对相关的 ILD 有效。

2. 对症治疗　合并胸腔积液时，少量胸腔积液不能自行吸收；胸腔穿刺抽液并加用肾上腺糖皮质激素，或细胞毒性药物，能促使中等量积液更快吸收消散；反复出现胸腔积液时，可注入四环素促成胸膜粘连避免复发。严重的患者需要吸氧等对症治疗。

三、系统性血管炎

血管炎是一组以血管壁炎症及坏死为主要病理改变的疾病。临床上系统性血管炎可分为原发性和继发性，原发性血管炎是指不合并另一种已经明确疾病的系统性血管炎；继发性血管炎是指血管炎继发于另一确诊的疾病，如感染、肿瘤、结缔组织病、药物等。2012 年 Chapel Hill 会议根据受累血管的大小、部位和病理特点分类，原发性血管炎除了大、中、小血管外，还包括变异性血管炎、单器官性血管炎、与系统疾病有关的血管炎及其与可能的病因相关的血管炎。其中大血管炎包括多发大动脉炎（multiple Takayasu arteritis）、巨细胞性动脉炎（giant cell arteritis，GCA）；中血管炎包括结节性多动脉炎（polyarteritis nodosa，PAN）和川崎病（Kawasaki disease）；而小血管炎包括 ANCA 相关性血管炎（ANCA-associated vasculitis，AAV）、过敏性紫癜、原发性冷球蛋白血症和皮肤白细胞破碎性血管炎等。肺的血供丰富，各种类型的系统性血管炎均可发生肺受累，但其程度和发生率各不相同。大、中血管炎的肺部受累少见；变异性血管炎中的白塞综合征可累及包括肺血管在内的各种大小动静脉；免疫复合物介导的小血管中，抗肾小球基底膜抗体病的患者有 40%~60% 可有肺出血表现，冷球蛋白血症性血管炎患者肺部损害比例小于 5%。相对而言，AAV 肺受累更为常见。

AAV 包括肉芽肿性多血管炎（granulomatosis polyangiitis，GPA）、嗜酸性肉芽肿性多血管炎（eosinophilic granulomatosis with polyangiitis，EGPA）和显微镜下多血管炎（microscopic polyangiitis，MPA）。AAV 的发病与抗髓过氧化物酶（MPO）抗体和抗丝氨酸蛋白酶 3（PR3）抗体密切相关。AAV 的肺部受累表现多样，3 种不同的 AAV 既有各自不同的表现，也存在一些共同特点。

（一）肉芽肿性多血管炎

GPA 曾被命名为"Wegener 肉芽肿"，2011 年后国际上统一更名为"肉芽肿性多血管炎"。是一种以肉芽肿性炎症和坏死性血管炎为主要特征的，主要累及上呼吸道、下呼吸道，以及肾的系统性自身免疫病。在各个年龄阶段均有可能发生，美国每年发病率约为 1/100 000，并且以白种人成人多见。一项来自瑞典的研究表明，随着诊断技术的提高与普及，GPA 的发病率逐渐提高并维持于每年 11.9/1000 000，而在亚洲，MPA 的发病率相对来说比 GPA 高。我国则更多以散发的个案形式报道，因此，在我国的发病率不得而知。

GPA 临床可表现为鼻窦炎、中耳炎、肾小球肾炎、气道肺实质受累等多脏器病变。其中肺受累是 GPA 最常见的临床表现，远多于肾。除此以外可出现鼻窦炎、中耳炎、听力下降等耳鼻喉表现，而皮肤受累最常表现为下肢紫癜及局灶性的坏死与破溃，少数患者可出现结节性红斑、坏疽性脓皮病等表现。有学者总结了 GPA 的非典型症状，包括反复乳腺脓肿、骨髓炎、眶周肿物等，极少数患者可能出现 GPA 相关的甲状腺结节和胃肠道受累。约 90% 的患者血清 ANCA 呈阳性。胞质型 ANCA（c-ANCA）阳性是重要诊断线索，丝氨酸蛋白酶 3-ANCA（PR3-ANCA）阳性率较髓过氧化物酶 ANCA（MPO-ANCA）更高。胸部影像学中，40%~70% 的患者可出现单侧或双侧肺内结节，25%~50% 的结节可伴有空洞形成，其他影像学改变还包括支气管扩张、支气管管壁增厚、实变及磨玻璃影等。其病理学表现为肉芽肿性炎，以及嗜碱性、地图状坏死和血管炎三联征。

1990 年，美国风湿病学会分类诊断标准中 GPA 诊断标准如下。①鼻或口腔炎症：痛或无痛性口腔溃疡、脓性或血性鼻分泌物；②胸部 X 线片异常：胸片显示结节、固定浸润灶或空洞；③尿沉渣异常：镜下血尿（>5 个红细胞/高倍）或红细胞管型；④病理：动脉壁、动脉周围或血管外部区域有肉芽肿性炎症。上述 4 项符合 2 项即可诊断 GPA。

GPA 需要与慢性感染性疾病相鉴别，特别是慢性肉芽肿性感染性疾病，包括分枝杆菌感染、侵袭性真菌病（如毛霉、曲霉、组织胞浆菌感染等）均可引起肺内及全身多系统受累，二者在临床特征上可能难以区分。

考虑到针对 GPA 治疗的免疫抑制药物对于感染性疾病可能造成的严重后果，鉴别 GPA 与感染性疾病非常必要。影像学上，感染性疾病肺内病灶位置较固定，可伴有周围支气管壁增厚，而 GPA 肺内病灶可表现为游走性。二者在病理表现上可能存在差异：①仅会引起炎症区域内的血管炎症，在未受累的肺组织区域内若出现血管炎则更支持为系统性血管炎。②感染引起的组织坏死中心多呈嗜酸性而外周呈现淋巴细胞碎裂性浸润即嗜碱性改变，但在 GPA 中，坏死组织中心由于大量中性粒细胞脓肿聚集而在 HE 染色中呈现蓝色，结核分枝杆菌感染所致的干酪样坏死性肉芽肿亦是重要提示。③对组织进行特殊染色，如革兰氏染色、抗酸/弱抗酸染色、六胺银染色等，可以对感染性疾病进行更准确的识别。

治疗方面，目前 GPA 的诱导治疗以糖皮质激素联合环磷酰胺或糖皮质激素联合利妥昔单抗两类治疗方案为主。单用糖皮质激素进行诱导治疗表现出更差的预后，故不推荐使用。尚无证据支持糖皮质激素、环磷酰胺、利妥昔单抗三药联合或其他诱导治疗方案可以获得更好的预后。环磷酰胺作为一种经典药物，与糖皮质激素进行联合诱导治疗，可改善 GPA 患者生存率，并降低复发率。而利妥昔单抗作为一种新的治疗选择，在多项随机对照研究中表现出优于或不劣于环磷酰胺的治疗效果，同时可以减少对于影响生育能力和增加肿瘤风险的顾虑。当选择环磷酰胺作为诱导治疗药物时，一般推荐 3～6 个月后更换为毒性更低的药物进行维持治疗，包括硫唑嘌呤、甲氨蝶呤和吗替麦考酚酯等均是可选择的维持治疗药物。总疗程至少 24 个月。

GPA 虽属于良性疾病，但其预后相对较差。一项 meta 分析显示，成人 GPA 患者的死亡风险是一般人群的 2.63 倍，其中高龄患者预后更差。随着时间推移，GPA 的预后有所改善，这与环磷酰胺和利妥昔单抗的逐渐普遍使用，改善了 GPA 生存率有关。导致 GPA 患者不良预后的主要原因是感染、肺及肾衰竭，因此，要时刻评估患者疾病活动程度和免疫治疗强度，权衡治疗的风险与获益。GPA 患者癌症发生率比一般人群要高，普遍认为这与环磷酰胺的使用有关。

（二）嗜酸性肉芽肿性多血管炎（EGPA）

嗜酸性肉芽肿性多血管炎（EGPA）又称许尔-斯特劳斯（Churg-Strauss syndrome，CSS）和变应性肉芽肿性血管炎，是一种主要累及中小血管的系统性血管炎，典型病理特点包括坏死性血管炎、血管外肉芽肿形成和组织内大量嗜酸性粒细胞浸润。以哮喘、血和组织中嗜酸性粒细胞增多、嗜酸细胞性坏死性血管炎伴有坏死性肉芽肿为特征。通常从前期变应期（哮喘和鼻-鼻窦炎）演变为嗜酸性细胞浸润期（外周嗜酸性粒细胞增多和器官浸润表现），并在血管炎期（小血管血管炎引起的临床表现）结束。在某些情况下，血管炎期可能从疾病一开始即出现。国外报道患病率为（10.7～17.8)/1 000 000，年发病率为（0.9～2.4)/1 000 000。EGPA 可累及全身不同脏器，不同患者甚至同一患者不同临床阶段的表现也不尽相同。在儿童中，EGPA 占血管炎病例不到 2%，尚无儿科患者流行病学数据报道。

EGPA 的呼吸系统受累包括哮喘、嗜酸细胞性肺炎、胸腔积液、肺结节、肺泡出血等。从哮喘到系统性血管炎一般需要 2～3 年甚至更久。喘息是 EGPA 最常见的表现，其他包括反复咳嗽、痰中带血、变应性鼻炎、鼻窦炎和鼻息肉等。EGPA 累及肺间质时，影像学上主要表现为磨玻璃影。浸润肺实质时，最常见的肺部影像学表现为双侧肺游走性实变影、无空洞，经糖皮质激素治疗后可迅速消退。大量嗜酸性粒细胞在肺血管淤滞，可引起肺栓塞。EGPA 还可累及支气管，病理上表现为嗜酸性粒细胞浸润性细支气管炎，影像学表现为小叶中心结节、树芽征和支气管壁增厚、支气管扩张，但没有喉部和大气道受累的报道。可表现为阻塞性通气功能障碍、限制性通气功能障碍和混合性通气功能障碍，也可表现为一氧化碳弥散因子（T_LCO）下降，有些则为正常通气功能。

EGPA 患者嗜酸性粒细胞绝对值大于 $1.5×10^9/L$ 或者比例＞10%，总 IgE 水平显著升高，ESR和 CRP 值可正常或轻度升高。活动期 EGPA 患者 BALF 可见嗜酸性粒细胞百分比明显升高，而多数非活动期患者 BALF 中嗜酸性粒细胞＜1%。38%～50%的 EGPA 患者核周型 ANCA（p-ANCA）阳性，约 9%的 EGPA 患者 c-ANCA 阳性。

1990 年美国风湿病学会的诊断标准可作为参考：①哮喘；②外周血嗜酸性粒细胞增多（＞10%）；③单发或多发神经系统疾病病变；④非固定性肺浸润；⑤鼻窦炎；⑥血管外嗜酸性粒细胞浸润（包括腓肠神经、肌肉、肠、肺、肝、肾）。满足 4 条或以上。

总体治疗方案，包括诱导缓解和维持治疗两个阶段。诱导缓解治疗方案主要包括激素和（或）免疫抑制药（如环磷酰胺、硫唑嘌呤、甲氨蝶呤、霉酚酸酯等），维持治疗推荐使用硫唑嘌呤和甲氨蝶呤。缓解的定义为除了哮喘和（或）耳鼻喉部表现外的临床表现消失，总疗程至少 24 个月。也有使用 IL-5 受体拮抗药美泊利单抗（mepolizumab）、CD20 单克隆抗体利妥昔单抗（rituximab）和重组人源化抗 IgE 单克隆抗体奥马珠单抗（omalizumab）的小样本报道。

（三）显微镜下多血管炎（MPA）

MPA 是一种主要累及小血管的系统性坏死性血管炎，病理特点是血管坏死性炎症，但缺乏肉芽肿改变。常见受累器官为肾和肺，有 25%～55%的 MPA 可累及肺部，包括胸膜、肺实质和气道。既往认为其肺部受累以弥漫性肺泡出血（DAH）最常见，可由影像学或支气管镜检查偶然发现，或因突发严重呼吸衰竭而被发现。临床通常表现为咯血，但将近 50%的病例可无咯血而仅有影像学异常和血红蛋白下降。胸部 CT 常表现为肺门周围和中下肺片状或均匀的磨玻璃影；当肺泡完全被血细胞填充时，则表现为结节或实变。BALF 呈血性或洗肉水样，可见较多吞噬含铁血黄素的巨噬细胞。但近些年研究发现，ILD 可能是较 DAH 更常见的表现形式，7.2%～39.4%的 MPA 存在间质性肺疾病，我国成人报道 MPA 出现 ILD 的比例约为 30%。MPA 合并 ILD 较未合并 ILD 患者的病死率明显增加，其影像学以普通型间质性肺炎（UIP）或类 UIP 样改变多见，其次为非特异性间质性肺炎（NSIP）。与典型 UIP 胸部影像表现不同的是，MPA 患者 UIP 样改变常表现为在两下肺网格影及蜂窝影基础上出现多发磨玻璃影、实变影、支气管扩张及小气道病变等表现，这与其病理表现为 UIP 基础上可见间质淋巴细胞浸润、淋巴滤泡形成及感染性细支气管炎等表现相符。

部分患者可以肺间质纤维化为首发表现而缺乏多系统受累表现，而在疾病早期被诊断为 IPF或 IPAF，随着时间的推移逐渐出现肺内病变的进展和多系统受累而被诊断为 MPA-ILD。有学者发现，纤维化型 ILD 患者因缺氧存在中性粒细胞胞外陷阱（neutrophil extracellular trap，NET）释放增强，而 NET 可通过一种叫 NETosis 方式致中性粒细胞死亡，导致促炎症酶（包括髓过氧化物酶）及核碎片释放，从而产生 MPO-ANCA。而通过对 MPA-ILD 的病理研究发现，MPA-ILD患者肺部病理几乎不存在血管炎表现，这与病理表现为免疫介导的肺毛细血管炎的弥漫性肺泡出血存在本质区别，因此，有学者认为 ILD 特别是纤维化型 ILD 可能通过如 NETosis 产生 MPO-ANCA 等途径出现 MPA 相关临床表现，但具体机制仍需进一步探索。

MPA 呼吸系统临床表现无特异性，以发热、咳嗽、胸闷、气促表现最为常见，而出现咯血只占少部分患者，系统性表现有关节痛、皮疹、下肢疼痛等，四肢紫癜样皮疹对 MPA 诊断有提示作用。实验室检查可出现 ESR、C 反应蛋白、肌酐等指标升高；MPA 患者 ANCA 阳性率约为 80%，主要是 p-ANCA，尤以髓过氧化物酶 ANCA（MPO-ANCA）多见，滴度与病情活动度有关。IgG 和 RF

可以升高，这类患者需与类风湿关节炎相关间质性肺疾病及干燥综合征相关间质性肺疾病相鉴别。

目前 MPA 的诊断采用的是排除性诊断：①如果患者的临床表现和组织病理学改变符合系统性小血管炎，但无 GPA 的特征性改变，且不符合 EGPA 分类标准者；或②临床表现符合系统性小血管炎，无病理学证据，无 GPA 的特征性临床表现，且不符合 EGPA 的分类标准，但肾活检符合肾脏血管炎表现（包括局限于肾脏的血管炎），且血清 PR3-ANCA 或 MPO-ANCA 阳性者可考虑临床诊断 MPA。

常规治疗包括大剂量激素联合环磷酰胺诱导缓解。近年来，研究发现利妥昔单抗与环磷酰胺在 MPA 的诱导缓解治疗中疗效相当，使利妥昔单抗成为诱导缓解治疗用药的选择之一。2016 年欧洲抗风湿病联盟和欧洲肾脏病年会建议，严重 DAH 患者可考虑血浆置换治疗。

（余　刚　张雪雅）

第五节　弥漫性肺泡出血

弥漫性肺泡出血（diffuse alveolar hemorrhage，DAH）是多种病因引起肺泡毛细血管基底膜破裂导致血液进入肺泡腔，并可能危及生命的临床综合征，其主要表现为咯血、贫血、低氧性呼吸困难或呼吸衰竭，影像学呈双肺弥漫性浸润影。

一、病因和发病机制

（一）病因及分类

2016 年朴（Park）将儿童 DAH 的病因分为免疫介导相关和非免疫介导相关两类（表 4-11-1）。

表 4-11-1　儿童弥漫性肺泡出血的病因及分类

分类	病因
免疫介导相关	ANCA 相关性血管炎，如肉芽肿性多血管炎、显微镜下多血管炎、嗜酸性肉芽肿性多血管
	系统性红斑狼疮
	类风湿关节炎
	炎性肌病
	抗磷脂抗体综合征
	过敏性紫癜
	IgA 肾病
	冷球蛋白血症
	白塞综合征
	低补体血症荨麻疹性血管炎
	肺移植排斥反应
	药物引起的血管炎（华法林、阿司匹林、胺碘酮、苯妥英钠）
	抗肾小球基底膜抗体综合征（肺出血肾炎综合征）
	特发性肺泡毛细血管炎
非免疫介导相关	心血管疾病，如二尖瓣狭窄、动静脉畸形、肺静脉闭锁、淋巴管肌瘤病、肺动脉高压、肺毛细血管瘤、左心功能障碍
	非心血管疾病，如感染（铜绿假单胞菌、曲霉菌、巨细胞病毒、疱疹病毒等）、弥漫性肺泡损伤（辐射、细胞毒性药物、急性呼吸窘迫综合征）、造血干细胞移植、特发性肺含铁血黄素沉着症、婴儿急性特发性肺出血、海纳（Heiner）综合征（牛奶过敏）、莱恩-汉密尔顿（Lane-Hamilton）综合征、凝血功能障碍

（二）病理改变

DAH 组织病理学表现包括肺毛细血管炎、温和性肺出血，以及弥漫性肺泡损伤（diffuse alveolar damage，DAD），导致肺泡毛细血管、小动脉和小静脉出血，通常为弥漫性，少数也可能是局灶性。

1. 肺毛细血管炎　病理表现为中性粒细胞浸润肺泡间隔，导致肺泡间隔坏死、毛细血管结构不完整，最后红细胞进入肺泡腔和间质；大量中性粒细胞破裂，释放出活性氧和蛋白酶使肺损伤，最终发生核固缩；破裂的中性粒细胞、核尘和纤维蛋白也进入肺泡腔，间质可见真性纤维素样坏死。

肺毛细血管炎的病因包括系统性血管炎、抗肾小球基底膜病（肺出血肾炎综合征）、风湿性疾病、某些药物、特发性肺含铁血黄素沉着症（IPH）和特发性肺毛细血管炎。

2. 温和性肺出血　指肺泡腔出血，肺泡结构无炎症和破坏。其原因包括左心室舒张末期压力升高、出血性疾病和抗凝治疗。抗 GBM 抗体病或系统性红斑狼疮（SLE）也可引起温和性肺出血。

3. DAD　是 ARDS 的基础病变，可导致肺泡出血。DAD 表现为肺泡间隔水肿和肺泡腔内形成透明膜。DAD 的原因有很多，包括细胞毒和非细胞毒药物、感染、风湿性疾病和 ARDS 的其他原因。

二、临床表现

DAH 大多为突然起病或持续时间很短（<7 天），主要表现为咯血、贫血、呼吸困难、低氧血症，但有约 1/3 患者无咯血。不能单纯根据咯血量判断出血量，而应结合患者的血压、血红蛋白下降程度综合判断。呼吸困难的程度与原发病及出血程度有关，部分患者表现为急性重度呼吸窘迫，需要立即给予机械通气支持。部分病例以重度贫血就诊，无咯血等其他呼吸道症状，临床医师需予以重视。肺部体征无特异性，可能有呼吸过速、湿啰音或支气管呼吸音。

三、辅助检查

（一）实验室检查

血红蛋白或血细胞比容偏低或呈下降趋势，血红蛋白呈现与咯血量不一致的进行性降低，白细胞计数常升高，血小板计数可能高于或低于正常。多种血管炎所致的 DAH 可出现红细胞沉降率升高、C 反应蛋白升高、血尿、蛋白尿和肾功能改变等。临床考虑 DAH 的患者均应检查 ANCA、抗肾小球基底膜抗体、抗核抗体、抗磷脂抗体等自身抗体。

（二）影像学表现

DAH 的胸部 X 线片为非特异性改变，最常为新发斑片状或弥漫性阴影。典型 CT 表现为磨玻璃影（图 4-11-5 延伸阅读）或浸润影（图 4-11-6A、B 延伸阅读），常为弥漫性双侧分布，少见单侧分布，阴影好发于肺中央区域，而不是周围区域。肺部病变经治疗后多在 1~2 周明显吸收，也可持续数月或反复出现。DAH 反复发作可能导致肺纤维化及网状影（图 4-11-6C 延伸阅读）。

（三）支气管肺泡灌洗

诊断 DAH 的首选方法是经支气管镜行支气管肺泡灌洗，病情允许应尽快行该检查来缩短评估时间。连续行支气管肺泡灌洗回收 3 份灌洗液，若血性程度越来越重，则确诊肺泡出血，也是 DAH 的典型征象。BALF 普鲁士蓝染色显示含铁血黄素细胞且比例≥20%、弋尔德（Golde）评分噬铁细胞计数>100 个可确诊。

（四）肺功能检查

气体交换异常是 DAH 的典型表现，如病情很稳定，可以行肺功能检测。肺一氧化碳弥散量

（$D_L CO$）增加至大于 100% 预计值或大于既往已知值是 DAH 的敏感指标。急性期 $D_L CO$ 升高，晚期出现下降，并出现限制性通气功能障碍。严重时最大通气量及时间肺活量减低。

（五）组织活检

虽然少数确诊病例不需要通过组织活检，但组织活检仍是 DAH 病因分析的重要手段。通常活检组织来自比较容易采集的部位，如皮疹和上呼吸道组织。

四、诊断与鉴别诊断

（一）诊断要点

1. 反复咯血和缺铁性贫血，可伴咳嗽、气促，肺部常无明显阳性体征。胸部 HRCT 显示双肺弥漫磨玻璃影或浸润影。

2. 连续行支气管肺泡灌洗发现 BALF 的血性程度不断加重可明确诊断。BALF 发现游离红细胞或含吞噬红细胞的肺泡巨噬细胞提示近期肺泡出血，发现含铁血黄素细胞提示远期肺泡出血。

3. 约 33% 的 DAH 患者起病时不咯血。若患者不咯血但有新发呼吸系统症状，且影像学显示磨玻璃影或浸润影、血红蛋白水平呈下降趋势，也应考虑 DAH。

（二）鉴别诊断

详细的病史资料和体格检查对鉴别诊断至关重要。首先需要警惕咯血、咳嗽和呼吸困难等临床症状。详细询问患者既往服药史和从业史。在出现咯血的患者中，必须排除上呼吸道及胃肠道来源的出血，可参考咯血的诊断思维及鉴别诊断。DAH 的病因复杂（表 4-11-1），可能是全身性血管炎及结缔组织病如系统性红斑狼疮性疹等疾病的早期表现。仔细评估有无不明原因的发热、消瘦、肌痛、关节痛、疲乏、皮疹等症状，以及有无巩膜炎或视网膜炎、有无鼻中隔糜烂或鞍鼻畸形等有助于鉴别诊断。

五、治疗及预后

DAH 治疗的目的是缓解患者症状，降低病死率和并发症，减少治疗药物不良反应。治疗原则包括原发病治疗、减少肺泡出血及输血、吸氧等对症支持治疗等。

确定基础病因后，有条件时应给予针对性治疗。停用致病药物和停止暴露、治疗感染，以及逆转过度抗凝是关键。及时治疗肺静脉狭窄、肺静脉闭塞性疾病和二尖瓣狭窄等引起肺毛细血管压升高的疾病。对于大多数免疫相关的 DAH，糖皮质激素和免疫抑制药是一线治疗用药。糖皮质激素能够有效减少炎症细胞和细胞因子分泌，改善肺泡上皮水肿，减少肺泡出血。免疫抑制剂也是治疗免疫相关 DAH 的有效药物，尤其是对 DAH 合并系统性疾病或肺血管炎、肺出血肾炎综合征的患者。

DAH 的进展程度取决于初始治疗的强度及并发症。治疗常分为 2 个阶段，即缓解诱导阶段（控制疾病进展）和维持阶段（保持疾病缓解，降低药物不良反应）。

（一）诱导缓解阶段

对于仅累及呼吸道且无全身症状、无终末器官功能损害、无肾脏受累的患者，可单一使用糖皮质激素或免疫抑制药。DAH 活动期，环磷酰胺加糖皮质激素仍是首选。对于严重病例，一般先采用大剂量激素冲击治疗，疗效不佳时可加用环磷酰胺冲击治疗。最近的研究表明，重症病例，特别是合并严重肾病的患者，应该联合使用环磷酰胺、糖皮质激素和血浆置换，血浆置换能够有效且快速清除血浆抗体，维持正常肾功能，缓解 DAH 患者症状。

（二）维持阶段

利用较少的药物使病情得到控制和缓解，尽量减少药物的不良反应。如使用环磷酰胺诱导缓解后，在维持治疗阶段通常会转换为硫唑嘌呤或甲氨蝶呤。在环磷酰胺、硫唑嘌呤、甲氨蝶呤均不适用于维持治疗时，使用霉酚酸酯维持治疗是一种较为安全的方案。维持治疗时间主要依 DAH 缓解情况及基础病情的情况，在无活动性疾病情况下，维持治疗一般持续 12～18 个月。复发风险高时可延长维持治疗时间。

（三）预后

DAH 反复发作可导致不可逆性间质纤维化，尤其是在有基础 IPH、GPA 或二尖瓣狭窄的患者中。DAH 短期和远期生存率视基础病因而异，SLE、血管炎、抗 GBM 抗体病，以及 IPH 患者的早期死亡率为 25%～50%。

（余　刚　张海邻）

第六节　特发性间质性肺炎

特发性间质性肺炎（idiopathic interstitial pneumonia，IIP）是一组病因不明的间质性肺病，主要病变为弥漫性肺泡炎，最终可导致肺纤维化；临床主要表现为进行性的呼吸困难、干咳，肺内可闻及 velcro 啰音，常有杵状指（趾）；胸部 X 线片显示双肺弥漫性网点状阴影，肺功能为限制性通气功能障碍，曾称为弥漫性间质性肺炎、弥漫性肺间质纤维化、特发性肺纤维化和隐源性致纤维化性肺泡炎（crptogenic fibrosing alveolitis，CFA）。在欧洲，隐源性致纤维化性肺泡炎通常还包括结缔组织病导致的肺纤维化，不含结缔组织病导致的肺纤维化则称为孤立性 CFA（lone CFA）。特发性间质性肺炎过去均称为特发性肺纤维化，但随着人们认识的提高，发现特发性肺纤维化仅指普通型间质性肺炎，不包括其他分型，因此，病理学家建议用 IIP 更为贴切。

一、病因和发病机制

（一）病因

病因不明，可能与病毒、细菌感染、吸入的粉尘或气体、药物过敏、自身免疫病有关。但均未得到证实。近年认为系自身免疫病，可能与遗传因素有关，因有些病例有明显的家族史。一些过去诊断的特发性间质性肺炎实际上为表面活性物质基因突变所致。表面活性物质蛋白 B、C 和 *ABCA3* 基因突变是原来的儿童特发性间质性肺疾病的病因，在成人也有一些特发性肺纤维化与表面活性物质蛋白 C 基因、表面活性物质蛋白 A2 的基因突变有关。近年还发现特发性肺纤维化与 *TERT* 和 *TERC* 突变有关。*SFTPA2* 基因杂合突变和家族性肺纤维化有关。全基因组连锁扫描显示的 *MUC5B* 基因启动子的一个普通的变异与家族性和散发性 IPF 的发展有关。

（二）发病机制

IIP 的病理基础为肺泡壁的慢性炎症。肺损伤起因于肺组织对于未知的创伤和刺激因素的一种炎症反应。首先，肺泡上皮的损伤，随后大量的血浆蛋白成分的渗出，通过纤维化的方式愈合，最后导致了肺组织的重建，即完全被纤维组织取代。

在肺纤维化的发病过程中，肺泡上皮的损伤为启动因素。损伤发生后，肺部出现炎症、组织成形和组织重塑，为正常的修复过程；如果损伤严重且慢性化，组织炎症和成形的时间延长，导致肺纤维化和肺功能的丧失。单核巨噬细胞在疾病的发生中起重要作用，可分泌中性粒细胞趋化因子，趋化中性粒细胞至肺泡壁，并释放细胞因子破坏细胞壁，在引起肺泡炎的形成中起重要的作用。目前研究认为，肿瘤坏死因子、白细胞介素-1 在启动炎症的反应过程中起重要作用。单核巨噬细胞还能分泌血小板源性生长因子、TGF-β、IGF 和纤连蛋白，而这些细胞因子可刺激成纤维细胞增生和胶原产生。有学者用特异性 TGF-p 受体阻滞药治疗急性 ILD 实验小鼠，结果表明抑制 TGF-P 信号系统可减少自然杀伤细胞数量及炎症趋化因子表达，从而提示 TGF-β 在 ILD 的发病机制中有重要作用。另外,中性粒细胞和肺泡巨噬细胞都可产生超氧阴离子(超氧化物自由基),造成肺泡和肺实质损伤。

(三)病理及分型

1972 年 Liebow 基于特定的组织病理所见,将 IIP 分为 5 种不同的类型,即普通型间质性肺炎(UIP)、脱屑性间质性肺炎(DIP)、闭塞性细支气管炎伴间质性肺炎(BIP)、淋巴细胞间质性肺炎(LIP)和巨细胞间质性肺炎(GIP)。随着开胸肺活检和电视胸腔镜手术肺活检的开展,1998年 Katzenstein 提出病理学的新分类。新的分类方法将 IIP 分为 4 类,即 UIP、DIP、急性间质性肺炎(AIP)、非特异性间质性肺炎(NSIP)。因为 LIP 多与反应性或肿瘤性的淋巴细胞增殖性疾病有关,因此将其剔除,详见表 4-11-2(延伸阅读)。

2013 年 ATS/ERS 发表有关 IIP 的国际多学科分类,将 IIP 分为主要的 IIP、罕见的 IIP 和未分类的 IIP,见表 4-11-3。主要的 IIP 有 6 种类型,包括 IPF、NSIP、呼吸性细支气管炎伴间质性肺疾病(RB-ILD)、DIP、COP、AIP。罕见的 IIP 有 2 种类型,包括特发性淋巴细胞性间质性肺炎(ILIP)和特发性胸膜肺实质弹力纤维增生症(IPPFE)。IPF 是主要的 IIP 中最重要的类型。

表 4-11-3 2013 年 ATS/ERS 有关特发性间质性肺炎(IIP)的国际多学科分类

分类	临床-影像-病理学诊断	相应影像和(或)组织病理形态学类型
主要的 IIP		
慢性纤维化性间质性肺炎	特发性肺纤维化	普通型间质性肺炎
	特发性非特异性间质性肺炎	非特异性间质性肺炎
吸烟相关性间质性肺炎	呼吸性细支气管炎伴间质性肺疾病	呼吸性细支气管炎
	脱屑性间质性肺炎	脱屑性间质性肺炎
急性或亚急性间质性肺炎	隐源性机化性肺炎	机化性肺炎
	急性间质性肺炎	弥漫性肺泡损伤
罕见的 IIP	特发性淋巴细胞间质性肺炎	淋巴细胞间质性肺炎
	特发性胸膜肺实质弹力纤维增生症	胸膜肺实质弹力纤维增生症
未分类的 IIP		

二、临床表现

IIP 临床表现起病隐匿,主要为干咳、呼吸困难等。体检发现 80% 以上的患者可闻及吸气性爆裂音,以双肺底部最为明显,50%~80% 的患者可见杵状指。在疾病晚期还可出现发绀、肺源性心脏病、右心室肥大和下肢水肿等。依据 IIP 临床表现类型大致可分为以下 5 种类型,见表 4-11-4。这种分类是 IIP 分类的补充。

表 4-11-4 特发性间质性肺炎临床分类

临床分类	治疗目标	监测措施
1. 可逆性、自限性(如 RB-ILD)	去除可能的病因	短期(3~6 个月)观察确认疾病的消退
2. 有疾病进展风险的可逆性疾病(如细胞 NSIP、一些纤维型 NSIP、DIP、COP)	初步治疗反应和合理的长疗程治疗	短期观察以确认治疗反应;长期观察以确保维持治疗效果
3. 稳定伴残留病变(如一些纤维型 NSIP)	维持现状	长期评估疾病的病程
4. 伴潜在稳定的进行性、不可逆性疾病(如一些纤维型 NSIP)	稳定	长期评估疾病的病程
5. 即使治疗仍为进展性、不可逆性的疾病(如 IPF、一些纤维型 NSIP)	缓慢进展	长期评估疾病的病程,需要移植或有效治疗

三、诊断与鉴别诊断

（一）诊断要点

1. 临床表现为进行性呼吸困难、低氧血症，无感染依据。

2. HRCT 显示弥漫性肺部浸润；肺功能检查显示限制性通气功能障碍，弥散功能降低。

3. 确诊依赖肺组织病理活检。

（二）鉴别诊断

1. HP 慢性 HP 与非特异性间质性肺炎很难鉴别，HP 的 HRCT 为小叶中心性分布的结节、上叶分布，可有气体滞留，肺组织病理细支气管中心分布、较为明显的淋巴细胞和浆细胞聚集的炎症，形成肉芽肿，与 IIP 不同。环境暴露史、循环的变应原的沉淀抗体 IgG 的检测阳性可以鉴别，而且高达 30% 的过敏性肺炎找不到变应原。

2. 感染性所致肺炎 某些免疫功能正常患者的非典型病原体肺炎，尤其是免疫缺陷患者的机会病原体所致肺炎，如肺孢子菌肺炎，其影像学表现为弥漫性磨玻璃影或实变影，需要进行鉴别，必要时行支气管镜肺泡灌洗液或肺活检确定病原体。

四、治　疗

治疗包括纠正低氧血压、应用糖皮质激素及抗纤维化药物、肺移植、肺康复等。

（余　刚　张海邻）

第十二章　呼吸系统肿瘤

第一节　鼻咽肿瘤

一、鼻咽血管纤维瘤

鼻咽血管纤维瘤（nasopharyngeal angiofibroma）为鼻咽部最常见的良性肿瘤，与一般纤维瘤不同，此瘤由致密结缔组织、大量弹性纤维和血管组成，常发生于10～25岁青年男性，男女之比为10∶1，故又名"男性青春期出血性鼻咽血管纤维瘤"。一般在25岁以后可能停止生长，发病原因不明。

鼻咽血管纤维瘤占鼻咽部良性病变的0.05%，印度、埃及相对于欧美发达国家发病率要高。在丹麦的调查中显示，每年其发病率为0.04/100 000，男性（10～24岁）的发病率为0.37/100 000。一般认为其占头颈肿瘤的0.05%～0.5%。我国尚缺乏鼻咽血管纤维瘤的大样本流行病学资料。因其起源于颅底，肿瘤生长扩张能力强，易引起凶猛的大出血，故临床上虽属良性，但发展后期后果较为严重。

（一）病因和发病机制

肿瘤多原发于枕骨基底部、蝶骨体、蝶腭孔及后鼻孔或翼突内侧骨膜。瘤体是由胶原纤维及多核成纤维细胞形成的网状基质构成，其间散布大量管壁薄且无收缩能力的血管，这种血管受损后极易发生大出血。由于肿瘤血供丰富、增长迅速，常向邻近组织扩张生长，易通过裂孔侵入鼻腔、鼻窦、眼眶、翼腭窝及颅内。

（二）临床表现

1. 出血　为一重要症状，表现为反复阵发性鼻腔或口腔出血，常为患者首诊主诉，由于多次出血，患者常有不同程度的贫血。

2. 鼻塞　肿瘤堵塞鼻咽腔及经后鼻孔侵入鼻腔，引起一侧或双侧鼻塞，常伴有流涕、嗅觉减退、闭塞性鼻音等。

3. 其他症状　由于瘤体不断生长引起相应器官的功能障碍和邻近骨质压迫吸收，肿瘤侵入邻近结构则出现相应症状，如侵入眼眶，则出现眼球突出移位、运动受限；视神经受压，则出现视力下降；侵入翼腭窝或颞窝，则出现颊部或颞部隆起和张口受限；侵入颅内压迫神经，引起头痛及脑神经受压症状。

4. 触诊　经口可触及鼻咽部瘤体，瘤体中等硬度，活动度小，不能移动，可触知肿瘤基底部在颅底，触诊应轻柔，避免触诊引起的大出血，临床应尽量少用。

（三）辅助检查

1. 前鼻镜或鼻内镜检查　常见一侧或双侧鼻腔有炎性改变；收缩下鼻甲后，可见鼻腔后部粉红色肿瘤。

2. 间接鼻咽镜或电子鼻咽镜检查　可见鼻咽部圆形或分叶状红色肿瘤，色淡红，表面有微血管；有时可见瘤体侵入鼻腔或推压软腭，导致外鼻畸形或软腭下塌。

3. 影像学检查　CT和MRI检查可清晰显示瘤体位置、大小、形态，了解肿瘤累及范围以及肿瘤和周围的解剖关系（图4-12-1、图4-12-2延伸阅读）。术前DSA检查可了解肿瘤供血情况并可进行相应供血动脉栓塞，可减少术中出血。

（四）诊断与鉴别诊断

1.诊断要点

（1）青年男性，反复阵发性鼻腔或口腔出血，一侧或双侧鼻塞，常伴有流涕、嗅觉减退、闭塞性鼻音。

（2）鼻内镜检查可见鼻腔后部粉红色肿瘤，表面有微血管；CT和MRI检查可清晰地显示瘤体位置、大小、形态，以及肿瘤累及的范围、肿瘤和周围的关系，确诊有赖于术后病理检查。

（3）影像分期：参照拉德科夫斯基（Radkowski）（1996）临床标准分期如下。Ⅰa：局限于鼻腔和（或）鼻咽穹窿部；Ⅰb：扩展入一个或多个鼻窦；Ⅱa：少部分侵入翼腭窝；Ⅱb：整个翼腭窝受侵犯，上颌窦后壁前移，眶骨侵蚀，上颌动脉移位；Ⅱc：颞下窝和（或）颊部受侵犯或侵入翼板后方；Ⅲa：颅底受侵（颅中窝/翼突根部），小部分颅内扩展；Ⅲb：颅底受侵，广泛颅内扩展伴有或不伴有海绵窦受侵。瘤体侵犯的范围越广，分期的级别越高，则患者的病情相对较为严重。

2.鉴别诊断

（1）纤维性鼻息肉和后鼻孔息肉：质较软，不易出血，触诊易活动，多有蒂，发源于鼻腔或鼻窦，影像学检查及术后病理可鉴别。

（2）腺样体肥大：可出现类似症状，但为不规则的团块，表面有纵沟、质软、不易出血，鼻内镜及影像学检查可鉴别。

（3）淋巴肉瘤：外形与本病相似，可能导致肉眼下误诊，最后诊断有赖于术后病理学检查。

（五）治疗

本病以手术治疗为主，根据肿瘤的范围和部位采用不同的手术进路。肿瘤位于鼻咽部或侵入鼻腔鼻窦者，采取硬腭进路；肿瘤侵入翼腭窝者，采用硬腭进路加颊侧切口；肿瘤侵入颅内者，需采用颅颌联合进路。近年来，随着鼻内镜技术的发展，鼻内镜下行鼻咽血管纤维瘤切除术逐渐取代了以上传统的术式，若肿瘤范围局限于鼻咽部或侵及鼻腔鼻窦，甚至部分瘤体侵及翼腭窝，未广泛累及颅底或波及颅内者均可采用鼻内镜下鼻咽血管纤维瘤切除术，该术式既能切除肿瘤，又有创伤小、恢复快、不影响面容等优点，术前行DSA及血管栓塞和术中进行控制性低血压可减少术中出血。

二、鼻咽癌

鼻咽癌（nasopharyngeal carcinoma，NPC）是指发生于鼻咽部的恶性肿瘤。虽然世界各地均有发现鼻咽癌，但发病率均在1/100 000以下。在我国南方及东南亚的一些国家的发病率较高。流行病学调查显示，我国广东、广西、湖南、福建、江西为世界鼻咽癌高发区，男性发病率为女性的2~3倍，40~50岁为高发年龄段。鼻咽癌在各年龄阶段都可以发病，文献报道最小发病年龄仅为2.5岁。由于鼻咽癌病灶隐匿，早期症状体征不典型，加之儿童不易配合检查，容易被忽视漏诊，因此，儿童鼻咽癌更要引起临床重视。

儿童青少年鼻咽癌占所有儿童青少年恶性肿瘤的1%~3%。在北非，鼻咽癌占儿童肿瘤的5%~10%。根据国际癌症研究机构（IARC）统计，0~14岁鼻咽癌全球发病率为0.1/100 000，其中发病率最高的是亚洲，为891例/年，其次是非洲（469例/年）、美国（167例/年）、欧洲（45例/年）。鼻咽癌的发病率在中低发病区呈双峰曲线，第1个发病高峰年龄在10~19岁，第2个发病高峰年龄在50~59岁。

（一）病因和发病机制

1.病因　目前认为鼻咽癌的发生与遗传、病毒及环境等因素有关。

（1）遗传因素：鼻咽癌患者具有种族及家族聚集现象，并可累及3代。广州地区的一个家族，3代9个人中有5人患鼻咽癌，湖南地区一对同卵双胎兄弟先后罹患鼻咽癌，侨居国外的中国南方人后代，仍保持较高的鼻咽癌发病率。20 世纪 90 年代，有研究学者通过对 30 对新加坡华人鼻咽癌患者应用血清学方法进行 HLA-B、HLA-C 及 HLA-DR 分型，认为决定人类白细胞抗原（HLA）的某些遗传因素和鼻咽癌的发生发展密切相关，以上研究证实鼻咽癌可能是由两对以上基因控制的多基因遗传病。

（2）EB 病毒（EBV）：1964 年，爱泼斯坦（Epstein）与巴尔（Barr）发现一种新型人类疱疹病毒（EBV）；1966 年，奥尔德（Old）等在鼻咽癌患者的血清中检测到 EB 病毒抗体。1974 年，中国医学科学院从鼻咽癌组织中分离出带 EBV 的类淋巴细胞株，这些细胞株均带有 EB 病毒抗原。鼻咽癌患者体内不仅存在高滴度抗 EBV 抗体，其抗体水平随病情变化而波动。曾（Chang）等研究发现，对 34 例儿童青少年鼻咽癌患者的病毒检测中，所有患者均可检测出 EBV DNA，其中 31 例（91.2%）患者外周血 EBV DNA 检测阳性，且患者鼻咽癌分期越高，EBV DNA 阳性率越高。广东、广西、湖南大规模血清学调查证实，应用 EB 病毒衣壳抗原（EBVCA-IgA）和早期抗原（EA）的抗体反应对鼻咽癌高危人群进行筛查，对临床诊断和病情预后有重要意义。近年应用 PCR 技术检测证实，鼻咽癌活检组织中有 EBV DNA 特异性病毒 mRNA 或基因产物表达，更证实 EBV 在鼻咽癌发生中的重要作用。但 EBV 的感染广泛存在于世界各地人群，而且多数在儿童时已感染，感染后终身带毒，而鼻咽癌的发生有明显的地域性，因此，这种现象说明 EBV 感染并非鼻咽癌致病的唯一因素。

（3）环境因素：鼻咽癌高发区的大米和水中微量元素镍含量较低发区高，鼻咽癌患者头发中镍含量亦高。动物实验证实，镍可以促进亚硝胺诱发鼻咽癌，维生素缺乏和性激素失调也可以改变黏膜对致癌物的敏感性。

2. 病理　鼻咽癌原发病灶多位于鼻咽部顶壁及侧壁，病灶可呈结节型、溃疡型和黏膜下浸润型等多种形态。98% 的鼻咽癌属于低分化鳞癌。WHO 将鼻咽癌分为 3 型，即角化性鳞状细胞癌（Ⅰ型）、非角化性癌分化型（Ⅱ型）及未分化型（Ⅲ型）。Ⅰ型多与吸烟和酗酒有关，多见于西方国家这些鼻咽癌的低发区；Ⅱ型、Ⅲ型Ⅱ型多与 EBV 有关。绝大部分文献报道，儿童青少年鼻咽癌病理组织学分级较差，多为Ⅲ型Ⅱ型，提示中晚期患儿较多。儿童青少年患者因未分化癌侵袭性较大，以及未及时表述，家长未引起重视，直至症状加重就诊，病史较短，但发现时分期高。

（二）临床表现

鼻咽部解剖位置隐蔽，鼻咽癌早期症状不典型，临床上易延误诊断，应特别提高警惕，其常见症状如下。

1. 鼻部症状　早期可出现回吸涕中带血，或者擤鼻涕中带血，重者可致鼻出血；瘤体的不断增大可阻塞后鼻孔，引起鼻塞，始为单侧，继而双侧，并可侵入筛窦或蝶窦。

2. 耳部症状　肿瘤发生于咽隐窝者，早期可压迫或阻塞咽鼓管咽口，引起该侧鼓室积液、耳鸣、耳闭塞感及听力减退，导致分泌性中耳炎，临床上有不少患者是因为耳部症状就诊而被发现的。

3. 颈部淋巴结肿大　以颈部淋巴结肿大为首发症状者占 60%，常转移至颈深部上群淋巴结。开始为单侧，继而发展为双侧，呈进行性增大；质中等硬度，活动差，无压痛。

4. 脑神经症状　瘤体经咽隐窝，侵犯颞骨岩部的颈内动脉管和破裂孔，引起第Ⅴ、Ⅵ对脑神经损伤，继而累及第Ⅱ、Ⅲ、Ⅳ对脑神经而发生持续性头痛、患侧面部麻木、复视、眼球外展受限、视物模糊、眼睑下垂等脑神经受累症状，瘤体亦可以直接侵犯鼻咽旁侧间隙或因局部转移淋巴结压迫引起第Ⅸ、Ⅹ、Ⅻ对脑神经受损而出现软腭瘫痪、声嘶、舌半侧瘫痪和萎缩等症状。

5. 远处转移　晚期鼻咽癌可出现远处转移，常见有肺、骨、肝。

6. 颈部触诊　可触及质硬、活动度差或位置固定、无痛性肿大淋巴结。

（三）辅助检查

1. 间接鼻咽镜检查　鼻咽癌好发于鼻咽部顶壁及侧壁，常呈小结节状或肉芽肿样隆起，表面粗糙不平，触之易出血，有时表现为黏膜下隆起，表面光滑。早期病变不典型，仅表现为黏膜充血或一侧咽隐窝较饱满，对这些病变要特别重视，以免漏诊。

2. 电子鼻咽镜或鼻内镜检查 较间接鼻咽镜检查更加直观，有利于发现早期微小病变。

3. 脑神经检查 病灶侵犯或压迫脑神经，可引起复视、眼球固定、眼睑下垂、面部麻木、声嘶、吞咽困难。

4. EBV 血清学检查 可作为鼻咽癌诊断的辅助指标，目前已开展的有 EBV 衣壳抗原（EBV-CA-IgA）、EBV 早期抗原（EBEA）、EBV 核抗原（EBNA）和 EBV 特异性 DNA 酶等抗体检测。与成人相比，儿童鼻咽癌与 EBV 感染的相关性更高。血浆 EBV DNA 作为肿瘤标志物，已被证明对于检测鼻咽癌有较高的敏感性和特异性。血浆 EBV DNA 水平与肿瘤体积及分期有关，分期越高，EBV DNA 阳性率越高。鼻咽癌患者血清中以 EBVCA-IgA 升高最为显著。70% 鼻咽癌患者的抗体平均滴度（GMT）均在 1∶20 以上，如抗体滴度＞1∶40 者，属鼻咽癌高危人群。对于儿童呼吸系统疾病患者，特别是鼻部有鼻咽癌早期征兆的患者应建议做此项检查。

5. 影像学检查 CT 和 MRI 检查有利于了解肿瘤侵犯鼻咽间隙及翼腭窝、眼眶、鼻窦的情况和颅底骨质破坏的程度。

（四）诊断与鉴别诊断

1. 诊断要点

（1）若有不明原因回吸涕中带血、单侧鼻塞、耳鸣、听力下降、头痛、复视、眼球运动受限或颈上深部淋巴结肿大等症状，应警惕鼻咽癌可能。

（2）鼻咽部活检是儿童鼻咽癌确诊的金标准。由于儿童鼻咽癌的特性，也常用细针穿刺抽吸法行细胞学检查，但单次检查结果阴性不能完全排除。

（3）鼻咽癌患者的病情可依据国际抗癌联盟/美国癌症联合会（UICC/AJCC）第 8 版进行评估。

T 分期 Tx：原发肿瘤无法评估；T0：未发现肿瘤，但有 EBV 阳性且有颈部淋巴结转移；T1：肿瘤局限于鼻咽，或侵犯口咽和（或）鼻腔，无咽旁间隙受累；T2：肿瘤侵犯咽旁间隙，和（或）邻近软组织受累（翼内肌、翼外肌、椎前肌）；T3：肿瘤侵犯颅底骨质结构、颈椎、翼状结构，和（或）鼻旁窦；T4：肿瘤侵犯至颅内，有脑神经、下咽、眼眶、腮腺受累，和（或）有超过翼外肌的外侧缘的广泛软组织受侵。

N 分期 Nx：无法评估区域淋巴结；N0：无区域淋巴结转移；N1：单侧颈部和（或）咽后淋巴结转移（不论侧数），最大径≤6cm，且位于环状软骨下缘以上区域；N2：双侧颈淋巴结转移，最大径≤6cm，且位于环状软骨下缘以上区域；N3：颈淋巴结转移（不论侧数），最大径＞6cm，和（或）位于环状软骨下缘以下区域。

临床分期 0 期：TisN0M0；Ⅰ期：T1N0M0；Ⅱ期：T0-1N1M0，T2N0-1M0；Ⅲ期：T0-2N2M0，T3N0-2M0；ⅣA 期：T0-3N3M0 或 T4N0-3M0；ⅣB 期：任何 T、N 和 M1。

2. 鉴别诊断

（1）鼻咽部其他恶性肿瘤：如淋巴肉瘤，好发于青年人，原发肿瘤较大，常有较重鼻塞及耳部症状，该病淋巴结转移，不单局限在颈部，全身多处淋巴结均可受累，脑神经的损伤不如鼻咽癌多见，最后需要病理确诊。

（2）鼻咽部结核：多有肺结核病史，除鼻塞、涕血外，还有低热、盗汗、消瘦等症状，检查见鼻部溃疡、水肿、颜色较淡。分泌物涂片可找到抗酸杆菌，可伴有颈部淋巴结结核、淋巴结肿大、粘连，无压痛；颈部淋巴结穿刺可找到结核分枝杆菌，PPD 试验呈强阳性。另胸部 X 线片常提示肺部活动性结核灶。

（3）增生性病变：鼻咽顶壁、顶后壁或顶侧壁见单个或多个结节，隆起如小丘状，大小0.5～1cm，结节表面黏膜呈淡红色，光滑。当结节表面的黏膜出现粗糙、糜烂、溃疡或渗血，需考虑癌变的可能，应予活检，以明确诊断。

（4）其他：鼻咽癌还需与鼻咽纤维血管瘤、咽旁间隙肿瘤、颈部及颅内肿瘤（如颅咽管瘤、脊索瘤、脑桥小脑三角肿瘤）等相鉴别。

（五）治疗

由于鼻咽癌大多为低分化鳞癌，因此放射治疗为首选治疗，常采用钴-60 或直线加速器高能放疗，5 年生存率为 80% 左右。随着放射治疗系统的日益发展，近几年采用图像引导放疗技术，调强放疗技术及快速旋转容积调强技术等提高了放疗的精度，今后鼻咽癌放疗疗效将会进一步提高。

在放疗期间可配合中医中药及免疫治疗，提高放疗敏感性和减轻放疗反应，对以下情况可采用下述治疗：①鼻咽癌放疗后 3 个月鼻咽部仍有残灶或放疗后局部复发可采用鼻咽腔内照射，腔内照射可达到局部大剂量，而对周边邻近组织损伤少，或手术切除残灶或复发灶；②放疗后仍有颈部残存转移灶，可手术切除残灶。

放疗后复发者，或原发病灶仍有残留者，也可以应用化疗，化疗药物应选用周期性非特异性药物（如顺铂、卡铂、环磷酰胺等）和周期性特异性药物（如氟尿嘧啶、长春新碱）联合应用，由于鼻咽癌细胞倍增时间为 72h，癌细胞数量与药物敏感程度有关，因此，每个疗程用药应大于 72h，尽可能多个倍增时间给药，以增强疗效。

通常情况下，儿童及青少年鼻咽癌的治疗主要是放疗，或联合 β 干扰素辅助免疫治疗。儿童及青少年鼻咽癌就诊多属中晚期，其 5 年生存率为 49%~79% 及 5 年无病生存率为 47%~73%。对于儿童鼻咽癌的放疗，一方面，儿童患者处于生长发育阶段，机体代谢旺盛，组织器官对放疗敏感，正常组织损伤修复快；另一方面，很多组织器官尚未发育成熟，耐受量低，放疗长期毒性发生率较成人高。因此，在儿童鼻咽癌的放疗中，年龄越小、病期越早的儿童及青少年鼻咽癌患者的照射剂量应偏低；同时应对其副作用提高重视，放疗中准确定位靶区，保护重要器官（如垂体、甲状腺等），加强对降低毒性方法的探索，减少后遗症的发生。

放疗失败的原因多是远处转移。成人鼻咽癌骨转移最多，其次为肺、肝转移，而儿童青少年鼻咽癌肺转移最多，远处转移率略高于成人。化疗对治疗转移性鼻咽癌有效，但在非转移性肿瘤的作用仍有争议，尤其是在儿童。儿童及青少年鼻咽癌的最佳治疗方案尚需进一步探索。

（刘学军　倪丽艳）

第二节　喉　肿　瘤

一、喉乳头状瘤

幼年起病性喉乳头状瘤（juvenile onset laryngeal papilloma，JLP）是儿童喉部常见的良性肿瘤，其病因与人乳头状瘤病毒（human papilloma virus，HPV）感染有关。虽然 JLP 在组织学上是非浸润性良性上皮瘤，但其具有复发和多发性等特征，易造成喉梗阻。多次手术可引起喉狭窄和发声障碍，甚至需要气管切开以缓解呼吸困难，给患儿及其家庭造成沉重的经济和心理负担。近年来，JLP 患者数量有明显上升趋势。JLP 每年发病率为（3.6~4.3）/100 000，80% 发生于 7 岁以前，尤其是 4 岁以下儿童。

（一）病因和发病机制

1. 病因　针对 JLP 的病因主要有内分泌、慢性刺激和病毒感染学说。目前大部分学者认为该病与 HPV 感染有关。JLP 的病毒感染病因假说已得到多方面研究结果的证实。多数学者通过电子显微镜发现乳头状瘤细胞内有病毒颗粒存在，直接为该病找到病原学证据。HPV 有多种类型，儿童 HPV 感染主要以 6 型和 11 型最为常见。病毒进入人体后，感染人的皮肤及黏膜上皮细胞，并在黏膜基底层潜伏，潜伏期为数月至数年不等，一旦病发容易累及气管，有很高的气管切开率及复发率。

2. 发病机制　目前尚不十分明确。电镜检查已证实在乳头状瘤细胞内有乳头状瘤病毒的存在。通常病毒以完整病毒、游离病毒 DNA，以及结合病毒 DNA 3 种形式存在，结合病毒 DNA 是主要的存在形式。HPV 是黏膜乳头状瘤空泡型病毒，外表包围蛋白壳。当感染 HPV 病毒后，病毒进入细胞内，不断复制释放，导致基底细胞增生，上皮细胞发生凹空变形，是 HPV 感染的主要细胞致病效应。在组织学上表现为基底层增生和乳头状增生。受 HPV 感染后，固有免疫反应出现障碍，随后的适应性免疫应答（包括细胞免疫及免疫系统的信号与调节）均有异常表达，但血清中抗体滴度小，无法充分引起细胞杀伤作用。JLP 的复发与病灶周围黏膜病毒感染密切相关。

（二）临床表现

1. 症状　JLP 往往多部位生长，可超出喉的界线，在下咽部、气管多处出现，亦可局部种植播散。严重者可在气管末端或气管隆嵴处生长，可出现呼吸困难甚至窒息的危险。肿瘤好发于声门区，其次好发于会厌，故进行性声嘶是早期临床表现，肿瘤较大者甚至失声，可伴有痰中带血，也可出现喉喘鸣及呼吸困难。肿瘤大者出现失音，也可出现咳嗽、喉喘鸣和呼吸困难。一旦出现则提示病变广泛，肿瘤范围较大，应及时治疗，避免喉梗阻发生。患儿长时间的呼吸困难，易引起心力衰竭、呼吸衰竭和肺部感染等。

2. 体征　早期可无明显阳性体征，出现呼吸困难，多表现为吸气性呼吸困难，可出现三凹征。

（三）辅助检查

1. 影像学检查　CT 有助于判断喉腔内占位性病变。

2. 喉镜检查　喉乳头状瘤来自上皮组织，为多层鳞状上皮及其下的结缔组织向表面作乳头状突出生长。JLP 一般呈广基、多发性，形态多为粉红色分叶状或乳头状，易出血，可发生于声带、室带及声门下区（图 4-12-3 延伸阅读），亦可蔓延到下咽及气管，故喉镜检查时各个好发部分均需检查到位，避免遗漏。

3. 病理检查　确诊需病理诊断。喉乳头状瘤病理特征为上皮异常角化，部分角化不全，基底细胞通常正常。电镜下可见凹空细胞存在，细胞表面有凹陷的微绒毛，细胞核增大，细胞大小形态各异。电镜下可见病变细胞内病毒颗粒存在。

（四）诊断及鉴别诊断

1. 诊断要点

（1）进行性声音嘶哑、干咳、喉鸣、呼吸困难。

（2）喉镜检查可见声带、室带前联合等处多发苍白或灰红色、表面粗糙不平、呈乳头状肿物，重者达声门及气管。

（3）病例活检或摘除肿物后送检。对于喉外播散病灶，可结合 CT 明确。

2. 鉴别诊断

（1）慢性喉炎：主要表现为声音嘶哑，但病程较久，喉黏膜慢性充血、肥厚或萎缩，但喉镜检查无新生物或溃疡，声带运动正常。

（2）声带小结：新生物表面黏膜光滑，基底无浸润。好发于双侧声带的前中 1/3 交界处，多为双侧、对称。声带活动正常。

（3）先天性喉喘鸣：此疾病为喉部软组织松弛，吸气时喉腔变小，引起喘鸣，出生后就可以出现症状，在 2 岁之后，孩子喉腔变大，喉部组织逐渐发育健全，症状逐渐消失。根据小儿的病史、临床表现、喘鸣开始的时间、是否与体位有关，结合喉镜的结果，可以做出明确诊断。

（五）治疗

JLP 因增长快、易复发，尚无特效疗法，最常用的方法是手术治疗加免疫治疗。

1. 手术治疗 如有条件，在支撑喉镜下用 CO_2 激光切除肿瘤，此为最有效的治疗手段；如没有激光设备，可在直接喉镜或支撑喉镜下用咬切钳咬除肿瘤，亦可低温等离子切除肿瘤。儿童患者易复发，通常需要多次手术。因 JLP 易在术中播散种植，术中操作要轻柔，应注意保护喉黏膜，以免引起并发症。术中注意检查声门下区、下咽、气管、支气管有无乳头状瘤生长，避免遗漏。因气管切开可导致气管切开口处乳头状瘤的种植，目前不主张行气管切开。但患儿出现呼吸困难时，应行气管切开，开放气道。一般患儿7～8岁以后，病情趋于平稳，复发次数会逐渐减少。

2. 免疫治疗

（1）干扰素（IFN）：又称病毒抑制因子，是由某些物质（如病毒等）作用于细胞后，诱导细胞产生的广谱抗病毒物质。近年来，干扰素用于阻止细胞分裂、抑制肿瘤生长、干扰机体的各种免疫反应、防止细胞受辐射等。临床常用的是人白细胞 IFN。其精确的作用机制尚不明确，可能是通过蛋白激酶和内源性核酸酶的产量来调节机体免疫反应，二者可导致病毒蛋白合成的抑制和病毒 RNA 的破坏。IFN 治疗后疾病复发的时间延长，多能获得较好的效果，治疗的有效率为42.8%～78.3%。一般推荐每次肌内注射 3×10^6 国际单位（U），每周3次，以后根据病变消退及全身情况而调整药量。若病情稳定，以后每3个月减少药量的1/3，直至维持为开始时的1/3，在治疗1年后，能保持病情稳定时，即予停药。目前国外应用较多的还有西多福韦，其用药方式为切除肿物后肿瘤基底部注射。对于各种辅助药物的治疗效果，我国仍处于初步的试验阶段，此病的辅助治疗尚处于探索中，目前未形成规范的防治方案。IFN 的副作用是发热、白细胞降低。因此，在治疗过程中，应定期检查全血细胞计数和分类、血小板计数和肝肾功能。白细胞及血小板低于正常，提示存在毒性反应，但毒性反应是暂时的，可能与剂量有关。JLP 治疗过程中一旦发生毒性反应，应予以停药观察并做相应处理。多数 JLP 患儿在停药后有复发趋势，用药期间虽然有各种的不良反应，但一般情况下，患儿对 IFN 的不良反应能耐受，且 IFN 不影响患儿的正常生长发育，在青少年和幼儿患者中应用 IFN 是安全有效的。目前未见报道其他严重的毒性反应或长期后遗症。

（2）转移因子：自体疫苗、卡介苗等治疗尚无统一定论，现应用也较少。

（刘凡理　倪丽艳）

二、喉血管瘤

喉血管瘤（hemangioma of larynx）在儿童中发病率低，以毛细血管瘤和海绵状血管瘤两种类型为主。海绵状血管瘤由窦状血管构成，柔如海绵，不带蒂且在黏膜下弥漫性生长，多好发于婴幼儿；毛细血管瘤是由成群的薄壁血管构成，少许结缔组织。该病为良性病变，一般不会恶性变，如伴发感染、溃疡、出血，可引起窒息，甚至危及生命。

（一）病因和发病机制

喉血管瘤大部分生长分3期，即增殖期、退化期、退化完成期。大部分血管瘤能自行消退，少部分随年龄增长而增大。有研究通过测定血管瘤儿童的血清中雌激素水平，高于同龄儿童；还有研究认为，雌激素可能通过雌激素受体直接或间接通过刺激细胞分泌血管内皮生长因子来促进血管瘤增生。因此，随着儿童的生长发育，体内雌激素水平不断升高，血管瘤逐渐增大，部分海绵状血管瘤生长到成人不会消退。还有研究认为，肥大细胞释放的肝素和组胺对内皮细胞的生长有刺激作用，一旦肥大细胞不受刺激，血管瘤进入退化期。目前针对喉血管瘤的病因及发病机制的研究较少，尚无统一定论。

（二）临床表现

1. 症状 喉血管瘤多为先天性，多数早期无症状。喉血管瘤在婴幼儿可表现为喉喘鸣、喂养困难、气促及呼吸困难等；较大喉血管瘤破裂大出血，导致窒息危及生命。声带上的喉血管瘤，早期可出现声音嘶哑、咳嗽和痰中带血；发生于声门下者对生命威胁较大，以喉鸣、呼吸困难为主要症状，哭闹时加剧。50% 以上的患儿伴有皮肤血管瘤，且发育较差。

2.体征 喉血管瘤位置多变，多呈表面隆起、界线较清楚的暗红色或紫红色包块，表面光滑，质地较软而富有弹性，大多基底宽，少数可带蒂或呈结节状。

（三）辅助检查

1.喉镜检查 为儿童喉血管瘤首选检查。喉镜下窥及肿瘤突出于黏膜表面，光滑、肉芽样或结节状，有蒂或无蒂，红色或浅紫色，大小不一，多位于声带、喉室、假声带与杓状会厌襞，也可发生于喉的其他部位，如声门下区。若怀疑血管瘤，禁忌活检，以免引起难以控制的大出血。

2.影像学检查 颈部 CT、MRI 等影像学检查，虽有助于进一步了解肿瘤的大小、范围，但不必作为常规。

3.病理检查 如行手术切除肿瘤，术后病理检查有助于诊断确诊。

（四）诊断及鉴别诊断

1.诊断要点

（1）早期可无症状，亦可出现喉喘鸣、声嘶、气促及呼吸困难。

（2）喉镜检查见肿物表面隆起、呈暗红或紫红色、略不平，质软有弹性，可呈结节样、肉芽肿样、息肉样。影像学检查有助于了解肿瘤的大小、范围。

（3）病理活检可确诊。

2.鉴别诊断

（1）喉淋巴管瘤：多发生于会厌、喉室、杓状会厌襞；扩张淋巴管组成、生长慢；早期无症状，逐渐出现声嘶、吞咽及呼吸障碍。喉镜可见海绵状、色白或淡红、广基肿物。病理可确诊。

（2）喉乳头状瘤：单发或多发，外表粗糙呈淡红色，病变多在黏膜表层。活检可确诊。好发于会厌喉面中央、喉室上下缘、声带表面或下缘，可播散种植到气管、支气管。

（3）先天性喉喘鸣：此疾病为喉部软组织松弛，吸气时喉腔变小，引起喘鸣，出生后就可以出现症状，在 2 岁之后，孩子喉腔变大，喉部组织逐渐发育健全，症状逐渐消失。根据小儿的病史、临床表现、喘鸣开始的时间、是否与体位有关，结合喉镜的结果，可以做出明确诊断。

（五）治疗及预后

儿童喉血管瘤的治疗方法有很多种，包括药物治疗、手术治疗、其他治疗等。虽然儿童喉血管瘤存在退化期，无症状者可暂不用处理，但若范围较广，会破坏喉结构及功能，并可能引起大出血等危险，故无退化趋势时应积极治疗。

1.药物治疗 大部分学者认为药物治疗创伤小，患者易接受，出血少。包括婴幼儿口服普萘洛尔、儿童局部注射平阳霉素类等治疗。普萘洛尔通过降低血管内皮细胞生长因子的表达水平，促发瘤体内血管内皮细胞凋亡，促进血管瘤的消退，是国内外推荐的婴儿血管瘤的一线治疗药物。但普萘洛尔易引起血压和心率变化，所以要注意用药剂量，同时监测心率、血压、血生化等指标。平阳霉素可通过抑制血管内皮细胞的脱氧核糖核酸合成，或阻断脱氧核糖核酸链的方式，促进血管内皮细胞坏死，促使血管瘤进入退化期。有很多文献亦报道，平阳霉素局部注射，对于治疗喉部血管瘤，疗效佳、创伤小，但往往需要多次注射治疗，且存在肺纤维化等风险，故针对儿童喉血管瘤应谨慎用药。

2.手术治疗 如果药物治疗效果不佳，或考虑药物治疗并发症，手术切除能短时间内缓解患者症状，但咽喉部血管瘤由于其位置深、术野狭小，易出血，止血不易。很多学者通过电子喉镜下局部注射平阳霉素，支撑喉镜下激光治疗 [CO_2、掺钕钇铝石榴子石（Nd：YAG）、磷酸钾钛（KTP）激光等]，此手术方法对于咽喉部较大血管瘤，治疗效果较好，但仍有较多的出血，不能保证一次性治愈且不复发。

目前低温等离子射频技术，其原理是将与组织间的电解液，通过导电递质氯化钠在射频刀头电极周围形成一个高度聚集的等离子体区，使靶组织中的细胞在低温（40～70℃）下使靶组织凝固坏死。等离子射频技术不仅消融、即时止血、吸引于一体，而且有低温（保护周围组织）、微创、术野暴露清楚等优点，术后反应轻，喉部无严重水肿，创面恢复快，减少喉梗阻、出血窒息等风险。

3. 其他治疗 包括放射治疗、冷冻治疗、微波治疗等。这些方法用于血管瘤的治疗常需反复多次进行，且均难以彻底治疗、硬化剂注射还可能导致局部明显的瘢痕形成，不推荐作为喉部血管瘤的常规治疗手段。

（刘凡理 倪丽艳）

第三节 气管肿瘤

气管肿瘤（tracheal tumor）是指病变发生在环状软骨以下气管内的肿瘤。按肿瘤的起源部位分为原发性与继发性气管肿瘤。原发性气管肿瘤是指肿瘤起源于气管内；继发性气管肿瘤是指气管旁边组织出现肿瘤侵犯到气管内。儿童原发性气管肿瘤较罕见，其发病率约为 1/100 000。按病理组织分化程度，可分为良性肿瘤、恶性肿瘤和低度恶性肿瘤。儿童气管肿瘤 90% 为良性肿瘤，而成人多数为恶性肿瘤。儿童常见的气管良性肿瘤包括乳头状瘤、纤维瘤、血管瘤、神经纤维瘤、纤维组织细胞瘤、脂肪瘤、软骨瘤、平滑肌瘤和错构瘤等。原发性气管恶性肿瘤主要包括类癌、黏液表皮样癌（mucoepidermoid carcinoma，MEC）、腺样囊性癌（adenoid cystic carcinoma，ACC）等。其中，类癌是最常见的气管肿瘤，约占 63%；其次是 MEC，约占 18%。继发性气管恶性肿瘤临床较多见的是食管癌、甲状腺癌、喉癌等侵犯气道，对气道造成了破坏和损伤，表现为气管肿瘤的临床症状。无论是良性还是恶性肿瘤，都要手术治疗，良性肿瘤切除后可完全治愈，如能及时彻底切除恶性肿瘤，也可取得良好疗效。

（一）病因及分类

1. 气管良性肿瘤

（1）乳头状瘤：来源于气管黏膜表面上皮细胞，病理学上分为鳞状上皮乳头状瘤和柱状上皮乳头状瘤，以鳞状上皮乳头状瘤相对多见。

（2）涎腺混合瘤：也称多形性腺瘤，来源于气管腺体上皮细胞，含上皮、黏液、软骨等多种成分，其中的上皮细胞可表现为多种形式。混合瘤常在主气管见到，男性多见，生长缓慢，早期一般无症状；可以恶变成为恶性混合瘤，应积极手术切除。

（3）平滑肌瘤：由气管黏膜下肌层组织长出，好发于气管下 1/3 段的后壁，呈息肉状，一般基底广，瘤体较小，直径一般在 0.5～1.5cm 之间；早期即可出现咳嗽、气短等症状，男性多见；一般主张肿瘤局部切除术，预后良好，有个别术后复发的报道。

（4）脂肪瘤：来源于气管黏膜上皮下的脂肪组织，由于大的气管黏膜下层脂肪较多，故 80% 的脂肪瘤发生在气管支气管内，一般较多见于左侧主支气管及叶支气管内，男性相对多见。

（5）软骨瘤：生长非常缓慢，质地较硬，经支气管镜活检不易钳取组织。

2. 气管恶性肿瘤

（1）类癌：属于神经内分泌癌，是儿童最常见的气管肿瘤。典型的表现有反复喘鸣、呼吸困难、咯血，少数患者可有类癌综合征及库欣综合征表现。类癌综合征可表现为皮肤发红、腹泻、哮喘、心动过速等。

（2）MEC：属于唾液腺瘤，多好发于气管和主支气管，常见于儿童及青少年。儿童发病率仅次于类癌，曾认为属于原发性低度恶性气道肿瘤。目前认为部分患者表现为高度恶性，预后较类癌差。

（3）ACC：儿童较罕见，属于唾液腺瘤，来源于气管腺体上皮细胞，同唾液腺发生的癌相同，生长缓慢，属于低度恶性。临床表现除呼吸道阻塞症状外，疼痛是 ACC 的突出表现。

3. 其他　如良性肿瘤还包括血管瘤、炎性假瘤、畸胎瘤、错构瘤等。恶性肿瘤还包括鳞状细胞癌、淋巴瘤、平滑肌肉瘤、恶性混合瘤、恶性畸胎瘤等。

（二）临床表现

气管肿瘤无论良性或恶性，症状产生的主要原因是管腔受阻和通气障碍，在气管管腔被阻塞1/2～2/3时，才出现严重的通气障碍。气管肿瘤在早期常表现为刺激性的咳嗽，少痰或无痰；随着肿瘤的增长，患儿出现吸气性呼吸困难，表现为气短、喘鸣、发绀等，体力活动或体位改变时，气管内分泌物均可使症状加重；恶性病变者可有声音嘶哑、吞咽困难等。恶性肿瘤的晚期可出现远处转移症状，如患儿喉返神经受到压迫，可以引起声音嘶哑、吞咽困难；还有中膈组织受压迫的症状，主要是吸气性呼吸困难和喘鸣。除气管阻塞症状外，持续性顽固的咳嗽也是原发性气管肿瘤的临床表现，气管肿瘤无论良性或是恶性，当不完全阻塞管腔时，常表现为肺的化脓性感染、支气管扩张、肺脓肿等；当管腔完全被阻塞时，则表现为肺不张。

（三）诊断与鉴别诊断

由于大多数气管肿瘤的临床表现及影像学检查均缺乏典型特点，所以临床最终的明确诊断及鉴别诊断需要依赖病理组织学活检的结果。

1. 良性肿瘤

（1）乳头状瘤：常见于喉气管及支气管近端，根据患儿有明显的气道阻塞症状，支气管镜检查发现肿瘤呈乳头状或菜花样生长是临床诊断的可靠方法；确诊及鉴别诊断需要依赖病理组织学活检的结果（图4-12-4延伸阅读）。

（2）血管瘤：可分为海绵状血管瘤、血管内皮细胞瘤、血管外皮细胞瘤等，可原发于喉部及气管，或由纵隔的血管瘤累及气管。血管瘤可弥漫性浸润气管黏膜，并使气管管腔狭窄，亦可突入气管腔内引起梗阻。支气管镜下，突入腔内的血管瘤多为圆形，为黄色或红色，质软或脆，可呈息肉样，有完整包膜。一般禁止活检，以免引起出血，导致窒息。

（3）平滑肌瘤：常发生于气管下段1/3，按发生部位平滑肌瘤可分为腔内型和肺内型。病理改变见图4-12-5（延伸阅读）。腔内型肿块位于气管或较大支气管时，可出现呼吸困难或阵发性哮喘症状，双相的呼吸困难，尤其在吸气相加重，并且跟体位有一定的关系。肺内型多无症状或症状较轻。

（4）错构瘤：支气管错构瘤呈圆形或卵圆形，包膜完整，一般有细小的蒂与气管壁相连，肿瘤表面光滑、坚硬；支气管镜活检钳不易取得肿瘤组织，可采用经支气管镜激光烧灼摘除。

2. 恶性肿瘤

（1）MEC：根据肿瘤细胞分化程度和生物学特点分为高级别（恶性）和低级别（低度恶性）两型。儿童气管MEC常为低级别型，具有分化好、临床表现良性过程的特点。气管MEC的临床表现与肿瘤所在部位有密切关系，诊断需经支气管镜活检行病理学检查明确（图4-12-6延伸阅读）。

（2）ACC：多发于女性，约2/3发生于气管下段，靠近隆嵴和左右主支气管的起始水平，肿瘤起源于腺管或腺体的黏液分泌细胞，可呈息肉样生长，组织学上分为假腺泡型和髓质型，细胞内外含PAS染色阳性的黏液是其主要特征。ACC生长缓慢，可沿气管黏膜下层浸润生长，有些病变恶性度较高，在原发于气管的肿瘤被发现之前已经有胸膜和肺的转移（图4-12-7延伸阅读）。

（3）腺样上皮癌：约占气管恶性肿瘤的10%，体积较小，质硬，坏死少，患者在就诊时往往已有肿瘤的深部侵袭，预后差。

（四）治疗及预后

不管是良性还是恶性，气管肿瘤都建议手术治疗。良性肿瘤切除后一般不会复发；如果是恶性肿瘤，只要进行及时处理，也能够取得良好的疗效，可以不转移或不复发。气管里面的良性肿瘤多种多样、形态不一，多数生长较缓慢、表面较光滑、黏膜较完整，有些良性肿瘤带有蒂，不容易发生转移。但如果良性肿瘤切除不彻底，有可能会复发。

保守的肺切除术，包括袖状节段切除术，在可行的情况下，切除受累的淋巴管是首选的治疗方法。随着 3D 技术的普及与应用，将有助于术前评估手术根治可行性，以及制订精准的手术方案。化学疗法和放射疗法不适用于气管支气管肿瘤，除非有肿瘤发生转移的证据，或组织学类型是横纹肌肉瘤。不同类型的肿瘤，推荐的治疗方案及预后有一定差异。

类癌患儿首选手术切除淋巴结取样，总生存率为 95%。MEC 患儿推荐的治疗方法是开放手术切除和淋巴结取样，不推荐内镜下切除。对于炎症性肌成纤维细胞瘤患儿，手术切除是首选治疗方法；如果肿瘤为间变性淋巴瘤激酶（ALK）突变阳性，则使用克唑替尼治疗可能有效。对于横纹肌肉瘤患儿，由于对化学疗法和放射疗法非常敏感，即使有淋巴结转移，也不建议进行根治手术。而对于颗粒细胞瘤患儿，则首选手术切除。

（苏苗赏　祁旦巳）

第四节　原发性肺肿瘤

儿童原发性肺肿瘤较罕见，儿童肺转移瘤的发病率明显高于原发性肺肿瘤。肺部肿块显示良性发育或反应性病变的可能性大约是肺部肿瘤的 10 倍。调查显示，原发性肺肿瘤、肺转移瘤与非肿瘤性肺部病变的比例约为 1 ： 5 ： 60。在儿童原发性肺肿瘤中，恶性肿瘤与良性肿瘤的比例约为 3 ： 1。其中，最常见的儿童肺部良性肿瘤是炎症性肌成纤维细胞瘤（inflammatory myofibro-blastic tumor，IMT），约占所有肺部肿瘤的 52%。常见的原发性肺部恶性肿瘤是胸膜肺母细胞瘤（pleuropulmonary blastoma，PPB）和类癌。儿童原发性肺部良性肿瘤的死亡率约为 8.7%，而原发性肺部恶性肿瘤的死亡率约为 30%。鉴于儿童原发性肺肿瘤的罕见性，临床检测仍然是一个挑战。有些病例临床表现为无症状，只是在影像学检查中偶然发现。其他非特异性的呼吸道症状，最初可能表现为哮喘症状或其他非特异性肺部炎症过程，导致诊断延迟，直到症状持续存在或对常规治疗无反应时才被发现。即使肺部肿块被确认，支气管内病变和囊性实质病变在影像学上可能与反应性病变或肺部畸形无法区分。因此，任何出现喘息、持续咳嗽、咯血或反复肺炎的儿童，在临床上都应考虑肺部肿瘤的可能性。

新生儿和婴幼儿最常见的原发性肺肿瘤，包括 PPB、婴儿肺纤维肉瘤和胎儿肺间质瘤。新生儿和婴儿的原发性肺肿瘤的诊断，必须与常见的先天畸形相区别。评估这个年龄段患者肿块的重要考虑因素，包括孕期胎儿超声图像，以及是否有充满空气的囊肿。发育期的肺部病变，通常可以在孕中期的胎儿超声检查中被发现，而在孕中期胎儿超声结果正常，但出生后在新生儿或婴儿期发现肺部肿块时，应怀疑原发性肺部肿瘤。另一方面，没有大囊肿的先天性病变在孕期的超声检查中可能不会被发现，因为它们看起来与胎儿肺部组织相似。

年长儿原发性肺肿瘤包括 IMT、肺部类癌、唾液腺型肿瘤、复发性呼吸道乳头状瘤，以及其他罕见的肿瘤。IMT 是一种带有炎症成分的梭形细胞增生，是儿童中最常见的肺肿瘤。这些肿瘤，尤其是低级别肿瘤（类癌），是年长儿和青少年最常见的肺部原发性恶性肿瘤，占所有恶性肺肿瘤的近 50%。

一、胸膜肺母细胞瘤

PPB 是一种发生于婴幼儿的罕见恶性肿瘤，位于胸膜及肺内，呈囊性和（或）实性，囊性成分衬覆幼稚上皮。在 1988 年首次由 Manivel 提出的一种罕见的恶性肿瘤，好发于儿童并有家族发病倾向；临床和病理均有其独特表现，肿瘤主要位于胸腔，多位于肺的周边甚至胸膜，常伴有胸腔积液。目前认为，儿童 PPB 是家族性癌症综合征的临床表现之一，部分患儿存在 DICER 基因的杂合突变。PPB 的预后与病理类型、是否转移或播散、肿瘤能否完全切除有关。

PPB 可以包含囊性和肉瘤成分，根据出现时间先后及囊性成分多少，PPB 可分为 3 型，即Ⅰ型（多囊型）、Ⅱ型（多囊伴实性结节型）和Ⅲ型（实体型）。临床上以Ⅰ型较为常见。Ⅱ型、Ⅲ型常伴有转移灶，脑组织是常见转移部位。随着时间的推移，或由于手术切除不完全等因素，Ⅰ型 PPB 可向Ⅱ型或Ⅲ型 PPB 转变，由囊性逐渐演变为实性。Ⅰ型为单纯囊性，平均发病年龄为10 个月，术后生存率达 80%～85%；Ⅰ型 PPB 术后如出现复发或转移，常进展为Ⅱ型或Ⅲ型。Ⅱ型为囊实混合性，兼有囊性、实性两种成分，平均发病年龄为 34 个月。Ⅲ型为完全实性，平均发病年龄为 44 个月。

（一）病因和病理

1. 病因　PPB 与位于 14q32 染色体上的 *DICER1* 基因的种系变异有关。*DICER1* 综合征使个体易患良性和恶性肿瘤，以前曾被描述为 PPB 家族性肿瘤和发育不良综合征。*DICER1* 突变表现为常染色体显性遗传模式，具有中等程度的渗透性。有 65%～70% 的 PPB 患儿有 *DICER1* 的杂合性突变。

2. 病理　PPB 来源于肺和（或）胸膜，主要由原始间叶成分及上皮成分组成，类似胚胎肺的结构，因此又称为"肺胚瘤"。PPB 的病理特征因类型不同而不同。Ⅰ型 PPB 是一种囊性薄壁结构，在组织病理学评估时显示出多中心的囊肿，由纤维隔膜隔开，内衬低立方上皮细胞；囊肿壁可能显示毛细血管增生、出血、坏死和萎缩性钙化；纤维隔层可能含有未成熟的细胞，可形成局灶性或弥漫性羊膜层，可能类似于横纹肌细胞。Ⅱ型 PPB 在大体病理组织检查时，表现为结节和斑块状增厚以及延伸到囊肿中的实心多形性区域。相比之下，Ⅲ型 PPB 是完全实体型（图 4-12-8）。Ⅱ型（多囊伴实体型）和Ⅲ型 PPB 的实性区域都是由混合的胚胎和肉瘤成分及软骨结节组成。

PPB 病理诊断要点：①由恶性胚胎性间充质构成，或伴有陷入的非肿瘤性上皮；②分为 3 型，即Ⅰ型（完全囊性型）、Ⅱ型（多囊伴实体型）、Ⅲ型（实体型）；③波形蛋白（vimentin）阳性，根据不同分化方向表达结蛋白（desmin）（横纹肌肉瘤分化）、MyoD1（横纹肌肉瘤分化）、S-100（软骨肉瘤分化），不表达上皮膜抗原（EMA）、细胞角蛋白（CK）和 CD99。

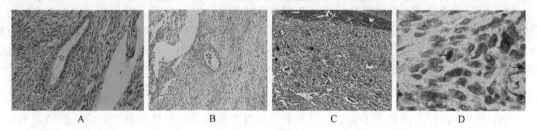

图 4-12-8　患儿，男，3 岁，主因"左肺肿瘤"行手术治疗。术后活检显示胸膜肺母细胞瘤（Ⅲ型）

A、B. 瘤组织由纤毛柱状上皮腺管（☆）及恶性间叶成分（△）构成；C. 局部可见间变和多形性肉瘤细胞弥漫排列（＊）；
D. 高倍镜下细胞异型性明显，核分裂象（箭头所示）多见

（二）临床表现

PPB 的临床表现无特异性，主要症状常为反复咳嗽、胸痛、呼吸急促、呼吸窘迫等呼吸功能紊乱，抗菌药物治疗无效；也可有腹痛、发热、食欲缺乏、易疲劳及全身不适；伴或不伴有胸腔积脓或胸腔积液，有的患者表现为自发性气胸；可同时患有囊性肾病和多发性小肠息肉，偶有发生术后甲状腺癌。PPB 常被误认为是儿童下呼吸道感染；发生脑转移后，可有颅内压增高并出现神经系统表现，症状和体征包括恶心、呕吐、嗜睡、癫痫发作、轻度偏瘫和视觉改变；转移至其他部位可使受累器官和系统产生相应的异常症状和体征。

（三）辅助检查

1. 影像学检查　大多数 PPB 患儿的影像学病变在右胸，肿瘤多位于肺的周边甚至胸膜，常伴

有胸腔积液。Ⅰ型病变 CT 检查可表现为单个囊肿或多囊性病变，通常充满空气。Ⅱ型病变 CT 检查可表现为空气或液体填充的空腔，可能有空气液体水平，同时有固体内部结节。Ⅲ型肿瘤是固体病变，CT 检查表现为低衰减和囊肿。大多位于肺的周围，侵犯胸膜时可出现胸腔积液；少数表现为单个结节或小肿块迅速增大，肿块巨大时可侵占半侧胸部；常伴有中心坏死引起的低密度区，有些巨大肿瘤形似脓胸，但钙化少见；有的向纵隔内生长，易被误诊为纵隔肿瘤。囊实性肿瘤表现为巨大多囊肿物，壁厚，形态与先天性肺囊肿很相似。CT 增强检查有不均匀强化。这些病变在 MRI 上是不均匀的，可能存在内部出血、增强区。Ⅲ型 PPB 在 FDG PET/CT 上显示氟代脱氧葡萄糖（FDG）摄取增加。胸腔积液和气胸经常是 PPB 的相关发现。转移性疾病最常发生在骨骼系统和中枢神经系统。

2. 分子生物学检查　大部分 PPB 患儿可以检测到 14q32 染色体上的 *DICER1* 基因的种系有关突变。

3. 胸腔镜　可以取病理活检明确诊断及胸腔镜下手术治疗。

4. 支气管镜　少数患儿可发生支气管内 PPB，支气管镜检查对支气管内 PPB 有重要诊断价值。

（四）诊断与鉴别诊断

1. 诊断要点

（1）临床表现无特异性，反复咳嗽、胸痛、呼吸急促、呼吸窘迫等呼吸功能紊乱，抗菌药物治疗无效。

（2）影像学表现为囊性、囊实性肿块及实性肿块。

（3）典型病理学改变，或检测到 *DICER1* 突变可确诊。

2. 鉴别诊断

（1）肺部其他囊性病变：对于Ⅰ型 PPB，鉴别诊断包括肺气肿、先天性支气管肺前肠畸形，特别是 CPAM。Ⅰ型 CPAM 和Ⅰ型 PPB 在影像学上是无法区分的；然而，先天性肺部畸形多见于第 2 胎的胎儿，而 PPB 则多在出生后发现。此外，Ⅰ型 PPB 比其他先天性囊肿更可能为多灶性。根据斯托克（Stocker）分类法归类为组织学Ⅳ型的 CPAM 和 PPB Ⅰ型属于同一病理实体谱系。

（2）原发于胸壁或肺内的恶性肿瘤：Ⅱ型和Ⅲ型 PPB 的鉴别诊断，特别是当它们具有局部侵袭性和原发肺部来源不确定时，需考虑其他更常见的肿瘤，如神经母细胞瘤。尽管Ⅲ型 PPB 有胸壁受累，但胸壁受累的存在有利于诊断其他恶性肿瘤而不是 PPB。此外，还需与恶性畸胎瘤、胚胎性横纹肌肉瘤、纤维肉瘤、尤因肉瘤和滑膜肉瘤等相鉴别。

（五）治疗和预后

PPB 的主要治疗方法是手术切除。对于Ⅱ型和Ⅲ型病变，也可进行辅助化疗，包括或不包括放疗。大约 30% 的Ⅱ型和Ⅲ型病变发生转移。总体而言，所有 PPB 患者的生存率为 49%（Ⅰ型为 83%，Ⅱ型为 49%，Ⅲ型为 42%）。在 10% 的病例中，Ⅰ型 PPB 会发展为Ⅱ型或Ⅲ型。

二、肺炎症性肌成纤维细胞瘤

肺炎症性肌成纤维细胞瘤（inflammatory myofibroblastic tumor，IMT）是一种罕见的良性病变，由梭形细胞增生和炎症成分组成。这种异常现象最早由布鲁恩（Brunn）在 1939 年描述。最初部分病理学家从形态学上认为其可能是一种恶性肿瘤。1954 年由伍米克（Umiker）和艾弗森（Iverson）通过系列临床病理研究提出了肺部的这种梭形细胞病变是炎症后增生形成的肿瘤样改变。其后炎性假瘤的名称被临床广泛接受。IMT 是儿童最常见的肺部原发性肿块，占单一中心评估的原发性肺部肿瘤的 16%～38%，但是随着病例数的不断积累，人们发现身体的其他部位均可发现类似的病变，而且肺外的 IMT 约有 25% 的复发率，部分病灶呈浸润性生长。所以，目前临床上较一致认为其是一种真性肿瘤。炎症性肌成纤维细胞瘤由佩蒂纳托（Pettinato）等于 1990 年命名。过去多数学者将炎性假瘤分为机化性肺炎型、纤维组织细胞型、浆细胞肉芽肿型和假性淋巴瘤型 4 种类型。卡埃朗（Caelen）等将炎性假瘤分为浆细胞肉芽肿和 IMT。IMT 是一种独特类型的中间型肌成纤维细胞性肿瘤，由梭形细胞和富于胞质的神经节细胞样细胞和淋巴浆细胞组成，常见 ALK 蛋白过表达和 *ALK* 基因重排。WHO 于 1994 年正式将 IMT 纳入软组织肿瘤分类中。

（一）病因和病理

1. 病因 IMT 的发病机制及病因未明。IMT 最初被认为是炎症后的修复反应，随着研究的深入，发现 IMT 是单克隆性增生，存在染色体 2p23 上 *ALK* 基因重排和 ALK 蛋白的异常活化，是一种具有复发潜能的真性肿瘤。IMT 可特征性地表现为 ALK、ROS-1、RET 和 NTRK3 等激酶的编码基因融合，其中以 ALK 常见。ALK 是一种跨膜受体酪氨酸激酶，涉及染色体 2p23 上 ALK 位点重排，导致 ALK 的 3′ 端激酶编码部分与其伴侣基因的 5′ 端发生融合，使得 IMT 的激酶结构域处于 5′ 端伴侣基因启动子的强烈影响下，发生 ALK 蛋白的异常活化。2p23 染色体上无性淋巴瘤激酶位点的分子重排在一般 IMT 病例中占 50% 或更多；对反应性炎症过程的支持包括 20% 的病例与先前的呼吸道感染有关，以及从肺部 IMT 中分离出人类疱疹病毒 8 的 DNA。IMT 常见的发病部位是腹腔肠系膜、大网膜；多见于肺、纵隔、泌尿生殖道、女性生殖道和胃肠道等器官，周围软组织相对少见；偶见于头颈部。

2. 病理 肺部 IMT 的大体病理组织学特点表现为一种坚实的肉质或胶状组织病变，平均大小为 6cm，呈分叶状，边界清，由肥胖梭形肌成纤维细胞及慢性炎症细胞组成。梭形细胞胞质淡红染，核卵圆形，染色质粗，核仁不明显，核分裂象少见，呈束状或席纹状结构；炎症细胞包括浆细胞、淋巴细胞、组织细胞及嗜酸性粒细胞等。可见神经节样肌成纤维细胞，核仁明显，可伴坏死、钙化、骨化，部分肿瘤可呈上皮样细胞形态。其组织学特点是由比例多少不等的梭形或多角形细胞、纤维/肌成纤维细胞，以及淋巴浆细胞混合性组成，部分病例可见嗜酸性粒细胞和中性粒细胞浸润；梭形细胞可见致密的席纹状或束状排列，仅见少量的炎症细胞浸润，亦可表现为广泛的炎性背景仅有少数梭形肿瘤细胞；常见黏液性间质、少细胞区伴有丰富的毛细血管网，以及局灶致密的胶原变性等组织学特征，偶见间质钙化；梭形瘤细胞通常具有卵圆形的核，小而显著的酸性核仁及较丰富的双嗜性胞质，有时候类似于萎缩的横纹肌细胞或神经节细胞。根据病变时限的长短，IMT 可显示一系列谱系的形态学改变，包括相对温和和少细胞的硬化性病变至更富于细胞和伴有非典型性的病变，有时以某种形态学为主，亦可同时出现在同一病变内；核分裂象多少不等，但通常较少，罕见坏死。具有较多神经节细胞样肿瘤细胞的 IMT；有时可见血管浸润，但无预后意义。IMT 免疫组化特点为梭形细胞表达平滑肌肌动蛋白（SMA）和波形蛋白（vimentin）；少数病例结蛋白（desmin）阳性；约 1/3 局灶性角蛋白阳性，约 40% ALK 阳性；成肌蛋白（myogenin）、CD117、肌球蛋白和 S-100 阴性（图 4-12-9）。

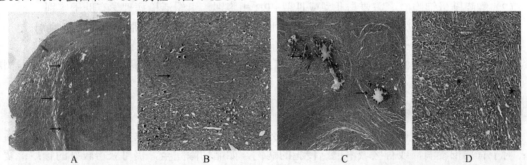

图 4-12-9 患儿，男，4 岁。主因"左肺下叶肿瘤"行手术治疗，术后活检显示 IMT
A. 低倍镜下肿瘤呈分叶状或结节状，边界成（箭头所示）；B. 可见局部坏死（箭头所示）；C. 可见灶区钙化（箭头所示）；D. 由梭形肌成纤维细胞（△）及慢性炎症细胞（★）组成

（二）临床表现

IMT 以儿童及青年多见，是儿童最常见的支气管内间叶性病变，性别差异不明显。IMT 多

见于肺部，也见于肺外各处软组织、头颈、上呼吸道、内脏、泌尿生殖道、躯干及四肢等。由于 IMT 生长方式差异决定了临床表现的多样性。总结起来大致可分为 3 类。第 1 类表现为周围性结节，此类患者通常无特异的症状，结节生长缓慢。胸部 X 线片显示孤立的肿块，80% 边界不清；CT 显示不同密度影像，提示不同组织类型混合存在；CT 增强可显示静脉对比剂，无增强、不均匀强化及外周性强化。较大病变常显示中心区坏死，还可出现钙化。第 2 类是中心型病灶，患者通常有咳嗽、咯血，如果有阻塞性肺炎和肺不张，还可以有发热、气短等相对明确的症状。第 3 类是呈浸润性生长的肿块，可呈大块状，进展快，并有转移；临床症状通常包括肿瘤压迫和浸润相关的表现，容易误诊为恶性纵隔肿瘤或肺癌。

（三）辅助检查

1. 影像学检查 肺部 IMT 的影像学特征为周围分叶状肿块，以两肺下叶为主；部分患者的侵袭性肿瘤存在胸壁、血管和纵隔侵犯；大约 15% 的儿童病例发生钙化。增强 CT 可表现为不均匀强化；肺部 IMT 的 MRI 特征是在 T_2 加权上呈高信号。尽管 FDG PET/CT 显示肺部 IMT 的 FDG 摄取量不一，但可用于评估局部复发和远处转移。

2. 支气管镜检查 中心型 IMT 病灶表现为气管或支气管肿块，可通过支气管镜检查及活检获得病理组织学诊断。

3. 经皮穿刺肺活检 对于靠近肺外周的病灶，可通过经皮穿刺肺活检获得病理诊断。

（四）诊断与鉴别诊断

1. 诊断要点

（1）临床表现：临床表现多样，肿块表现为周围性结节，多数无明显症状；中心型病灶患者常有咳嗽、咯血；浸润性生长的肿块可有肿瘤压迫症状。

（2）影像学检查：肺部 IMT 的影像学特征为周围分叶状肿块，以两肺下叶为主。增强 CT 可表现为不均匀强化。

（3）支气管镜：中心型 IMT 病灶表现为气管或支气管肿块，可通过支气管镜检查及活检获得病理组织学诊断。

（4）病理学诊断：组织活检符合 IMT 的病理改变。

2. 鉴别诊断

（1）肺隔离症：肺 IMT 需要与肺隔离症相鉴别，可以通过 CTA 检查，肺隔离症病灶由体循环动脉供血，有助于鉴别。

（2）胸膜肺母细胞瘤：需要与 II 型或 III 型 PPB 相鉴别，组织活检病理学有助于鉴别。

（3）肺部肉芽肿、肺错构瘤：如出现钙化灶，需要与各种肺部肉芽肿、错构瘤相鉴别。

（4）其他原发性肺部肿瘤：需要与肺部神经内分泌肿瘤、肺癌等相鉴别。

（5）肺部转移瘤：浸润性生长的 IMT 需要与肺转移瘤相鉴别；肺转移瘤有原发肿瘤的症状，病理检查可鉴别。

（五）治疗及预后

手术切除是目前肺炎症性肌成纤维细胞瘤公认的主要治疗手段。大多数病例完全切除预后很好；对于有局部浸润，或有区域淋巴结侵犯的病例，如能切除完全，仍可获得较好的预后；复发通常发生在切除不完全的病例。手术方式包括肺楔形切除、肺叶或全肺切除，切除范围包括受侵的组织和脏器。

三、肺 类 癌

神经内分泌肿瘤（neuroendocrine tumor，NET）是指所有具有神经内分泌形态及分化特点的上皮肿瘤。NET 可发生于身体任何部位，最常见于胃、肠、胰腺和肺。其中，肺类癌（pulmonary carcinoid，PC）属于肺部 NET 的其中一类，主要包括典型类癌（typical carcinoid，TC）和不典型类癌（atypical carcinoid，AC），这些肿瘤，尤其是低级别肿瘤类癌是大龄儿童和青少年可见的肺部原发性恶性肿瘤，占所有恶性上皮肿瘤的近 50%。儿童的平均发病年龄为 12 岁，男孩略占优势（1.4∶1）。

（一）病因和病理

1. 病因　类癌的病因尚不明确，部分类癌与遗传有关。发生类癌的内分泌细胞可从细胞外摄取胺前体，并通过细胞内氨基脱羧酶的作用，使胺前体形成相应的胺（如多巴胺、5-羟色胺等）和多肽激素，引起血管运动障碍、胃肠症状、心脏和肺部病变等类癌综合征。

2. 病理　类癌起源于气道壁，呈圆形或椭圆形，无柄或有柄，大小不等（0.5～9.5cm）。类癌细胞呈均匀的多角形，核染色质颗粒细小，核仁不明显，细胞质具有嗜酸性。细胞通常以小梁状和乳头状模式生长，高度血管化是其典型特征。

（二）临床表现

由于 PC 患者的临床表现多变，其诊断存在较大挑战。肿瘤所处位置不同，其临床表现亦不同。周围型肿瘤常无症状，多为偶然体检时发现；中央型肿瘤则出现类似阻塞性肺炎的气道阻塞表现，包括咳嗽、咯血、发热、呼吸困难、胸痛、反复肺部感染等，因此，常被误诊为慢性阻塞性肺疾病、哮喘等。与消化系统 NET 相比，PC 患者出现类癌综合征的表现较少（约 1%），仅有 2%～5% 的肝转移患者出现类癌综合征。最常见的类癌综合征为库欣综合征，有 1%～6% 的患者出现此症状；其他不常见的表现为皮肤发红、腹泻、哮喘及异位促肾上腺皮质激素综合征；更为罕见的临床表现，如生长激素释放激素及 IGF-2 异位释放所致的低血糖症。

（三）辅助检查

（1）胸部 CT：表现为圆形或卵圆形周围型肺结节，以右侧多见（60%），边缘光滑或呈小分叶状，增强后可出现明显强化。由于肿瘤部分或完全阻塞气道，CT 检查时可出现支气管扩张、肺不张、阻塞性肺炎等表现。相较 TC，AC 的肿瘤直径更大，周围型肿块更多见，且可出现钙化表现，约有 30% 的类癌肿瘤在 CT 上发现钙化，主动脉与下腔静脉之间血液中碘浓度的差别（AVID）增强是这种肿瘤的特点，归因于其高度的血管基质。如果存在纵隔淋巴结肿大，可能与较高级别的肿瘤有关。CT 在识别淋巴结肿大及远处转移（如肝、骨、肾上腺）方面亦有一定作用。

（2）MRI：在评估类癌时作用有限，肺类癌在 T_2 加权 MRI 上应显示高信号强度，并在静脉注射钆后显示增强。

（3）功能影像学检查：尤其是细胞学或组织病理学高度怀疑为 PC 的患者，建议行功能影像学检查。其理论依据为肿瘤可表达生长抑素受体（somatostatin receptor，SSTR），而不存在激素的高分泌状态。约 80% 的 PC 表达 SSTR2，可通过同位素标记的生长抑素类似物进行显像检查。功能影像学检查的优势在于可进行全身扫描，从而发现肺外转移灶，对全身肿瘤负荷做出评估。

（四）诊断与鉴别诊断

1. 诊断要点

（1）周围型肿瘤常无症状；中央型肿瘤有类似阻塞性肺炎的气道阻塞表现，包括咳嗽、咯血、发热、呼吸困难、胸痛、反复肺部感染等。出现类癌综合征的表现较少。

（2）影像学特征表现为圆形或卵圆形周围型肺结节，由于肿瘤部分或完全阻塞气道，可出现支气管扩张、肺不张、阻塞性肺炎等表现。约有 30% 的类癌肿瘤在 CT 上发现钙化，AVID 增强是这种肿瘤的特点。

（3）支气管镜检查可以发现肿块并活检，获取病理组织有助于明确诊断；对周围型肿瘤，可通过导航支气管镜活检获得病理标本进行诊断。

2. 鉴别诊断

（1）唾液腺肿瘤：当肿瘤在影像学上明显与气道壁相关时，应与其他起源于气道壁的肿瘤相鉴别。唾液腺肿瘤，如黏液腺癌，最常发生在主干支气管中，可生长在管腔内或超出气道软骨，病理学检查有助于鉴别。

（2）肺癌：在 CT 影像上病灶边缘多表现为欠光整，周围常见分叶及毛刺征，有时可见胸膜凹陷征及空泡征等，向周围肺组织多呈浸润性生长。

（3）肺炎症性肌成纤维细胞瘤：结节边缘光滑无毛刺，密度较均匀，增强扫描明显均匀强化。

（五）治疗和预后

肺类癌因 TC 与 AC，与高级别神经内分泌瘤相比，预后较为良好。因此，在治疗方法上没有太大的区别。

1. 外科治疗　手术是肺类癌的首选治疗方法，其目的是切除肿瘤并尽可能保留肺组织。只要有治愈的目的，就应考虑转移瘤的切除。如果早期诊断为 TC 和 AC，手术干预通常是可治愈的。TC 肿瘤有超过 90% 的 5 年和 10 年生存期。

2. 内科治疗　进展期 TC 和 AC 可能对化学疗法有反应。多种细胞毒性药物组合在肺神经内分泌癌中显示出一定程度的活性，但目前仍缺乏标准化全身化学疗法的共识。美国国立综合癌症网络（NCCN）指南建议在没有其他治疗选择的情况下，对进展期转移患者进行细胞毒性化学疗法，可以选用的药物包括替莫唑胺、顺铂联用依托泊苷或卡铂联用依托泊苷。对于具有侵袭性特征、SSTR 阴性表达、Ki-67 小于 15% 的 AC，欧洲神经内分泌肿瘤学会（ENETS）推荐以替莫唑胺为基础的化学疗法作为最后的治疗方案。此外，NCCN 也指出，尽管最常用的依托泊苷和铂类联合使用的细胞毒方案效果有限，但系统化学疗法用于进展期肺类癌，替莫唑胺的临床获益最大。在 30% 的晚期肺类癌中存在与激素分泌有关的症状。

类癌综合征是肺类癌中最常见的功能综合征，而生长抑素类似物（SSA）是控制症状的一线治疗药物，其次是细胞毒性化学疗法。而对于转移性疾病，应考虑局部或放射靶向治疗。对于局部晚期/转移（TC/AC）肺神经内分泌肿瘤，目前常用治疗方法包括 SSA、细胞毒性化疗、体外放射治疗、肝靶向治疗等。

四、肺黏液表皮样癌

肺黏液表皮样癌（PMEC）于 1952 年由斯梅塔娜（Smetana）首次报道。2004 年 WHO 对肺肿瘤的组织分类中，PMEC 被划分为唾液腺肿瘤（salivary gland-type tumor）。PMEC 分为低级别（低度恶性）和高级别（恶性）两型，而多数文献报道以低级别 PMEC 为主。唾液腺肿瘤起源于呼吸道的黏膜下气管支气管腺的浆液性黏液。黏膜下腺体的浓度最高，因此，唾液腺肿瘤多数被发现于气管和主支气管，发生在肺段以下气道和周围肺部相对少见。唾液腺肿瘤有 4 种亚型，即 MEC、ACC、上皮细胞癌（epithelialmyoepithelial carcinoma，EC）和多形性腺瘤（pleomorphic adenoma，PA）。MEC 是最常见的气管支气管唾液腺肿瘤，PMEC 也是常见的儿童原发性肺部恶性肿瘤之一；ACC 在儿童中也有报道，但发病率较低。

（一）病因与病理

1. 病因　尚不明确，尽管还未明确与发生唾液腺肿瘤相关的主要因素，但已提出一些潜在的致病因素，即辐射暴露与良性和恶性唾液腺肿瘤的发生均相关。这种关联的依据最初来自日本原子弹爆炸幸存者的研究资料。霍奇金淋巴瘤治疗方案中包括放疗的癌症长期存活者以及因儿童期癌症或良性病变接受头颈部放疗的个体，发生唾液腺肿瘤的风险似乎也有增加。有霍奇金淋巴瘤既往史的患者，在唾液腺肿瘤典型发病年龄之前发生该病的风险可能较高。病毒可能与唾液腺肿瘤风险增加有关。流行病学研究显示，HIV 感染者的唾液腺肿瘤发病率较高。虽然偶尔会在黏液表皮样癌中检出 HPV 的高风险血清型，但是其他研究还未确认这一点，且其他唾液腺肿瘤中极少检出此类病毒。尚无结论性数据支持 HPV 有导致唾液腺肿瘤的作用。据报道，环境因素和橡胶生产、发型师、美容院、镍化合物等因素的工业暴露与唾液腺肿瘤的发生相关。METC1-MAML2 融合癌基因存在于 75%～100% 的黏液上皮细胞癌中，并且在 PMEC 中也有发现，因此，可作为潜在的诊断标志物。

2. 病理　在大体组织病理学评估中，PMEC 平均大小为 3cm。低级别 PMEC 是由具有囊性和实性模式的肿瘤岛组成，囊性成分含有柱状细胞和黏液，周围有鳞状细胞或中间细胞的固体成分；在基质成分中可以发现钙化和骨化。高级别 PMEC 较罕见，表现为不典型的鳞状细胞有频繁的有丝分裂和坏死，其黏液物质和血管比低级别 PMEC 少。

（二）临床表现

临床上常表现为呼吸道刺激、气管支气管阻塞性症状和体征，发生阻塞性肺炎常反复并加重，病程长短不一，部分可达数年。有间断或阵发性咳嗽、发热、呼吸困难、喘息、胸闷、胸痛，部分存在咯血临床症状等。

（三）辅助检查

1. 影像学检查　MEC 通常来自中央气道，表现为主支气管或小叶支气管的突然截断。CT 显示肿瘤定位在主支气管或大叶支气管，但也有文献报道节段性和肺外周的 PMEC。肺外周的 PMEC 可能等级较高。诊断时的平均大小为 3cm，可能出现点状钙化。也有文献报道，扩张的远端气道中可见黏液栓，通常与 PMEC 缓慢生长有关。

2. 支气管镜检查　由于 MEC 通常来自中央气道，支气管镜检查多数能发现肿瘤并可活检送病理组织学检查。

（四）诊断与鉴别诊断

1. 诊断要点

（1）临床表现无特异性，可有气管支气管阻塞的症状和体征，肿瘤出血可有咯血症状。

（2）影像学表现为主支气管或小叶支气管的突然截断。CT 显示肿瘤定位在主支气管或大叶支气管，可以出现钙化。

（3）支气管镜检查发现肿瘤并活检，送病理检查明确诊断。

2. 鉴别诊断

（1）ACC：与黏液上皮细胞癌在影像学特征方面较相似，但黏液上皮细胞癌更常见，多是腔内型，而 ACC 在儿童中很少见，往往发生于气管和主支气管，并且往往具有浸润性的特点。

（2）肺类癌：应与 PMEC 鉴别，两者均呈明显强化，但肺类癌好发年龄相对较大，病变多呈腔内型，可形成"冰山征"，同时临床常合并神经内分泌症状。

（3）肺平滑肌瘤、腺瘤：常为窄蒂，而腔内型唾液腺型癌多为宽基底。

（4）肺结核：多为叶、段支气管的管壁增厚、管腔狭窄，无明显肿块形成，常伴肺内结核灶。

（五）治疗及预后

低级别 PMEC 多不伴有远处转移，手术切除病灶是首选治疗方法。根据生物学特性，术中应进行常规纵隔淋巴结清扫，可显著提高生存期，有报道称 I 期、II 期患者术后 5 年生存率达 100%。多数文献认为，低级别 PMEC 不需要行术前、术后辅助放化疗，但对于瘤体较大特别是 T4 可行术前辅助化疗。高级别 PMEC 多数有淋巴结、远处转移，治疗同非小细胞肺癌，但预后较差。近年来有研究表明，EGFR 酪氨酸激酶抑制药在晚期 PMEC 治疗中效果显著，虽然多数患者无明显 EGFR 基因突变，但吉非替尼等一代 EGFR-TKI 仍有较高疗效，具体机制有待进一步研究。另外，支气管镜介入治疗对于低级别 PMEC 可以达到类似手术的效果（图 4-12-10），且对肺功能损伤较小；对于晚期高级别 PMEC，支气管镜介入治疗的优点是可以扩张阻塞的支气管，迅速缓解症状，且可重复操作，具有良好的应用前景。

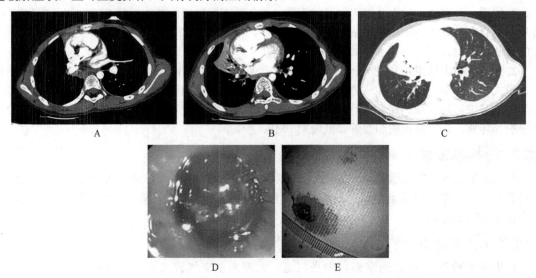

图 4-12-10　PMEC 患儿影像检查及支气管镜介入治疗

A. 胸部 CT 增强提示右中间支气管阻塞；B. 右中叶支气管阻塞及右肺中叶不张；C. 右肺中叶不张及右下
叶轻度过度充气；D. 支气管镜显示右中间支气管占位伴出血；E. 使用电圈套器切除的肿块

（郑仰明　祁旦巳）

第五节　纵隔肿瘤

一、原发性异位纵隔甲状腺肿

　　甲状腺向下生长并通过胸廓上口进入胸腔，称为"原发性纵隔甲状腺肿"或"胸骨下甲状腺肿"，这是一种罕见的疾病。甲状腺切除术中甲状腺组织扩展至纵隔的占比为 1%～15%；胸骨后甲状腺肿的发生率估计在 0.02%～0.5%，其中 98% 从颈部延伸而来，只有 1.7% 的胸内甲状腺肿为原发性纵隔甲状腺肿。估计原发性纵隔甲状腺肿的发病率为（3.4～8.5）/1 000 000。

（一）病因和发病机制

　　1. 病因　原发性异位纵隔甲状腺肿的病因与颈部甲状腺肿相同，涉及许多不同的环境和遗传因素，普遍认为碘缺乏是导致甲状腺结节增加的主要环境因素。遗传因素在甲状腺的形态异常中起着重要作用，特别是具有一定遗传易感性的个体。目前证据表明，甲状腺肿的基本形成过程与碘缺乏无关，但碘缺乏的叠加会大大增加结节性甲状腺肿的发生率。

　　2. 发病机制　原发性异位纵隔甲状腺肿的形成可以通过 3 种机制解释。

　　（1）甲状腺细胞亚群的存在及其趋于聚集的趋势导致甲状腺和局灶性增生内的不均匀增殖或结节性转化。慢性生长刺激可能是由许多遗传、内源和环境因素引起的。这些因素刺激甲状腺细胞的生长或功能，导致进一步的生长和局灶性自主功能。

　　（2）体细胞突变赋予单个细胞可遗传的生长优势，并导致克隆瘤的形成。

　　（3）受位于腺体的后、前和上位解剖结构，即椎体、肌肉及甲状软骨和环状软骨的限制，腺体只能向下扩张。

　　3. 分类　自 19 世纪以来，原发性异位纵隔甲状腺肿先后被称为胸骨后、胸骨下、后纵隔和胸内甲状腺肿等，这种名称的多样性是因为缺乏对胸内腺体位置的统一认识。有研究学者认为，甲状腺肿在颈部延伸到胸骨后面的胸廓上口被称为胸骨后甲状腺肿，而一些学者将甲状腺肿大，其中 50% 位于胸廓上口以下作为胸内甲状腺肿。大多数原发性异位纵隔甲状腺肿被认为是颈部甲状腺肿的一部分。根据成像和胸腔甲状腺位置可将纵隔甲状腺肿分为 3 种类型。Ⅰ型：甲状腺肿在主动脉弓上方；Ⅱ型：甲状腺肿位于主动脉弓下方并延伸至后方；Ⅲ型Ⅱ型：是巨大的甲状腺肿，可侵入胸腔或出现上腔静脉综合征。

4. 胚胎发育 在胚胎发育的第 3～7 周，第 2～3 气管环前侧和外侧的甲状腺从盲肠移位到其典型的解剖位置。有研究学者提出，当心脏下降到胸腔时，甲状腺的部分或所有生发中心也被尾部牵拉，形成纵隔甲状腺组织。另有报告下降的胸腺和甲状腺组织之间存在密切关联，可能导致原发性纵隔甲状腺肿。

（二）临床表现

气道压迫是胸骨后甲状腺肿患者最常见的发现之一。其他症状包括劳力性呼吸困难、喘鸣或喘息、咳嗽、声音改变、吞咽困难、血管（如上腔静脉综合征、短暂性缺血发作、脑水肿、胃肠道出血）及神经系统疾病（如声带麻痹、声音嘶哑和霍纳综合征），以及新陈代谢改变（如甲状腺毒症和体重减轻）。胸骨后甲状腺肿较大者，在躺下或伸直脖子时常常无症状。胸骨后甲状腺肿患者的喉咽反流率很高。在极少数情况下，胸腔内甲状腺肿可能会导致所谓的食管静脉曲张。气管软化是胸骨后甲状腺肿的最严重并发症之一，是由于甲状腺肿压力破坏气管环而导致的。患者在手术切除甲状腺肿后可能会出现气道塌陷。

（三）辅助检查

1. 实验室评估 应当进行甲状腺功能检查，包括促甲状腺素（TSH）和游离甲状腺素（FT_4）的评估。甲状腺功能正常的患者，尤其是居住在缺碘地区的患者，TSH 值可能是正常的可测量甲状腺过氧化物酶（TPO）抗体。

2. 影像学检查

（1）胸部 X 线检查：纵隔肿块多可见于常规胸部 X 线检查，胸骨后甲状腺肿的典型 X 线表现包括气管偏离和变窄。

（2）超声检查：B 超为一线影像学检查。血管探查的重点是明确甲状腺肿与主动脉弓、颈总动脉、头臂干、锁骨下动脉和左、右头臂静脉的关系。

（3）CT 和 MRI：均可用于胸骨后甲状腺肿的诊断评估，但 MRI 不需要碘对比。颈部和胸部的 CT 扫描可显示颈部甲状腺肿的纵隔肿块的连续性，并可以识别胸腔内甲状腺肿成分的组织平面。CT 是评估纵隔恶性肿瘤范围和可能侵袭性的最佳工具。

（4）细针穿刺活检：尽管有 15%~30% 的恶性甲状腺结节仅通过细胞学检查无法识别，细针穿刺抽吸术（FNA）仍被认为是判断甲状腺结节良恶性的金标准。此外，由于胸骨后胸骨下部分不易接近，并且活检可能导致出血，因此，胸骨后甲状腺肿患者通常不进行 FNA。损伤大血管可能导致威胁生命的大出血，并且胸膜穿刺可能导致气胸。在可疑恶性结节中，FNA 仅限于胸骨后甲状腺肿颈部扩展部分。当从颈部甲状腺肿获取样本时，应谨慎地解释细胞病理结果，仅提示活检处病理改变，而不一定能代表整个胸骨后甲状腺肿。

3. 其他检查 怀疑喉部受压继发声带受累的患者，可能需要进行间接喉镜检查。对于有阻塞症状的患者、胸骨后甲状腺肿和气管狭窄小于 10mm 的患者，即使没有阻塞症状，也应该进行流量循环评估，以评估气道阻塞。

（四）诊断与鉴别诊断

1. 诊断要点

（1）临床常见气管受压表现，如憋气、呼吸困难、胸闷、胸痛。平卧时症状可减轻。短时间内肿瘤迅速增大提示肿瘤内出血。

（2）胸部 X 线片和 CT 可以确定肿物与气管、血管及周围组织的关系。对合并甲状腺功能亢进患者，可行碘-131扫描；有吞咽困难时可行上消化道钡餐X线检查，了解食管受压情况。

（3）细针穿刺活检可明确诊断和鉴别良性和恶性甲状腺结节。

2. 鉴别诊断

（1）胸腺瘤：可表现为上纵隔占位，颈胸部CT可显示颈部甲状腺与胸内肿块阴影中断。

（2）淋巴瘤：可表现为上纵隔或胸腔内占位，常合并血常规改变与发热等症状，可有多发占位性病变，活检可帮助诊断。

（3）脂肪瘤：胸膜脂肪瘤可表现为上纵隔肿块，可发生于近中线处，患者常无明显临床表现。CT显示病灶密度均匀，与胸部皮下脂肪密度相等而纵隔窗无异常发现。

（4）头颈部淋巴管瘤：淋巴管瘤约75%发生在头颈部，可表现为颈胸部无痛性包块，随着肿瘤的增大可产生压迫症状。彩色多普勒超声表现为低张力无定型囊性肿物，条带状回声分隔。CT典型特征为沿疏松组织间隙呈"爬行性生长"，形态与局部间隙相吻合，组织结构清晰。

（五）治疗

1. 治疗目标 胸骨后甲状腺肿的治疗目标是通过切除或消融甲状腺来缓解阻塞性症状。对于无症状性胸骨后甲状腺肿患者，其目的是防止甲状腺肿大并阻止阻塞性症状的发展。

（1）存在阻塞性症状：胸骨后有阻塞性症状的患者需要切除或消融甲状腺。一旦出现阻塞症状，就有进一步甲状腺生长和进行性气管压迫的危险。

（2）无症状胸骨后甲状腺肿：主要治疗选择是手术或监测观察。治疗的选择取决于患者甲状腺肿特征的程度。这些患者可以通过每年进行的连续CT扫描进行监测，如果病情稳定，则应定期进行监测，尤其是对于那些手术效果较差的老年患者。

2. 手术 是症状性胸内甲状腺肿（呼吸困难、吞咽困难或上腔静脉综合征）的首选治疗方法，基于以下原因：①放射性碘消融（RIA）可能引起气道阻塞的急性反应；②大多数胸内甲状腺肿倾向于持续生长；③高达25%的胸内甲状腺肿为恶性；④高达90%的胸内甲状腺肿可经颈部途径安全切除。

手术治疗的唯一替代方案是放射性碘消融，可减瘤40%，并减轻症状。此类患者的手术决策都应该个性化，并根据甲状腺肿大小、气道及消化道压迫程度、患者的合并症和主动监测中的肿块生长情况决定。

3. 左甲状腺素 在无症状的胸骨后甲状腺肿患者中，使用左甲状腺素（LT_4）减少甲状腺肿大的作用可能有限。对于亚临床甲状腺功能亢进患者，LT_4无效甚至可能有害。此外，停止LT_4治疗后甲状腺肿可能会恢复。基于这些考虑，结节性甲状腺肿不应以达到TSH抑制的目的进行LT_4治疗，除非存在血清TSH值超常和碘缺乏。

4. 放射性碘 对于胸骨后甲状腺肿的患者，尤其是在甲状腺放射性核素显像中具有功能性阻塞性甲状腺组织的患者，放射性碘治疗是一种合理的替代选择。然而，放射性碘使甲状腺体积减小仅是中等程度，并且理论上存在加重梗阻或遗漏恶性肿瘤的可能。这种方法应首先考虑到手术风险高的患者或不愿接受手术的患者。与单独的放射性碘相比，阻塞性甲状腺肿患者在放射性碘中添加重组人TSH（rhTSH）可使甲状腺体积减小更明显。

二、胸 腺 瘤

胸腺瘤是前纵隔胸腺上皮引起的最常见的肿瘤。可发生在任何年龄的患者中，在已出版的文献中，男女比例大致相等。考虑到胸腺瘤的罕见性，病因相关知识非常有限。目前未证明烟草、乙醇或环境因素与胸腺瘤发病率增加之间存在因果关系。胸腺瘤在儿童罕见，占所有前纵隔肿瘤的不到1%。30~40岁为胸腺瘤的高发年龄段。儿童胸腺瘤小于2%，且绝大多数为恶性。

（一）病因和发病机制

1. 病因 胸腺瘤的确切原因尚不清楚，发病率无明显性别差异。黑种人和亚裔及太平洋岛民的胸腺瘤发病率较高，这可能是基因和环境因素共同作用的结果。胸腺瘤与重症肌无力和其他副肿瘤综合征（如全红细胞发育不全、多发性肌炎、系统性红斑狼疮、库欣综合征和抗利尿激素分泌异常综合征）有很强的联系。

2. 病理　胸腺瘤是最常见于前纵隔的恶性上皮肿瘤，也见于颈部、肺门、甲状腺、肺、胸膜或心包腔。胸腺瘤的大小和外观从小的纤维斑块到大的分叶状肿块不等，退行性囊肿、钙化和出血常见。传统上，胸腺瘤主要细胞类型分为 3 种，即淋巴细胞、上皮细胞和淋巴上皮细胞。然而由于形态学外观的广泛变化，胸腺瘤的组织病理学分类比较困难。现有许多分型系统，但都有不足，并且没有一种与临床预后具有特别密切的相关性，WHO 组织学分类与正冈（Masaoka）分类是目前胸腺上皮肿瘤使用最广泛的分类系统。

（二）临床表现

胸腺瘤的临床表现可能有所不同，从胸部 X 线或 CT 偶然发现到纵隔肿块或全身综合征可引起不同症状。约有 30% 的胸腺瘤患者无症状而偶然发现。约 30% 的胸腺瘤患者会发生肌无力，而只有 10%～12% 的肌无力患者患有胸腺瘤。

由于邻近结构的压缩或侵入，局部肿瘤的生长可能引发多种症状。常见的症状包括非特异性的胸部不适或疼痛、咳嗽、体重减轻和呼吸困难。胸腺瘤的侵袭可能会导致上腔静脉综合征和神经麻痹。晚期可由于气管或食管受压引起呼吸或吞咽困难。胸膜或心包积液罕见，可能表明已进入晚期。胸腺瘤的自发性破裂罕见。与胸腺瘤相关的其他副肿瘤综合征包括多发性肌炎、系统性红斑狼疮、类风湿关节炎、甲状腺炎、溃疡性结肠炎、急性心包炎、心肌炎、溶血性贫血、艾迪生病和库欣综合征。

（三）辅助检查

胸部 X 线检查可发现多达 80% 的胸腺瘤。通常呈卵球形或小叶状、平滑、边缘分叉的纵隔肿瘤。在侧位图像很容易发现肿块表现出的胸骨不透射线区域。

CT 和 MRI 都是胸腺成像的良好方法，可识别淋巴结受累和转移扩散。胸腺瘤的典型 CT 特征为与周围纵隔脂肪分界清楚，呈圆形或分叶状、均质（图 4-12-11A 延伸阅读）。与其他纵隔肿瘤不同，胸腺瘤通常无转移性淋巴结肿大或肺转移。使用静脉造影剂有助于术前评估分期中肿瘤的浸润性（图 4-12-11B 延伸阅读）。

正电子发射断层成像（PET）和集成的 FDG PET/CT 是用于胸腺肿瘤成像有前景的技术。PET 是一种核医学成像技术，可以生成体内功能过程的三维图像。用示踪剂 ^{18}F-氟代脱氧葡萄糖（^{18}F-FDG）进行 PET 扫描广泛用于临床肿瘤学。在大多数快速生长的恶性肿瘤中可发现高水平的线粒体己糖激酶。

一般不建议胸腺瘤的预先切除活检，除非对恶性前纵隔肿瘤的性质确实存在疑问，因为组织活检会破坏肿瘤囊壁，可能增加局部复发的风险。

（四）诊断与鉴别诊断

1. 诊断要点

（1）临床表现为非特异性的胸部不适或疼痛、咳嗽、体重减轻和呼吸困难。胸腺瘤侵袭邻近结构可导致上腔静脉综合征和神经麻痹。晚期可由于气管或食管受压引起呼吸或吞咽困难；少数可出现胸膜或心包积液。

（2）手术切除或经皮穿刺活检或开放式活检获得组织学为金标准。胸部 CT 或 MRI 可显示胸腺瘤平滑且界线分明。

（3）MRI 可区分实性和囊性肿块。PET 扫描也可用于区分良性胸腺瘤和胸腺癌。分化良好的胸腺瘤倾向于 PET 阴性，胸腺癌倾向于 PET 阳性。

2. 鉴别诊断

（1）真正的胸腺增生：其特征是胸腺的变化，通常是明显增大，多见于男孩，外周淋巴细胞增多。胸腺瘤表现包括大量过多的皮质区域与类似于胸腺髓质的小区域胸腺小体（Hassall 小体）增生或发育不良、不规则地消融，以及较厚的纤维囊或不规则的纤维隔膜。相反，胸腺增生显示正常的分叶、皮质和髓质区域正常分布。

（2）T 淋巴母细胞性淋巴瘤（TLL）：具有高 T 淋巴细胞优势的 B1 型胸腺瘤可以模拟前体TLL。淋巴细胞进入隔膜和囊膜的浸润模式以及突出的细胞角蛋白网状物的存在有利于诊断 B1 型胸腺瘤。流式细胞技术分析也可以帮助区分 B1 型胸腺瘤和前体 TLL。B1 型胸腺瘤倾向于均匀显示 CD3、CD4 和 CD8 的表达，而前体 TLL 成簇分布。

（3）胸腺癌：根据上皮细胞的细胞学异型性可鉴别胸腺癌与胸腺瘤。

（五）治疗

胸腺瘤的治疗和管理包括放化疗、使用激素、免疫疗法、酪氨酸激酶抑制药和手术切除。通常基于肿瘤分期选择治疗方式。胸腺瘤的手术分期有一定的争议，其中正冈（Masaoka）手术分期被广泛使用。该分期基于胸腺囊外肿瘤侵袭的宏观和微观特征。

原则上只要患者可耐受手术，均应行原发性病灶切除术。儿童中尚无普遍接受的治疗方案。目前成人文献中的治疗建议如下：Ⅰ期胸腺瘤应接受手术，目的是获得镜下完全切除术。Ⅱ-Ⅲ期胸腺瘤也应采用手术切除治疗，对于未完全切除的肿瘤，建议采用术后辅助放疗。Ⅲ-Ⅳa 期胸腺瘤应尽可能进行手术，建议采用术后辅助放疗；对于不完全切除的病例，可给予围术期化疗。若在出现时不可切除，应采用多模式治疗，包括化疗，然后进行手术或放射治疗。Ⅳb 期胸腺瘤应接受化疗。基于顺铂和异黄酰胺的化学治疗方案反应较好。

手术切除是胸腺瘤的主要治疗方法，胸骨正中切口是切除胸腺瘤的最佳切口。经颈部胸腺切除术避免了胸骨切开术，但技术上具有挑战性。尽管长期生存率与开放手术相比仍有待观察，但胸腔镜和机器人辅助胸腺切除术越来越受欢迎。对于恶性肿瘤，胸骨正中切口仍然是首选。对于晚期胸腺癌可考虑术前的新辅助化疗，早期肿瘤的辅助放疗或化疗的作用尚不清楚。

标准化疗方案包括 PE（顺铂和依托泊苷，56%～60% 反应率）、PAC（顺铂、阿霉素和环磷酰胺，51% 反应率）、ADOC（阿霉素、顺铂、长春新碱和环磷酰胺，85%～92% 反应率）和 VIP（依托泊苷、异环磷酰胺和顺铂，32% 反应率）。尽管尚未确定用于胸腺瘤的儿科患者的标准治疗方案，但大多数儿科患者的治疗原则与用于具有相应肿瘤阶段的成年患者的治疗原则相似。由于此病少见，在儿科患者中制订胸腺瘤治疗方案需要更多的经验和多中心合作研究。

（六）预后

根据成人胸腺瘤患者的文献，最重要的预后因素是肿瘤分期。WHO 的组织学类型和可切除性状态也在结果中发挥重要作用。这些因素是相互依赖的，每个参数影响肿瘤预后的重要性可能因情况而异。Masaoka Ⅰ期胸腺瘤可完成 95%～100% 的完全切除和 85%～95% 的 10 年生存率。相比之下，Masaoka Ⅳa 胸腺瘤患者的完全切除率和 10 年生存率分别降至 30%～50% 和 0%～15%。A 型和 AB 型胸腺瘤 5 年和 10 年的存活率分别达到 100% 和 80%～100%。B1 型胸腺瘤具有低恶性潜能，可能发生罕见的局部复发或晚期转移。B2 型和 B3 型胸腺瘤的恶性潜能高于 B1 型胸腺瘤。与胸腺瘤相关的一些副肿瘤病症也影响总体结果，特别是获得性低丙种球蛋白血症和纯红细胞再生障碍是慢性血液病，本身就会导致严重的病残。与成人数据类似，这些预后因素也适用于儿科患者。值得注意的是，年龄和性别似乎在儿科胸腺瘤患者的预后中起重要作用。

三、畸胎瘤

畸胎瘤是最常见的生殖细胞肿瘤。纵隔畸胎瘤约占纵隔生殖细胞肿瘤的 44%。纵隔畸胎瘤多见于年轻人，占纵隔肿瘤的 8%～16%，在儿童中较少见。畸胎瘤由实质或类器官肿块组成，来自

3 个胚层（外胚层、内胚层和中胚层）的组织。其组织学特征具有异质性，可能包括囊性或实性区域及成熟和未成熟的成分。克兰费尔特（Klinefelter）综合征患者纵隔畸胎瘤发病率较高。

（一）病因和发病机制

1. 发病机制　尚不完全清楚，有以下理论存在：①来自亨森（Hensen）结节迁移路径的全能细胞，可能解释了中线位置畸胎瘤。②不完全孪生的结果，可能解释存在于颅内、纵隔、腹部的畸胎瘤，这是双胞胎的常见连接部位。③起源于从后肠迁移到泌尿生殖器的边缘的原始生殖细胞，可能解释了畸胎瘤常见于骨盆。畸胎瘤包含来自 3 个生殖层中至少两个的组织，通常包含外胚层组织，如头发和牙齿；也可以分别包含衍生自中胚层和内胚层的组织，如骨骼和肠上皮。如果畸胎瘤包含胎儿神经内分泌组织，则考虑为未成熟和恶性，预后较差。

2. 病理　大多数纵隔畸胎瘤是良性成熟畸胎瘤，具有分化良好的生殖来源组织，主要由外胚层组织组成。含有未成熟的生殖来源组织时，应考虑为未成熟畸胎瘤。有文献报道了存在具有恶性生殖肿瘤成分的畸胎瘤。畸胎瘤很少转为恶性，但也有研究报道肉瘤、鳞状细胞癌、腺癌或类癌的存在。在纵隔畸胎瘤中，有研究报道存在胰腺组织。由畸胎瘤释放的消化酶，对肺血管的侵蚀可引起咯血，少数畸胎瘤破裂进入胸膜腔；此外，这些肿瘤可能与肺不张和阻塞性肺炎有关。畸胎瘤内的胰腺组织侵蚀周围结构可引起慢性非化脓性胸膜炎症。少数情况下，在伴有肺部糜烂的畸胎瘤中发现钙化和空洞，可能误诊为结核病，特别是在我国等结核病常见的发展中国家中。

（二）临床表现

大多数无症状，在常规胸部 X 线检查中偶然发现。压迫症状是常见的临床表现，归因于其对纵隔结构的占位效应。由于前纵隔畸胎瘤的压迫作用，患者主要表现为呼吸道症状，如严重的呼吸窘迫；由于肿瘤侵蚀气管支气管树，咯血症状虽然少见，但具有一定的特征性。罕见的情况包括肿瘤破裂进入胸膜腔、心包膜、肺实质和大血管，可导致危及生命的并发症。

（三）辅助检查

CT 是确诊纵隔肿瘤及其范围的首选方式。典型 CT 表现是圆形或卵圆形、囊性或囊性固体肿块，轮廓清晰、光滑。畸胎瘤内部的密度是不均匀的，如水、皮脂液或软组织，可有钙化结节。早期小而不规则的畸胎瘤缺乏明显的肺组织扩张迹象，可被误认为肺门淋巴结肿大或肺实变；后期肺部 CT 显示钙化、空洞和低密度聚集在不规则肿块中。或早期表现为肺叶实变，随后仅在右下叶和增厚的胸膜中识别出钙化，在纵隔中识别出不规则的软组织。钙化、空洞是结核病的重要特征。纵隔畸胎瘤临床过程和动态成像结果可与结核病的发展过程类似。早期还可表现为肺实变和大量胸腔积液。

在血清和胸腔积液中炎症标志物极度升高的情况下，应考虑脓胸可能。甲胎蛋白和人绒毛膜促性腺激素（可引起性早熟，尤其是在 Klinefelter 综合征中）等肿瘤标志物的升高可能提示恶性肿瘤。

（四）诊断与鉴别诊断

1. 诊断要点

（1）畸胎瘤早期可无任何症状，随着肿瘤的膨胀性生长，可产生压迫症状，可有咯血，咯出皮脂腺分泌物、毛发。

（2）胸部 X 线或 CT 发现肿瘤内含脂肪、软组织、囊变、脂-液平面、钙化、骨组织，尤其是瘤灶内显示枝形骨或牙齿时，部分肿瘤可见脂-液平面，可临床诊断畸胎瘤。

（3）畸胎瘤很少转为恶性，但也有报道肉瘤、鳞状细胞癌、腺癌或类癌的存在。病理学提示恶性生殖肿瘤成分的畸胎瘤可能预后不佳。

2. 鉴别诊断

（1）胸腺瘤：原发于胸腺的肿瘤，好发部位类似于生殖源性肿瘤。临床无重症肌无力表现。CT 检查肿瘤常呈圆形或卵圆形，边缘清晰锐利，或有分叶，位于前上纵隔心底部，贴近于胸骨后侧，无钙化或骨齿样增生影。

（2）胸内甲状腺肿：多位于前上纵隔，其来源多为颈部甲状腺肿经胸骨后间隙坠入前上纵隔，或是胚胎期残存的组织或异位甲状腺逐渐发展而来，女性约为男性的 4 倍，肿瘤压迫周围组织可有相应的症状。核素扫描可判断肿瘤位置、大小和有无相应病变，依据吸收碘-131 情况能判断甲状腺功能，若正常甲状腺位置内未出现碘-131 吸收而胸骨后肿块内有碘-131 吸收，则可诊断为胸骨后甲状腺肿。

（3）纵隔淋巴瘤：纵隔占位性病变为这一高度恶性全身疾病的局部表现，早期即有气管和上腔静脉的严重受压症状，可合并颜面、颈部、上肢肿胀及表浅淋巴结肿大和肝脾肿大；CT 显示一侧或双侧纵隔典型的气管和支气管周围迅速增长的巨大结节状肿块，活检病理可明确诊断。

（4）纵隔囊肿：主要是前纵隔囊肿，比较常见的有胸腺囊肿及囊状淋巴管瘤，大多数患者无症状，可因囊肿内积液增加、肿块增大引起压迫。CT 可明确病变范围与周围组织的关系，并能很好地显示囊内容物密度接近于水，但有时与囊性畸胎瘤发生混淆，术后病理确诊。

（五）治疗

畸胎瘤通常是良性的。良性成熟畸胎瘤对化疗无反应，因此，有症状时应考虑手术治疗。手术切除包括正中胸骨切开术或后外侧胸廓切开术。为避免损伤重要结构而进行不完全切除，不需要放化疗，因为这些肿瘤通常无纵隔外侵犯。

手术切口可以选择正中胸骨切口、前外侧切口、后外侧切口、蛤壳式切口，在较小的纵隔肿瘤中可使用胸腔镜手术治疗。正中胸骨切口是巨大前纵隔肿块的首选入路。"L"形切口或倒"T"形切口可以从正中胸骨切口扩展，用于处理侵入半胸的前纵隔肿块。

辅助治疗对纵隔成熟畸胎瘤没有作用。心包缺损需要重建，以防止心脏疝，并防止在将来需要再次手术的情况下胸骨、心脏粘连。对于纵隔肿瘤的整体切除，可能需要额外的如肺楔形切除术、肺叶切除术或假体血管重建术。5% 的患者在切除纵隔肿瘤时需要进行体外循环。胸腔镜是一种可选方法，用于切除一些良性成熟畸胎瘤。可考虑采用基于铂的新辅助化疗，然后进行手术切除或辅助化疗治疗残留肿瘤。肿瘤的根治性切除决定了未成熟畸胎瘤患者的长期生存率和低复发率。即使对邻近组织的广泛累及，彻底切除后预后良好。具有恶性转化的畸胎瘤有侵袭性，可快速进展或转移，预后不良。甲胎蛋白是一种很好的肿瘤标志物，通常在恶性肿瘤和未成熟肿瘤中升高，在成熟肿瘤中很少见。

四、神经母细胞瘤

神经母细胞瘤源于组成交感神经节和肾上腺髓质的胚胎神经嵴细胞的异常生长，这种异常生长是由于生殖细胞或体细胞基因突变引起的。神经母细胞瘤在白种人、男性人群中更为普遍。其诊断中位年龄为 18 个月。目前没有发现强烈的因果关系支持环境危险因素在神经母细胞瘤发病机制中的作用。

（一）病因和发病机制

神经母细胞瘤由多能神经嵴细胞产生。最常见的细胞遗传学异常是 1 号染色体的短臂缺失。其他常见的细胞遗传学异常包括均匀染色区域和双微体的变异。均匀染色区域和双微体对应于 N-myc 扩增单位。临床研究表明，N-myc 扩增与肿瘤快速生长和疾病晚期有关。然而已有研究证明，纵隔神经母细胞瘤很少有 N-myc 扩增。

神经母细胞瘤比较大，呈分叶状、柔软，有伪包囊。大体切面为灰红色，可有多个出血区域。在显微镜下肿瘤由细胞质稀少的小细胞组成，细胞核是圆形到多边形，染色质呈花白色。在细纤维网络周围出现特征性的细胞圆形分组或伪体形成。可能含有不同量的神经毡，偶见具有神经节分化大细胞，通常存在钙化病灶；少见的情况下，可有丰富的卵胞质内神经分泌素（色素性神经母细胞瘤）存在。超微结构下可有胞质内神经丝、致密核心神经分泌颗粒和丰富的神经纤维。

（二）临床表现

纵隔神经母细胞瘤占儿童所有神经母细胞瘤的 15%～20%，最常见于 1 岁以下的儿童，但也可能发生在青少年。50% 为 1 岁以下的儿童，90% 为 10 岁以下儿童。纵隔神经母细胞瘤患者可能无症状，影像学检查时偶然发现，但大多数患者都有局部和体征性发现的症状，包括胸痛、霍纳综合征、腹痛、咳嗽、呼吸困难和吞咽困难等，还可能存在虹膜异色、发热、不适和成长发育迟缓。由于儿茶酚胺的分泌，可能出现出汗发红。可以观察到腹泻和腹胀，这可能是由于血管活性肠肽的生成。一些婴儿也出现急性小脑性共济失调伴眼球震颤和混乱性眼球震颤，即所谓的"跳舞眼"综合征。在成熟神经母细胞瘤患者中可见该综合征，通常发生在 1 岁以下的婴儿中。在 60% 患有该综合征的婴儿中，神经母细胞瘤位于胸腔中，并且大多数病变是第一或第二阶段。胸部神经母细胞瘤很少伴有转移，如果发生转移，一般见于肝或骨骼的远处转移。

（三）辅助检查

除了儿茶酚胺、香草扁桃酸（VMA）和高香草酸（HVA）的血浆和尿液水平升高外，还可能存在血清铁蛋白和乳酸脱氢酶水平升高。椎旁神经母细胞瘤的影像学特征为边界模糊不清；超过 70% 的肿瘤有散在钙化，未钙化的更常见于 1 岁以下婴儿，肋骨侵犯和肋骨移位很常见。有报道 2/3 的患者发生椎间孔扩大和椎管内扩张，但也有人认为这些骨质变化的发生率较低。胸部 X 线片在诊断神经母细胞瘤方面敏感度为 100%。MRI 是检测淋巴结受累、脊柱内扩散和胸壁受累的最佳成像方式，远处转移需要骨扫描来检测。

（四）诊断与鉴别诊断

1. 诊断要点

（1）20%～50% 的胸部神经母细胞瘤无症状，部分患儿因压迫可出现呼吸困难、咳嗽、吞咽困难、胸痛和急性呼吸窘迫症状等。颈椎或上胸交感神经受累可导致霍纳综合征，还可存在虹膜异色、发热和发育迟缓。

（2）尿儿茶酚胺水平升高对检测神经母细胞瘤高度敏感。增强 CT 是首选的影像学检查，约 50% 的患者可见钙化。如果怀疑椎管内延伸和颈胸部神经母细胞瘤，应进行 MRI 检查。

（3）国际神经母细胞瘤分期系统（INSS）将其分为 4 阶段，与预后相关。

第 1 阶段：可在术中完全切除肿瘤。术中切除的附着在肿瘤上的淋巴结可能含有或不含癌症，但靠近肿瘤的其他淋巴结没有累及。

第 2 阶段：2A 期肿瘤仅位于其开始的区域，不能在手术期间完全切除。不累及附近的淋巴结。2B 期肿瘤仅位于其开始的区域，手术不一定能完全切除，且累及附近的淋巴结。

第 3 阶段：无法通过手术切除肿瘤。并已经扩散到区域淋巴结（肿瘤附近的淋巴结）或肿瘤附近的其他区域，但没有扩散到身体的其他部位。

第 4 阶段：已扩散至远处的淋巴结（身体其他部位的淋巴结）、骨骼、骨髓、肝、皮肤和（或）其他器官，但以下 4S 阶段中所列者除外。4S 期原始肿瘤仅位于其开始的位置（如 1A、2A 或 2B 期），并且仅扩散到 1 岁以下婴儿的皮肤、肝或骨髓中。

2. 鉴别诊断

（1）节细胞神经瘤：是一种少见的起源于交感神经系统的良性肿瘤，好发于后纵隔、腹膜后及肾上腺。50% 的患者无症状，大多为行影像学检查时偶然发现，可能会分泌激素样活性物质（如儿茶酚胺类、血管活性肠肽及睾酮）。CT 表现为脊柱旁类圆形或不规则形边界清楚的肿块，嵌入式生长为其特征表现。瘤内可见细线样分隔，并可轻度强化。

（2）神经鞘瘤：来源于神经鞘的施万细胞，好发于脊神经后根和肋间神经。多数无症状，少数患者可由压迫引起症状。CT 表现为圆形或类圆形，边界清楚；平扫密度均匀或不均匀，增强可呈不均匀强化，可有黏液样变、囊变及瘤内钙化。10% 的神经鞘瘤可经邻近椎间孔向椎管内生长成"哑铃状"或沙漏状。

（3）纵隔淋巴瘤：是纵隔内较常见的肿瘤之一。多发生在前纵隔，后纵隔较少见。可表现为局部症状，如胸部疼痛、紧束感、咳嗽（通常无痰）、呼吸困难、声音嘶哑。CT 表现密度较均匀，常无液化、坏死及钙化，增强后多呈轻中度强化。常伴有其他部位的淋巴结肿大或肝脾肿大。

（五）治疗

神经母细胞瘤是儿童期最常见的颅外实体瘤。当从颈部甲状腺肿获取样本时，应谨慎地解释细胞病理结果，仅提示活检处病理改变，而不一定能代表整个胸骨后甲状腺肿。各种临床因素影响神经母细胞瘤患者的行为，年轻患者的临床结局更佳，原发性肿瘤的位置与临床病程有关。胸神经母细胞瘤的生物学似乎有些不同，N-myc 扩增的发生频率明显降低，DNA 指数 >1.0 且血清LDH 和铁蛋白升高的频率显著降低。

低风险患者（INSS 1 和 2）、4S 阶段和有利的生物学特征（正常 N-myc 拷贝数、超二倍体DNA 指数和有利的组织学特征）的婴儿，应接受完整的手术切除治疗。应清扫区域淋巴结，尤其是后纵隔淋巴结组。对于脊柱内扩张、椎体受累的患者，神经外科医师或骨科脊柱专家的合作对于评估和术前计划至关重要。

缺乏 N-myc 扩增的中度风险患者（INSS3 和 4）和患有 4S 阶段肿瘤的婴儿（正常 N-myc 拷贝数、二倍体 DNA 或不利的组织学特征）应联合手术和多药化疗进行治疗。少数胸部神经母细胞瘤的患者属于该风险组。高风险组患者的手术适应证和手术时机存在争议，很少推荐对较大肿瘤进行手术切除。多模式联合治疗包括清髓化疗或放化疗，然后进行自体骨髓移植。胸腔镜用于胸部神经源性肿瘤的诊断活检和完全手术切除越来越多。比较开胸手术与胸腔镜检查，发现在局部控制和无病间隔时间方面的结果相似，胸腔镜住院时间更短。目前，外科手术仍然是高危神经母细胞瘤治疗的一个非常重要的组成部分，但是在复杂的肿瘤生物学相互作用和旨在控制局部和转移性疾病的不断发展的治疗方案中，外科手术的作用仍有待明确。

最后，如果总体预后好转而自发性消退的趋势更高，特别是对于没有其他临床和（或）生物学不利标志物的胸部神经母细胞瘤，应考虑采取"静观其变"的策略，并密切监测肿瘤的进程。

（六）预后

目前，已在患有神经母细胞瘤的儿童中明确了几种临床和生物学预后因子。其中疾病阶段是最重要的预后因素，除此之外诊断时的年龄是独立预后指标。预测不良结果的肿瘤标志物包括血清铁蛋白（>142ng/ml）、血清乳酸脱氢酶（>1500U/L）和血清神经元特异性烯醇化酶（>100ng/ml）。通常胸部神经母细胞瘤具有的有利的生物学特征包括低 LDH 水平、低血清铁蛋白水平、DNA 指数 =1 和 N-myc 非扩增。胸部神经母细胞瘤的患儿较其他神经母细胞瘤患儿存活率要高，而已知的生物学变量并未完全解释这一点。

（吴国伟　邓喜成）

五、恶性淋巴瘤

恶性淋巴瘤是一组起源于免疫系统器官和细胞的恶性肿瘤的总称。原发于淋巴结及结外淋巴组织，几乎可侵及全身所有脏器。其发病率仅次于白血病和神经系统的肿瘤，占儿童期恶性肿瘤的第 3 位。根据肿瘤组织病理结构的特征，恶性淋巴瘤分为霍奇金淋巴瘤（Hodgkin lymphoma，HL）和非霍奇金淋巴瘤（non-Hodgkin lymphoma，NHL）。

儿童恶性淋巴瘤占所有儿科肿瘤的 6%～8%，且发病率呈上升趋势。根据地理位置、社会经济地位和免疫学状况，不同人群的发病率、发病年龄和性别分布存在差异。

在美国和其他经济发达国家，HL 估计的年龄相关年发病率如下：15～19 岁青少年发病率最高（33.3/1 000 000），10～14 岁、5～9 岁和 0～4 岁儿童发病率分别为 15～19 岁青少年 1/3、1/10 和 1/20。经济不发达地区 HL 发病高峰出现在儿童期男孩。HL 在大于 15 岁青少年中，女孩发病率高于男孩（男女比例为 0.8∶1.0）；但在小于 15 岁儿童中，男孩发病率高于女孩；在小于 5 岁年幼儿中，男孩 HL 的发病率可达女孩的 5 倍。

NHL 儿童的中位诊断年龄约为 10 岁，发病率随年龄增长而增加。在美国，年发病率为（10～20）/1 000 000，男性患者发病高于女性患者（男女比例为 3.5∶1）。

（一）病因和易感因素

恶性淋巴瘤的确切病因尚不清楚，一般认为，感染、免疫缺陷、自身免疫性疾病等能增加恶性淋巴瘤的发生风险。亚洲人群中 EB 病毒（EBV）感染是恶性淋巴瘤发病的高危因素。先天性和获得性免疫缺陷包括器官移植或感染 HIV 后的免疫抑制具有较高发生恶性淋巴瘤的风险。某些遗传或获得性免疫系统异常，如自身免疫性淋巴增生综合征、共济失调毛细血管扩张症、青少年类风湿关节炎、系统性红斑狼疮、干燥综合征、溃疡性结肠炎等罹患恶性淋巴瘤的风险增加，这些疾病使用皮质类固醇或其他免疫抑制剂治疗也与高风险相关。

（二）组织病理学

WHO 将 HL 分为两种主要类型：经典型 HL（classic HL，cHL）和结节性淋巴细胞优势型 HL（nodular lymphocyte-predominant HL, NLPHL）。分型对预后和治疗都很重要。

cHL 占 HL 病例的 90%～95%；HL 有独特的病理特征，在炎症细胞和反应性细胞所构成的微环境中散在分布少量里-施（Reed-Sternberg, R-S）细胞及变异型 R-S 细胞（<1%）。典型的 R-S 细胞为双核或多核巨细胞，核仁嗜酸性，大而明显，细胞质丰富；若细胞表现为对称的双核时则称为镜影细胞，表达 CD30，不表达 CD20。cHL 有 4 种亚型：①结节硬化型（nodular sclerosis）：最常见于年龄大于 10 岁儿童；②混合细胞型（mixed cellularity）：较年幼的儿童（<10 岁）更常见；③富含淋巴细胞型（lymphocyte-rich）：罕见；④淋巴细胞削减型（lymphocyte-depleted）：罕见。这些不同亚型患者的预后有差异，其中混合细胞型 cHL 患者的预后较好。NLPHL 占儿童 HL 的 5%～10%。组织中典型 R-S 细胞少见，肿瘤细胞因细胞核大、折叠，似爆米花样，故又称为爆米花细胞或淋巴细胞性和（或）组织细胞性 R-S 细胞变型细胞。与 cHL 不同的是，它不表达 CD30，表达 CD20。

NHL 是一组异质性肿瘤，儿童 NHL 大多级别高，并具有侵袭性。它起源于未成熟（淋巴母细胞性）或成熟的 B、T 细胞或自然杀伤细胞。最常见的亚型是伯基特（Burkitt）淋巴瘤、弥漫性大 B 细胞淋巴瘤（diffuse large B cell lymphoma, DLBCL）、T 或 B 淋巴母细胞性淋巴瘤（lymphoblastic lymphoma, LBL）和间变性大细胞淋巴瘤（anaplastic large cell lymphoma, ALCL），其他亚型如滤泡淋巴瘤（follicular lymphoma, FL）、边缘区淋巴瘤（marginal zone lymphoma, MZL）少见，约占儿童 NHL 的 7%。还有其他几种罕见类型，包括原发性中枢神经系统 NHL。

（三）临床表现

大多数情况下，除了与淋巴瘤肿块生长有关的症状外，并没有淋巴瘤特异性体征或症状，仅根据临床表现也难以区分 HL 和 NHL。

约 1/3 患者出现疲劳、厌食和所谓的 B 症状：①不明原因发热>38℃，连续 3 天以上，排除感染的原因；②夜间盗汗（可浸透衣物）；③体重于诊断前 6 个月内下降>10%。

90% 的 HL 以淋巴结肿大为首发症状，颈部淋巴结是最常见的受累部位，多表现为质韧无痛淋巴结肿大，上覆皮肤没有炎症变化。纵隔淋巴结也是常见受累部位，大部分患者以淋巴结肿大压迫引起的症状就诊。随着病情进展可逐渐扩散到其他淋巴结区域，但较少出现淋巴结跳跃性受侵。HL 可累及脾、肝、骨等，部分患者可伴有 B 症状、乏力、皮肤瘙痒等症状，红细胞沉降率增快、贫血、白蛋白降低、血清 LDH 升高多见于肿瘤负荷较大、肿瘤生长速度较快的患者。根据解剖分区，其他器官受累可能有症状：纵隔内肿瘤可出现胸部不适、上腔静脉综合征、呼吸急促和平卧困难；肝大、脾大或腹腔内肿瘤可导致腹部不适；肌肉骨骼受累可导致疼痛；中枢神经系统受累出现头痛或局部神经症状。

由于不同 NHL 类型的生物学差异，NHL 的临床表现差异很大，并且取决于 NHL 的类型；任何器官、组织和解剖区域都可能受累。与 HL 不同，症状常在 1～3 周内迅速发展。伯基特（Burkitt）淋巴瘤增大 2 倍约为 5 天，而 HL 约为 30 天。NHL 常表现为无痛性淋巴结肿大，或周围组织压迫引起的症状，如哮鸣、面部肿胀、呼吸窘迫、非对称性扁桃体或急性腹痛。晚期 NHL 患者可能出现肝大和（或）脾大。最常见的累及部位是腹部、头颈部［腮腺、瓦尔代尔（Waldeyer）淋巴环、颈部淋巴结］和纵隔。侵犯胸部时可表现为纵隔及肺门的巨大软组织肿块，少数上腔静脉受压可引起颜面部水肿、胸膜不规则增厚、胸腔积液、心包增厚及心包积液。若肿块累及肺门致支气管变窄，导致阻塞性肺炎或肺不张，引起咳嗽、气促等临床症状。胸壁可出现软组织肿块或一侧水肿增厚。骨头、肾脏和皮肤也可能受累。性腺受累约占 5%，无性别差异。中枢神经系统和骨髓受累比 HL 患者更常见。

（四）辅助检查

1. 实验室检查

（1）血常规：HL 常无特异性异常，偶可见到嗜酸性粒细胞或单核细胞增多。NHL 外周血常规若出现贫血、血小板减少，常提示晚期或骨髓浸润。

（2）血清乳酸脱氢酶：与肿瘤负荷呈正相关，并和预后相关。

（3）红细胞沉降率和 C 反应蛋白：欧洲儿童霍奇金淋巴瘤工作网（EuroNet-PHL）将红细胞沉降率≥30mm/h 作为 HL 危险度分层依据。

（4）肾功能、电解质：高负荷 NHL 在治疗前、初始治疗的一周内易发生肿瘤细胞溶解综合征，因此应定时监测。

（5）心功能、肝功能：治疗前应评估重要脏器的功能。

（6）心超和心电图：评估心功能。

（7）感染筛查：艾滋病病毒和乙型/丙型肝炎检测。

（8）免疫功能：流式细胞仪检测外周血淋巴细胞数量和 $CD19^+CD20^+B$ 细胞数量；血清 IgG、IgA 和 IgM 水平。

（9）出凝血功能。

2. 放射学检查
胸片、B 超、胸部 CT（图 4-12-12 延伸阅读）、腹部 CT 等可以确定病变范围。PET/CT、MRI 扫描对于初始分期、治疗过程中和结束时残留病灶的评估是必不可少的。

3. 骨髓穿刺和活检
可以发现骨髓转移。对于 HL 患儿，如果 PET/CT 显示为均匀的骨髓摄取模式，首先考虑继发于细胞因子释放，就不能判定骨髓受累；如果有多灶性骨骼 PET 病变，而 CT 上无皮质破坏，可认定骨髓受累，无须骨髓活检确认；在有外周血细胞减少而 PET 阴性的情况时则进行双侧骨髓活检。对于 NHL 患儿，需进行 2 个不同部位骨髓穿刺或活检（推荐活检）。

4. 腰椎穿刺
对于 HL，怀疑有 CNS 累及者检查，对于 NHL，要求常规检查，查脑脊液常规、生化、细胞学检查，有条件者可行流式免疫分型检查。

5. 淋巴结或组织活检
病理组织形态检查是确诊的必需手段。活检时，应注意以下几点：①淋巴结活检应选择增长迅速、饱满、质韧的肿大淋巴结，推荐采用切除、切取或空芯针穿刺活检的方法来获得可疑淋巴结或结外病变组织，避免细针穿刺细胞学检查。②尽量选择受炎症干扰较小部位的淋巴结进行活检。如有多个解剖区域的淋巴结病灶，一般宜选择颈部、锁骨上和腋窝淋巴结。③术中应避免挤压组织，切取的组织应尽快固定。④病理检查应包括形态学、免疫组织化学（immunohistochemistry，IHC）、荧光原位杂交（fluorescence in situ hybridization，FISH）、淋巴细胞抗原受体基因重排和其他分子病理学检测。

（五）诊断

1. 诊断要点

（1）无痛性颈部和锁骨上淋巴结肿大常为首发症状；可伴有相应器官压迫症状和体征；肺、胃肠道、骨骼等有结外浸润表现；全身症状有发热、消瘦、盗汗，最后恶病质。

（2）慢性进行性无痛性淋巴结肿大需考虑此病。病理活组织检查可确诊。

（3）HL 分期标准：儿童 HL 分期标准与成人一致，采用安娜堡（Ann Arbor）分期科茨沃尔德（Cotwolds）修订（表 4-12-1）。值得注意的是，脾脏属于淋巴器官，单个脾脏受累应归为 I 期而非 III 期，胸腺、Waldeyer 环也是如此；横膈膜两侧都有淋巴外器官结节群才属于 III 期；E 型病变需注意与 IV 期区分，E 型病变是由相邻结节部位的有限直接延伸而累及膈肌一侧的额外淋巴组织，强调"直接延伸"，而 IV 期是一个或多个非淋巴器官播散性受累，国际上两者间的区别尚存争议，还需进一步达成共识。

表 4-12-1　临床分期和风险分层（Ann Arbor 分期 Cotwolds 修订）

分期	标准
I 期	一个结节组或淋巴器官（如脾脏、胸腺和 Waldeyer 环）
II 期	在横膈膜的同一侧有两个或多个结区
III 期	横膈膜两侧都有淋巴外器官结节群
IV 期	一个或多个（如肺、骨）播散性受累，有或没有任何淋巴结受累
A 型	无症状
B 型	存在一个或多个 B 类症状
X 型	巨大的结节病，即在 CXR 上结节肿块大于胸腔内直径的 1/3，或由方案定义 注：儿科方案也将大块疾病定义为连续的胸膜外结节肿块，其最长横径超过 6cm
E 型	由相邻结节部位的有限直接延伸而累及膈肌一侧的额外淋巴组织 #

\# Ann Arbor 分期系统需要修订，因为它不能完全代表目前各中心儿童霍奇金淋巴瘤分期。

NIIL 分期标准：1980 年制定的圣裘德（St. Jude）分期系统是儿童 NHL 经典（标准）分期系统。但 40 年来，NHL 病理分类发生了显著变化，并发现了儿童 NHL 的新亚型，其中的新亚型表现出独特的器官受累模式，包括黏膜、皮肤、骨骼、卵巢和肾脏。作为 St. Jude 分期系统的修订版，国际儿童非霍奇金淋巴瘤分期系统（international pediatric NHL staging system，IPNHLSS）是目前国际儿童和青少年淋巴瘤领域专家推荐的分期系统（表 4-12-2）。

表 4-12-2　国际儿童非霍奇金淋巴瘤分期系统

分期	标准
I 期	单个肿块（可以是淋巴结、结外病灶、骨骼、皮肤），但除外纵隔和腹部起源
II 期	1 个淋巴结外病灶，伴有区域淋巴结浸润 横膈同侧≥2 个淋巴结区域病变 完全切除的原发于胃肠道的病灶（通常在回盲部），伴或不伴相关肠系膜淋巴结累及（若有腹水或肿块延伸至相邻脏器，为 III 期）
III 期	横膈两侧有病灶 所有原发于胸腔的病灶（纵隔、肺门、肺、胸膜、胸腺） 所有原发于腹腔内和腹膜后病灶（无论是否完整切除），包括肝脏、脾脏、肾脏或卵巢。应除外完全切除的原发于胃肠道的病灶（通常在回盲部），伴或不伴相关肠系膜淋巴，累及所有脊柱旁或硬膜外肿瘤 ≥2 个结外病灶（包括≥2 个部位的骨骼受累；包括≥2 个部位皮肤受累） 单个骨病变同时伴结外和（或）非区域淋巴结受累
IV 期	中枢神经系统受累、骨髓浸润或同时受累

2. 鉴别诊断

（1）局部或全身性感染所致淋巴结炎：感染的淋巴结通常孤立、不对称、有压痛、触之温热并且上覆皮肤发红；可能有波动感，其活动性和不融合性不如反应性淋巴结；恶性病变的淋巴结通常质硬、固定或与周围结构粘连，一般无压痛。常见的感染细菌包括金黄色葡萄球菌、化脓性链球菌或口腔厌氧菌，常见的感染病毒有 EB 病毒、巨细胞病毒、风疹病毒和麻疹病毒等，少见的尚有兔热病、猫抓病、艾滋病、真菌感染等。

（2）淋巴结结核：患儿表现为慢性淋巴结肿大，但多局限于颈部两侧，淋巴结可彼此融合、粘连，晚期软化、破溃形成窦道，CT 增强可表现为环形强化。

（3）炎症性疾病：包括川崎病、系统性红斑狼疮、慢性肉芽肿病、自身免疫性淋巴细胞增殖性疾病、木村病等，除淋巴结肿大外，有各自相应的临床表现。

（4）肿瘤转移性淋巴结肿大：除了肿大的淋巴结，还存在原发肿瘤病灶。

（六）治疗

1. 紧急合并症的处理

（1）存在上腔静脉综合征（superior vena cava syndrome，SVCS）和上纵隔综合征（superior mediastinal syndrome，SMS）：多见于 LBL，可能出现严重的气道梗阻（伴或不伴上腔静脉压迫综合征），为真正肿瘤急症。临床处理以稳定危重状态为前提，并尽可能通过最小侵袭性操作以明确病因诊断。若患儿已经出现呼吸功能或循环功能不全，无法在第一时间进行肿块活检术并建立病理诊断，需要给予患儿必要的经验性小化疗（如激素或 VP 方案），以提高患儿对"最小侵袭性操作"的耐受性，从而降低急诊处理的病死率，于用药后 24～48h 内症状控制后尽早行病理检查。可以考虑取材顺序为：骨髓、胸腔积液、腹水、浅表淋巴结、皮肤或其他浅表可疑瘤灶、深部淋巴结或肿物穿刺活检、瘤灶手术取活检。化疗前需签署未确诊化疗协议书，告知家长化疗可能影响病理结果而无法确诊。对伴有上腔静脉压迫综合征的患者应避免上肢输液。

（2）肿瘤溶解综合征：存在高肿瘤负荷、化疗前已有高尿酸血症、肾功能损害、少尿水肿的患者是发生肿瘤溶解综合征的高危人群，需采取积极的预防和治疗措施：严密监测各项生命体征、出入量、体重、血电解质、肝肾功能。充分水化，利尿，应该给予不少于 $2000ml/m^2$ 水化量；G6PD 正常者可以给予尿酸氧化酶 0.1～0.15mg/kg。迅速降低尿酸，未使用拉布立海的患儿仅在尿 pH ＜7 时才予以碱化尿液。高磷血症可口服磷结合剂（如碳酸钙）。

（3）神经系统侵犯或压迫：尽快完善检查，尽早行化疗或者放疗，以防脑、脊髓或周围神经压迫或侵犯过久而造成神经系统功能恢复延迟甚至不可逆的损伤。

2. 化疗　联合化疗是治疗 HL 和 NHL 的主要手段。最佳的治疗要求从诊断开始就采用多学科方法，团队成员包括有儿童肿瘤诊断和治疗经验的儿外科医师、放射肿瘤学医师、儿内科肿瘤医师/血液科医师、康复专业人员、儿科专业护理人员及社会工作者。在多学科团队对患者检查并分析诊断性影像学检查和分期检查结果后，才能决定最佳分期和治疗策略。支持治疗也是改善淋巴瘤患儿预后的重要因素，如积极防治感染，抗真菌药物和抗生素的预防性使用，输注血细胞（浓缩红细胞、血小板），静脉注射丙种球蛋白及其他血制品，粒细胞集落刺激生长因子等的应用等。

3. 放射治疗　在 HL 的治疗中起着重要作用，但仅适用于在最初几个化疗周期后没有表现出快速反应的患者。它只用于最初"受淋巴瘤影响"的区域，这样可以最大限度地减少全身暴露。非晶体（光子）和微粒（质子）辐射均可使用。对于 NHL，放射治疗很少使用，通常用于一线和二线疗法难治性的淋巴瘤患者及原发性中枢神经系统疾病所致淋巴瘤。对于出现上腔静脉综合征、脊髓压迫和导致疼痛或梗阻的大型内脏肿瘤的患者，仍然是首选的紧急治疗方法。最常见的即时副作用是辐射性皮炎、暂时性骨髓抑制、不适、恶心、腹泻和口干。

4. 手术治疗　与化疗和放疗相比，其在淋巴瘤治疗中的作用有限。只有Ⅰ期 NLPD HL、Ⅰ期（淋巴结）、Ⅱ期（原发性胃肠道）伯基特淋巴瘤和间变性大细胞淋巴瘤的患者受益于原发性肿瘤切除。然而，这些患者仍然需要化疗和（或）放射治疗以达到稳定缓解。全脾切除术，过去用于分期和治疗目的，常导致严重的致命感染；如今已不是一种选择。对于极度脾大的患者，可以使用放射治疗或低强度化疗来实现快速缩小和症状缓解。

5. 造血干细胞移植（HSCT） 在 HL 和 NHL 的治疗中起着重要作用。它与二线和三线疗法结合使用，主要用于难治性或复发性淋巴瘤。

6. 生物疗法 包括淋巴瘤细胞抗原-特异性单克隆抗体和细胞毒性 T 细胞，以及靶向细胞内信号通路的小分子。目前正在使用的有：①靶向 CD19 的单克隆抗体：玛汀-地宁妥珠单抗（denintuzumab mafodotin）和博纳吐单抗（blinatumomab）；②抗 CD20 单克隆抗体：利妥昔单抗、奥法木单抗（ofatumumab）、阿托珠单抗（obinutuzumab）；③抗 CD30 单克隆抗体：玛汀-地宁妥珠单抗、抗体细胞毒性药物结合物，可作为单一药物或与常规化疗联合使用。

嵌合抗原受体（CAR）细胞毒性 T 细胞能够识别和选择性杀死表达 CD19、CD20 和 CD30 的淋巴瘤细胞（即几乎所有 HL 和 NHL 亚型），是淋巴瘤靶向免疫治疗的新手段。通过白细胞去除术从患者或供体获得的 T 细胞，在体外用病毒载体 - 编码人工嵌合受体的基因序列转染，该人工嵌合受体能够与 CD19、CD20 和 CD30 形成高亲和力和特异性结合淋巴瘤细胞表面的抗原。当遇到表达 CD19、CD20 或 CD30 的淋巴瘤细胞时，CAR T 细胞被激活，并以选择性方式介导淋巴瘤细胞的杀伤。具有实际意义的是，活化的 CAR T 细胞产生大量促炎性细胞因子（IFN-γ、IL-6、IL-10），这可能导致出现毒性副作用，表现为高热、肌痛、低血压、毛细血管渗漏和肺水肿、心功能不全、肾衰竭和肝衰竭、弥散性血管内凝血。CAR T 细胞在最小残留疾病的治疗中最为有效，并用于治疗对传统疗法产生耐药性的复发性淋巴瘤。

（七）预后

淋巴瘤的治愈率很高（总体超过 85%）。大多数 HL 儿童和青少年的预后极好，早期疾病患者的 5 年生存率都＞90%，即使是高危患儿，治愈率也＞85%。Ⅰ期或Ⅱ期儿童 NHL 的结局极佳，生存率＞90%，Ⅲ期或Ⅳ期 NHL 儿童的长期生存率为 80%～90%。但是，儿童淋巴瘤生存者的远期后遗症风险也增加。晚期不良反应主要取决于治疗的类型和强度，主要包括蒽环类药物和烷化剂相关毒性反应，如心肺毒性、性腺过早衰竭和不孕不育。继发恶性肿瘤也成为远期死亡的主要原因。

（周海霞　张雪雅）

第十三章　胸腔与胸壁疾病

第一节　胸腔积液

胸膜腔是脏胸膜和壁胸膜之间的一个潜在腔隙。正常情况下胸膜腔内有一层薄薄的浆液，在呼吸运动时起到润滑作用。胸膜腔内的液体持续滤出和吸收，处于动态平衡中，当各种因素使这个平衡打破，就会出现胸腔积液。

一、病因和发病机制

1. 胸膜通透性增加　胸膜炎症或邻近胸膜的组织器官感染、肿瘤累及胸膜，均可使胸膜毛细血管通透性增加，细胞、蛋白质和液体等大量渗入胸膜腔，胸腔积液中蛋白质含量升高，胶体渗透压升高，促进胸腔积液增加。

2. 胸膜毛细血管内静水压增高　体循环静水压的增加是生成胸腔积液的重要因素，体循环和（或）肺循环的静水压增加，使胸膜液体滤出增加，形成胸腔积液。单纯体循环静水压增加，壁胸膜液体渗出超过脏胸膜回吸收的能力，产生胸腔积液，此类胸腔积液多为漏出液。

3. 胸膜毛细血管内胶体渗透压降低　蛋白质丢失性疾病、蛋白质合成减少或障碍性疾病，使血浆白蛋白减少，血浆胶体渗透压降低，液体滤出增加，吸收减少，则会形成漏出性胸腔积液。

4. 胸膜淋巴回流障碍　壁胸膜淋巴回流系统在胸腔液体回收中起着一定作用，当发生异常或癌栓、寄生虫阻塞，或创伤造成淋巴回流受阻，则产生高蛋白的胸腔渗出液。

5. 创伤性或医源性　创伤或疾病等原因，胸腔内出现血性、脓性（继发感染）、乳糜性胸腔积液，都可引起渗出性和漏出性胸腔积液。

二、临床表现

（一）症状

胸痛大多为隐痛，深呼吸和咳嗽时会胸痛加剧。胸腔积液量增多时，胸痛会减轻。咳嗽以干咳多见。呼吸困难较常见，与胸腔积液时患侧膈肌受压、纵隔向健侧移位、胸廓顺应性下降、肺容量下降等因素有关。全身症状与引起胸腔积液的原因有关。感染性的或者癌症性的胸腔积液可有不同程度的发热。

（二）体征

取决于胸腔积液量的多少。胸腔积液量少时，可无明显体征，可因胸痛患侧胸式呼吸减弱、受限；触诊可有胸膜摩擦感，或者听诊可有胸膜摩擦音。中等至大量胸腔积液时，患侧胸廓饱满，呼吸运动减弱，听诊呼吸音减弱甚至消失；患侧叩诊呈浊音，触觉语颤减弱甚至消失，可以伴有气管纵隔向健侧移位。

三、辅助检查

（一）胸腔穿刺和胸腔积液检查

1. 常规检查

（1）外观：漏出液常呈清晰、透明的液体，多为淡黄色，静置不凝固，比重＜1.016；渗出液可因病因不同颜色而有所不同，浑浊，比重＞1.018。

（2）细胞计数和分类：漏出液的细胞数较少，有核细胞数＜$100 \times 10^6/L$，以淋巴细胞和间皮细胞为主；渗出液的细胞数较多，有核细胞数＞$500 \times 10^6/L$，以白细胞为主。胸腔积液中红细胞数>$5×10^9$/L 时，胸腔积液可呈淡红色；红细胞达 $10×10^{10}$/L 以上，呈肉眼血性胸腔积液，主要见于肿瘤、肺栓塞、创伤。

2. 生化检查

（1）pH：结核性胸腔积液、类肺炎性胸腔积液、血胸、脓胸时，胸腔积液 pH<7.30；SLE 及恶性胸腔积液时 pH 常>7.35。

（2）蛋白质：漏出液蛋白质含量低（<30g/L），以白蛋白为主，胸腔积液/血液中蛋白质含量比值<0.5，黏蛋白试验（Rivalta 试验）阴性；渗出液中蛋白质含量高（>30g/L），胸腔积液/血液中蛋白质含量比值>0.5，Rivalta 试验阳性。

（3）葡萄糖：正常胸腔积液中葡萄糖含量与血糖相近。漏出液内葡萄糖含量常正常（>3.35mmol/L），葡萄糖含量下降主要见于类风湿关节炎性胸腔积液、结核性胸腔积液、化脓性胸腔积液。

（4）类脂：乳糜性胸腔积液中含较多甘油三酯，含量在 1.2mmol/L 以上。

3. 酶学测定

（1）腺苷脱氨酶（ADA）：结核性胸腔积液常明显升高，可高达 100U/L；感染性胸腔积液也可升高，>45U/L；肿瘤性胸腔积液常下降，<45U/L。

（2）乳酸脱氢酶（LDH）：胸腔积液中 LDH 含量>200U/L、胸腔积液 LDH 与血清 LDH 比值>0.6，提示渗出液，反之考虑漏出液。

4. 癌胚抗原（CEA）及血清糖链肿瘤相关抗原（CA50、CA125、CA19-9）

（1）CEA：恶性胸腔积液中含量增高，是恶性胸腔积液的诊断标志之一。

（2）CA50：胸腔积液中水平高于血清，CA50>20U/ml 考虑恶性胸腔积液。

5. 免疫学检查　肿瘤性胸腔积液 IL-1、IL-2、sIL-2R、IL-6、IL-8、PDGF（血小板衍生生长因子）、IFN-γ、TNF 常下降，且低于结核性胸腔积液。

6. 细胞学检查　恶性胸腔积液有 40%~80% 的患者可检出恶性细胞，连续 3 次以上可提高达 80%。

7. 病原学检查　采集胸腔积液离心沉淀物可行普通细菌、真菌、分枝杆菌等培养。沉淀物涂片革兰氏染色或抗酸染色分别查找普通细菌、真菌、分枝杆菌。

（二）影像学检查

1. 胸部 X 线表现　与积液量、体位和是否包裹有关。少量的游离胸腔积液胸片仅见肋膈角变钝；大量胸腔积液时患侧胸部出现致密影，气管和纵隔推向健侧。患者平卧位时胸片显示整个肺透亮度降低。包裹性积液不随体位改变而变动。

2.MRI 表现　具有高分辨率，可检测少量胸腔积液。胸腔积液 T_1WI 多呈低信号，富含蛋白或细胞成分的积液呈中、高信号，血性胸腔积液呈高信号；胸腔积液 T_2WI 多呈高信号。对胸膜肥厚、粘连及钙化的显示不如普通 X 线和 CT。

3. 超声检查　胸腔积液超声通常表现为无回声，因积液性质不同，也可表现为游离与分隔的混合回声及高回声。主要有两个标准征象，即四边形征和正弦波征。胸腔积液时液体随着呼吸运动和心脏搏动而发生移动，彩色多普勒超声上形成特异的"液体流动征"，可以与胸膜增厚相鉴别。

（三）组织活检

胸膜活检可以发现肿瘤、结核和其他胸膜病变。应用胸膜活检针经胸壁胸膜活检简单易行、损伤性小，在 CT 和超声引导下可提高成功率。脓胸和出血倾向者不宜做胸膜活检。

（四）其他

对于上述检查不能确诊的，可以经胸腔镜或开胸探查活检。胸膜转移性肿瘤绝大部分在脏胸膜，因此这项检查有积极的意义。胸腔镜检查能全面检查胸膜腔，观察病变的形态特征、分布范围和邻近器官受累情况，可以在直视下多处活检。对于有咯血或疑有支气管阻塞者可以做支气管镜检查。

四、诊断与鉴别诊断

（一）诊断程序

1. 确定有无胸腔积液　根据患者胸闷、胸痛和呼吸费力的症状，以及患侧胸部饱满、触觉语颤减弱、叩诊浊音、呼吸音减弱或消失等体征，结合胸部 X 线片、超声、胸部 CT 等检查，可以明确胸腔积液的诊断。

2. 区别漏出液和渗出液　诊断性胸腔穿刺可以区别积液的性质。可以根据胸腔积液的常规和生化检测结果来鉴别漏出液和渗出液。目前公认的区别漏出液与渗出液的金标准为莱特（Light）标准，有 3 条：①胸腔积液/血清蛋白值＞0.5；②胸腔积液/血清 LDH 值＞0.6；③胸腔积液 LDH 水平＞血清正常值高限的 2/3。符合以上 3 条中任何 1 条者可诊断为渗出液。

3. 确定胸腔积液的病因

（1）漏出液：充血性心力衰竭多为双侧胸腔积液。肝硬化导致的胸腔积液多伴有腹水。肾病综合征时胸腔积液多为双侧，可表现为肺底积液。低蛋白血症的胸腔积液多伴有全身水肿。

（2）渗出液：结核性胸膜炎以青壮年多见，有干咳、胸痛，常常伴有潮热、盗汗、消瘦等结核中毒症状，胸腔积液检查以淋巴细胞为主，蛋白质含量＞40g/L，沉渣找结核分枝杆菌或培养可呈阳性，但是阳性率低。胸膜活检阳性率达 60%～90%，PPD 试验呈强阳性。但是，免疫功能低下或免疫抑制患者 PPD 试验常常为阴性。

（二）鉴别诊断

1. 肺炎旁胸腔积液（脓胸）　大多在肺炎基础上发展而来，常见于金黄色葡萄球菌、肺炎链球菌等化脓菌感染。最早表现为肺炎症状，之后出现高热不退，可出现中毒症状，伴咳嗽、胸痛，呼吸费力。新生儿易并发败血症，甚至呼吸衰竭。确诊需胸腔穿刺抽得脓液。不同病原菌脓液的外观不同，葡萄球菌脓液为黄色，肺炎球菌脓液为黄绿色，链球菌脓液为淡黄色、稀薄，厌氧菌脓液为绿色伴有臭味。脓液做细菌培养及药物敏感试验可作为抗菌药物使用依据。急性脓胸没有及时治愈会发展为慢性脓胸，患者表现为低热、乏力、消瘦、贫血、低蛋白血症等慢性中毒症状；查体可见患侧胸廓塌陷、肋间隙变窄、呼吸运动减弱、纵隔移向患侧、脊柱侧凸，患侧叩诊呈实音，呼吸音减弱甚至消失。

2. 恶性胸腔积液　由肿瘤直接侵犯或转移至胸膜所致。患者有胸痛、咳血痰、消瘦等症状。胸腔积液多为血性、量大、增长快。常见的肿瘤有肺癌、淋巴瘤等，还有来自胃肠道和泌尿生殖系统的肿瘤。通过胸部影像学、胸腔积液脱落细胞检查，以及支气管镜、胸膜活检、胸腔镜等检查，可以帮助诊断及鉴别。

五、治　疗

胸腔积液是全身疾病或胸部疾病的一部分，病因治疗非常重要。漏出液在原发病得到治疗，或病因去除后常吸收好转。以下简述结核性胸膜炎、肺炎旁胸腔积液和脓胸、恶性胸腔积液 3 种常见的渗出性胸腔积液的治疗。

（一）结核性胸膜炎

1. 一般治疗　包括休息、良好的营养支持和对症治疗。

2. 抽液治疗　原则上应尽快抽尽胸腔积液或行细管引流。首次抽液不要超过 800ml，以后每次抽液量不应超过 1000ml，过快、过多抽液可使胸腔压力骤降，发生复张后肺水肿或循环障碍。若抽液时患者发生头晕、冷汗、心悸、面色苍白、脉细等，应考虑"胸膜反应"，需立即停止抽液，使患者平卧，监测血压，防止休克，必要时肌内注射 1∶1000 肾上腺素抗休克治疗。

3. 抗结核治疗　标准化学治疗方案见肺结核病相关内容。

4. 糖皮质激素应用　如全身中毒症状严重、大量胸腔积液，在抗结核药物治疗的同时，可加用泼尼松口服治疗，待体温正常、全身中毒症状减轻、胸腔积液量明显减少时，逐渐减量以至停用，一般疗程为4～6周。

（二）肺炎旁胸腔积液和脓胸

急性脓胸的治疗原则为控制感染、引流胸腔积液及促使肺复张，恢复肺功能；慢性脓胸的治疗原则是消除病因、消灭脓腔，最大限度地使肺复张，恢复肺功能，改善全身营养状况。慢性脓胸需要手术治疗，常用的手术方式有胸膜纤维板剥脱术、胸廓成形术、胸膜肺切除术。

1. 控制感染　根据脓液培养及药敏试验结果选择抗菌药物。抗菌药物足量，体温恢复正常后再持续用药2周以上，防止脓胸复发，急性期联合抗厌氧菌药物。

2. 脓液引流　是脓胸最基本的治疗方法，反复抽脓或闭式引流，可以减轻感染中毒症状，促进肺复张，有利于肺功能恢复。脓胸渗出期脓液稀薄，易于抽出，可行胸腔穿刺抽脓。多次胸穿抽脓无好转、脓液增加或脓液黏稠不易抽出、脓气胸或坏死性脓胸，应尽早做胸腔闭式引流术。可通过影像学确定脓腔位置，在脓腔最低位置经肋间放置胸腔引流管，接负压引流瓶。并嘱咐患者多咳嗽、多做呼吸锻炼促进肺复张。包裹性脓胸或多房性脓胸、包裹性脓气胸，需早期行脓胸廓清术，彻底清除脓苔样物质，打开脓腔分隔，剥除肺表面纤维素膜；术中充分膨肺使肺完全复张，用碘伏及生理盐水冲洗胸腔，并放置粗大的引流管。目前主张在电视胸腔镜下行脓胸微创手术。

3. 对症支持治疗　包括纠正贫血、低蛋白血症、水和电解质紊乱，给予高蛋白营养等措施。

（三）恶性胸腔积液

针对不同的肿瘤采取相应的治疗措施。胸腔积液为晚期恶性肿瘤常见并发症，其胸腔积液生长迅速，需反复胸腔穿刺抽液，但反复抽液可使蛋白质丢失太多，效果不理想。可选择化学性胸膜固定术抽吸胸腔积液后，胸腔内注入博来霉素、顺铂、丝裂霉素等抗肿瘤药物，或胸膜粘连剂；也可胸腔内注入生物免疫调节药，如干扰素，以此来抑制恶性肿瘤细胞，并使胸膜粘连。可胸腔内插细管持续引流。用物理或化学粘连剂如滑石粉、四环素从胸腔注入，引起胸膜纤维素样反应，使胸膜粘连、胸膜腔闭合，减少胸腔积液的生成。

六、预　　防

胸腔积液是全身疾病或者胸部疾病的一部分，积极防治原发病是预防的关键。平时应积极锻炼，增强体质，提高抗病能力。并注意健康饮食，避免吸烟、饮酒及其他不良饮食习惯。

第二节　气　　胸

胸膜腔是一个密闭的潜在性腔隙，本身不含气体。各种原因导致气体进入胸膜腔造成积气状态，称为气胸。气胸的形成多由于肺组织、气管、支气管、食管破裂，空气逸入胸膜腔，或因胸壁伤口穿破胸膜，胸膜腔与外界沟通，空气进入所致。游离性胸膜腔内积气，位于不同体位的胸腔上部。若胸膜腔因为炎症等原因发生粘连，胸腔积气会局限于某些区域，出现局限性气胸。

一、病因和发病机制

气胸可分为自发性、创伤性和医源性。原发的自发性气胸常见于瘦高体型青年，其肺尖部胸膜下有肺大疱，可单个也可多发，大小不等。其原因与弹性纤维发育不良有关。继发的自发性气胸多见于肺部有基础疾病病变患者，如肺结核等疾病。创伤性气胸和受伤的原因有关，可合并血胸、胸壁损伤、肺挫伤、气管挫裂伤等。气胸时失去了负压对肺的牵引作用，甚至因正压对肺组织产生压迫，使肺组织失去膨胀能力，表现为肺容积缩小、肺活量减低、最大通气量降低的限制性通气功能障碍。由于肺容积缩小，产生通气流比例下降，导致动静脉分流，出现低氧血症。大量气胸时，胸膜腔负压消失，胸膜腔内压力增高，静脉回心血量减少，心脏充盈量减少，心搏出量降低，可引起心率加快、血压降低甚至休克。气胸发生时脏胸膜破裂或胸膜粘连带撕裂，如血管破裂可形成自发性血气胸，有时伴有活动性出血可出现大量血胸甚至休克。

二、临床表现

气胸的临床类型及其临床表现，根据胸膜破裂情况及其对胸腔内压力的影响，可分为闭合性气胸、开放性气胸和张力性气胸。

（一）闭合性（单纯性）气胸

胸膜破裂口较小，随肺萎陷而闭合，空气不再继续进入胸膜腔。胸膜腔内压低于大气压，抽气后压力下降而不复升，表明其破裂口已不再通气。气胸可在剧烈运动、剧烈咳嗽、用力屏气、手提重物等诱因后出现，也可在安静休息时发生。患者突然感觉一侧胸痛，针刺样或者钝痛，疼痛持续时间短，继而出现胸闷、呼吸困难。患者症状与胸膜腔内积气的量与速度有关，也与患者年龄及自身有无肺本身疾病有关，轻症患者可无症状，或仅活动时胸闷，重症患者可有呼吸困难。少量气胸时体征可不明显；气胸量多时体检可见患侧胸部叩诊鼓音，呼吸音减弱或消失，患侧胸廓饱满，肋间隙增宽，呼吸运动度降低，触觉语颤减弱，气管移向健侧。左侧少量气胸或纵隔气肿时，可在左心缘处听到与心跳一致的气泡破裂音，称 Hamman 征，左侧卧位呼气时较明显。

（二）开放性（交通性）气胸

胸壁或气管、支气管、肺组织破裂口较大，或因两侧胸膜间有粘连或牵拉，使破口持续开放，吸气与呼气时空气自由进出胸膜腔。空气进出量与伤口的大小有密切关系，伤口大于气管口径时，胸腔内压力与大气压相等，患侧肺完全萎陷，失去呼吸功能；由于患侧的胸腔内压力显著高于健侧，将纵隔向健侧推移，使健侧的肺扩张受限，进一步加重呼吸困难；由于两侧胸膜腔压力不均衡，随着呼吸运动呈周期性变化，吸气时纵隔移向健侧，呼气时纵隔移向患侧，称为纵隔扑动。纵隔扑动除影响呼吸功能外，还影响静脉回心血流，引起循环障碍，患者出现明显呼吸困难、鼻翼扇动、口唇发绀、颈静脉怒张。患侧胸壁可见伴有气体进出胸腔发出吸吮样声音的伤口，称为胸部吸吮伤口（sucking wound）。气管向健侧移位，患侧胸部叩诊呈鼓音，呼吸音消失，严重的患者伴有心率加快、血压下降等休克症状。创伤引起的开放性气胸急救处理要点为将开放性气胸立即变为闭合性气胸，同时行胸腔闭式引流术；用无菌敷料将胸壁伤口加压包扎，再做进一步处理。

（三）张力性（高压性）气胸

张力性气胸（tension pneumothorax）为气管、支气管或肺损伤处形成活瓣，气体随每次吸气进入胸膜腔并积累增多，导致胸膜腔压力高于大气压，又称为高压性气胸。伤侧肺严重萎陷，纵隔显著向健侧移位，健侧肺受压，腔静脉回流障碍。高于大气压的胸腔内压，驱使气体经支气管、气管周围疏松结缔组织或壁胸膜破裂口处进入纵隔或胸壁软组织，形成纵隔气肿或面、颈、胸部的皮下气肿。患者表现为极度呼吸困难、发绀、大汗淋漓、极度烦躁，甚至意识障碍。查体可见颈静脉怒张、气管明显移向健侧、患侧胸部饱满，叩诊呈鼓音，呼吸音消失；常常可以扪及胸壁及颈部皮下气肿。有些患者会有脉搏细速、血压下降等休克表现。

张力性气胸病情危急，需紧急处理，关键在于排气减压。遇到此类患者可以迅速在患侧锁骨中线第 2 肋间用粗针头穿刺胸腔减压，针头刺入胸膜腔时可有高压气体往外推针筒芯，或者高压气体"噗"地一声冲出。减压处理后，为进一步做胸腔闭式引流等治疗措施赢得时间。这类患者来时病情危急，需要凭症状、体征迅速做出判断，并做减压处理；若没有穿刺减压就去做检查，可能就会错失抢救良机。

参照 2010 年 BTS 的气胸治疗指南中关于气胸测量的简易方法，可分为少量气胸、中等量气胸和大量气胸。

1. 少量气胸 肺门水平侧胸壁距离压缩肺边缘＜1cm，气胸量＜25%。

2. 中等量气胸 肺门水平侧胸壁距离压缩肺边缘介于 1～2cm，气胸量介于 25%～50%。

3. 大量气胸 肺门水平侧胸壁距离压缩肺边缘＞2cm，气胸量＞50%。

三、辅 助 检 查

（一）胸部 X 线表现

参见本书第二篇第四章第七节呼吸系统影像学基本病变。

（二）MRI 表现

不能显示气胸，只能显示液气胸的液体信号。

（三）超声检查

发生气胸时，壁胸膜和脏胸膜被气体分隔，超声波的传递受阻，"肺滑动征"和"彗星尾征"均消失。

1."肺滑动征"消失 表现在超声上为"平流层征"或"条码征"。

2. 诊断气胸的特异性征象"肺点" 即在气胸患者的胸壁上存在特定部位，此部位气胸声像与正常肺部声像动态交替出现，在 2D 超声表现为特定部位"肺滑动征"或 B 线随着呼吸的周期消失，超声表现为"沙滩征"与"平流层征"的交替出现。此外，超声检测气胸也能出现假阳性结果。

四、诊断与鉴别诊断

（一）诊断要点

1. 典型临床表现 突发胸痛、刺激性咳嗽、呼吸困难等症状；查体有气管移位、叩诊鼓音、呼吸音减弱或者消失等典型体征。

2. 确诊依据 根据典型临床表现，结合胸部 X 线片、CT 的表现可以明确诊断。

3. 明确气胸的类型及严重度 可通过病史、临床表现、影像学检查区分。

（二）鉴别诊断

1. 支气管哮喘 可有突发胸闷或呼吸困难，但既往常有反复喘息病史，幼时常有湿疹或变应性疾病家族史。当哮喘突发严重呼吸困难、烦躁，用药物治疗效果不明显，且症状加剧，应考虑并发气胸的可能。查体发现气管移向健侧，胸部有积气体征，胸部 X 线检查可协助诊断。

2. 急性心肌炎 可有突发胸痛或呼吸困难，常伴有面色苍白、大汗淋漓，心电图、心肌损伤标志物检查（如肌钙蛋白、脑钠肽）明显增高有助于诊断。

3. 急性肺栓塞 临床表现酷似自发性气胸，但患者病史常有长期卧床或创伤、肿瘤等病史，但无典型胸腔积气体征，胸部 X 线无积气表现，胸部 CTA、下肢血管超声加压检查、血浆 D-二聚体检查可鉴别。

4. 肺大疱 巨型肺大疱易被误诊为气胸。肺大疱通常起病缓慢，气胸症状多突然发生。影像学上肺大疱的疱内可见细小的条纹理，而气胸呈气胸线外的透光带，其内无肺纹理。如对肺大疱抽气测压，则会引起气胸。

5. 其他 消化性溃疡穿孔、胸膜炎、膈疝等，应注意与自发性气胸相鉴别。

五、治　疗

治疗的目的是促进患侧肺复张、消除病因及减少复发。

（一）保守治疗

适用于首次发作、气胸量小于20%、无呼吸困难患者。胸腔内积气一般在1～2周内自行吸收。高浓度吸氧可加快胸腔内气体吸收，经头罩或面罩吸氧（10L/min）可达到较满意的疗效，同时需密切监测病情变化，尤其在气胸发生24～48h内。

（二）排气治疗

1. 胸腔穿刺抽气　适用于闭合性气胸，原则上一次抽气量不宜超过1000ml，每日或隔日抽气1次。张力性气胸病情危急，为了抢救患者生命，可用粗针头迅速刺入胸膜腔以达到暂时减压的目的。

2. 胸腔闭式引流　适用于呼吸困难明显、肺压缩程度较重、交通性或张力性气胸，以及反复发生气胸或经胸腔穿刺抽气效果不佳的患者。

（1）闭式引流的适应证：需使用机械通气或人工通气的气胸或血气胸者；开胸术；中量至大量气胸、开放性气胸、张力性气胸；拔除胸腔引流管后气胸或血胸复发者；胸腔穿刺术治疗下肺无法复张者。

（2）闭式引流的方法：根据临床诊断确定安置引流管的部位，气胸引流一般在前胸壁锁骨中线第2肋间隙（建议放细的引流管），血胸则在腋中线与腋后线第6或第7肋间隙。消毒后在局部胸壁全层做局部浸润麻醉，切开皮肤，钝性分离肌层，经肋骨上缘置入带侧孔的胸腔引流管，引流管的侧孔应深入胸腔内2～3cm；引流管外接闭式引流装置，保证胸腔内气、液体克服3～4cmH$_2$O的压力能通畅引流出胸腔，而外界空气、液体不会吸入胸腔。术后经常挤压引流管以保持管腔通畅，记录每小时或24h引流液量。引流后肺膨胀良好，已无气体和液体排出，可拔除引流管，并封闭伤口。

（三）化学性胸膜固定术

对于复发性气胸，如果合并有双肺弥漫的多发肺大疱，以及肺功能不全而不能耐受手术，或拒绝手术的患者，可在胸腔内注入硬化剂产生无菌性胸膜炎症，使脏、壁胸膜粘连，从而消灭胸膜腔间隙，达到使气胸得到治疗和防止复发的目的。临床常用的硬化剂有多西环素、滑石粉、纤维蛋白原、高渗葡萄糖等。

（四）手术治疗

对长期反复发作的气胸、血气胸、双侧气胸、胸膜增厚致肺膨胀不全或多发性肺大疱者，手术治疗效果好，复发率低。对患有严重慢性阻塞性肺疾病、肺功能严重降低，并有肺动脉高压等表现，应视为手术禁忌。

（五）胸腔镜手术

随着电视辅助胸腔镜技术的广泛应用，大部分气胸外科手术都可在腔镜下完成，如肺大疱切除术、肺破口修补术、肺减容术、肺段或肺叶切除术、胸膜固定术，因其创伤小、恢复快的优点，胸腔镜手术近年越发普及。

（六）开胸手术

如肺大疱切除术、肺破口修补、肺减容术、肺段或肺叶切除术、胸膜固定术。

并发症及其处理：

（1）气胸复发：自发性气胸患者约1/3在2～3年内会复发，对这类患者可在胸腔镜下行肺大疱切除术或者胸膜修补术。对于有手术禁忌证者，可考虑化学性胸膜固定术以防复发。

（2）脓气胸：肺脓肿破溃入胸腔，或胸腔穿刺或胸腔闭式引流导致感染，均可导致脓气胸，常有支气管胸膜瘘形成，病情重。需要做脓液培养及药敏试验，用敏感的抗菌药物积极抗感染，尽早放置合适的胸腔闭式引流管，必要时积极手术。

（3）血气胸：与胸膜粘连带内血管破裂有关。一般出血量不大，药物保守治疗，可自行停止出血；若有活动性出血，出血量大，需要尽早手术。

（4）纵隔气肿和皮下气肿：常见于张力性气胸或创伤导致的气胸，气体进入肺间质、纵隔，甚至胸腹部皮下组织，导致皮下气肿。处理好气胸，皮下气肿大部分可以自行吸收，若患儿皮下气肿特别明显，可给予皮下留置针排气。当纵隔气肿明显压迫心脏、影响呼吸时，应局部麻醉下胸骨上窝处切开皮肤、皮下组织排气。

六、预　防

定期健康体检可以发现肺大疱等可导致气胸的疾病。自发性气胸患者若未接受外科手术治疗，做剧烈运动、用力咳嗽等使胸腔压力显著增加的活动时可能导致气胸复发。对于复发性气胸患者，建议积极接受外科微创手术治疗。

第三节　先天性胸壁畸形

一、漏　斗　胸

漏斗胸又称胸骨凹陷（pectus excavatum），是儿童最常见的一种先天性胸壁畸形，其发生率为出生活婴总数的 1/400～1/300，亚洲发病率高于欧美国家，男女发病比例为（4～5）：1。

（一）病因

病因不明，主要有以下几种病因学理论，包括膈肌功能异常、中央腱发育过短，以及骨、软骨生成不良。可能与膈肌发育异常、遗传因素、内分泌因素导致骨与软骨异常生长相关。漏斗胸多数为散发，1/10～1/5 的患儿有家族性发病。

（二）病理生理

由于胸骨向脊柱侧凹陷靠近，导致胸廓的前后径缩小，纵隔和胸腔内脏器因胸廓容积缩小受压，在极重的病例中，心脏受压和推移，心脏常被压至左侧胸腔，影响心肺功能，心脏不能充分舒张，心排血量减少，心肌受压造成局部缺血，致右束支传导阻滞、心律失常等。同时，因两肺受压导致肺活量减少、呼吸功能障碍。

（三）临床表现

漏斗胸表现为胸骨、中下部肋软骨、肋骨（通常是第 3～7 肋）向脊椎方向内陷，形似漏斗的异常畸形（图 4-13-1 延伸阅读）。约 90% 的漏斗胸患者在 1 岁左右即可被发现，少数患者到青春期后才被发现。多数漏斗胸在婴儿期和幼儿期时可无明显症状，少数可有胸骨吸入性凹陷伴吸气性喘鸣。由于胸部凹陷导致重心改变，漏斗胸患儿常呈现一种特殊的体型，即颈伸肩收、胸凹腹膨，伴驼背。随着年龄增长，内陷畸形程度可呈进行性发展，但心肺损害严重程度不一。不少患儿体形瘦弱、活动耐久力降低，可出现活动后胸闷、心悸、胸前区疼痛等。虽然临床资料表明 50% 左右的漏斗胸患者除胸廓外形改变外并无显著临床症状，但研究发现，即便是轻度到中度的漏斗胸畸形患者，其在直立运动时，心肺功能均已受到畸形的严重干扰。同时，随着患者认知程度增加，其消极的自卑心理影响越大。

（四）辅助检查

1. 胸部 X 线片　可发现脊柱侧凸，可以测量胸骨凹陷最低点至椎体前缘的距离，可显示心脏移位及肺部情况。

2. 胸部 CT　可显示凹陷及深度、心脏受压情况及胸壁的形状，对手术时植入金属支架塑形有指导意义，目前已逐渐成为漏斗胸术前常规检查（图 4-13-2 延伸阅读）。哈勒（Haller）指数又称漏斗胸CT指数，是由 Haller 等于 1987 年提出，为CT扫描胸廓最凹陷处的横径和前后径的比值。其正常值为 2.54，轻度 <3.2，中度为 3.2～3.5，重度 >3.5。中度以上漏斗胸畸形，需要手术矫正。

3. 心电图　多数患儿有心电图异常，心电图显示心轴右偏，P 波双相或倒置、右束支传导阻滞。少数有心律失常，如心动过速、心律不齐等。

4. 超声心动图　可提示二尖瓣脱垂，同时能评估心功能及了解有无合并马方（Marfan）综合征。

5. 肺功能检查　因频繁下呼吸道感染和气喘，部分患儿可有肺活量下降，肺功能检查表现为相对性限制性通气功能减退。

（五）诊断与鉴别诊断

1. 诊断要点

（1）胸前区胸壁（含胸骨、肋软骨和肋骨）对称或不对称向脊柱凹陷，患儿常呈现颈伸肩收、胸凹腹膨、伴驼背的体型。

（2）胸壁视诊是诊断和评估漏斗胸最直观的方法。

（3）使用 Haller 指数进行评估、分级漏斗胸严重程度及手术适应证。同时需评估患者有无脊柱侧凸、先天性心脏病等伴发疾病。

2. 鉴别诊断

（1）鸡胸：亦是小儿常见胸壁畸形之一，仅次于漏斗胸，表现为胸前区局部凸起异常。需注意与不对称型漏斗胸相鉴别。

（2）胸壁肿瘤：发生在胸壁、骨骼肌软组织、肋软骨或肋骨的肿瘤。

（3）胸壁结核：胸壁软组织、肋骨、肋软骨和胸骨因感染结核分枝杆菌而形成的脓肿。

（4）胸骨裂：是比较少见的先天性胸骨发育异常，常呈现胸前区局部凹陷异常。

（5）波伦（Poland）综合征：是一组较少见的多种畸形综合征，其特点是胸大、小肌缺如及肋骨缺如，可同时合并手指缺如、并指、脊柱畸形等。

（六）治疗

除非病情较轻，所有漏斗胸患儿都应予以手术矫正。由于漏斗胸是既影响生理又影响心理的畸形，为避免影响患儿个性，尽可能在学龄前予以手术矫正。手术时间取决于就诊年龄，考虑 2～5 岁时畸形局限于肋软骨，是最佳手术年龄，但畸形严重时 1～2 岁即可实施手术。虽然手术可以在任何年龄进行，年轻患者在手术效果上更好，随着手术技术改进，目前认为矫正畸形的最佳手术年龄为 3～12 岁。

拉维奇（Ravitch）提出的胸骨抬举术以及各种改良术式得到了广泛的应用，曾为治疗漏斗胸开放性手术的"金标准"术式；1998 年努斯（Nuss）等报道了一种不需要切开或切除肋软骨的微创手术，并在 2002 年被命名为"Nuss 术"，从此成为漏斗胸手术治疗的主流及首选术式风靡全球。随着手术经验的积累和手术技术的不断改良，Nuss 手术已经适用于各种类型漏斗胸的矫正，并成为目前漏斗胸矫正的标准术式。开放手术和微创手术均可获得良好治疗效果，对胸壁顺应性好的儿童或青少年患者，微创手术是最佳选择。对于微创手术治疗效果不佳、复杂或重度漏斗胸，或胸壁相对固定的患者，可选择开放手术或开放联合微创等改良术式（图 4-13-3）。

（七）手术并发症及预后

在对胸壁畸形进行 Nuss 微创重建矫正手术时，应该高度重视致命性的心脏损伤、钢板移位、钢板外露和切口愈合不良等术中、术后并发症的预防和处理。早期并发症包括术后疼痛、气胸、胸腔积液、切口感染、肺炎、心包及心脏损伤等；晚期并发症包括支撑板移位、严重疼痛使患者长期处于强迫体位，与继发性脊柱侧凸相关，应积极干预。切口无菌性囊肿、金属过敏排斥、心包及心脏损伤、钢板移位、获得性脊柱侧凸等严重并发症，在一定程度上增加了手术的风险，影响了手术的效果。

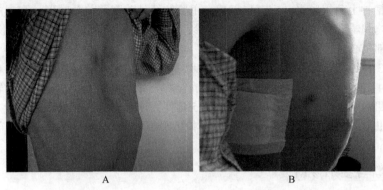

图 4-13-3　患儿，男，15 岁，临床诊断漏斗胸
A. 患儿行 Nuss 术前侧面观，凹陷区显著；B. 行 Nuss 术后侧面观，原凹陷区完全消失

（八）随访管理

患儿术后 2～4 周可正常生活，避免滚翻、扭动上身；术后 1 个月内保持背部伸直，免持重物；术后 1 个月复查后可以进行常规的活动；术后 2 个月内不弯腰搬重物；术后 3 个月内避免过度伸展及对抗性运动，如打篮球、摔跤等。此外，应注意姿势和体位，不滚翻，少屈曲，平时站立行走要胸背挺直，睡觉尽量平卧，避免创伤及钢板移位。植入物需在患儿体内保持 2～3 年，一旦发生钢板移位、胸闷、胸痛等情况，需及时就诊。体内植入物留置体内期间不宜行磁共振检查。

二、鸡　　胸

鸡胸又称胸骨隆凸（pectus carinatum）、鸽胸（pigeon breast），系前胸部胸骨向前突出，伴邻近胸骨的部分肋软骨向前隆起，形似鸡胸而命名。在胸部畸形患者中，鸡胸约占 25%，男性更常见，伴有肌肉骨骼异常者可达 1/5，以脊柱侧凸最常见。

（一）病因

病因尚不十分清楚，可能是肋软骨过度向前凸出生长及胸骨向前移位所形成。有 1/5～1/4 的患者有家族遗传史，提示与基因有关。鸡胸患儿胸部发育异常，以下部肋软骨向上弯曲，致使胸骨突出为特征；畸变常在第 4～8 肋软骨，使胸骨向前移动。胎儿或婴幼儿时期，胸骨和脊椎骨、肋骨的发育不平衡造成了胸廓的畸形。膈肌附着胸骨的中央腱发育不全是次要原因，如膈肌的前部发育不全，不是附着在剑突和肋弓上，而是附着在腹直肌鞘的背侧，就会使胸骨下部因无膈肌支持而前移，导致鸡胸畸形。

营养不良是发生鸡胸的重要因素之一，小儿佝偻病等营养不良性疾病，可影响胸骨等的发育，以致胸廓畸形。影响胸壁的如先天性心脏病、慢性脓胸、慢性呼吸道感染及心脏或胸部手术者可导致鸡胸发生。

（二）病理生理

轻型的鸡胸，可无并发症或无临床症状，较少出现心肺功能异常，临床仅见前胸向前隆起畸形，外观不美，不能俯卧睡眠；严重者可因变形的胸骨使胸廓改变，挤压心肺，使心肺功能受到严重影响，从而产生相应的临床症状且多伴有合并症，如合并 Marfan 综合征和神经纤维瘤病等，在重症鸡胸患者中还常出现反复上呼吸道感染及支气管喘息等呼吸系统的并发症。

（三）临床表现

多数鸡胸在出生后未能明显发现，往往在幼儿期以后才逐渐被注意到。畸形轻者对心肺功能无影响，亦无临床症状。重症者因胸廓前后径加长，导致呼吸幅度减弱，肺组织弹性减退，产生气促、乏力症状，患儿常反复出现上呼吸道感染和哮喘，活动耐力较差、易疲劳。大部分患儿因胸壁畸形而在精神上负担较重，常有自卑感。主要体征是前胸壁前凸畸形、胸廓前后径增大以及驼背。严重的鸡胸畸形明显，临床上很容易确诊；侧位胸片能清楚显示胸骨的畸形状况，胸部 CT 有助于诊断胸部及心血管等系统有无合并畸形。

临床分为 3 种类型。对称型：最常见，占 90%，是由胸骨体前移伴肋软骨的对称性凹陷所构成的畸形（图 4-13-4 延伸阅读）；不对称型：约占 9%，是胸骨位置正常，一侧肋软骨前突而对侧肋软骨正常或凹陷所致的不对称畸形（图 4-13-5 延伸阅读）；复合型：最少见，占 1%，是胸骨柄、胸骨体上部及肋软骨向上向前突出，以及胸骨体中部向后屈曲、胸骨下部又突向前方的软骨胸骨柄畸形。

（四）诊断与鉴别诊断

1. 诊断要点

（1）胸前区胸骨凸起，连带局部肋软骨、肋骨向前凸起异常，呈"鸡胸"样。

（2）通过胸廓的视诊可以确诊。

（3）胸部 CT 检查是评估鸡胸严重程度最好的方法。

2. 鉴别诊断

（1）漏斗胸：是小儿最常见的胸壁畸形，表现为胸前区局部凹陷异常。需注意不对称型漏斗胸与鸡胸的鉴别。

（2）胸壁肿瘤：发生在胸壁、骨骼肌软组织的肿瘤。

（3）肋软骨、肋骨肿瘤：发生在肋软骨和肋骨的肿瘤，以软骨瘤最为常见，表现为胸壁局部隆起。

（4）胸壁结核：胸壁软组织、肋骨、肋软骨和胸骨因感染结核分枝杆菌而形成的脓肿。

（五）治疗及预后

1. 非手术治疗

轻度鸡胸畸形不需要手术矫治，小儿可积极做扩胸锻炼，有望在生长发育过程中有所改善。对年龄较小的、畸形程度较轻的患儿可以使用外部器械，如配戴特制矫形背心的办法，来缓解或矫正畸形。早期矫形治疗在鸡胸患儿中效果明显，但有复发的可能，需要长时间配戴。

2. 手术治疗

（1）适应证：轻者一般不需手术治疗，仅需拉伸锻炼或外部器具矫形。器具矫形失败、症状明显、肺功能显著受损者，应及时手术治疗。畸形严重、症状明显患者，3 岁后即可接受手术治疗，一般最佳手术时机为 10 岁以后青少年期。

（2）手术方法：传统的矫正手术方法有胸骨翻转法和胸骨沉降法两种。近年来开展的鸡胸微创手术（即反 Nuss 手术）取得了较好的治疗效果。与传统手术方式相比，微创手术具有切口小而隐蔽、手术时间短、并发症少、恢复快等优点，远期效果良好。

鸡胸早期矫治的优点是可以尽量减少病理生理损害，以及进入青春发育期后由于胸廓畸形导致的心理影响；缺点是早期矫治（3 岁以内）后由于患儿继续生长发育，肋骨和肋软骨可导致严重畸形，使复发率增高。待到青春期生长发育后尽管手术创伤较大，但效果要好，复发率低。

（六）随访管理

患儿术后 2～4 周避免滚翻、扭动上身；术后 1 个月内保持背部伸直，免持重物；术后 1 个月复查后可以进行常规的活动；术后避免弯腰搬重物，避免剧烈对抗性运动，如打篮球、踢足球等。指导患儿注意姿势、体位，不滚翻、少屈曲，平时站立行走胸背挺直，睡觉尽量平卧，避免创伤、钢板移位。植入物需在患儿体内保持 1～2 年，一旦发生钢板戳出、胸闷、胸痛等情况，需及时就诊。体内植入物留置体内期间不宜行磁共振检查。

（吴国伟　杜　杰）

第四节　先天性膈疝

先天性膈疝（congenital diaphragmatic hernia，CDH）是由于胚胎发育时期膈肌发育异常导致单侧或双侧膈肌闭合缺陷，腹腔脏器因膈肌缺损移位突入胸腔，造成解剖关系异常的一种疾病，同时因腹腔脏器移位压迫肺部，伴有同侧及对侧肺泡、支气管及肺血管发育不良。它不仅仅是一种脏器解剖异常，还包括肺发育不良导致的呼吸、循环等多个系统异常。发病率为出生婴儿的 1/4000～1/2600，约 80% 发生在左侧，右侧发病率约为 15%，双侧发病率约为 5%。分为胸腹裂孔疝、食管裂孔疝和先天性胸骨后疝。

一、病因和发病机制

（一）病因

CDH 的病因复杂，通常认为系遗传和环境因素的相互作用所致，在遗传异常基础上，一定的诱因可能构成人类膈疝发病的基础。一般为散发，少数家族性病例为染色体隐性遗传。CDH 患者常有合并心脏、大血管、消化系统、骨骼肌肉系统、中枢神经系统，以及染色体畸形。

CDH 发病机制一般认为是由于胚胎期第 8 周胸腹膜管发育异常导致闭合缺陷，腹腔器官通过缺损处疝入胸腔压迫发育中的肺，导致肺泡减少、肺泡壁厚度增加、间质组织增生、肺泡气腔及气体交换面积减少，以及肺血管数目减少、内膜增厚、中膜发育不良；不仅患侧肺受损严重，对侧肺也受到一定影响。

（二）病理生理

先天性膈疝活产婴儿的病理生理主要表现为不同程度的缺氧、高碳酸血症和酸中毒的恶性循环，与肺发育不良、肺血管异常、持续性肺动脉高压和胎儿循环、表面活性物质缺乏，以及伴发畸形等局部因素和系统因素相关。

先天性膈疝往往可伴发其他一些先天畸形。最主要合并的畸形为心血管系统病变，约占 63%，包括心肌发育不良、动脉导管未闭、房间隔缺损，以及室间隔缺损等；泌尿生殖系统畸形、神经管发育缺陷、肺隔离症等合并畸形亦较常见。

二、临床表现

先天性膈疝临床症状轻重不一，其临床表现与其类型，移位腹腔脏器性质、数量和移动速度，空腔内脏是否并发扭曲或狭窄，以及肺发育不良的严重程度有关。

（一）症状

出生后即可出现呼吸窘迫、发绀、血氧饱和度低下，哭闹或吸奶时加重，伴呛咳；严重者出现呼吸困难、全身发绀、心率下降、血压下降。婴幼儿反复出现咳嗽、气促，以及随体位变动的呼吸困难，进食后有呕吐、呛咳、呕血和黑便，伴有贫血貌、营养不良。

（二）体格检查

可发现腹部较空虚，严重者呈现舟状腹；患侧胸部呼吸运动减弱，纵隔、心脏、气管向健侧移位；患侧胸部叩诊可呈浊音或鼓音，可闻及肠鸣音。严重者出现低体温、酸中毒、低血钙、低血镁。

三、辅 助 检 查

（一）X 线检查

胸腹部 X 检查提示腹腔脏器进入胸腔（图 4-13-6 延伸阅读）。

（二）消化道造影

消化道造影检查提示胃大部疝入胸腔可确诊（图 4-13-7 延伸阅读）。

（三）超声检查

妊娠 20 周左右 CDH 可超声诊断，常用二维超声测定胎儿肺/头值（LHR 值）作为评估 CDH 肺发育程度的指标，LHR 偏低、肝疝入胸腔被列为"高危因素"。超声心动图可对心脏结构畸形做出诊断，同时可评估肺动脉高压的程度。

（四）MRI

可以准确地反映双侧胎儿肺容积（fetal lung volume，FLV）及发育状况，在测量胎儿肺容积、评估肺发育不良程度方面具有优势。

（五）胸部 CT 检查

出生后，胸部 CT 检查有助于评估患儿肺部发育情况。

四、诊断与鉴别诊断

（一）诊断要点

1. 典型临床表现　出生后即可或数小时内出现呼吸困难、呼吸急促、发绀等症状，体检发现腹部空虚。X 检查提示腹腔脏器进入胸腔。

2. 辅助诊断　超声检查是出生前诊断最主要的确诊依据。X 线检查是出生后诊断最主要的诊断依据，消化道造影检查可确诊。

3. 病情评估　产前二维超声测定胎儿 LHR 值可评估 CDH 肺发育程度。MRI 可反映胎儿肺容积及发育状况。出生后胸部 CT 检查有助于评估患儿肺部发育情况，超声心动图可观察心脏结构畸形，同时可评估肺动脉高压程度。

（二）鉴别诊断

1. 膈膨升　单侧或双侧膈肌隆起膨升，严重患儿出生后临床症状与膈疝类似，需行 X 线检查进行鉴别。

2. 先天性囊性腺瘤样畸形　是常见的患儿肺部先天性病变，常规 X 线检查与膈疝类似，需行消化道造影检查进行鉴别。

3. 支气管源性囊肿　常规 X 检查和胸部 CT 表现与膈疝类似，须行消化道造影检查进行鉴别。

五、治疗及预后

（一）一般治疗

胎龄＜34 周分娩的 CDH 胎儿，产前推荐应用激素，胎龄 37 周以上可产道分娩或剖宫产。出生后应立即给予胃肠减压，必要时行气管插管，最好在脐带结扎前完成，禁止用面罩复苏囊手控加压通气。

（二）呼吸支持治疗

CDH 的呼吸支持模式尚无统一的规定，高频低压机械通气有助于促进肺泡扩张、改善氧合，减少健侧肺发生肺气肿和肺泡破裂。

（三）积极促进肺发育、处理肺动脉高压

积极促进肺发育、处理肺动脉高压是成功救治 CDH 的关键。肺泡表面活性物质和一氧化氮、磷酸二酯酶 V 型（PDE5）抑制药西地那非等选择性肺血管扩张药物有利于肺发育，降低原发持续性肺动脉高压。体外膜氧合器（ECMO）改善严重 CDH 患儿的氧合，在救治上争取进一步治疗时机。

（四）手术治疗

适时外科手术是最主要的治疗手段。目前不主张生后立即紧急手术，CDH 的严重程度与伴有肺发育不良的持续性肺动脉高压直接相关，应先采取措施稳定内环境、降低肺动脉高压，再进行膈肌修复手术，才能有效降低死亡率。手术方式分为经腹或经胸传统手术和腔镜手术。较大膈疝可用补片或皮瓣修补术。

1. 经腹传统手术或腹腔镜手术　适用于新生儿和婴幼儿的左侧膈疝及部分肝疝入较少的右侧膈疝。

2. 经胸传统手术或胸腔镜手术　适用于右侧膈疝患儿。

3. 膈肌缺损较大膈疝修补　聚四氟乙烯类、自体血管神经肌瓣均可用于修复。

（五）预后

先天性膈疝患儿总体生存率仅为 55%～70%。染色体畸形、肝疝入胸腔是预后不良的标志。B 超动态测量 LHR 及 MRI 对于肺容积的计算能对肺发育情况作出初步判断。膈疝术后的并发症主要包括肺功能异常、胃肠功能紊乱、胃食管反流、肠梗阻、膈疝复发、生长发育障碍等。

第五节　膈膨升

膈膨升（eventration of diaphragm）是指因先天性膈肌纤维发育不良或因膈神经麻痹所引起的膈肌异常抬高，其发生率约为 4%，男女比例约 2∶1。由于膈膨升的程度不同，其临床症状出现的早晚也不同，有些患儿甚至没有临床症状，故其实际临床发病率为 1/10 000。大多限于一侧，婴幼儿右侧多见，双侧膈膨升罕见。

一、病因和发病机制

（一）病因

先天性膈膨升是因为胚胎发育过程中膈肌未发育或肌化不全，亦可为原发性膈神经不发育或两者均有之，常与发育异常相关联，部分患者有染色体的异常表现。因先天性横膈肌发育不良或因膈神经麻痹可引起膈膨升，由于膈肌为纤维膜结构，肌纤维层或胶原纤维层不同程度缺陷，膈肌异常膨出部分常伴有反常运动。

（二）病理生理

在胚胎第 8～10 周，中胚层的肌颈节长入胸膜、腹膜皱褶，最终发育成为横膈。如果肌层不能顺利长入横膈，将形成一侧或双侧完全性膈膨升；如果仅部分长入，引起肌发育不良或肌纤维消失，则形成局限性膈膨升。

膈膨升时膈肌抬高，压迫同侧肺叶导致灌注不良、肺通气量降低，同时伴有膈肌矛盾运动导致的通气功能障碍；心脏及纵隔受压向对侧移位，影响腔静脉血回流。患者可出现气短、呼吸困难甚至发绀。膈肌上抬改变了胃食管角的正常解剖，甚至发生胃扭转，因此，常表现出恶心、嗳气、腹痛及呕吐等症状，进食后平卧上述症状尤为明显。完全性膈膨升膈顶几乎达胸腔顶部，大量腹腔内脏器长期占据胸腔，使肺受压发育不良，膈肌菲薄无肌纤维存在，张力低。新生儿出生后即出现呼吸困难甚至呼吸窘迫、低氧血症和酸中毒。

二、临床表现

无明显临床症状者常在胸部 X 线检查时偶然发现；有症状者多在新生儿期及婴幼儿期即有所表现，以呼吸困难及反复呼吸道感染为主。由于患侧膈肌抬高，肺被压缩，肺容量和肺活量均明显减少，纵隔移位可以使得对侧肺也受到压迫，这时肺不张、肺炎发生的机会明显增加。体检时患儿有气急、发绀，胸壁活动减少，叩诊出现浊音，纵隔向对侧移位，患侧呼吸音减弱或消失，有时可听到肠鸣音。严重患儿吸气时会出现"跷板"样周期运动，即吸气顺序依次为健侧上腹部、患侧上腹部、患侧前胸壁、健侧前胸壁隆起。

三、辅助检查

首选胸腹部 X 线片。典型影像学特点为患侧膈肌抬高，常达到第 2、3 肋间水平。抬高膈肌呈弧形拱顶状，其下方为充气胃肠道影。透视下可见患侧膈膨升部分与健侧膈肌有"矛盾呼吸"现象，有时可见肺不张。1/3 的患儿有呼吸困难，进食哭吵后发绀，需常规摄胸腹直立位平片以确立诊断。大多数则表现为呼吸道感染或肺炎，胸部 X 线片和胸部 CT 有助于确诊。局限性膈膨升和有疝囊的胸腹裂孔疝很难鉴别，但两者在治疗方法上十分类似。

四、诊断与鉴别诊断

（一）诊断要点

1. 临床表现为呼吸急促、呼吸困难，反复呼吸道感染；体检发现腹部稍空虚，胸部 X 线检查提示一侧或双侧膈肌抬高。

2. 胸腹部 X 线检查可确诊。

3. CT 检查有助于评估肺部发育情况及判断病情严重程度，并发现合并症；超声心动图可观察心脏结构畸形，同时可评估肺动脉高压程度。

（二）鉴别诊断

1. 膈疝 膈肌局部发育不全，腹腔脏器进入胸腔，需行消化道造影检查进行鉴别。

2. 先天性囊性腺瘤样畸形 是常见的患儿肺部先天性病变，胸部 CT 检查和消化道造影检查有助于鉴别

3. 膈肌肿瘤 常规 X 线检查与局部膈疝类似，需行胸部 CT 检查进行鉴别。

五、治疗及预后

膈膨升患儿需加强营养，促进生长发育；改善低氧症状并控制肺部感染。选择手术治疗还是保守治疗主要取决于临床表现、影像学检查和血气分析等。横膈抬高不明显，临床表现轻微者，可以随访观察，保守治疗；如有反复呼吸道感染或纵隔摆动明显时，可行膈肌折叠术治疗。

（一）手术适应证

手术适应证包括伴呼吸功能障碍、消化功能障碍者；反复的肺部感染，内科治疗无效者；膈肌升高超过正常水平 3～4 个肋间。手术的目的是恢复膈肌正常位置，消除矛盾呼吸运动，稳定纵隔摆动，改善心肺功能。

（二）手术方法

常用方法有经胸或经腹的膈肌折叠术。经胸手术视野清晰、重叠缝合确实。而当患儿消化道症状较重时，由于可能伴有胃肠扭转，则经腹手术相对较为安全。需要注意的是，纵隔侧缝合或分离粘连时，需谨慎以避免损伤心脏大血管和肺血管，右侧膈膨升下方注意保护肝。手术切口有经腹和经胸两类，经腹切口常采用肋缘下切口或上腹旁正中切口；经胸切口采用第 6 肋或第 7 肋

间后外侧切口或腋下直切口。右侧膈膨升手术经胸操作便利。膈肌拉起下压时，膈肌下肝膈面整体下移，缝合时较少损伤腹腔器官。左侧进胸折叠膈肌时，应将膈肌切开折叠缝合，这样可以避免在直接折叠膈肌时缝针损伤到膈下肠管；左侧膈膨升亦可经腹手术，可同时探查腹腔内有无其他合并畸形。近年来，胸腔镜辅助下的膈肌折叠术也是一种有效的微创手术方法。

（三）预后

膈膨升手术预后良好。膈膨升术后反常呼吸均消失，膈肌运动改善；膈肌厚度维持在正常生长范围内，肺功能大部分能恢复正常。

（吴国伟）

本章延伸阅读

第十四章　睡眠呼吸障碍疾病

第一节　原发性鼾症

原发性鼾症（primary snoring，PS），也称单纯性打鼾，是一种以打鼾为主要表现的睡眠呼吸障碍，通常被认为是睡眠呼吸障碍疾病的起始。原发性鼾症的鼾声可轻可重，但除打鼾外不伴有呼吸暂停、低通气、呼吸努力相关觉醒（respiratory effort related arousal，RERA）及肺换气不足的证据，白天没有相关的晨起头痛、疲乏、嗜睡等症状。习惯性打鼾通常被定义为每周至少有 3 次睡眠时出现频繁打鼾。

正常儿童的睡眠期呼吸应该是均匀且无声的，一旦出现打鼾，则为儿童睡眠呼吸不畅的表现，提示上气道发生了狭窄。儿童打鼾是很普遍的症状，对打鼾发生率的评估不同，国家有不同的评判标准，因此其发生率相差很大。有资料显示，儿童打鼾的发生率为 10%～12%，男孩打鼾风险高于女孩，伴有肥胖的儿童打鼾风险更高。

一、病因和发病机制

鼾声是因为上气道堵塞、塌陷，当气流通过狭窄部位时，造成气流加速，产生涡流引起上气道周围软组织（悬雍垂、软腭、咽壁、舌体等组织）震动所致。上气道狭窄是该病的解剖原因。很多因素都可致上气道狭窄的发生，在儿童中，最常见的原因是腭扁桃体和（或）腺样体肥大，其他如上呼吸道感染、变应性鼻炎、肥胖、气管软化、颅颌骨畸形等原因都可以造成上气道的狭窄，进而导致打鼾。有资料显示，原发性打鼾儿童，在校的行为表现较差，但目前尚缺乏确凿证据。

二、临床表现

睡眠时打鼾为主要表现，体格检查和上气道评估检查，多提示上气道狭窄的原因，如扁桃体和（或）腺样体肥大、肥胖、颅颌骨畸形等。但白天没有相关的晨起头痛、疲乏、嗜睡等症状。

三、辅助检查

（一）睡眠监测

根据需要行多导睡眠监测（PSG），排查阻塞性睡眠呼吸暂停低通气综合征（OSAHS）的可能。也可用中心外睡眠监测进行筛查。详见本书第二篇第二章第三节。

（二）上气道评估、颅颌骨发育状态评估

目前评估方法包括头颅定位侧位片-X 线头影测量分析、多层螺旋 CT、MRI、纤维/电子内镜检查法等技术。

四、诊断与鉴别诊断

（一）诊断要点

1. 睡眠时有明显打鼾，但无睡眠时憋气或呼吸困难表现；打鼾伴有张口呼吸，患儿常有腺样体面容和（或）扁桃体肥大。

2. PSG 显示阻塞性呼吸暂停低通气指数（OAHI）<1 次/小时，无睡眠片段化，无睡眠期低氧，PSG 发现 NREM3 期或 REM 期鼾声最明显。

3. 上气道评估检查有明显上气道形态、结构异常，或上气道狭窄。

（二）鉴别诊断

1.OSAHS 有频繁打鼾伴张口呼吸，但睡眠时常有憋气现象；有较明显晨起头痛、口干及白天注意力不集中、乏力等症状；常有行为认知障碍及生长发育迟缓等并发症。PSG 显示 OAHI＞1次/小时可作鉴别。

2.肥胖低通气综合征 有频繁打鼾伴张口呼吸，但患儿体重指数（BMI）达到肥胖标准，且存在日间清醒状态高碳酸血症，外周血动脉血气分析、呼气末 CO_2 分压监测或经皮 PCO_2＞45mmHg（6kPa）有助于鉴别。

五、治　疗

目前认为 PS 是 OSAHS 的起始或前期状态，其上气道狭窄程度相对 OSAHS 较轻，但需定期复查 PSG 或 OCST 评估病情进展。原发性鼾症的治疗方法与 OSAHS 有相同之处，但其治疗相对简单。

（一）行为疗法

注意保持侧卧位睡眠、减重。

（二）饮食控制

肥胖症儿童需要改变不良饮食习惯和进行适当有氧运动，控制体重。

（三）其他疗法

避免环境被动吸烟、其他室内污染物，避免室内变应原，治疗变应性鼻炎。

第二节　肥胖低通气综合征

肥胖低通气综合征（obesity hypoventilation syndrome，OHS）是一种以肥胖和日间高碳酸血症 [$PaCO_2$＞45mmHg（6kPa）] 为特征的疾病。睡眠期可出现高碳酸血症的加重，REM 期高碳酸血症症状较 NREM 期重，80%～90% 可合并 OSAHS。OHS 患者如不合并 OSAHS，则表现为持续或间断发作的呼吸变浅。临床上，睡眠期不适感、睡眠效率下降、频繁觉醒较为少见。在临床中，许多患者高碳酸血症和低氧血症直到心肺功能突然恶化，甚至出现急慢性高碳酸呼吸衰竭、呼吸性酸中毒或意识改变时才得到重视，因此在临床上易漏诊，在儿科尤为明显。因 OHS 的诊断为排除性诊断，常被忽视。

OHS 的患病率在我国尚无相关流行病学数据。有资料显示，美国 OHS 的发病率为 0.4%～0.6%，OHS 在 OSAHS 患者中的发病率为 10%～20%。

一、病因和发病机制

（一）病因

对于 OHS 的病因目前尚未完全阐述清楚，一般来说体重指数越高，睡眠相关低通气情况越严重，但也存在个体差异。OHS 患者易合并 OSAHS，但仅上气道阻塞，却又并不能完全解释缺氧和高碳酸血症。因此，有许多学者提出其他影响二氧化碳清除的因素，包括肺容量和呼吸力学机制改变、肺不张或肺淤血引起的通气血流比例改变、化学敏感性和张力敏感性改变、肥胖相关激素因素对呼吸驱动的抑制等，如近期研究较多的是 OHS 患者对瘦素的抵抗现象。

（二）发病机制

夜间持续高二氧化碳的机制可能与下列因素有关，即肥胖可使二氧化碳生成增加，同时肥胖增加了呼吸泵的额外负荷、睡眠过程中间断上气道阻塞所致的阻力负荷，从而增加了 OHS 患者的呼吸功能；在阻塞性事件间歇期不能完全代偿由呼吸暂停或低通气所致的短期高碳酸血症及通气功能下降所致的长时间高碳酸血症；通气对低氧及高二氧化碳的反应性不敏感，使高碳酸血症一直持续至清醒期，以致出现酸中毒；肾脏碳酸氢盐排泄率受损，致使高碳酸血症持续存在。

二、临床表现

除肥胖外，在儿童期临床表现不明显，青少年及成人则主要表现为日间过度嗜睡。因常合并有 OSAHS，其他症状可有打鼾、晨起头痛、乏力、夜尿增多、情绪异常，以及记忆力和注意力受损的认知功能障碍，严重时可发生急性呼吸衰竭和（或）意识障碍。此外，当血流动力学异常时，可出现心律失常、肺源性心脏病、高血压、心绞痛甚至心力衰竭；当存在内分泌功能紊乱和神经调节功能失衡时，可出现胰岛素抵抗以及儿茶酚胺、肾素-血管紧张素、内皮素分泌增加。

三、辅助检查

（一）PSG

通常会出现持续数分钟的潮气量下降和血氧饱和度下降，可伴或不伴有阻塞性睡眠呼吸暂停及低通气事件。为明确睡眠相关的低通气诊断，需行睡眠期动脉血气分析 $PaCO_2$、经皮 CO_2 分压或呼气末 CO_2 分压监测，REM 期高碳酸血症较 NREM 期明显。80%～90% OHS 患者可伴有 OSAHS，每个阻塞性呼吸事件通常伴随严重的血氧饱和度下降。

（二）呼气末 CO_2 分压监测

睡眠期可出现呼气末 CO_2 分压升高。呼气末 CO_2 分压监测是一种连续无创的监测，与动脉血 $PaCO_2$ 有很好的相关性，敏感度高。睡眠期呼气末 CO_2 分压监测一般应用红外线法的旁流式呼气末 CO_2 监测仪，监测时不需要密闭的呼吸回路，呼气采样管用专用的口鼻气流导管，其信号转换器可与 PSG 相连，并同步记录，经过微电脑处理获得呼气末 CO_2 分压或呼气末 CO_2 浓度，以数字和图形显示。

（三）经皮 CO_2 分压监测

经皮 CO_2 分压监测为连续无创的监测，是通过含加热材料的电极来提高皮下组织的温度，加快毛细血管的血流速度，增加皮肤对气体的通透性，从而测得皮下组织的 CO_2 分压。因受皮肤细胞新陈代谢和温度的影响，其测量值往往高于动脉血气分析 $PaCO_2$。经皮 CO_2 分压适用于鉴别睡眠相关的低通气疾病，但因气瓶、电极等耗材价格昂贵的原因，限制了其在临床上的应用。

（四）血液检查

睡眠期及清醒期均可见外周血碳酸氢根浓度升高、红细胞增多、动脉血气分析 $PaCO_2$ 升高。在临床中，部分轻、中度 OHS 患者，尤其是临床表现不太严重，没有出现并发症，并且动脉血气分析为有创操作，临床一般不进行常规检查，易漏诊。建议对于 $BMI \geqslant 30kg/m^2$ 的肥胖患者常规进行动脉血气分析。

（五）肺功能检查

用力肺活量可下降。

（六）其他

如心电图、超声心动图、胸部影像学检查，可出现肺源性心脏病相关表现，如右心室肥厚及右心房增大、心功能不全、肺动脉高压。

四、诊断与鉴别诊断

（一）诊断要点

1. 达到肥胖标准（BMI≥30kg/m²，或同年龄同性别儿童 BMI＞第 95 个百分点）。

2. 存在日间清醒状态高碳酸血症，即动脉血气分析 $PaCO_2$、呼气末 CO_2 分压或经皮 CO_2 分压测得 PCO_2＞45mmHg（6kPa）。

3. 并排除其他可能引起高碳酸血症或低通气的疾病，如已知的先天性中枢性肺泡低通气综合征、严重的阻塞性肺及气道疾病、间质性肺疾病、肺血管病变、胸壁疾病（除了肥胖相关的胸壁脂肪负荷）、神经性疾病等。

当 PSG 提示存在 OSAHS 时，应同时诊断 OSAHS 与肥胖低通气综合征。

（二）鉴别诊断

1. 清醒期与睡眠期发生低通气的各种疾病 如严重的阻塞性肺及气道疾病、神经肌肉病变、胸壁疾病、重度未经治疗的甲状腺功能减退症、先天性中枢性肺泡低通气综合征等。

2. 普拉德-威利综合征（Prader-Willi syndrome，PWS） 又称小胖威利综合征，是一种罕见的遗传性疾病。PWS 患儿在新生儿和婴儿期主要表现为肌张力低下、吮吸无力、喂养困难，儿童期逐渐显现贪食、肥胖、发育迟缓、身材矮小、性腺发育不良、认知障碍和行为问题等。PWS 患儿的特征性面容包括窄前额、窄鼻梁、杏仁眼、薄上唇、嘴角朝下等，可伴有内斜视和近视。患儿可伴有睡眠呼吸障碍，并出现日间嗜睡、睡眠结构改变、异常觉醒等睡眠问题，可通过 PSG 分析患儿睡眠呼吸情况。但患儿无日间高碳酸血症，可行动脉血气分析进行鉴别。

3. 其他睡眠呼吸障碍疾病 如 OSAHS 或中枢性睡眠呼吸暂停低通气综合征，可表现为气流周期性变化伴血氧饱和度变化。而 OHS 的低通气持续时间较长，通常几分钟或更长，若睡眠中存在一种以上类型通气不足，则应在诊断中标明。

五、治 疗

（一）减重

体重控制是治疗 OHS 最重要的治疗手段，可采取节食、锻炼，必要时辅以药物。减重效果不明显且符合手术适应证者可选择手术减重方式，如胃旁路手术等。肺功能、呼吸中枢驱动力、日间二氧化碳分压可随着体重的减轻而得到改善。

（二）无创正压通气（NPPV）

目前国际公认的 OHS 的一线治疗方式，常用模式包括 CPAP、双水平气道正压通气（BiPAP）、平均容量保证压力支持通气（average volume-assured pressure support，AVAPS）。目前认为，轻症 OHS 患者首选 CPAP，若 CPAP 治疗后持续通气不足或 CO_2 持续升高，则需使用 BiPAP 或 AVAPS 治疗，部分行 BiPAP 治疗稳定后可切换为 CPAP 长期家庭治疗。OHS 合并 OSA 患者也可首选 CPAP，疗效不佳则需要应用 BiPAP，若血氧饱和度在已达到较高压力下仍很低，则需增加氧疗。

（三）氧气治疗

当出现低氧血症时应给予低流量吸氧，可减轻呼吸做功和降低缺氧性肺动脉高压，减轻右心负荷，若给氧浓度过高，则可抑制因缺氧反射性刺激外周化学感受器的呼吸兴奋作用，导致 CO_2 潴留加重，可发生 CO_2 麻醉，甚至呼吸骤停。临床上一般不会单纯给予氧气治疗，而用于 CPAP 的辅助治疗。

（四）气管插管和有创机械通气

儿童中应用较少。当重症 OHS 合并急性呼吸衰竭的患者在无创通气治疗欠佳时，需行气管插管和有创机械通气。但 OHS 的肺功能损害较轻，病情稳定后应尽快改为无创通气治疗，以防止再发生呼吸衰竭。

（五）药物治疗

在儿童中还没有药物治疗的报道，但成人中有应用。相关药物，如甲羟孕酮、乙酰唑胺、普罗替林、氯米帕明等，主要作用为刺激呼吸，减少低通气。

第三节 阻塞性睡眠呼吸暂停低通气综合征

儿童阻塞性睡眠呼吸暂停低通气综合征（OSAHS）是由部分上呼吸道阻塞和（或）间歇性完全阻塞引起的睡眠障碍，睡眠期间可见睡眠呼吸暂停和（或）低通气。睡眠呼吸暂停分为中枢性（central sleep apnea，CSA）、阻塞性睡眠呼吸暂停（obstructive sleep apnea，OSA）和混合性睡眠呼吸暂停 3 类。CSA 指口鼻气流停止，不伴有呼吸运动；OSA 指口鼻气流停止，但存在矛盾呼吸运动；混合性睡眠呼吸暂停指 CSA 伴有 OSA。目前流行病学显示，儿童 OSAHS 患病率为 1.0%～5.7%，肥胖儿童 OSAHS 患病率为 19%～60%。OSAHS 的并发症包括儿童认知障碍、白天过度嗜睡、注意力不集中、情绪不稳定，甚至影响儿童的生长发育。

一、病因和发病机制

（一）病因

儿童 OSAHS 可出现在婴幼儿到青少年的任一时期，其病因也是多种多样，包括解剖性因素、先天性疾病及其他因素（表 4-14-1 延伸阅读）。腺样体和腭扁桃体肥大是儿童 OSAHS 最常见的原因；从出生后 6 个月到青春期，儿童上气道淋巴组织体积增加。婴儿 OSAHS 中，阻塞部位 52% 在上腭，48% 在舌后。学龄前期尤为明显，而这一时期也正是儿童 OSAHS 的高发期。

（二）发病机制

儿童 OSAHS 发病的关键病理生理是慢性间歇性低氧（chronic intermittent hypoxia，CIH）。睡眠期间部分或不完全的上气道阻塞，以及支配上气道的神经肌肉张力下降是导致睡眠期 CIH 的主要原因，尤其是在快速眼动睡眠（REM）期，此时肌张力明显下降，上气道塌陷最明显，可发生频繁的呼吸暂停。当血氧饱和度下降至 92% 以下，或氧分压低于 60mmHg（8kPa）时，缺氧会刺激颈动脉体、主动脉体、化学感受器，反射性兴奋呼吸中枢，导致呼吸努力增加，启动人体缺氧代偿反应；睡眠期间反复缺氧及代偿反应，从而形成间歇性低氧，部分患者同时合并间歇性高碳酸血症，并且伴有鼾声及频繁的呼吸暂停。正常儿童的睡眠可分为非快速眼动睡眠（NREM）期和快速眼动睡眠（REM）期，其中 NREM 期又可分为 Ⅰ 期、Ⅱ 期、Ⅲ 期和Ⅳ期。OSAHS 患儿大部分睡眠结构可显示正常，与成人 OSAHS 不相一致。健康儿童的睡眠开始后肌肉张力慢性降低至清醒状态下的 20%～30%，REM 期最为显著。REM 期的显著特征是呼吸不规律，肋间肌呼吸度降低，导致低通气，因此，REM 期是儿童 OSAHS 最好发的睡眠时期。调查研究显示，OSAHS 患儿 55% 的阻塞性呼吸暂停事件发生在 REM 期，暂停指数、呼吸暂停持续时间、血氧饱和度降低程度都甚于 NREM 期，从而影响 REM 期睡眠时间。

部分 OSAHS 患儿还可以出现睡眠相关行为障碍或异态睡眠，如遗尿、睡眠磨牙症、睡行症（又称梦游症）等，并且在日间也容易出现活动增多或脾气暴躁，同时伴有语言缺陷、食欲缺乏和吞咽困难，经常出现非特异行为困难，这可能与反复缺氧导致交感神经兴奋及内分泌激素分泌紊乱相关。

二、临床表现

（一）夜间症状

1. 打鼾 是夜间最显著的症状。儿童打鼾表现为两种主要类型，一是连续的打鼾，另一是被响亮的喘息声或鼻息声中断的间歇性打鼾。

2. 呼吸努力增加 大多数儿童 OSAHS 会出现呼吸努力增加，当呼吸道阻塞需要增加呼吸努力时，会表现为呼吸困难、鼻翼扇动，以及肋间隙、胸骨上窝和锁骨上窝吸气性凹陷，肋缘张开，胸廓反常内向运动。

3. 睡眠姿势改变 家长可能注意到患儿夜间不愿盖被，出现呼吸停止继而喘息。典型睡眠姿势为俯卧位，头转向一侧，颈部过度伸展伴张口，膝屈曲至胸。

4. 张口呼吸 64%～95% 的 OSAHS 患儿可伴有张口呼吸，多数因扁桃体和（或）腺样体肥大或鼻阻塞引起，可造成"腺样体面容"。

5. 夜间出汗 约 50% 的 OSAHS 患儿存在睡眠时大量出汗，局限于颈背部，特别是婴幼儿。

6. 夜间遗尿 儿童 OSAHS 伴发夜间遗尿的概率高达 10%～40%。临床研究发现，OSAHS 患儿打鼾症状减轻后，其遗尿症状也获得改善。

（二）日间症状

日间症状包括张口呼吸、晨起头痛、口干、易激惹；学龄儿童则表现为上课精力不集中、白日梦、乏力、打瞌睡、学习成绩下降。与成人不同，约 14% 的 OSAHS 患儿可出现日间嗜睡。

（三）其他体征

儿童 OSAHS 最常见的是腺样体面容，具有颌面狭长、面高增加、下颌后缩、鼻底长度过短、切牙间角度加大、腭弓高拱等特点。有些患儿因鼻咽腔狭窄、阻塞而出现低鼻音伴发声障碍。有些颅面特征往往提示睡眠呼吸障碍的存在，如三角下颌、下颌平面过陡、下颌骨后移、长脸、高硬腭或（和）长软腭。

（四）并发症

行为认知障碍是 OSAHS 患儿常见的症状与并发症，包括多动症、学习能力差、注意力不集中、具有攻击性等。生长发育迟缓也是 OSAHS 患儿一个重要并发症，可表现为身材矮小、体重偏低，通常行扁桃体和（或）腺样体切除术后可得到改善。儿童 OSAHS 并发症还包括胃食管反流、误吸、漏斗胸、神经系统症状等。随着病情发展，也可出现全身性的并发症，包括高血压、肺水肿、肺源性心脏病、心律失常、充血性心力衰竭、呼吸衰竭，甚至婴儿猝死综合征。

三、辅 助 检 查

（一）PSG

PSG 是诊断睡眠呼吸障碍的金标准（图 4-14-1 延伸阅读）。2020 年版中国儿童 OSAHS 的诊断标准为：OSA 是指睡眠时口和鼻气流停止，但胸、腹式呼吸仍存在。低通气定义为口鼻气流较基线下降≥30%，持续时间≥2 个呼吸周期，且伴有事件相关觉醒或≥3% 的血氧饱和度下降。呼吸事件的时间长度定义为大于或等于 2 个呼吸周期。阻塞性呼吸暂停低通气指数（OAHI）定义为每夜睡眠中平均每小时发生阻塞性呼吸暂停事件、混合性呼吸暂停事件与阻塞性低通气的次数之和。全夜 PSG 应连续监测 6～7h 以上，包括脑电图、眼动电图、下颏肌电图、腿动图和心电图，同时应监测血氧饱和度、潮气呼吸末二氧化碳分压、胸腹壁运动、口鼻气流、血压、鼾声、食管 pH 或压力等。

（二）上气道评估、颅颌骨发育状态评估

目前评估方法包括头颅定位侧位片-X 线头影测量分析、多层螺旋 CT、MRI、纤维/电子内镜检查法等技术。头颅定位侧位片-X 线头影测量分析（CRM）简便、费用低、辐射小，患者无痛苦，为首选的临床筛查方法，但仅能显示上气道矢状位的结构，无法观察气道形态及周围结构；CT 或 MRI 检查可反映上气道形态及周围结构，了解鼻窦、鼻黏膜增厚、中耳乳突等改变

（图 4-14-2），但 CT 存在一定的电离辐射，软组织显影和空气-组织界面的确定不如 MRI，故不提倡应用于生长发育期的 OSAHS 儿童，其他检查未达到预期效果或考虑复杂性气道结构改变的病例可选择。MRI 具有无电离辐射、无侵袭性、高对比度的特点，但检查费用昂贵、噪声大、耗时长，不能应用于安装心脏起搏器、恐惧症及焦虑症患者；内镜结合 Müller 检查操作亦具有简便、价格低等特点，可直观地观察腺样体堵塞后鼻孔情况，如鼻中隔偏曲、鼻甲肥大等，但无法观察气道周围组织结构。

综上所述，几种检查方法各有利弊，可根据临床的需要、安全性、成本核算综合考虑选择一种或多种方法相结合。

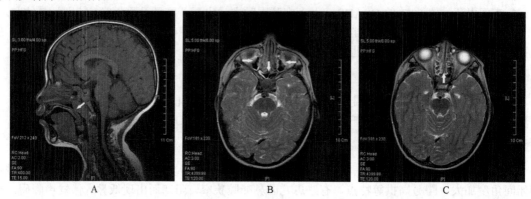

图 4-14-2　患儿，28 月龄，因"打鼾半年余"就诊。MRI 矢状位（A）显示鼻咽后壁见软组织肿胀致局部气道变窄、堵塞（箭头所示）；轴状位显示颌窦（B）、筛窦（C）黏膜增厚。PSG：AHI 28.3 次/小时，OAHI 11.6 次/小时。最后诊断：重度 OSAHS、腺样体和扁桃体肥大、鼻窦炎

（三）其他检查

1. 筛选检查　OCST 是对睡眠呼吸障碍患儿的初步筛查方法，也可作为治疗效果或跟踪随访措施，但不推荐用于儿童 OSAHS 的确诊。OCST 在儿童 OSAHS 诊断中的应用仍有不少临床研究，临床应用较多的是Ⅳ型便携式睡眠监测仪，如 WatchPAT 系统、微动敏感床垫睡眠监测系统、基于脉搏容积波的睡眠呼吸分析系统（图 4-14-3 延伸阅读）、体动记录仪、脉搏血氧监测仪等，具有监测导联少、简便、对监测环境无要求、睡眠干扰少等优点。

2. 检查并发症及明确严重性　对中、重度 OSAHS 患儿应行心电图和超声心动图检查，二氧化碳水平和血细胞比容测定有助于确定严重程度。

四、诊断与鉴别诊断

（一）诊断要点

1. 夜间打鼾伴张口呼吸、憋醒、多汗和遗尿；晨起头痛、口干、易激惹；日间注意力不集中、乏力、打瞌睡；可有行为认知障碍和生长发育迟缓等并发症。体检可发现腺样体面容和扁桃体肥大。

2. PSG 显示每夜睡眠过程中 OAHI＞1 次/小时可确诊。

3. 若出现 1 次/小时＜OAHI≤5 次/小时为轻度；5 次/小时＜OAHI≤10 次/小时为中度；OAHI＞10 次/小时为重度。

（二）鉴别诊断

1. PS　睡眠时反复出现打鼾，鼾声可轻可重，但不伴有呼吸暂停、低通气、呼吸努力相关觉醒（RERA）及肺换气不足的证据，日间没有相关的晨起头痛、疲乏、嗜睡等症状。PSG 无睡眠片段化，无睡眠期低氧，OAHI＜1 次/小时。上气道评估检查多提示存在上呼吸道狭窄的因素，

如肥胖、上呼吸道周围组织占位、颅颌骨畸形等。

2. 上气道阻力综合征（UARS）　是由睡眠诱发的上气道阻力不正常增加所致的临床综合征。根据 2014 年睡眠呼吸障碍疾病国际分类，UARS 被认为是 OSAHS 的早期、过渡期或代偿期。睡眠时常出现打鼾，日间可有相关的疲乏、嗜睡等症状。PSG 可见睡眠片段化或微觉醒，睡眠期可出现阻塞性低通气，但无呼吸暂停，睡眠呼吸紊乱指数（RDI）＜5 次/小时，呼吸暂停指数（AI）＜1 次/小时。影像学检查可显示上气道形态、结构异常或狭窄，经食管测压有助于确诊。

3. 中枢性睡眠呼吸暂停综合征（CSAS）　夜间睡眠打鼾，同时伴有夜间反复出现呼吸减弱或停止，口鼻气流和胸腹运动同时消失，且中枢性呼吸暂停/低通气事件≥5 次/小时；中枢性呼吸暂停和低通气事件占所有呼吸暂停和低通气事件的 50% 以上；可伴有陈-施呼吸。

4. 肥胖低通气综合征　以不能由合并的心肺疾病或神经疾病完全解释的肥胖和日间高碳酸血症 [$PaCO_2$＞45mmHg（6kPa）] 为特征的疾病，80%～90% 患儿可合并 OSAHS。睡眠期可出现高碳酸血症的加重，常与严重的动脉血氧饱和度下降相关。PSG 检查及 $PaCO_2$ 显示夜间低通气加重，常存在动脉血饱和度下降，REM 期高碳酸血症比 NREM 期要重，但睡眠效率下降及频繁觉醒较为少见。

5. 其他合并症　如胃食管反流、代谢性疾病或未诊断的神经系统疾病（如癫痫、脑干发育畸形或神经变性疾病等），可导致严重 OSAHS，应予以鉴别。

五、治　疗

（一）外科治疗

儿童 OSAHS 最主要的原因是腭扁桃体和（或）腺样体肥大，对无合并颌面部畸形及神经肌肉病变的患儿，腭扁桃体和（或）腺样体切除术是儿童 OSAHS 的首选治疗方案。meta 分析后发现，其手术成功率为 80%，其手术的治愈率为 90%～100%。但年龄小于 3 岁、PSG 显示重度 OSAHS 或并发心脏病及肥胖症等，是术后上气道阻塞的危险因素。鼻后孔闭锁应行鼻后孔成形术，为防止术后固定模阻塞发生窒息，手术应选择在口呼吸能力建立后进行；双侧鼻后孔闭锁者尽早手术。巨舌以手术切除修整为主，对伴有颌骨畸形、牙排列紊乱、软组织畸形者，应尽量恢复患儿的咬合关系及咀嚼功能。喉软骨软化的外科治疗技术近年出现了巨大进展，采用内镜下声门上成形术，传统的气管切开术只用在重症病例。重症声门下狭窄需要低位气管切开，直接喉镜下进行反复多次扩张治疗。综合征型小颌畸形保守治疗无效应选择外科治疗，如舌唇粘连术、下颌骨牵张成骨术及气管造口术，首选下颌骨牵张成骨术治疗方式。舌唇粘连术采取缝合腹侧舌与下唇内侧的黏膜和肌肉，固定舌的位置防止舌后坠。多因素引起的颅缝早闭婴儿（面中部发育不全），需选择多种外科治疗手段，鼻咽部经置管可减轻 OSAHS，48% 的患儿需气管切开解除气道阻塞，逐步完成面中部的前移牵引术。术后并发症的危险因素包括 2 岁以下、每小时阻塞性呼吸事件＞10 次、血氧饱和度＜70%，以及存在神经肌肉疾病或颌面结构异常者。

（二）CPAP

适应证包括：①因颅面畸形、上气道解剖结构异常，以及肥胖等因素，不能手术或手术效果不佳；②术后仍存在频繁的睡眠呼吸暂停或低通气事件；③上气道阻塞并非由扁桃体和（或）腺样体肥大所致，手术治疗未必有效。美国儿科协会在儿童 OSAHS 诊治指南中指出，所有打鼾的患儿都应进行 OSAHS 筛查，CPAP 可应用于扁桃体、腺样体手术无效或禁忌的患儿，使用 CPAP 前要针对每个患儿进行压力滴定。在儿童，BiPAP 主要应用于 CSAS 以及不能耐受 CPAP 的患儿。

（三）口腔矫治器治疗

适用于舌根后坠、咽部阻塞及下颌小而后缩的患儿。

（四）内科治疗

用于成人治疗的药物 [如甲羟孕酮（安宫黄体酮）、抗抑郁药等] 并不适用于儿童。临床研究发现，白三烯受体拮抗药、鼻用激素等药物治疗，能改善部分 OSAHS 患儿的临床症状，但在儿童中尚未广泛开展。

（五）保守治疗

避免环境被动吸烟、其他室内污染物，避免室内变应原、治疗变应性鼻炎；肥胖症儿童需要饮食适当控制和适当运动减肥；注意保持侧卧位睡眠。

第四节　中枢性睡眠呼吸暂停综合征

中枢性睡眠呼吸暂停综合征（central sleep apnea syndrome，CSAS）是以睡眠期呼吸驱动减弱或缺乏所致呼吸暂停、口鼻气流和胸腹运动同时消失为主要表现的睡眠呼吸障碍。CSAS 可表现为睡眠期反复出现的呼吸暂停、睡眠片段化、日间嗜睡等临床症状。CSAS 在行 PSG 或 CPAP 压力滴定时可见中枢性呼吸暂停/低通气事件 ≥5 次/小时；中枢性呼吸暂停/低通气事件占所有呼吸暂停低通气事件的 50% 以上，可伴或不伴潮式呼吸。

与 OSAHS 相比，CSAS 并不常见，仅占 5%～10%，但大量数据表明 CSAS 常于 OSAHS 合并存在，因此临床上不容忽视。在儿科中比较常见的是婴儿原发性中枢性睡眠呼吸暂停（primary central sleep apnea of infancy，PCSAI）、早产儿原发性中枢性睡眠呼吸暂停（primary central sleep apnea of prematurity，PCSAP），故此章节主要介绍 PCSAI 与其他类型中枢性睡眠呼吸暂停（central sleep apnea，CSA）的鉴别诊断。

一、病因和发病机制

（一）病因及分类

CSA 按传统方法分为原发性和继发性，原发性 CSA 又称为特发性中枢性睡眠呼吸暂停，较罕见，常见于男性。原发性 CSA 表现为睡眠时期持续周期性 CSA 后紧接着均匀的深大呼吸，但低氧程度相对较轻，睡眠结构破坏；临床表现为日间嗜睡疲劳、夜间睡眠片段化或失眠。继发性 CSA 的发生与呼吸中枢调控以及 $PaCO_2$ 水平相关，高碳酸血症性常见于慢性心力衰竭、CPAP 治疗后所致 CSA 及高原周期性呼吸相关 CSA 等，而非高碳酸血症性常见于药物或物质以及神经系统病变所致 CSA 等。

按 2014 年发布的《睡眠障碍国际分类》第 3 版（ICSD-3）将 CSA 细分为 8 类，包括 CSA 伴潮式呼吸、疾病所致 CSA 不伴陈-施呼吸、高原周期性呼吸所致 CSA、药物或物质所致 CSA、原发性 CSA、PCSAI、PCSAP 及治疗后 CSA。

（二）发病机制

PCSAI 是一类由脑干呼吸中枢发育不成熟或继发于其他可直接抑制呼吸调控的疾病（如贫血、感染、低氧血症、胃食管反流、代谢紊乱、物质或麻醉药物使用等）引起的呼吸调控障碍性睡眠疾病。PCSAI 为足月儿（胎龄 ≥37 周）睡眠期出现持续时间较长的、以 CSA 为主的呼吸事件，可发现阻塞性和（或）混合性呼吸暂停/低通气事件；CSA 通常与低氧血症、心动过缓等引起的生理紊乱，或感觉刺激、心肺复苏等医学干预有关。大量研究显示，PCSAI 患儿在出生几周后，因其他疾病所致的症状性呼吸暂停事件发生频率与风险可进行性降低。

PCSAI 发病率与种族、性别无关。流行病学调查显示，症状性呼吸暂停事件的发生率在足月儿中低于 0.5%，在出生后 6 个月内的健康足月儿中，有 2% 的足月儿至少出现一次呼吸暂停事件。PCSAI 预后良好，出生后数年内呼吸暂停事件可自行消失，且不留后遗症。如为长期残留严重呼吸暂停事件的患儿，应及时诊治其他合并症，否则可致低氧相关后遗症。

目前研究认为，PCSAI 与呼吸调控中枢发育不全有关，如呼吸驱动中枢发育不全、化学感受器或机械性刺激感受器反应性异常、上呼吸道反射弧不健全等。许多其他疾病或事件可诱发呼吸暂停事件的发生，如颅内病变、胃食管反流、代谢性疾病、物质或麻醉药使用、缺氧、感染（包括细菌、病毒或百日咳感染等）。在婴儿病毒感染中，呼吸道合胞病毒及鼻病毒感染致呼吸暂停事件较为常见，尤其是呼吸道合胞病毒感染可使患儿呼吸暂停的发生频率增加、持续时间延长。

二、临床表现

PCSAI 主要表现为呼吸暂停或发绀，常于出生后数周或数月内起病。PSG 或 OCST 监测时发现呼吸暂停事件>20s，且 CSA 反复出现，占总睡眠时间的比例≥5%，尤以 REM 期发生频率增加，REM 期常见胸壁矛盾运动，从而引起与功能残气量下降相关的通气或血流灌注不足，进而导致动脉血氧饱和度下降。如果存在上气道狭窄，可加重阻塞性呼吸事件；如果存在慢性肺疾病或存在神经系统疾病状态等潜在的合并疾病，可诱发病情加重或致呼吸暂停时间延长。

但大部分 PCSAI 患儿并非通过睡眠监测仪被发现，而是通过护士或看护者观察，或在病房内常规心肺监测被早期诊断。年龄较大者可能表现出明显威胁生命事件（apparent life threatening events，ALTE），主要表现为大量 CSA 或伴少量 OSA 事件、皮肤颜色改变、肌张力明显变化、窒息或呕吐，情况十分凶险，以致在某些情况下，观察者认为婴儿已经死亡。ALTE 患儿通常合并发育迟缓。但大部分患儿不会出现 ALTE，且多数 ALTE 与呼吸暂停事件无关。

三、辅助检查

（一）PSG

PSG 显示呼吸暂停事件以中枢性呼吸暂停/低通气为主，可伴有或不伴有阻塞性和（或）混合性呼吸事件，常发生于 REM 期（图 4-14-4 延伸阅读）。

（二）其他检查

如全导联心电图、胃食管反流检测等可能有助于此疾病诊断。

四、诊断与鉴别诊断

（一）诊断要点

1. 足月儿（胎龄≥37 周）存在呼吸暂停或发绀，或监测到睡眠相关中枢性呼吸暂停发作或血氧饱和度下降。

2. PSG 或 OCST 发现短暂 CSA（呼吸暂停事件持续时间>20s），且反复出现，占总睡眠时间的比例≥5%，以中枢性呼吸暂停事件为主，可合并存在阻塞性和混合性呼吸暂停；排除其他睡眠障碍、躯体性或神经性疾病，或药物所致 CSA。

（二）鉴别诊断

1. 正常生理性呼吸中断 健康足月儿在睡眠期间可出现中枢性呼吸暂停事件，尤其在 REM 期多见。中枢性呼吸暂停事件可独立发生，也可在喘息或体动后出现。

2. 早产儿原发性中枢性睡眠呼吸暂停（PCSAP） 又称早产儿呼吸暂停，PCSAP 患儿出生胎龄<37 周，常有心率缓慢，92% 的 PCSAP 患儿呼吸暂停症状于 37 周消失，若超过 43 周仍有呼吸暂停，则提示预后不良。PCSAI 患儿出生胎龄>37 周，常于出生即刻或出生后数周或数月发现，心率减缓罕见，年龄较大者可能发生明显威胁生命事件（ALTE），通常伴有发育迟缓。PSG 可见中枢性呼吸暂停，常有混合性和（或）阻塞性呼吸暂停事件。小龄早产儿单纯中枢性事件占 10%～25%，阻塞性呼吸暂停事件占呼吸暂停事件的 10%～20%，混合性呼吸暂停事件占 50%～75%，也可见周期性呼吸。

3. 婴儿猝死综合征（sudden infant death syndrome，SIDS）　是婴儿的常见死亡原因之一，其病因包括长时间癫痫发作或屏息、睡眠唤醒反应障碍、因上呼吸道感染加剧引起的喉反射性呼吸暂停，以及脑干介导的自动复苏失败等。虽然少部分 SIDS 患儿死亡前可能经历呼吸暂停事件，但其原发性呼吸暂停并不认为是引起 SIDS 的独立危险因素。

4. 药物或物质所致 CSA　患儿有特定药物或物质使用史，且存在共济失调式呼吸模式。当 PCSAI 患儿在某种药物、物质使用后出现 CSA 加重，应注意鉴别其药物或物质使用是 CSA 的病因，还是 CSA 的加重因素。

5. 高原周期性呼吸　仅发生在高海拔地区，PSG 可见反复出现的中枢性呼吸暂停/低通气事件，中枢性呼吸暂停/低通气≥5 次/小时。与 PCSAI 相比，CSA 持续时间较短，为 8～10s，但儿童呼吸暂停时间更短，为 7～9s，主要发生在 NREM 期。

五、治　疗

（一）加强监护

对怀疑 PCSAI 或可能发生呼吸暂停的患儿应加强观察，专人守护并注意呼吸情况，必要时可使用心肺监护仪监测。

（二）感觉刺激

临床上若发现呼吸暂停或发绀发作时，可给予托背、弹足底或其他感觉刺激的方式，以快速缓解呼吸暂停的发作。有条件者也可使用振动式水床辅助治疗呼吸暂停。振动式水床的工作原理是通过增加前庭定位感受器的冲动而增加呼吸中枢的传入神经冲动，同时刺激呼吸肌达到托背式呼吸效果，从而减少呼吸暂停的发作。

（三）原发病治疗

如果存在原发病需积极治疗，如维持体温在正常范围、纠正低氧血症、纠正酸中毒、纠正低血糖和高胆红素血症、保持呼吸道通畅等。

（四）其他治疗

若呼吸暂停频发，可酌情给予兴奋呼吸中枢的药物，如茶碱类、咖啡因等，但使用过程中需警惕药物引起的不良反应。若药物治疗无效，可行 CPAP 治疗；若 CPAP 治疗仍无效，则需行气管插管，有创机械通气治疗。

（俞晨艺　蔡晓红）

第十五章 免疫缺陷病的肺部表现

本章延伸阅读

第一节 原发性免疫缺陷病的肺部表现概述

原发性免疫缺陷病（primary immunodeficiency disease，PID）又称先天性免疫缺陷病，多于幼年起病，主要由单基因突变导致免疫细胞或免疫分子缺陷，出现免疫功能降低、缺如或免疫调节功能失衡。其临床表现为机体抗感染免疫功能减低，对病原体甚至条件性病原微生物高度易感，易患自身免疫病、变应性疾病、炎症性疾病和肿瘤。

PID 的呼吸系统表现多种多样，包括急慢性感染、结构异常（如支气管扩张）、恶性肿瘤，以及炎症调节障碍导致组织损伤（如肉芽肿和肺纤维化）。肺部疾病可能是 PID 的初始表现，也是 PID 患者最常受累的器官。对于反复发作的肺部感染，尤其是一些罕见致病微生物所致的重症感染，或患儿为特定类型的肺部感染，需要考虑是否存在免疫功能缺陷，并对此进行 PID 的基础免疫学评估。

一、呼吸系统感染

感染是 PID 患儿最常见肺部表现。PID 患儿的呼吸系统感染常呈反复发作，常表现为重症感染，或对常规治疗药物反应欠佳，其致病微生物常为机会致病菌或罕见病原体。

（一）复发性感染

患儿如出现复发性肺炎（发作＞2 次/年），需要警惕 PID 的可能。但是除免疫缺陷之外，还应仔细采集病史，以排除其他可导致复发性肺炎的疾病。某一特定肺叶的复发性肺炎提示有结构异常，如支气管狭窄、肺发育异常、肿瘤或异物吸入等。对于内脏反位儿童发生的复发性鼻窦及肺部感染，应怀疑 PCD。肺炎局限于重力依赖肺叶则可能提示由胃食管反流或吞咽异常导致的反复误吸。当肺炎出现在肺部不同位置，或出现少见并发症，如肺大疱或空洞病变，则更加提示免疫缺陷。

（二）顽固性感染

若患儿肺部感染严重，特别是一般抗菌药物治疗效果不佳，或需要延长抗菌药物疗程才能让肺炎消退，或出现复杂性、重症肺炎（如多肺叶阴影、脓胸和肺脓肿），则需要考虑 PID。

（三）机会/少见病原体

PID 患儿肺部感染的致病微生物常为机会致病菌或少见的微生物，如曲霉、巨细胞病毒（CMV）或耶氏肺孢子菌等。临床上出现少见病原体或机会病原体感染，应考虑是否存在原发性吞噬功能障碍，如慢性肉芽肿病（chronic granulomatous disease，CGD）；或联合免疫缺陷病，如重症联合免疫缺陷病（severe combined immunodeficiency，SCID）。抗体缺乏患者的机会性感染概率一般较低。

免疫缺陷患者还可能感染非结核分枝杆菌，尤其是白细胞介素 IL-12/IL-23/ IFN-γ 信号转导受损或存在抗 IFN-γ 自身抗体。

二、其他呼吸系统表现

（一）肺门和（或）纵隔淋巴结肿大

PID 患者胸部淋巴结肿大的原因众多，如果患儿出现广泛性淋巴结肿大（即 ≥3 个不相邻淋巴结肿大）需警惕该疾病。胸部淋巴结肿大分为局部淋巴结肿大及全身淋巴结肿大。

局部肺门和（或）纵隔淋巴结肿大可见于感染患者（如结核和组织胞浆菌病），但常与恶性肿瘤或肉芽肿性炎症有关。常见变异型免疫缺陷病（common variable immunodeficiency disease，CVID）、湿疹-血小板减少-免疫缺陷综合征又称威-奥综合征（Wiskott-Aldrich syndrome，WAS）、共济失调毛细血管扩张症（ataxia telangiectasia，AT）和软骨毛发发育不全（cartilage hair hypoplasia，CHH）增加发生恶性肿瘤的风险，并且最初可能表现为胸部淋巴结肿大。其次，肺门和（或）纵隔淋巴结肿大是由于肉芽肿性炎症的存在。肉芽肿性肺受累表现为实质结节和（或）磨玻璃样异常，在 CVID 患者中常见，也可见于 CGD 患者。出现肉芽肿可能与感染或慢性炎症有关。但全身肉芽肿性疾病如结节病，可发生于非免疫缺陷患者中。

全身性淋巴结肿大的常见原因包括全身感染、风湿性疾病（如结节病）或继发性免疫缺陷病（如 AIDS）。伴发弥漫性淋巴结肿大的 PID 包括自身免疫性淋巴增殖综合征、高 IgM 综合征的某些变异型和 CVID 等。

（二）阻塞性肺疾病

由于感染及机体炎症通路异常，PID 患者可出现某些类型的阻塞性肺疾病，包括支气管扩张症和闭塞性细支气管炎（bronchiolitis obliterans，BO）。

1. 支气管扩张症　PID 患儿由于反复化脓性感染和（或）气道炎症，可导致气道扩张和气道壁增厚，出现支气管扩张。但需要注意排除其他引起支气管扩张的疾病，如 CF、PCD、反复误吸和 α_1-抗胰蛋白酶缺乏症等疾病。任何引起反复肺部感染及重症感染的疾病都可能引起支气管扩张，原发性抗体缺陷病、联合免疫缺陷病及吞噬细胞功能障碍的患儿，发生支气管扩张的概率更高。支气管扩张症的早期形式可能逆转，但如出现囊状支气管扩张则会导致不可逆损害。支气管扩张症患者可没有症状，也可表现为慢性排痰性咳嗽和呼吸困难，特别是急性感染期。

常规胸部 X 线片对发现支气管扩张症不敏感。高分辨率 CT（HRCT）是诊断支气管扩张症的金标准。支气管扩张症的典型 HRCT 表现包括平行线（轨道征）和"印戒征"（由于气管扩张，其直径通常大于其伴行肺动脉分支的 1.5 倍，横断面上看类似于印戒，因此得名）。由于支气管扩张症的气道可能含有黏液脓栓或碎屑，出现阻塞后空气潴留；小气道受累时，可见到外周有不规则的较短（2～4mm）线状分枝纹理，则称为"树芽征"。

2. 闭塞性细支气管炎　指小气道损伤后炎症和纤维化引起的慢性气流阻塞的临床综合征，是许多肺损伤的最终过程。BO 的临床表现不具特异性，常表现为反复持续咳嗽、气促、喘息、呼吸困难及活动不耐受。引起 BO 的原因很多，吸入有毒烟雾、肺部感染（如腺病毒、支原体或军团菌感染）、存在风湿性疾病、骨髓/造血干细胞移植（hematopoietic stem cell transplantation，HSCT）或肺移植后均可引起 BO。其中感染是引起儿童 BO 的最常见原因，最常见病原体是腺病毒。有研究报道，5 年随访因腺病毒性肺炎住院的儿童 47.5% 发展为 BO。免疫缺陷病患儿由于感染概率高，并且有可能出现炎症通路的异常，故发生 BO 风险也增大，曾有 SCID、AT 和 CVID 患者发生 BO 的报道。

BO 的诊断主要是临床诊断，当患儿在急性、严重的肺部感染后，呼吸道症状仍持续 4～6 周以上，临床表现与胸部 X 线影像学改变轻重不符时，就需要考虑该诊断。其他线索包括没有支气管扩张的影像学证据，或者气流阻塞的严重程度与支气管扩张程度不成比例。胸部 X 线片对于 BO 的诊断并不敏感，HRCT 可能显示非特异性磨玻璃影、小叶中央结节、空气潴留或支气管壁增厚（如小叶中央结节和"V"形或"Y"形分枝线性阴影），因此是诊断 BO 和监测其进展的主要检查手段。肺活检是 BO 诊断的金标准，但由于 BO 病变呈斑片样分布，肺活检可能会因为没有取到病变组织而出现假阴性，因此，目前 BO 的诊断通常不必要进行肺活检。

（三）限制性肺疾病

某些类型 PID 患者可发生限制性肺生理过程，包括间质性肺疾病（ILD）、机化性肺炎和（或）

浸润性疾病，如淋巴瘤和肉芽肿。虽然正式诊断需要直接测量肺容积，但肺功能检查发现第 1 秒用力呼气容积（FEV_1）和用力肺活量（FVC）降低，同时 FEV_1/FVC 正常或升高，可提示限制性肺病。

1. 间质性肺疾病　ILD 涵盖一大组可导致呼吸系统间质炎性和纤维性浸润的疾病。对于任何有不明原因呼吸衰竭的新生儿，或者出生史正常但之后出现持续性呼吸过速、湿啰音、低氧血症、慢性咳嗽或杵状指/趾的婴儿和儿童，均应考虑 ILD。ILD 的鉴别诊断范围广泛，包括但不限于以下疾病，包括淋巴样间质性肺炎、非特异性间质性肺炎、特发性肺纤维化、结节病、过敏性肺炎、隐源性机化性肺炎（COP）、肉芽肿性淋巴细胞性间质性肺疾病（GLILD）和肺部感染。ILD 可为特发性，如特发性肺纤维化，也可继发于风湿性疾病（如结节病和硬皮病）、药物或职业/环境暴露，还可能见于 PID 患者。ILD 的发病机制包括表面活性物质的功能、代谢和清除受到影响，以及急性或慢性感染导致的肺损伤，包括一系列感染和感染后病变。在某些 PID 中，如 CVID、AT 或转录激活蛋白 5b（STAT5b）缺陷，ILD 的发生率似乎有所增加。也发现越来越多可导致免疫缺陷或免疫功能障碍相关 DLD 的遗传因素，如已证明 *STAT3* 突变会导致自身免疫和淋巴性间质性肺炎。脂多糖反应性米色样锚蛋白（LPS-responsive beige-like anchor，LRBA）基因编码一种参与 Treg 细胞中细胞毒性 T 细胞抗原 4（cytotoxic T lymphocyte antigen 4，CTLA4）转运的蛋白，在常见变异型免疫缺陷病和淋巴性间质性肺炎患者中发现了该基因的突变。此外，在一系列炎症性肺疾病患者中发现 *TMEM173* 突变，该基因编码 I 型 IFN 基因刺激因子（*STING*）。胸部 X 线片检查是一种重要的诊断方式，常表现异常，但很少具有特异性。HRCT 对 ILD 的诊断更具敏感性，不同类型儿科 ILD 可能具有的 HRCT 特征，包括小叶间隔增厚、磨玻璃样不透明影、地图样过度透亮区、马赛克衰减、肺囊肿、肺结节或肺实变。

2. 机化性肺炎（OP）　发病原因包括多种疾病过程（如感染、风湿病、骨髓/干细胞或心肺移植、吸入有毒烟雾等）和药物暴露。OP 为特发性时，称为隐源性机化性肺炎（COP），病变累及细支气管远端、呼吸性细支气管、肺泡管和肺泡壁，肺泡壁是损伤的主要区域。许多病例报告显示，CVID 患者病程中出现 OP，但机制未知。OP 患者常表现为亚急性咳嗽和呼吸困难，体格检查可能发现吸气性细湿啰音和呼吸过速。肺功能表现为轻度至中度限制性通气障碍，偶尔也可见正常肺功能。大多数患者的肺一氧化碳弥散量（D_LCO）降低。80% 以上的受试者存在静息和（或）运动性动脉低氧血症（均定义为肺泡-动脉氧分压差＞20mmHg）。OP 的病理学特征是细支气管周围气腔和肺泡管内有分散的增生性成纤维细胞聚集，导致持续性肺泡炎症和纤维化。OP 在影像学上表现为分散的双侧肺泡阴影，以及斑片状磨玻璃样衰减影或实变。

3. 肉芽肿性炎症　PID 患儿的肺部表现也包括肉芽肿性炎症，如慢性肉芽肿患儿由于细胞吞噬功能缺陷，易反复出现细菌感染和真菌感染，并且即使在没有明显感染征象时也容易形成肉芽肿。但肺部肉芽肿性炎症表现不具特异性，其病因可为感染性、也可为非感染性。感染性肉芽肿可见于分枝杆菌、真菌和寄生虫感染；非感染性病因包括结节病、过敏性肺炎、血管炎（如肉芽肿性多血管炎）、药物反应、淋巴瘤和尘肺。如果肺活检同时发现淋巴细胞性间质性肺疾病和肉芽肿，则称为"肉芽肿性淋巴细胞性间质性肺疾病"（GLILD），可见于 CVID 患儿。

4. 肺泡蛋白沉积症（PAP）　是一种不常见的肺部疾病，可发生于一些 PID。该病的发病机制在于肺泡巨噬细胞不能恰当地清除表面活性成分（即蛋白和脂质），导致这类分子在肺泡腔内积聚。症状包括进展性呼吸急促和乏力、慢性咳嗽，有时还会出现咯血或杵状指/趾。但是有些患儿的症状可能非常轻微。影像学检查通常显示双侧对称性肺泡影，位于中肺区和下肺区的中央。HRCT 可显示磨玻璃影、小叶间隔呈网状及肺实质实变。BALF 具有诊断意义，表现为 PAS 染色物质的乳白色液体。

三、诊断性评估

对于疑似或确诊 PID 相关肺病的患者，需要采用系统性方法进行诊断性检查，从而帮助明确诊断和疾病严重程度。有时可能需要采用多种诊断方法来确诊。最初通常采用影像学和实验室检查、组织学检查和功能检查以进一步明确疾病过程和确定治疗目标。若怀疑 PID，需要对患儿基础免疫功能进行评估。对于确诊 PID 的患者，必须了解其原发性免疫缺陷、已接受的任何治疗的免疫后遗症和近期环境暴露史。

（一）实验室检查

对于由疑似或已知 PID 引起肺部疾病的患者，尤其是病情严重的患者，应考虑尽早使用专门的实验室检查来确诊其免疫缺陷和寻找感染的微生物。

复发性、顽固性或机会性感染患者的免疫功能初步评估，包括血常规；血清 IgG、IgA、IgM 和 IgE 水平；总补体活性；T 细胞亚群。由于多数 PID 为单基因遗传，对疾病编码基因的序列分析可发现突变点和形式。因此，对于怀疑或临床诊断 PID 患儿可进行基因检测，用于确诊及进行家系调查。

对于肺炎或支气管扩张症发作患者，需要进行微生物检测来明确具体感染的微生物，检测手段包括血培养、痰培养和（或）支气管肺泡灌洗液（BALF）培养；抗原检测分析；病原体特异性 PCR 试验。

对于 PID 导致抗体生成受损的患者，如联合免疫缺陷病或抗体缺陷，通过血清学检查是否存在抗体并不可靠，因为许多此类患者对感染因子不能产生特异性抗体，需采用抗原检测、微生物培养或者 PCR 检测代替。在接受抗体替代治疗的患者中，检测到的抗体可能来自捐赠者而不是患者，因此血清学检查结果也不可靠。在不能肯定患者能否产生抗体时，应使用其他诊断方法，如直接培养、PCR 和抗原检测等。

（二）影像学检查

儿童急性肺炎的初步检查通常采用常规胸部 X 线检查。但胸部 X 线对检查某些结构异常并不敏感，如支气管扩张，并且可能无法显示有临床意义的实质异常，如 ILD。

因此，对于 PID 患者评估常见肺部并发症，推荐使用胸部 CT。HRCT 的敏感性远高于肺功能测定或胸部 X 线检查，能更好地明确诸多 PID 的特征性肺部异常，如支气管扩张、细支气管增厚、磨玻璃影、结节状阴影、小面积实变、肺大疱、肺门或纵隔淋巴结肿大。考虑到 CT 的辐射剂量，若疑诊 ILD 患者存在对辐射敏感的基础疾病（如 AT），则评估其肺实质异常时可采用 MRI 等替代HRCT。

（三）肺功能检查

对于≥6 岁、有肺部疾病证据的已知或疑似 PID 患者，通常在诊断后不久、患者临床情况稳定时，进行肺功能检查和直接测定肺容积（如容积描记法），并评估 D_LCO，以监测呼吸系统症状的变化并作应对。

如果肺功能检查发现阻塞性损伤，应给予患者支气管舒张药后再评估其可逆性，有助于筛查可能存在的其他疾病（如哮喘），或有助于确定其他疾病是否长期存在（如支气管扩张症）。

6min 步行试验可评估运动耐量和活动时低氧血症，对于更晚期的肺疾病患者，如静息脉搏血氧测定值偏低、FVC＜预计值的 50%、主诉劳力性呼吸困难，或者影像学检查发现弥漫性实质性肺疾病，可实施该检查方法。

（四）组织学评估

如果肺部感染、感染性细支气管炎、ILD 或纵隔/肺门淋巴结肿大的病因不明确，则需要进行肺组织或纵隔/肺门淋巴结的组织学检查。组织取样的方法选择取决于异常的类型和位置，以及诊断所需的预期样本量。

可通过支气管活检获取肺组织，尤其当目的是获取组织用于微生物学染色和培养时。对于

ILD、感染性细支气管炎或疑似恶性肿瘤等情况，由于病变分布较广，支气管镜检查可能无法精确获取病变组织，此时可以进行外科肺活检。外科肺活检可通过电视胸腔镜外科手术（VATS）或开胸手术实施。VATS 通常可减少与开胸肺活检相关的并发症，因此越来越认为这是最佳方法，但是对靠近中央的病变和较大的外周病变可能不适合。对于纵隔淋巴结肿大患者，肿大淋巴结的活检通过支气管内超声引导下经支气管针吸活检或纵隔镜操作进行。

四、监 测

一旦患儿诊断为 PID，就必须要在其管理中纳入肺功能监测，并且需要及时识别新发并发症，因为肺部疾病是这些患者并发症和死亡的主要原因。但对于检查的最佳方式和频率目前尚无明确建议。

首先应定期随访患儿是否出现新发肺部症状，包括咳嗽、呼吸困难、咳痰、咯血或运动耐量下降，以及痰量或颜色有无任何变化。通常建议每隔 6～12 个月监测患儿肺功能水平，以明确肺功能变化，并评估其肺部疾病是否进展。对于阐述运动耐量发生变化或者影像学检查发现弥漫性实质性肺疾病的患儿，则需要测定肺容积。对于有明确限制性肺疾病的患儿，需要每 6～12 个月测定常规肺容积。

影像学检查可用来评估和诊断新发肺部疾病及管理已有肺部疾病，特别是临床状况变化。如果患者自述症状出现急性变化，需要拍摄常规胸部 X 线片以排除肺炎、肺脓肿或脓胸。如果患儿肺功能测定显示肺容积或弥散量下降，或胸部 X 线片结果需要进一步阐明或需要评估支气管扩张症或实质性肺疾病，以及患者出现咯血时，需要进行 HRCT 检测。

考虑到免疫缺陷患者肿瘤发生风险比一般人群增高，对 PID 患者使用基于辐射的影像学检查必须保守而慎重，医师应尝试尽量通过选用降低辐射剂量强度的 CT 方案，以最大程度减少累积的辐射暴露，如胸部常规 CT 使用的辐射比 HRCT 要少得多。辐射暴露与涉及辐射敏感性的 PID 尤其相关，包括 AT 和某些形式的 SCID。对于这些患者，为了尽量减少辐射暴露，可以与实施检查的放射科医师讨论替代的影像学检查方式。

第二节 特定类型原发性免疫缺陷病的呼吸系统表现

PID 的呼吸系统表现包括感染、结构性疾病和恶性肿瘤。抗体产生或功能严重缺陷的 PID 患者容易出现复发性肺炎和支气管扩张。病原体通常是常见的呼吸道细菌，易发生严重的荚膜菌感染，如肺炎链球菌和流感嗜血杆菌感染。呼吸道病毒感染的概率和严重程度往往也较一般人群高。CVID 患者可能还出现各种形式的 ILD。联合免疫缺陷病最典型的肺部表现是感染，病毒性病原体和机会性感染常见。存在这些的 PID 患者也会发生 ILD 和淋巴结肿大。

一、X 连锁无丙种球蛋白血症

X 连锁无丙种球蛋白血症（X-linked agammaglobulinemia，XLA）以 Bruton 酪氨酸激酶（BTK）单基因突变导致的 B 淋巴细胞成熟障碍及免疫球蛋白产生严重减少为主要特点，属于抗体缺陷为主的 PID。由于本病罕见，并且没有展开人群筛查，精确的患病率很难估计。美国 XLA 患者登记结果显示，该病活产新生儿最低发病率约为 1/379 000（1/190 000 例男婴）。

（一）病因

本病系 X 染色体隐性遗传病，主要为男性患病，女性为携带者。XLA 是由 BTK 的信号转导分子缺陷引起，该基因位于 X 染色体长臂，全长 37.5kb，编码的蛋白属于酪氨酸激酶家族，共包含 659 个氨基酸；BTK 在 B 细胞谱系发育的各个阶段均有表达，在髓系和红系细胞中也有表达，其主要作用是促进前 B 细胞在前 B1 至前 B2 阶段扩增。发生在 *BTK* 基因任意位置的突变均可影响蛋白质功能，造成机体外周血和组织中 B 淋巴细胞水平显著降低，不能产生浆细胞，免疫球蛋白生成严重减少，并且抗体应答有显著缺陷。

（二）XLA的呼吸系统表现

XLA的临床特点为婴幼儿时期开始发生反复、严重的细菌感染和血清免疫球蛋白显著减少或测不出，外周血B淋巴细胞缺如。XLA系性染色体隐性遗传病，女性携带，男性发病，但30%～50%的XLA患儿无家族史。

XLA患者容易发生以下微生物引起的反复呼吸道感染，包括有荚膜的胞外菌（如肺炎链球菌和流感嗜血杆菌）、支原体、某些经血源传播的病毒，以及金黄色葡萄球菌和假单胞菌属（后两种感染比前两种少见）。肺孢子菌引起的下呼吸道感染通常仅见于日常功能严重受损的患者。支原体/脲原体可引起关节炎和（或）骨髓炎，最常见于免疫球蛋白替代治疗不充分的患者。XLA患者鼻旁窦和肺部感染的经验性治疗应覆盖非典型病原体。

由于反复感染，XLA患儿容易出现慢性肺疾病，如支气管扩张症和阻塞性肺功能损害。由于诊断及时和对XLA患儿采用免疫球蛋白治疗，目前大大延长了患儿的期望寿命，并减少了肺部感染数量。但重度支气管扩张症和肺源性心脏病仍然是患者出现并发症和死亡的重要原因。即使给予大剂量丙种球蛋白替代治疗，仍可发生支气管扩张，并可能进展为BO。XLA患者出现支气管扩张时，通常局限于中和下肺叶，上肺叶疾病不常见。

（三）辅助检查

1.HRCT 有助于发现肺部早期进行性结构损伤，但实施检查时应考虑累积的辐射风险。对于年龄较大儿童，初次评估这些患儿时应行HRCT，以确定是否存在支气管扩张和（或）其扩张程度（图4-15-1）。

2.肺功能检查 定期监测常规肺功能，以评估患者的亚临床、进行性肺损害。

3. 实验室检查

（1）免疫球蛋白数量检测：各类及各亚类血清免疫球蛋白下降，IgG、IgA和IgM通常低于100mg/dl，并且可能低于临床实验室的检测下限。

（2）淋巴细胞亚群：淋巴细胞亚群检测发现B细胞显著减少，如CD19$^+$或CD20$^+$B细胞显著减少。

（3）血常规：血常规测定可发现淋巴细胞数量明显低于正常水平。15%～25%的患者可存在严重的中性粒细胞减少。

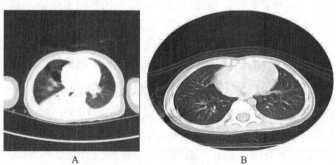

图4-15-1　患儿，男，2岁。因反复肺炎住院，免疫球蛋白检测发现IgG 40.3mg/dl，IgM、IgA低于检测值下限。基因检测提示 *BTK* 基因缺陷，母亲为携带者。胸部CT显示右肺感染伴少量胸腔积液、右肺下叶实变伴局限性肺气肿（A），之后经治疗后好转（B）。临床诊断：反复肺炎、X连锁无丙种球蛋白血症

（四）诊断与鉴别诊断

1.诊断要点

（1）婴幼儿期开始反复、严重的细菌感染，血清免疫球蛋白显著减少或测不出，外周血B淋

巴细胞缺如；伴有或不伴有男性家族成员患病史。

（2）男性患者有低丙种球蛋白血症，或无丙种球蛋白血症并且 CD19⁺ B 细胞＜2%，以及母亲方家族中有男性成员也存在无丙种球蛋白血症并且 CD19⁺ B 细胞＜2%，或者患者经 DNA、mRNA 或蛋白质分析证实有 *BTK* 基因缺陷，则可以确诊。

（3）如果患者不符合上述标准，在排除无丙种球蛋白血症/低丙种球蛋白血症的其他原因，则根据临床病史、血清免疫球蛋白定量水平较低，以及对疫苗缺乏应答可拟诊或疑诊 XLA。

2. 鉴别诊断

（1）婴儿暂时性低丙种球蛋白血症（transient hypogammaglobulinemia of infancy，THI）：该病发病机制未明，有专家认为可能系生理性低丙种球蛋白血症期延长，随着年龄增长，低丙种球蛋白血症逐渐改善。与 XLA 不同，THI 不存在 *BTK* 基因缺陷，其 B 细胞数量无异常，疫苗应答无受损。

（2）常见变异型免疫缺陷病（CVID）：通常发病时间晚于 XLA，CVID 患者 B 细胞存在。

（3）T 细胞和 B 细胞联合免疫缺陷伴无丙种球蛋白血症：联合免疫缺陷患者的 T 细胞和 B 细胞均受累，而 XLA 患者主要为 B 细胞受累。XLA 患者为男性，而联合免疫缺陷患者有男有女。

（五）治疗

免疫球蛋白替代是治疗 XLA 的基础。如有感染，则针对现症感染进行抗感染治疗，必要时可考虑预防性应用抗菌药物。一般支持治疗包括采取措施避免感染和接种灭活疫苗。可考虑进行造血干细胞移植。

二、常见变异型免疫缺陷病

常见变异型免疫缺陷病（CVID）是一类异质性疾病，大多数成人 PID 均为 CVID。CVID 导致低血清 IgG、低 IgA 和（或）IgM、抗原特异性抗体反应减弱，以及 B 细胞数量不一。此外，有些 CVID 患者还存在 CD4⁺T 淋巴细胞减少。CVID 患者通常存在上、下呼吸道反复感染，包括鼻窦炎、支气管炎和肺炎。常见病原体包括荚膜细菌和非典型细菌。免疫球蛋白替代治疗已降低了肺炎的发生率，并延长了患者的期望寿命。儿童 CVID 并不少见，但由于大多数 CVID 患者在青春期之后发病，因此儿童 CVID 的患病率并无确切数据。

（一）病因和发病机制

CVID 的病因是 B 细胞向浆细胞分化缺陷，伴有免疫球蛋白分泌受损，但其发病机制尚未完全明确，该病的临床异质性提示，多种免疫调节和遗传缺陷都可导致低丙种球蛋白血症这一最终共同途径。

（二）CVID 的呼吸系统表现

CVID 患者通常存在上、下呼吸道反复感染，包括鼻窦炎、支气管炎和肺炎。常见病原体包括荚膜细菌和非典型细菌。多达 73% 的 CVID 患者（全年龄段）会发生慢性结构性肺部并发症，包括支气管扩张和支气管壁增厚。25% 的 CVID 患儿有多发肺结节，它们在经过全身性糖皮质激素治疗后趋于消退。尚不清楚这些结节形成的病因，可能是感染性微生物的直接损伤，或代偿性免疫应答改变引起的肉芽肿性改变。CVID 患者发生 ILD 和恶性肿瘤的风险增加，尤其是发生 B 细胞淋巴瘤的风险。

1. 慢性气道疾病 支气管扩张症是 CVID 患者最常见的阻塞性肺疾病，发生率约为 20%。儿童 CVID 患者常伴有难以与哮喘相鉴别的肺部气道阻塞性疾病。此外，CVID 患者还可能伴有哮喘病史。支气管扩张症和哮喘都可致呼吸困难、喘息、咳嗽、咳痰和肺功能检查示气流受限。儿童 CVID 患者中阻塞性肺疾病的患病率似乎高于成人，这可能部分是由于儿童期伴随反复的病毒感染。CT 扫描可发现黏液栓和支气管壁增厚。HRCT 对于确定将来的治疗也很重要，存在呼吸系统症状时或确诊 CVID 后应对患者予以 HRCT 筛查。

2. 间质性肺疾病 15%～30% 的 CVID 患者可发生各种弥漫性实质性肺疾病，如黏膜相关淋巴组织（MALT）淋巴瘤、GLILD 或 OP。由于常规胸部 X 线片可能漏检 ILD，初步评估 CVID 患者时需要采用 HRCT。如果 HRCT 显示弥漫性实质性肺疾病，可能需手术肺活检来确定诊断。据报道，有多例 CVID 患者发生结外边缘区 B 细胞淋巴瘤（即 MALT 型），累及肺、胸膜或纵隔淋巴结。HRCT 表现包括弥漫性网状、结节状和实变阴影。诊断需对受累组织进行活检。

GLILD 是造成 CVID 患者弥漫性实质性肺疾病的最常见病因，可见于 20%～30% 的 CVID 患者。2017 年英国共识声明将 GLILD 定义为：发生于 CVID 患者的独特临床-影像-病理学 ILD，肺部出现淋巴细胞浸润和（或）肉芽肿，并已考虑且很可能排除了其他疾病。因为 GLILD 患者常出现脾大和弥漫性淋巴结肿大，故该病可被视为多系统肉芽肿性、淋巴细胞增生性疾病的肺部表现。GLILD 患者通常无症状，因此，所有 CVID 患者初始均应接受胸部 HRCT 筛查。初始筛查若未见 ILD 证据，可在 4～5 年后复查 HRCT；如患者肺功能测定值下降，或者出现诸如劳力性呼吸困难加重、新发咳嗽或咳嗽改变、明显乏力或盗汗等症状，则需要及时进行 HRCT。符合 GLILD 的 HRCT（薄层、连续）扫描结果包括磨玻璃影和实性结节影伴肺门和（或）纵隔淋巴结肿大。微小结节和大结节病变常见，这些异常主要位于下肺区。

（三）辅助检查

1.HRCT 可表现为支气管扩张或者支气管壁增厚，也可表现为间质性肺疾病，如网状影、结节影或磨玻璃影（图 4-15-2）。

2. 肺功能检查 可表现为阻塞性通气功能障碍或限制性通气功能障碍。

3. 实验室检查

（1）免疫球蛋白数量检测：表现为抗体形成缺陷，CVID 患儿的 IgG 水平呈年龄特异性降低（低于同年龄平均值的 2 个标准差），大多数患儿 IgA 和 IgM 也降低，后两者对于确诊的价值不大。IgE 一般下降，变应原特异性 IgE 也无法检出。

（2）淋巴细胞亚群：淋巴细胞亚群检测发现 B 细胞正常或轻度降低，循环 T 细胞往往也正常。

（3）血常规：血常规测定可发现淋巴细胞数量明显低于正常水平。如果没有特定的相关疾病，15%～25% 的患者可存在严重的中性粒细胞减少。

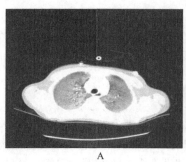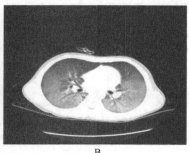

图 4-15-2 患儿，男，8 岁，因"重症肺炎"收住院。入院后胸部 CT 显示两肺弥漫性肺部浸润影，T 细胞亚群无异常，IgG 明显下降，最后诊断为"常见变异型免疫缺陷病"

（四）诊断与鉴别诊断

1. 诊断要点

（1）反复感染，可伴有自身免疫病、多种炎症性疾病和恶性疾病。

（2）血清 IgG 浓度明显降低，可合并低水平的 IgA 和（或）IgM。

（3）T 细胞亚群提示循环 B 细胞正常或轻微下降，T 细胞正常。

（4）排除其他已确定的免疫缺陷状态或者继发性免疫球蛋白下降的疾病。

2. 鉴别诊断

（1）继发性低丙种球蛋白血症：需要与引起免疫球蛋白生成减少的疾病或状态鉴别，如恶性肿瘤、伴有低丙种球蛋白血症的胸腺瘤（Good 综合征），以及药物（如免疫抑制药、糖皮质激素、抗癫痫药等）应用所致免疫球蛋白减少，或肠淋巴管扩张、肾病综合征、烧伤等蛋白丢失性肠病。

（2）婴儿暂时性低丙种球蛋白血症：CVID 早期需要与婴儿暂时性低丙种球蛋白血症相鉴别，后者随年龄增加，低丙种球蛋白血症逐渐恢复，而 CVID 则会持续至成人。

（3）XLA：该病发病更早，症状更严重，实验室检查显示循环 B 细胞缺如或严重减少，基因检查发现 *BTK* 基因缺陷。

（五）治疗

CVID 的基本治疗是通过皮下或静脉应用免疫球蛋白替代治疗。通常剂量是每月 400～600mg/kg，每 3～4 周静脉注射 1 次，皮下注射可每周 1～2 次或每 2 周 1 次。其他治疗包括对感染的预防及对特定感染的治疗。

三、重症联合免疫缺陷病

重症联合免疫缺陷病（SCID）是指一组危及生命的 PID，出现于婴儿期，由于缺乏特异性的细胞和体液免疫，患者极易感染细菌、病毒和真菌。其发病罕见，在活产儿中的发病率约为 1/58 000。

（一）病因和发病机制

由于基因突变，导致 T 细胞和 B 细胞发育和功能障碍，有些突变也影响 NK 细胞。有些分子缺陷仅导致 T 细胞缺陷，而 B 细胞功能正常，但由于严重的 T 细胞功能障碍会妨碍体液免疫起效，因此体液免疫也同时受到影响。

典型 SCID 最常见的遗传形式是 X 连锁的 *IL2RG* 基因突变，该基因编码 IL-2 受体 γ 链，也称为共同细胞因子受体 γ 链（γ-c）。其他基因缺陷的遗传形式是以 AR 为主，如 ADA、RAG1、RAG2、IL7R、JAK3、DCLRE1C、PTPRC 等；BCL11B 及 RAC2 以 AD 方式遗传。

（二）SCID 的呼吸系统表现

SCID 的肺部表现通常包括机会性感染和 ILD。正常情况下不致病的微生物会引起 SCID 患儿感染，如肺孢子菌感染。一般的病毒感染就可能致命，如 HAdV、巨细胞病毒（CMV）、EB 病毒（EBV）、轮状病毒、RSV、水痘-带状疱疹病毒（VZV）、单纯疱疹病毒（HSV）、麻疹病毒和流感病毒等均可引起严重感染。必须在患者年龄尚小时发现 SCID，以防发生肺部感染。腺苷脱氨酶（ADA）缺陷引起的 SCID（ADA-SCID）患者可能有不同于其他 SCID 的特殊肺部表现。ADA-SCID 患者经常有特征性胸部 X 线片表现，包括肋骨前端外翻、椎体横突缩短伴末端扁平（扁平椎）和生长停滞线增宽。可能是由于肺中腺苷蓄积，此类患者也更易发生肺功能不全，出现特发性呼吸窘迫或反应性气道疾病的症状。

（三）辅助检查

1. 影像学检查

（1）胸部 X 线片：无胸腺影是 SCID 婴儿的典型表现，但是存在胸腺影并不能排除 SCID，因为在一些罕见 SCID 类型（如冠蛋白 1A 和 CD3δ 缺陷型）有时可见胸腺。此外，对于因严重或凶险性感染、重度营养不良或其他严重疾病造成严重代谢压力的非 SCID 婴儿，其胸腺可能会迅速退化，因而胸片上也没有明显胸腺影。

（2）HRCT：表现为肺间质改变，如双肺纹理增多、肺充气过度、条絮影，或肺炎改变如片状致密影或斑片影，可伴有肺不张、支气管扩张、胸膜病变（图 4-15-3）。

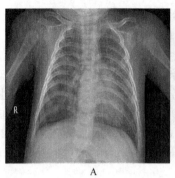
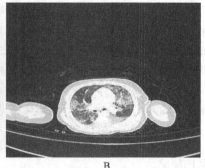

图 4-15-3　患儿，男，4 个月。既往有皮肤脓肿、甲沟炎病史。入院查血 IgG 273mg/dl，IgM、IgA 降低；T 细胞亚群显示 CD3$^+$ 28.11%，CD4$^+$ 5.52%，CD4$^+$/CD8$^+$ 0.29，CD19$^+$ 67.17%。基因检测提示 *IL-2R* 基因变异，母亲为携带者，其表兄亦为该基因变异。胸部 X 线片显示两肺浸润性改变（A），胸部 CT 显示两肺间质性改变（B）。最后诊断为重症联合免疫缺陷病

2. 实验室检查　血常规显示淋巴细胞计数降低；免疫球蛋白提示 IgG、IgA、IgM 降低；淋巴细胞亚群测定提示 CD3$^+$T 细胞明显降低（＜20% 淋巴细胞）。

（四）诊断与鉴别诊断

1. 诊断要点

（1）个人感染及家族感染史。

（2）实验室检查提示 T 细胞和 B 细胞联合免疫缺陷。基因检测提示 *IL-2R*、*ADA*、*JAK3* 等基因突变可确诊。

2. 鉴别诊断

（1）HIV 感染：主要表现为 CD4$^+$T 细胞明显下降，HIV 病毒抗原或核酸检测可鉴别。

（2）DiGeorge 综合征：主要表现为细胞免疫缺陷，可同时伴有先天性心脏畸形、面容异常、上腭畸形和血钙降低，基因检测显示为 22q11 缺失或突变。

（五）治疗

预后有赖于早期发现和早期造血干细胞移植，患儿如在 4 月龄前接受造血干细胞移植（HSCT），特别是在出现机会性感染之前移植，其生存结局显著更好。基因治疗目前也在开展和探索中。其他措施包括严格保护性隔离及针对感染的治疗。

四、慢性肉芽肿病

慢性肉芽肿病（CGD）是遗传性吞噬细胞功能障碍，特征为反复发生危及生命的细菌及真菌感染和肉芽肿形成。

（一）病因和发病机制

病因为编码还原型烟酰胺腺嘌呤二核苷酸磷酸（NADPH）氧化酶的 5 个基因之一发生突变，NADPH 氧化酶是负责细胞内生成活性氧中间产物的关键酶。这些遗传缺陷导致吞噬细胞（中性粒细胞、单核细胞及巨噬细胞）不能消灭某些微生物。

（二）CGD 的呼吸系统表现

CGD 患者的感染通常由过氧化氢酶阳性微生物引起（大多数细菌和所有真菌病原体都为过氧化氢酶阳性）。常见的感染部位是肺、皮肤、淋巴结和肝。肺部、胃肠道和泌尿生殖道尤其容易出现肉芽肿。肺部感染是 CGD 的主要表现，包括肺炎、肺脓肿和（或）脓胸。曲霉是最常见的病原体，与中性粒细胞减少患者相比，CGD 中的真菌性肺炎一般不会形成空洞，但诺卡菌属感染除

外。其他相关病原体包括金黄色葡萄球菌，诺卡菌（常导致肺空洞形成）和伯克霍尔德菌。CGD患者容易感染不同菌株的伯克霍尔德菌而出现反复肺部感染，这点与CF患者不同。CGD患者容易感染结核分枝杆菌和非结核分枝杆菌。多达20%的CGD患者肺炎可并发脓胸或肺脓肿。构巢曲霉引起的肺部感染尤其常见，可以连续扩散到胸膜和骨，并最终导致散播性感染。肺部感染往往迁延不愈，并且常见纵隔和肺门淋巴结肿大。

非感染性肺部病变在成人CGD患者中比在儿童CGD患者中更常见，但是发生率低于肺炎或脓肿形成。CGD患者容易形成肉芽肿，这些肉芽肿可累及任何空腔脏器，特别容易发生在胃肠道和泌尿生殖道；肉芽肿还可能累及其他组织和器官，如视网膜、肝、肺和骨。CGD患者发生非感染性肉芽肿的原因尚未明确，但是常涉及炎症调节障碍，CGD细胞不能正常降解趋化和炎症信号，也不能正常降解凋亡细胞，这可能导致持续、显著的炎症。一些患者的肉芽肿形成伴随着淋巴细胞浸润。根据启动免疫调节治疗后这些表现消退，有些专家将之称为"自身免疫性肉芽肿"。另一项研究显示，11例患者中有7例在呼吸系统感染后（其中6例是曲霉感染）出现边界清晰的结节或实变，可能提示对感染的反应失调；活检显示，这种影像学表现与肉芽肿有关，在有些病例中伴中性或嗜酸性微脓肿；该研究中其他患者在之前没有感染证据的情况下出现了网状或磨玻璃影增多。

患者做影像学检查发现胸部肉芽肿形成时，可能误认为是恶性肿瘤或结节病，回顾感染史或者治疗后（如用糖皮质激素进行结节病治疗后）发生感染，最终可诊断CGD。但也有患者在肺部和中枢神经系统同时存在CGD和结节病（糖皮质激素治疗有效的非干酪样肉芽肿）。

（三）辅助检查

1. 实验室检查　中性粒细胞呼吸爆发试验、二氢若丹明（DHR）或硝基四唑氮蓝（NBT）还原试验，还原率＜1%。

2. 影像学表现　CGD患者的肺部影像学检查结果通常不具特异性。胸部CT可能显示实变、磨玻璃样或树芽状影、散在结节和（或）支气管扩张，以及慢性纤维化，也可见肺门和（或）纵隔淋巴结肿大。此外，邻近感染病灶的肋骨或椎骨也可受累出现骨髓炎的影像表现。肺部感染后可能出现局灶性瘢痕和蜂窝状结构形成（图4-15-4）。

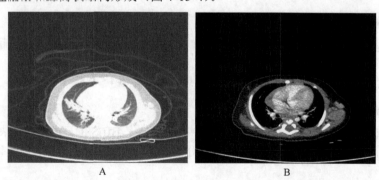

图4-15-4　患儿，4个月。胸部CT显示两肺炎症（A）、左腋下多发淋巴结肿大（B），临床诊断为"播散性卡介苗病"，经基因检测，最后诊断为"慢性肉芽肿病"

（四）诊断与鉴别诊断

1. 诊断要点
（1）反复呼吸道感染、肉芽肿形成、淋巴结肿大及相应感染的临床表现。
（2）中性粒细胞呼吸爆发试验、二氢若丹明或硝基四唑氮蓝还原试验，还原率＜1%。
（3）基因分析提示 *CYBB*、*CYBA*、*NCF2* 和 *NCF1* 基因突变可确诊。

2. 鉴别诊断　肺部感染应与普通肺炎尤其是真菌性肺炎相鉴别。肺部及其他深部组织肉芽肿形成应与肿瘤相鉴别。

（五）治疗

治疗包括保护性隔离及针对病原菌的抗微生物治疗。X 连锁慢性肉芽肿病可考虑造血干细胞治疗。

五、高 IgE 综合征

高 IgE 综合征（HIES）最早于 1966 年报道，该病起初被称为"Job 综合征"，该名来自《圣经》中对人物约伯的相关描述，是一组表现为 IgE 升高、复发性肺炎和湿疹的疾病。

（一）病因和发病机制

常染色体显性遗传性高 IgE 综合征由 *STAT3* 突变引起，并且可引起肺大疱形成、骨骼疾病（如骨折和脊柱侧凸）和血管异常（如脑动脉瘤和血栓性事件）。也有其他分子突变引起的常染色体隐性遗传性高 IgE 综合征，引起其他临床表现。

（二）HIES 的呼吸系统表现

由于炎症反应障碍和炎症细胞因子生成减少，HIES 患儿可能存在严重的感染，但并无发热且患儿自诉感觉良好。肺部感染是继皮肤表现之后 HIES 患者就诊的第二大原因。肺炎在所有类型高 IgE 综合征的患者中都很常见，病原体通常为金黄色葡萄球菌、肺炎链球菌或流感嗜血杆菌、A 族和 B 族链球菌、革兰氏阴性病原体如假单胞菌，以及真菌。现已报道由耶氏肺孢子菌和曲霉、假单胞菌及诺卡菌引起的机会性肺部感染。一项病例系列研究中报道的肺脓肿发生率为 19%，最常见的病原体为铜绿假单胞菌和烟曲霉。HIES 患者有发生迟发性侵袭性肺真菌病的风险。已知存在 *STAT3* 突变的患者会发生支气管扩张，并且特别容易发生继发性肺大疱形成。在常染色体显性遗传性高 IgE 综合征患者中，肺大疱继发感染，尤其是假单胞菌属和曲霉感染是主要死亡原因。在气道结构已发生改变，如出现支气管扩张、结节和空洞的 *STAT3* 缺陷 HIES 患者中，NTM 感染也很常见。HIES 患者易患恶性肿瘤。一项病例系列研究显示，淋巴瘤相对风险增加至 >250 倍，但是未根据分子缺陷对风险分层。

（三）辅助检查

（1）血清 IgE 测定：提示总 IgE 水平升高，血清 IgE 的范围通常从 1000U/ml 到超过 50 000U/ml，一项病例系列研究报道的平均水平为 8384U/ml。

（2）血常规：嗜酸性粒细胞计数升高，部分患者可高达 0.4～0.5。

（四）诊断与鉴别诊断

1. 诊断要点 美国国立卫生院（NIH）在 1999 年制定了 HIES 的评分系统（表 4-15-1 延伸阅读）。评分总分超过 40 分者可临床诊断 HIES，分值在 20～40 之间的患者需要随访，<20 分基本不考虑 HIES。

2. 鉴别诊断

（1）特应性皮炎：特应性皮炎患儿可出现血清 IgE 升高，嗜酸性粒细胞升高，但是一般不会有反复肺部感染，也缺乏病理性骨折、关节过伸、面容畸形、乳牙保留等 HIES 临床表现。

（2）湿疹-血小板减少-免疫缺陷综合征（WAS）：患者也可能存在湿疹和总 IgE 水平升高。然而，WAS 患者有血小板减少、血小板体积减小并可能出现瘀斑。除此之外，脓肿在 WAS 患者中并不常见。

（五）治疗

主要为预防、控制感染和对症治疗。可以考虑造血干细胞移植，特别是 *DOCK8* 基因突变所导致的 HIES，应尽早行造血干细胞移植。

六、共济失调性毛细血管扩张症

共济失调性毛细血管扩张症（AT）是常染色体隐性遗传病，由共济失调毛细血管扩张突变基因（*ATM*）中的纯合或复合杂合致病性变体引起的。该突变导致 DNA 修复机制缺陷和基因组不稳定，从而出现进行性小脑变性、眼球毛细血管扩张、免疫缺陷、癌症易感性，以及对电离辐射极为敏感。其发病率罕见，在活产儿中估计发生率为 1/100 000～1/40 000。

（一）病因和发病机制

AT 是常染色体隐性遗传病，患者的 DNA 修复因共济失调性毛细血管扩张突变基因（*ATM*）的缺陷而受损，并且对电离辐射极为敏感。

（二）AT 的呼吸系统表现

AT 的临床特征是细胞免疫和体液免疫缺陷、进行性神经功能障碍伴共济失调，以及恶性肿瘤风险增加。AT 的表现多样，因人而异。患者通常发生常见病原体引起的反复鼻窦和肺部感染，如假单胞菌属、嗜血杆菌属和肺炎球菌，但是呼吸道感染以外的频率并没有增加。AT 患者也很少发生严重的细菌、病毒和机会性感染。导致吞咽功能不良的神经系统缺陷也使患者容易反复发生吸入性肺炎。

AT 患者可出现各种形式的肺部疾病，可引起严重并发症和死亡。最常见的疾病是复发性感染和支气管扩张症，但是也可能出现闭塞性细支气管炎和 ILD。患者胸部 CT 显示弥漫性双肺底网状和结节状阴影及小叶间隔增厚，但无蜂窝状改变；一些患者出现胸膜增厚或胸腔积液。AT 相关 ILD 患者的组织学表现为纤维化，伴弥漫性淋巴细胞性、淋巴组织细胞性或中性粒细胞（罕见）实质浸润。由于神经肌肉异常，可以出现吞咽困难、误吸和呼吸肌无力；误吸导致感染，呼吸肌无力导致潮气量减少和无效咳嗽，影响恢复。在 AT 患者中，ILD 的症状通常无特异性，包括咳嗽、呼吸困难和发热。常常因为担心辐射敏感性而不愿意进行放射学检查，导致早期难以发现 AT 相关 ILD 和评估疗效。

恶性肿瘤是 AT 的明确并发症，其风险增加至 100 倍以上，最常见的是白血病/淋巴瘤，故必须进行克隆分析以排除这种可能性。常观察到有浓染、多形态较大核的不典型上皮细胞和间质细胞，但是其意义不明。

（三）辅助检查

外周血 T 淋巴细胞减少及免疫球蛋白减少。基因检测提示 *ATM* 基因突变。胸部影像学可表现为实质性肺炎、间质性肺炎、支气管扩张等。

（四）诊断与鉴别诊断

1. 诊断要点
（1）儿童反复发作的共济失调、眼球毛细血管扩张及反复感染。
（2）实验室检查发现 T 淋巴细胞减少及免疫球蛋白减少。
（3）基因检测提示 *ATM* 基因突变。
2. 鉴别诊断　主要是与其他病因引起的共济失调进行鉴别，依靠基因检测来鉴别。

（五）治疗

治疗包括给予抗菌药物、氧疗或补充免疫球蛋白，但是 AT 相关 ILD 通常也会进展。口服泼尼松只对早期 ILD 患者有帮助，该药不足以防止重度疾病患者死亡。泼尼松初始剂量为 1～2mg/(kg·d)，持续 1 个月，使用 2～3 个月之后逐渐减量。造血干细胞移植及基因疗法目前已经取得初步成果。

七、高 IgM 综合征

高免疫球蛋白 M（hyperimmunoglobulin M，高 IgM 或 HIGM）综合征包括一组异质性疾病，特征是类别转换重组（class-switch recombination，CSR）缺陷，导致血清 IgM 水平升高或正常，并且伴有 IgG、IgA 和 IgE 缺乏及抗体功能低下。所有形式的高 IgM 综合征都很罕见，男性 CD40 配体（CD40L）缺乏的估计发生率是 2/1000 000，活化诱导性胞苷脱氨酶（activation-induced cytidine deaminase，AID）缺乏发生率的研究数据还不完善，但是估计不到 1/1000 000。

（一）病因和发病机制

HIGM 的病因主要为基因突变所导致的免疫球蛋白类别转换障碍伴有或不伴有体细胞高频突变缺陷。CD40/CD40L 缺陷是大多数高 IgM 综合征病例的病因，导致 T 细胞功能障碍和低丙种球蛋白血症，伴有不同程度的 IgM 水平升高，其遗传形式为 X 连锁。AID 缺陷（也称为 HIGM2，MIM #605258）是第二常见的 HIGM，呈常染色体隐性遗传。

（二）HIGM 的呼吸系统表现

CD40 或 CD40L 缺陷患者通常在出生后几个月即发生复发性上、下呼吸道感染（主要由荚膜细菌引起）和机会性感染，出现支气管扩张和慢性鼻窦炎。

HIGM 患者容易发生各种病原体（包括细菌、病毒和真菌）所致的肺部感染。诸如耶氏肺孢子菌、CMV 等机会病原体很常见，并且常导致未得到治疗的患者死亡。还有患者出现累及肺部的播散性组织胞浆菌属感染。其他真菌感染可能累及肺门和（或）纵隔淋巴结，如隐球菌属。HIGM 患者中自身免疫和恶性肿瘤患病也增加，但通常涉及血液系统异常、关节炎和炎症性肠病，而非影响胸部的疾病。CD40L 缺陷患者也易感 PAP。

（三）辅助检查

1. 免疫球蛋白检测　血清 IgG、IgA 和 IgE 明显降低，IgM 水平正常或升高。

2. T 细胞亚群检测　B 细胞总数正常，但是记忆（CD27+）B 细胞明显减少，并且缺乏转换记忆（IgD-CD27+）B 细胞。

（四）诊断与鉴别诊断

1. 诊断要点

（1）临床拟诊：反复感染，血清 IgG、IgA 水平较低而血清 IgM 水平正常或升高，T 细胞亚群检测提示 B 细胞总数正常，但记忆（CD27+）B 细胞明显减少，并且缺乏转换记忆（IgD-CD27+）B 细胞。

（2）确诊：主要通过基因检测发现 CD40L、CD40、AID 和 UNG 基因缺陷来确诊。

2. 鉴别诊断

（1）CVID：表现为反复感染，血清 IgG、IgA 减少，IgM 可正常，大部分患儿 B 细胞数量正常，仅少部分患儿 B 细胞数目减少，最终鉴别需要依靠基因诊断。

（2）XLA：由 *BTK* 基因突变所致，免疫球蛋白 IgG、IgA 和 IgM 均降低，B 细胞减少或缺如可鉴别。

（五）治疗

HIGM 一旦确诊，即开始静脉注射免疫球蛋白治疗。其他治疗包括抗感染对症支持治疗、造血干细胞移植和基因疗法。

八、PI3Kδ 过度活化综合征

磷脂酰肌醇 3-激酶（phosphoinositide 3-kinase，PI3K）δ 过度活化综合征（activated PI3Kδ syndrome，APDS）是由于 *PIK3CD* 基因或 *PIK3R1* 基因激活性突变，导致 *PI3Kδ* 信号通路过度活化的常染色体显性遗传的原发性免疫缺陷病，由 Angulo 等学者于 2013 年首次报道。该综合征患者的呼吸道感染、淋巴增生及 CMV 和 EB 病毒血症的发生率增加。许多患者出现复发性化脓性感染引起的支气管扩张。实验室检查特征包括淋巴细胞减少和特异性抗体产生受损，伴有 IgM 升高。

（一）病因和发病机制

APDS 是一种由于基因缺陷引起 PI3Kδ 过度活化的原发性免疫缺陷综合征，分成两种亚型，由于 *PIK3CD* 基因（编码 PI3Kδ 催化亚基 p110δ）变异所致的 APDS 称为 APDS1 型，由 *PIKR* 基因（编码 PI3Kδ 调节亚基 p85α）变异所致的 APDS 称为 APDS2 型。*PIK3CD* 或 *PIK3R1* 变异致 PI3Kδ 活性增强，导致 T 细胞过度活化、衰老、死亡，Treg 细胞异常增多，同时抑制 B 细胞成熟进而抑制免疫球蛋白转换，导致高 IgM、低 IgG 和 IgA。

（二）APDS 的呼吸系统表现

该免疫缺陷使 APDS 患者出现反复呼吸道感染，患者在儿童早期表现为反复呼吸道和耳部感染，然后发生进行性气道损伤伴复发性化脓性感染引起的支气管扩张。常见致病菌有肺炎链球菌、流感嗜血杆菌、金黄色葡萄球菌、卡他莫拉菌和铜绿假单胞菌。同时伴有淋巴结肿大、黏膜组织结节性淋巴样增生；EBV 和 CMV 病毒血症和 EBV 相关淋巴瘤发生率增加，进行性淋巴细胞减少；血清 IgM 水平升高和抗体反应损伤。皮肤和口腔脓肿、脾大和疱疹病毒感染亦有报道。有报道发现 2 例成人患者存在原发性硬化性胆管炎。扁桃体和腺样体肥大是 APDS1 的一个常见特征。有少数文献报道有念珠菌感染，侵袭性真菌感染罕见。

（三）辅助检查

1. 实验室检查　APDS 患儿免疫球蛋白水平变异大，从孤立的特异抗体缺陷或 IgG 亚类缺陷到严重低丙种球蛋白血症，经常伴正常到升高的 IgM 和降低的 IgA。74% 的患儿具有 B 细胞减少。循环 T 细胞降低，CD8[+] T 细胞和 NK 细胞毒性作用受损，初始 CD4[+] 和 CD8[+]T 数量减少，效应记忆性 T 细胞和表达衰老标志物（CD57[+]）的 T 细胞比例升高。另外，T 细胞活化诱导细胞死亡增加。

2. 影像学表现　PIK3CD 患儿胸部 CT 可出现肺实质性或间质性病变。由于反复化脓菌感染，可出现支气管扩张。颈部、腋下、肺门和纵隔等部位可看到淋巴结肿大。也有病例报道 APSD 患儿以气道阻塞为主要表现，胸部 CT 提示左主支气管不通畅，左主支气管管腔近乎闭塞，左肺透亮度增高。支气管镜检查可见各段支气管黏膜弥漫性滤泡样增生，本院病例气管镜检查亦发现管壁鹅卵石样改变，管腔狭窄（图 4-15-5）。

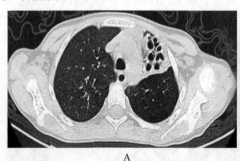
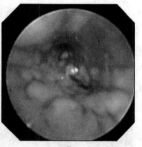

图 4-15-5　患儿，男，13 岁，反复肺部感染、肝脾肿大 10 余年。胸部 CT 显示支气管扩张（A）；支气管镜检查显示支气管化脓性改变、管壁鹅卵石样改变、管腔狭窄（B）。经基因检测确诊为 "PI3Kδ 过度活化综合征、支气管扩张"

（四）诊断与鉴别诊断

1. 诊断要点

（1）临床表现为反复呼吸道感染、淋巴细胞增殖及相应的感染体征。

（2）辅助检查发现淋巴细胞减少、特异性抗体产生受损，伴有 IgM 升高。

（3）*PIK3CD* 或 *PIK3R1* 基因突变可确诊。

2. 鉴别诊断　肺部感染应与普通肺炎尤其是真菌性肺炎相鉴别。肺部及其他深部组织肉芽肿形成应与肿瘤相鉴别。

（五）治疗

治疗包括必要的抗菌药物、抗病毒预防治疗及静脉注射丙种球蛋白支持治疗。

九、湿疹-血小板减少-免疫缺陷综合征

湿疹-血小板减少-免疫缺陷综合征（WAS）是 X 连锁遗传病，由编码 WAS 蛋白（WASP）的基因突变导致的一种原发性免疫缺陷病。临床主要表现为湿疹、血小板数量减少伴体积变小、免疫缺陷，以及易患自身免疫病和肿瘤。WAS 是一种罕见综合征，活产儿中估计发病率约为 1/100 000。这是一种 X 连锁疾病，几乎仅见于男性。

（一）病因和发病机制

WAS 是一种单基因缺陷性疾病，基因编码位于 Xp11.22-Xp11.23。1994 年通过定位克隆技术分离出致病基因，命名为 *WASP* 基因。包括 12 个外显子，基因组 DNA 长约 9kb，其 cDNA 由 1821 个碱基组成，编码含 502 个氨基酸的 WASP。WASP 是一种仅在造血细胞系表达、富含脯氨酸的胞质蛋白，主要参与胞内信号转导及细胞骨架重新组合。WAS 的基因突变影响 WASP 表达，导致造血细胞对外界刺激反应时的信号转导和细胞骨架重组障碍，影响血小板数量、大小及聚集，造成淋巴细胞迁移、信号转导及免疫突触形成异常。

（二）WAS 的呼吸系统表现

以呼吸系统表现为首发表现的 WAS 罕见，通常以出血为首发表现，出生后不久即可出现因血小板减少导致的出血，如鼻出血、口腔出血、皮肤瘀点、紫癜，严重者可出现消化道大出血和颅内出血等。由于存在免疫缺陷，容易合并反复感染，以鼻窦及肺部感染最常见，也可出现化脓性外耳道炎、肠道感染，严重感染如败血症、脑膜炎亦可见。人类疱疹病毒感染是突出问题，冷疱疹常见且广泛。对于机会性病原体如肺孢子菌敏感。

（三）辅助检查

1. 实验室检查　患者常有血小板减少。经典 WAS 血小板体积变小，为正常血小板体积的 50%。婴儿期淋巴细胞计数可正常，6 岁时低 T 细胞常见。B 细胞计数随时间下降。IgG 水平常正常，IgA 正常或升高，但 IgM 水平低。对蛋白抗原反应部分正常或减弱。对多糖抗原的抗体反应减弱，缺乏同簇血凝素。

2. 影像学表现　无特异性，因呼吸系统感染而出现肺实质或肺间质改变，反复感染或化脓菌感染可出现支气管扩张。经典 WAS 患者还伴有淋巴结肿大，颈部 X 线检查常显示腺样体组织缺如（图 4-15-6）。

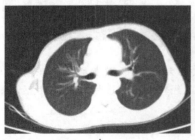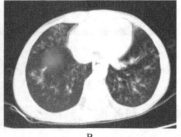

A　　　　　　　　　　B

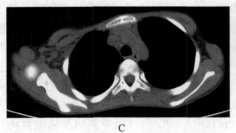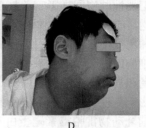

图 4-15-6 男，11 岁，主因"血小板减少 11 年、反复发热咳嗽 1 年、颈部肿大 4 个月"入院。胸部 CT 显示支气管扩张（A、B）、颈部右腋下多发淋巴结肿大（C、D）；基因检测提示 *WASP* 基因：c.1260_1270del（P.A422GFs*69），最后诊断为 WAS

（四）诊断与鉴别诊断

1. 诊断要点

（1）小年龄男孩，临床表现为湿疹、反复出现瘀斑及出血点、反复感染。

（2）血小板数量减少、体积变小。免疫学检测发现 B 细胞下降。

（3）基因分析提示 *WASP* 基因突变可确诊。

2. 鉴别诊断

（1）奥梅恩（Omenn）综合征：是一种常染色体隐性遗传的重症联合免疫缺陷病，新生儿期常表现为弥漫性红皮病，并伴有嗜酸性粒细胞增多、低丙种球蛋白血症和 IgE 水平增高，其病变基因为 *RAG1/2*、*ADA*、*IL-7R*、*Artemis*、*IL-2R-γ*、*RMRP* 等基因。

（2）特发性血小板减少症（ITP）：WAS 患者的血小板一般很小，而 ITP 患者的血小板较大，这有助于鉴别。

（3）特应性皮炎：仅表现为湿疹，一般无血小板减少及免疫缺陷。

（五）治疗

WAS 的治疗方案需根据临床严重程度、病程、WAS 的基因突变和 WASP 的表达情况而定。对于典型 WAS，支持治疗和抗菌药物预防性治疗是必需的。此外，必要时可给予 IVIG、血小板输注和脾切除。造血干细胞移植（HSCT）是目前唯一的根治手段。如果 WAS 患者没有合适的 HSCT 供者，基因治疗也是有望根治的在研疗法。低剂量 IL-2 治疗目前在正在临床研究中，发现其对于血小板数量提升及 T 细胞、B 细胞和 NK 细胞百分比增加有效。自身免疫表现的患者需进行免疫抑制治疗。

若不接受 HSCT 或基因治疗，典型 WAS 患者的期望寿命会缩短，感染、出血、自身免疫病和恶性肿瘤可导致过早死亡。出血是主要的死亡原因。

第三节 继发性免疫缺陷病的肺部表现概述

免疫缺陷病可为遗传性，即原发性免疫缺陷病（PID），也可为出生后环境因素影响免疫系统，如感染、营养紊乱和某些疾病状态所致，称为继发性免疫缺陷病（secondary immunodeficiency disease，SID）。

继发性免疫缺陷病常见原因包括营养不良，如蛋白质能量营养不良；疾病因素，如恶性肿瘤、代谢性疾病和感染性疾病；药物因素，如抗肿瘤药物的应用、免疫调节药的应用；移植和 AIDS。

基础疾病引发 SID 的机制：营养不良、糖尿病、肝硬化、肾病综合征等疾病通过蛋白质、脂肪、微量元素等营养成分大量丢失、消耗过多或摄入不足导致机体营养障碍，从而影响免疫细胞成熟，造成免疫球蛋白水平低下，削弱机体对病原微生物的免疫应答能力；免疫缺陷患者恶性肿瘤概率增高，但恶性肿瘤同样影响免疫功能，由于消耗性代谢影响免疫细胞分化发育和免疫分子合成，表现为明显的细胞免疫和体液免疫缺陷；创伤通过皮肤黏膜受损导致患者免疫缺陷。

各类药物和免疫抑制药的使用亦损伤机体的免疫功能，如糖皮质激素可抑制单核细胞、巨噬细胞和中性粒细胞的吞噬功能、减少炎症细胞迁移进入感染区域，以及改变抗原提呈和淋巴细胞动员，导致细菌和真菌感染的风险增加；糖皮质激素长期应用还会导致免疫球蛋白和 T 细胞数量的增加，从而影响免疫功能。用于器官或骨髓造血干细胞移植的钙调磷酸酶抑制药（如环孢素和他克莫司）和哺乳动物雷帕霉素靶蛋白（mTOR）抑制药（西罗莫司和依维莫司）抑制 T 细胞功能，导致淋巴细胞减少持续时间较长而增加某些感染的风险。抗 TNF-α 治疗与潜伏性胞内感染（包括结核病）再激活和组织胞浆菌病有关。

一、肺部感染表现

肺部感染是 SID 最主要、最常见的并发症。患者基础疾病越多，高危险因素越多，中性粒细胞越低，感染频率和感染概率就越高。

（一）SID 患者肺部感染的特点

1. 病情凶险、病死率高，单纯抗感染治疗不奏效，需同时增强机体免疫功能，降低总体免疫抑制水平与抗菌药物治疗对最终成功治疗同样重要。

2. 感染易扩散，更可能表现为播散性疾病，包括中枢神经系统感染。

3. 相比免疫正常个体，经常同时发生多种感染性疾病，包括肺孢子菌和 CMV 的双重感染，或伴有另一种病程（肺损伤或药物毒性）。常见序贯感染，如病毒感染后发生细菌或真菌感染。

4. 感染病原菌中，人体内常驻菌、低致病菌性微生物具有较高比例，高度耐药，并且常有反复性、难治性和严重性的特点。

（二）SID 患者肺部感染的类型

SID 患者的感染风险和潜在病原体受患者的基础固有和适应性免疫缺陷程度的影响。但实际上大多数患者存在混合性免疫缺陷。患者暴露方式和宿主免疫缺陷性质会影响肺部感染类型，大体分为以下几类，即社区获得性感染、医院感染（又称医院获得性感染）、感染再激活和环境暴露。

1. 社区获得性感染　免疫功能受损宿主细菌性肺炎的最常见病原体与免疫功能正常宿主的社区获得性病原体相同。但是，免疫功能受损宿主的这类肺炎常在感染呼吸道病毒、非典型病原体或 CMV 之后出现。这类病毒感染后的肺炎可能更严重，进展迅速，并发症发病率高。

2. 医院获得性感染　可发生于已有肺损伤的患者（如慢性阻塞性肺疾病和支气管扩张症），在气管插管期间或误吸后发生。对于营养不良、有肝或肾功能障碍、脑病或因其他原因导致呼吸道免疫功能受影响的患者，医院获得性感染风险增高。感染的病原体通常为相对耐药的革兰氏阴性杆菌或真菌，如肺炎克雷伯菌、嗜麦芽窄食单胞菌和洋葱伯克霍尔德菌。

3. 感染再激活　免疫功能受损患者因免疫缺陷可使潜伏性感染再激活，包括 CMV 感染、类圆线虫病、隐球菌病、弓形虫病和分枝杆菌感染。对于血清抗体阴性的移植患者，也可能是由于接受血清阳性供者的器官而导致该感染激活。

4. 环境暴露　环境暴露导致免疫功能受损宿主肺部感染的情况较少见。环境暴露相关病原体主要来源于空气、土壤和饮用水。在水供中常发现 NTM。曲霉和诺卡菌属感染可能是由于土壤暴露。水供污染可发生革兰氏阴性菌肺炎，如嗜肺军团菌和铜绿假单胞菌。

二、肺部非感染性表现

在免疫功能受损的患者中，非感染性因素导致肺部浸润亦很常见，包括肺栓塞、肺部肿瘤、放射性肺炎、肺不张伴肺水肿、药物过敏或毒性损害，以及肺出血等。

（一）药物引起的急性肺疾病

药物引起的急性肺疾病病因可能是患者对化疗药物、磺胺类或其他药物的超敏反应。甲氨蝶呤、博来霉素和丙卡巴肼可引起一组由干咳、发热、呼吸困难，以及胸膜炎伴皮疹和血嗜酸性粒细胞增多构成的综合征。胸部 X 线片通常表现为弥漫性网状浸润。环磷酰胺可引起肺间质炎症和肺纤维化，在数周至数月内呈亚急性发作。在移植受者中，用于免疫抑制的西罗莫司可能导致间质性肺炎。

（二）特发性肺炎综合征（idiopathic pneumonia syndrome，IPS）

IPS 是移植术后（如 HSCT）的一种重要的非感染性并发症，通常发生在移植后的最初几周至 4 个月之内，中位时间是 19 天。IPS 是一种临床综合征，其特点是在无下呼吸道感染的情况下，患者出现广泛的肺泡损伤，伴有肺炎的症状和体征，并且有肺生理学异常的证据（肺泡-动脉血氧梯度增加或需要吸氧）。IPS 可能代表一组异质性疾病，会导致间质性肺炎的常见病理表现和（或）弥散性肺泡损伤。影像学胸部 X 线片或胸部 CT 表现为多叶不透光区，或弥漫性阴影。

（三）弥漫性肺泡出血

SID 患者弥漫性肺泡出血的发病机制不明，感染、急性移植物抗宿主病（GVHD）或弥漫性肺泡损伤均可导致该疾病发生。临床表现为气促和呼吸困难等。HRCT 显示伴有支气管充气征的斑片状或弥漫性不透光区。支气管肺泡灌洗发现同一亚段连续灌洗会出现越来越多的血性灌洗液，细胞学分析可见含铁血黄素细胞。

（四）植入综合征

植入综合征与中性粒细胞恢复期发生的毛细血管通透性增加相关。其被归咎于中性粒细胞植活前促炎性细胞因子的释放。自体 HSCT 可能出现植入综合征；异体 HSCT 后发生植入综合征罕见。临床表现包括不伴感染的发热、类似急性 GVHD 的斑丘疹、弥漫性肺部阴影和（或）腹泻。

（五）肺泡蛋白沉积症

可能与血液系统恶性肿瘤相关，也可能与诺卡菌属感染或 PCP 共存，或者在较少见情况下与隐球菌病、曲霉病、结核病或组织胞浆菌病共存。

（六）其他非感染性肺部表现

肺梗死患者的表现也可能与感染类似，胸部 X 线片往往发现节段性以胸膜为底的浸润影。系统性红斑狼疮和类风湿关节炎也与多种肺部浸润相关。肺肾综合征包括肺出血-肾炎综合征和肉芽肿性多血管炎，可表现为肺出血、肺实变、结节病灶，以及斑片状浸润，并且可能进展为空洞。

区分感染性与非感染性肺部病变可能需要进行组织学检查。风湿性疾病的治疗（如青霉胺、金制剂和抗疟药）可能导致急性或慢性网状结节性肺部浸润，伴发热、呼吸困难和咳嗽，该临床表现与感染很像，单凭症状难以鉴别。

第四节 获得性免疫缺陷综合征

获得性免疫缺陷综合征（AIDS）即艾滋病，是由人类免疫缺陷病毒（HIV）所引起的一种传播迅速、病死率极高的感染性疾病。在 2018 年，160 000 例 15 岁以下儿童新发 HIV 感染，使全球携带 HIV 或有 AIDS 的儿童总数达到 170 万例。大多数感染者居住在发展中国家，其中约 90% 来自撒哈拉以南非洲地区。大多数儿童 HIV 感染发生在母亲妊娠、临产、分娩或母乳喂养期间，通过母婴传播途径获得。

一、肺部表现

婴儿和儿童 HIV 感染的临床表现多种多样，通常不具有特异性。淋巴结肿大可能是感染的早期征象，并且常伴肝脾肿大。1 岁以前，口腔念珠菌病、生长迟滞和发育迟缓也是 HIV 感染的常见临床表现。由于免疫缺陷，肺部感染常发生，表现为复发性细菌性肺炎或其他少见病原体感染，如肺孢子菌肺炎、NTM 感染、隐球菌肺炎和 CMV 肺炎等，与成人相比，淋巴样间质性肺炎发病率亦增高。儿童 AIDS 相关肺部表现如下。

（一）肺孢子菌肺炎

PCP 约占 1 岁以前诊断的所有 AIDS 的 5%。一项病例系列研究中，儿童 PCP 诊断的中位年龄为 5 个月。在成人和年龄较大的儿童中，PCP 发生于 $CD4^+$ 计数＜200/μl、$CD4^+$ 百分比＜15 或病毒学控制差的患者。然而，婴儿 $CD4^+$ 计数＞200/μl 时也可发生 PCP。

当患者出现低热、呼吸过速、干咳和进行性呼吸急促时，应当考虑 PCP。症状的发作可能是隐匿的，表现为轻微咳嗽、呼吸困难、喂养困难、腹泻和体重减轻等非特异性症状。在体格检查中，即使存在严重的临床病变和低氧血症，肺部听诊也可能正常；湿啰音和干啰音可能到临床病程晚期才出现。HIV 伴 PCP 感染儿童中，与 PCP 独立相关的 4 个临床变量为年龄＜6 个月、呼吸频率≥60 次/分、动脉血红蛋白饱和度≤92%，以及没有发生呕吐。典型的胸部 X 线片可能显示两侧肺门周围间质性浸润，随病情进展会变得更加均匀、弥漫。当胸部 X 线片结果正常时，高分辨率 CT 可能显示广泛的磨玻璃样不透光区，中央肺见斑片状分布，而肺周不受累。

（二）淋巴样间质性肺炎

淋巴样间质性肺炎（lymphoid interstitial pneumonia，LIP）是 HIV 感染者可能发生的一种间质性肺疾病。其组织病理学特征为肺间质和肺泡腔有淋巴细胞、浆细胞和其他淋巴网状内皮细胞成分浸润。LIP 在儿童中更常见；但联合 ART 后，LIP 的发病率在儿童与成人中均有下降。

（三）AIDS 的其他肺部疾病

AIDS 的其他肺部疾病包括肺念珠菌病、CMV 感染、慢性 HSV 感染、Kaposi 肉瘤和鸟分枝杆菌复合体（MAC）感染。

二、辅助检查

（一）HIV 病毒的实验室检查

HIV 病毒的实验室检查包括 HIV 初筛试验和 HIV-RNA、HIV 抗原及 HIV 抗体的检测。

（二）其他实验室检查

血液常规检测发现白细胞下降，淋巴细胞减少。淋巴细胞亚群计数发现 $CD4^+$ 细胞计数减少，而 $CD8^+$ 细胞计数增加，比值倒置。

（三）胸部影像学检查

胸部影像学表现为间质性肺疾病影像学特点。

三、诊断与鉴别诊断

（一）诊断要点

1. 流行病学史　患儿母亲为 HIV 患者或病毒携带者。

2. 临床表现　除肺部特有的症状体征外，感染早期常有淋巴结肿大伴肝脾肿大；婴儿期有口腔念珠菌感染、生长迟滞和发育迟缓。

3. CD4$^+$ 细胞计数和（或）百分比降低。

4. HIV 抗体初筛阳性并经确诊试验证实或血浆中 HIV-RNA 阳性。

（二）鉴别诊断

主要与原发性细胞免疫缺陷或者联合免疫缺陷病鉴别，后者可有家族史，基因检查提示基因突变等异常。

四、治　疗

确诊 HIV 以后尽早进行抗逆转录病毒治疗。其他治疗包括诊断病原体的抗微生物治疗及对症支持治疗。

（项蔷薇　张维溪）

第十六章　呼吸系统变应性疾病

第一节　变应性鼻炎

变应性鼻炎（allergic rhinitis，AR）是一种由 IgE 介导的鼻黏膜慢性非感染性炎症性疾病。临床表现为反复喷嚏、鼻塞、鼻痒、清水样鼻涕，常伴有眼部和腭部瘙痒，可伴有鼻后滴漏、咳嗽、易激惹性和疲劳。AR 是一种常见的上呼吸道慢性炎症，保守估计全球有超过 5 亿的 AR 患者。问卷调查显示，经医师诊断的儿童 AR 患病率为 13%。国际儿童哮喘和变态反应研究（International Study of Asthma and Allergies in Childhood，ISAAC）评估了 98 个国家约 120 万儿童哮喘、鼻结膜炎和特应性皮炎的患病率，发现 6～7 岁儿童鼻结膜炎的总体患病率为 8.5%，13～14 岁儿童鼻结膜炎的总体患病率为 14.6%。我国幅员辽阔，地理、气候和经济条件差异大，不同地区变应性鼻炎患病率差异明显。文献报道，我国 AR 的患病率为 4%～38%。

一、病因和发病机制

（一）变态反应

AR 的发病机制主要是 I 型超敏反应。当暴露于变应原，特应性个体产生特异性 IgE，这些 IgE 抗体与呼吸道黏膜肥大细胞上的 IgE 受体及外周血中的嗜碱性粒细胞结合；再次吸入相同的变应原，IgE 抗体会导致肥大细胞等效应细胞激活，鼻组织肥大细胞释放组胺、前列腺素和白三烯等炎症介质，引起 AR 症状。

先天性免疫也参与 AR 的发病，变应原通过诱导鼻黏膜上皮细胞释放细胞因子胸腺基质淋巴细胞生成素（TSLP）、IL-25 和 IL-33，直接活化肥大细胞、嗜碱性粒细胞和固有淋巴细胞来激活先天性免疫应答。

（二）遗传和环境因素

AR 具有较强的基因易感性，全基因组关联研究表明，染色体 2q12、5q31、6p21.3 和 11q13.5 等多个位点的单核苷酸多态性可能与 AR 和哮喘等变应性疾病发病相关。该遗传模式导致机体在吸入变应原后易产生高水平的变应原特异性 IgE。IgE 反应似乎受 6 号染色体上 MHC 内的免疫应答基因调控。微生物菌群对变应性疾病的发病也有重要影响。"卫生假说"认为，由于生命早期所处的环境过于清洁，导致机体暴露于细菌和病毒等微生物的机会减少，引起机体 Th1/Th2 功能发育障碍，日后发生 AR 和哮喘等变应性疾病的风险增高。

二、临床表现

（一）分类

1. 按症状持续时间分类

（1）间歇性 AR：症状持续时间每周少于 4 天或病程持续时间小于 4 周。

（2）持续性 AR：症状持续时间每周大于 4 天且持续超过 4 周。

2. 按病情严重程度分类

（1）轻度 AR：除了鼻炎的症状，对生活质量没有影响。

（2）中、重度 AR：如果除了鼻炎症状之外，生活质量亦出现影响，存在以下一项或多项表现，即睡眠障碍、学习或工作能力受影响，以及日常活动、休闲活动和（或）体育活动受影响。

3. 按变应原种类分类

（1）季节性 AR：通常由树木、牧草和野草的花粉引起，症状发作呈季节性，通常每年再现。

花粉过敏引起的季节性 AR 也称花粉症。

（2）常年性 AR：往往是对室内变应原（如尘螨、蟑螂、霉菌孢子或动物毛发皮屑）的变态反应，但在热带或亚热带气候地区，花粉等致敏原也可能引起常年性 AR。常年性 AR 亦见于职业性变应原暴露。

（二）症状

AR 的典型症状为反复发作的喷嚏、清水样鼻涕、鼻塞和鼻部瘙痒，可伴有眼部症状，包括眼痒、流泪、眼红和眼部烧灼感等。其他症状可有鼻后滴漏、咳嗽、易激惹和疲劳。部分患儿有腭部和内耳瘙痒。幼儿通常不会擤鼻涕，可能出现反复吸鼻子、咳嗽和清嗓子动作。

AR 未经治疗，可能出现睡眠呼吸紊乱，伴疲劳和全身不适，患儿出现多动障碍，如抽动症等并发症。

（三）体征

1. 常见体征　AR 发作时最主要体征是双侧鼻黏膜苍白、肿胀和下鼻甲水肿，鼻腔大量水样分泌物。若鼻道阻塞，可在后咽部观察到鼻后滴漏。咽后壁表面滤泡增生，似"鹅卵石样"。严重鼻黏膜肿胀和咽鼓管功能障碍的患者，鼓膜可能回缩或鼓膜后可能有浆液蓄积。伴发变应性结膜炎可出现结膜充血、水肿，有时可伴滤泡增生。若患者伴有哮喘或特应性皮炎等疾病，则有相应肺部和皮肤体征。

2. 特殊体征

（1）变应性黑眼圈：由眼周皮下静脉扩张所致，出现睑下水肿和暗影。

（2）变应性敬礼征（allergic salute）：由于瘙痒，患儿反复用手向上摩擦和推挤鼻尖。

（3）变应性皱褶（allergic crease）：指患儿经常向上揉搓鼻尖而在鼻部的皮肤表面出现横行皱纹。

（4）变应性面容：表现为腭部高拱、张口呼吸及错𬌗畸形，通常见于早期发病的 AR 儿童。

三、辅 助 检 查

变应原特异性检查

识别变应原可帮助 AR 患者避免接触变应原，以及识别适合变应原特异性免疫疗法的患者。

1. 皮肤点刺试验　对于敏感患者，采用树木、牧草或杂草花粉、霉菌、屋尘螨和（或）动物性变应原的特定诊断性溶液进行试验后，皮试部位会在 20min 内出现风团和红晕反应。与皮内试验相比，皮肤点刺试验阳性与症状的相关性更强。皮肤点刺试验对以下患者尤其适用：根据病史和体格检查不能明确诊断；症状控制不佳，如持续的鼻部症状和（或）鼻用糖皮质激素疗效不充分；合并持续性哮喘；AR 的验前概率较高，但对可疑的致病变应原体外试验结果为阴性（因为皮试的敏感性高于体外试验）；患者要求通过尝试避免变应原而非使用药物来控制症状。

对于症状很严重的花粉变应性患者，在花粉高峰季应避免进行皮试，因为它可使症状进一步加重，并且试验期间全身反应的发生率较高。这种情况下应对患者的症状采取经验性治疗，并将检查延迟至患者症状减轻后进行。

2. 血清特异性 IgE 测定（sIgE）　具有高度特异性和较高敏感性，可适用于任何年龄。相比于皮肤点刺试验，其价格昂贵，但该方法不受皮肤条件限制，对于不具备皮肤点刺试验的医疗机构，或者因为患者具有广泛的皮肤病变、不能停用抗组胺药或其他干扰性药物、有皮肤划痕症或有难以进行皮肤点刺试验的其他问题而不能进行皮肤点刺试验，该检测方法优于皮肤点刺试验。偶尔会出现患者具有提示 AR 的病史和体格检查，但皮肤点刺试验和体外试验结果却为阴性。最常见的情况是此类患者具有慢性非变应性鼻炎；还有一种可能性是患者的鼻组织局部正在产生变应原特异性 IgE，但尚未反映到体循环或皮肤中，因而鼻变应原激发试验结果为阳性，这种情况有时称为"局部 AR",可致间歇性或持续性症状。以上两种患者可按照 AR 进行类似处理。

3. 鼻细胞学检查 虽然鼻细胞学检查不具有特异性且不敏感,但部分研究者仍使用该检查来帮助鉴别 AR 和感染性鼻炎。AR 病例的鼻腔分泌物以嗜酸性粒细胞为主,如果存在中性粒细胞则提示感染性病变。鼻嗜酸性粒细胞增多也可能见于其他疾病,包括不伴鼻变态反应症状的哮喘、伴或不伴哮喘和阿司匹林敏感的鼻息肉病、非变应性鼻炎伴嗜酸性粒细胞增多综合征（nonallergic rhinitis with eosinophilia syndrome,NARES）,其中 NARES 是一种具有显著鼻嗜酸性粒细胞增多及鼻息肉倾向,但是无变应性病史、皮试阴性且无阿司匹林敏感性的综合征。鼻细胞学检查也可用于评估患者对抗炎药物的反应,对于 AR 患者,随着治疗的进行,嗜酸性粒细胞增多的情况应该减轻。

4. 变应原激发试验 虽然鼻变应原激发试验可以明确诊断,但是临床并不实用,很少在研究以外使用。

四、诊断与鉴别诊断

（一）诊断要点

1. 典型临床表现 有打喷嚏、清水样涕、鼻痒和鼻塞等症状 2 个或以上,每日持续时间或累计时间 1h 以上,可伴有眼痒、眼红、流泪等眼部症状;查体见鼻黏膜苍白、水肿,鼻腔水样分泌物。

2. 确诊依据 至少一种变应原 SPT 和（或）血清特异性 IgE 阳性有助于诊断,但变应原阴性并不能排除变应性鼻炎。

3. 病情评估 轻度 AR 患者除鼻炎症状,对生活质量没有影响。中、重度 AR 除鼻炎症状之外,生活质量亦出现影响,存在以下一项或多项表现,即睡眠障碍、学习或工作能力受影响,以及日常活动、休闲活动和（或）体育活动受影响。

（二）鉴别诊断

1. 血管运动性鼻炎 又称特发性鼻炎,发病机制不明,可能与鼻黏膜自主神经功能障碍有关。诱发因素包括强烈气味,如烟草烟雾、挥发性有机物、香水等,摄入乙醇饮料、温度变化、体育运动、强烈的情感反应等亦可诱发。临床表现与 AR 相似,但变应原检测阴性,嗜酸性粒细胞数正常。

2. 感染性鼻炎 感染早期（感染后 3 天内）以鼻炎症状为主,出现鼻塞、流涕、喷嚏等症状,伴有咽痛或咽喉部刺激感,第 4 或第 5 天出现咳嗽,可伴有发热、头痛、乏力、四肢酸痛等全身不适症状。变应原检测阴性,嗜酸性粒细胞数正常。急性细菌感染者,外周血白细胞总数及中性粒细胞数增加。

3. 激素性鼻炎 人体内分泌激素水平发生生理和病理改变时出现的鼻部症状,发病与性激素、甲状腺素、垂体激素等有关,常见症状为鼻塞、流涕。变应原检测阴性,嗜酸性粒细胞数正常。

4. 药物性鼻炎 是由于不恰当使用或长期使用减充血剂所致,主要症状为鼻塞。检查发现鼻黏膜呈牛肉红色。通过详细的病史和检查可作出该诊断。变应原检测呈阴性,嗜酸性粒细胞数正常。

5. 脑脊液鼻漏 多有创伤史或颅内手术史,表现为清水样涕,但无鼻痒和喷嚏。鼻腔漏出液与脑脊液成分相同。变应原检测阴性,嗜酸性粒细胞数正常。

五、治　疗

AR 治疗包括 3 个措施,即变应原回避、药物治疗和变应原特异性免疫治疗。

（一）变应原回避

成功回避变应原是最好的减轻症状和减少药物的手段,许多儿童 AR 症状可通过回避变应原得到明显改善。对于尘螨过敏的 AR 患者,需要采用多方面措施避免接触尘螨,包括定期清洗床上用品、吸尘器清理地毯,以及使用防螨床品等。对于宠物过敏的 AR 患者,将宠物从家里送走是最好的措施。对花粉过敏的 AR 患者，防护措施包括在空气中花粉浓度较高的季节关闭窗户、避免户外活动、避免室外晾晒衣服等；可使用口罩、特制的眼镜、鼻腔过滤器、花粉阻隔剂及惰性纤维素粉来阻止这些致敏物质的吸入。

（二）药物治疗

目前治疗 AR 的常用药物包括糖皮质激素、抗组胺药、白三烯受体拮抗药、肥大细胞膜稳定剂、减充血剂、抗胆碱药、鼻腔盐水冲洗等。其中一线用药包括鼻用糖皮质激素和第二代抗组胺药。对于中重度持续性鼻炎，常采用多种药物联合应用，症状好转后减为单药维持。对于合并变应性结膜炎或者哮喘的患儿，需要同时治疗合并症。由于儿童生长发育的特殊性，在采用药物治疗时，应注意各类药物的年龄限制，针对不同年龄儿童选择合适的剂型。除疗效外，还需要专注药物的不良反应及对生长发育的影响。

1. 糖皮质激素 通过抑制炎症因子、减轻水肿、收缩血管等途径发挥治疗作用。鼻用糖皮质激素具有局部利用度高、安全性好、不良反应少等优势。鼻用糖皮质激素对 AR 患者的所有鼻部症状包括喷嚏、流涕、鼻痒和鼻塞均有显著改善作用，是目前治疗 AR 的最有效的单药维持药物；具体药物包括倍氯米松、布地奈德、丙酸氟替卡松、糠酸莫米松和糠酸氟替卡松等。临床可用于轻度和中、重度 AR 的治疗，按推荐剂量每次 1 喷，每日喷鼻 1～2 次（不同药物次数不一），疗程不少于 2 周。对于中、重度持续性 AR，鼻用糖皮质激素是首选药物，疗程在 4 周以上。

鼻用激素的局部不良反应包括鼻腔干燥、刺激感、鼻出血等，症状多为轻度。鼻用激素长期治疗（＞1 年）对儿童下丘脑-垂体-肾上腺轴和生长发育总体上无显著影响，但仍应注意发生全身不良反应的潜在风险，特别是同时长期使用鼻用激素和吸入糖皮质激素时需注意不良反应的叠加效应。

中、重度持续性 AR 患者，如通过其他治疗方法无法控制严重鼻塞症状时，可考虑短期口服糖皮质激素，口服糖皮质激素是 AR 的二线治疗药物。剂量按患者体重计算（0.5～1.0mg/kg），疗程为 5～7 天。

2. 抗组胺药 通过竞争性结合 H_1 受体，阻断组胺与 H_1 受体结合，抑制组胺的生物效应，从而减轻鼻痒、喷嚏和流涕等症状。二代和三代抗组胺药也具有多种抗炎特性，包括减少肥大细胞介质释放和下调黏附分子表达。二代口服抗组胺药为 AR 的一线治疗药物，可明显缓解鼻痒、喷嚏和流涕等鼻部症状，对于合并眼部症状也有效，但是对于鼻塞改善的效果有限。鼻用抗组胺药也为 AR 的一线用药，其疗效相当或优于二代口服抗组胺药，对鼻塞症状的缓解疗效优于口服剂型。代表药物有氮卓斯汀（可用于 5 岁以上儿童）和奥洛他定（用于 12 岁以上儿童），一般每日用药 2 次，疗程不少于 2 周。

3. 白三烯受体拮抗药 近年研究发现其对 AR 迟发相或速发相的疗效确切。白三烯属于炎症介质，参与并推进人体呼吸道炎症，白三烯受体拮抗药能够竞争性结合半胱氨酸白三烯受体，灭活半胱氨酸白三烯，通过降低中性粒细胞的促炎活性，减少鼻黏膜炎症因子释放，从而抑制炎症因子在呼吸道炎症中的作用，产生极佳的抗炎效果，达到缓解 AR 患者临床症状的目的，可有效缓解患者喷嚏、鼻塞等症状，但使用白三烯受体拮抗药需要考虑到其对精神神经方面有一定的不良反应。

4. 肥大细胞膜稳定剂 通过抑制细胞内环磷酸腺苷磷酸二酯酶，致使细胞内环磷酸腺苷的浓度增加，阻止钙离子转运入肥大细胞内，稳定肥大细胞膜，阻止肥大细胞脱颗粒，抑制组胺、5-羟色胺和白三烯等多种炎症介质的释放，从而发挥抗过敏作用。肥大细胞膜稳定剂为 AR 的二线治疗药物。常用药物有色苷酸钠，安全性好，可用于小婴儿，对缓解儿童和成人 AR 的喷嚏、流涕和鼻痒症状有一定效果，但是效果不如糖皮质激素鼻喷雾剂，并且给药不如口服抗组胺药方便。

5. 减充血剂 其作用是直接刺激血管平滑肌上的 α_1 受体，引起血管平滑肌收缩，减少局部组织液生成，减轻炎性反应所致的鼻黏膜充血和肿胀，缓解鼻塞症状，是目前临床治疗 AR 的二线治疗药物。常用的药物有 0.05% 羟甲唑啉和 0.05% 赛洛唑啉鼻喷剂，可快速缓解鼻塞，但是对 AR 的其他鼻部症状无明显改善作用。鼻用减充血剂应严格控制使用次数和疗程，一般每日喷鼻 2 次，每侧 1~3 喷，连续用药不超过 7 天。儿童 AR 患者鼻塞严重时，可适当选择低浓度的鼻用减充血剂（如 0.025% 羟甲唑啉）。需要注意该药不能长期使用，以免引起药物性鼻炎，此外 3 岁以下儿童不推荐使用。

6. 抗胆碱药 阿托品的同类物可通过减少 P 物质释放而起效，从而减少鼻分泌物。鼻用抗胆碱药为 AR 的二线治疗药物。常用药物为异丙托溴铵，是第四代阿托品类药物，可用于 2 岁以上儿童，对减轻流涕症状有效，但对打喷嚏、瘙痒或鼻塞的效果不如鼻用糖皮质激素。0.03% 异丙托溴铵每日喷鼻 2~3 次，每侧 1~2 喷/次，一般在喷鼻后 15~30min 即可发挥抑制腺体分泌亢进的作用，药效维持 4~8h，可明显减少清水样涕。

7. 鼻腔盐水冲洗 是一种安全、方便、价廉的治疗方法，用于鼻腔和鼻窦炎性疾病的辅助治疗。使用生理盐水或 2% 高渗盐水进行鼻腔冲洗，可清除鼻内刺激物、变应原和炎性分泌物等，减轻鼻黏膜水肿，改善黏液纤毛清除功能。可按需使用，也可平时每日 1 次，症状加重时每日 2 次。

（三）变应原特异性免疫治疗

变应原特异性免疫治疗（allergen-specific immunotherapy，AIT）包括皮下免疫治疗（皮下注射）和舌下免疫治疗（舌下含服），是临床推荐的 AR 一线治疗方式。AIT 通过诱导机体免疫耐受，使患者血清产生抗原特异性免疫球蛋白 G，阻滞 B 细胞与免疫球蛋白 E 结合，抑制变应原特异性 T 细胞的活性并阻断变应原提呈反应，抑制嗜酸性粒细胞和肥大细胞等聚集，从而达到改善 AR 主要症状的目的。

根据国内目前可供临床使用的标准化变应原疫苗的种类，AIT 的适应证主要为尘螨过敏导致的中、重度持续性 AR，最好是单一尘螨过敏或合并其他变应原数量少（1~2 种）的患者。AIT 通常在 5 岁以上患者中开展。WAO 意见书认为，舌下免疫治疗对患者年龄没有具体限定，但考虑到治疗效果及患儿的依从性、安全性和耐受性，该疗法推荐用于 3 岁以上人群。

1. 适应证 ①常规药物治疗（抗组胺药、抗白三烯药、鼻用糖皮质激素等）不能有效控制症状；②药物治疗引起较严重的不良反应；③不愿意接受持续或长期药物治疗。最新观点认为，早期开展 AIT 对疾病的预后有重要意义。

2. 禁忌证 ①中、重度持续性哮喘或者处于哮喘急性发作期者；②存在严重心血管疾病、癌症、慢性感染性疾病；③无法按规律进行长期治疗者；④使用 β 受体阻滞药的患者。

（四）抗 IgE 治疗

奥马珠单抗是全球第一个治疗哮喘的生物制剂，已在临床应用 10 余年。研究表明，奥马珠单抗可使 6 岁以上哮喘合并 AR 的患儿获益，已有奥马珠单抗治疗成人和青少年严重季节性 AR 疗效和安全性的真实世界研究。元（meta）分析显示，奥马珠单抗可有效改善儿童及成人严重季节性 AR 的鼻部症状，减少其他药物用量，提高生活质量，且安全性良好。目前尚无儿童单纯性 AR 单独应用奥马珠单抗治疗的报道。

第二节 支气管哮喘

支气管哮喘（简称哮喘）是全球范围的重大健康问题之一，也是影响儿童健康最常见的慢性气道疾病。它是由多种炎症细胞（如嗜酸性粒细胞、肥大细胞、T 细胞、中性粒细胞和气道上皮细胞等）和细胞组分共同参与的气道慢性炎症性疾病。其特征是可逆性气流受限和气道高反应性，临床表现为反复发作的喘息、气促、胸闷或咳嗽，常在夜间和（或）清晨发作或加剧，多数患儿可经治疗缓解或自行缓解。哮喘患病率在全球各地差异很大，发达国家高于发展中国家，城市高于农村。据世界卫生组织估计,全球约有 3 亿哮喘患者,不同国家的哮喘患病率为 1%~18%。20余年来,我国儿童哮喘患病率呈明显上升趋势。2010 年全国哮喘流行病学调查显示,14 岁以下儿童哮喘的患病率为 3.02%,比 2000 年前(1.97%)明显增高。

一、病因和发病机制

现阶段仍未完全阐明哮喘的病因和发病机制。免疫因素、遗传因素、神经精神和内分泌因素、信号转导通路、环境因素等多种因素共同参与哮喘气道炎症的启动、慢性炎症的持续和气道重塑的发生。

(一)免疫因素

气道慢性炎症是哮喘的基本特征,多种炎症细胞参与慢性炎症的发病机制。经典的哮喘免疫学发病机制认为,DC Ⅰ成熟障碍,分泌 IL-12 不足,使 Th0 细胞不能向 Th1 细胞分化;在 IL-4诱导下 DC Ⅱ促进 Th0 细胞向 Th2 细胞发育,导致 Th1/Th2 细胞功能失衡。Th2 细胞促进 B 细胞产生大量 IgE(包括抗原特异性 IgE)和分泌炎症性细胞因子(包括黏附分子),刺激其他细胞(如上皮细胞、内皮细胞、嗜碱性粒细胞、肥大细胞和嗜酸性粒细胞等)产生一系列炎症介质(如白三烯、内皮素、前列腺素和血栓素 A_2 等),最终诱发速发型(IgE 增高)超敏反应和慢性气道炎症。然而,只用 Th1/Th2 平衡理论不能解释所有的哮喘发病,Th17/调节性 T(Treg)细胞失衡也与发病密切相关;近年研究发现,Th9 细胞及固有淋巴细胞等均参与哮喘发病机制。

(二)遗传因素

哮喘是多基因相关的疾病,具有明显遗传倾向。针对哮喘患者孪生同胞及家族的研究表现,哮喘的遗传度为 25%~80%。已发现许多与哮喘发病有关的基因,如 IgE、IL-4、IL-13、T 细胞抗原受体(TCR)等基因多态性。但目前特定基因极其复杂,相互作用仍在研究中,对哮喘风险的基因检测尚不具有临床实用价值。

(三)神经精神和内分泌因素

神经因素也参与哮喘的发病。肾上腺素能、胆碱能神经系统和非肾上腺素能非胆碱能(NANC)神经系统均与哮喘发病有关。NANC 神经系统又分为抑制性 NANC(i-NANC)神经系统和兴奋性 NANC 神经系统(e-NANC),两者平衡失调,引起支气管平滑肌收缩。一些患儿哮喘发作与情绪变化有关,但是机制不明。目前肥胖与哮喘的发病日益受到重视,儿童哮喘国际共识(ICON)2012 版将肥胖哮喘列为哮喘的一种特殊表型。

(四)信号转导通路

信号转导通路亦参与哮喘的发病。研究发现,在哮喘患儿体内存在丝裂原激活的蛋白激酶(MAPK)等神经信号通路调控着细胞因子、黏附因子和炎症介质对机体的作用,参与气道炎症和气道重塑。

(五)环境因素

变应原暴露、呼吸道感染、强烈的情绪变化、运动和过度通气、冷空气、药物、职业粉尘、空气污染和烟雾暴露都可能使哮喘风险升高或诱发哮喘发作,但是其确切机制仍在研究中。有些因素只引起支气管痉挛,如运动及冷空气;有些因素可以突然引起哮喘的致死性发作,如药物及职业性化学物质。对于儿童,需要重点关注三大危险因素,即变应原、呼吸道感染和运动。

二、临床表现

哮喘最常见症状为咳嗽和喘息,呈反复、阵发性发作,常以夜间和清晨为重。特定的暴露(如冷空气、运动或变应原暴露)后导致咳嗽或喘息发作,需要警惕哮喘的可能。也有些患儿表现为呼吸急促、胸闷或胸部压榨感。严重的哮喘发作可伴有端坐呼吸、恐惧不安、大汗淋漓和面色青灰。

体格检查可见呼吸急促、三凹征、肺部听诊可闻及呼气相延长及呼气相哮鸣音，哮喘严重发作者气道广泛堵塞，哮鸣音反可消失，称"闭锁肺"。在发作间歇期可无任何症状和体征，有些病例在用力时才可听到呼气相哮鸣音。此外在体格检查还应注意有无变应性鼻炎、鼻窦炎、结膜炎和湿疹等伴随体征。

哮喘急性发作经合理使用支气管舒张药和糖皮质激素等哮喘缓解药物治疗后，仍有严重或进行性呼吸困难者，称为哮喘持续状态；如支气管阻塞未得到及时缓解，可迅速发展为呼吸衰竭，直接危及生命。

三、辅 助 检 查

（一）肺通气功能检测

肺通气功能检测是诊断哮喘的重要手段，也是评估哮喘病情严重程度和控制水平的重要依据。全球哮喘防治创议（GINA）强调，对于所有适龄儿童（通常5岁及以上能按要求完成肺功能检查）在哮喘诊断及开始控制治疗前，应进行肺功能检查并定期随访。对于$FEV_1 \geqslant$正常预计值70%（我国儿童以80%为节点）的疑似哮喘患儿，可选择支气管激发试验测定气道反应性；对于$FEV_1 <$正常预计值70%的疑似哮喘患儿，选择支气管扩张试验，来评估气流受限的可逆性。支气管激发试验阳性和支气管扩张试验阳性均有助于确诊哮喘。呼气流量峰值（PEF）的日间变异率是诊断哮喘和反映哮喘严重程度的重要指标，如PEF日间变异率$\geqslant 13\%$有助于确诊哮喘。

（二）过敏状态评估

可采用变应原皮肤点刺试验或血清特异性IgE测定来检测患儿过敏状态，协助哮喘诊断。但检测结果需结合病史来判断是否过敏。血清总IgE测定阳性只能反映是否存在变应原致敏，变应原皮肤点刺试验要注意假阴性和假阳性问题。

（三）气道炎症指标检测

呼出气一氧化氮（FeNO）浓度测定和诱导痰技术在儿童哮喘诊断和病情监测中发挥着一定的作用。FeNO检测是评估气道嗜酸性粒细胞炎症的重要指标之一，可以辅助哮喘的诊断，但是尚不能将其作为儿童哮喘确诊指标，尤其是单次检测的临床意义有限。在除外干扰因素后，FeNO的动态检测对吸入糖皮质激素（ICS）治疗效果预测、停药时机判断和糖皮质激素用药依从性监测有辅助意义。

（四）胸部X线检查

儿童哮喘胸部X线检查无特异性，可用于哮喘的鉴别诊断，以协助排除肺部其他疾病，如肺炎、肺结核、气管支气管异物和先天性呼吸系统畸形等。

四、诊断与鉴别诊断

（一）诊断要点

1. 儿童哮喘的诊断

（1）典型临床表现：反复喘息、咳嗽、气促、胸闷，多与接触变应原、冷空气、物理化学性刺激、呼吸道感染、运动，以及过度通气（如大笑和哭闹）等有关，常在夜间或凌晨发作或加剧。发作时在双肺可闻及散在或弥漫性以呼气相为主的哮鸣音，呼气相延长。上述症状和体征经抗哮喘治疗有效或自行缓解。

（2）确诊依据：如患儿为典型的哮喘发作，排除其他引起喘息的疾病以后，可以作出哮喘的诊断。但对于临床表现不典型者，应至少具备以下1项：①证实存在可逆性气流受限，如支气管扩张试验阳性，或抗炎治疗后肺通气功能改善；②支气管激发试验阳性；③PEF日间变异率（连续监测 2 周）≥13%。

2. 哮喘的分期和病情严重度评估　哮喘可分为急性发作期、慢性持续期和临床缓解期。急性发作期是指突然发生喘息、咳嗽、气促和胸闷等症状，或原有症状急剧加重。哮喘慢性持续期是指近 3 个月内不同频度和（或）不同程度地出现症状（喘息、咳嗽和胸闷）。临床缓解期指经过治疗或未经治疗症状和体征消失，肺功能≥80% 预计值，并维持 3 个月以上。≥6 岁儿童与<6 岁儿童哮喘急性发作期病情严重程度分级见表 4-16-1 及表 4-16-2。

表 4-16-1　≥6 岁儿童哮喘急性发作期病情严重程度分级

临床特点	轻度	中度	重度	危重度
气短	走路时	稍事活动时	休息时	呼吸不整
体位	可平卧	喜坐位	前弓位	不定
讲话方式	能成句	成短句	说单字	难以说话
精神意识	可有焦虑、烦躁	常焦虑、烦躁	常焦虑、烦躁	嗜睡、意识模糊
辅助呼吸肌活动及三凹征	常无	可有	通常有	胸腹矛盾运动
哮鸣音	散在、呼气末期	响亮、弥漫	响亮、弥漫	减弱乃至消失
脉率	略增加	增加	明显增加	减慢或不规则
吸入型速效 β_2 激动药后 PEF 占正常预计值或本人最佳值的百分数（%）	>80	60～80	≤60	无法完成检查
血氧饱和度（吸空气）	90%～94%	90%～94%	<90%	<90%

注：判断急性发作严重程度时，只要存在某项严重程度的指标，即可归入该严重程度等级；幼龄儿童较年长儿和成人更易发生高碳酸血症（低通气）。PEF. 呼气流量峰值。

表 4-16-2　<6 岁儿童哮喘急性发作期病情严重程度分级

症状	轻度	重度
精神意识改变	无	焦虑、烦躁、嗜睡或意识不清
血氧饱和度（治疗前）[a]	≥92%	<92%
讲话方式[b]	能成句	说单字
脉率（次/分）	<100	>200（0～3 岁） >180（4～5 岁）
发绀	无	可能存在
哮鸣音	存在	减弱，甚至消失

注：a 血氧饱和度是指在吸氧和支气管舒张药治疗前测得值；b 需要考虑儿童的正常语言发育过程；c 判断重度发作时，只要存在一项就可归入该等级

哮喘慢性持续期则根据病情严重程度分级或控制水平分级，目前临床推荐使用控制水平进行分级（表 4-16-3 和表 4-16-4）。

表 4-16-3　≥6 岁儿童哮喘症状控制水平分级

评估项目[a]	良好控制	部分控制	未控制
日间症状>2 次/周 夜间因哮喘憋醒 应急缓解药物使用>2 次/周 因哮喘出现活动受限	无	存在 1～2 项	存在 3～4 项

注：a 用于评估近 4 周的哮喘症状。

表 4-16-4　＜6 岁儿童哮喘症状控制水平分级

评估项目 [a]	良好控制	部分控制	未控制
持续至少数分钟的日间症状＞1 次/周	无	存在 1～2 项	存在 3～4 项
夜间因哮喘憋醒或咳嗽			
应急缓解药使用＞1 次/周			
因哮喘而出现活动受限（较其他儿童跑步/玩耍减少，步行/玩耍时容易疲劳）			

注：a 用于评估近 4 周的哮喘症状。

3. 咳嗽变异性哮喘的诊断

（1）典型临床表现：咳嗽持续＞4 周，常在运动、夜间和（或）凌晨发作或加重，以干咳为主，不伴有喘息；临床上无感染征象，或经较长时间抗菌药物治疗无效；抗哮喘药物诊断性治疗有效。

（2）对于有以上典型临床表现的患儿，在排除其他原因引起的慢性咳嗽之后，如果支气管激发试验阳性，或 PEF 日间变异率（连续监测 2 周）≥13%，或个人或一、二级亲属有变应性疾病史，或变应原检测阳性，可帮助临床诊断。

4. 年幼儿哮喘的诊断

（1）典型临床表现：反复发作的喘息、咳嗽、气促，特别是与感染无关的喘息发作。发作时在双肺可闻及散在或弥漫性，以呼气相为主的哮鸣音，呼气相延长。上述症状和体征经抗哮喘治疗有效，或自行缓解。

（2）哮喘预测指数：在过去 1 年喘息≥4 次，具有 1 项主要危险因素或 2 项次要危险因素。

1）主要危险因素：①父母有哮喘病史；②经医师诊断为特应性皮炎；③有吸入变应原致敏的依据。

2）次要危险因素：①有食物变应原致敏的依据；②外周血嗜酸性粒细胞≥4%；③与感冒无关的喘息。如哮喘预测指数阳性，建议按哮喘规范治疗。

（3）病情严重度评估：可根据小于 6 岁儿童哮喘急性发作严重度进行评估。

（二）鉴别诊断

1. 反复病毒性呼吸道感染　表现为反复咳嗽、流涕，每次病程通常小于 10 天，感染时可伴轻微喘息，两次感染之间无症状，肺功能无可逆性气流阻塞依据。

2. 异物吸入　有呛咳病史，之后出现反复咳嗽、喘息，肺部听诊呼吸音不对称，影像学可有局部堵塞表现。

3. 迁延性细菌性支气管炎　表现为慢性湿咳，抗菌药物治疗有效，而抗哮喘药物治疗无效，支气管肺泡灌洗液见中性粒细胞明显升高。

4. 闭塞性细支气管炎　急性感染或肺损伤后出现慢性咳嗽、喘息和呼吸困难、运动不耐受；支气管舒张药治疗效果不好，影像学提示充气不均、马赛克征。

五、治疗及预后

哮喘治疗应尽早开始，并坚持长期、持续、规范、个体化治疗原则。哮喘治疗包括急性发作期使用缓解药物快速缓解支气管收缩及其他伴随的急性症状；慢性持续期使用控制药物抑制气道炎症，并定期随访，根据症状控制情况调整所用药物。此外，哮喘的治疗还包括生物药物治疗和变应原特异性免疫治疗。优化哮喘控制的关键环节是使患者积极参与其哮喘管理，因此，建立良好的医患关系，通过多种渠道进行宣教，做好充分且持续的哮喘教育。

（一）哮喘急性发作期治疗

吸入型速效 β_2 受体激动药疗效可维持 4～6h，是缓解哮喘急性症状的首选药物，也可以使用吸入抗胆碱药物，尤其对 β_2 受体激动药治疗反应不佳的中、重度患儿应尽早联合使用。病情较重的急性病例应给予口服泼尼松或泼尼松龙短程治疗，严重哮喘发作时应静脉给予甲泼尼龙。ICS对儿童哮喘急性发作的治疗有一定的帮助，但病情严重时不能以吸入治疗替代全身性糖皮质激素治疗。短效茶碱可作为缓解药物用于哮喘急性发作的治疗，但不建议单独应用治疗哮喘，可作为综合治疗方案的一部分，此外需注意其不良反应，长时间使用者，最好监测茶碱的血药浓度。治疗药物及用法见表 4-16-5（延伸阅读）。

在合理使用支气管舒张药和糖皮质激素等哮喘缓解药物治疗后，仍有严重或进行性呼吸困难者，可发展为呼吸衰竭，直接危及生命。此时需要吸氧等支持治疗，包括维持水、电解质平衡，纠正酸碱紊乱。全身应用糖皮质激素作为儿童危重哮喘治疗的一线药物，应尽早使用。如果患儿烦躁，可用水合氯醛灌肠，慎用其他镇静药以免呼吸抑制。在插管条件下，亦可用地西泮镇静，剂量为每次 0.3～0.5mg/kg。此外，考虑有细菌或支原体感染，可使用抗菌药物治疗。如果气道阻塞无缓解，呼吸困难持续加重，需要考虑辅助机械通气治疗。辅助机械通气适应证：①持续严重的呼吸困难；②呼吸音减低或几乎听不到哮鸣音及呼吸音；③因过度通气和呼吸肌疲劳而使胸廓运动受限；④意识障碍、烦躁或抑制甚至昏迷；⑤吸氧状态下发绀进行性加重；⑥ $PaCO_2 \geqslant 65mmHg$。

（二）哮喘慢性持续期治疗

ICS是哮喘长期控制的首选药物，也是目前最有效的抗炎药物，优点是通过吸入，药物直接作用于气道黏膜，局部抗炎作用强，全身不良反应少。可单独使用或与吸入型长效 β_2 受体激动药联用。口服白三烯受体拮抗药也是儿童常用哮喘长期控制药物，该药耐受性好，副作用少，服用方便。长效 β_2 受体激动药也是长期控制药物，与吸入糖皮质激素合用，不单独作为控制药物。缓释茶碱、全身性糖皮质激素和肥大细胞膜稳定剂等仅短期使用，长期使用高剂量ICS加吸入型长效 β_2 受体激动药及其他控制药物疗效欠佳的情况下使用。

儿童哮喘长期治疗的初始治疗方案见表 4-16-6、表 4-16-7。初始治疗 1～3 个月后重新评估，根据症状是否控制进行调整，评估和调整建议见表 4-16-8、表 4-16-9（延伸阅读）。

表 4-16-6　≥6 岁儿童哮喘的长期治疗方案

干预措施		第1级	第2级	第3级	第4级	第5级
非药物干预			哮喘防治教育、环境控制			
缓解治疗			按需使用短效 β_2 受体激动药（SABA）			
控制药物						
优先方案	一般不需要	低剂量ICS	低剂量ICS/LABA	中高剂量ICS/LABA	中高剂量ICS/LABA+LTRA 和（或）缓释茶碱＋口服最低剂量糖皮质激素
其他方案		每日LTRA或间歇（高）剂量ICS	低剂量ICS+LTRA 中高剂量ICS 低剂量ICS+缓释茶碱	中高剂量ICS-LTRA 中高剂量ICS+缓释茶碱 中高剂量ICS/LABA +LTRA或缓释茶碱	中高剂量ICS/LABA+LTRA 和（或）缓释茶碱＋抗IgE治疗

注：ICS. 吸入糖皮质激素；LTRA. 白三烯受体拮抗药；LABA. 长效 β_2 受体激动药；ICS/LABA. 吸入糖皮质激素与长效 β_2 受体激动药联合制剂；抗IgE治疗适用于≥6岁儿童。

表 4-16-7　＜6 岁儿童哮喘长期治疗方案

干预措施	第 1 级	第 2 级	第 3 级	第 4 级
非药物干预		哮喘防治教育、环境控制		
缓解治疗		按需使用短效 β_2 受体激动药（SABA）		
控制药物				
优先方案	一般不需要	低剂量 ICS	低剂量 ICS	中高剂量 ICS+LTRA
其他方案		LTRA	低剂量 ICS+LTRA	中高剂量 ICS/LABA
		间歇（高）剂量 ICS	中高剂量 ICS	中高剂量 ICS+ 缓释茶碱
				中高剂量 ICS+LTRA（或 LABA）与口服最低剂量糖皮质激素

注：ICS. 吸入糖皮质激素；LTRA. 白三烯受体拮抗药；LABA. 长效 β_2 受体激动剂；ICS/LABA. 吸入糖皮质激素与长效 β_2 受体激动药联合制剂。

（三）生物制剂治疗

欧洲呼吸学会（ERS）和美国胸科学会（ATS）的重度哮喘定义要求患者符合以下条件：在过去 1 年需要使用大剂量 ICS 加另一种控制药物，如长效 β_2 受体激动药（LABA）或白三烯调节剂/茶碱，和（或）在过去 1 年中至少 50% 的时间需要使用全身性糖皮质激素以防哮喘变得不受控制，或者虽接受大剂量 ICS 加另一种控制药物治疗，仍未实现哮喘控制且已在哮喘专科诊治了至少 3 个月。此外，还必须评估并排除其他疾病、纠正潜在的加重因素，并需确定缺乏依从性不是哮喘控制不佳的重要原因。

对于上述患者，可以考虑联合使用下列某种生物制剂治疗，如抗 IgE、抗 IL-5、抗 IL-5R 或抗 IL-4R，具体取决于患者年龄、血清 IgE 水平和嗜酸性粒细胞（EOS）表型等因素。

（四）变应原特异性免疫治疗（AIT）

AIT 是目前可能改变变应性疾病自然进程的唯一治疗方法，但对肺功能的改善和降低气道高反应性的疗效尚需进一步临床研究和评价。在无法避免接触变应原或不愿长期药物治疗时，可考虑针对变应原的特异性免疫治疗，需要在有抢救措施的医院进行。特异性免疫治疗应与抗炎及平喘药物联用，坚持足够疗程。

（五）预后

儿童哮喘的预后较成人好，有 70%～80% 的患儿年长后症状不再反复，但仍可能存在不同程度气道炎症和气道高反应性，30%～60% 的患儿可完全控制或自愈。

第三节　嗜酸性粒细胞性支气管炎

嗜酸性粒细胞性支气管炎（eosinophilic bronchitis，EB）最早由 Gibson 于 1989 年提出，是引起慢性咳嗽的常见病因之一。该病与哮喘的区别在于其有类似哮喘的气道 EOS 浸润，但是没有哮喘的可逆性气道阻塞和气道高反应性，临床上以慢性咳嗽为主要表现，对糖皮质激素反应良好。国内外学者开始在慢性咳嗽患者中进行筛查，发现欧美国家中 EB 占慢性咳嗽的 10%～20%，我国广州呼吸病研究所报道高达 22%。

一、病因和发病机制

本病的病因尚不清楚，外周血和组织 EOS 增多是变应性疾病的一个重要特征，EB 发病也可能与过敏性因素有关。但现有资料发现仅部分患者存在过敏性因素，主要与吸入变应原有关，如尘螨、天花粉和蘑菇孢子等，也有职业性接触化学试剂或化学制品所致的报道，如乳胶手套、丙烯酸盐。由于 EB 存在与哮喘类似的气道 EOS 炎症，临床上亦与哮喘（尤其是 CVA）有相似之处，只是缺乏可逆性气流受限的证据，因此，EB 与哮喘经常被相提并论。但 EB 是哮喘的前体、哮喘的一种变异体，还是完全不同的一种疾病，仍旧没有阐明。尽管 EB 的发病机制尚不清楚，但其免疫学特征与哮喘不同，尤其在儿童中，EB 未显示肥大细胞过度表达白介素 IL-4 或 IL-13，气道平滑肌亦未见肥大细胞定植，推测这些因素是 EB 缺乏气道高反应性的原因。EB 最主要的病理学特征就是 EOS 增多性呼吸道炎症，与哮喘相同。

二、临床表现

EB 的主要临床表现为慢性咳嗽，多为干咳或咳少许白黏痰，持续时间长短不一，无其他明显的症状和体征。

三、辅助检查

（一）诱导痰 EOS 计数

经诱导痰吸出后检测 EOS 计数明显增多，其数值大于 3% 为有意义。

（二）嗜酸性粒细胞阳离子蛋白

采用荧光酶免疫法测定诱导痰或支气管肺泡灌洗液（BALF）中嗜酸性粒细胞阳离子蛋白（ECP）量，EB 患者明显增多。

（三）胸部 X 线检查

通常无异常表现或仅有两肺紊乱增粗等支气管炎症改变。

（四）肺功能检查

通气、弥散功能均正常，无气道高反应性，支气管扩张试验阴性，呼气流量峰值（PEF）变异率正常。

（五）辣椒素试验

阳性提示咳嗽敏感性测定亢进。

（六）FeNO

EB 患儿 FeNO 检测可显示明显增高。

四、诊断与鉴别诊断

（一）诊断要点

1.典型临床表现　主要表现为慢性咳嗽，多为刺激性干咳。

2.确诊依据　痰细胞学检查 EOS 比例 ≥2.5%，胸部 X 线检查正常，肺通气功能正常，气道反应性呈阴性，PEF 日间变异率正常。

（二）鉴别诊断

1.咳嗽变异性哮喘　以慢性咳嗽为主要症状，咳嗽以干咳为主，多在夜间、清晨或活动后加剧；抗菌药物治疗无效，肺功能检查提示有可逆性气道阻塞或者有气道高反应性。

2.迁延性细菌性支气管炎　表现为慢性湿咳，儿童其他方面表现良好，没有其他提示咳嗽病因的症状、体征或实验室检查。应用抗菌药物治疗后咳嗽缓解。主要支持证据是 BALF 确认下呼吸道细菌感染。

3.上气道咳嗽综合征　指由鼻炎（包括变应性鼻炎和非变应性鼻炎）、鼻窦炎等上气道疾病引起的慢性咳嗽，咳嗽以晨起或者体位变化时明显，可伴有鼻塞、脓涕、鼻后滴漏等症状。

4. 胃食管反流 咳嗽以夜间或者平卧位明显，可伴有消化道症状，如反酸、胸骨后烧灼样感。

五、治 疗

EB 患儿对糖皮质激素治疗反应良好，治疗后咳嗽症状很快消失或明显减轻。但是糖皮质激素的使用剂量和疗程尚无一致意见。一般推荐单用激素吸入疗法，必要时也可使用口服激素。理论上讲抗组胺药物、抗白三烯药物等也有治疗作用，与激素合用可减少激素的用量。支气管舒张药对 EB 的治疗无效。

第四节　嗜酸性粒细胞性肺炎

嗜酸性粒细胞性肺炎（eosinophilic pneumonia，EP）属于嗜酸性粒细胞性肺疾病（eosinophilic lung diseases，ELD），其特征是 EOS 异常累积于肺实质或肺泡。BALF 显示 EOS 大于 25%，通常大于 40%。ELD 有几种不同的分类系统，但是尚无统一的分类标准。按照病因是否已知分为继发性 EP（寄生虫感染、ABPA、药物）和原发性 EP。原发性 ELD 进一步分为系统性和局限性肺疾病。嗜酸性肉芽肿性多血管炎（EGPA）和 EOS 增多综合征属于前者，急性嗜酸性粒细胞性肺炎（AEP）、慢性嗜酸性粒细胞性肺炎（CEP）和 Loeffler 综合征属于后者。亦有学者认为，Loeffler 综合征属于继发性 EP。本文仅介绍 AEP 和 CEP。

一、急性嗜酸性粒细胞性肺炎

1989 年，Allen 首次提出 AEP，并且将它描述为一种急性的发热性疾病，表现为弥漫性肺浸润和急性呼吸衰竭，BALF 中发现大量 EOS。AEP 是一种罕见的疾病，其发病率尚未完全阐明。在一项对美国驻中东军事人员研究中，AEP 的估计患病率为每年 9.1/100 000。

（一）病因和发病机制

AEP 的病因不明。部分研究者提出 AEP 是其他方面健康的个体对吸入的某种未知抗原所产生的一种急性超敏反应。病理改变为急性和机化性弥漫性肺泡损伤（diffuse alveolar damage，DAD），伴有间质肺泡和细支气管 EOS 浸润、肺泡内 EOS 浸润和间质水肿。

（二）临床表现

AEP 可以发生在任何年龄，甚至发生于既往健康的儿童，不过大多数患者介于 20～40 岁。男性发病率约是女性的 2 倍。少数患者有变应性疾病史。起病急、病情重，就诊时常发现严重低氧血症，需要机械通气。与健康个体的感染性肺炎或急性呼吸窘迫综合征相似，易被误诊。患者表现为急性疾病（持续时间＜4 周），大多数患者的症状持续时间不到 7 天。AEP 的症状无特异性，无胸外表现，几乎所有患者都出现干咳（95%）、呼吸困难（92%～100%）、发热（88%～100%）和胸膜性胸痛（50%～70%），大约 30% 出现喘息。其他伴随症状和体征包括乏力、肌痛、盗汗、畏寒和体重下降等。体格检查显示呼吸急促；胸部听诊可闻及双肺底吸气相湿啰音，偶尔用力呼气相有干啰音。

（三）辅助检查

1. 实验室检查 病初有中性粒细胞增多。大多数患儿病初未见 EOS 百分比升高，但在随后的病程中可能明显升高。红细胞沉降率和 C 反应蛋白均升高。总 IgE 水平升高。支气管肺泡灌洗液细菌培养呈阴性。

2. 影像学检查 胸部 X 线检查在病程早期可能仅有轻微的网状影或磨玻璃影，常可见 Kerley B 线；随着疾病进展，可出现双肺弥漫性混合的磨玻璃影和网状影，也可见单独的磨玻璃影（约 25%）或网状影（约 25%）。AEP 的肺部浸润呈弥漫性分布，而 CEP 的肺部阴影通常局限于肺外周。多达 70% 患者可见少量胸腔积液，常为双侧。HRCT 显示异常，特征为双侧随机分布的斑片状磨玻璃影或网状影。小叶间隔增厚（90%）。多达70% AEP患者可见少量胸腔积液，常为双侧，CEP患者胸腔积液不常见，不到10%。

3. 肺功能检查 由于急性起病，往往无法进行肺功能检查。轻度病例显示为限制性通气障碍；肺一氧化碳弥散量（D_LCO）下降。

4. 肺活检 一般不需要。肺活检的适应证包括担心存在不能通过支气管灌洗快速排除的感染性病因或全身性糖皮质激素治疗无效。

（四）诊断

1. 诊断要点 目前尚无统一标准，改良的Philit标准包括以下几点：①持续时间短的发热性疾病：1个月以下，但通常少于1周；②低氧性呼吸衰竭：室内空气下$SpO_2 < 90\%$，或$PaO_2 < 60mmHg$；③胸部X线检查显示肺部弥漫性阴影；④BALF细胞分类计数EOS增多，大于25%；⑤排除已知的EOS增多的病因，包括药物、感染、哮喘或特应性疾病。

2. 鉴别诊断

（1）急性感染性肺炎：包括病毒性、细菌性及肺炎支原体肺炎等，临床可出现发热、咳嗽、呼吸困难等，与AEP相似，病原学检查阳性及对因治疗后症状缓解可鉴别。

（2）ARDS：AEP如出现低氧血症、呼吸衰竭，需与之鉴别，但AEP组织病理改变为间质和肺泡的弥漫性嗜酸性粒细胞浸润。ARDS病理上有肺透明膜形成，间质和肺泡水肿。激素治疗AEP可迅速缓解，而ARDS激素治疗的效果较差。

（3）嗜酸性肉芽肿性多血管炎（EGPA）：与AEP一样，可表现为进行性呼吸功能不全、发热、放射影像学显示肺部阴影以及BALF中EOS增多。但外周血EOS增多（＞10%）是EGPA的特点，该特点在AEP患者中不常见。此外，多系统受累常见于EGPA患者，不会出现于AEP患者。

（4）寄生虫感染：由蛔虫、并殖吸虫、类圆线虫和弓蛔虫所致的感染，可以表现为肺部弥漫性阴影以及外周血和BALF中EOS增多。若患者有这些寄生虫流行地区旅行或居住史，则临床医师往往会警惕相关感染的可能性。

（5）其他继发性肺嗜酸性粒细胞性肺炎：药物、毒素和肺部照射所致的嗜酸性粒细胞性肺炎，通过仔细询问病史能最充分地了解这些可能性。

（五）治疗及预后

AEP的治疗包括支持治疗（辅助供氧或可能使用机械通气）、获得培养结果前的经验性抗菌药物治疗和全身性糖皮质激素治疗。几乎所有AEP患者在排除感染后均给予全身性糖皮质激素治疗。糖皮质激素治疗的最佳剂量和持续时间还不清楚，因疾病的严重程度而异。若存在需要机械通气的严重低氧血症或呼吸衰竭，给予甲泼尼龙（60～125mg，每6h给药1次）静脉输注，直至呼吸衰竭缓解（通常在1～3天内）。若无呼吸衰竭（如低流量辅助供氧时$SpO_2 > 92\%$），则初始治疗可采用口服泼尼松（每日40～60mg）。在症状和胸部X线片异常完全消失后，再继续口服泼尼松，每日40～60mg，连服2周；然后可以每周减量5mg直至完全停药。若患者临床稳定且所有症状快速缓解，可以更快地减停激素（7～14天内），特别是对于发病初期即有EOS增多的AEP患者。对于严重呼吸衰竭且症状和胸片异常消退延迟的患者，偶尔可能需要更长的疗程（最长达4周），并在随后的2～4周内减量并停用泼尼松。如果糖皮质激素治疗无效，则应考虑其他诊断。AEP患儿的症状和胸部X线片异常的改善通常迅速且呈进行性，在开始全身性糖皮质激素治疗后1～2月内，胸部X线片异常可完全消失。同样疾病康复后，肺功能也恢复正常。

二、慢性嗜酸性粒细胞性肺炎

1969年，卡林顿（Carrington）第一次提出慢性嗜酸性粒细胞性肺炎（CEP），并描述为"一种特征性分布在胸部X线片周边的阴影"，肺组织活检发现EOS聚集。

（一）病因和发病机制

CEP 的发病机制目前尚未明确，可能是特发性，也可能是寄生虫感染、某些药物引起的毒性等各种各样的原因导致。其肺部 EOS 增多被认为是 EOS 肺部浸润的直接结果，并且在激素治疗下是可逆的。许多研究表明，ICEP 患者的 EOS 释放促炎分子并增加活化标志物的表达。

CEP 是一种罕见病。欧洲间质性肺疾病（ILD）登记数据显示，CEP 占 ILD 病例的 0%～2.5%。一项小型回顾性研究估计 CEP 的年发病率为 0.23/100 000。女性 CEP 发病率约是男性的 2 倍。大多数患者不吸烟。目前尚无已知的遗传倾向。

（二）临床表现

CEP 通常累及 30～40 岁的患者，但是儿童期发病的情况也有报道。60% 的患者有特应症病史；超过 50% 的病例会出现哮喘，哮喘可以伴发、先发或后发。本病逐渐起病，病情进展缓慢，出现初始症状到做出确诊可能需要几周或几个月。典型症状包括咳嗽有痰（33%～42%）、发热（67%）、呼吸急促（57%～92%）、体重减轻（57%～75%）和盗汗；很少出现胸痛或咯血（＜10%）；很少出现呼吸衰竭，需要呼吸机支持呼吸的情况。胸外表现一般较少。体格检查听诊闻及哮鸣音（35%）和（或）湿啰音（38%）。

（三）辅助检查

1. 实验室检查　目前没有针对 CEP 的特异性实验室检查。88%～95% 的患者存在 EOS 计数升高（＞6%），EOS 分类计数平均值为 32.3%，范围为 4.4%～79%，血 EOS 总计数通常＞1000/μl。约 50% 的患者出现总 IgE 升高（平均 506U/ml 或约 1214ng/ml）。ESR、CRP 升高，缺铁性贫血和血小板增多也很常见，但无特异性。血清总 IgE、曲霉 IgG 抗体，以及抗中性粒细胞胞质抗体（ANCA）检测等实验室检查有助于评估本病的鉴别诊断。

2. 肺功能检测　CEP 患者的肺功能检查可能显示阻塞性或限制性通气模式，或可能正常，因而相对于指导诊断，该检查更有助于评估呼吸功能受损的程度。

3. 影像学检查　胸部 X 线检查典型的特征与肺水肿呈现的"肺门蝴蝶影"分布相反，不透光影往往分布于双肺外周，且双肺上叶多见，称为"肺水肿反转"征，仅见于 1/4 的患者。CT 表现与隐源性机化性肺炎（COP）相似，呈现双侧胸膜下结节样融合影及磨玻璃样不透光影。其他影像学表现包括约 50% 的患者存在上肺区阴影、25% 的患者存在游走性阴影。HRCT 可能显示支气管充气征；不太常见的 HRCT 异常包括磨玻璃影、结节、空洞和网状影。

4. 支气管镜检查　CEP 患者的 BALF 中 EOS 计数通常大于 25%。在一项研究中，平均 BALF 中 EOS 比例为 58%，超过 80% 的患者 BALF 中 EOS 计数大于 40%。

5. 组织病理学检查　一般不需要外科肺活检来确诊 CEP。CEP 病理学改变为间质和肺泡腔内 EOS 和组织细胞（包括多核巨细胞）浸润。

（四）诊断

1. 诊断要点

（1）诊断 CEP 通常是根据临床表现、胸部影像学检查显示主要在周边或胸膜下的中肺至上肺区阴影，以及支气管灌洗显示 EOS 增多（≥25%）来综合判断。

（2）肺组织病理学检查可确诊该疾病，病理改变以明显肺间质及肺泡 EOS 浸润为特征。但临床诊断一般不需要外科肺活检，除非支气管灌洗未显示 EOS 增多、影像学表现不典型或全身性糖皮质激素治疗未迅速起效。

2. 鉴别诊断

（1）继发性嗜酸性粒细胞性肺炎：如药物或毒物所致 EOS 肺部浸润，临床可无症状、轻微症状，也可出现急性呼吸衰竭，肺 CT 病灶广泛，常见胸腔积液，停止接触后大多数患儿自行好转，可行血药浓度测定。寄生虫感染可出现一过性呼吸道症状、肺内病灶游走、粪便找到虫卵或成虫、寄生虫抗体阳性。真菌感染注意有无免疫功能低下及竹鼠、鸽粪等接触情况，痰液及 BALF 培养出病原菌，G 试验、GM 试验阳性等，肺组织活检可见真菌孢子或菌丝有助于诊断。

（2）急性嗜酸性粒细胞性肺炎：急性或为暴发性发作（1 个月或更短），严重低氧血症，通常没有外周血 EOS 增多，影像学显示弥漫性阴影。

（3）变应性支气管肺曲霉病（ABPA）：变应原为烟曲霉感染。符合以下条目中 5 条可确诊：①发作性哮喘；②外周血 EOS 增多；③曲霉抗原皮试速发阳性；④曲霉变应原抗体阳性；⑤血清总 IgE 升高；⑥肺部浸润影；⑦中心型支气管扩张。ABPA 的影像学常有支气管扩张，抗曲霉菌特异性 IgG 阳性，以及曲霉菌抗原皮肤点刺试验阳性。曲霉菌提取物点刺试验和皮内试验阴性可排除 ABPA。

（4）药物性嗜酸性粒细胞性肺炎：患儿有使用非甾体抗炎药（NSAID）、可卡因、呋喃妥因、米诺环素、磺胺药、氨苄西林、达托霉素、苯妥英和甲氨蝶呤等病史，以及需要使用该药物的疾病。CEP 则除肺部表现以外无其他系统表现。

（5）真菌或寄生虫感染引起的嗜酸性粒细胞性肺炎：有寄生虫接触史或流行地区旅游史等病史，蠕虫幼虫肺间移行（如 Loeffler 综合征）可出现游走性肺部阴影。CEP 的影像学阴影大多持续存在。

（6）EGPA：特征为鼻窦炎、哮喘和明显的外周血 EOS 增多。符合以下条目中 4 条即可诊断：①哮喘病史；②外周血 EOS 增多；③单发或多发神经炎；④影像学肺部病灶游走；⑤鼻窦炎；⑥病理血管及血管外 EOS 浸润。EGPA 与 CEP 表现类似，但前者影像学阴影通常位于中肺区而不是上肺区，且呈小叶中心性而不是周围性。EGPA 更可能伴有肺外表现，如皮肤、心脏、肾脏表现。

（7）COP：影像学表现与 CEP 类似，但 BALF 中无 EOS 增多。组织病理学检查偶可同时发现 COP 和 CEP，诊断应基于主要的病理类型。COP 对全身性糖皮质激素治疗的反应比 CEP 慢。COP 一般无哮喘发作，胸部影像常见胸膜下多发实变影、磨玻璃影，部分病灶游走性。BALF 中淋巴细胞和中性粒细胞比例增高，EOS 增多少见。肺活检可见 BO 伴机化性肺炎、肺泡腔结节样或息肉样疏松结缔组织。

（8）支气管哮喘：表现为反复发作性喘息、咳嗽、呼气性呼吸困难，有明显诱因，吸入型短效支气管舒张药迅速缓解。可闻及呼气相哮鸣音。支气管扩张或激发试验阳性。哮喘发作时肺 CT 仅表型为肺气肿，无浸润阴影及结构改变。

（五）治疗

尽管 CEP 可以自发消退（但不到 10%），但是建议一旦确诊 CEP，即开始激素治疗。ICEP 的治疗主要基于口服激素。治疗的目的是诱导疾病的缓解，然后降低复发的风险，同时平衡治疗的强度和减少激素副作用的需要。此外，CEP 偶尔会导致有临床意义的不可逆性肺纤维化，但 CEP 极少导致死亡。治疗主要依赖糖皮质激素，通常可取得显著疗效。目前，使用糖皮质激素治疗 EP 的剂量和持续时间尚无共识，大多数学者建议，每日服用泼尼松剂量为 0.5～1mg/kg，6～12 个月内逐渐减少剂量至停药。50% 以上的患者在减少或停用糖皮质激素后复发；但对复用糖皮质激素效果良好。复发通常可以用每日 20mg 的泼尼松治疗。ICEP 无长期后遗症；然而，临床和肺功能随访是必要的。

第五节　变应性支气管肺曲霉病

变应性支气管肺曲霉病（allergic bronchopulmonary aspergillosis，ABPA）是机体对烟曲霉气道定植产生的复杂超敏反应，常发生在支气管哮喘或囊性纤维化（CF）患者中。在慢性病例中，反复发作的支气管梗阻、炎症和黏液嵌塞可导致支气管扩张、纤维化和呼吸功能受损。在持续性哮喘患者中，ABPA 患病率为 1%～2%，但是也有高达 28% 的报道。在 CF 患者中，报告 ABPA

患病率为 2%～9%。罕见情况下 ABPA 也发生于支气管扩张症、慢性肉芽肿病、高 IgE 血症患者和肺移植受者。

一、病因和发病机制

ABPA 的发病机制涉及多种免疫反应,包括 IgE 介导的超敏反应、IgG 介导的免疫复合物超敏反应和异常细胞介导的超敏反应。研究认为,健康人群能够有效清除真菌孢子。特应症人群暴露于真菌孢子或菌丝片段后,体内将产生 IgE 和 IgG 抗体。T 细胞在 ABPA 中也发挥重要作用。对曲霉应答的 T 细胞会产生 IL-4、IL-5 和 IL-13,这些细胞因子进而导致 ABPA 患者血液和气道中嗜酸性粒细胞(EOS)增多,IgE 升高。在已经发生哮喘的气道环境下,曲霉定植导致剧烈的 IgE 和 IgG 介导的免疫应答,孢子和菌丝释放的蛋白酶和抗原激活固有免疫系统,损伤支气管上皮,引起支气管扩张和黏液纤毛清除障碍。CF 患者对 ABPA 的免疫反应也是 IL-4 介导的 Th2 型为主的反应。这些反应导致支气管和细支气管黏液嵌塞、支气管壁和支气管周围组织炎症细胞浸润,从而引起支气管扩张和支气管中心非干酪性肉芽肿。与特应性哮喘患者相比,ABPA 患者具有 IL-13、IL-4 受体和 TLR-3 的单核苷酸多态性。另一项研究显示,在 CF 和 ABPA 患者中,共刺激分子 OX40 配体对于驱动 $CD4^+$ 细胞对烟曲霉的 Th2 应答至关重要。

ABPA 的病理特点除哮喘的组织学特征外,还包括支气管黏液嵌塞、嗜酸性粒细胞性肺炎,以及支气管中心性肉芽肿病。偶见嗜酸性粒细胞性肺炎病变区,但并非 ABPA 的主要特点。在充满黏液的支气管管腔可观察到锐角二叉分枝的有隔菌丝,但真菌不侵袭黏膜。在多达 2/3 的 ABPA 患者中,痰培养可发现曲霉,但是直接镜检可能看不到菌丝。

二、临 床 表 现

ABPA 主要发生在支气管哮喘患者(1%～5%)或 CF 患者中(1%～9%)。ABPA 的临床症状无特异性,最常见的临床表现是慢性湿咳和喘息。在重症病例中,可能出现支气管梗阻发作、发热、不适,咳出黑褐色黏液栓,气道炎症和气道扩张也会出现咯血。哮鸣音有时并不明显,部分患者表现为无症状的肺实变。少数 ABPA 患者合并变应性曲霉鼻-鼻窦炎,伴有鼻充血/鼻塞、深色黏稠鼻腔分泌物等症状。

三、辅 助 检 查

(一)实验室检测

1. 血液 EOS 计数　是儿童 ABPA 的一个特异性生物标志物,通常＞500/μl,但如果 EOS ＞2000/μl,需要考虑其他 EOS 增多性疾病。

2. 总 IgE　明显升高,通常＞500U/ml,甚至＞1000U/ml。

3. 曲霉致敏证据　曲霉沉淀抗体或特异性抗体 IgG,前者可提示曲霉接触的证据,后者提示疾病的活动性。用 ImmunoCAP 系统检测的烟曲霉特异性 IgG 为 26.9mg/L 时,灵敏度为 88%,特异性为 100%。曲霉特异性 IgE 的免疫测定阳性,提示存在曲霉致敏,但是其特异性较低。曲霉皮肤点刺试验敏感度高,但特异性偏低,缺乏阳性皮肤点刺试验可降低 ABPA 诊断的可能性。但是在未伴有 ABPA 的 CF 患者中,该试验可为阳性。

4. 痰液检查　显微镜下显示咳出的痰液可能含有"栓"、EOS 和夏科-莱登(Charcot-Leyden)结晶,痰液显微镜检查可发现曲霉菌丝,痰培养可发现曲霉。

(二)影像学检查

中央型支气管扩张是 ABPA 患者的常见特征,影像学检查显示胸部中央 1/2～2/3 的气道受累。胸部影像学检查还可发现黏液栓的证据。胸部 X 线片可能显示肺实质阴影(通常累及上叶)、黏液嵌塞导致的肺不张,以及支气管扩张的许多特征性表现如"轨道征""印戒征""牙膏样阴影""树芽征"等。胸部 HRCT 可能显示以肺上叶为主的广泛近端柱状支气管扩张及支气管壁增厚,中央型支气管扩张（累及肺内侧 1/2～2/3）伴远端支气管正常变细，但并非所有病例都具有敏感性或特异性的 ABPA 标志。除了支气管扩张，HRCT 的其他发现包括黏液栓、高密度黏液影、肺不张、肺泡周围实变，或者磨玻璃影，并可能出现马赛克灌注征或空气潴留。在晚期，发生肺纤维化的患者可能出现气胸、胸膜增厚。

（三）肺功能检查

轻度或早期 ABPA 可见部分可逆性气流阻塞。随着气流阻塞时间延长，TLC、VC 和 FEV_1 减少，提示肺间质改变。支气管扩张试验可阳性。伴有支气管扩张或纤维化的患者可表现为混合性通气功能障碍。少数患者肺弥散量下降，尤其是合并支气管扩张患者更常见。

（四）支气管镜检查

支气管镜检查和组织学检查对诊断 ABPA 是非常规使用的检查项目。当诊断不明确时，可以对 ABPA 患者进行支气管镜检查。BALF 显示 IgA、IgG、IgM 和 IgE 水平升高，以及 EOS 计数升高。BALF 中检出的曲霉菌对 ABPA 是否活动没有特异性，因为它可能反映定植。

四、诊断与鉴别诊断

（一）诊断要点

1. 若患者出现下列情况应怀疑 ABPA 哮喘反复发作；胸部 X 线片显示黏液栓、肺上叶或中叶实变，或中央型支气管扩张；EOS 计数＞$0.5×10^9$/L，总 IgE＞417U/ml。

2. 确诊依据 符合上述情况，根据确定曲霉菌抗原致敏可做出诊断。

国际人类与动物真菌学学会（International Society for Human and Animal Mycology，ISHAM）工作组提出的 ABPA 诊断标准如下。①易感因素（必须符合至少一项）：哮喘、CF 及支气管扩张症等；②必需条件（两项都必须符合）：烟曲霉皮肤点刺试验阳性或检出抗烟曲霉 IgE，血清总 IgE 浓度＞1000U/ml，但如果患者符合其他所有标准，IgE＜1000U/ml 也可以接受；③其他标准（必须符合至少两项）：血清烟曲霉沉淀抗体阳性，影像学显示肺部阴影符合 ABPA 的表现，在未使用糖皮质激素的患者中，EOS 计数＞$0.5×10^9$/L。

（二）鉴别诊断

1. 变应性支气管肺霉菌病（allergic bronchopulmonary mycosis，ABPM） 除烟曲霉外的其他真菌引起了 ABPA 样综合征。患者表现出 ABPA 的临床特征（如黏液栓、嗜酸性粒细胞增多、血清总 IgE 升高），但是皮肤点刺试验和血清学检查结果阴性。通常怀疑为 ABPM 的诊断是在痰培养分离出除烟曲霉外的其他真菌后，或者根据患者的暴露史（如酱油厂的米曲霉）。确认其他真菌特异性 IgE 和 IgG 抗体阳性和（或）沉淀素阳性亦支持 ABPM 的诊断。

2. 真菌变应性哮喘 在哮喘患者中，经常会考虑可能诊断为 ABPA，特别是对曲霉菌速发型皮肤点刺试验有反应时。哮喘患者中 ABPA 的发生率差异很大。很多哮喘患者具有 ABPA 的一个或多个表现，但是不完全符合诊断 ABPA 的全部标准。也有学者认为，ABPA 可能与真菌变应性哮喘属于同一疾病谱。因此，难以区分两者，特别是难以确定诊断疾病的总 IgE 和特异性 IgE 水平。

3. 肺嗜酸性粒细胞增多症 除 ABPA 外，还有很多疾病可导致肺 EOS 增多。皮肤点刺试验阴性且曲霉沉淀素阴性，则基本排除 ABPA，应考虑其他诊断。此时应考虑急性或慢性嗜酸性粒细胞性肺炎、药物或毒素诱导的嗜酸性粒细胞性肺炎、高嗜酸性粒细胞综合征等肺嗜酸性粒细胞增多性疾病。

4. 嗜酸性肉芽肿性多血管炎（EGPA） 和 ABPA 一样，EGPA 患者可出现哮喘、EOS 增多，影像学检查示肺部阴影等表现。ANCA 阳性、皮肤损害、单神经系统疾病或血管炎的其他肺外表现支持 EGPA 诊断。

5. 慢性肺曲霉病-慢性空洞性肺曲霉病（CCPA） 该病以免疫功能正常的患者数月内形成一个或多个肺空洞并扩大为特点。血清中可能存在曲霉沉淀素或特异性 IgG 抗体；50%～90% 的患者 BALF 中可发现半乳甘露聚糖。也可能存在曲霉特异性 IgE，伴血清总 IgE 浓度轻微升高。可能存在肺曲霉球。

五、治　疗

ABPA 的治疗包括使用糖皮质激素抑制免疫高反应性，以及抗真菌药物治疗，该药物可减轻气道真菌负担，从而抑制免疫高反应，包括治疗 ABPA 的急性期、控制 CF 症状、预防或治疗 ABPA 加重、减少晚期疾病进展等。治疗不充分和延迟会导致并发症，如肺纤维化、支气管扩张症和肺功能丧失。

（一）ABPA 急性期

ABPA 急性期表现为肺部出现放射影像学阴影（上叶或中叶多见）和血清总 IgE 水平升高（通常＞1000U/ml），口服糖皮质激素是主要的治疗方法。泼尼松或泼尼松龙的最佳给药方案尚不明确。囊性纤维化基金会共识会议建议，每日 0.5～2.0mg/kg 泼尼松（最大剂量每日 60mg）12 周，然后每日 0.5～2.0mg/kg 隔天 1 次，持续 1～2 周，然后在临床和免疫改善的基础上逐渐减少。如果某些患者发生哮喘急性发作，可能需要更高初始剂量的泼尼松（如每日 40～60mg）。对每日激素有不良反应或对标准剂量口服类固醇治疗无反应或存在口服激素依赖的患者，研究报道静脉激素冲击治疗可提高临床稳定性，方法为每日 20mg/kg，连续 3 天，之后每日 10mg/kg，连续 3 天。单用吸入糖皮质激素不能作为 ABPA 的一线治疗。

抗真菌药物可以通过减少气道真菌定植，减轻炎症反应发挥治疗作用。对于具有中心性支气管扩张患者的初始治疗，口服激素依赖或激素治疗后复发的患者建议使用。常用药物为伊曲康唑或伏立康唑。伊曲康唑儿童剂量为每次 5.0mg/kg，每日 1 次、与食物同服；若每日总剂量超过 200mg，则分两次与食物同服。应密切监测肝功能，以及时发现肝毒性的证据。推荐检测伊曲康唑血药浓度，以确保该药适当吸收。使用伊曲康唑胶囊剂型时，应避免使用抗酸药物。伏立康唑成人口服的给药方案：口服负荷剂量，每次 400mg，每 12h 给药 1 次，连用 2 次，之后给予维持剂量，每次 200mg，每日 2 次。应密切监测肝功能，以及时发现肝毒性的证据。用药大约 5 天后，应检测伏立康唑血药浓度，以确保充分吸收并避免毒性。

（二）ABPA 缓解期

ABPA 缓解的特征是已经停用全身性糖皮质激素 6 个月以上的患者，血清总 IgE 正常或轻度升高，并且无肺部放射学阴影。根据当前的指南，应继续使用吸入糖皮质激素以维持对哮喘症状的控制。每 3～6 个月复查血清总 IgE，以监测病情变化。血清 IgE 水平升高或伴有影像学检查发现肺部阴影可能预示外周血嗜酸性粒细胞增多。每年需行肺量计检查，临床症状变化时也需行该检查。抗真菌疗法不用于预防 ABPA 发作，因为有潜在的毒性，且缺乏已证实的获益。

（三）ABPA 发作

ABPA 恶化或发作（Ⅲ期）常见，伴随血清总 IgE 水平比基线升高至少 100%。20%～35% 的发作没有症状，可通过放射影像学和血清学检查发现。对体格检查时有体征的无症状患者，以及存在明确的反复、无症状发作模式的患者，应进行胸部 X 线检查。我们建议采用糖皮质激素逐渐减量的方案，与上文详细描述的急性疾病的减量方案一样。足以控制哮喘症状的泼尼松和吸入糖皮质激素剂量可能不足以预防 ABPA 发作，因此，需要监测血清总 IgE 以评估 ABPA 病情控制情况。

（四）难治性 ABPA

对于泼尼松逐渐减停就会出现 ABPA 发作的患者，尚不确定最佳疗法。研究显示，奥马珠单抗有用。抗 IL-5 药物等其他药物对重度哮喘的作用仍待研究。

美泊利单抗已获准治疗重症嗜酸性粒细胞性哮喘，有病例报告在接受哮喘常规治疗、伊曲康唑和伏立康唑治疗及奥马珠单抗持续治疗后，仍有糖皮质激素依赖性 ABPA（泼尼松≥20mg/d）者加用抗 IL-5 药物美泊利单抗，可以实现全身性糖皮质激素逐渐减停，并显著改善了患者运动耐量。提示美泊利单抗可能是 ABPA 治疗的未来发展方向。

（五）其他治疗

不同研究对 ABPA 患者使用雾化的两性霉素 B，结果显示 21 例并发哮喘的 ABPA 患者和 3 例并发 CF 的 ABPA 患儿症状减轻且发作减少。真菌变应原的免疫治疗尚未在高质量研究中进行评估，且缺乏证据支持启动针对 ABPA 的真菌免疫治疗。

（张维溪 项蔷薇 李昌崇）

本章延伸阅读

第十七章　呼吸系统单基因病

第一节　概　　述

　　遗传病是由于遗传物质改变导致的疾病，包括单基因病、多基因病、染色体病、线粒体病等。在在线人类孟德尔遗传数据库（OMIM）记录的 6000 多种遗传病中，儿童是这些遗传病累及的主要人群。呼吸系统疑难病、罕见病大多是遗传性疾病，其中单基因病占很大比例。呼吸系统单基因病病种多，疾病累及范围广，预后差，危害大，给家庭及社会造成极大的负担。既往鉴于遗传病诊断方法的局限以及临床表型、基因型的异质性，常需要通过大量相关临床诊疗经验的积累和一定的遗传学知识背景才能建立临床表型和基因型的关联，最终通过选择针对性的基因检测做出诊断，因此，呼吸系统单基因病的诊治常常使临床医师棘手万分。然而随着临床分子诊断技术的发展，许多单基因病的诊断取得了突破性的进展。利用宏基因组二代测序（mNGS）技术可极大程度扩展单基因病的诊断范围和效率，降低临床医师决策难度，使更多单基因病的诊断逐步满足临床实践的要求。尽管诊断技术的进步为疾病诊断提供了巨大便利，儿童呼吸专科医师仍需要对各种疾病有全方位的了解，才能为患儿及其家属提供更优质的临床干预、预后判断及遗传咨询等服务。

一、单基因病的定义

　　单基因病又被称为孟德尔遗传病，由明确的单个基因突变而导致相应的临床表现和体征，突变可以发生在一对同源染色体的其中一条染色体上，也可以发生在两条染色体上，可呈显性或隐性遗传方式。目前 OMIM 里收录的已明确的致病基因超过 4000 个。随着人类基因组计划的开展及精准医疗技术的大力发展，越来越多的单基因病被认识，未来会明确和发现更多的单基因病致病基因。

二、呼吸系统单基因病的分类

　　狭义上肺单基因病指直接起源于肺部的疾病，广义上还包括累及肺部的单基因遗传病。

（一）原发于肺部的单基因病

1. 气道病变

　　（1）原发性纤毛运动不良症（PCD）：是一种常染色体隐性遗传病。由此导致的上皮纤毛运动缺陷使黏液清除异常，引起反复呼吸道感染和不孕症。基因检测在该病的诊断中起重要作用。目前已发现 30 余个致病基因。

　　（2）囊性纤维化（CF）：是一种单基因的常染色体隐性遗传病，由 CF 跨膜转导调节因子（*CFTR*）基因突变引起。*CFTR* 基因编码氯离子通道蛋白，因为基因缺陷使氯离子通道失调导致全身外分泌腺功能障碍，表现为胰腺功能不全、肺部反复感染、不孕不育等。CF 的诊断主要依赖于临床症状、汗液检测，并通过 2 个等位基因中的 *CFTR* 突变来证实。既往认为该病多见于高加索人种，亚洲 CF 诊断病例少见，随着分子诊断技术的革新，越来越多的亚裔 CF 患儿得以诊断。到目前为止，已在 *CFTR* 基因中发现了超过 2000 个致病突变。

2. ILD　PS 代谢缺陷，可引起先天性肺泡蛋白沉积症（PAP）等临床表型，PAP 是一组肺泡和终末呼吸细支气管中富含过碘酸希夫（PAS）阳性的磷脂和类蛋白质物质沉积物的疾病，相关致病基因包括肺表面活性蛋白 B 基因（*SFTPB*）、肺表面活性蛋白 C 基因（*SFTPC*）、ATP 结合盒转运子 A3 基因（*ABCA3*）、甲状腺转录因子 1 基因（*TTF-1/NKX2-1*）、集落刺激因子 2 受体 A 基因（*CSF2RA*）和集落刺激因子 2 受体 B 基因（*CSF2RB*）。此外，已知可引起肺间实质病变的单基因病还包括 α_1 抗胰蛋白酶缺乏症、肺泡微结石症等。

3. 肺血管及淋巴管相关疾病　先天性肺血管病变，如遗传性出血性毛细血管扩张症（HHT）和肺泡毛细血管发育不良伴肺静脉移位（ACDMPV）可表现为肺动脉高压（PAH）、低氧血症或咯血等。HHT 可分为 5 个亚型，其中明确致病基因的有 HHT1 型和 HHT2 型，分别由编码内皮糖蛋白的 *ENG* 基因和编码活化素样受体激酶（ALK1）的 *ACVRL1* 基因突变引起。ACDMPV 的致病基因为 FOX 转录因子家族之一的 *FOXF1* 基因。肺淋巴管相关疾病虽然没有明确的致病基因被证实，但是先天性肺淋巴管扩张症、淋巴管瘤病等均被认为与遗传因素有关，需要进一步开展相关研究来寻找候选基因。

（二）以呼吸系统表现起病或累及呼吸系统的疾病或综合征

1. 睡眠相关的疾病　主要由 *PHOX2B* 突变引起的中枢性低通气综合征（CCHS），患儿起病年龄早，睡眠中可出现严重的呼吸暂停，导致二氧化碳潴留，部分患儿可能出现猝死。

2. 神经肌肉病　如 [迪谢内（Duchenne）肌营养不良]、脊髓性肌萎缩（spinal muscular atrophy，SMA）等疾病，由于肌力减低、被动体位及呼吸肌、膈肌疲劳，吞咽反射减弱，而引起呼吸功能不全，表现为反复吸入性肺炎、呼吸频率增快等。患这类疾病的患儿，部分由于发病年龄小，尚无明显神经肌肉症状，只是常出现反复肺炎或肺部病变吸收缓慢，而就诊于呼吸科，这类患儿临床表型不特异，易忽略内在因素，需引起儿童呼吸科医师的关注。

3. 原发性免疫缺陷病（PID）　是以免疫缺陷为特征的一组遗传疾病。PID 分类复杂，按最新分类标准可分为 9 类，目前已知的致病基因超过 200 个。PID 的临床表型多样，肺部并发症包括感染、支气管扩张等，是其主要表现形式，亦是早期表现。因此，反复呼吸道感染是 PID 的主要预警适应证。儿童呼吸专科医师应将 PID 作为鉴别诊断的重要组成部分，以便及早识别和改善预后。

4. 遗传代谢病（IEM）　某些 IEM 可累及肺部，如甲基丙二酸血症（methylmalonic academia，MMA）、同型半胱氨酸血症，可引起血管炎症，表现为 PAH、肺间质病变；赖氨酸尿性蛋白不耐受可影响肺泡巨噬细胞的功能和吞噬活性，引起 PAP、肺间质病变等临床表型。

5. 综合征　如勒斯-迪茨（Loeys-Dietz）综合征、马方综合征、Ehlers-Danlos 综合征、伯特-霍格-杜布（Birt-Hogg-Dube）综合征，引起结缔组织发育异常，表现为气胸、肺大疱及肺气肿等。赫曼斯基-普德拉克（Hermansky-Pudlak）综合征患者可能存在 ILD。

三、遗传咨询

在对怀疑呼吸系统遗传病的患儿进行基因检测后，需结合检测报告结果、患儿病情及家庭情况进行个体化的遗传咨询。咨询内容包括是否可以根据检测结果做出明确的基因诊断；是否需要补充完善表型相关的临床信息和针对性的辅助检查来进一步明确检出变异的致病性，尤其是对意义不明的变异；是否需要进一步对受检者或家庭成员进行验证或排除诊断；根据基因检测结果，是否需进行适当的治疗干预、调整治疗方案或饮食、明确药物禁忌等；根据做出的基因诊断对患者的病情预后发展等进行评估，制订治疗及随访观察计划、并发症的预防干预；根据遗传规律对父母的再生育风险的评估及其再生育指导，包括产前诊断或辅助生育计划的方式等；患者或先证者的下一代风险评估及其再生育指导；家族内其他家庭成员的风险评估；疾病的有关研究进展信息等。应注意的是，如患者家庭要求进行产前诊断或辅助生殖等，则需根据相关共识或指南明确告知风险，与产科或辅助生殖专家一同进行相应的指导或咨询。

（洪　达　钱莉玲）

第二节 原发性纤毛运动不良症

原发性纤毛运动不良症（PCD）是一种罕见的由于纤毛数量、功能异常引起的黏液清除障碍，导致多系统症状的常染色体隐性或 X 连锁遗传病。国外流行病学调查显示，活产婴儿 PCD 的发病率在 1/139 000～1/15 000。支气管扩张、内脏反位、鼻窦炎三联征，即卡塔格内综合征（Kartagener syndrome，KS），是 PCD 最常见的亚型。

一、病因和发病机制

（一）正常呼吸道纤毛的超微结构及功能

广泛分布于呼吸道的 "9+2" 型动力纤毛通过规律、协调、有力地摆动，不断地将吸入的颗粒、微生物及分泌物向外清扫，具有机械、化学和生物屏障作用，是重要的呼吸道清除防御机制之一。电镜下该类纤毛横截面呈 "9+2" 结构，即 9 对由 A 微管及 B 微管蛋白组成的外周微管（MTD）环绕 1 对中央微管（CP）。放射轴（radial spoke，RS）连接外周及中央微管，而 MTD 之间由微管连接蛋白-动力蛋白调节复合物（N-DRC）连接，放射轴及连接蛋白主要起到支撑及信号传递的功能。沿着外周微管伸出外动力臂（outer dynein arm，ODA）及内动力臂（inner dynein arm，IDA），ODA 通过 ATP 水解产生的动能调控相邻 A、B 微管的滑动，使纤毛产生拍击运动，IDA 则负责调控纤毛摆动的波形和频率。

（二）发病机制

纤毛是上皮细胞游离面伸出来的毛发状细胞器，广泛分布于人体。根据功能和结构，通常分为 4 类，分别是 "9+2" 动力纤毛、"9+2" 非动力纤毛，"9+0" 动力纤毛、"9+0" 非动力纤毛。"9+2" 动力纤毛主要分布于呼吸道、女性输卵管、男性精子及脑室管膜；"9+0" 非动力纤毛则分布于肾、胆道、骨骼、视网膜等处；"9+0" 动力纤毛主要分布于胚胎；"9+2" 非动力纤毛则主要分布于内耳。动力纤毛则通过运动推动细胞外液体流动或使细胞自身产生运动。由于基因突变导致不同组织纤毛数量、运动异常。PCD 患者的症状常常是多系统的，如分布于呼吸道的纤毛运动障碍可能使呼吸道黏液清除障碍，患者常表现为慢性湿咳，反复肺部感染。此外，由于咽鼓管处纤毛运动障碍，患者常合并中耳炎。而分布于侧脑室的纤毛运动障碍可能导致 PCD 胎儿出现一过性脑积水。而男性精子尾及女性输卵管处纤毛结构的异常则可能导致不孕不育及异位妊娠。胚胎期 "9+0" 动力纤毛运动异常，PCD 患者可合并内脏反位、内脏异位。值得注意的是，部分纤毛相关蛋白同时表达于各类纤毛，故不同类型纤毛异常引起的疾病可能同时存在于一个个体。近年来，PCD 合并肾功能不全、胆道闭锁、色素性视网膜炎等其他类型纤毛病被陆续发现，此外经典 PCD 患者也常合并反复呼吸道感染。

二、临床表现

（一）呼吸系统

超过 75% 的 PCD 患儿，在新生儿时期被诊断为 "呼吸窘迫症"，通常表现为 24h 内不明原因的气促、发绀，需几天到几周的吸氧支持治疗。PCD 患者常在儿童早期开始出现呼吸道症状，喉间痰响、湿咳，反复肺部感染，肺组织呈慢性、持续性破坏，多在学龄期开始出现支气管扩张症。完善痰液病原学检查，发现在儿童早期流感嗜血杆菌、肺炎链球菌、卡他莫拉菌和金黄色葡萄球菌的检出率高，随着年龄的增长，铜绿假单胞菌的培养阳性率逐渐增加。在儿童时期非结核分枝杆菌感染率很低，但在成人 PCD 患者中超过 10%。

（二）耳、鼻部症状

至少 80% 的 PCD 患者存在复发性中耳炎伴中耳积液。在许多婴幼儿中，中耳炎可能导致听力受损，甚至影响言语发育。在学龄期儿童慢性耳部感染的发生率开始明显减低，听力异常能在青春期时得到改善，但也有部分患者会持续终身。当鼻黏膜纤毛功能异常时，可引起鼻窦内黏液或脓性分泌物潴留，患儿通常在出生后 1 个月开始出现反复的鼻窦炎及鼻塞，这一症状通常会持续终身。

（三）生殖系统

患有 PCD 的一部分女性拥有正常的生育能力，另一部分女性由于输卵管纤毛功能受损，导致异位妊娠的风险明显增加，甚至不孕。相当比例的男性 PCD 患者会由于鞭毛功能异常而致精子运动异常从而导致不育。

（四）内脏排布

40%～50% 的 PCD 患者有内脏反位，即内脏器官镜像反转，大约 10% 的 PCD 患者存在内脏异位，在临床上通常表现为无脾、多脾、肠袢旋转异常及肝、胃移位等。PCD 中先天性心脏病的发生率为 4.9%～17.2%，在内脏异位的患者中更为常见。Kartagener 综合征即内脏反位、支气管扩张、鼻窦炎三联征。

（五）其他

分布于侧脑室的纤毛运动障碍可能导致胎儿期一过性的脑积水。约 10% 的 PCD 患儿合并胸廓发育畸形，除此之外肾发育畸形、胆道闭锁或色素性视网膜炎等疾病也陆续被发现。

三、辅助检查

PCD 的准确诊断需要临床工作者对该病临床表现有充分的认识，并借助相应的检测手段，包括鼻呼出气一氧化氮（nNO）、高速视频显微成像（high-speed video analysis，HSVA）、透射电子显微镜（transmission electron microscope，TEM）、基因检测、免疫荧光分析等。

（一）HRCT

婴幼儿患者胸部 CT 常无明显改变或少许斑片影（图 4-17-1A 延伸阅读），学龄前期患儿可见胸部出现以下肺为主的弥漫性小结节（图 4-17-1B 延伸阅读），年长儿或成年患者常可见支气管扩张及肺实变（图 4-17-1C 延伸阅读）。

（二）病原学检查

重复的痰液或咽拭子培养阳性可指导抗菌药物使用。儿童 PCD 患者呼吸道细菌以流感嗜血杆菌、卡他莫拉菌、肺炎链球菌为主，随着年龄增长，铜绿假单胞菌检出比例逐渐增高。

（三）肺功能检查

患者存在不同程度的气道阻塞和限制性通气障碍。

（四）nNO

化学发光法 nNO 测定为非侵入性且操作方便，被推荐为诊断 PCD 的筛查试验，与 EM 和（或）基因检测具有同等或更高的诊断准确性。对于大于 6 岁能配合指令的患儿推荐使用气阻法，即鼻探头堵紧一侧鼻孔，后缓慢吹气，以保持软腭关闭；小于 6 岁的患儿使用潮气呼吸法进行检测。总体来讲，潮气呼吸法的敏感性和特异性较低，但仍有助于 PCD 的诊断。鉴于 nNO 的水平与检测方式、受检者年龄、仪器类型等有关，ERS 指南未给出明确的诊断阈值。有研究结果表明，阻断法以低于 77nl/min 为阳性阈值，灵敏度为 99%，特异度 75%。潮气呼吸法以低于 47.4nl/min 为阳性阈值，灵敏度为 93%，特异度 80%。值得注意的是，nNO 值可能会随着急性病毒性呼吸道感染或鼻窦炎而暂时性降低，故建议尽量在非感染期完善 nNO。怀疑存在感染者，首次检测发现 nNO 值降低应在感染康复后重复检测 nNO，以排除感染继发 nNO 降低。有研究发现，部分 PCD

患者（如存在 *GAS8*、*CCDC103*、*RSPH1* 基因突变）的 nNO 值正常。故对于临床高度可疑者，即使 nNO 正常，仍需进一步行 HSVA、TEM、基因检测来协助诊断。

（五）HSVA

可用于纤毛的摆动频率和运动模式的分析。正常纤毛摆动为有效的前向拍打，随后的恢复波。PCD 患者纤毛常见的摆动模式包括不动式、限制式、僵硬式、不协调式、环状式。在某些情况下，可在同一份样本中观测到不同的摆动模式。纤毛摆动模式与超微结构缺陷/基因型之间存在对应关系。摆动频率除纤毛本身的摆动能力外，还受到观测温度、保存液种类等的影响，一般不单独用于 PCD 的诊断。最近的证据表明，对于有经验的观察者，HSVA 用于 PCD 诊断的灵敏度及特异度都很高。但也有其局限性，如某些基因型的 PCD 患者纤毛摆动异常可能极细微（如 *RSPH1*、*CCDC103*、*DNAH9*），此外感染可能导致继发纤毛摆动异常，重复检测或经细胞培养后行纤毛摆动检测有助于提高诊断的准确性。

（六）TEM

透射电子显微镜下观察纤毛横截面的超微结构是既往 PCD 诊断的金标准。欧洲和北美诊断指南推荐透射电子显微镜（TEM）作为确诊的检查之一，电镜下观测到纤毛"特征性"缺陷可确诊 PCD。PCD 患者纤毛超微结构总体可归为两类，要求至少 50 个纤毛膜完整，结构清晰的横截面被观察。第一类缺陷为 PCD"特征性"缺陷，可单独用于 PCD 的确诊，超过 50% 的纤毛横截面被观测到 ODA 缺失（至少 5 个）、超过 50% 的纤毛横截面被观测到 ODA（至少 5 个）及 IDA 缺失（至少 7 个）、超过 25% 的纤毛横截面被观测到微管排列紊乱和超过 50% 的纤毛横截面被观测到 IDA 缺失（至少 7 个）。第二类缺陷在有其他证据支持时可用于 PCD 诊断，包括中央管缺陷、纤毛数量减少或缺如、微管排列紊乱、20%～25% 的纤毛横截面被观测到 ODA 缺失、20%～25% 的横截面被观测到 IDA 和 ODA 缺失。值得注意的是，仅凭 TEM 的诊断结果不足以排除诊断，因为有高达 30% 的 PCD 患者纤毛超微结构正常或接近正常。

（七）基因检测

ERS 和 ATS 指南一致认为，检测到已知 PCD 致病基因的双等位致病突变或 X 连锁半合子突变即可确诊。目前已有超过 40 个 PCD 致病基因被报道，可解释 65%～70% 的病例。到目前为止，还没有明确与人类 PCD 相关的双基因遗传（两个不同 PCD 基因的杂合突变）的记录病例存在。基因检测在明确诊断的同时，有助于预后判断，同时也可为患者及其家属提供遗传咨询，所以近年来在临床运用广泛。但需注意的是，由于 PCD 致病基因众多，在被检测者中鉴定出一个或几个罕见的 VUS 突变并不少见，若无进一步的功能验证（HSVA、TEM、IF），"假阳性"的可能性很大。

四、诊断与鉴别诊断

2017 年欧洲呼吸学会（ERS）发表了 PCD 的诊治指南，建议对于临床可疑的患者进行鼻窦 NO 及纤毛摆动功能检测，为避免感染继发的纤毛运动障碍，推荐纤毛摆动检测应至少重复 3 次，对于鼻窦 NO 及纤毛摆动功能检测异常者进一步完善纤毛超微结构检测及基因检测。若发现典型的纤毛结构异常或找到复合杂合突变即可诊断。

（一）诊断要点

1. 临床表现为不明原因的新生儿呼吸窘迫综合征、内脏排布异常、早发（<6 月龄）慢性湿咳、早发（<6 月龄）慢性鼻塞。

2. 目前尚无单一检查可作为诊断 PCD 的金标准。

（1）确定诊断：有 PCD 典型病史，结合以下任意 1 个阳性结果。①典型的纤毛超微结构异常，包括 ODA 缺失、ODA+IDA 缺失、IDA 缺失并伴有微管排列紊乱；②致病基因双等位非意义不明突变。

（2）高度可疑诊断：有 PCD 典型病史，结合以下结果阳性。① nNO 水平明显降低，3 次 HSVA 结果支持 PCD；② nNO 水平明显降低，细胞培养后 HSVA 结果支持 PCD。

（3）排除诊断：如果仅有临床表现，但 nNO 水平正常或升高，HSVA 正常，则 PCD 可能性不大。

（二）鉴别诊断

1. 囊性纤维化（CF）　可有鼻窦炎、慢性湿咳、反复呼吸道感染。但该病患儿常有其他系统累积，如胎粪性肠梗阻、脂肪泻、脂溶性维生素吸收不良、糖尿病等。可完善汗液氯离子浓度检测、基因检测以进一步明确诊断。

2. 免疫缺陷　如免疫球蛋白 G 缺陷，可有鼻窦炎、反复呼吸道感染等。但原发性免疫缺陷患儿的感染通常更为难治、迁延。部分免疫缺陷患儿除呼吸道感染外，有消化道、皮肤或全身性感染，或合并一些肿瘤及自身免疫病。进一步完善免疫细胞数量、功能及基因检测可明确诊断。

3. 弥漫性泛细支气管炎　可有鼻窦炎、反复湿咳，两肺可见弥漫性的粟粒样小结节。但患者常无出生史不明原因新生儿呼吸窘迫，起病时间也较 PCD 更晚。对纤毛超微结构及摆动功能、基因进行进一步检测可明确。

五、治　疗

迄今为止，没有治疗方法可以纠正纤毛运动障碍。鉴于 PCD 与 CF 在呼吸系统的表现非常相似，因此，目前对 PCD 呼吸系统的治疗多借鉴 CF，总体来说，目前对于 PCD 的临床治疗缺乏循证医学证据。

（一）肺部相关疾病

总体原则为加强黏液排出，预防呼吸道感染，积极治疗细菌感染。胸部物理治疗可改善黏液运输，在治疗管理中至关重要，包括体位引流、振荡背心、主动呼吸训练等，另外适当锻炼也有助于黏液清除。按时按序接种疫苗，如百日咳疫苗、流感嗜血杆菌疫苗、肺炎链球菌疫苗、流感病毒疫苗、呼吸道合胞病毒疫苗等可以预防感染。不建议预防性口服抗菌药物治疗。DNase 及高渗盐水吸入在非 CF 的支气管扩张症患者中存在临床获益，可考虑运用于 PCD。急性感染时应选择合理抗菌药物足疗程治疗，并根据细菌培养和药物敏感试验的结果调整治疗方案，疗程一般持续至体温和痰量正常后 1 周左右，不宜长期使用，以免继发真菌感染。

对于呼吸道感染反复发生、急性加重的患者，可考虑使用小剂量阿奇霉素治疗。Kobbernagel 等发现在 PCD 患者中，使用小剂量阿奇霉素治疗 6 个月，能显著减少疾病加重次数，通过减少疾病加重次数，阿奇霉素可能减轻不可逆肺损伤的程度，减少对额外抗菌药物治疗的需要。此外，阿奇霉素治疗组患者痰中病原菌的检出率可减少 50% 以上。但肺功能及 PCD 生活质量评分无明显改善。总体来讲，小剂量阿奇霉素维持治疗是安全的，但可能有胃肠道不良反应。考虑到阿奇霉素维持治疗可能增加常见的呼吸道病原体对大环内酯类药物的耐药性，因此，对接受维持治疗的患者应定期进行气道细菌大环内酯类药物药敏试验。此外，由于长期使用阿奇霉素可能容易感染非结核分枝杆菌，因此，在开始长期阿奇霉素治疗之前以及治疗后要检测是否有非结核分枝杆菌感染。

目前认为对于 PCD，肺切除术是一种有争议且尚待研究的治疗方法，一般不建议行肺切除术。大多数 PCD 患者肺切除后，特别是女性患者，肺功能下降更为严重。但是对少数患者肺切除术前和术后个体 FVC 和 FEV_1 趋势的评估显示，患者术后肺功能改善，这一发现提示，对有严重局限性支气管扩张症的 PCD 患者，若反复感染、咯血或存在特殊病原感染，外科切除可能是一个值得考虑的选择。而对于终末期肺疾病患者可进行肺移植手术。

（二）鼻塞和鼻窦炎

可进行鼻腔冲洗、鼻内吸入糖皮质激素等常规治疗。症状严重时，可行鼻窦手术以促进引流/缓解症状。不主张鼻内使用减充血剂治疗，防止鼻内分泌物变得更黏稠而难以清除。

（三）反复的耳部感染

对于对抗菌药物治疗无反应的慢性中耳炎患者，可放置 PE 管，但一些 PCD 患者在放置 PE 管后仍然有持续的黏液样分泌物排出。语言治疗和助听器是有听力损失和语言延迟的 PCD 儿童所必需的。

（四）不育或不孕及内脏排布异常

男性 PCD 患者若有相关不育症的情况可以选择使用 ICSI（胞质内单精子注射）进行体外受精。部分女性 PCD 患者存在不孕的情况，可采用适当的辅助生殖技术。除非存在需要手术干预的功能障碍（如先天性心脏病），否则内脏位置异常不需要干预。

（五）环境管理及随访

污染物和刺激物可能会损伤气道黏膜并刺激黏液分泌。由于咳嗽促进痰液的排出，所以不建议使用镇咳药，那么避免接触呼吸道病原体、烟草烟雾和其他污染物和刺激物就显得尤为重要。

一般推荐每 3～6 个月随访 1 次，常规每年进行 2～4 次肺功能检查及痰培养，2～4 年随访 1 次胸部影像学检查。当出现喘息等症状或原因不明的病情加重时，需要特别留意合并真菌、非结核分枝杆菌感染或变应性支气管肺曲霉病（ABPA）。对于患有慢性中耳炎的幼儿，常规听力评估是必不可少的，并且应该持续到青少年时期。其他后期并发症，如咯血、呼吸衰竭等处理同支气管扩张症。

（郭卓瑶　钱莉玲）

第三节　先天性肺泡蛋白沉积症

肺泡蛋白沉积症（pulmonary alveolar proteinosis，PAP）是一种儿科少见病，以肺泡腔内充满大量过碘酸希夫（PAS）反应阳性的蛋白物质为主要病理特征。患者因肺泡内过量聚集蛋白物质而造成肺通气和换气功能异常，出现呼吸困难。自 1958 年首次报道以来，国内外学者经过大量研究逐渐认识到 PAP 是肺泡表面活性物质代谢异常的一种疾病。目前，根据其发病机制可将该病分为先天性、继发性和特发性 3 种。继发性 PAP 主要继发于各种可引起肺泡巨噬细胞数量和（或）功能异常的疾病，如造血系统疾病、恶性肿瘤、免疫缺陷病、环境毒物吸入及个别遗传代谢病等。特发性 PAP 为最常见类型，约占 PAP 患者总数的 90%，主要与粒细胞-巨噬细胞集落刺激因子（GM-CSF）自身抗体有关，报告病例多见于成人。先天性 PAP 多见于婴幼儿及儿童，由各种参与 PS 合成或代谢相关的基因缺陷所导致。本章节将着重介绍先天性 PAP。

尽管近年来在理解 PAP 的发病机制方面取得了巨大进步，关于 PAP 发病率的流行病学资料仍然比较有限。在美国和日本，PAP 的整体发病率接近 7/1000 000，但研究群体以成人特发性 PAP 为主。先天性 PAP 更为罕见，且国内外目前均缺乏相关的流行病学资料。

一、病因和发病机制

（一）病因

主要由各种 PS 代谢相关的基因缺陷所导致，具体各致病基因信息见表 4-17-1。

表 4-17-1 肺泡表面活性物质代谢缺陷致病基因

致病基因	SFTPB	SFTPC	ABCA3	NKX2-1	CSF2RA	CSF2RB
染色体定位	2p11.2	8p21.3	16p13.3	14q13.3	Xp22.33	22q12.3
编码蛋白	SP-B	SP-C	ABCA3	TTF1	CSF2RA	CSF2RB
遗传方式	AR	AD	AR	AD	AR	AR
发病年龄	新生儿	新生儿，婴儿到成年	新生儿，婴儿，儿童	新生儿，婴儿	儿童	儿童

注：SP-B. 肺表面性蛋白 B；SP-C. 肺表面性蛋白 C；ABCA3. ATP 结合盒转运体 A3；TTF1. 甲状腺转录因子 1；CSF2RA. GM-CSF 受体 α 链；CSF2RB. GM-CSF 受体 β 链；AR. 常染色体隐性遗传；AD. 常染色体显性遗传

（二）发病机制

PS 是一种复杂的脂蛋白，其作用主要是降低肺泡表面张力，防止呼气末肺泡萎陷。PS 由肺泡 Ⅱ 型上皮细胞合成以后，在该细胞的板层小体中包装，以胞吐方式分泌、吸附并分布于肺泡液表面，发挥作用以后的 PS 部分经过特殊的机制再吸收入 Ⅱ 型上皮细胞，部分被肺泡巨噬细胞分解。PS 由二棕榈酰磷脂酰胆碱（DPPC）和表面活性物质蛋白（surfactant protein，SP）组成，前者占 80%～90%，后者占 10%～15%，SP 又分为疏水蛋白 SP-B 和 SP-C，以及亲水蛋白 SP-A 和 SP-D，其中 SP-B 和 SP-C 发挥表面活性作用，而 SP-A 和 SP-D 发挥肺免疫防御作用。GM-CSF 可由肺泡上皮细胞产生，是一种生长因子，在中性粒细胞、单核巨噬细胞系统的增殖和分化方面起重要促进作用。其通过与肺泡巨噬细胞表面的特异性受体结合，促进肺泡巨噬细胞的最终分化，刺激其对表面活性物质的降解、病原的识别和吞噬、细菌杀灭等功能，维持 PS 的代谢稳态。

SFTPB 基因纯合或复合杂合突变可引起 SP-B 水平下降，并继发 SP-C 加工异常，出现 SP-C 增多。SP-B 缺乏会造成板层小体和管状鞘磷脂生成的减少及肺泡腔内蛋白物质的沉积，从而引发 PAP 表型。SFTPC 杂合突变可导致 SP-C 前体蛋白的错误折叠和异常蓄积，引发内质网应激，出现肺泡 Ⅱ 型上皮细胞的凋亡和炎症及肺泡内蛋白的沉积。ABCA3 的功能是把脂质转运到板层小体，与 SP 加工，维持表面活性物质中磷脂的稳定。ABCA3 基因突变可引起 PS 代谢障碍。NKX2-1 编码的甲状腺转录因子 TTF1 是一种细胞核转录蛋白，在甲状腺、脑和肺表达，在多种基因的表达中发挥转录调控作用，包括 SFTPB、SFTPC 和 ABCA3。NKX2-1 的突变和缺失可以影响肺、甲状腺和脑的形态和功能发育，也影响 PS 的代谢。肺泡巨噬细胞的成熟依赖于 GM-CSF 与其表面受体（GMCSFR）结合信号，GMCSFRα 链基因（CSF2RA）或 β 链基因（CSF2RB）突变引起肺泡巨噬细胞成熟障碍，影响肺泡内表面活性物质的清除，引发 PAP。

（三）病理改变

纤维支气管镜下，气管支气管一般无特殊异常，部分患者可有慢性感染的黏膜水肿表现。支气管肺泡灌洗液（BALF）外观上浑浊似米汤样，可呈乳白色或淡黄色，静置后管底可见与灌洗液颜色相同的泥浆样沉淀物。BALF 涂片光镜下可见到大量无定形碎片，其内有巨噬细胞，PAS 染色呈阳性。

取肺组织活检，肉眼可见肺组织质地变硬，病变区肺组织可呈现小叶中心结节、腺泡结节及大片状改变，病变区与正常肺组织或代偿性肺过度充气混合并存，切面可见白色或黄色液体渗出。光镜下，肺泡结构基本正常，其内 PAS 染色阳性的磷脂蛋白样物质充盈，肺泡间隔淋巴细胞浸润、水肿，成纤维细胞增生及胶原沉积形成小叶内间隔和小叶间隔增厚。SP-B 遗传缺陷免疫组化检查见 SP-B 前体和成熟 SP-B 明显减少或缺乏，肺泡腔内有 SP-A 和前体 SP-C 的免疫显色物质沉积。SP-C 遗传缺陷免疫组化可见前体 SP-C 表达异常，成熟 SP-C 减少。ABCA3 遗传缺陷免疫组化可有 SP-B、SP-C 减少，电镜检查可见板层小体畸形、变小、数量减少或缺乏。

二、临床表现

先天性 PAP 临床表现多样,有较大变异性,主要表现为进行性加重的气促和呼吸困难。SP-B 遗传缺陷多表现为新生儿期致死性的呼吸窘迫综合征(RDS)。SP-C、ABCA3 和 NKX2-1 遗传缺陷者临床表现变异度大,可表现为新生儿期的 RDS,也可在婴儿、儿童甚至成人期出现慢性呼吸道症状,如咳嗽、气促、呼吸困难。慢性起病者早期多症状较轻,随病情进展而出现呼吸困难、发绀、杵状指/趾等表现;另外可有乏力、盗汗、食欲缺乏和生长发育落后等一般表现。查体可见慢性缺氧体征,如毛细血管扩张、发绀、杵状指/趾等;肺部听诊呼吸音粗,多无干、湿啰音,部分病例可闻及捻发音或小爆裂音。

三、辅 助 检 查

(一)实验室检查

血常规多正常,部分患者可见由慢性缺氧引起的红细胞和血红蛋白增高,合并感染者可有白细胞增高。大部分患者有乳酸脱氢酶不同程度上升。血气分析呈现不同程度的低氧血症,可有过度通气。肺功能检查可见多数患者肺总量、残气量降低,以弥散功能降低为主;部分患者可有通气功能障碍。

(二)影像学检查

1. 胸部 X 线片　可为云絮状密度增高影,高密度阴影内可见肺纹理影和增厚的网格状小叶间隔,病灶多对称分布于双侧中、下肺,呈弥散性磨玻璃样改变;有些病例高密度影呈自肺门向外发散状(蝶翼征),有支气管充气征,类似急性肺水肿表现。也可为两肺广泛分布的结节状阴影,其密度不均匀、大小不等,边缘模糊,部分融合,伴有小透亮区。

2. HRCT　可有以下特点:①"铺路石"征,由弥散性磨玻璃影及其内部的网格状小叶间隔增厚组成。病理学上,磨玻璃影系低密度的磷脂蛋白充填肺泡腔所致。网格状阴影的形成多数认为是小叶间隔和小叶内间隔因水肿、细胞浸润或纤维化而增厚。②病变累及的范围和分布与肺段或肺叶的形态无关,其斑片状或补丁状阴影可跨段或跨叶、可累及部分或全部肺叶,病变可随机分布于肺中央区、周围区或全肺,可呈典型的地图样分布或弥漫性病变。③实变区内可见支气管充气征,但表现为充气管腔细小且数量和分支稀少,这可能与充盈肺泡腔的磷脂蛋白密度较低和部分小气道被填充等有关。④病变形态学特征在短时间内不发生明显改变。

(三)支气管镜检查

气管支气管一般无特殊异常,部分患者可有慢性感染的黏膜水肿表现。BALF 外观为米汤样浑浊,可呈乳白色或淡黄色。BALF 涂片光镜下可见到大量无定形碎片,其内有巨噬细胞,PAS 染色呈阳性。

(四)病理检查

可选择胸腔镜、开胸或穿刺肺活检行组织病理检查,肺泡内可见 PAS 染色阳性的蛋白样物质沉积,肺泡间隔淋巴细胞浸润、水肿,成纤维细胞增生及胶原沉积形成小叶内间隔和小叶间隔增厚。

(五)基因检查

单基因 Sanger 测序费时费力,且效率低下。目前随着测序技术的进步和检测费用的降低,推荐使用高通量测序技术对所有已知的致病基因同时进行检测,具体包括含上述致病基因的基因组合(Panel)或全外显子组测序(图 4-17-2)。

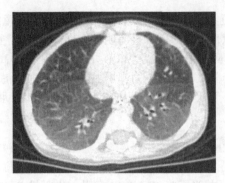

图 4-17-2 PAP 患儿，新生儿期起病，表现为反复咳嗽及低氧血症，需持续鼻导管吸氧支持，胸部 CT 见两肺网格状及磨玻璃样改变。支气管镜下见支气管黏膜炎症改变，BALF 呈乳糜样。呼吸 Panel 基因检查检测到 *SFTPC* 基因杂合突变：*SFTPC*: c.337T＞T/C，p. Y113H，父母验证均不携带该突变，提示为新生（denovo）突变

（六）其他检查

如血清免疫球蛋白、外周血淋巴细胞亚群用于检测免疫缺陷病；血液、尿液串联质谱法用于检测遗传代谢病；自身抗体检查用于检测结缔组织病；血清 GM-CSF 抗体用于检测特发性 PAP 等。

四、诊断与鉴别诊断

（一）诊断要点

1. 表现为新生儿期的 RDS，也可在婴儿、儿童甚至成人期出现慢性呼吸道症状，如咳嗽、气促、呼吸困难；慢性者可见慢性缺氧体征，如发绀、杵状指/趾等。

2. 支气管镜 BALF 外观为米汤样浑浊，肺组织病理见肺泡内 PAS 染色阳性的蛋白样物质沉积，基因测序检测到符合遗传模式的致病性基因突变。

3. 根据呼吸频率、吸氧浓度及血气分析结果评估患儿低氧血症程度，胸部影像学评估患儿肺部病变范围，肺功能检查评估肺功能损害类型及程度，此外，还需评估有无生长发育落后及程度，有助于判断慢性缺氧的严重程度。

（二）鉴别诊断

1. 闭塞性细支气管炎 可有反复咳嗽、气促、喘息等症状，但多有腺病毒等病原体的肺部感染病史；影像学多表现为细支气管壁增厚、支气管扩张、马赛克灌注征及空气潴留征等，支气管镜 BALF 及肺活检病理可进一步鉴别。

2. 特发性肺含铁血黄素沉着症 多有反复咳嗽、咯血或痰中带血病史，伴缺铁性贫血；影像学急性出血期表现为实变影，吸收期可表现为磨玻璃影，支气管镜 BALF 呈血样或洗肉水样，可找到含铁血黄素细胞，肺组织病理可进一步鉴别。

3. 特发性肺纤维化 可有咳嗽、进行性呼吸困难、杵状指，双下肺可闻及吸气末爆裂音或捻发音，但该病多见于成人；HRCT 以网格影和蜂窝肺为主要特征，经常伴有牵拉性支气管扩张；病理学改变是普通型间质性肺炎，其主要病变为纤维化。影像学特征及病理改变为主要鉴别手段。

五、治　疗

先天性 PAP 目前无特效治疗手段，以对症治疗为主。有研究报道，糖皮质激素和羟氯喹可改善部分先天性 PAP 患者的临床表现，但鉴于病例的罕见性，尚无相应的 RCT 证实其疗效。

（一）全肺灌洗

全肺灌洗（whole lung lavage，WLL）是目前为止公认行之有效的正规治疗方法，通过清除支气管肺泡内沉积物改善氧合，同时也可清除相关的细胞因子与抗体，延缓疾病进展。既往主要用

于成人特发性 PAP 的治疗。近几年国内外开始出现用 WLL 治疗儿童继发性或先天性 PAP 的报道，但根据基础病因的不同，症状反复的时间亦会有明显区别。WLL 需要常规麻醉、有经验的麻醉医师和手术小组，并完善术后相应的护理配置。WLL 并发症发生率不高，其中最常见的是低氧血症，特别是灌洗液的清空阶段，会降低呼吸道压力，增加灌洗肺的血流灌注，造成通气血流比例异常。其次可引起血流动力学改变，可使局部感染范围扩大，出现肺炎、脓毒症等；少数可能出现呼吸窘迫综合征或气胸。

（二）GM-CSF 的应用

GM-CSF 同样主要用于特发性 PAP 的治疗，个别国内外研究将 GM-CSF 用于继发性 PAP 患儿，取得了一定正面疗效。目前尚无将 GM-CSF 应用于先天性 PAP 的报道。一般采用皮下注射 GM-CSF，剂量 $3\sim20\mu g/(kg \cdot d)$，疗程 $12\sim48$ 周；或雾化吸入，每次 $125\mu g$，每日 2 次，连续 1 周，间隔 1 周使用。

（三）肺移植

根据遗传缺陷的类型、疾病的严重程度、病程进展的速度及有无肺外表现共同决定肺移植的适应证。先天性 PAP 患儿进行肺移植后 5 年生存率接近 50%，短期死亡率主要受感染影响，而远期死亡率则主要受移植后闭塞性细支气管炎和感染的影响。

（洪　达　钱莉玲）

第四节　囊性纤维化

囊性纤维化（CF）是一种累及多系统的常染色体隐性遗传单基因病，它与慢性肺部感染、生长发育迟滞、胃肠道异常（包括吸收不良、脂肪泻等）、肝脏病变及许多其他需要终身治疗和缩短寿命的合并症有关。临床表现为多系统受累，CF 新生儿期可出现胎粪排出延迟、胎粪性腹膜炎、新生儿胆汁淤积等表现；呼吸系统症状为反复、持续肺部感染、肺不张、支气管扩张、咯血及呼吸衰竭等；消化系统表现为消化不良、营养不良、脂溶性维生素缺乏、生长发育迟滞、脂肪泻、低位肠梗阻综合征、慢性便秘、慢性胰腺炎；内分泌系统可表现为 CF 相关的糖尿病等，严重影响患儿的生长发育、生存质量及预后。

CF 发病率在不同地区、民族和种族之间存在显著差异。据报道，爱尔兰的发病率是 1/1400。在美国，白种人新生儿中 CF 发病率为 1/3200，而非洲裔新生儿中 CF 发病率为 1/15 000，拉丁美洲和土著美国新生儿中 CF 发病率为 1/10 000。CF 在东亚的发病率相当低，日本 CF 发病率低至 1/35 000。我国由于病例数甚少，尚无 CF 发病率的相关数据，但近年来随着对该病认识的提高及基因检测技术的发展，我国对 CF 的诊断也有所增加。

一、病因和发病机制

（一）病因

CF 由囊性纤维化跨膜转导调节因子（CFTR）基因突变所致。目前已报道 2000 多个 CFTR 基因突变位点，但已知的 CF 致病突变数量较少。依据 CFTR 合成、结构、功能的异常可将 CFTR 基因突变分为 7 类（表 4-17-2 延伸阅读）。Ⅰ类突变导致完全缺乏任何功能性 CFTR，是由于无义突变或移码突变（过早的终止子）导致蛋白质截断或存在剪接缺陷导致无蛋白产生；Ⅱ类突变影响 CFTR 分子产生，CFTR 分子可能保留一些氯离子通道功能，但在到达细胞表面的作用位点之前就会发生错误折叠和降解；Ⅲ类突变产生的 CFTR 运输至细胞表面正确的位置，但不能被 cAMP 激活来调节离子运输；Ⅳ类突变与通过正常定位 CFTR 分子的氯离子运输减少（但不是缺乏）有关，少量 CFTR 功能残留；Ⅴ类突变导致剪接缺陷，导致 CFTR 蛋白产量下降；Ⅵ类突变降低 CFTR 蛋白在质膜上的稳定性。Ⅵ类突变导致没有 CFTR mRNA 产生，比如大的缺失。虽然这些突变可以包括在Ⅰ中，但将其单独定义是为了强调它们无法通过任何药理学方法挽救的事实。不同的突变类型导致不同程度的 CFTR 功能受损，Ⅰ~Ⅲ、Ⅵ类突变通常导致 CFTR 功能完全缺失，Ⅳ~Ⅵ类突变则保留一部分 CFTR 功能。

（二）发病机制

CFTR 是一种含有 1480 个氨基酸的糖蛋白，属于 ABC 转运蛋白家族。它作为 cAMP 激活的氯离子和碳酸氢盐通道，并通过其对上皮钠通道（ENaC）的作用调节钠的重吸收。最近几年，随着 CF 新动物模型包括猪、雪貂和大鼠的开发，使得我们对 CF 的早期发病机制建立更加深刻的见解。

以往被广泛接受的假设认为，失去 CFTR 介导的 ENaC 抑制会导致过量的钠和水重吸收，导致气道表面缺水。并且，伴随的氯化物流失不利于上皮细胞纠正低气道表面水分含量。纤毛周围水分减少进一步导致上皮细胞和黏液之间的润滑层变薄，使纤毛的黏液清除功能受到抑制。但最近的研究发现，与钠的过度重吸收引发疾病的假设相反，新生 CF 仔猪的气道上皮并不过度重吸收钠，对新生 CF 雪貂、3~6 周龄 CF 大鼠，以及对人 CF 气道上皮的研究也没有发现钠重吸收增加的证据，而这些研究均发现了气道上皮缺乏 cAMP 刺激的氯化物分泌和负离子通透性的丧失。此外，新生 CF 仔猪气道中依赖 CFTR 的碳酸氢盐分泌和气道表面液体 pH 水平也显著降低，这些发现与之前的报道一致，培养的人 CF 气道上皮也缺乏碳酸氢盐分泌。总之，氯离子和碳酸氢盐分泌减少带来的气道 pH 降低从疾病早期就已经出现，随着疾病进展，气道的继发性改变可能会增加钠的重吸收，但 CFTR 的丧失并不会在疾病发生时直接导致 ENaC 活性增加。

在出生后的最初几个小时内，新生 CF 仔猪气道在组织病理学、细胞计数、细胞因子或转录物分析上没有显示炎症的证据。然而，在肺部感染金黄色葡萄球菌后，它们不能像野生型一样根除细菌。在野生型仔猪中，气道表面液体能很快杀死大部分金黄色葡萄球菌，而 CFTR 缺陷仔猪仅能杀死 50% 的细菌。这不是因为气道表面液体抗菌剂含量减少，而是由于 CF 气道表面液体 pH 降低抑制了其中免疫因子的抗菌活性。通过对 CF 仔猪气道雾化碳酸氢钠来增加气道表面液体的 pH 可以挽救细菌杀灭的缺陷。此外，新生的 CF 仔猪和雪貂比非 CF 同窝的个体气道内细菌种类更多。分离出的物种包括各种革兰氏阳性和革兰氏阴性微生物，包括金黄色葡萄球菌及铜绿假单胞菌等。这些发现直接将 CFTR 功能的丧失与宿主防御缺陷联系起来，如果缺乏 CFTR 依赖性的碳酸氢盐分泌，气道表面液体 pH 下降，损害其中免疫活性因子的抗菌活性。细菌杀灭功能缺陷可能是从无菌新生肺向反复呼吸道感染方向发展的关键一步。这样的模式与人 CF 类似，在生命最初的几个月到几年，各种细菌在 CF 肺中定植；随着时间的推移，肺部逐渐被数量更有限的物种所定植，最典型的是铜绿假单胞菌。

纤毛黏液清除也是一个重要的气道防御机制，该过程通过捕获入侵的病原体和黏液中的微粒来保护肺部，然后由纤毛将黏液推向气道。虽然晚期 CF 患者可以表现出纤毛黏液清除缺陷，但纤毛黏液清除是否在疾病早期受损仍不清楚。有研究利用 CT 成像来跟踪离散的气道颗粒，在基础条件下，新生 CF 与野生型仔猪纤毛黏液清除功能相似。然而，CF 仔猪经胆碱能刺激后，黏膜下腺体分泌大量黏液，许多颗粒运动正常，但部分颗粒运动不畅，出现纤毛黏液清除功能障碍的表现。但该缺陷不是由纤毛周围水分耗尽引起的，因为当气道表面水分比例增高后，纤毛黏液清除的缺陷仍然存在。值得注意的是，在野生型仔猪气道中抑制负离子分泌会导致与 CF 类似的黏液清除障碍表现。这些发现直接将纤毛黏液清除受损与 CFTR 阴离子运输功能丧失联系起来，表明纤毛黏液清除缺陷是一种原发性异常，不依赖于感染、炎症或气道重塑。然而，疾病进展中的感染和支气管扩张可能进一步破坏纤毛黏液清除功能，加速疾病进展。

最后，CFTR 功能障碍可能是感染的主要易感性因素。在正常宿主中，铜绿假单胞菌（PA）与功能性 CFTR 结合，启动固有免疫反应，这是一个快速且自限性的过程。在 CF 患者中，上皮细胞 Asialo-GM1 的增加，导致 PA 和金黄色葡萄球菌与之结合增加，但 CFTR 介导的免疫反应并未激活。因此，呼吸道 PA 的清除可能会受到影响，同时上皮表面细菌的附着也会增强。

（三）病理改变

CF 患者离子通道转运缺陷导致过度黏稠的黏液在多器官上皮表面累积，包括肺、鼻窦、胰腺、胃肠道、肝胆系统、汗腺和生殖道，造成多系统受累。

1. 上呼吸道　上气道常伴有多发鼻息肉，所有年龄均可发现，其在儿童中的发病率为 6.7%～20%，在成年人中高达 40%，但是鼻息肉的存在与肺部受累的严重程度无关。组织学上可见黏液囊肿和增生性黏液腺。

2. 下呼吸道　呼吸道过量累积黏稠的黏液引起细菌感染，特别是金黄色葡萄球菌、流感嗜血杆菌和铜绿假单胞菌感染，强烈刺激主要由中性粒细胞驱动的炎症反应发生，最终损害宿主组织，导致支气管炎、支气管扩张，最终引起肺纤维化伴呼吸衰竭。所有这些病变都可能并发大咯血和气胸。

（1）支气管及细支气管：一项关于妊娠中期胎儿肺的研究表明，与对照组相比，CF 胎儿气管-支气管腺中已有黏蛋白的累积。在临床发现感染之前，CF 患者气管-主支气管就有气管黏膜下腺体肥大、导管堵塞、黏液细胞增生及黏液分泌过多等改变：支气管浆液腺、黏液腺体积增大，扩张的导管充满浓稠的分泌物。感染时，气道充满黏稠的脓性黏液，其中含有病原体并伴随急性和慢性炎症细胞的混合浸润（中性粒细胞、淋巴细胞和浆细胞），覆盖的上皮细胞呈乳头状增生，明显的滤泡增生也很常见。

支气管扩张的严重程度随年龄增加而增加。从出生开始支气管改变和支气管扩张就已经存在，并且随着年龄的增长越来越明显，到 20 多岁时支气管扩张相当普遍。病变累及近端气道，多见于上叶、右中叶、舌部及下叶上段。此外，气道塌陷可由黏液堵塞和增大的淋巴挤压支气管引起，在婴儿中很常见。肺气肿的发生率要低得多，仅在 2 岁以上出现，在 10～24 岁年龄组中发生率为 41%。另外，感染性细支气管炎在婴儿中很普遍，表现为气道黏膜充血、腔内炎症和溃疡，伴有黏膜相关淋巴组织增生的滤泡性细支气管炎也很常见。

（2）肺实质：肺炎见于疾病发展的所有阶段，0～24 岁的 CF 患者中有 82% 出现过肺炎，其主要表现为肺泡中充满中性粒细胞和（或）病灶组织。尽管这些改变可以恢复正常，但反复感染可致肺实质破坏。金黄色葡萄球菌感染尤其与肺实质坏死引起的肺气肿有关。气管内脓肿的形成在肺实质内产生囊泡腔，囊肿可发生在肺内，可与支气管树分离或通过小通道相连。

3. 胃肠道　早在妊娠 17 周，胎儿就可出现胎粪增厚的表现，它的存在高度提示胎儿 CF，可在肺、胰腺或肝无改变的情况下发生。粪便堵塞可发展为胎粪性肠梗阻，即回肠远端机械性梗阻，17% 的 CF 新生儿受此影响，胎粪性肠梗阻的特征性表现可能是 CF 的最早表现之一。致密的胎粪黏附于肠黏膜，引起管腔扩张和阻塞。镜下可见广泛的杯状细胞增生和强嗜酸性黏液物质。梗阻可导致回肠壁缺血性坏死、穿孔和胎粪性腹膜炎。其他相关异常包括肠扭转和回肠闭锁。

在成人，唾液腺和唇腺可以发现病变，导管内嗜酸性细胞堵塞导致腺管肿大；巴雷特食管病的发病率也有所增加；肝硬化患者可出现伴有门静脉高压的食管静脉曲张。CF 患者发展为胃肠道腺癌的风险增加。

多达 1% 的 CF 患者发生肠套叠。高龄 CF 患者可能发展为胎粪性肠梗阻或远端肠梗阻，特别是在口服液体摄入不足或未服用胰酶制剂的情况下。另外，阑尾脓肿也是 CF 罕见的并发症之一。

使用高剂量胰酶的 CF 患者并发纤维结肠病的报道越来越多，纤维结肠病的主要组织学特征是黏膜下的密集纤维化并形成长节段。发病机制尚不清楚，但酶的直接毒性作用、脂肪吸收不良、血液供应不足、运动异常、使用泻药均与此有关。受累结肠呈鹅卵石样，显微镜下可见固有肌层增厚、黏膜下纤维化、黏膜肌层广泛中断和慢性黏膜炎症，伴活动性隐窝炎；可见中度至重度嗜酸性粒细胞浸润，肥大细胞增多。直肠黏膜脱垂可发生在多达 22% 的 CF 患者中，并可能是该病的第一表现，在胰腺功能不全治疗后消失。

4.胰腺　从妊娠 20 周开始就可以看到嗜伊红性物质的积累和分泌小管的扩张。在出生后的外分泌胰腺中，由于腺泡溶解酶的释放导致腺泡丢失、纤维化和脂肪替代，导致组织损伤。组织学严重程度分为 4 级，一级为分泌物积累；二级为外分泌部萎缩；三级为萎缩伴脂肪瘤；四级为纤维化、外分泌腺和导管完全消失，伴散在胰岛（又称朗格汉斯岛）。胰腺功能不全可致婴儿期和幼儿期出现 CF 临床症状，胰腺呈现典型的纤维化和脂肪化，残留充满分泌物的扩张导管。在胰腺内分泌部中，进展性胰腺纤维化最终破坏胰岛功能，细胞减少，非细胞成分增加。

5.肝及胆道　梗阻性胆道疾病发生率为 15%～20%。出生前的胆管内可见浓缩分泌物，伴随胆管增生、局灶性慢性炎症和纤维化，由于这些浓缩分泌物的存在，可在新生儿期出现长时间的黄疸伴胆汁淤积。黏液的积累导致肝内和肝外胆管结石的形成，从而导致梗阻。约 12% 的 CF 患者发生胆囊结石。

肝内胆汁淤积伴胆管增生，门静脉周围炎症伴纤维化发生。这些病变被称为局灶性胆道纤维化，是典型的 CF 肝脏受累表现，在 25% 的患者中可见，尽管它们可能没有症状。胆管狭窄伴硬化性胆管炎也很常见，少数患者（2%～5%）最终发展为肝硬化，并在肝内形成多发再生结节。这种广泛的肝脏病理是门静脉高压并发食管静脉曲张和脾功能亢进的原因，其发生率与其他原因导致的肝硬化相似。此外，肝脏脂肪浸润在 CF 患者中也很常见。

6.生殖系统　几乎所有患 CF 的男性都存在生殖道解剖异常，输精管闭锁或完全缺失，附睾体、尾部和精囊异常扩张或缺失。CF 女性可出现宫颈黏液增厚而导致不孕。

二、临床表现

CF 造成管腔上皮细胞分泌功能异常，可累及多个系统。呼吸道症状是气道黏液积聚、阻塞及纤毛黏液清除障碍引发持续炎症造成的。鼻窦黏液浓稠可能引起鼻窦通道堵塞、感染，引起面部疼痛、发热、鼻分泌物增多和头痛。对于下呼吸道，疾病早期持续咳嗽、咳痰，痰量增加，运动耐力下降常见于并发肺炎时。疾病晚期，肺结构的改变，如最常见的气道病理改变（支气管扩张）进一步加剧了呼吸困难。其他症状包括咯血、肺动脉高压、心力衰竭和呼吸衰竭等。金黄色葡萄球菌、流感嗜血杆菌和铜绿假单胞菌是引起 CF 患者肺部感染的 3 种最常见的微生物，此外，由洋葱伯克霍尔德复合群（BCC）引起的机会性感染也可能出现。除了典型的细菌感染，CF 患者也可能感染鸟分枝杆菌复合群（MAC）或发展为变应性支气管肺曲霉病（ABPA）。

5%～10% 的 CF 新生儿出生后出现胎粪排出延迟，甚至发展为胎粪性肠梗阻。直肠脱垂更加常见，在 CF 新生儿中的发生率高达 10%。来自胰腺的黏稠分泌物堵塞胰腺导管，阻碍消化酶进入十二指肠，导致胰腺不可逆性损伤，引起胰腺炎。在年龄较大的儿童或青少年中，胰管可能会完全堵塞，导致胰腺外分泌部萎缩和进行性纤维化；消化酶的缺乏导致营养物质难以被吸收，这种失调被称为吸收不良，CF 患者由于热量的损失而导致营养不良和生长发育落后。CF 患者也难以吸收脂溶性维生素 A、D、E 和 K，维生素 D 缺乏可能导致骨质疏松。外分泌性胰腺功能不全发生在大多数 CF 患者中（85%～90%）；另外一些病情较轻的病例仍然存在足够的胰腺外分泌功能，因此，不需要补充酶且通常生长发育良好，但是这类患者慢性胰腺炎的发病率高。此外，胰腺内分泌功能也可能受损，从而导致一种特殊的 CF 相关糖尿病，是 CF 的主要肺外并发症之一。CF 患者可能因粪便堆积或肠套叠引起远端肠梗阻。肝及胆道也会受到影响，胆汁可能阻塞胆管，导致肝损伤。脂质消化或吸收受损可导致脂肪泻。随着时间的推移可能导致肝脏瘢痕和结节产生，最终可能发展为肝硬化。

至少有 97% 的 CF 男性患者是不育的，CF 男性不育的主要原因是先天缺乏输精管，且先天性双侧输精管缺如（congenital bilateral absence of the vas deferens，CBAVD）可能作为男性 CF 的主要或唯一临床表现。大约 20% 的 CF 女性因宫颈黏液增厚或营养不良、月经失调而不孕。

体征可见发绀或杵状指/趾，一些患者可出现肺底湿啰音，以及肺不张、肺气肿等相关体征。

三、辅 助 检 查

（一）汗氯试验

汗氯试验是诊断 CF 的金标准，在婴儿体重达到 2kg、校正胎龄 36 周时即可进行检测。汗氯试验有 4 个基本步骤，即匹罗卡品电离子导入刺激汗液产生、收集汗液、按重量或体积量化收集的汗液，以及测量汗液氯离子浓度。定量匹罗卡品电离子导入试验（quantitative pilocarpine iontophoresis test，QPIT）是目前首选的汗液刺激方法，也是囊性纤维化基金会认可的唯一有效方法。QPIT 使用小电流使局部涂抹的匹罗卡品透过表皮，随后匹罗卡品刺激汗腺中的 M 受体分泌汗液。现代的汗液收集方法是利用滤纸、纱布或 Macroducts® 系统于四肢（如前臂）处收集汗液。进行汗氯试验的临床实验室应遵循已公布的指南，以确保测试的准确性。

对于 NBS 阳性或符合 CF 临床特征或家族史阳性的患者，1 次汗液氯离子≥60mmol/L，即诊断为 CF。汗液氯离子＜30mmol/L，表明 CF 不太可能，如果临床怀疑仍然很高，可以考虑重复汗氯试验和进行 *CFTR* 突变分析。30～59mmol/L 的汗液氯离子结果为中间值，这类人群应该重复进行汗氯试验，若检测结果仍保持在中间范围，则应该进行 *CFTR* 基因突变分析、其他的 CFTR 生理测试（肠电流测量、鼻黏膜电位差等），以及潜在的 CF 临床特征（如胰腺外分泌功能）的评估。

（二）新生儿筛查

新生儿筛查（newborn screening，NBS）是早期筛查 CF 的重要手段，通过 NBS 早期筛查出 CF 可以显著改善患者的营养状况、肺功能及降低死亡率。目前在美国，60%～65% 的 CF 患者是通过 NBS 检测到的。在美国，NBS 首先利用干血斑点法检测血清免疫反应性胰蛋白酶原（immunoreactive trypsinogen，IRT），对于 IRT 升高的婴儿在 1～2 周重复进行 IRT 检测，如果 IRT 水平持续升高，则进行 *CFTR* 基因突变分析，检测 23～45 个突变组合，IRT/IRT/DNA 模式有较高的敏感性、特异性及较好的时效性。但由于中国的 *CFTR* 突变位点与西方人群差异较大，因此，基于欧美 *CFTR* 突变谱建立的 NBS 模式对中国患者可能并不适用，急须建立适合中国人群的 NBS 方法。

需注意的是，NBS 只是筛查，不是 CF 的诊断程序。所有 NBS 阳性的患者都应该接受汗氯试验的确诊测试，以找到 CFTR 功能障碍的证据。CF 诊断指南建议，即使是 NBS 发现 2 个 CF 致病突变的婴儿也要进行汗氯试验，因为可能会发生实验室错误。此外，NBS 阴性但临床怀疑为 CF 的患者，应始终监测汗液氯离子浓度。

（三）CFTR 生理试验

对于中间值汗氯离子浓度、NBS 阳性、有 CF 症状或阳性家族史且少于两个 CF 致病突变的患者，需要进行 CFTR 生理试验。肠电流测量（intestinal current measurement，ICM）和鼻黏膜电位差（nasal potential difference，NPD）测量是评价 CFTR 功能的两种可供选择的方法。ICM 是使用从直肠活检获得的体外样本进行的，直肠活检组织被放置在 Ussing 小室中接受氯离子分泌剂刺激，随后测量跨上皮组织电流。由于 CFTR 在直肠组织中高度表达，ICM 是 CFTR 活性的高特异性和敏感性检测方法。NPD 是一种微创的体内试验，当鼻黏膜上皮沉浸在抑制上皮钠通道并增强通过 CFTR 的氯离子转运的溶液中时测量鼻黏膜上皮的生物电势，NPD 已在幼儿中成功实施。ICM 和 NPD 需要专门的设备和熟练的技术人员，但这两种设备并未广泛使用，且这些测试也缺乏明确定义的临床参考范围。

（四）基因检测

欧美人群中 70% 以上存在 F508del 位点突变，但中国的突变基因与欧美人群差异极大。国内报道的 49 例中国 CF 患者中，32 例存在 *CFTR* 突变，共 33 种突变类型，均为少见突变。其中，最常见的突变为 c.1766＋5G＞T，占 24.138%，其次为 c.2909G＞A、c.2684G＞A、c.2083dupG、c.595C＞T。在高加索人群中均不常见。需要注意的是，仍然需要通过汗氯试验证明 CFTR 功能障碍的证据才能确诊 CF，即使在存在 2 个 CF 致病突变的情况下也是如此。尽管如此，建议所有患者完善 *CFTR* 基因分型，这可以帮助确定患者是否适宜接受 *CFTR* 基因治疗。

（五）CT 检查

胸部 CT 可见支气管壁增厚扩张、肺动脉高压、支气管黏液栓形成、肺气肿、两肺上部薄壁含气囊腔或感染性支气管肺炎及亚节段肺不张等征象（图 4-17-3）。腹部 CT 可见慢性胰腺炎、肝间质纤维化、肝硬化、脾大、门静脉高压、侧支形成等表现。颞骨 CT 可见慢性鼻窦炎。

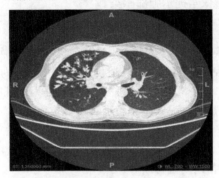

图 4-17-3　患儿，女，11 岁。出生后反复腹泻、咳嗽，粪便中含油脂。体格检查：发育迟缓，营养不良，双肺可闻及痰鸣音；肝剑突下 5cm 左右，质韧，边缘不规则；杵状指/趾。汗氯试验示氯离子浓度 97.8mmol/L。
CFTR 基因检测示纯合突变。HRCT 显示两肺支气管扩张、管壁增厚，右肺上叶见囊柱状扩张支气管。
临床诊断：囊性纤维化、支气管扩张症、慢性腹泻（胰腺外分泌功能不全）、生长发育迟缓

（六）支气管镜检查

支气管镜检查可见鼻咽、气道内大量黏稠脓性分泌物，肺泡灌洗液培养可提示金黄色葡萄球菌、铜绿假单胞菌等 CF 典型病原体感染。

（七）肺功能检查

随着年龄增长，常存在不同程度的阻塞性或混合性通气功能障碍。

（八）鼻呼气一氧化氮测试

CF 患者鼻呼气一氧化氮水平较正常人降低。

（九）粪便弹性蛋白酶检测

粪便弹性蛋白酶（fecal elastase，FE）检测可作为胰腺功能的无创性检测手段。FE＜200μg/g 为异常，提示胰腺功能不全。在等待因汗液氯离子水平不足确诊 CF 的婴儿进行重复汗氯测试时，FE 检测可能是一种特别有用的辅助测试。然而，FE 检测不能确诊 CF，并且会错过对出生时胰腺功能正常 CF 患者的诊断。

（十）脂溶性维生素检测

CF 患者外周血脂溶性维生素 A、D、E、K 浓度低于正常人群。

四、诊断与鉴别诊断

（一）诊断要点

1. 主要表现为反复支气管感染和气道阻塞；新生儿易发生胎粪阻塞；儿童可发生肠梗阻和直

肠脱垂；胰腺分泌不足则出现腹胀、腹部隆起、排出大量泡沫恶臭粪便等消化不良症状，甚至发生脂肪泻和氮溢。

2. NBS 阳性或存在典型症状/体征或有阳性家族史者，1 次汗氯试验显示氯离子浓度≥ 60mmol/L 即可确诊。若 2 次汗氯试验氯离子浓度为 30～59mmol/L，同时存在 2 个 CF 致病突变也可确诊；若存在的 *CFTR* 突变为未明确意义或 MVCC 则需进行 CFTR 生理试验。汗氯试验氯离子浓度＜30mmol/L 可初步排除。不存在 *CFTR* 突变则可排除（图 4-17-4 延伸阅读）。

3. CF 可分为临床稳定期及肺恶化期。肺恶化指患者因以下 12 种临床表现中的 4 种而接受静脉抗菌药物治疗，即痰量/性状改变、新发或加重咯血、咳嗽加重、呼吸困难加重、疲乏或嗜睡、体温＞38℃、厌食或体重减轻、鼻窦疼痛或压痛、窦性分泌物改变、胸部体检的变化、肺功能较先前记录值下降 10% 以上、影像学提示肺部感染。

（二）鉴别诊断

1. PCD 累及多器官的疾病，表现为慢性中耳-鼻窦-肺部疾病、新生儿呼吸窘迫、内脏反位和生育能力下降。PCD 多数是常染色体隐性遗传病，其发病率为 1/35 000～1/15 000。其中约 50% 的患儿诊断为以支气管扩张、鼻窦炎及内脏反位三联征为特征的 Kartagener 综合征。在病史询问中应注意慢性呼吸道感染病史，尤其是鼻窦炎和中耳炎病史。

2. 肺结核 慢性肺结核基础上可继发支气管扩张，可出现咳嗽、咳痰；但多有结核患者接触史，多伴有低热、盗汗、乏力、消瘦等结核中毒症状；影像学检查可发现病灶多位于上叶或下叶背段，痰结核分枝杆菌检查可帮助明确诊断。

3. 原发性免疫缺陷病（PID） 多与遗传相关，常在婴幼儿期即出现反复感染，鼻、中耳、肺、消化道和皮肤等均可受累。PID 包括以抗体缺陷为主的免疫缺陷病、联合免疫缺陷、吞噬细胞功能缺陷、补体缺陷等。反复肺部感染使 PID 患者出现支气管扩张的风险增加。病史、细胞和体液免疫功能、吞噬细胞、补体水平的检测有助于诊断，在少见的 PID 中需要进一步行基因检测。

4. 弥漫性泛细支气管炎（DPB） 存在于两肺呼吸性细支气管的气道慢性炎症性疾病，表现为咳嗽、咳痰和活动后气促，多有鼻窦炎；胸部 HRCT 显示两肺弥漫分布的小叶中心结节和支气管扩张。肺部持续性湿啰音、低氧血症、冷凝集试验效价增高有助于鉴别。长期小剂量的大环内酯类抗菌药物治疗有效，确诊需病理学证实。

五、治　疗

对 CF 患者的治疗，需多学科合作、共同干预与指导，并需要规范化的长期管理与随访。这种 CF 的多学科综合治疗团队模式目前在国外已广泛开展，显著提高了 CF 患者的生存率。既往对 CF 的治疗重点是针对一些并发症的治疗，经过近些年的观察和研究，治疗的目标改为针对发病机制的治疗。

（一）营养支持

由于 CF 可以引起胰腺、肝、胆道、肠道等消化系统功能受损，营养不良成为 CF 较为常见的并发症，并且严重影响患者治疗、生活质量及预后。因此，对患者进行营养评估及营养管理极为重要。营养支持治疗包括胰酶替代治疗、高热量饮食、脂溶性维生素（维生素 A、维生素 D、维生素 E、维生素 K）及矿物质（钠、钙等）补充等。如果患者出现胰腺外分泌功能不全的表现，应及时补充胰酶。营养管理的目标是确保婴幼儿生长发育正常，2 岁以下体重指数达到第 50 百分位，成人达到正常水平。

（二）呼吸道清理

CF 患者常以肺部表现发病，呼吸道大量分泌物排出障碍，导致通气功能下降和呼吸道感染，及时清理分泌物能改善患者的临床症状及肺功能。目前，主要是通过一些物理的方法和排痰药物治疗，包括体位引流、正压通气、高频胸壁振荡排痰等，但目前尚无研究证实哪种呼吸道清理方法更适合。重组人 DNA 酶可降低呼吸道分泌物的黏稠度，有利于黏液清除，但囊性纤维化基金会发布的关于 CF 患者肺部护理的指南建议用于 5 岁以上 CF 患者。高渗盐水雾化治疗可使纤毛周围层重新水化，改善纤毛-黏液系统清除功能。

（三）抗炎治疗

炎症是导致 CF 肺恶性循环的主要原因，如果不及时治疗，这种炎症可导致呼吸道的不可逆损害、支气管扩张，最终导致呼吸衰竭。抗炎药物对 CF 肺部改变有积极的治疗作用，主要包括口服糖皮质激素、布洛芬、阿奇霉素。口服糖皮质激素和布洛芬不良反应较多，阿奇霉素较安全。抗炎药物应在疾病早期使用，在发生不可逆的肺部损伤之前使用。

（四）抗感染治疗

CF 患者呼吸道感染较常见，故 CF 患者的管理应包括呼吸道分泌物培养监测，病原体主要是细菌，尤其是金黄色葡萄球菌和铜绿假单胞菌，还有非典型分枝杆菌、BCC 等。可隔月使用吸入性的妥布霉素或氨曲南治疗铜绿假单胞菌或其他革兰氏阴性菌的慢性感染，尽可能清除有害菌的定植。此外，阿奇霉素口服和妥布霉素吸入联合治疗较单用妥布霉素吸入治疗能够更好地改善患者的肺功能，提高生活质量。

（五）基因治疗

目前，CF 基因治疗主要针对 CFTR 功能缺陷。2012 年获批的 *CFTR* 基因增强剂依伐卡托（ivacaftor）的靶点是改善氯离子通道的活性，增加 *G551D* 突变患者（占 CF 的 4%）氯离子的转运，是首个直接针对病因治疗 CF 的新型药物。研究显示，ivacaftor 在肺功能改善、体重增加、减少肺部病变急性加重及降低汗液氯离子水平方面均有显著效果。鲁玛卡托（lumacaftor）的靶点是监控或调节蛋白，使得基因结构维持稳定。新近研发的联合制剂效果更加显著，orkambi 是 ivacaftor 和 lumacaftor 的联合制剂，主要用于 F508del 突变的 CF 患者，能够改善患者的肺功能，改善预后，并且长期应用安全有效。

（六）肺移植

肺移植在 CF 的治疗中有重要意义，能够延长患者的生存时间。肺移植可以行单侧、双侧或心肺联合移植，既往多行心肺联合移植，目前对终末肺 CF 患者推荐行肺移植。具备下列条件之一的患者建议行肺移植：①一次急性呼吸衰竭，并需要无创通气治疗；②抗菌药物耐药且每次病情恶化恢复很慢；③尽管补充营养，但营养状态较差；④难治性气胸；⑤既往已行肺栓塞治疗，但仍出现危及生命的咯血。移植术后 5 年生存率约为 50%，慢性移植排斥反应所致闭塞性细支气管炎是亟待解决的主要问题。

（陈镜龙　钱莉玲）

第五节　肺泡微结石症

肺泡微结石症（pulmonary alveolar microlithiasis, PAM）是一种罕见的主要累及呼吸系统的常染色体隐性遗传病，以双肺肺泡内存在弥漫性分布的含钙、磷酸盐微结石为主要特征。PAM 最早于 1686 年由 Malpighi 首次报道，1933 年 Puhr 予以命名，至今全球范围内已报道了超过 1000 例 PAM 病例。PAM 起病隐匿，多于成人期出现症状，儿童患者大多无症状或症状轻微，往往在体检或呼吸道感染就诊时偶然发现；该病病情进展缓慢，常于中年时期出现呼吸衰竭。

PAM 可发生于任何年龄，从新生儿至 80 岁均有报道，其平均确诊年龄约 40 岁。PAM 患者没有特定的地域或种族分布，各大陆均有病例报道，最主要来自亚洲（56.3%）和欧洲（27.8%）。

不同国家报道的发病率有所差别，土耳其的发病率为 1.85/1 000 000，意大利为 1.08/1 000 000，日本为 0.92/1 000 000，美国为 0.15/1 000 000，中国为 0.1/1 000 000，印度为 0.06/1 000 000。目前我国报道的 PAM 病例以成人为主，儿童 PAM 的流行病学资料仍较缺乏。

一、病因和发病机制

（一）病因

SLC34A2 基因是目前 PAM 唯一已知的致病基因，呈常染色体隐性遗传模式。自 2006 年被首次发现以来，目前已报道的致病突变已超过 30 个。该基因位于 4 号染色体短臂（4p15.2），含 13 个外显子，除 1 号外显子不编码外，其余 12 个外显子参与编码一个全长 690 个氨基酸的转运蛋白，即钠依赖性磷酸转运蛋白 2b（sodium-dependent phosphate transport protein 2b，NaPi-2b）。NaPi-2b 广泛存在于哺乳动物中，在肺、小肠、睾丸等多种组织中表达。在肺内，NaPi-2b 特异性表达于肺泡 II 型上皮细胞，在转运钠时可发挥协同转运磷酸盐的作用，是肺内唯一转运磷酸盐的蛋白质。

（二）发病机制

肺泡 II 型上皮细胞产生以二棕榈酰磷脂酰胆碱（DPPC）为主要成分的肺泡表面活性物质，失去活性的 DPPC 降解产生磷酸盐，由肺泡巨噬细胞吞噬降解后转运至 II 型上皮细胞清除或循环利用。*SLC34A2* 基因突变导致 NaPi-2b 功能下降或缺失，使肺泡内的磷酸盐不能被转运至 II 型上皮细胞，从而在肺泡内沉积形成以钙、磷酸盐为主要成分的结石。

（三）病理改变

患肺切面呈细砂纸状纹理，光学显微镜下，肺泡腔及间质内均可见大量直径为 0.01～2.8mm、由层状钙质包绕的无定形的或粒状的同心圆状钙化小体。

二、临床表现

PAM 起病隐匿，多数患者早期无症状或症状轻微，往往在体检或呼吸道感染就诊时偶然发现，且疾病进展缓慢，可长期处于静止状态。在疾病的进展期，因逐步出现的限制性通气功能障碍所导致的气促为最常见症状，其次为干咳、胸痛等，偶有痰中带血。晚期逐渐加重的肺间质纤维化、肺大疱致肺血管床破坏，导致低氧血症、肺动脉高压及肺源性心脏病。末期多死于肺部感染、呼吸衰竭和心力衰竭，部分可并发自发性气胸。PAM 患者肺部体征多为阴性，合并肺间质纤维化者可于肺底闻及 velcro 啰音，并出现杵状指/趾。

三、辅助检查

（一）实验室检查

血常规多正常；血清钙、磷水平及维生素 D_3 水平大多正常；血清肺表面活性蛋白 D（SP-D）水平可升高。肺功能检查早期无明显改变，随病情进展出现弥散功能降低，最终出现限制性通气障碍。

（二）影像学检查

1. 胸部 X 线片　可表现为双肺弥漫性分布、边缘锐利、呈钙化密度的沙粒样微结节，以中下肺为主。病情进展到后期，双肺结节聚集融合，呈现典型的"暴沙"或"暴雪"样改变，常使心脏、膈肌边缘模糊，称为心脏消失现象。

2. 胸部 CT　是诊断 PAM 的最重要的影像学工具。可有以下表现。

（1）胸膜下肺实质内及沿支气管、血管周围区域内可呈特征性钙化，融合可形成"白描征"和"火焰征"。

（2）磨玻璃样改变、肺间质纤维化及胸膜下线性钙化为 PAM 患者 HRCT 的典型改变（图 4-17-5 延伸阅读）。此外可见弥漫分布的钙化小结节影、胸膜下结节、小叶间隔增厚及钙化。有时胸膜下可见 5～10mm 的狭长透亮带，即"黑边征（又称黑胸膜线）"，其实质为肋骨和钙化的肺实质之间的致密脂肪层。

（三）病理检查

可选择胸腔镜、开胸或穿刺肺活检行组织病理检查，肺泡腔及间质内均可见大量直径为 0.01～2.8mm 的同心圆状的钙化结节（图 4-17-6 延伸阅读）。

（四）基因检查

鉴于成本及效率考虑，目前市场上已少见商用的单基因 Sanger 测序产品。推荐影像学表现典型者使用含该致病基因的基因组合（Panel），若临床表现不典型，可直接采用全外显子组测序。

四、诊断与鉴别诊断

（一）诊断要点

1. 临床-影像分离现象（典型影像学特征，轻微临床症状）。

2. 肺组织病理可见肺泡腔及间质内大量同心圆状的钙化结节，基因测序检测到 *SLC34A2* 基因具有致病性的纯合或复合杂合突变。

3. 根据临床表现及血气分析评估有无低氧血症，胸部 CT 评估肺部病变范围及程度，肺功能检查评估有无弥散功能下降及限制性通气功能障碍及其严重程度。

（二）鉴别诊断

1. 血行播散性肺结核 可有反复咳嗽，两肺可见弥漫性的粟粒样小结节，可有钙化，但多有结核患者接触史，多伴有低热、盗汗、乏力、消瘦等结核中毒症状。PPD 试验、T-SPOT 可阳性，痰结核分枝杆菌检查可帮助明确诊断。

2. 特发性肺含铁血黄素沉着症 影像学可表现为磨玻璃影，反复肺部出血，可出现钙化，但多有反复咳嗽、咯血或痰中带血病史，伴缺铁性贫血；支气管镜 BALF 呈血样或洗肉水样，可找到含铁血黄素细胞，肺组织病理可进一步鉴别诊断。

3. 硅肺 影像学可有两肺弥漫的结节影，同时伴有胸膜增厚及钙化，但多有长期粉尘暴露接触史，暴露史不明者可最终行病理及基因检查以鉴别。

4. 真菌感染 部分肺部真菌感染患者影像学可表现为肺部小结节及钙化，但患者多有发热、咳嗽、咳痰等症状；血常规嗜酸性粒细胞计数可增多，血清 G 试验或 GM 试验可升高，痰液或 BALF 可找到真菌菌丝，同时进行真菌培养可明确诊断。

五、治 疗

PAM 目前尚无特效治疗方法，一般采用对症治疗。

（一）药物治疗

双磷酸盐如羟乙磷酸钠被认为可以抑制磷酸盐结石形成，而体外细胞研究显示糖皮质激素可促进肺泡上皮细胞 *SLC34A2* 的表达及细胞外液的钙、磷转运，但在实际临床应用中，各研究报道的患者对药物的治疗反应效果不一，未证实存在明确的疗效。

（二）全肺灌洗治疗

有研究学者尝试用全肺灌洗清除肺内的微结石，但结果显示，尽管灌洗可成功清除一部分微结石，但患者的影像学异常和临床症状均无任何改善。

（三）肺移植

肺移植是终末期 PAM 患儿唯一的治疗选择。在 PAM 患者中，单侧肺移植和双肺移植均有成功的报道。PAM 肺移植患者的存活率和因其他原因行肺移植的患者的存活率无明显差别。目前尚无 PAM 患者肺移植后复发的报道。

（洪　达　钱莉玲）

第六节　遗传性出血性毛细血管扩张症

遗传性出血性毛细血管扩张症（hereditary hemorrhagic telangiectasia，HHT）是一种以多发动静脉畸形为特征的常染色体显性遗传病。主要表现包括反复鼻出血、皮肤黏膜毛细血管扩张和内脏器官的动静脉畸形（可累及肺、肝、脑、胃肠道等器官）。HHT 的症状与年龄相关，在儿童期常不典型，易出现漏诊、误诊。反复自发性鼻出血是 HHT 最常见的症状，平均发病年龄为 12 岁。口唇、颜面或手部的毛细血管扩张多发生在 20～30 岁。内脏器官血管畸形多为先天性，于成年期达到最终大小，相应并发症如咯血、消化道出血、脑血管栓塞等多见于成人，儿童罕见。在欧美，HHT 患病率为 12.1/100 000～15.6/100 000。在日本，其患病率为 1/8000～1/5000。我国尚缺乏 HHT 的大样本流行病学资料。

一、病因和发病机制

HHT 的发生与转化生长因子-β（transforming growth factor-β，TGF-β）/骨形成蛋白（bone morphogenetic protein，BMP）信号通路基因变异引起血管内皮细胞功能障碍有关。HHT 主要分为 HHT1 和 HHT2 两型，分别由位于 9 号染色体上的 ENG 基因和位于 12 号染色体上的 ACVRL1（ALK1）基因致病变异引起，约占所有确诊患者的 85%。3% 左右的 HHT 患者与位于 18 号染色体的 SMAD4 和位于 10 号染色体的 BMP9（GDF2）基因致病变异有关。10% 左右患者未检测到上述基因致病变异。上述基因致病变异造成相应编码蛋白在血管内皮细胞表达缺失，血管壁缺乏弹性纤维，完整性受损，导致毛细血管扩张和动静脉畸形。

HHT 主要病理改变包括动静脉畸形和毛细血管扩张（小动静脉畸形）。毛细血管扩张好发于口、鼻、胃肠道、皮肤及手指等部位，动静脉畸形多发生于肺、脑、肝和胃肠道等部位。轻微病变表现为毛细血管后静脉的局灶性扩张，沿管腔边界的周细胞中可见明显应力纤维。严重病变者静脉明显扩张和扭曲，管壁由多层平滑肌组成而缺少弹性纤维，且扩张的静脉常常与扩张的动脉直接相连。

二、临床表现

（一）鼻出血

鼻出血是 HHT 最常见的临床表现，95% 患者有反复自发性鼻出血，其出现时间最早，平均发病年龄为 12 岁。约 1/3 的患者在 10 岁之前出现鼻出血，80% 的患者在 20 岁之前出现鼻出血。其严重程度不一，可表现为偶尔少量鼻出血或顽固性大量鼻腔出血。

（二）毛细血管扩张

与 HHT 相关的毛细血管扩张主要见于口唇、舌、颊黏膜、面部、胸部和手指，其平均发病年龄一般晚于鼻出血，但也可能发生在儿童时期。约 30% 的患者出现在 20 岁之前，2/3 的患者出现在 40 岁之前。毛细血管扩张可表现为针尖大小病灶或较大的隆起性病灶，颜色呈鲜红或紫红，压之褪色。由于毛细血管管壁薄、路径狭窄迂曲，又靠近皮肤黏膜表面，轻微创伤便可引起破裂出血；并且因血管壁缺少收缩成分，又与动脉直接相连，毛细血管扩张引起的出血常常迅速且难以停止。在成人，胃肠道黏膜毛细血管扩张很常见，最常受累部位是胃和十二指肠。约 1/4 HHT 患者有消化道出血表现，通常于 50 岁以后发生，呈慢性持续性，往往无急性出血而仅表现为缺铁性贫血。

（三）动静脉畸形

动静脉畸形好发于肺、肝和脑。肺动静脉畸形在 HHT 患者中发生率为 30%～50%，HHT1 更多见，其在出生时即可存在并于成年达到最终大小。大多数患者在很多年里都没有明显症状，部分患者会出现严重的或突发性的呼吸困难、发绀、咯血及疲乏等症状。此外，由于空气、血栓和细菌通过肺动静脉分流（绕过肺的筛选功能）可引起短暂性脑缺血发作、卒中和脑脓肿，这些神经系统并发症常是肺动静脉畸形患者的首发症状。

肝动静脉畸形在 HHT 患者中发生率为 41%～74%，HHT2 更多见。大部分患者可以终身无症状；少数患者（8% 左右）因肝内血管异常分流 [肝动脉到门静脉，肝动脉到肝静脉和（或）门静脉到肝静脉] 引起相应症状，如高心输出量心力衰竭、门静脉高压、胆道疾病和肝局灶性结节增生等。

脑血管畸形在 HHT 患者中发生率约为 10%，HHT1 更多见，包括海绵状血管瘤、硬脑膜动静脉瘘、颅内动脉瘤、动静脉畸形和脊髓动静脉畸形。HHT 患者神经系统表现包括偏头痛、脑脓肿、短暂性脑缺血发作、卒中、癫痫、颅内及蛛网膜下腔出血或较少见的轻瘫。2/3 的患者出现症状是由于肺动静脉畸形导致；另外 1/3 的患者与脑或脊髓血管畸形有关。

（四）贫血

鼻出血或消化道出血可引起贫血，通常需要补铁治疗，少数重症患者需要输血。在中年人中，消化道出血是贫血和铁缺乏的主要原因。

（五）肺动脉高压

HHT 患者中约 10% 存在肺动脉高压。目前认为 HHT 相关肺动脉高压由两种类型构成：一种是由于高心输出量所引起，此种类型较多；另一种临床和血流动力学与特发性肺动脉高压极为类似，称为遗传性出血性毛细血管扩张症相关肺动脉高压，多见于 HHT2。

（六）幼年息肉病

SMAD4 基因变异相关 HHT 常合并幼年息肉病（juvenile polyposis，JP），临床上更容易出现消化道出血和消化道恶性肿瘤。

三、辅助检查

（一）血常规

HHT 患者应进行血常规检查，注意有无贫血或红细胞增多症。对于频繁发生严重鼻出血和（或）上消化道出血的患者，则需定期复查血常规。

（二）粪便常规

粪便常规检查有助于发现上消化道出血，尤其对中年患者非常重要。

（三）心脏超声造影

用于检测肺动静脉畸形，并且可以测量肺动脉压力，以筛查肺动脉高压。

（四）CT 血管造影

当心脏超声造影发现肺内异常分流，或无法进行心脏超声造影时，应采用 3mm 以下层厚的 CT 血管造影检查，以确定病灶的大小和位置。

（五）头颅 MRI

脑部动静脉畸形导致的并发症是致命的，为了预防并发症的出现，HHT 患者需行头颅 MRI，筛查是否存在脑的动静脉畸形，对于有家族史的儿童应尽早筛查。

（六）肝脏超声或 CT

如果患者存在肝脏受累表现，如肝功能异常或高心输出量心力衰竭等症状，或诊断需要，则考虑肝脏超声或 CT 检查。

（七）消化内镜

消化内镜包括胃镜、结肠镜、小肠镜和胶囊内镜等，内镜下可见类似于皮肤和口腔黏膜的血管病变，合并幼年息肉病者可见息肉。

（八）基因检测

发现 *ACVRL1*、*ENG*、*GDF2*、*SMAD4* 基因杂合致病变异可为临床表现不典型的 HHT 患者明确诊断。目前常用的基因检测方式有 Sanger 测序和基于目的基因组合的 Panel，数据分析过程中需注意大片段的重复/缺失。当上述检测未能明确诊断时，可考虑全外显子组测序或全基因组测序。

四、诊断与鉴别诊断

（一）诊断要点

1. 典型临床表现为：①反复自发性鼻出血；②多个特征部位出现毛细血管扩张，如唇、鼻、手指和口腔黏膜等；③内脏受累，如消化道的毛细血管扩张，肺、肝、脑或脊髓的动静脉畸形；④一级亲属有 HHT 家族史。

2. 符合以上 3 条或 3 条以上者可临床确诊为 HHT，符合 2 条者为疑似患者，仅有 0 或 1 条者可排除 HHT。基因检测到 *ACVRL1*、*ENG*、*GDF2*、*SMAD4* 基因杂合致病变异可为临床表现不典型的 HHT 患者明确诊断。

3. 伴有难治性鼻出血和动静脉畸形并发症者（如内脏出血、反常栓塞、门静脉高压、高心输出量心力衰竭等）考虑病情较重。

（二）鉴别诊断

1. 其他出血性疾病　如血友病，可导致反复自发性鼻出血，凝血功能及凝血因子检查有助于鉴别。

2. 共济失调毛细血管扩张症　是一种可引毛细血管扩张的常染色体隐性遗传病，与 *ATM* 基因变异有关。以早期发生进行性小脑共济失调、眼球运动不能、免疫缺陷、手足徐动、结膜毛细血管扩张和肿瘤倾向为特征。

3. CREST 综合征　多见于女性，特征表现为雷诺现象、指（趾）硬皮病、皮下钙质沉着和多发性毛细血管扩张。该病毛细血管扩张以手最常见，内脏罕见，并且极少出血，亦无家族史。

4. 遗传性良性毛细血管扩张　以广泛的毛细血管扩张为特征，主要发生在面部、上肢和躯干。其毛细血管扩张为静脉型，并伴有真皮萎缩。

5. 慢性肝病　可伴有蜘蛛痣，以腰部以上如颜面部、胸壁和脐周多见，黏膜和内脏极少见；数量较少，呈鲜红色、蜘蛛状，很少出血。

五、治疗及预后

本病以对症治疗为主。

（一）鼻出血

HHT 患者需注意预防鼻出血，避免创伤，平时可采用鼻腔加湿或局部应用润滑剂湿润鼻黏膜。

急性出血期可采用润滑的低压气囊进行鼻腔填塞。对于保湿治疗无效的反复鼻出血患者，考虑使用口服氨甲环酸治疗，或采取激光、电凝或化学凝固、鼻中隔植皮、鼻动脉栓塞术、鼻腔闭合术等手术治疗。新近研究发现，抗血管生成药物贝伐珠单抗可能对严重、顽固性鼻出血有效。

（二）消化道出血

轻中度的消化道出血可以采用口服或静脉补铁治疗，严重者需要输血治疗。严重的消化道出血应使用内镜或血管造影等方法确定出血的部位和类型，在内镜下应用加热探针、双极电凝或激光进行治疗。小肠出血和较大的血管畸形可通过手术切除。研究显示，口服雌激素或氨甲环酸治疗以及静脉注射抗血管生成药物贝伐珠单抗可减少重症患者的输血需求。

（三）贫血

根据患者的贫血程度选择口服或静脉补铁治疗，严重者予输血治疗。

（四）肺动静脉畸形

选用线圈或封堵器进行栓塞是治疗肺动静脉畸形安全有效的方法，适用于伴有呼吸困难、运动不耐受和低氧血症的 HHT 患者；对于无症状患者，预防肺出血、脑脓肿和卒中等严重并发症亦有重要意义。既往认为供血动脉≥3mm 者需给予栓塞治疗，而最新的研究推荐所有 CT 检测到的肺动静脉畸形应尽可能采取治疗。术后需长期随访以了解有无栓塞后复发或逐渐增大的肺动静脉畸形，通常在栓塞后 6～12 个月、每 3～5 年复查 CT。对于确诊的肺动脉畸形患者，在可能引起菌血症的操作前预防性应用抗菌药物，预防感染性栓子形成。静脉输液时，避免气泡产生以预防颅内空气栓塞。平时生活中避免潜水。

（五）肝动静脉畸形

目前，对于肝动静脉畸形引起的心力衰竭或肝衰竭治疗较为棘手，栓塞治疗肝动静脉畸形可能引起致死性肝梗死，此类患者多采用药物治疗，无效时建议肝移植。对于肝脏受累的 HHT 患者需注意避免肝活检。

（六）脑动静脉畸形

脑动静脉畸形的方法包括经导管血管栓塞、手术切除、立体定向放疗和联合治疗。对于有中枢神经系统症状或检查发现畸形的血管直径＞1cm 时，应予以治疗。对于伴有脑动静脉畸形的儿童患者，除非出现脑出血、神经功能障碍及其他威胁生命的症状，一般采用保守治疗。

（七）预后

一般预后良好，发生死亡者多与出现脑、肺、消化系统并发症有关。

（梅 枚 钱莉玲）

第七节 肺泡毛细血管发育不良伴肺静脉移位

肺泡毛细血管发育不良伴肺静脉移位（alveolar capillary dysplasia with misalignment of pulmonary veins，ACDMPV）是一种由肺泡和毛细血管发育异常引起的罕见致死性疾病，主要表现为生命早期呼吸窘迫、肺动脉高压和特征性病理改变，可伴有心血管系统、消化系统、泌尿生殖系统和骨骼肌肉系统的发育异常。目前该病多为个案报道，缺乏大规模流行病学数据，发病率不详。

一、病因和发病机制

目前病因尚未明确，有学者认为可能与某种致畸物质阻碍胚胎肺血管生成有关，由于肺毛细血管数量的急剧减少，单个肺泡中的血液直接通过异常静脉（即移位静脉）流出，进一步引起肺动脉梗阻性改变。2009 年,斯坦凯维奇(Stankiewicz)等首次发现位于染色体 16q24.1 上的 *FOXF1* 基因为其致病基因。随后相继有研究证实了这一观点,70%~90% 的病理确诊患儿发现存在 *FOXF1* 基因或其上游增强子的功能缺失。*FOXF1* 在肺间质和血管内皮中表达,属于 Forkhead 转录因子超家族成员,通过 SHH 信号通路参与肺发育。

ACDMPV 病理改变包括肺小叶间隔增厚、肺泡结构简单化,肺泡毛细血管明显减少且远离肺泡上皮细胞;肺小动脉肌层增厚,伴行肺小静脉位置异常;部分可有淋巴管扩张表现。大部分患儿肺部病理改变呈弥漫性分布,少数为局灶性,称为非经典型 ACDMPV。

二、临床表现

该病多见于足月儿,出生时 Apgar 评分正常,无感染、窒息等高危因素。60% 以上患儿于出生后 24~48h 出现呼吸衰竭及持续性肺动脉高压,表现为进行性呼吸窘迫和发绀。少数非经典型患儿出生时可无症状或仅有轻微气促,而在新生儿期之后出现难治性肺动脉高压。50%~80% 的患儿伴有肺外表现,如先天性胃肠道异常(如肠旋转不良、肠闭锁、肛门闭锁和食管闭锁等)、先天性心脏病(如左心发育不全综合征、房室间隔缺损、主动脉缩窄和三房心)、泌尿生殖系统异常(如肾积水、隐睾、尿道下裂、尿道闭锁和双角子宫)和内脏器官不对称。

三、辅 助 检 查

(一)胸部 X 线检查

可表现为正常,斑片状或弥漫性磨玻璃影,部分患者伴有气胸。

(二)心脏超声

肺动脉高压(右心室壁肥厚、右心室腔扩大,三尖瓣反流)、卵圆孔未闭或动脉导管未闭。

(三)血气分析

表现为严重的代谢性酸中毒。

(四)病理

肺小叶间隔增厚,肺泡结构简单化,肺泡毛细血管明显减少且远离肺泡上皮细胞;肺小动脉肌层增厚,伴行肺小静脉位置异常;部分可有淋巴管扩张表现。

(五)基因检测

Sanger 测序、荧光定量 PCR 及染色体微阵列芯片可用于检测 *FOXF1* 基因点突变和相关拷贝数缺失。基因阴性者不能排除诊断。

四、诊断与鉴别诊断

(一)诊断要点

1. 典型临床表现　足月儿出生后 48h 内出现发绀及呼吸窘迫,并迅速发展为严重低氧血症、难治性持续性肺动脉高压和右心衰竭,伴或不伴肺外发育畸形,如胃肠道、泌尿系统及心血管系统发育畸形。

2. 确诊依据　肺组织病理检查是诊断 ACDMPV 的金标准。对于无法获取组织或组织病理难以诊断者,发现 *FOXF1* 基因致病变异有助于确诊。

3. 病情评估　ACDMPV 发病早,进展迅速且常规治疗效果欠佳,短时间内可导致死亡,所有患儿均为危重症。

(二)鉴别诊断

1. 先天性心脏病　发绀型先天性心脏病亦可引起低氧血症,临床上可出现明显心脏杂音,心脏彩超可提示心脏结构畸形。

2. 新生儿呼吸窘迫综合征 早产儿多见，与肺泡表面活性物质缺乏有关，主要表现为生后进行性呼吸困难、呻吟、发绀、吸气性三凹征。胸部 X 线片可见两肺透亮度减低，内有均匀分布的细小颗粒、网状阴影和支气管充气征。表面活性物质替代治疗可有效改善病情。

3. 膈疝 生后不久出现严重的呼吸困难，体格检查发现桶状胸、舟状腹及患侧呼吸音消失。胸部 X 线片检查可见胸腔内有空腔脏器、纵隔及心脏移位。大多患儿可通过产前超声检查明确诊断。

五、治疗及预后

该病缺乏有效治疗，机械通气、一氧化氮吸入、肺动脉扩张药物如西地那非以及 ECMO 等治疗效果欠佳，肺移植是唯一根治的方法。

该病预后差，绝大多数患儿于新生儿期死亡。

（梅 枚 钱莉玲）

第十八章　呼吸急危重症

第一节　心肺骤停

心肺骤停是指各种原因引起的心脏停搏和呼吸停止。引起儿童心肺骤停的主要原因是疾病和意外伤害。新生儿和婴儿的主要原因是先天畸形、早产并发症和婴儿猝死综合征等，意外伤害已逐渐成为年长儿心搏、呼吸骤停的主要原因。

一、病因和发病机制

（一）疾病状态时出现心搏和呼吸骤停

1. 呼吸系统疾病急速进展　如急性气道阻塞、重症肺炎、严重哮喘等。

2. 心血管系统疾病不稳定期　如大量失血、严重低血压、病毒性心肌炎、心肌病等。

3. 神经系统疾病急剧恶化　如颅脑损伤、炎症、脑疝等，昏迷患者有时会因为无足够的呼吸驱动困难以保证正常的通气。

4. 某些临床诊疗操作

（1）气道吸引：能引起低氧、肺泡萎陷及反射性心动过缓。

（2）不适当的胸部物理治疗：如拍背、翻身、吸痰等，可使更多的分泌物溢出，阻塞气道，也可使患儿产生疲劳。

（3）任何形式的呼吸支持的撤离：患者必须从以前的人工呼吸转变为自主呼吸做功，如降低吸入氧气浓度、撤离 CPAP 或机械通气、拔出气管插管等。

（4）佩戴人工气道的患儿气管插管发生堵塞或脱开。

（5）各种操作：如各种穿刺、心脏手术、麻醉过程、气管插管等。

（6）高危婴儿喂养时：由于吞咽、呼吸的不协调，也可发生心肺骤停。

（二）意外伤害

如创伤、车祸、电击、烧伤、药物过敏、中毒、溺水等。

二、临床表现

（一）突然昏迷

一般心脏停搏 8～12s 后出现，部分病例可有一过性抽搐。

（二）瞳孔扩大

心脏停搏后 30～40s 瞳孔开始扩大，对光反射消失。

（三）大动脉搏动消失

心搏、呼吸骤停后，颈动脉、股动脉搏动随之消失。年幼儿颈部较短，颈动脉触诊困难，可直接触摸心尖部确定有无心跳。

（四）心音消失

心音消失或心脏虽未停搏，但心音极微弱、心率缓慢，如年长儿心率＜30 次/分，新生儿＜80 次/分，产房新生儿＜60 次/分，均需进行心脏按压。

（五）呼吸停止

心脏停搏 30～40s 后即出现呼吸停止。此时胸腹式呼吸运动消失，听诊无呼吸音，面色灰暗或发绀。

（六）心电图常见等电位线、电机械分离或心室颤动

心电图等电位线和电机械分离是复苏小儿最常见的心律失常，占 70% 以上。电机械分离（electrical mechanical dissociation，EMD）是指心电图表现为各种不同程度的传导阻滞或室性自搏，甚至显示正常波群的窦性节律，但心脏却无排血功能，测不到血压和脉搏。其发生与冠状动脉供血不足及心肌广泛缺血、缺氧，以及低血容量、张力性气胸、肺栓塞、心肌破裂及心脏压塞等有关。治疗以肾上腺素为主，并结合理想的通气给氧和胸外心脏按压。

（七）眼底变化

眼底血管血流缓慢或停滞，血细胞聚集呈点彩样改变。

三、诊 断 要 点

凡突然昏迷及大动脉搏动消失即可确诊。对可疑病例应先行复苏术，不可因反复触摸动脉搏动或听心音而延误抢救治疗。

四、生 存 链

为获得心肺骤停后最佳的生存率和生命质量，生存链分成院外和院内两条急救体系（图 4-18-1 延伸阅读）。

（一）院外心搏骤停生存链

院外心搏骤停（out-of-hospital cardiac arrest，OHCA）生存链包括识别和启动应急反应系统、即时高质量心肺复苏、快速电除颤、基础及高级急救医疗服务、高级生命维持和骤停后护理。

（二）院内心搏骤停生存链

院内心搏骤停（in-of-hospital cardiac arrest，IHCA）生存链包括监测和预防、识别和启动应急反应系统、即时高质量心肺复苏、快速除颤、高级生命维持和骤停后护理。

1. 启动应急反应系统　若两人施救，则一人施救，另一人迅速启动应急反应系统（电话联系"120"或附近医院的急救电话）和获取自动体外除颤器（AED）。若一人施救，则需在实施 5 个循环的 CPR（儿童单人胸外按压和人工呼吸比为 30 : 2）后，迅速启动应急反应系统和取得 AED，并尽快恢复 CPR。

2. 基本生命支持（basic life support，BLS）　ABC 即心搏、呼吸骤停后的现场急救，包括 A——开放气道、B——人工呼吸、C——胸外心脏按压。

3. 高级生命支持（advanced life support，ALS）　是心肺复苏的第二阶段，是在 BLS 的基础上，保证胸外心脏按压持续、电除颤及时的前提下，建立血管通路、使用药物、电除颤、气管插管、使用人工呼吸器、畸形心电监护等，以维持更有效的通气和循环，最大限度地改善预后。

（卢　露　潘国权）

第二节　呼吸衰竭

呼吸衰竭（respiratory failure）是由于呼吸系统本身或其他系统器官的疾病所引起肺的通气和（或）换气功能严重障碍，不能满足机体代谢的气体交换需要，导致缺氧伴（或不伴）二氧化碳潴留，从而引起一系列生理功能和代谢紊乱的临床综合征。急性呼吸衰竭是儿科重症监护病房（PICU）的常见原因。由于诊断标准不一致，缺乏可靠的流行病学资料。与成人相比，儿童处于生长发育过程中，会有更多的致病因素和更高的呼吸衰竭发病率，因为儿童的胸壁顺应性比成人

大，功能残气量小，在肺顺应性降低（如肺炎、ARDS）的情况下难以产生足量潮气量，而导致呼吸衰竭。

一、病因和发病机制

（一）病因

1. 呼吸系统本身的疾病

（1）上呼吸道梗阻：包括感染所致喉炎、会厌炎、喉气管支气管炎、咽后壁脓肿、扁桃体及腺样体肥大、扁桃体周围脓肿、异物吸入、严重喉软化、喉痉挛、超敏反应或烫伤后喉头水肿、气管插管后声门下狭窄、舌根囊肿、喉部血管瘤或淋巴管瘤、喉乳头状瘤病、颅面部发育畸形等。

（2）下呼吸道梗阻：包括哮喘急性发作、感染性细支气管炎、闭塞性细支气管炎、溺水、气管支气管狭窄或软化、血管环压迫、支气管异物等，以及重症肺炎和中毒性表皮坏死性松解症、Steven-Johnson 综合征等可导致呼吸道黏膜脱落及黏液栓，可堵塞气道引起呼吸衰竭。肺部疾病如各种肺炎、间质性肺疾病等，还包括肺水肿、肺出血、肺栓塞、肺挫伤等。

2. 呼吸泵异常
是指从呼吸中枢、脊髓到呼吸肌和胸廓各部位的病变，导致通气不足，可出现咳嗽、排痰无力、肺不张、感染加重。包括：①神经肌肉病变：如重症肌无力、吉兰-巴雷综合征、肌营养不良、线粒体脑肌病或其他代谢性肌病、膈肌麻痹、膈疝、脊髓性肌肉萎缩、肉毒中毒等；②胸廓创伤、畸形：如创伤后的连枷胸、肋骨骨折、严重的脊柱侧凸、窒息性胸廓发育不良等，以及胸部术后；③胸膜疾病：如胸腔积液、气胸或液气胸；④脑和脊髓病变：如癫痫持续状态、颅脑损伤与出血、颅内占位性病变、早产儿呼吸中枢发育不全、镇静药物过量、脊髓损伤或脊髓炎、低通气综合征等。

3. 组织缺氧
指运输、释放和组织利用氧障碍。包括：①各种因素所致的休克；②心功能不全或衰竭，如暴发性心肌炎、心脏压塞等；③中毒，如氰化物中毒、亚硝酸盐中毒等；④各种原因引起的严重贫血。

（二）发病机制

由于儿童和成人呼吸生理的显著差异，小婴儿更容易罹患呼吸衰竭，且症状更严重。小于 2～6 月龄的儿童主要是经鼻呼吸，所以鼻塞很容易导致呼吸困难；婴幼儿舌体较大，往往容易堵塞口咽部；婴幼儿喉部位置较高，喉腔较窄，会厌较大且呈水平位置；婴幼儿声门狭小，黏膜柔嫩而富有血管及淋巴组织，一旦出现水肿很容易发生气道阻塞、呼吸窘迫；部分学龄前和学龄儿童，因扁桃体肥大或腺样体肥大，容易出现上气道梗阻；先天性解剖畸形如 Pierre-Robin 综合征等也可致气道阻塞。婴儿的基础代谢率较成人高 2～3 倍，在病情严重时如果氧消耗量增加，婴儿没有足够的储备能力；小婴儿呼吸肌发育不完善，缺氧时其代偿呼吸量最多不超过 2.5 倍，而成人可达 10 倍；尤其是小婴儿膈肌呼吸储备能力不足，易疲劳，在呼吸负荷增加时难以满足通气量的增加，更容易发生呼吸衰竭。小婴儿呼吸中枢发育不完善，会出现呼吸节律不规则，甚至呼吸暂停现象，因此更容易导致呼吸衰竭。小儿气道较狭窄，其软骨支撑组织发育不健全，喉部、气管和支气管较成人软，使得婴儿气道更容易变形、变窄；小儿肋骨呈水平位，具有高顺应性以及容易变形，肋间肌发育不全，因此胸壁对增加潮气量的作用是有限的；小儿膈肌与胸廓之间相互作用面积小，限制其垂直方向的位移量。婴幼儿肺泡数量较成人少，因此气体交换面积相对较小；新生儿和小婴儿肺泡小，缺乏相对较大的肺泡，因此气道的弹性支撑组织不足，肺泡容易塌陷。早产儿慢性肺疾病、支气管肺发育不良等导致残余肺泡受损，使肺顺应性下降。侧支通气未建立完备，因此儿童更易发生肺不张。呼吸衰竭可分为通气障碍和换气障碍。

1. 通气障碍
肺泡与外界气体交换不足称为通气障碍，从呼吸中枢至效应器中的任何一环发生病变，都可发生通气障碍，常见原因有气道阻力增加或肺扩张受限。$PaCO_2$ 是反映肺泡通气量的重要指标，通气不足往往导致高碳酸血症，也可出现低氧血症。无效腔增加是婴幼儿肺炎致呼吸衰竭的重要原因，当肺泡通气量大幅下降时，可致严重缺氧，CO_2 排出严重受阻，$PaCO_2$ 明显增高。

（1）限制性通气障碍：即由于神经、肌肉、胸廓、胸膜病变和（或）肺间质炎性改变或纤维化而引起的胸廓、肺顺应性降低，其扩张和回缩均受限，引起肺容量和通气量减少。正常肺扩张依赖呼吸中枢驱动、神经传导、呼吸肌收缩、横膈下移、胸廓体积增大和肺泡扩张。若上述任何一环出现障碍均可导致限制性通气障碍，如中枢或周围神经的器质性病变；镇静药物过量、麻醉药品引起的呼吸中枢抑制；呼吸肌本身的收缩功能障碍，如长时间呼吸困难引起的呼吸肌疲劳或营养不良引起的呼吸肌萎缩；胸廓顺应性下降，如胸廓发育畸形、脊柱侧凸、胸膜纤维化等限制胸廓的扩张；肺的顺应性下降：肺纤维化或肺泡表面活性物质产生减少或破坏增多导致肺顺应性下降；胸腔大量积液、大量气胸、大量腹水等压迫肺，引起肺扩张受限，可致限制性通气障碍。

（2）阻塞性通气障碍：由于气道狭窄或阻塞所致气道阻力增加而引起的通气障碍。影响气道阻力的因素包括气道内径、长度和形态、气流速度和形式等。气道内径是气道阻力最主要的影响因素，因为气道的阻力与半径的 4 次方成反比，随着层流转换为湍流，按雷诺数所述（Re = $2rV\rho/N$，Re＜2300 为层流，Re = 2300～4000 为过渡状态，Re＞4000 为湍流，其中 r 为气道半径，V 为气流速度，ρ 是气体的密度，N 是气体的黏度），将导致气流更加减少。小儿 80% 以上气道阻力是在直径 2mm 以上的气道产生。气道外受压、气道内堵塞、气道痉挛、黏膜肿胀或纤维化等均可使气道内径狭窄或不规则，气流阻力增加，导致阻塞性通气障碍。

2. 换气障碍　是指肺泡内气体与血液内气体进行交换的过程发生障碍，主要有通气血流比例异常、肺内分流和弥散障碍。换气障碍的明显特点是低氧血症，$PaCO_2$ 正常或降低，肺内分流所致的缺氧最严重，如果合并发绀型先天性心脏病，则 PaO_2 下降更显著。

（1）通气血流比例失调：通气血流比例决定了肺部气体交换是否充分，理想的通气血流比例是 1∶1。正常情况下，成人每分钟肺泡通气量为 4L，每分钟肺循环血量为 5L，故通气血流比例为 0.8。若肺泡通气量在比率上大于血流量（＞0.8），则生理无效腔增加，即无效腔效应，不参与气体交换；肺泡通气量在比率上小于血流量（＜0.8），使肺动脉的混合静脉血未经充分氧合进入肺静脉，则形成肺内静动脉血分流（简称肺内分流）。

（2）肺内分流：是低氧血症的常见原因。肺部病变可引起通气血流比例降低，毛细血管氧合不足，动静脉血混合而导致肺内分流。通气血流比例越低，要求吸入氧气浓度越高才能提高氧分压。右向左肺内分流见于肺部病变，如肺炎实变、肺水肿、肺不张和肺泡萎陷等，因肺泡无通气所致肺毛细血管混合静脉血未经气体交换流入肺静脉，导致右向左的分流增加，引起严重低氧血症，治疗上需通过正压实现肺复张和肺容积增大。

（3）弥散障碍：肺泡毛细血管膜也称弥散膜，由肺泡表面液层、肺泡上皮、基底膜、间质、毛细血管内皮组成。有效的气体交换取决于肺泡与血液之间的弥散膜，影响该膜的疾病会引起弥散功能受损。气体的溶解度越大，它受弥散障碍的影响就越小，CO_2 在水中的溶解度是 O_2 的 20 倍，因此，弥散障碍引起低氧血症，而不一定导致高碳酸血症。引起弥散障碍的疾病包括肺水肿、肺纤维化和 ARDS。成人的血液与肺泡总接触时间约 0.75s，完成气体弥散过程约需 0.25s，所以机体有充足的时间使气体在血液和肺泡间达到平衡。但年龄越小，其血液与肺泡总接触时间则越短，弥散时间占接触时间越大，故弥散贮备能力越差。

（4）其他：氧耗量增加是加重缺氧的原因之一，发热、寒战、呼吸困难、抽搐，以及机械通气过程中的人机抵抗均会增加氧耗量。氧耗量增加，肺泡氧分压下降，健康者借助增加通气量代偿缺氧。随着氧耗量增加，要维持正常肺泡氧分压所需的肺泡通气量亦相应增加，如果此时肺泡氧分压不提高，缺氧难以缓解。

气体交换主要包括 4 个环节：①氧气从气道进入肺泡；②氧气经肺泡毛细血管膜弥散入血液；③氧气通过肺毛细血管运输至组织（取决于心输出量和血红蛋白含量）；④ CO_2 经血液进入肺泡并呼出体外。缺氧和 CO_2 潴留是儿童呼吸衰竭的病理生理基础。

呼吸衰竭时的低氧血症和 CO_2 潴留可对全身各重要脏器、系统产生一系列不利影响。低氧血症、高碳酸血症可引起脑水肿、颅内高压、呼吸中枢抑制，出现通气量下降，反过来又加重呼吸性酸中毒和缺氧，形成恶性循环。早期低氧和 CO_2 潴留均可使心率增快、心输出量增加、血压升高；严重缺氧和呼吸性酸中毒时，可直接导致心肌损害，缺氧可引起肺小动脉收缩，出现肺动脉高压，右心负荷增；两者共同作用的结果使得血压明显下降，导致循环障碍；循环障碍又使组织缺氧引起肾功能不全，形成代谢性酸中毒，血红蛋白与氧结合能力下降，进一步缺氧，又形成一个恶性循环。

PS 在呼吸衰竭发生过程中起着重要作用。肺炎等多种肺损伤会使肺顺应性出现不同程度下降，且病情越重，下降越明显。缺氧和酸中毒可影响 II 型肺泡上皮细胞表面活性物质的合成与分泌，导致或加重呼吸衰竭。顺应性下降是产生肺不张、引起换气障碍和血氧下降，以及肺扩张受限、通气量不足的基本原因。肺部病变严重程度与肺顺应性和气管吸出物中磷脂的改变一致，肺病变越重，饱和卵磷脂（PS 主要成分）越低，顺应性也越差，导致预后不良。

此外，CO 中毒和氰化物中毒也会引起呼吸衰竭，前者主要是 CO 与血红蛋白高度亲和，占据了氧与血红蛋白的结合位点，影响了氧在血红蛋白中的携带，后者则直接影响了细胞线粒体的内呼吸功能，造成组织细胞缺氧。

二、临床表现

急性呼吸衰竭的症状和体征包括原发病的表现，出现低氧血症，或合并高碳酸血症，出现全身多系统受累情况。临床表现轻重与发生缺氧和 CO_2 潴留的速度密切相关，缺氧和二氧化碳潴留常同时存在，往往是两者的综合作用。

（一）原发病临床表现

因原发病不同而异。

（二）呼吸系统

由肺部疾病所引起的周围性呼吸衰竭，常有不同程度的呼吸困难，小儿肺容量小，肺代偿通气主要依靠呼吸频率增快获得，临床可见三凹征、鼻翼扇动等；早期呼吸多浅速，到晚期呼吸减慢无力。呼吸频率若减至 8～10 次/分，提示呼吸衰竭严重；呼吸频率若减至 5～6 次/分，则呼吸随时可能停止。上呼吸道梗阻以吸气性呼吸困难为主，而下呼吸道梗阻以呼气性呼吸困难为主。中枢性呼吸衰竭表现为呼吸节律改变，可呈浅慢呼吸；严重时可出现周期性呼吸，常见的有潮式呼吸，晚期可出现双吸气（又称抽泣样呼吸）、叹息样呼吸、呼吸暂停等。神经肌肉病变表现为呼吸动度减弱，严重者甚至消失。

当 $SaO_2 < 85\%$ 或 $PaO_2 < 50mmHg$ 时，口唇和甲床可出现发绀，但如果患儿贫血，发绀可不明显。当出现高碳酸血症时，可见皮肤发红，口唇樱红，并不提示循环改善，须加以甄别。若 $PaCO_2 > 90mmHg$ 时，可麻痹呼吸中枢，此时仅靠缺氧对化学感受器的刺激来维持呼吸运动，如给予高浓度氧气，反而抑制呼吸。

（三）心血管系统

缺氧和 CO_2 潴留早期可引起交感-肾上腺髓质系统兴奋，表现为心率增快、血压升高等。严重者则血压下降，可伴心律不齐或心率减慢。缺氧可引起肺小动脉收缩、肺动脉高压，出现右心高负荷，严重者可导致右心功能不全。

（四）神经系统

早期低氧血症可出现烦躁不安，年长儿可诉头痛。CO_2 潴留也可导致头痛、头晕、烦躁不安等神经系统改变。随着病情加重，患儿意识障碍逐渐加深，可出现定向障碍、抽搐、昏睡，甚至昏迷；若视神经受到压迫时，可以出现瞳孔不等大改变。症状的轻重与呼吸衰竭的发展速度有关。

（五）其他脏器系统

低氧可导致消化道黏膜糜烂或溃疡出血、肠麻痹，还可引起肝损害等。泌尿系统受累可出现血尿、蛋白尿、少尿甚至无尿，还可出现管型尿、尿白细胞增高；严重时出现肾衰竭。

（六）水电解质平衡

缺氧和二氧化碳潴留均可导致高钾血症。而能量摄入不足、补液限制、利尿药应用等，可出现低血钾、低血钠等。部分病例还可出现水潴留倾向，发生水肿。

三、辅助检查

血气分析

1. 低氧血症型呼吸衰竭　又称 I 型呼吸衰竭，是指 $PaO_2 < 60mmHg$，$PaCO_2$ 降低或正常，其主要病理生理改变是换气障碍。因肺通气与血流灌注不匹配而产生的 I 型呼吸衰竭，常伴有不同程度肺内分流；凡是引起肺部病变而导致通气血流比例下降的疾病多为 I 型呼吸衰竭。

2. 高碳酸血症型呼吸衰竭　又称 II 型呼吸衰竭，是指 $PaCO_2 > 50mmHg$，$PaO_2 < 60mmHg$，往往因上气道阻塞和呼吸泵病变导致呼吸功和呼吸负荷之间失衡，发生 II 型呼吸衰竭。临床中 $PaCO_2$ 的动态变化更有意义，即 $PaCO_2$ 增高的速度较 $PaCO_2$ 的测定值意义更大。

以上血气指标是患儿在水平面、安静、不吸氧状态下测得结果的分型标准。但如果病情过重，不可停止氧疗去测血气，吸氧时所测得的 PaO_2 只反映氧疗的效果，这时应计算氧合指数（PaO_2/FiO_2，P/F 比值）。

P/F 是常用的代表气体交换的指标，如比值 $> 300mmHg$（40kPa），提示大致正常；当 P/F $< 200mmHg$（26.7kPa）时，常提示肺内分流超过 20%，P/F 可用于快速评估呼吸衰竭的严重程度并指导治疗。另外也可通过肺泡-动脉氧分压差（$A\text{-}aDO_2$）来判断，正常值为 $5 \sim 10mmHg$。I 型呼吸衰竭时，$A\text{-}aDO_2 > 15mmHg$，提示存在肺内分流；II 型呼吸衰竭时，$A\text{-}aDO_2$ 多正常。

四、诊　　断

诊断要点

1. 原发性或继发性疾病导致缺氧或伴有高碳酸血症的症状和体征。

2. 血气分析是诊断呼吸衰竭的重要依据。

3. 胸部影像学可有肺部相应疾病的表现。

4. 综合评估患儿病情严重度，是否存在其他脏器受累，并进一步明确病因。

五、治　　疗

呼吸衰竭治疗的关键是呼吸支持，保持呼吸道通畅，纠正缺氧和（或）高碳酸血症所致酸碱失衡和代谢功能紊乱，维持循环功能稳定，争取时间，为治疗原发性疾病创造条件。早期及轻症者给予一般内科治疗即可；晚期或危重症，则需要机械通气等高级生命支持。

（一）一般内科治疗

1. 选择合适的体位　根据原发性疾病及肺部病变情况，给予适宜的体位，如半卧位、侧卧位、平卧位等；减少不必要的活动，患儿烦躁明显时，可给予药物镇静。

2. 气道管理　根据缺氧状况，选择适宜的氧疗方式，如鼻导管、面罩、头罩给氧等，及时清除气道分泌物。加强翻身拍背，可在气道湿化或雾化后进行。存在气道阻塞时，可采取"轻度仰头法"、放置口咽通气道改善通气；必要时可行气管插管或气管切开，呼吸机辅助支持。

3. 合理饮食　注意选择软质、易消化饮食，呼吸困难者可置胃管鼻饲牛奶；病情严重时可禁食，以静脉营养保证热量。

4. 液体管理　急性呼吸衰竭患儿每日液体量一般在 60～80ml/kg，有颅内高压时酌情减少液量，高热、气促、吐泻等患儿需要酌情增加液量。

（二）药物治疗

1. 抗感染治疗　由于感染常是引起呼吸衰竭的原发性疾病或诱因，也是呼吸衰竭治疗中的重要并发症，其治疗成败往往决定患儿的预后。我国儿童社区获得性肺炎病原体以病毒、细菌、支原体等为主，细菌以革兰氏阳性球菌为主，尤其是链球菌类居多。而医院感染则以革兰氏阴性杆菌居多，如肺炎克雷伯菌、铜绿假单胞菌、鲍曼不动杆菌、大肠埃希菌等；革兰氏阳性球菌以葡萄球菌为主，如表皮葡萄球菌、金黄色葡萄球菌（包括 MRSA）等。支原体或衣原体感染、类百日咳综合征患儿可选择大环内酯类抗菌药物；有真菌感染依据时可选择抗真菌药。因此，积极有效的抗菌药物治疗是呼吸衰竭综合治疗的重要手段，要尽快采集痰液、血液、脑脊液等标本以确定病原体，同时还要避免滥用抗菌药物。

2. 一般药物治疗　由于呼吸衰竭患儿常伴有全身多脏器受损，如出现心力衰竭、颅内高压、肾功能不全、消化道出血等并发症时要予以相应的处理，注意及时纠正水、电解质酸碱平衡紊乱，必要时使用血管活性药物。对于发热、咳喘、惊厥等进行积极对症处理。此外，尚需积极处理或治疗原发性疾病。

3. 其他药物治疗

（1）糖皮质激素：不常规使用。对于哮喘急性发作或哮喘持续状态的患儿，可选择雾化或静脉应用糖皮质激素。

（2）雾化吸入：对气道高反应性和气道阻塞性疾病的患儿，可给予糖皮质激素、沙丁胺醇、异丙托溴铵等雾化治疗。

（3）碱性药：急性呼吸衰竭患儿常伴有酸中毒，可为代谢性、呼吸性或混合性。如果患儿血气 pH ＜ 7.20，在保证通气的前提下，可酌情使用碳酸氢钠纠酸。

（三）无创通气

1. HFNC　通过加温湿化装置，经鼻送入 21%～100% 的空氧混合气体，并提供一定水平的 PEEP，具有改善氧合状态、降低无效腔通气、增加患者舒适性和依从性等优点，并逐渐应用于儿科临床。HFNC 在儿科中的应用包括感染性细支气管炎、哮喘、重症肺炎、呼吸衰竭拔管后或插管前氧疗，以及危重患儿的转运。有研究表明，危重症患儿的 PaO_2/FiO_2 接近 200mmHg（26.7kPa）左右时撤离呼吸机，采用 HFNC 序贯治疗是合理的。

2. CPAP　常用于有自主呼吸，但需要外界提供一定的压力支持才能维持正常血氧的呼吸衰竭患儿。CPAP 可使萎陷的肺泡复张，但压力过高可能导致回心血量减少，气漏的发生增加，常用 PEEP 为 3～8mmHg。

3. BiPAP　在呼吸周期中提供呼气相和吸气相两个不同水平的压力支持，从而给予患儿更适宜的通气。

（四）有创通气

1. 有创呼吸机支持　参考本书呼吸支持治疗的章节内容。

2. 气管切开　适用于可能需要长时间使用呼吸机的神经肌肉疾病、上气道发育畸形导致短期内难以解除的呼吸衰竭患儿。

（五）其他治疗

1. PS　内源性 PS 由 Ⅱ 型肺泡细胞产生，可降低肺泡表面张力，防止肺不张，改善肺的通气血流比例失调。主要应用于新生儿肺透明膜病的治疗，常用剂量为 50～100mg/kg。对其他年龄段患儿的 ARDS 等治疗效果不确切。

2. NO　参与体内众多生理活动，尤其是肺循环、体循环血管张力的调节，可选择性扩张肺血管。研究发现，吸入 NO 数分钟后肺部氧合明显改善，而肺动脉阻力和平均肺动脉压力明显降低。随后多个前瞻性的对照研究观察了 NO 吸入对 ARDS 预后的影响，荟萃分析显示，NO 并没有降低 ARDS 的 28 天病死率和总体死亡率，也没有缩短机械通气时间。因此，不常规推荐 NO 吸入治疗 ARDS，但伴有明显肺动脉高压或严重右心功能不全者可考虑使用。

3. ECMO　采取体外循环的方式，将静脉血从体内引流到体外，通过 ECMO 进行体外气体交换、充分氧合后再经驱动泵将血液回输入患儿体内的一种心、肺替代支持治疗。可使心脏和肺得到充分休息，为肺功能和心功能的恢复赢得时间。ECMO 可适用于肺部病变可逆的重度 ARDS 或者准备行肺移植的患儿。

（潘国权　娄鹏程）

第三节　急性呼吸窘迫综合征

一、概　述

儿童急性呼吸窘迫综合征（pediatric acute respiratory distress syndrome，PARDS）在 PICU 中的发生率为 1%～4%，病死率为 22%～65%。我国 PICU 中 PARDS 发生率为 1.44%，病死率为 61%，肺炎（55.2%）和脓毒症（22.9%）为主要危险因素。新加坡 KK 妇儿医院报道的 PICU 中 PARDS 发生率为 1.7%，病死率为 63%，最常见的危险因素是肺炎（71%）。Gan 等采用小儿急性肺损伤共识会议（PALICC）标准开展的多中心回顾性研究显示，307 例 PARDS 中，肺源性 PARDS 占 86.6%，肺外源性 PARDS 只占 13.4%。常见的肺部原因为肺炎（91.7%）、溺水（5.3%）和误吸（3.0%）；肺外原因为脓毒症（85.4%）、创伤（9.8%）和其他（5.8%）。

PARDS 定义的演变

1967 年阿什博（Ashbaugh）等首次提出 ARDS，最初称为成人呼吸窘迫综合征。1994 年欧美联席会议正式改为"急性呼吸窘迫综合征"。ARDS 是由非心源性的各种肺内、外致病因子所导致的急性进行性呼吸衰竭。ARDS 病理特征为肺泡毛细血管屏障广泛破坏、肺泡内蛋白渗出性肺水肿、肺不张、肺实变；临床以肺顺应性下降、呼吸窘迫、发绀、顽固性低氧血症为特征。

2015 年小儿急性肺损伤共识会议首次赋予 PARDS 定义和诊断标准（表 4-18-1）。PARDS 定义的特点包括：①年龄涵盖新生儿期至青春期。②发病时间为 7 天以内。③胸部影像学发现与急性肺部病变一致的新的渗出影。④肺水肿原因不能用心力衰竭和液体超负荷解释的呼吸衰竭。⑤氧合指标的判断分为无创通气和有创通气：无创通气使用 PaO_2/FiO_2 或 SaO_2/FiO_2；有创通气时应用氧合指数（OI）或氧饱和度指数（OSI）。⑥发绀型先天性心脏病、慢性肺疾病和左心功能障碍合并 ARDS 进行了定义。

表 4-18-1　PARDS 的 PALICC 定义和诊断标准

项目	内容
年龄	新生儿期至青春期，除外围生期相关性肺疾病、早产儿相关性肺疾病、围生期肺损伤（如胎粪吸入综合征、产时获得性肺炎和脓毒症）或其他先天畸形（如先天性膈疝、肺泡毛细血管发育不良）
发病时间	临床上具有已知危险因素 7 天以内起病
肺水肿原因	不能完全用心力衰竭或液体超负荷解释的呼吸衰竭
胸部影像学	胸部影像学检查发现与急性肺实质性病变一致的新的渗出影

续表

项目	内容
无创机械通气氧合	全面罩 BiPAP 或 CPAP≥5cm H_2O；PF 比值≤300，S/F 比值≤264
有创机械通气氧合	
	轻度 PARDS：4≤OI＜8，5≤OSI＜7.5
	中度 PARDS：8≤OI＜16，7.5≤OSI＜12.3
	重度 PARDS：OI≥16，OSI≥12.3
特殊疾病人群	
发绀型心脏病	符合上述年龄、发病时间、肺水肿原因，以及胸部影像学的标准，并且急性氧合功能障碍，不能用潜在的心脏疾病解释
慢性肺疾病	符合上述年龄、发病时间、肺水肿原因，以及胸部影像学的标准，并且氧合功能自基线水平急性恶化符合上述氧合指标
左心功能障碍	符合上述年龄、发病时间、肺水肿原因，以及胸部影像学的标准，并且符合上述标准的急性氧合障碍，不能用左心功能障碍解释

注：CPAP 为持续性气道内正压；P/F 比值为动脉血氧分压/吸入氧气浓度比值；S/F 比值为经皮动脉氧饱和度/吸入氧气浓度比值；OI 为氧合指数；OSI 为氧饱和度指数。当 PaO_2 可获得时，使用基于 PaO_2 的度量标准；如不能获得 PaO_2，调节 FiO_2，维持 SpO_2≤97%，计算 OSI 或 S/F 比值。机械通气的慢性肺疾病儿童或发绀型先天性心脏病儿童，若急性发作满足 PARDS 标准，不再依据 OI 或 OSI 进行严重程度分层

二、病因和发病机制

（一）病因

PARDS 的常见病因参考表 4-18-2。

表 4-18-2　PARDS 的常见原因

常见原因	引起肺损伤相关因素
直接肺损伤（肺泡上皮）	肺炎
	窒息
	吸入伤害
	溺水
	肺挫伤
间接肺损伤（肺泡毛细血管内皮细胞）	脓毒症/全身炎症反应综合征
	重大创伤
	胰腺炎
	严重烧伤
	大量输血或输血相关性急性肺损伤（TRALI）
	休克
	体外循环
	头部受伤
	药物过量

（二）发病机制

PARDS 的发病机制复杂，目前认为炎症与抗炎的失衡是 PARDS 发生发展的关键。通气血流

比例失调为 PARDS 的主要发病机制。炎症失衡造成弥漫性肺泡毛细血管内膜损伤、通透性增高，肺泡间及肺间质内炎性渗出增加；肺泡Ⅱ型上皮细胞损伤，PS 生成减少，加上肺泡水肿液的稀释和过度通气消耗，使肺顺应性降低，形成肺不张。肺不张、肺水肿液引起的气管阻塞及炎症介质引起支气管痉挛等可导致肺内分流。PARDS 血管内皮细胞功能减退，抗凝血功能降低及炎症反应，激活外源性凝血途径，共同参与 PARDS 的发生发展。肺内弥散性血管内凝血（DIC）及炎症介质的肺血管收缩，导致无效腔样通气，并形成恶性循环。此外，遗传因素也参与了 PARDS 的发病，基因多态性可能是导致相似患儿不同结局的原因，目前尚未发现明确的易感基因。

（三）病理改变

PARDS 的病理分期为急性渗出期、亚急性增殖期和慢性纤维化期。其典型的病理特征为：①病变部位的不均一性，病变部位可分布于下肺，也可能分布于上肺，呈现不均一分布的特征；②病理过程的不均一性；③病因相关的病理改变的多样性。

（四）病理生理改变

主要病理生理改变为肺容积减少、肺顺应性减低、通气血流比例失调和肺循环改变。通透性增高性肺水肿、肺血管痉挛和肺微小血栓形成引发肺动脉高压。疾病早期阶段即有支气管周围炎症细胞浸润。受损的纤毛上皮细胞可化生为鳞状上皮。若病情发展到支气管扩张的囊性或圆柱形改变，邻近组织进一步被破坏，以致累及肌肉层、周围的软骨和血管结构，并最终导致阻塞性肺动脉高压。

三、临床表现

（一）症状

呼吸窘迫是最常见的症状，主要表现为气促、呼吸困难、口唇及指（趾）端发绀。部分小婴儿气促不明显，但很快出现潮式呼吸等中枢性呼吸衰竭症状。可伴有不同程度的咳嗽，甚至咯血水样痰和小量咯血。随着病情的发展，缺氧并不因吸氧而改善；可伴有意识改变，如烦躁、嗜睡、昏迷等。

（二）体征

发绀是常见的体征，除非严重贫血或恰当治疗纠正了低氧血症，发绀难以被吸氧所缓解，可伴有鼻翼扇动、吸气性三凹征。早期无肺部啰音，有时可闻及干啰音；中期可闻及干、湿啰音，有时可闻及少量哮鸣音；后期肺实变体征，呼吸音减低，并闻及水泡音，心率加快。合并其他器官功能障碍时，可有相应的临床表现，如谵妄、昏迷、呼吸节律异常、少尿、DIC 等。

（三）临床分期

1. 急性肺损伤期　可有明确的致病因素，如感染、休克、创伤等相应的症状与体征。而呼吸无明显变化，可有过度通气，胸部 X 线片无阳性发现，此期容易被临床医师所忽视。

2. 相对稳定期　此时肺部体征不明显。胸部 X 线片显示肺纹理增多、模糊，提示血管周围液体聚集。此期一般出现在起病后 6～48h。

3. 呼吸衰竭期　大多出现于起病后 36～48h。呼吸窘迫和发绀进行性加重；肺部有干、湿啰音，心率加快。胸部 X 线片可见两肺小片状阴影，并渐趋融合。由于低氧血症引起过度通气，血气二氧化碳分压降低。

4. 严重生理异常期或终末期　呼吸窘迫和发绀持续加重，胸部 X 线片可见肺内浸润阴影大片融合，呈白肺样改变。呼吸肌疲劳导致通气不足、二氧化碳潴留，产生混合性酸中毒，继而发生循环障碍及 MODS。

四、辅 助 检 查

（一）血气分析

换气功能障碍，表现为不同程度低氧血症，早期表现为呼吸性碱中毒，后期严重缺氧使代谢性酸中毒加重，呼吸肌疲劳，通气量减少，PCO_2 升高，提示病情加重，预后不良。氧合指数是反映低氧血症程度的主要指标，并与预后直接相关。

（二）胸部 X 线片

1. 早期 可无异常或肺纹理呈网状增多，边缘模糊；重症可见片状模糊阴影。

2. 中期 发病 1～5 天，胸部 X 线片（图 4-18-2）显示以肺实变为主要特征，两肺散在大小不等、边缘模糊、浓密的斑片状阴影，常融合成大片呈现均匀致密磨玻璃影，有时可见支气管充气征，心脏边缘清楚；实变影常呈区域性、重力性分布，以中下肺和肺外带为主，有别于心源性肺水肿。

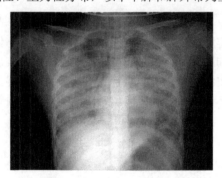

图 4-18-2 患儿入院后突然出现气促、呼吸困难，给氧后 SpO_2 仍下降至 82%。立即气管插管、机械通气，BiPAP 参数设置：FiO_2 60%，PIP 28cmH$_2$O，PEEP 10cmH$_2$O，RR 25 次/分，Ti 0.8s，MAP 16cmH$_2$O。机械通气后 SpO_2 94%。胸部 X 线片显示两肺弥漫性渗出阴影。根据 PALICC 标准中 OSI 计算公式，符合 PARDS 诊断

3. 晚期 发病 5 天以上，胸部 X 线片表现为双肺或大部分呈均匀密度增加，磨玻璃样改变，支气管充气征明显，心影边缘不清或消失，呈白肺。并发肺部感染时，胸部 X 线片可见肺纹理呈网状或多发性肺脓肿、空洞形成及气漏等。

（三）胸部 CT

与胸部 X 线片相比，胸部 CT，尤其是 HRCT 可为 ARDS 提供重要帮助。ARDS 早期，呈非重力依赖性影像学改变。随着病情的进展，由于重力依赖性作用致使渗出液易坠积在下垂的肺区域（仰卧时主要在背部），HRCT 可发现肺部斑片状阴影的重力依赖性改变。有以下表现：①肺纹理增多，毛糙紊乱，增粗的肺纹理常见于两下肺外带，为支气管周围纤维化和腔内分泌物潴留的征象。②柱状透亮区夹杂边界模糊的小囊影，有时可见"轨道征"。③卷发状或蜂窝样透亮区，大小分布不均匀，为囊状支管扩张症的直接征象，可含气液面。④肺不张常为叶或节段性不张，以左下叶最常见，其中可显示扩张而聚拢的支气管充气影。⑤支气管周围见斑片状影或不均匀的大片状炎性改变，为继发肺部感染的表现。但胸部 X 线片未见明显异常不能排除存在支气管扩张症可能，若临床病史怀疑有支气管扩张症，还应进一步做高分辨 CT 检查。

五、诊断与鉴别诊断

（一）诊断要点

1. 临床表现以呼吸窘迫、发绀、顽固性低氧血症为特征。

2. 参考 2015 年 PALICC 的诊断标准，存在导致 PARDS 常见病因的高危患者，根据 PALICC 诊断标准中使用反映肺部氧合障碍的指标 OI 和 OSI，明确 PARDS 的诊断及病情轻重（表 4-18-1）。

3.诊断注意事项

（1）气管痉挛、痰栓、液体超载和肺不张所致低氧血症可能符合PALCC标准，但其病理生理机制与PARDS不同，经相应治疗后缺氧能很快缓解。因此，诊断PARDS后进行一段时间的观察再次评估，能保证患儿诊断的可靠性和病情分度的准确性。PARDS诊断后6h进行病情分度比初诊时能更好地判读预后。

（2）输液量过多不能诊断PARDS；输液量过多为静水压增高型肺水肿。

（3）心力衰竭不一定就不是ARDS。左心衰竭可以与ARDS本身的蛋白渗出性肺水肿共存。

（二）鉴别诊断

1.严重肺部感染　重症肺炎时也可因严重低氧血症而出现呼吸急促、呼吸困难、发绀等表现，胸部X线片也可呈弥漫性改变，难以与ARDS鉴别。但一般肺部体征出现早，双侧不对称；$PaCO_2$可随病情而上升，给予氧气或改善通气可以减轻低氧血症；胸部X线片多呈一侧为主的肺实质浸润，经抗感染、氧疗、支持疗法逐渐恢复；但应注意严重肺部感染可并发ARDS，当吸氧不能纠正低氧血症或$PaO_2/FiO_2 < 300mmHg$时，应考虑ARDS，特别是胸片有ARDS表现特点。

2.急性间质性肺炎　又称阿曼-里奇（Hammam-Rich）综合征，急性型常以感染为诱因，临床表现有咳嗽、咳痰等呼吸道症状；胸部X线片呈弥漫性间质浸润和磨玻璃样改变，对激素治疗反应不一，血气分析呈明显低氧血症。婴幼儿常自觉坚持应用鼻塞吸氧，氧合指数符合ARDS标准，有人称为不明原因ARDS。

3.心源性肺水肿　根据病史、病理基础、临床表现，结合胸部X线片和血气分析等，鉴别诊断多不困难。

六、治　疗

PARDS的治疗进展主要集中在机械通气策略方面，但机械通气只是呼吸支持手段，并不能治愈PARDS，因此，去除引起PARDS的病因是治疗和控制PARDS的关键。

（一）PARDS通气策略

具有PARDS高风险的患儿可选择经鼻高流量通气和无创通气。对于轻度PARDS，尤其是免疫缺陷患儿，建议采用无创通气，最好使用口鼻或全面罩方式，但不应因无创通气延迟气管插管的时机；中重度PARDS建议有创机械通气，注意使用肺保护性通气策略。

1.小潮气量通气　是PARDS肺保护性通气策略的核心内容。PALICC推荐根据疾病严重程度，个体化设置潮气量：肺顺应性差时潮气量为3～6ml/kg；肺顺应性较好时，潮气量设置接近生理范围（5～8ml/kg）。以跨肺压为导向的小潮气量和PEEP设置可能更为合理，但缺乏儿科数据。

2.限制平台压　在没有监测跨肺压的情况下，平台压限制在$28cmH_2O$以下；对于胸壁顺应性降低的患儿，允许平台压增高至$29～32cmH_2O$。儿科最常用的通气模式为压力控制模式，使用可变吸气气流和经常使用无套囊气管导管，故常用吸气峰压（PIP）代替平台压。成人ARDS数据显示，与PIP和PEEP比较，驱动压与病死率的相关性更强，但儿科无相对应的数据支持。2017年儿科机械通气共识会议建议，肺部无病变者PIP与PEEP差值$< 10cmH_2O$，但对限制性、阻塞性或混合性病变，儿童驱动压无推荐；并指出对于肺容量降低的儿童，在流量为零时驱动压可能决定了最佳潮气量。

3.最佳PEEP和氧合目标　对于成人ARDS，吸入氧气浓度和PEEP的对应关系最常采用的是ARDS net制定的$PEEP/FiO_2$表格，避免呼气末肺泡塌陷，维持肺泡开放。PALICC建议对于严重PARDS，应根据氧合和血流动力学滴定PEEP在中-高度水平（10～15cmH₂O）。对于轻度PARDS，当$PEEP < 10cmH_2O$时，血氧饱和度应保持在92%～97%；对于中重度PARDS，当$PEEP \geq 10cmH_2O$时，血氧饱和度水平适当维持在低值（88%～92%）。当血氧饱和度低于92%时，注意监测中心静脉血氧饱和度等氧输送指标；高PEEP时需监测床旁超声，注意右心功能的保护。

4. 允许性高碳酸血症 为了避免呼吸机相关性肺损伤，对 PARDS 实施肺保护性策略，小潮气量和低平台压通气，尽管频率设置较常规提高 20%～30%，仍可出现高碳酸血症。因此，对于中、重度 PARDS 可以实施允许性高碳酸血症，控制 pH 在 7.15～7.30，$PaCO_2$ 一般控制在 50～100mmHg。严重 PARDS 可耐受高碳酸血症（60～140mmHg）。高碳酸血症可能收缩肺血管、扩张脑血管，因此，颅内压增高、肺动脉高压、血流动力学不稳定或严重心功能不全患者需谨慎。针对右心保护，最近提出的成人循环保护性通气策略建议可采用允许性高碳酸血症，但 $PaCO_2$ 应低于 60mmHg。当需要过高的气道压时，应尽早选择 ECMO 实施"超"肺保护策略。

5. 肺复张 小潮气量通气和最佳 PEEP 可能还是不能完全避免肺泡萎陷伤和剪切伤，所谓的最佳 PEEP 即压力-容积曲线（PV 曲线）的低位拐点以上 $2cmH_2O$，仅仅是肺复张的开始，低位拐点之上仍有肺组织复张。因此，采用肺复张手法复张萎陷肺泡成为成人 ARDS 的治疗措施。成人 ARDS 早期肺复张效果好；中、晚期和直接肺损伤所致的 ARDS，以及胸廓顺应性差者肺复张效果不佳。一般肺复张用于 ARDS 早期和呼吸机脱开后（如吸痰时）。肺复张手法可改善患者肺不张和氧气交换，但不能改变患者结局。对于 PARDS，尚缺乏有效的数据支持肺复张的使用。PALICC 推荐缓慢逐步递增 PEEP 和递减 PEEP 的肺复张手法谨慎地用于难治性低氧血症患儿，不建议对 PARDS 进行持续肺复张。

新的通气模式如神经调节辅助通气（neurally adjusted ventilatory assist，NAVA）通过监测膈肌电活动信号触发吸气，提供相应的通气支持，改善人机同步性、降低呼吸肌负荷。在成人 ARDS 恢复期，NAVA 模式与 PSV 模式比较不仅改善了人机同步，还避免了过度辅助；在婴儿 ARDS 恢复过程中使用 NAVA 模式缩短了呼吸机支持时间。但目前尚没有依据显示 NAVA 通气可改变 PARDS 的结局。气道压力释放通气（APRV）模式有利于肺复张，但成人 RCT 研究未显示改变 ARDS 患者的结局，而儿科应用经验有限。

（二）其他辅助治疗

1. 吸入 NO 可以短暂改善氧合（24h），但不能降低 PARDS 的病死率，且一氧化氮代谢产物可能引起肾损伤。最近研究发现，吸入一氧化氮可减少 PARDS 机械通气时间和改善无 ECMO 存活率，对 28 天存活率有改善趋势，提示在 PARDS 中使用吸入一氧化氮可能有益。PALICC 不建议给予 PARDS 常规吸入一氧化氮，当存在明确的肺动脉高压或严重右心功能不全时，考虑吸入一氧化氮；吸入一氧化氮可作为重症 PARDS 挽救性措施或体外生命支持过渡。

2. 外源性 PS 替代 可改善肺表面张力，防治肺萎陷，是肺复张的辅助治疗。目前没有大样本多中心 RCT 证实外源性 PS 治疗对降低 PARDS 病死率有影响。有研究发现，PARDS 使用外源性 PS 可改善氧合，但对脱机时间无改善，其中直接肺损伤者占比高，氧合改善和病死率下降显著。最近的一个国际多中心 RCT 研究是针对 2 岁以下婴儿气道滴注 PS 的合成制剂（lucinactant）Ⅱ期试验，结果是氧合改善，但对病死率、通气时间或住院时间等无影响。PALICC 指出，外源性 PS 不推荐作为 PARDS 的常规治疗，未来的研究可聚焦于可能受益的特殊人群和特殊剂量以及应用方法。

3. 俯卧位通气 利用重力肺复张，改善通气血流比例，改善氧合，实际上是肺复张的延续。在中、重度 ARDS 亚组（$PaO_2/FiO_2 < 150mmHg$ 或 100mmHg），早期使用（发病 48h 以内），且俯卧位时间大于 16h 可改善 ARDS 的病死率。在严重 ARDS 组（$PaO_2/FiO_2 < 150mmHg$）发病 3 天以内给予俯卧位通气，并持续较长时间（>10～12 小时/次），并结合较小的潮气量通气（<8ml/kg）和较高的 PEEP（10～$13cmH_2O$），存活率得到了提高。俯卧位通气技术简单、操作复杂，对护理要求较高，在重度 ARDS 早期长时间（至少 12h）应用逐渐成为常规。目前缺乏儿童俯卧位通气临床证据，不作为 PARDS 的常规治疗手段，但严重 PARDS 可作为治疗选择。

4. 体外生命支持 ECMO 是严重 ARDS 的救治措施，可提供氧合和 CO_2 清除。目前尚无循证依据证实 ECMO 治疗对严重 PARDS 有益。体外生命支持组织的数据显示，严重的呼吸衰竭患儿可能从 ECMO 中受益，儿童呼吸衰竭 ECMO 病例存活率可以高达 61%。PALICC 建议，对于严重 PARDS，若呼吸衰竭的病因是可逆的或患儿适于接受肺移植时，可以考虑 ECMO。对于重度 PARDS，当肺保护性通气等呼吸支持无效时需考虑 ECMO。另外，ECMO 用于 PARDS，常叠加连续性肾脏替代治疗（CRRT），减轻水负荷，治疗急性肾损伤。

5. 药物治疗

（1）糖皮质激素：是治疗 PARDS 最受关注的药物之一。PICU 中的 PARDS 在合并喘憋性肺炎、支气管肺发育不良或难治性休克等情况下，激素的使用可能有益，但并没有循证依据证实其有效性和安全性。目前不推荐糖皮质激素常规用于 PARDS，建议儿童激素治疗的益处、剂量和剂型需进一步多中心开展研究。

（2）镇静、镇痛药物和神经肌肉阻滞药：为使患儿耐受机械通气，减少呼吸做功，减少人机对抗，降低氧耗，对于 PARDS 应给予个体化的程序性镇静策略。采用有效可靠的镇静及疼痛评分量表监测镇静、镇痛药物的效果，并滴定至最小有效剂量。当镇痛、镇静下仍无法进行有效的机械辅助通气时，可以考虑应用神经肌肉阻滞药。重度 PARDS 早期使用神经肌肉阻滞药可改善预后。研究显示，早期 ARDS（$PaO_2/FiO_2 < 150mmHg$，48h 内）应用肌松药可明显提高人机同步性，减少呼吸机相关性肺损伤，改善氧合并降低病死率，且不增加肌无力的发生。

（3）免疫营养制剂：既往研究发现应用鱼油、谷氨酰胺、硒、维生素和抗氧化剂等来调节免疫反应，对 ARDS 患者有益，但仍有争议。

6. 肺外支持

（1）液体管理：保证器官有效灌注的同时严格限液是液体管理的中心环节。液体复苏稳定后，应防止液体入量大于出量，必要时可用利尿药、血液净化降低水负荷，减轻肺水肿。

（2）肠内营养：对 PARDS 尽早建立肠道营养，但总热量不应超过基本需要，以免加重肝肾负担和容量负荷。有单中心研究发现，热量供给≥80% 预计静息能量消耗，蛋白质每日摄入量≥1.5g/kg 的 PARDS 预后改善，病死率降低。

（3）血制品输注：对于临床症状较为稳定的 PARDS，如果有充足的氧输送，当血红蛋白浓度低于 7.0g/dl 时，考虑给予红细胞输注（除外发绀型心脏病、出血性疾病及严重低氧血症者）。白蛋白的使用存在争议，早期胶体输注不一定有利于肺水肿液吸收，建议对于有低蛋白血症的 PARDS 输注白蛋白。

机械通气仍是纠正低氧血症的主要手段。未来 PARDS 的研究重点可能着眼于生物学标志物及基因研究。干细胞移植是 PARDS 具有潜力的治疗方法，尚处于研究阶段。因此，现阶段对 PARDS 的认识和诊疗还需不断探索。

（潘国权　梁亚峰）

第四节　肺　栓　塞

肺栓塞（pulmonary embolism，PE）是以各种栓子阻塞肺动脉系统，引起相应临床表现的一组疾病或临床综合征，包括血栓栓塞、脂肪栓塞、空气栓塞、羊水栓塞等，其中血栓是最常见的栓塞类型，称为肺血栓栓塞症（pulmonary thromboembolism，PTE），通常所称的肺栓塞即指肺血栓栓塞症。既往观点一直认为儿童肺栓塞在临床少见，但大量资料及尸检结果证实该病并不罕见。儿童肺栓塞的栓子来源与成人有所不同，由于儿童下肢深静脉血栓和盆腔血栓较少见，故由于这些部位的栓子脱落导致的肺栓塞并不常见。在原发病的基础上存在肺栓塞发生的高危因素，是造成儿童肺栓塞的主要病因，如肾病综合征合并高凝状态、先天性心血管病合并感染性心内膜炎等。

儿童肺栓塞目前在国内外尚无确切的流行病学资料。据国外尸检研究，儿童肺栓塞发生率为 0.73%～4.2%，在检出患儿中因肺栓塞而直接致死者占 31% 左右。伯恩斯坦（Bernstein）等对住院的青少年患儿进行调查，发病率为 78/100 000。加拿大血栓疾病管理处对 405 例肺栓塞及深静脉血栓的患儿做长期随访，死亡率约为 16%。

一、病因和发病机制

（一）病因

肺栓塞的病因分为血栓来源和非血栓来源。

1. 血栓来源 大部分肺栓塞的栓子起源于腿部或盆腔深静脉，小部分起源于肾静脉、手臂静脉或胸部中央静脉等，形成血栓后经静脉系统和右心到达肺动脉，引起肺血管部分或全部阻塞。

2. 非血栓来源

（1）空气栓塞：大量空气进入体循环静脉或右心室，随后进入肺动脉，可发生肺流出道梗阻，导致患儿迅速死亡。主要原因包括手术、钝伤、静脉导管未闭，也可为插入或移除中心静脉导管过程中操作失误。此外，潜水后快速减压可导致肺循环内大量微气泡的形成，从而可导致内皮损伤、低氧血症、弥散性渗出，即动脉气体栓塞。

（2）脂肪栓塞：为脂肪或骨髓颗粒在进入体循环静脉后，进一步到达肺动脉所致，多见于长骨骨折、骨科手术、镰状细胞危象患儿所发生的微血管阻塞或骨髓坏死。

（3）肿瘤栓塞：为恶性肿瘤的少见并发症，肿瘤细胞自脏器脱落进入体循环静脉和肺动脉系统，在此定位、增殖而阻塞血流。

（4）感染性栓塞：为感染性物质栓塞于肺所致，多见于右心感染性心内膜炎、感染性血栓性静脉炎或静脉毒品注射等。

（5）异物栓塞：为颗粒物质进入肺动脉系统所致，多见于静脉注射无机物，如静脉毒品注射者所注入的滑石粉等。

（6）羊水栓塞：在分娩过程中，羊水经母体静脉进入母体肺动脉系统所致，多发生于产妇或产前有相关子宫操作者。

（二）发病机制

儿童肺栓塞的发病机制与病因有关。肺栓塞发生后，栓子阻塞肺动脉及其分支达一定程度，一方面通过机械阻塞作用直接影响呼吸及心血管的功能；另一方面，通过心脏和肺的反射效应及神经体液因素和栓塞后的炎症反应等，导致多种功能和代谢的变化。栓子大小、患儿的心肺储备功能及代偿性神经体液因素决定了肺栓塞的血流动力学变化。

（三）病理改变

深静脉血栓形成的病理基础是血管内皮损伤、血流淤滞和血液高凝状态。肺血栓栓塞症的病理转归主要包括血栓溶解、机化、再通、肺动脉内血栓形成、肺梗死和出血性肺不张。

1. 血栓溶解 由于纤溶系统的作用，栓子可在 7 天至数月内完全或部分溶解。血栓变小或破碎后进入远端肺动脉，可形成临床上血栓完全溶解的假象。血栓溶解情况与局部凝血纤溶状态、栓子大小、血栓新旧、机化程度及栓塞的部位有关。

2. 机化 成纤维细胞和毛细血管可通过血管内皮进入血栓，使其成为致密的结缔组织，进而收缩，可恢复部分管腔。

3. 再通 向血栓内生长的毛细血管逐渐增宽可形成再通，恢复部分血流。有时血栓可在血管内仅残留纤维条索或网状结构，影像学可表现为血栓完全溶解。

4. 肺动脉内血栓形成 血栓表面附着有大量新鲜血小板，激活后释放促凝物质；栓塞部位血流缓慢或紊乱，凝血因子易于局部聚集；内皮细胞存在损伤或功能不全，引起继发肺动脉内血栓形成。

5. 肺梗死 肺动脉和支气管动脉在外周存在广泛交通，支气管动脉内的血液可因此进入肺组织，这也就是常说的肺双重血液供应，加之肺泡内气体弥散和肺静脉饱和动脉血反流等因素，较少出现肺梗死。但当患儿的基础心肺疾病影响到上述多重氧气和营养供应，尤其是影响到支气管动脉血流时可出现肺梗死。梗死部位肺泡内出血、组织结构破坏或消失。血流重建后不能恢复原有组织形态，为纤维组织所代替。

6. 出血性肺不张 缺血可使肺小血管通透性升高，液体和红细胞进入肺泡，形成出血性肺不张。血流恢复后可保持原有组织结构。深静脉血栓可反复脱落，加之新鲜血栓在通过心腔或进入肺动脉后由于机械和纤溶作用，可破碎成多个较小的血栓，因此，多发或双侧性的肺血栓栓塞更为常见。右肺和下叶血流较充沛，更易出现栓塞。血栓可强行挤入肺血管，造成栓塞处血管扩张、血管壁变薄，也可骑跨于血管分叉处或附壁。多发性肺动脉微小血栓和肺动脉原位血栓形成在病理形态上不易区分，广泛的肺动脉微小血栓可能来源于肺动脉原位血栓形成。

二、临床表现

儿童肺栓塞的临床表现和成人相似，症状和体征均缺乏特异性，而且变化极大，可以从无症状到血流动力学不稳定甚至猝死。

（一）症状

呼吸困难、胸痛、咯血为肺栓塞典型的"三联征"，但临床上出现典型症状的不过30%。呼吸困难和气促，活动后可加重；胸痛为胸膜炎样或心绞痛样；咯血一般量少，大咯血较少见；一般为低热，少数患儿有中度以上发热；部分患儿烦躁不安，惊恐或濒死感，严重者会发生晕厥；其他症状还包括咳嗽、心悸等。

（二）体征

有呼吸增快、心动过速，严重者血压下降甚至休克，颈静脉充盈或搏动，肺部可闻及哮鸣音和（或）湿啰音，肺动脉瓣第二音亢进或分裂，$P_2 > A_2$，三尖瓣区收缩期杂音，可有胸腔积液的相应体征。

三、辅助检查

（一）血 D-二聚体检测

已成为诊断肺栓塞的重要初筛试验。D-二聚体是交联纤维蛋白在纤溶系统作用下产生的可溶性降解产物，为一个特异性的纤溶过程标志物。在血栓栓塞时因血栓纤维蛋白溶解使其血中浓度升高。D-二聚体对急性肺栓塞的敏感性高达92%～100%，但特异性不高，仅为40%～43%。手术、肿瘤、炎症、感染、组织坏死等情况 D-聚体均可升高。如果 D-二聚体低于500μg/L，则基本除外急性肺栓塞。

（二）影像学检查

1. CT 肺动脉造影（CTPA） 已成为肺栓塞的确诊检查之一，能发现段以上的肺动脉内栓子。主要表现：①CTPA 的直接征象：为肺动脉内的低密度充盈缺损（图4-18-3），部分或完全包围在不透光的血流之间（轨道征）。低密度的肺动脉内栓子可见于主肺动脉、左右肺动脉及其分支。②肺内动脉的改变：栓塞肺动脉所供血区血管变细。③非梗死性肺渗出：表现为楔形或不规则磨玻璃样致密影，以胸膜为底，尖指向肺门，栓塞的渗出灶密度较淡。④肺梗死：表现为楔形实变影，可伴有肺出血及胸腔积液，如果继发感染，还可见空洞。⑤肺动脉高

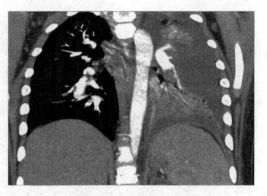

图4-18-3 肺栓塞呈充盈缺损

压：表现为肺门动脉和主肺动脉扩张，周围血管稀疏，多继发于多发、反复的肺栓塞。⑥马赛克征：可见于慢性肺栓塞中，供应次级小叶的小动脉栓塞，可使肺实质密度呈不均匀改变。CTPA 对亚段肺栓塞诊断价值有限。

2. 核素肺通气血流（V/Q）显像　典型征象是肺段分布的肺灌注缺损，并与通气显像不匹配。一般可将 V/Q 显像结果分为 3 类：①高度可能：其征象为至少一个或更多叶段的局部灌注缺损，而该部位通气良好或胸部 X 线片无异常。②正常或接近正常；③非诊断性异常：其征象介于高度可能和正常之间。若 V/Q 显像结果呈高度可能，对肺栓塞的诊断特异性为 96%，基本具有确定诊断价值。V/Q 显像结果正常或接近正常，被确诊肺栓塞的可能性小于 5%，可基本除外肺栓塞。而非诊断性异常结果则往往需要进行其他检查以确诊。对不能进行 CTPA 或对对比剂过敏的患儿可进行核素肺 V/Q 显像。V/Q 显像对周围性肺动脉血栓的诊断比较有优势。

3. 磁共振成像　为无创的检查方法，避免了注射对比剂。对段以上的肺动脉内栓子诊断的敏感性和特异性均较高，适用于对比剂过敏的患儿。

4. 肺动脉造影　为肺栓塞诊断的金标准，但造影为有创性检查，不作为一线检查手段，其敏感性为 98%，特异性为 95%~98%。目前，肺动脉造影仅在经无创检查不能确诊或拟行急性肺栓塞介入治疗或手术治疗时，为获得准确的解剖定位和血流动力学数据而进行。

5. 超声心动图　如果为大面积肺栓塞，可出现急性肺动脉高压和右心室超负荷的征象。超声心动图可发现右心室壁局部运动幅度降低、右心室和（或）右心房扩大、三尖瓣反流速度增快、下腔静脉扩张、吸气时不萎陷等。另可见室间隔左移和运动异常、近端肺动脉扩张、估测的肺动脉压力增高等。若在右心房或右心室发现血栓，出现急性肺动脉高压征，同时患儿临床表现符合肺栓塞，可以做出诊断。超声检查偶可发现肺动脉近端的血栓而确定诊断。

6. 胸部 X 线片　多有异常表现，但缺乏特异性。可表现为区域性肺血管纹理变细、稀疏或消失。

（三）动脉血气分析

常表现为低氧血症和低碳酸血症，肺泡-动脉血氧分压差（$P_{A-a}O_2$）增大，部分患儿的血气结果可以正常。

（四）心电图

大约 30% 出现异常改变，但没有特异性。常见 $V_1 \sim V_4$ 的 ST 段和 T 波改变、右束支传导阻滞、肺型 P 波、电轴右偏、顺时针转位等。

（五）其他检查

如肺功能、脑钠肽、肌钙蛋白和心肌酶谱、心肌型脂肪酸结合蛋白等，有一定的提示意义（图 4-18-4）。

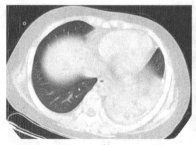
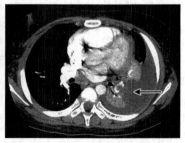

图 4-18-4　患儿，男，11 岁。入院后确诊肾病综合征，经积极治疗，尿量有增加，腹痛减轻，但水肿无好转。胸部 CT 显示两肺渗出改变（A）；胸部 CTA 呈充盈缺损（B 箭头所示）。最后诊断：肺栓塞、肺炎、肾病综合征

四、诊断与鉴别诊断

（一）诊断要点

1. 筛查高危人群，如肾病综合征、先天性心脏病、留置中心静脉导管等。典型的临床症状为呼吸困难、胸痛、咯血三联征。

2. 首选 CT 肺动脉造影显示肺动脉内充盈缺损或核素肺 V/Q 显像示肺段分布的肺灌注缺损，必要时通过肺动脉造影确诊。

3. 进一步明确病因和原发病。

（二）鉴别诊断

1. 大叶性肺炎　可出现咳嗽、咯血、胸痛及呼吸困难，但多有中度以上发热；查胸部 CTPA 无肺动脉内充盈缺损，抗感染治疗有效可鉴别。

2. 气胸　可出现咳嗽、胸痛和呼吸困难，但多无咯血、无发热；胸部 X 线检查可发现胸部无肺纹理的透亮区域及肺压缩，可明确诊断。

3. 肺动脉高压　可表现为活动后气促、胸痛，通过体肺循环交通支导致的支气管动脉扩张破裂也可引起咯血，合并右心衰竭者可出现下肢水肿、腹胀等表现，但 CTPA 无肺动脉内充盈缺损、核素肺 V/Q 显像无异常可鉴别。

五、治　　疗

（一）肺栓塞治疗的目标

治疗已经确认的基础疾病；抗菌药物治疗，尤其在急性加重期；控制炎症反应；提高气道分泌物清除能力；治疗咯血等并发症；解除梗阻或切除局限性病灶。

（二）内科治疗

内科治疗包括一般治疗、呼吸和循环支持治疗、溶栓治疗和抗凝治疗。

1. 一般治疗　肺栓塞患儿应做好严密监测，大面积肺栓塞者收住 PICU。给予吸氧，有烦躁不安的患儿，给予镇静；严格卧床，以免栓子再次脱落，保持大便通畅。有胸痛者，可予镇痛治疗；有发热、咳嗽症状，可予退热、止咳治疗。

2. 呼吸和循环支持治疗　约 10% 肺栓塞患儿在发病后 1h 内死亡；发生心肺骤停者，应积极行心肺复苏，气管插管建立人工气道，使用肾上腺素强心等治疗；出现室颤者，可予电除颤。一般不予气管切开，以免抗凝或溶栓治疗时出血不止。出现低血压、休克者，予血管活性药物升压，如多巴胺、去甲肾上腺素等。

3. 溶栓治疗　适用于大面积肺栓塞及有休克、低血压的患儿。常用药物有尿激酶、链激酶和重组人组织型纤溶酶原激活物。

4. 抗凝治疗　是肺栓塞和深静脉血栓的基本治疗方法，可有效防止血栓再形成和复发，同时靠机体自身的纤溶机制来溶解已形成的血栓。目前，临床上使用的抗凝药物包括普通肝素、低分子肝素和华法林。低分子肝素相较普通肝素有较大的优越性，因其生物利用度高、半衰期长、安全性高，可不须常规监测凝血功能。

（三）外科治疗

外科治疗包括外科血栓切除术和静脉滤器的使用等。

1. 外科血栓切除术　适用于以下 3 类患儿：①急性大面积肺栓塞；②有溶栓禁忌证；③经溶栓及内科其他积极治疗无效。

2. 静脉滤器的使用　用于预防肺栓塞，适用于有下肢静脉血栓的患儿，防止血栓脱落入肺。

儿童的应用经验不多，Cahn 等对放置下肢静脉滤器的儿童长期随访显示，其预防肺栓塞的有效性和安全性良好，和成人相似。

（四）慢性病管理

患儿教育及管理是肺栓塞慢性病管理的重要环节。教育的主要内容是使患儿及其家长了解肺栓塞的特征，并及早发现急性肺栓塞。应当提供宣教材料，向患儿及其家长解释肺栓塞这一疾病可防可控，制订个性化的随访及监测方案。

（五）预防

鼓励早期下床活动，避免长期静坐、卧床，避免血液停滞或淤积。如果早期下床困难，可以抬高下肢或进行按摩，主动或被动地进行下肢活动，也可使用机械预防方法（如梯度弹力加压袜、间歇充气压缩泵、静脉足泵等），促使下肢肌肉活动，增加下肢血流。在使用机械预防时，临床医师要根据患儿的情况选择大小合适的装置，加强对患儿家属的指导和护理，确保这些装置不会妨碍患儿活动，同时确保其能正确使用装置以达到最佳依从性。

（潘国权　金江兵）

第十九章　未分类疾病

本章延伸阅读

第一节　支气管扩张症

儿童支气管扩张症（bronchiectasis）常由先天性支气管发育不全或其他原因导致的支气管壁弹性组织和肌肉组织受破坏所致。最新观点认为，儿童支气管扩张症是一种慢性肺部疾病，是反复或持续湿咳/咳痰、气道感染和炎症、胸部 CT 显示异常支气管扩张的临床综合征，早期通过有效的治疗可能会随着时间的推移而可逆。由于儿童不会咳痰，早期症状较轻，易被忽视。部分患儿直到心肺功能异常才去就诊，严重影响患儿的生长发育、生存质量及预后，应引起高度重视。

儿童支气管扩张症的患病率各国差异很大，如英国、美国及澳大利亚等国家的发病率为 0.2/10 万～2.3/10 万，但阿联酋的发病率高达 13.3/10 万；美国阿拉斯加及澳大利亚贫困居民的发病率则明显增高，达到 18.3/10 万～740/10 万。因此，其发病率可能与社会经济状况、种族、遗传等因素有关。目前我国尚缺乏儿童支气管扩张症的大样本流行病学资料。

一、病因和发病机制

（一）病因

2021 年，欧洲呼吸学会（ERS）指南强调儿童支气管扩张症应进行病因学筛查。荟萃分析发现，60%～70% 患儿通过详细的病史和调查可以发现其潜在的疾病。主要病因包括感染、原发性免疫缺陷病、吸入或气管异物、PCD、先天性支气管肺畸形、继发性免疫缺陷等。感染后支气管扩张症在发达国家逐渐减少，但在发展中国家，感染仍是引起支气管扩张症的重要原因。温州医科大学附属育英儿童医院呼吸科的一项回顾性分析显示，呼吸道感染是温州儿童支气管扩张症的首位病因，HRCT 是确诊的主要手段，病原菌分布以革兰氏阴性菌，尤其是铜绿假单胞菌（PA）为主。调查资料显示，支气管扩张症的主要已知感染病因已经从麻疹、肺结核等转向腺病毒、肺炎支原体感染等，仍有部分无法明确病因。越来越多的证据表明，反复迁延性细菌性支气管炎（PBB）是儿童支气管扩张症的危险因素，慢性湿咳 4 周抗菌药物治疗病情无改善的儿童，发展为支气管扩张症的 OR 值为 20.9。

儿童支气管扩张症的常见病因，见表 4-19-1（延伸阅读）。但需要强调的是，先天因素和后天因素并不是割裂的，有先天缺陷的儿童更容易受到各种后天致病因素的影响。

（二）发病机制

儿童支气管扩张症的发病机制与不同的病因有关，分先天性和后天性两大类，气道黏液高分泌是其重要的病理生理基础。支气管扩张症患者的气道黏膜上皮细胞间隙缩小，纤毛活动力下降，刺激黏液细胞分泌黏液增多，黏液黏稠度增加，同时气道排痰能力下降，从而造成支气管堵塞。黏液淤滞、支气管堵塞是支气管扩张症反复感染的基础，感染则导致气道功能及实质的破坏，引起咳嗽、咳脓痰。以气道黏液高分泌和支气管阻塞为始动因素，加上宿主反应因素的纤毛上皮细胞破坏导致分泌物滞留，形成慢性细菌感染和随后持续炎症反应及黏液清除功能障碍的恶性循环（图 4-19-1 延伸阅读）。

目前认为 PBB 和支气管扩张症是同一疾病的不同发展阶段，早期诊治有利于支气管扩张的可逆性恢复。PBB 患者气道中性粒细胞比例明显增高，许多和中性粒细胞有关的炎症介质（如IL-8、活化基质金属蛋白酶 9 和 IL-1β、α 防御素等）均有不同程度升高。研究发现，PBB 患儿肺泡巨噬细胞存在胞葬作用下降和 IL-1β 途径激活，最终导致慢性中性粒细胞炎症反应，这种反应介于支气管扩张症和正常对照组之间。

（三）病理改变

肉眼观，受累支气管管壁的结构（包括软骨、肌肉和弹性组织）被破坏，并被纤维组织所代替，由于纤维瘢痕组织牵拉造成支气管的持久性扩张，可扩张至正常直径的 4 倍，扩张的支气管可呈节段性扩张，也可连续延伸至胸膜下（图 4-19-2 A）。正常肺组织在距离胸膜表面 2～3cm 的肺叶内无法观察到肉眼可见的细支气管。根据形态可分为 3 种不同的类型：①柱状扩张：支气管管壁增厚，管腔均匀平滑扩张，并延伸至肺周边；②囊柱型扩张：柱状支气管扩张基础上存在局限性缩窄，支气管外观不规则，类似于曲张的静脉，也称为不规则扩张；③囊状扩张：支气管扩张形成气球形结构，末端为盲端，表现为成串或成簇囊样病变，可形成含气液面。

镜下，早期阶段即有支气管周围淋巴细胞及浆细胞浸润，支气管黏膜上皮增生、肥厚呈乳头状突起，进而纤毛柱状上皮细胞出现鳞状上皮化生或萎缩，甚至坏死脱落，黏膜下层血管充血；病情进展后支气管壁明显增厚，管壁弹性纤维、平滑肌层及软骨组织等遭受破坏，由炎性肉芽组织取代并逐渐纤维化（图 4-19-2B）；支气管管腔增大，在合并感染时腔内常有脓性分泌物，若合并厌氧菌感染时可有恶臭。当炎症破坏支气管壁血管时可伴有大片出血（图 4-19-2 C），此时患者可出现大量咯血，可危及生命。邻近肺组织多呈慢性炎症改变，可表现为支气管肺炎、肺不张及纤维化。晚期可并发阻塞性肺动脉高压和肺源性心脏病。

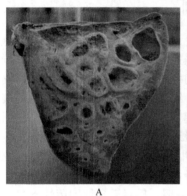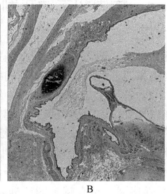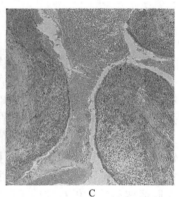

A　　　　　　　　　　　　　B　　　　　　　　　　　　　C

图 4-19-2　支气管扩张症病理

A. 大体可见支气管扩张呈囊状及柱状形态，延伸至肺外周接近胸膜面；B. 扩张支气管腔内见黏液渗出，管壁结构破坏，软骨变性坏死及钙化；C. 扩张支气管黏膜萎缩及脱落，管腔内见血性脓液渗出，管壁大量炎症细胞浸润

二、临床表现

支气管扩张症的典型临床表现为慢性湿咳、大量脓痰，多见于清晨起床后或变换体位时，痰量或多或少，含稠厚脓液，可有不规则发热。病程久者可见程度不同的咯血、贫血和营养不良。患儿易反复患上、下呼吸道感染，甚至并发肺脓肿。体征取决于病变范围及扩张程度，轻微支气管扩张可无明显体征；多数情况下能在扩张部位闻及持续存在的湿啰音，咳嗽排痰后短暂消失。可伴有阻塞性肺炎、肺不张或肺气肿的体征。在病程较长的支气管扩张症患儿，可见杵状指（趾）及营养不良、发育落后等情况。对于慢性湿咳超过 8 周的患儿应怀疑支气管扩张症。

当支气管扩张症儿童咳嗽增多（增加咳嗽评分＞20%），伴或不伴有痰量增加或脓痰，持续≥3 天，应考虑为支气管扩张症急性加重。儿童支气管扩张症急性加重时可出现呼吸困难、胸痛、呼吸急促和咯血，此外应该关注体征变化，但很多时候不甚明显。全身症状如乏力、食欲缺乏等会比较显著，但常无特异性。需要强调的是，一旦出现呼吸困难和低氧血症，不论持续多长时间，均是严重急性发作的标志。

三、辅 助 检 查

（一）影像学检查

1. 胸部 X 线平片 支气管扩张症患儿的胸部 X 线平片可有以下表现：①肺纹理增多，毛糙紊乱，增粗的肺纹理常见于两下肺外带，为支气管周围纤维化和腔内分泌物潴留的征象。②柱状透亮区夹杂边界模糊的小囊影，有时可见"轨道征"。③卷发状或蜂窝样透亮区，大小分布不均匀，为囊状支气管扩张症的直接征象，可形成含气液面。④肺不张常为肺叶或节段性不张，以左下叶最常见，其中可显示扩张而聚拢的支气管充气影。⑤支气管周围见斑片状影或不均匀的大片状炎症改变，为继发肺部感染的表现，但胸部 X 线片未见明显异常，不能排除存在支气管扩张可能；若临床病史怀疑有支气管扩张症，应进一步做 HRCT 检查。

2. HRCT 是诊断支气管扩张症的金标准。主要表现：①支气管壁增厚（支气管内径<80%外径），管腔增宽（超过正常管腔的 1.5 倍）。②支气管/动脉值（BAR），即支气管内径与伴行肺动脉外径比值>0.8（不存在肺动脉高压的情况下）。③横切面呈"印戒征"（图 4-19-3 A）。④支气管的纵切面呈"轨道征"（图 4-19-3 B）。⑤气道由中心向外周逐渐变细的正常走行规律消失，胸壁下 1cm 以内范围可见支气管影。此外 HRCT 还可显示细支气管扩张和黏液栓，即树芽征。

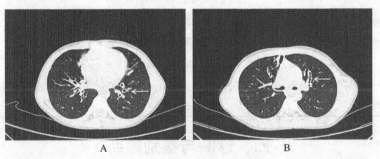

图 4-19-3 患儿，15 岁，确诊为先天性无丙种球蛋白血症（*BTK* 基因缺陷）和反复肺炎。胸部 HRCT 显示两肺多处支气管壁增厚伴轻度扩张，支气管的横切面呈"印戒征"（A），两肺多处可见支气管的纵切面呈"轨道征"（B）

（二）支气管镜检查

适应证包括局限性的支气管扩张、HRCT 怀疑气道畸形、怀疑有吸入性肺疾病、留取标本做病原学检查。支气管镜检查可在直视下发现异物吸入、气管支气管软化和气道畸形等基础病变。并可留取支气管灌洗液做微生物和分子细胞学检测。对于怀疑有 PCD 患儿，可行支气管上皮组织活检确诊。支气管镜检查显示中小支气管可见大量黏稠分泌物和脓痰。

（三）病原学检查

重复的痰液或咽拭子培养阳性可指导抗菌药物使用。若痰液或咽拭子多次培养阴性或不能取样，而临床症状仍反复加重，可以考虑做诱导痰或支气管肺泡灌洗液培养。铜绿假单胞菌是支气管扩张症患者气道分离出的最常见细菌，其次是 SA、流感嗜血杆菌等，少见的还有 SP、嗜麦芽窄食单胞菌、肺炎克雷伯菌、卡他莫拉菌、大肠埃希菌和无色杆菌属。慢性铜绿假单胞菌感染是疾病严重程度和急性发作频次的关键标志。有研究发现，相较于稳定期的支气管扩张症患者，急性发作期患者可更频繁地检出病毒感染，A 型和 B 型流感病毒、HAdV、副流感病毒、鼻病毒等呼吸道病毒感染均已被证实参与支气管扩张症发病。

（四）肺功能检查

肺功能是评价呼吸储备能力最重要的手段，至少每年复查 1 次。肺功能表现为阻塞性通气功能障碍多见，可有一定程度的限制性通气障碍。多数患者弥散功能进行性下降，且与年龄及

FEV1 下降程度相关。对于合并气流阻塞的患者应行支气管扩张试验，40% 的患者呈阳性。轻症患者肺功能可基本正常。运动肺功能试验应作为呼吸康复计划的一部分。

（五）其他检查

如血清免疫球蛋白、特异性抗体检测、外周血淋巴细胞亚群用于检测免疫缺陷病；鼻呼出气一氧化氮、纤毛结构及功能监测、基因检测用于诊断 PCD；汗液试验、*CFTR* 基因检测用于诊断 CF；血清总 IgE、曲霉特异性 IgE/IgG、嗜酸性粒细胞计数用于诊断 ABPA；食管 pH 检测用于诊断胃食管反流病等。急性加重时血液指标如 CRP 和 IL-6 帮助判断是否有化脓性病变。

儿童支气管扩张症病因诊断常见的检查方法见表 4-19-2。

表 4-19-2 儿童支气管扩张症病因诊断常见的检查方法

检查方法	目的
支气管镜	除外肿瘤和异物等腔内阻塞
CTA 等影像学	明确有无腔外压迫
鼻甲刷检、活检、FnNO	电镜下观察纤毛形态和摆动频率，除外 PCD
基因检测	明确 CF 等单基因病
免疫球蛋白和 IgG 亚型等	识别免疫缺陷
食管吞钡试验和食管 pH 测定	怀疑吸入和胃食管反流病
自身抗体筛查	除外结缔组织病和血管炎
曲霉特异性 IgE 沉淀抗原	除外 ABPA
各种病原体检查	明确病原体

四、诊断与鉴别诊断

（一）诊断要点

1. 当儿童有复发性（≥3 次）慢性（>4 周）湿咳，伴或不伴有以下临床特征时，要考虑到支气管扩张症的可能：①劳力性呼吸困难；②喘息/气道高反应性症状；③复发性肺部感染；④生长发育落后；⑤杵状指或趾；⑥胸廓过度扩张或胸壁畸形；⑦慢性鼻窦炎或中耳炎伴有 PCD。

2. 有典型临床症状（慢性咳嗽、反复咯血、大量脓痰、间断发热），体检闻及肺部固定的局限性湿啰音，结合 HRCT 显示支气管扩张征象时可确诊。

3. 根据临床线索和辅助检查进一步明确病因。稳定期和急性加重期严重度评价在儿童尚需积累更多的证据。

（二）鉴别诊断

1. CF 影像学可出现支气管扩张，可有反复咳嗽、咳痰；但多有家族史，多发于白种人。典型的三联征为汗液中 Cl⁻ 和 Na⁺ 含量增高、胰腺功能损害及反复肺部感染。查汗液中 Cl⁻ 和 Na⁺ 含量和 *CFTR* 基因突变可鉴别。

2. 肺结核 慢性肺结核基础上可继发支气管扩张，可出现咳嗽、咳痰；但多有结核患者接触史，多伴有低热、盗汗、乏力、消瘦等结核中毒症状。影像学检查可发现病灶多位于肺上叶或下叶背段，痰结核分枝杆菌检查可帮助明确诊断。

3. 肺脓肿 与支气管扩张急性感染期相似，可有咳嗽伴有脓痰；但发病急，全身中毒症状明显，表现为高热、乏力等。影像学检查可见肺空腔液平，周围有炎症浸润影；急性肺脓肿经有效抗菌药物治疗后，炎症可完全吸收消退。

4. 弥漫性泛细支气管炎 有慢性咳嗽、咳痰、活动时呼吸困难；常伴有慢性鼻窦炎。胸部 X

线和 CT 上有弥漫分布的边界不太清楚的小结节影，类风湿因子、抗核抗体、冷凝集试验可阳性，确诊需病理学证实。

五、治疗和管理

（一）治疗目标

明确病因，尽可能去除病因；控制症状，减少日间症状和急性加重次数；防治肺功能恶化；提高生活质量、促进儿童正常的生长发育；如有可能，采取措施逆转结构性肺损伤。

（二）气道廓清和祛痰治疗

1. 气道廓清（ACT） 其方法简单、便捷、无创。目前《儿童支气管扩张症诊断与治疗专家共识（2018）》推荐用于痰多或排痰困难者，采用体位引流、拍背，每日 2 次，每次 10～30min，频率和时间根据自身情况调整。每 3 个月评估一次气道廓清的疗效。其他方法还包括用力呼气技术、呼气正压面罩、口腔呼吸道振荡器、高频胸壁振荡背心、肺内振荡通气等，不仅可通畅呼吸道，改善临床症状，而且能减轻炎症和防止气道的进一步损伤。对于支气管扩张症急性加重期的儿童和青少年，应更频繁地接受 ACT。随着儿童和青少年的成长，每半年应评估是否需要调整 ACT 的类型和频率。详见呼吸康复章节。

2. 祛痰治疗 根据作用机制不同，祛痰药物分为高渗制剂（如生理盐水、甘露醇）、黏液溶解药（如乙酰半胱氨酸）、黏液动力药（如氨溴索）、黏液调节药（如羧甲司坦），其作用机制是促进气道黏液清除。对于有较多症状、频繁加重、排痰困难或不良生活质量的患者，可考虑使用吸入性甘露醇或高渗盐水。同时伴有重度气流受限者，祛痰治疗前使用支气管舒张剂。

（三）抗菌药物治疗

1. 急性发作期使用 及时有效的抗菌药物有助于抑制气道细菌，降低恶化风险。急性加重时主张短期使用抗菌药物，疗程 14 天。患儿咳嗽、脓痰减少及炎症指标正常化、总体健康状况好转提示急性加重缓解。严重恶化（如缺氧）或对口服抗菌药物反应不佳，应采取静脉使用。根据我国制定的指南推荐，儿童支气管扩张症急性加重时抗菌药物选择，见表 4-19-3（延伸阅读）。

2. 抗菌药物长期使用 儿童支气管扩张症稳定期是否长期应用抗菌药物尚存在争议。目前认为，每年出现 ≥3 次病情加重或住院 1 次的支气管扩张症患者，可以考虑长期使用抗菌药物（疗程至少 6 个月），主要是考虑到气道及全身炎症会增加病情恶化的风险。大环内酯类抗菌药物不仅具有抗菌作用，还有抗炎作用，且组织渗透性较高。目前主要应用小剂量大环内酯类抗菌药物治疗，如红霉素每日剂量 5mg/kg；阿奇霉素每日剂量 3～5mg/kg，连用 3 天后停 4 天，疗程 3～12 个月，但缺乏 RCT 研究。用药前应排除非结核分枝杆菌感染，并进行心电图检查，同时需要关注用药依从性。

3. 病原体清除 铜绿假单胞菌持续感染对儿童支气管扩张症的影响包括引起局部和全身的炎症反应持续、导致肺功能恶化、增加急性加重风险、影响生活质量等，但并不是病死率增加的独立危险因素。尽管证据质量不强，但目前仍主张对于儿童和青少年支气管扩张症患者，在初次或新分离铜绿假单胞菌后进行病原体清除治疗。清除治疗方案的实施，取决于分离铜绿假单胞菌的标本类型和是否有临床症状。

4. 吸入性抗菌药物 长期使用吸入性抗菌药物治疗 CF 相关支气管扩张症取得成功，但在非 CF 支气管扩张症的研究并没有取得良好结果。吸入性庆大霉素和吸入性多黏菌素表现出较好的前景，但吸入性妥布霉素、氨曲南和环丙沙星（雾化吸入用干粉和脂质体制剂）疗效不佳。ERS 指南建议，对有慢性铜绿假单胞菌感染且每年急性发作 ≥3 次的患者，长期使用吸入抗菌药物。在大环内酯类药物长期用药和吸入性抗菌药物之间进行选择时，应基于患者的疾病特征，包括用药禁忌证和不良反应。

（四）其他药物和疫苗接种

1. 吸入药物　无论在稳定期还是急性加重期，均不建议常规短期或长期使用含或不含长效β2激动药（LABA）的吸入糖皮质激素。如果考虑使用，建议评估患者对支气管舒张药的反应、特应性和气道嗜酸性粒细胞炎症。支气管扩张症和嗜酸性粒细胞哮喘在症状上有重叠，明确哮喘表型的患者，考虑使用 ICS、ICS/LABA 和 SABA 药物。ICS 治疗单纯支气管扩张症无明显益处，长期使用会增加非结核分枝杆菌、结核及肺炎等不良事件发生的风险。

2. 免疫球蛋白　无常规使用免疫球蛋白适应证。但对于部分以抗体缺陷为主的免疫缺陷病，如丙种球蛋白缺乏症，可使用免疫球蛋白替代治疗。

3. 疫苗接种　对于反复出现支气管扩张急性感染的患者，推荐行流感疫苗或肺炎球菌疫苗接种。

（五）手术治疗

手术适应证包括合理应用抗菌药物联合规律物理治疗 2 年以上仍无效、生长发育迟缓、由于反复感染而不能完成学业、生活质量严重受损等。对于那些可以完全切除局部病灶且疾病不复发的儿童受益最大。对于弥漫性支气管扩张症、痰培养有铜绿假单胞菌生长及术后有残留病变的患儿手术效果不佳。术前需考虑多种因素，包括年龄、症状和疾病负担、病变区域、潜在病因（影响疾病复发）、进行手术的机构等。术后应留有 10 个以上正常肺段，充分考虑术前营养支持、ACT，以及抗菌药物应用，可减少手术并发症。对于肺部病变严重而广泛、临床症状重的患儿，肺移植可能是最后的治疗手段。

（六）并发症治疗

1. 咯血　咯血量少，推荐口服止血及抗菌药物治疗；若咯血加重，垂体后叶素无效或无法使用，首选支气管动脉栓塞术，辅助止血药物治疗；有介入禁忌者，可行支气管镜下止血或外科手术治疗。

2. 呼吸衰竭　合并慢性呼吸衰竭，建议长期家庭氧疗。反复急性加重而住院，推荐间歇性无创通气。使用无创通气前，先充分气道廓清排痰。对于因痰液阻塞所致的呼吸衰竭，尽早行气管插管建立人工气道，以利于排痰。

3. 肺动脉高压　部分支气管扩张症可合并肺动脉高压，且有长期低氧血症，建议氧疗并到肺血管疾病诊疗中心进行个体化评估。

（七）慢性疾病管理

1. 患者教育　教育的主要内容是使患儿及其家长了解支气管扩张症的特征，并及早发现急性加重。提供宣教材料向患儿及其家长解释支气管扩张症这一疾病以及感染在急性加重中的作用；病因明确者应向其解释基础疾病及其治疗方法，还应向其介绍支气管扩张症治疗的主要手段，包括排痰技术、药物治疗及控制感染，帮助其及时识别急性加重并及早就医。不建议患儿自行服用抗菌药物。应制定个性化的随访及监测方案。

2. 疾病监测　2021 年 ERS 指南建议：①支气管扩张症患者需每 3～6 个月门诊随访一次，并常规进行肺功能（FEV1 和 FVC）、痰检和血氧饱和度检查，监测呼吸状态及并发症。每 6～12 个月收集一次痰标本，鉴定是否存在新发病原体感染特别是铜绿假单胞菌感染，指导急性加重时初始经验性抗菌药物治疗。②胸部 CT 复查应根据患者的临床状况和具体情况而异，在改变治疗方案时通常需要进行复查。③避免交叉感染，对患儿及其家属进行咳嗽和手卫生宣教，避免接触病毒性呼吸道感染者。④对于病情恶化的患者，建议评估新发感染（痰液或下呼吸道微生物学检查）和可能的合并症（如支气管哮喘或睡眠障碍等），住院进行静脉抗菌药物治疗和气道廓清治疗。

（八）预防

应强化儿童支气管扩张症是可逆、可预防的理念。在临床工作中注意早期识别和治疗吸入异物，预防严重肺炎和复发性PBB的发生；积极治疗可引起支气管扩张症的原发性免疫缺陷病；增加母乳喂养、避免接触烟草烟雾和其他污染物的健康宣教；优化维生素D的营养支持，鼓励持续的体育锻炼。

（苏苗赏　张海邻　李昌崇）

第二节　肺中叶综合征

肺中叶综合征（middle lobe syndrome，MLS），又称右肺中叶综合征，是指由于右中叶支气管本身病变或管腔受压，使管腔狭窄或阻塞，引起右肺中叶肺不张，可伴有炎症实变或远端支气管扩张的总称。既往认为是支气管受到肺门和支气管周围淋巴结压迫所致，但目前认为MLS可无支气管受压、阻塞或合并感染等情况，其特点是反复或慢性右肺中叶塌陷，由于病情进展也可累及舌叶，亦有将左舌叶出现同样病变者归属于本综合征，称作"中叶、舌叶综合征"或"双侧中叶综合征"。有关MLS的文献较少，这可能是由于病因多样、无特异性表现和临床定义不一致。目前大样本流行病学资料报道罕见，冰岛的一项全国性调查研究显示，MLS可发生在儿童和成人，男女均可发病；需要外科切除的MLS的发生率，男/女为1.43/2.94。

一、病因和发病机制

（一）病因及分类

按病理生理学分类，分为以下两型。

1. 梗阻型　通常由中叶支气管内损伤（黏液栓堵塞、异物吸入、原发性肿瘤等）或外压性病变（肺门淋巴结肿大、纵隔肿瘤等），导致梗阻下段肺不张和节段性肺炎。

（1）黏液栓堵塞：由于严重呼吸道感染，如重症肺炎诱发全身炎症反应产生大量黏稠分泌物，造成支气管黏液栓堵塞，可导致中叶肺不张和局部肺实变。

（2）异物吸入：支气管异物吸入在年幼儿及学龄儿童较常见，好发于右肺中叶支气管，但有时患儿常不能提供准确的异物吸入史而被忽视，病程迁延不愈可导致右肺中叶不张及继发感染。

（3）肺门淋巴结肿大：支气管周围或肺门淋巴结肿大是导致右肺中叶支气管外压性病变的最常见病因。这可发生于组织胞浆菌病及其他真菌感染、典型和非典型分枝杆菌感染。

（4）原发性肿瘤：儿童原发性肿瘤较少见，常见的气管支气管肿瘤是类癌肿瘤和黏液表皮样癌，肺部肿瘤最常见为胸膜肺母细胞瘤和肺炎症性肌纤维母细胞瘤。外压性梗阻常见于纵隔肿瘤，如恶性淋巴瘤和胸腺瘤。

（5）其他：如CF、变应性支气管肺曲霉病等可形成黏液栓导致支气管阻塞。

2. 非梗阻型　病因至今仍不清楚。此型患儿的右肺中叶支气管通常是通畅的，支气管镜下未见明显阻塞，并且此型不仅限于中叶，也可见于其他肺叶，常见于左上肺舌叶，也曾被称为外围型MLS，常见于反复肺炎、支气管哮喘和CF等。有学者研究认为是中叶或舌叶的单侧肺不通气、感染和炎症所致，且组织学上最常见支气管扩张。手术切除的组织已被证实也存在支气管内损伤或恶性肿瘤。并且大多数非梗阻型的MLS患者支气管舒张药、黏液溶解药和广谱抗菌药物治疗有效。但有些患者保守治疗无效且发生反复下呼吸道感染症状，可能是因为中叶或舌叶存在不可逆损伤。筛选其中一些患者手术切除病变的中叶或舌叶，治疗效果良好且死亡率低。

（二）发病机制及病理

1. 发病机制　梗阻型MLS主要是由于支气管内病变、异物或外压性病变致肺叶支气管管径变窄，进而阻塞中叶支气管导致中叶塌陷。非梗阻型MLS的病理生理较复杂，中叶支气管解剖上的特点为管腔狭长而柔软，与右主支气管成锐角，引流不畅，易发生炎症和阻塞。此外，中叶支气管肺门部周围有 3 组淋巴结分布，收集右肺和左肺 2/3 的淋巴液，受累肿大的机会很大，局部淋巴结肿大压迫支气管可导致管腔狭窄。炎症反应时肺中叶肺泡表面活性物质相对减少，亦使中叶易于发生萎陷。肺中叶和上、下叶之间有明显叶间裂隙，因而中叶从解剖位置上孤立起来，具有独立性，与邻近的肺叶间缺乏侧支通气，或属无侧支支气管，降低中叶支气管清除分泌物的功能，易导致肺中叶慢性炎症反应。由于肺中叶支气管细长，缺乏侧支通气，其开口处有许多淋巴结围绕，因此，易因各种病因造成感染、受压、阻塞，临床常引起肺不张征象。

2. 病理改变 有学者认为 MLS 可有以下病理改变：①中叶支气管旁淋巴结肿大；②中叶支气管狭窄；③中叶肺不张与阻塞性肺炎。研究显示，60 例 MLS 病理组织切片中，36 例为慢性化脓性感染，20 例为肿瘤，4 例为结核分枝杆菌感染。其主要病理改变是支气管扩张，其次是支气管异物，较少有血栓形成、动静脉畸形、慢性支气管炎、急性和慢性肺炎、肉芽肿性炎症和肿胀。其他病理改变包括感染性细支气管炎、迁延性肺炎和支气管周围炎。

二、临床表现

MLS 多见于女性，大多数研究显示男女比例为 1：1.3～1：5。患儿常有慢性或反复咳嗽。多数患儿出现阻塞性肺炎症状，如呼吸困难、胸痛、喘息及发热等，常间歇、反复出现。部分患儿出现咯血、消瘦、乏力，应考虑合并化脓性细菌感染。少数患儿也可无症状，仅由体检胸部 X 线片发现。患儿可出现反复肺炎或支气管哮喘，且常有应用抗菌药物、黏液溶解药和支气管舒张药联合治疗病史，超过半数的患儿有特应性体质、支气管哮喘或慢性阻塞性肺疾病家族史。

肺部体检和听诊时，多数患儿的患侧呼吸音和触觉语颤减弱或消失，用力呼吸时可闻及明显干、湿啰音，局部可闻及哮鸣音。部分患儿体格检查可无明显异常体征。

三、辅助检查

（一）胸部 X 线片

作为常规检查手段，部分间歇或反复肺不张的患者，胸部 X 线片可以正常。而多数患者的胸部 X 线片是异常的，侧位片的表现更明显，故对中叶病变应同时摄正侧位片。右肺中叶不张，使其体积变小，胸部 X 线片可见右心缘旁三角形或扇形致密阴影，尖部指向肺门，底部向外指向胸膜；右侧位上则显示沿斜裂走向的致密带影。由于中叶的内侧段邻近右心房，后前位照片可见右心缘模糊（边缘掩盖征）；也可见右中叶密度均匀、边缘模糊的阴影，呈扇形从肺门向外下方扩大、渐淡消失，或叶间裂或斜裂移位。长期肺叶不张的致密阴影可以非常薄，仅有 2～3mm 宽。后前位照片较难发现肺中叶不张，这是因为中叶相对薄，且沿斜裂倾斜走向。如果可见支气管充气征，说明右肺中叶支气管至少是部分通畅的。钙化的实质结节、钙化的淋巴结提示既往曾有过肉芽肿性感染。

（二）肺部 CT

胸部 X 线片通常不能详细地反映 MLS 的病因，而肺部 HRCT 则有助于发现病灶，如鉴别微小的支气管内异常、远端的支气管扩张和其他的肺实质病变。肺部 CT 不仅能显示肺不张肺体积减小的程度，还能清晰显示支气管腔病变情况（如狭窄、闭塞、扩张等）、淋巴结肿大、钙化情况及中叶周围情况，以便于分析中叶外压性梗阻的病因。中叶病变在 CT 上表现为有心缘三角形，或不规则四边形软组织致密阴影，底部指向肺门、尖端指向外周，典型表现是可见致密阴影邻近部分或整个右心缘。在肺不张时斜裂和水平裂分别向前及向下方移位。肺部 CT 可见单纯中叶感染、单纯中叶不张、中叶感染伴不张、支气管淋巴结肿大、支气管管腔狭窄、支气管闭塞或支气管扩张（图 4-19-4）。

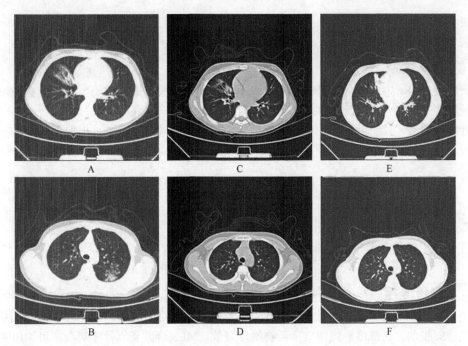

图 4-19-4　患儿，10 岁，反复咳嗽 2 个月，临床诊断为反复肺炎、MLS。胸部 CT 显示入院时右肺中叶及左肺上叶感染（A、B）；治疗 4 周后仍显示右肺中叶感染（C、D）；治疗 8 周后右肺中叶见条索状高密度影（E、F）

（三）支气管镜检查

可直接显示支气管及其分支的病变，可准确了解支气管的管腔内情况，并能在直视下行刷检、活检、灌洗，可进一步作病理组织学、脱落细胞学检查和病原学检查等。研究发现，超过 40% 的患者支气管镜检查发现异常，以中叶支气管狭窄和肺门肿瘤最为常见。支气管镜下超声检查，能协助诊断淋巴结肿大、钙化导致的梗阻型 MLS。在儿科患者中应用价值也较高，尤其是局部反复感染者，并可排除气道异物、原发性气管支气管肿瘤等。常见的支气管镜下改变有支气管黏膜充血、水肿等非特异性炎症改变、右肺中下叶气管狭窄或闭塞、中叶开口脓性分泌物、异物和支气管内膜干酪样坏死等。

（四）肺功能检查

可以根据肺功能参数的改变，评估病情和判定疗效。肺功能检查异常，可见小气道阻力增加或严重阻塞。

（五）实验室检查

合并细菌感染时，血常规可见白细胞和中性粒细胞增高。痰液或肺泡灌洗液培养，常见的细菌有肺炎链球菌、流感嗜血杆菌、卡他布兰汉菌、铜绿假单胞菌等。

四、诊断与鉴别诊断

（一）诊断要点

1. 反复感染引起咳嗽、咳痰、发热、胸痛、咯血等症状，偶有体检发现。

2. 影像学表现为右肺中叶不张或部分肺不张和阻塞性肺炎；肺中叶不张（三角阴影、密度不均、尖向肺门），如有支气管扩张可见条状或囊状改变，有时可见管腔狭窄及外压情况及肿大淋巴结或肿块。

3. 支气管镜检查可见中叶支气管管腔新生物堵塞、外压性改变、黏膜充血肿胀，或糜烂或管腔内分泌物潴留、出血等。

4.病理活检有助于明确病因。

（二）鉴别诊断

1.大叶性肺炎右肺中叶大叶性肺炎多见于化脓性细菌或支原体感染，影像学检查可见大叶性节段性肺实变，支气管镜及 BALF 病原学检测可作鉴别。

2.叶间裂积液位于叶间裂的横裂与斜裂内两层脏胸膜间的积液，可出现类似右肺中叶实变的高密度增高阴影，但一般影像学表现为边缘清晰且密度均匀的梭形阴影。肺部 B 超或胸部 CT 可作鉴别。

五、治疗及预后

（一）一般治疗

重视体位引流的重要性，并应早期应用。尽量避免刺激支气管（如环境中有害气体或烟雾暴露）。

（二）药物治疗

不论是梗阻型还是非梗阻型，多数 MLS 患者需选择针对病因的药物治疗。非梗阻型 MLS，常对支气管舒张剂、黏液溶解药和抗菌药物治疗有效。MLS 合并支气管哮喘者，可加用吸入糖皮质激素和支气管舒张剂。抗菌药物常用于清除与支气管扩张相关的细菌感染。然而，关于抗菌药物在 MLS 中的应用价值的研究目前还不够深入。即使抗菌药物治疗长达数周甚至数月，但病情仍出现反复的情况并不少见。抗菌药物的应用要注意疗程。尽量要根据痰液或肺泡灌洗液的细菌培养结果及药敏试验结果选择抗菌药物，否则应选用广谱抗菌药物，抗菌谱需覆盖链球菌（包括肺炎链球菌）、流感嗜血性杆菌、卡他布兰汉菌，疑难病例需注意铜绿假单胞菌感染。有支气管扩张的 MLS 患者，可给予小剂量的大环内酯类药。此外还要关注非特异性感染，如非典型分枝杆菌和真菌感染。

（三）支气管镜术

对于病程反复、病情严重的，应及时行支气管镜术。既可以直接观察到各病变形态学表现，并通过钳检、刷检、灌洗等方法有效明确病因；还可以进行局部治疗，如清除血块或肉芽、痰栓、脓性分泌物、钳取异物和支气管结石、局部注药治疗促进肺复张。支气管镜下气管内充气、无创正压通气曾用于治疗肺不张。梗阻型 MLS 患儿可用支气管镜或硬质支气管镜取出支气管异物。非梗阻型 MLS 患儿可选择球囊扩张、气管支架植入、氩气刀、高频电切、冷冻手术、激光等介入治疗。研究发现，约 1/3 的 MLS 患儿到年长后仍有呼吸道症状，肺功能提示有轻度气道阻塞性疾病，多数患儿并未进行手术治疗。保守治疗治愈率约为 33%，其中支气管镜检查和灌洗治疗发挥重要作用，只有约 1/3 的患儿需要手术切除。

（四）手术治疗

复杂的 MLS 经药物治疗及支气管镜介入治疗无效，常需手术切除中叶。有学者认为，MLS 合并支气管扩张、支气管狭窄或肺膨胀不全不能复原者，建议早期行肺切除术，并总结了手术适应证：①经支气管镜检查病因明确者，如肿瘤、结核、支气管扩张等，结核病术前应抗结核治疗 1～2 周，防止术后播散。②临床症状反复且病因未明，内科治疗 1 个月无效，要首先除外恶性肿瘤，应尽早手术探查。③儿童反复感染引起局部肺组织破坏，导致支气管扩张，保守治疗无效时，可考虑手术，手术时间可在发病 2～3 年后，年龄在 8～9 岁以上。此外，反复咯血的 MLS，介入治疗失败，也需要手术治疗。恶性肿瘤导致 MLS，除切除中叶外，还要清扫肺门周围及纵隔淋巴结。MLS 气管瘢痕形成、纤维化、脓肿形成也需要考虑手术切除。若病变只限于中叶，手术治疗效果良好。非梗阻型 MLS 的手术时机较难把握。肺叶切除术仅用于长时间（至少 6 个月）药物治疗后症状仍然持续、胸部 X 线片仍显示慢性肺不张者。肺叶切除术后并发症较轻，出血是最常见的并发症，其他少见的并发症有气胸、下段肺叶的慢性肺不张。多数 MLS 患儿如果早期发现，并进行积极治疗可获痊愈。

（苏苗赏　祁旦巴）

第三节　吸入综合征

吸入综合征（aspiration syndrome）是指从食管、胃内反流的物质进入下呼吸道。吸入综合征包括急性大量的吸入和慢性反复少量吸入。吸入性肺炎被用于这些临床综合征的通用描述。临床特点依赖于机体因素和吸入物质的量与类型，病理吸入可能造成急性或慢性肺疾病。

一、病因和发病机制

（一）病因

1. 吞咽功能障碍相关的解剖异常　①上气道的解剖异常：鼻咽部的后鼻孔闭锁；口咽部的唇腭裂、小颌畸形、巨舌、咽部肿瘤和囊肿；喉部的喉裂、喉蹼等。②食管、纵隔疾病：气管食管瘘伴或不伴有食管闭锁、血管环、食管炎、食管狭窄（如烧碱摄入）、贲门失弛缓症。

2. 吞咽功能障碍相关的神经系统功能异常　①成熟延迟，如唐氏综合征、早产；②中枢神经系统功能障碍，如脑瘫、宫内感染、产伤、窒息、颅内出血、脑炎、脑肿；③中枢神经系统畸形、肿瘤、创伤性脑损伤；④脑神经麻痹，如脑膜炎、中枢神经系统肿瘤、吉兰-巴雷综合征、多发性硬化症、肠道病毒 68 型或脊髓灰质炎；⑤声带麻痹，如喉返神经损伤；⑥神经肌肉疾病，如脊髓性肌萎缩、肌营养不良、家族性自主神经功能障碍、强直性肌营养不良、重症肌无力。

3. 胃食管反流（GER）　引起病理性 GER 的因素包括食管下括约肌（LES）松弛、频发的 LES 一过性松弛、食管与胃夹角（His 角）较钝、食管裂孔疝、胃排空减慢、食管清除能力减低、食管下端黏膜玫瑰花瓣状折叠。

4. 唾液吸入　唾液误吸的危险因素包括明显的流涎、影响保护性反射的严重神经功能障碍、声带麻痹、鼻咽综合征。

5. 医源性因素　包括咽喉局部麻醉、口或鼻胃管置入、气管造口术等，也会妨碍吞咽功能。

6. 特发性因素　原因不明的吞咽功能不协调引起吸入。

7. 其他　各种原因引起的短暂意识丧失、服用毒品和抗惊厥药物、各种原因引起的呼吸气促或呼吸衰竭也会增加误吸的风险。

（二）发病机制

大多数患儿大量吸入的物质为胃内容物，其病理生理和临床表现依据吸入物的 pH、体积和颗粒物的量来决定。大的颗粒吸入可以引起急性呼吸道阻塞和低通气；小的颗粒和液体吸入通过不同的机制可引起低氧血症，包括松弛性气道关闭、出血性肺泡炎、表面活性物质的破坏和肺不张、血管内液体和蛋白外渗引起的肺水肿。酸性物质吸入较中性液体吸入更容易引起肺损伤，且临床表现更严重和持久，酸性物质吸入可在几分钟内引起肺不张。

小颗粒物质吸入将引起更持久的炎症。液体吸入后，血管内液体几分钟后进入肺内，而小颗粒物质吸入需要 3~4h。吸入少量的酸或胃内容物，将引起急性间质性肺炎、随后的慢性气道炎症、间质增厚和肉芽肿形成。

GER 引起呼吸道疾病和喘息的机制有两种：①微量吸入：直接导致气管炎、支气管炎、肺炎和肺不张，刺激上气道或气管反射性引起喉痉挛、支气管痉挛；②间接作用：食管下段的炎症通过食管气道反射性诱发气道高反应性，而引起咳嗽和喘息，并无吸入。

（三）病理

吸入的急性期，支气管上皮变性、肺水肿、肺出血伴肺泡Ⅰ型上皮细胞坏死，随后肺泡腔内中性粒细胞和纤维素渗出，24～36h 后中性粒细胞大量渗出导致肺实变，气道可见黏膜脱落，48h 可见透明膜形成。修复过程发生在吸入 72h 后，包括支气管上皮再生、成纤维细胞增生和炎症的减轻。

二、临 床 表 现

（一）急性、大量的胃内容物吸入

1. 病因 各种原因引起的呕吐，导致大量的胃内容物吸入。

2. 临床表现 包括发热、咳嗽、喘息、白细胞计数增高；胸部 CT 出现两肺多发高密度斑片影（图 4-19-5A）。患儿病情缓解后复加重、白细胞和（或）CRP 及炎症标志物增高、影像学出现新的病灶（图 4-19-5 B），考虑可能吸入后继发细菌感染，需反复细菌培养协助诊断。

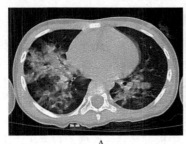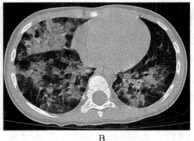

图 4-19-5 患儿，1 岁，因"惊厥 1 次，咳嗽、气促 1 天"入院。胸部 CT 显示两肺多发高密度斑片影（A）；两肺出现新的斑片状渗出影（B）。临床诊断：吸入性肺炎

（二）吞咽功能障碍

1. 病因 可见于早产儿、脑瘫或颅内肿瘤患儿。

2. 临床表现 无特异性症状。吞咽功能障碍可表现在婴儿吃奶或进食过程中，误吸、呕吐、窒息、呼吸暂停和发绀、复发性和慢性喉喘鸣，也可出现急性阻塞性喉气管支气管炎（又称哮吼）样症状。喂养困难可导致生长发育障碍。当有牙龈炎、龋齿、高位肠梗阻、肠内管饲、住院时间延长、气管插管、俯卧位没有抬高头、使用制酸药或阻滞药时，易引起吸入后继发感染。大多数的吸入性肺炎是由于口腔分泌物的微量吸入所致，仅有 50% 的患儿吸入胃内容物后进展为继发细菌感染，引起肺部感染。大多数婴儿和儿童在进食时呛咳，是食物吸入的重要特征。反复吸入可使咳嗽反射减弱，称为沉默吸入。沉默吸入在早产儿或潜在的神经系统疾病儿童中尤其常见。反复吸入可导致反复喘息、声音嘶哑，导致反复肺炎、ILD 和支气管扩张症。

（三）反复、小量吸入

1. 病因 可发生于吞咽或 GER，即微量吸入或沉默吸入。肺部少量的吸入常发生于睡眠时口咽部分泌物的吸入。

2. 临床表现 GER 是 1 岁以内患儿顽固性喉喘鸣的常见原因，且对支气管舒张药的治疗反应差。GER 常表现为喉喘鸣、窒息和呕吐，还与婴儿急性威胁生命事件（acute life- threatening event，ALTE）和呼吸暂停有关。大于 1 岁儿童表现为慢性咳嗽、喘息、胸闷、声音嘶哑、反胃、发音困难和咽痛等呼吸道症状。GER 也是慢性鼻窦炎、中耳炎、反复/慢性肺炎、支气管扩张症、支气管哮喘和慢性肺疾病（如 BO、肺纤维化）的致病因素。

三、辅助检查

（一）吞咽功能检测

最常见的初始测试是吞咽造影录像检查（video fluoroscopic swallowing study，VFSS），吞咽纤维内镜检查（fiberoptic endoscopic evaluation of swallowing，FEES）可作为一种有用的替代或补充检查方法；还可以应用显像技术（胃排空扫描或唾液显像）和支气管肺泡灌洗液中以充满脂质的巨噬细胞作为生物标志物，来证实吞咽功能或有无吸入的存在。

1. 吞咽造影录像检查（VFSS） 也称为改良吞钡造影（MBS），通常是评价初始阶段的咽、食管吞咽功能，需结合影像学表现与临床表现进行临床评估。患儿置入鼻胃管（NGT）也不妨碍吞咽功能，但 NGT 可使吞咽的几个阶段变缓慢。进行 VFSS 时，给患者口服钡剂或其他对比剂，吞咽从横向和前后角度拍摄。检查的重点是口咽部和食管近端，而不包括观察远端食管和胃。常用各种混合钡的食物构成（如稀薄液体、黏稠液体和固体、果泥）评估吞咽功能。

VFSS 可评估吞咽动作的整个动态过程，描述咽部运动，并观察吞咽异常征象，包括对比剂在会厌、梨状窝的蓄积、在咽隐窝的残留、吸入到气管支气管。当对比剂向下延伸到会厌喉面时，喉渗漏发生；对比剂达到声带水平时，深部喉渗漏发生；当对比剂达到声带进入气管支气管时，吸入发生。在气管支气管存在对比剂时，诊断吸入。然而，在气管支气管缺乏对比物质时，不排除吸入。因吸入间歇和散发特点，本试验的特异性高，但其灵敏度不高。

鼻咽反流（腭咽闭合不全）、环咽肌功能障碍、喉渗透通常能观察到 VFSS 异常。1 岁以上患儿显示吞咽功能障碍应该考虑为异常，但与吸入无明显相关性。年龄较大的儿童 VFSS 提示深部喉渗漏时，与气管、支气管吸入有良好的相关性。

2. 吞咽纤维内镜检查（FEES） 是将内镜经由一侧鼻腔抵达口咽部，直接观察舌、软腭、咽和喉部的解剖结构及功能。内镜医师通过它可以直接评估吞咽时的喉抬高和关闭。此外，应用亚甲蓝染色的流质、半流质或不同黏稠度的固体食物，观察吞咽启动的速度、吞咽后会厌谷及梨状隐窝的食物残留、有无会厌下气道染色等，以评估患者的吞咽功能及发生吸入的过程。由于其侵入性，又缺乏有经验的技术人员及标准化，因此在儿童较少应用。

3. 胃食管闪烁显像和唾液显像 又称核素扫描。胃食管闪烁显像是给患者喝少量混合核素锝 -99 的牛奶。唾液显像即直接注入口，间隔长达 24h 后拍摄胸部的 γ 闪烁照相机图像，阳性测试是肺内发现放射性。

（1）胃食管闪烁显像：为了检测胃内容物从胃反流后吸入，即逆行吸入。如果在肺部示踪出现则为阳性，即使其他临床或影像学吸入指标阳性者，也仅有 6%～23% 行胃食管闪烁显像者为阳性。因此，临床上此试验检测吸入的敏感性较低。

（2）唾液显像：用来检测患者吞咽时吸入，即顺行吸入。高阳性比例（16%～56%）的唾液显像可用于患者的吸入和吞咽评估。在一项研究中，唾液显像阳性结果和肺部影像学异常密切相关。90% 唾液显像阳性者胸部 X 线显示异常，临床高度怀疑吸入；其余 10% 假阳性（阳性唾液显像正常胸部 X 线片）均为小于 1 岁的患儿，提示小年龄患儿可能有更多的假阳性结果。

（3）吸入的潜在生物标志物：①含脂质的巨噬细胞（LLM），通过显微镜观察和评价 BALF 中巨噬细胞胞质的脂质含量，使用红油 O 染色或其他脂类染色，进行 LLM 指数评分。②其他生物标志物，包括 BALF 特定的乳蛋白、胃蛋白酶、胆汁酸和乳酸脱氢酶的评价；痰液胃蛋白酶、胆汁酸、P 物质、神经激肽 A 和类胰蛋白酶的检测；或检测血清上皮钙黏蛋白、胃蛋白酶原和胃泌素。

4. 吞咽功能障碍的间接评价 ①胸部 X 线片：如胸片异常或有慢性吸入的临床证据，胸部 CT 可评估支气管扩张症或肺的结构损伤。②喉镜、鼻咽镜检查：有助于直接可视化喉功能和损伤。鼻咽、喉镜评价吞咽过程中，可以通过用触摸声带或在喉部注入空气流等喉刺激，间接评价喉部的运动、口咽肌的收缩情况。另外，喉肌电图检查可有助于描述麻痹或瘫痪声带的病因。③支气管镜：硬质支气管镜是评估喉裂等喉异常的金标准。支气管镜可以帮助提供喉解剖和更多的力学信息，以及获得下呼吸道分泌物和支气管肺泡灌洗液。④食管镜（用或不用置食管 pH 或阻抗监测探头）：疑似病理性 GER 患者，需要食管镜评估胃肠道解剖和食管黏膜损伤。⑤神经系统或基因评价：未被诊断的神经功能障碍或畸形患者需要做神经系统或基因评价。⑥神经刺激测试和肌电图：当关注声带运动不正常时，可以进行神经肌肉的测试。功能性神经刺激测试和肌电图经常用于成人喉功能障碍，但儿童不常用，与吸入的相关水平仍有待确定。

（二）GER 的检测

1. 24 小时食管 pH 监测 是常用的诊断胃食管反流的检查方法。

2. 食管钡餐造影 早产儿应慎重。可对食管的动力情况、组织结构、食管炎、合并症及 GER 做出诊断。Stephn 提出的诊断标准为 5min 内出现 3 次以上反流。

3. 食管压力的测定 对 LESP 正常患儿应 24h 连续测压，动态观察食管运动功能，可提高诊断率。

4. 食管镜检查 直接判断食管黏膜病变及有无 Barrett 食管。食管炎可分为 3 度：Ⅰ度为充血；Ⅱ度为糜烂和（或）浅溃疡；Ⅲ度为溃疡和（或）狭窄。

5. 核素扫描 应用核素锝-99，观察核素通过食管的时间，有无分布到气道和肺。胃食管显像主要是为了测量胃内容物从胃反流后吸入（逆行吸入）。如果有肺部示踪的出现则认为是阳性，在其他临床或影像学吸入指标阳性的患者，只有 6%～23% 的患者进行胃食管闪烁显像阳性。因此，临床上此试验检测的敏感性较低，在临床实践中不经常使用。

四、诊断要点

1. 吸入综合征患者常有神经系统等基础疾病，依据吸入量的不同，临床表现各异。可疑吞咽功能障碍患者应通过 X 线或内镜检查进一步评估吞咽。

2. 吞咽功能检测和胃食管反流检测为诊断金标准。支气管镜也是诊断吸入的有效方法之一，直视下可见气管支气管内的胃内容物。

五、治　疗

（一）体位治疗

头高体位能改善婴儿的呕吐症状。

（二）饮食治疗

增稠食物、少量多次喂养、避免饱食，减少反流。避免能降低 LESP 和增加胃酸分泌的食物如咖啡、酒类、高脂饮料和辛辣食品。

（三）药物治疗

1. 胃肠促动药 甲氧氯普胺（胃复安）为中枢多巴胺拮抗剂，能提高 LES 张力，增加食管蠕动和胃排空。但有引起锥体外系症状的不良反应，尤其婴儿应慎用。剂量为每次 0.1mg/kg，日服 4 次，饭前 30min 及睡前服。多潘立酮（吗丁啉）为周围性多巴胺拮抗剂，能增加胃排空，但对食管动力无明显改善。剂量为每次 0.2～0.3mg/kg，每日 3～4 次，饭前 10～30min 及睡前服。禁用于 1 岁以下儿童。

2. 抑酸药 能减少反流食物对食管黏膜的刺激，治疗及预防反流性食管炎。H_2 受体阻滞剂，如西咪替丁每次 5～10mg/kg，日服 4 次，饭前 10～30min 及睡前服。雷尼替丁，每次 2mg/kg，每日 3 次，饭前服。质子泵（H^+-K^+-ATP 酶）抑制剂，有强有力的抑酸作用。

3. 胃黏膜保护药 保护黏膜免受胃酸、胆盐和胰蛋白酶的侵蚀。常用药如硫糖铝，能与糜烂、溃疡面上带正电荷的蛋白结合形成带电荷屏障。3 岁以上为每日 40～80mg/kg，分 3 次口服，两餐间及睡前服用为宜。近年常用 L-谷氨酰胺呱仑酸钠颗粒（麦滋林）和磷酸铝凝胶。磷酸铝凝胶用法：每次 1～2 包，相当于 20 g 凝胶，每日 2～3 次或在症状发作时服用。

（四）外科手术治疗

Nisson 胃底折叠术是常用抗 GER 的外科治疗。现已开展腹腔镜进行手术，手术方式应谨慎对待，是否可改善肺部症状尚不明确。轻的 GER 患者可以采用内科保守方法得到有效的治疗，而并非胃底折叠术。常用饮食调整和体位，减少 GER 的频率，还有抑酸药物和促胃动力治疗。

胃底折叠术用于 GER 导致肺部疾病，或内科保守治疗不能有效控制的患者。术前需评估 GER 的严重程度，关注胃内容物在食管的时间，评估反流性食管炎的风险，以及睡眠期间发生反流的严重度。当患儿平卧时更易引起吸入性肺炎。吞咽功能障碍患者，特别是神经功能障碍患者，反流的量和次数均有增加。但 GER 并不一定会引起吸入或导致肺部疾病。临床必须判断利弊来决定是否行胃底折叠术。术后并发症最常见于神经功能障碍患者，包括食管梗阻、干呕、胸部突出和 GER 复发。手术失败率为 2%～50%，多发生于神经损伤的患儿。腹腔镜下胃底折叠术是最常用的手术方法，不仅疗效好，且创伤小，住院时间短。

（五）空肠喂养

GER 患者可采取肠内营养，肠内营养是减少 GER 和减少吸入风险的策略，将鼻饲管置入空肠内而不是胃，可减少 GER 但不能消除 GER。空肠喂养的缺点为快速输注可导致喂养不耐受。

（余　刚　张海邻）

第四节　气道异物

气道异物（airway foreign body）分为上气道异物和气管支气管异物。本病多见于学龄前儿童，5 岁以下占 80%～90%，其中以婴幼儿最多见，男性较多。异物吸入是婴儿意外死亡的重要原因，也是 5 岁以下学龄前儿童的第四大死因。

一、上气道异物

上气道异物包括鼻、咽与喉异物，是耳鼻咽喉科常见急症之一。

（一）鼻异物

可分为内源性鼻异物和外源性鼻异物两大类，前者包括死骨、凝血块、痂皮等，后者包括植物性鼻异物、动物性鼻异物和非生物性鼻异物，其中植物性鼻异物多见，而非生物性鼻异物破坏性较大。

1. 病因　儿童玩耍时将异物塞入鼻孔内，如豆类、果核、珠子、橡皮、纸卷、纽扣电池、小型玩具等。露宿或野外游泳时异物爬入鼻内，如昆虫和水蛭等，多见于居住在热带地区者。工矿伤、电锯伤、战伤或枪弹误伤等意外事故时异物射入鼻腔，如碎石、木块、弹片、弹丸等。疾病所致异物潴留鼻内，如死骨、凝血块、痂皮、结石等。医源性操作异物遗留在鼻内，如纱条、棉片、器械断裂等。

2. 临床表现　视异物的性质、大小、形状、所在部位、刺激性强弱和滞留时间的长短而表现出不同的症状。常表现为单侧鼻塞、黏脓涕、鼻出血或涕中带血以及呼气有臭味等。石头、铁锈类异物有引起破伤风的可能；纽扣电池可能引起鼻中隔穿孔、出血等；活体类异物（如水蛭）常有虫爬感。

3. 辅助检查　前鼻镜或鼻内镜可见异物，诊断不明确时，可行 CT 检查。

4. 诊断要点　临床表现为单侧鼻塞、黏脓涕、鼻出血或涕中带血及呼气有臭味等。根据病史

（如异物塞入鼻腔、创伤等）和典型的临床表现可确诊。

5. 鉴别诊断

（1）鼻中隔糜烂：多见于儿童，常有鼻痒、反复鼻出血或涕中带血；但患者多有喜挖鼻的陋习，无异物史；前鼻镜或鼻内镜检查可发现鼻中隔前段糜烂，表面附有结痂，清理后未见鼻腔有异物可鉴别。

（2）急性鼻窦炎：常表现为间歇性或持续性鼻塞、黏液性或黏脓性鼻涕，可伴鼻出血；但多有"感冒"前驱症状，且多为双侧发病；前鼻镜或鼻内镜检查可见鼻腔多量脓性分泌物，鼻黏膜肿胀，收缩鼻甲后未见鼻腔有异物可鉴别。

（3）萎缩性鼻炎：常表现为鼻塞、鼻腔干燥感，可有鼻出血，呼气时有腐烂臭味；多见于成年女性，大多有免疫功能紊乱；鼻腔检查可见鼻黏膜干燥、鼻腔宽大、鼻甲缩小，鼻腔内大量脓痂。

6. 治疗　一旦怀疑鼻腔异物，尤其是强腐蚀性纽扣电池类异物，有鼻中隔穿孔并导致鼻梁塌陷、鼻部畸形的风险，需立即设法取出。根据异物大小、形状、部位和性质不同采取不同的方法取出，多用头端钩状或环状器械，从前鼻孔进入，绕至异物后方再向前钩出，切勿直接用镊子夹取，必要时可先行表面麻醉。

（二）咽异物

咽异物常见于扁桃体窝内、舌根、会厌谷、梨状窝等处。鼻咽部异物少见，偶见于因呕吐或呛咳而将食物、药片等挤入鼻咽部。

1. 病因　匆忙进食，误将鱼刺、肉骨、果核等咽下；儿童常将玩物含入口中，哭闹、嬉笑或跌倒时，异物易坠入咽喉部；精神异常、昏迷、酒醉或麻醉未醒时，无意或有意吞入异物；义齿松脱坠入喉咽；术中误将止血棉球、纱条留置于鼻咽部或扁桃体窝中，未及时清除而形成异物。

2. 临床表现　咽部有异物刺痛感，吞咽时症状明显，儿童可因疼痛流涎拒绝进食。因异物感可引起恶心、呕吐。如刺破黏膜，可见少量血液（血性唾液）。较大异物存留于喉咽，可引起吞咽及呼吸困难。

3. 辅助检查　口咽部视诊、鼻咽镜及间接喉镜检查，对某些刺破黏膜进入咽部软组织的病例，可进行电子喉镜、X线、CT和MRI等影像学检查明确诊断（图4-19-6延伸阅读）。

4. 诊断要点　临床表现为咽部异物刺痛感，吞咽时症状明显。有明确异物史，结合临床表现及口咽部检查发现异物即可诊断。

5. 鉴别诊断

（1）喉异物：多发生于5岁以下幼儿，有明显的异物史；但临床上有剧烈呛咳、呼吸困难、发绀甚至窒息；喉镜或CT检查见喉部异物可鉴别。

（2）食管异物：多发生于老年人或儿童，有明显的异物史；但临床表现主要为吞咽困难及吞咽疼痛，位置多为喉结以下；喉镜检查未见咽喉部异物，可通过喉部CT或食管钡剂透视检查来进一步明确诊断。

（3）急性扁桃体炎：常见于儿童及青少年，多有咽痛、吞咽痛；但临床上常伴有咳嗽、发热等上呼吸道感染症状，且没有明确的异物史；口咽部检查可见扁桃体肥大、充血，表面附有脓栓，未见异物。

6. 治疗　直接钳取或通过纤维喉镜取出异物。若已继发感染，可待感染控制后再取异物。对异物穿入咽壁而并发咽后、咽旁脓肿者，酌情行经口或颈侧切开排脓，同时取出异物。

（三）喉异物

喉异物指发生于声门上区、声门区及声门下区的异物，发病率低，多发生于5岁以下幼儿，因声门裂是呼吸道最狭窄的部位，一旦异物嵌顿，立即引起呼吸困难，如不及时抢救可很快窒息死亡。

1. 病因 多因口含异物或进食时，突然大声说话或哭笑将异物吸入喉部。异物种类繁多，多为尖锐异物，如鱼刺、肉骨、针等；亦有较大异物，如果冻、硬币、珠子等。

2. 临床表现 异物进入喉内时可出现反射性喉痉挛而引起吸气性呼吸困难和剧烈的刺激性呛咳，有时可出现憋气和面色发绀。如异物嵌顿于声门可出现呼吸困难，严重者发生窒息。异物不完全堵塞时可有喉喘鸣、声嘶及喉痛。继发细菌感染时，可出现咳嗽、吞咽困难、咯血、哮喘及不同程度的呼吸困难。

3. 辅助检查 喉镜检查可见喉部异物（图4-19-7延伸阅读），也可行喉X线正侧位片或喉部CT明确部位，声门下异物常呈前后位，与食管内异物呈冠状位不同。

4. 诊断要点 临床表现为声嘶、剧烈呛咳和不同程度的呼吸困难。有明确的异物史，结合临床表现及喉部检查发现异物即可诊断。

5. 鉴别诊断

（1）咽异物：多发生于老年人或儿童，有明显的异物史；但临床表现主要为咽部有异物刺痛感，吞咽时症状明显；口咽部检查见咽喉部异物可鉴别。

（2）气管支气管异物：多发生于儿童，有明显的异物史，异物吸入时可引起剧烈呛咳，有时可出现憋气、面色发绀甚至窒息；但一般无声嘶；胸部CT或三维重建可见气管或支气管异物。

（3）食管异物：多发生于老年人或儿童，有明显的异物史；但临床表现主要为吞咽困难及吞咽疼痛，位置多为喉结以下；喉镜检查未见咽喉部异物，可通过喉部CT或食管钡剂透视检查来进一步明确诊断。

6. 治疗 喉异物可危及生命，应尽早取出异物，防止窒息及其他并发症。异物取出术具有相当大的风险和难度，应在病情允许的前提下充分进行术前准备，根据年龄、生长发育情况及异物的种类、大小选择合适的直达喉镜和异物钳，同时备支气管镜、气管异物钳等以便异物落入气管时使用。

（张初琴　倪丽艳）

二、气管支气管异物

气管支气管异物指异物进入气管或支气管后，可出现剧咳同时伴喘息或呼吸困难，因气道阻塞可发生肺不张或肺气肿。部分位置较深的异物在剧咳后症状明显减轻甚至消失，容易误诊。

1. 病因 婴幼儿气道直径较小，异物吸入后容易发生气道梗阻。儿童气管支气管异物的病因还包括以下几种。①照顾不周：婴幼儿咀嚼能力较差，喉部保护性反射功能较弱，进食时如给予带核、带刺或硬质食物时则容易吸入气道。其次，在进食时啼哭、大笑、奔跑等都容易在深吸气时将异物吸入气道。另外，学龄前期儿童有较强的好奇心和活动能力，如监护人不注意，他们常将异物塞入口中。②镇静剂滥用或药物麻醉：在镇静剂滥用或麻醉过程中，若发生呕吐，胃内容物容易吸入气道引起窒息。③神经系统疾病或意识不清：部分患儿脑发育不良或其他神经系统疾病导致吞咽能力或咽协调能力差，容易发生异物吸入。当意识不清时，咽反射减弱或消失，呕吐物易进入气道。

2. 发病机制 根据异物气道阻塞的程度可分为部分阻塞和完全性阻塞。根据异物的来源分为内源性和外源性。

（1）内源性来源：包括黏液肿块（黏液囊肿）和塑型性支气管炎。

（2）外源性来源：食品是最常见的外源性异物，包括坚果类、豆类、瓜子、饭粒等，其中花生等坚果类约占40%。其他如玩具、磁铁和电池吸入可产生较严重的损害。气球、球类、弹珠和其他类似物也是异物吸入致死的常见物品。圆形（圆形物体最有可能导致气道完全梗阻和窒息）、不易破碎分解、有压缩性以及表面光滑的异物危险性更高。误吸药片的影响取决于该药的性质。某些药物（如铁剂或钾剂）可能在气道中溶解，引起强烈的炎症反应并导致气道狭窄。

3. 病理改变 异物吸入后，根据异物的大小、性质、阻塞部位及程度和时间而会产生一系列不同的病理变化。

（1）异物大小及性质：一般异物体积小者可随呼吸落入主支气管、叶支气管或更小的支气管，导致部分阻塞或临床症状较轻，而在咳嗽或体位变动时异物移动，又可出现刺激或阻塞症状。除引起气道阻塞外还可引起局部炎症反应，由于异物性质不一，炎症轻重程度亦不同。如植物类异物，含有游离脂肪酸，不但具有刺激性，易引起气道黏膜弥漫性炎症，还可在钳取过程中因异物吸收水分后膨胀、软化或破碎，造成手术取出困难。金属类或塑料类异物的刺激性小，炎症反应也比植物类异物轻。

（2）阻塞部位及程度：因右主支气管的分支较垂直且管腔较大，阻塞在支气管的异物多位于右侧，且下叶支气管多于上叶支气管。异物进入气道的不同部位后，可引起相应部位的阻塞。阻塞程度不同可产生各种不同的病理结果：如当完全性阻塞时，其远端肺泡发生萎陷，出现肺不张；如为不完全性阻塞时，空气能进而不能出，造成阻塞气道远端的肺泡膨胀，即肺气肿。或其他未阻塞部分出现代偿性肺过度充气；也可因严重肺气肿导致肺泡破裂，气体沿间质空隙进入邻近组织，造成纵隔气肿、皮下气肿或气胸等。

（3）阻塞时间：在兔支气管内注入植物性异物后，兔在 20min 内发生肺气肿，6～42h 出现肺不张和肺部感染，14～58 天可发展为支气管扩张。异物进入气道后的时间长短不一，短者为数小时或数日，当异物取出后气道黏膜可完全恢复正常；长者可达数月或数年，造成肺组织慢性炎症，反复呼吸道感染可导致慢性支气管炎、慢性肺炎、肺脓肿或支气管扩张症等。

4. 临床表现 支气管异物的临床表现与患儿年龄、异物类型、阻塞部位及程度、阻塞时间等有关。如异物位于主支气管，主要表现为咳嗽和哮鸣音。呼吸困难、气促、发绀、窒息、咯血、发热等症状也可能发生。典型的三联征（咳嗽、双相哮鸣音和呼吸音减弱）并不多见，但存在三联征对诊断异物吸入具有很高的特异性，尤其是双侧呼吸音不对称时需高度警惕。

当异物刚进入气道时，患儿常出现突发性剧烈呛咳、憋气、恶心，甚至呕吐、喘鸣，严重时可发生呼吸困难或发绀，片刻后症状可减轻或缓解。如果异物长期未被发现，形成异物肉芽肿进一步阻塞气道，可出现慢性咳嗽、反复肺炎、支气管扩张甚至脓肿形成。如果是特殊类型的异物如锂电池、尖锐物等可能会累及食管，出现异物并发症相关症状。

5. 辅助检查

（1）胸部 X 线：根据异物的不同性质，分为透光与不透光两种。对不透光异物能直接确定异物的部位、大小或形状；而对透光异物，则仅能根据呼吸道梗阻情况间接判断。常见以下几种表现：纵隔摆动、肺不张和肺气肿。其他还包括肺部渗出或实变影，这些病变或迁延不愈，或反复出现，甚至合并纵隔气肿、皮下气肿或局限性气胸，易误诊。

（2）胸部 CT：可表现为气道内异物的直接和间接征象，如阻塞性肺气肿、肺不张等，更容易发现异物及其所在部位及大小（图 4-19-8）。与胸部 X 线不同，CT 通常可以发现透光异物，如蔬菜。缺点是辐射较大，以及延迟支气管镜检查。

（3）内镜检查：包括喉镜和支气管镜，有确诊和治疗作用。疑为异物吸入首选硬质支气管镜，以便安全移除异物。若诊断不明确，或已知有异物吸入，但不确定位置，可通过软式支气管镜进行诊断，软式支气管镜也可用于取出异物。

6. 诊断要点 患儿有呛咳病史、异物吸入三联征（咳嗽、哮鸣音和呼吸音减弱）；婴幼儿的临床表现可不典型；胸部 CT 及支气管镜检查可确诊。

7. 鉴别诊断

（1）喉气管支气管炎：患儿有咳嗽、喘鸣、声音嘶哑、吸气性呼吸困难等症状。但无异物呛咳病史，在起病初期可有感染中毒症状，经治疗后痊愈且不易迁延或复发可鉴别。

（2）肺炎：患儿有咳嗽、气促和哮鸣音等表现。但无异物呛咳病史，气道异物可导致阻塞性肺炎。如反复肺炎发生在相同部位则需排除异物可能，支气管镜检查有助于鉴别。

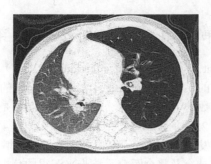

图 4-19-8 患儿，男，18 月龄，因"松子呛咳后 7h"入院。胸部 CT 示左肺下
叶支气管管腔内见絮状高密度影，左肺阻塞性气肿

（3）支气管哮喘：可有咳嗽、喘息、气促及哮鸣音，但无异物呛咳病史，多数呼吸音对称，且有特应性体质，经支气管舒张剂治疗后好转可鉴别。

（4）气管支气管结核：可有咳嗽、喘鸣等类似异物阻塞表现，但有结核接触史，或 PPD、结核感染 T 细胞试验阳性及支气管镜检查有助于鉴别。

（5）气道肿瘤：肿瘤阻塞气道可有类似症状，但儿童气道肿瘤少见，多起病慢，支气管镜检查有助于明确诊断。

8. 治疗 正确诊断和处理是治疗的关键。已发生意识不清、失音、面色发绀的患儿应立即就地现场急救，待缺氧状态改善后再做进一步处理。若患儿表现为完全气道阻塞（无法发声或咳嗽），婴儿应尝试背部拍击和胸部按压来移动异物，年长儿应尝试海姆利希手法（即腹部挤压法）急救。

（1）婴儿采用叩背胸部挤压法：①患儿背部朝上，头低于肩胛线，注意不应呈倒立位。用右手掌根部冲击患儿肩胛之间 4～5 次，向头部方向。②患儿面部朝上，用右手示指、中指冲击患儿胸骨下段 4～5 次，方向同上。③清除患儿口鼻部的异物或分泌物。④如患儿无呼吸，立即给予呼吸复苏（面罩加压给氧呼吸）。如未成功，重复以上步骤。

（2）儿童（＞1 岁）采用腹部挤压法：①患儿骑坐于医护人员两腿上，背朝医护人员或平卧，用掌根放于患儿剑突和脐连线的中点，快速向上向内冲击压迫，手法宜轻柔，重复 6～10 次。②检查患儿口腔，清除其内分泌物或异物。③无自主呼吸者，给予面罩加压给氧呼吸。如未成功，重复以上步骤。若尝试失败，应该在硬质支气管镜到达之前气管插管为患儿提供部分通气。对能说话或咳嗽的儿童，应避免盲目用手清洁口腔，以免将部分阻塞转变为完全阻塞。

（3）异物取出术：可用硬式支气管镜或软式支气管镜，结合异物钳、网篮、球囊及冷冻技术。约 95% 病例可通过支气管镜成功取出异物，并发症发生率＜1%。对较大或质地较硬的异物、大气道活动性异物，首选硬式支气管镜钳取。硬式支气管镜可连接呼吸机进行辅助通气，能保障操作时的通气需求；另外，硬镜管腔大可以容纳各种器械对异物进行操作，并能快速处理黏膜出血。随着软式支气管镜技术的发展，其在气道异物中的诊断治疗地位明显升高。左右上叶、深部异物、植物性残渣、异物可疑者更适合采用软式支气管镜。少数部位特殊或因其他原因无法取出异物者需开胸手术取异物。继发细菌感染时宜加用抗菌药物。

（4）并发症的防治：一般应先行摄片明确异物部位，并做好一切抢救准备，以防意外。取异物应由有经验的操作者来进行，以尽量减少并发症的风险。取异物尝试不成功可能把异物推到更远端的位置，从而更难取出。此外，如果取异物过程中异物掉入健侧支气管，则可能致死，这种情况更可能出现在单独使用可弯曲支气管镜时。取异物的主要并发症包括气胸、出血、心搏骤停，但发生率较低。术后如出现吸气性呼吸困难等喉梗阻症状，可给予肾上腺素加糖皮质激素雾化吸入，严重者给予地塞米松等治疗。

（朱丽丽 张海邻）

第五节　反复呼吸道感染

反复呼吸道感染（recurrent respiratory tract infections，RRTIs）是一种常见的由多种病因引起的临床现象，它不是一种独立的疾病。据国内复旦大学儿科医院的调查结果，儿童 RRTIs 发病率高，约占呼吸道疾病日门诊人数的 10%～20%，其中 70%～80% 是小于 5 岁的年幼儿。国外研究调查显示，在发达国家，高达 25% 的 1 岁以下婴儿和 18% 的 1～4 岁儿童有 RRTIs 病史。学龄前儿童是 RRTIs 高发人群，最高发的年龄是 6～18 月龄，随着年龄增长，RRTIs 发生率呈下降趋势。儿童 RRTIs 给患者及其家庭、社会及整个医疗系统带来沉重的负担，如经常门诊就医或住院治疗带来的社会经济负担、肺功能损害导致反复喘息和哮喘、过度使用抗菌药物导致的危害，以及患者及其家庭生活质量下降等。因此，规范儿童 RRTIs 诊治至关重要。《儿童反复呼吸道感染临床诊疗路径》（2022 版）在 2016 版基础上进行修订，主要包括 RRTIs 定义描述更新、新增对可疑 RRTIs 的明确定义、更新 RRTIs 诊疗路径、新增对常用免疫调节药物的详细描述。

一、定义和病因

（一）定义

目前国际上尚未对儿童 RRTIs 定义达成共识，主要根据发病次数、症状和体征进行临床诊断。根据《儿童反复呼吸道感染临床诊疗路径》（2022 版）的定义，RRTIs 是指 1 年以内发生上、下呼吸道感染的次数频繁，超出正常范围。根据年龄及部位不同，将 RRTIs 分为反复上呼吸道感染和反复下呼吸道感染，后者又可分为反复气管支气管炎和反复肺炎。反复上呼吸道感染表现为反复感冒、喉炎、扁桃体炎、鼻窦炎和中耳炎等。感染部位的具体化有利于分析病因并采取相应治疗措施，而强调反复上、下呼吸道感染是要将感染与过敏区分开来。目前国内仍沿用既往判断条件，分 0～2 岁、>2～5 岁和 >5～14 岁三个年龄段进行定义，确定次数必须连续观察 1 年时间（表 4-19-4）。若上呼吸道感染次数不够，可将上下呼吸道感染次数相叠加，反之则不能。RRTIs 以下呼吸道感染为主，则定义为反复下呼吸道感染。在实际临床问诊过程中，经常出现患者或患者家属无法提供既往频繁呼吸道感染的准确次数和详细病史，此类情况称为可疑 RRTIs。目前可疑 RRTIs 定义为发病次数或临床表现疑似 RRTIs，如次数频繁但病史陈述不清等。

表 4-19-4　关于儿童 RRTIs 的定义

国家	年龄（岁）	反复上呼吸道感染	反复支气管炎	反复肺炎	发病间隔
中国	0～2	≥7 次/年	≥3 次/年	≥2 次/年	>7 天
	>2～5	≥6 次/年	≥2 次/年	≥2 次/年	
	>5～14	≥5 次/年	≥2 次/年	≥2 次/年	
芬兰、瑞典、斯洛伐克、比利时		9 月～次年 4 月，≥1 次/月	≥3 次/年	≥3 次/年	>14 天

（二）病因

1. 反复上呼吸道感染　多见于婴幼儿、学龄前期儿童。其病因主要与以下原因相关：过敏体质、早产、监护或喂养者护理不当、过早日托或幼儿园入托起始阶段、有学龄期的同胞兄弟姐妹、缺乏疫苗接种、缺乏锻炼、被动吸烟、环境污染等；部分患儿与鼻咽部慢性疾病相关，如变应性鼻炎、鼻窦炎、慢性扁桃体炎等。很多反复呼吸道感染患儿，没有潜在基础疾病，多由于其年龄小，免疫系统尚未完全成熟。

2. 反复支气管炎　多由反复上呼吸道感染治疗不当，病情向下蔓延引起。大多数患者多由致病微生物引起，少部分与呼吸道发育畸形、原发性免疫功能缺陷等相关。

3.反复肺炎 除以上原因及寻找致病病原微生物外，在临床工作中更应认真、仔细探寻是否存在基础疾病，包括原发性免疫缺陷病、先天性呼吸系统疾病、先天性心脏病、气道内阻塞或管外压迫、反复吸入等（表4-19-5延伸阅读）。

二、临床表现

（一）病史采集

对于RRTIs患儿，临床医师需详细询问病史，包括发病时间、间隔、季节、每次感染部位、既往诊治经过及疗效、是否有基础疾病病史、是否有家族遗传病史等。在病史询问方面，关注重点如下。

1.起病时间 若6个月内起病，应注意排除先天性疾病，尤其是免疫系统的细胞免疫和固有免疫缺陷，呼吸系统的发育异常等。

2.感染病原种类 根据临床表现和常规检查初步判断感染的病原种类，判断是否为免疫受累及受累环节，如反复细菌感染应注意排除抗体缺陷病；如为呼吸道病毒感染多见，病情不严重，病原特异性不强，固有免疫异常可能性较小。

3.感染累及部位 确定RRTIs临床类型和严重程度。判断上、下呼吸道，并确定有无其他系统受累。反复肺炎存在免疫或呼吸系统基础疾病的可能性较大。

4.以往治疗措施与效果 详细询问患儿既往治疗措施与效果，有助于判断严重程度。

5.生活环境 询问患儿生活的环境，评估环境对发病的影响。

6.家族史 注意询问家族成员的患病情况，可能发现存在的遗传性问题。

（二）体格检查

需注意患儿营养、生长发育情况、淋巴结、心肺听诊、是否有杵状指、是否存在活动不耐受等表现。在体格检查方面，关注重点如下。

1.生长发育状况 如异常落后，注意排除其他系统和全身性疾病，提示疾病的严重程度。

2.营养状况 营养不良、贫血等提示疾病的严重程度，注意是否存在喂养、其他疾病状况。

3.皮肤及淋巴结 有皮疹者须明确皮疹的性质；淋巴结肿大或淋巴结在学龄期和学龄前期均未触及者，应行免疫评估。

4.上呼吸道局部结构 注意咽部、扁桃体、咽后壁体检，有无淋巴组织增生或结构异常；关注外耳道、乳突有无异常。

5.心肺听诊 注意心肺听诊情况，先天性心脏病也是RRTIs的重要原因之一。

（三）临床评估

1.常规评估 RRTIs患儿除常见的呼吸道症状和体征外，若出现以下临床表现，提示病情严重：①持续或反复发热；②生长发育受阻；③持续或反复咳脓痰、反复咯血或大咯血；④持续呼吸增快或喘憋、活动不耐受；⑤持续或反复肺浸润、持续或反复肺部啰音；⑥持续肺不张或肺气肿；⑦低氧血症和（或）高碳酸血症；⑧杵状指（趾）；⑨持续肺功能异常；⑩家族中有遗传性肺部疾病患者。

2.临床线索 临床症状及体征常提示有潜在的疾病。如患儿有慢性湿咳，需警惕PBB。异物吸入或呛咳后反复咳嗽、喘息，需警惕支气管异物。有喂养困难及反复呕吐患儿，需警惕胃食管反流、消化道畸形。反复严重呼吸道感染且迁延难治，需警惕免疫缺陷病。反复咳脓痰、杵状指，需警惕支气管扩张等。

三、辅 助 检 查

（一）常规实验室检查

1.中性粒细胞绝对计数 判断中性粒细胞数量：粒细胞减少≤$1.5×10^9$/L，粒细胞缺乏≤

$0.5 \times 10^9 / L$。

2. 淋巴细胞绝对计数　判断淋巴细胞数量：正常外周血淋巴细胞绝对计数$>1.2 \times 10^9 / L$，如淋巴细胞绝对数明显或持续减少应进一步行流式细胞术检测。

3. 嗜酸性粒细胞绝对计数　可帮助了解嗜酸性粒细胞所致过敏，或存在其他嗜酸性粒细胞增多的疾病：轻度增高（$0.5 \sim 1.5$）$\times 10^9 / L$，中度增高（$1.5 \sim 5.0$）$\times 10^9 / L$，重度增高$>5.0 \times 10^9 / L$。

4. 红细胞和血红蛋白　注意有无贫血，贫血的性质和程度。有助于了解疾病的严重程度或是否存在其他基础疾病。

5. C 反应蛋白　有助于感染病原性质和炎症程度的判断。

（二）特殊检查

1. 免疫功能检查　对于 RRTIs 患儿，免疫功能检查包括细胞免疫、体液免疫、补体 C3/C4 等，有助于发现原发或继发性免疫缺陷病。RRTIs 伴发热者、反复化脓性中耳炎、反复肺炎、RRTIs 伴其他组织器官感染者，建议同时检测血清 IgG、IgA、IgM、IgE。若患儿 IgG、IgA、IgM 水平过高和过低均为异常。4 岁内 IgA 水平很低，不足以判断是否存在选择性 IgA 缺陷病。IgE 升高可能提示过敏。

2. 变应原检测　各年龄段均可行 IgE 检测。适用对象：① RRTIs 少有发热者；②呼吸道症状以反复咳嗽、喘息为主者；③呼吸道症状以鼻部症状如打喷嚏、流清涕、鼻痒为主者。

3. 肺部影像学检查　对于反复下呼吸道感染患者，有助于了解下呼吸道感染的严重程度和性质，判断可能存在的其他基础疾病。如对于反复喘息患儿，肺部 CT 及气道、血管重建可提示气管狭窄、气道发育畸形、血管压迫、支气管扩张等进一步明确病因。

4. 肺功能检查　对于反复下呼吸道感染患者，肺功能检查可以了解疾病严重程度，鉴别疾病性质。对于反复喘息或运动受限患儿，通气和换气功能检查有利于间质性肺疾病评估鉴别；支气管激发或舒张试验，有利于嗜酸细胞性支气管炎或嗜酸细胞性肺炎与支气管哮喘的鉴别。

（三）病原学检查

缺乏局部病灶的反复上呼吸道感染患儿，多由呼吸道病毒感染引起。对于反复化脓性扁桃体炎患儿，咽拭子培养可以了解感染的病原，有助于与 EB 病毒感染相鉴别。对于反复肺炎患儿，感染期可进行全面病原学检测，包括血培养、痰培养、BALF 涂片和培养、病原抗体检测及分子生物学检测等；涵盖细菌、真菌和病毒等病原。明确感染病原可指导临床抗菌药物使用。RRTIs 合并其他系统感染患儿，可获取其他感染部位局部的组织及组织液进行检查。

（四）其他

1. 耳鼻喉科检查　对于反复喉喘鸣或反复上呼吸道感染患儿，耳鼻喉科检查包括鼻镜和喉镜，可提示上气道发育畸形和急慢性上气道感染灶。

2. 支气管镜检查　对于有异物吸入病史或反复喂奶呛咳史患儿，支气管镜检查可判断有无支气管异物、气道发育畸形如气管食管瘘等。对于有反复咳脓痰合并反复喘息患儿，支气管镜检查可发现支气管扩张、气道腔内阻塞等。

3. 汗液氯离子、*CFRT* 基因检测　对怀疑 CF 患儿，可进行汗液氯离子检测、*CFRT* 基因检查。

4. 食管 pH 监测或消化道造影　对反复喂奶呛咳或奶汁吸入患儿，可行 24h pH 监测或消化道造影等。

5. 呼吸道黏膜活检　怀疑 PCD 患儿，可行呼吸道黏膜（鼻或支气管）活检，观察纤毛结构、功能情况等。

四、诊断与鉴别诊断

（一）诊断要点

1. 根据临床表现及病史询问，依据 RRTIs 的定义确立诊断。

2. 进一步明确感染的部位，进行临床分类。①反复上呼吸道感染：中耳炎、咽喉炎、扁桃体炎和感染性鼻炎等。②反复下呼吸道感染：气管炎、支气管炎和肺炎。③合并其他系统疾病：RRTIs 与其他系统疾病可能互为因果。

3. 根据临床线索寻找潜在病因，许多宿主自身因素是引起 RRTIs 的重要原因。①反复上呼吸道感染：如反复化脓性中耳炎，需考虑免疫缺陷病；反复化脓性扁桃体炎，需考虑局部病灶清理不彻底或形成假膜可能；反复鼻窦炎或足月新生儿呼吸窘迫，需警惕 PCD。②反复下呼吸道感染：婴儿反复支气管炎伴喘息，常因病毒感染引起气道高反应性；婴儿反复下呼吸道感染，应注意排除气道异物及慢性肺吸入；反复肺炎，需排除免疫缺陷和呼吸系统等基础疾病。③合并其他系统疾病：全面评估，排除存在其他基础疾病的可能。

（二）鉴别诊断

1. 支气管哮喘或气道变应性疾病　临床多表现为慢性刺激性干咳，接触变应原或运动后咳嗽加重，肺部听诊可闻及干啰音或呼气相哮鸣音，支气管激发试验或支气管扩张试验阳性可诊断支气管哮喘或咳嗽变异性哮喘，变应原检测有助于发现过敏物质，支气管舒张剂或糖皮质激素治疗有效。

2. BO　临床多表现为反复咳嗽、喘息、气促，多为健康儿童有严重呼吸道病史后出现（如腺病毒性肺炎等），高分辨率肺部 CT 可出现空气潴留、"马赛克"征象等，肺功能可有阻塞性通气功能障碍，后期可有限制性通气功能障碍。

3. 弥漫性肺泡出血　临床多表现为反复咳嗽、发热等表现，但多有咯血、贫血表现，肺部 CT 可表现为均匀磨玻璃影、结节影、不均匀磨玻璃影，痰找肺含铁血黄素细胞可呈阳性等。

4. 肺结核　临床可表现咳嗽、咳痰；但多有反复低热，有结核患者接触史，多伴有低热、盗汗、乏力、消瘦等结核中毒症状；影像学检查可发现病灶多位于上叶或下叶背段，痰找结核分枝杆菌检查、IGRA 等可协助诊断。

5. ILD　可有反复咳嗽、进行性气促、呼吸费力等表现，肺部 CT 多见磨玻璃影、结节影、斑片影、网格状阴影等，病理学活检是"金标准"。

五、治疗及预防

（一）治疗原则

急性期治疗根据呼吸道感染的治疗原则和用药，如有其他基础疾病针对病因治疗。管理和预防 RRTIs 的发生。RRTIs 患儿未发现潜在病因，随访、宣教和管理以及适当使用安全和研究证据较充分的免疫调节剂。

（二）常见类型的处理

1. 缺少特征性 RRTIs　以呼吸道病毒感染为主，多累及上呼吸道和（或）气管、支气管，存在基础疾病的可能性较小。检查及治疗方法有：①急性期控制；②预防，如细菌溶解产物或其他免疫调节药物；③针对性治疗，以特定组织器官感染为主的 RRTIs。

2. 反复化脓性扁桃体炎　多因局部病灶清除不利引起，每次起病外周血白细胞及中性粒细胞增高为主，C 反应蛋白增高。检查及治疗方法有：①局部咽拭子培养；②合理使用抗菌药物；③辅以细菌溶解产物免疫调节治疗；④手术获益有限，不是有效方法。

3. 反复化脓性中耳炎　需注意可能是原发性免疫缺陷病的重要特征之一。因此需要进行常规免疫功能检查，建议与五官科医师共同治疗。

4. 反复鼻-鼻窦炎 临床以鼻部症状为主，表现为流涕、打喷嚏、鼻痒等，学龄前及学龄期儿童应注意区别是否为过敏所致。以脓涕为主者合理使用抗菌药物；慢性鼻窦炎建议与鼻科医师共同诊治。

5. 反复气管支气管炎 多合并喘息，偶有发热，婴儿和学龄前期儿童多同时有喘息性疾病。需排除过敏因素的影响，排除病毒感染后所致的气道高反应性。

6. 反复肺炎 重点需注意排查原发性免疫缺陷病和肺部结构性异常疾病，以及婴幼儿时期气道异物及慢性肺吸入所引起的后果。

此外，对于可能存在基础疾病的RRTIs患儿，普通儿科的诊疗技术无法明确诊治者，应转诊至相应专科或多学科会诊后进行进一步诊治。

（三）针对基础疾病进行治疗

如对原发性免疫缺陷病，应给予相应的治疗（包括免疫球蛋白替代治疗、造血干细胞移植及针对特定病原的抗感染治疗）；对支气管异物，应及时行支气管镜检查并清除异物；肺血管发育异常或气管支气管肺畸形可行手术治疗；先天性心脏病可行手术或介入治疗等。

（四）抗感染治疗

根据病原学检查、药敏试验及经验性选择抗菌药物，不滥用抗菌药物。对病毒感染患儿，目前尚无足够的证据证实利巴韦林等抗病毒药在反复呼吸道感染治疗中的有效性，故不推荐常规使用。目前特异性抗病毒治疗仅针对流感病毒。

（五）对症治疗

根据患儿病情、症状，选择合适的祛痰、雾化、退热等药物。对痰多者，可使用盐酸氨溴索、乙酰半胱氨酸等祛痰药，并进行肺部体位引流促进排痰。对反复咳嗽、喘息患儿，可选用支气管舒张剂，或联合吸入性糖皮质激素雾化治疗。高热患儿可予物理降温或使用退热药及补液等。

（六）免疫治疗

1. 疫苗接种 合理接种疫苗是预防反复呼吸道感染有效的主动免疫措施。目前的指南均推荐，6个月以上没有禁忌证的儿童应常规接种流感疫苗。但病毒的血清型有数百种之多，无法针对每一种血清型都制备出相应的疫苗。因此合理使用非特异性免疫调节剂有助于减少反复呼吸道感染发生。

2. 免疫调节剂 是RRTIs患者预防性用药的主要种类，目的是减少RRTIs的发生次数和严重程度。目前主要临床使用药物包括免疫球蛋白、细菌溶解产物、中草药制剂等。但应避免盲目使用免疫调节剂和临床验证尚不充分的制剂。

对于确诊为非特定器官的RRTIs，免疫调节剂可与常规治疗联合应用。对可疑RRTIs患儿，除随访管理外，增加使用免疫调节剂进行预防。2～3个月后，再次评估可能存在的潜在病因及临床预防治疗的效果。

（七）预防

反复呼吸道感染强调综合治疗，急性期需积极抗感染治疗，病情稳定后需重视自身免疫力的增强和改善，注意合理饮食保持营养均衡，加强体育锻炼增强体质和预防感染。父母应尽量避免让患儿处于高危环境，保持生活环境整洁通风，采取科学健康的生活方式，去除诱发感染的因素。常见预防措施包括减少对环境污染物的接触、避免去拥挤的环境、注意手卫生、提倡母乳喂养等。

（张乐乐　苏苗赏　李昌崇）

第六节 坏死性肺炎

坏死性肺炎（necrotizing pneumonia，NP）是社区获得性肺炎一种少见且严重的并发症，每个年龄段均可患病。NP 占 CAP 的 1% 左右，近年来发病率有所增加。NP 患儿病情严重，病程漫长，可能出现肺炎旁胸腔积液（PEE）、脓胸、气胸、支气管胸膜瘘（BPF）等并发症。NP 本质上是病理诊断，临床主要依靠影像学进行诊断。

一、病因和发病机制

（一）病因

各种病原引起的儿童坏死性肺炎均有报道，常见的有 MP、SP 及 SA 等，其他病原体如肺炎克雷伯菌（KP）、流感嗜血杆菌、铜绿假单胞菌、化脓性链球菌、军团菌及腺病毒、流感病毒等亦可引起儿童 NP。SP 及 SA 是儿童 NP 的主要病原体，但近年来 MP 感染导致 NP 的报道逐渐增多，特别是国内。NP 好发于免疫功能正常儿童。

（二）发病机制

NP 的发病机制主要与病原微生物和其毒素对肺组织的直接损伤及机体的防御反应有关，过强的免疫应答可能是引起继发性肺损伤的重要因素。两种因素共同作用最终引起肺动脉及肺泡毛细血管血栓性闭塞，导致肺组织缺血、坏死。SP 并不产生坏死性毒素，但可通过自溶酶溶解后释放溶血素、神经氨酸酶和细胞壁降解产物直接损伤肺组织。SA 能够分泌多种外毒素，如杀白细胞素（PVL）和 α-溶血素等。PVL 可以诱导中性粒细胞、单核细胞和巨噬细胞的大量激活和破坏，使其内蛋白酶大量释放，超过 PS 内蛋白酶抑制剂的中和能力，从而导致肺组织严重的炎症破坏。MP 能够分泌社区获得性呼吸窘迫综合征毒素（CARDS Tx），CARDS Tx 可损伤气道上皮细胞，导致广泛的空泡形成和细胞死亡。此外，研究发现免疫反应与细胞因子刺激越强，病情与器官损害越重，提示过强的免疫应答是致病的重要环节。如机体对 SP 的细胞免疫应答通过激活肺泡巨噬细胞，使其释放 TNF-α、IL-1β、IL-6、IL-8、IL-18、内皮细胞黏附因子等炎症递质，一方面直接作用于邻近肺泡上皮细胞，引起急性肺损伤；另一方面进入全身循环损伤血管内皮细胞，引起微血栓形成。

（三）病理改变

表现为肺实质内中性粒细胞、巨噬细胞等炎症细胞浸润，肺组织部分液化坏死，进而导致多发脓腔形成，也可表现为肺梗死灶、支气管扩张、脓气胸、肺大疱。

二、临床表现

儿童 NP 早期表现类似于社区获得性肺炎。患儿有发热、咳嗽、气促、发绀，肺部有固定湿啰音等。但随着病情进展迅速，逐渐出现重症肺炎的临床表现，如持续性高热、进行性加重的气促、呼吸困难（呻吟样呼吸、鼻翼扇动、吸气性三凹征）、中心性发绀，还可出现各种肺内并发症，如 PEE、气胸、脓胸、BPF 等。此时全身感染中毒症状重，可出现拒食、乏力、脱水、精神萎靡等；消化系统受累时出现恶心、呕吐、腹痛等表现；神经系统受累时出现中毒性脑病症状，表现为烦躁、意识障碍、嗜睡等；严重者出现脓毒症休克、多器官功能障碍综合征及急性呼吸窘迫综合征。

三、辅助检查

（一）影像学检查

影像学检查是临床诊断 NP 最常用的方法，其中胸部增强 CT 扫描是诊断的主要手段。在 NP 早期，由于空洞内有炎性渗出，与周围实变肺组织密度接近，胸片上无法识别；疾病后期，随着坏死物质的排出，肺部空洞充气，胸片上才可以识别。而胸部 CT 可以识别直径小于 1cm 的肺部空腔，有助于早期发现坏死病灶及并发症。有学者将坏死性肺炎按照病程分为 3 期，急性期（发病后 1 个月以内）、迁延期（病程 1～3 个月）和慢性期（病程超过 3 个月）。急性期及迁延期胸部 CT 表现为单侧大叶性实变，两肺均可累及，无明显差异，亦可同时累及双侧，实变以单个肺叶受累为主，也可累及多个肺叶；随着病变进展，逐渐可出现肺实变强化减低区以及含气空腔，多表现为非重力依赖性空洞性病灶，增强后空洞壁并无强化，此阶段可合并 PEE、气胸、脓胸、BPF 及胸膜增厚；慢性期 CT 表现可大致正常或遗留条索影、肺不张或肺叶囊性变。

（二）病原学检查

合格痰标本、肺泡灌洗液、胸腔积液、血液标本的细菌培养和非培养检测（PCR 或快速抗原测定）有助于明确病原。由于口咽部存在正常菌群定植，痰培养假阳性率较高，血培养、胸腔积液培养、BALF 培养更具有参考价值，阳性率达 40% 以上。细菌培养易受抗菌药物使用的影响，而 PCR 和快速抗原测定则不易受影响从而获得更高的检出率。mNGS 可对临床样本中的病原核酸进行快速和准确的检测，有助于 NP 的病原学诊断。

（三）其他检查

白细胞总数、中性粒细胞百分比、PCT、CRP 水平明显上升，少部分患儿白细胞总数呈下降趋势，这可能与 MRSA 感染后分泌 PVL 相关。有报告 NP 早期预测相关指标包括白细胞计数水平 $\geq 15.1 \times 10^9$/L，C 反应蛋白 ≥ 121.5mg /L；血清乳酸脱氢酶 ≥ 353.5U/L；支气管镜下出现痰栓堵塞需要活检钳才能清除以及肺泡灌洗液呈浑浊的米汤样。当年龄 ≤ 2.4 岁，WBC $\geq 17.2 \times 10^9$/L，CRP ≥ 157mg/L，PCT ≥ 1.505mg/L，胸腔积液细胞学计数 $\geq 2630 \times 10^6$/L，胸腔积液葡萄糖 ≤ 3.73mmol/L 时，应考虑细菌性 NP，可区别于肺炎支原体 NP。如急性期患儿血液 D-二聚体、纤维蛋白原水平上升明显，则需考虑是否存在血栓。细菌性 NP 合并 PPE 时，胸腔积液常规示白细胞升高、中性粒细胞为主，生化示蛋白升高、葡萄糖下降、乳酸脱氢酶升高。

四、诊断与鉴别诊断

（一）诊断要点

1. 有典型的症状和体征，结合胸部 CT 和病原学检查阳性可确诊（图 4-19-9）。

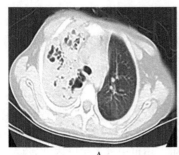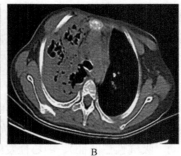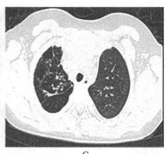

图 4-19-9 患儿，女，7 岁，因"咳嗽、发热 5 天"入院

A（肺窗）、B（纵隔窗）：入院后 CT 显示右肺见大片状实变伴多发不规则透光区。病原学检测示肺炎支原体 DNA 阳性、肺炎支原体 IgM 阳性，临床诊断肺炎支原体肺炎伴坏死性肺炎改变；C：经治疗后右肺炎症基本吸收，遗留轻度支气管扩张

2. 诊断主要依赖于胸部增强 CT，特征性改变为强化减低的实变阴影，同时伴含气或液体的薄壁空洞。

（二）鉴别诊断

1.肺脓肿 也有肺组织液化坏死和空洞形成。但肺脓肿多好发于误吸后，胸部增强 CT 多表现为重力依赖性液气平面，增强后脓肿壁出现强化。

2. 支气管异物伴感染 也有发热、咳嗽、肺实变等类似表现。但多有异物吸入病史，CT 可以帮助识别大多数支气管内异物。支气管镜检查有助于鉴别坏死性肺炎和近端支气管内异物阻塞。

3. 先天性肺囊肿继发感染 可出现肺部空洞。但临床表现多为反复发作的肺部感染和压迫症状，胸部影像学以孤立性囊肿多见，液性囊肿呈界线清晰的圆形或椭圆形，全气囊肿呈圆形或椭圆形薄壁透亮囊腔影，其周围肺组织无浸润。

五、治疗及预防

（一）一般治疗

保持呼吸道通畅，必要时可给予氧疗及其他对症处理，如高热退热处理。保证室内空气流通，以室内温度 18～20℃、湿度 60% 为宜。注意补充水和电解质，纠正酸中毒和电解质紊乱。适当的液体补充还有助于气道的湿化。

（二）抗菌药物治疗

早期病原体未明确的情况下宜经验性选用抗菌药物，首选覆盖 SP、SA 等的广谱抗菌药物。常选择 β-内酰胺类抗菌药物，当对 β-内酰胺类药物不敏感时也可选择万古霉素或利奈唑胺等药物。针对产 PVL 的 MRSA 引起的儿童 NP，推荐联合使用克林霉素、利奈唑胺及利福平等，可减轻 β-内酰胺类抗菌药物对毒素释放的刺激作用。考虑 MP 感染应首选大环内酯类抗菌药物，临床上以阿奇霉素最常用。病原菌一旦明确，则根据药敏试验选择敏感的抗菌药物。

（三）糖皮质激素

在有效抗菌药物治疗的同时，联合激素治疗可能会改善儿童 NP 的症状以及减少肺组织坏死。有临床研究显示联合糖皮质激素治疗儿童 NP 有助于发热等临床症状的控制。但目前糖皮质激素的使用尚无循证医学证据，仍需进一步研究以明确其治疗 NP 的有效性以及加用激素的时机、剂量、疗程等。

（四）IVIG

IVIG 作为一种有效的辅助治疗手段，对于治疗难治性肺炎已经纳入国内外一些临床实践指南。近年来，国内有应用 IVIG 治疗儿童坏死性肺炎的病例报道，但用量及疗程仍没有统一的标准，一般为 300～500mg/(kg·d)，疗程为 3～5 天，总量通常不超过 2g/kg。

（五）支气管镜及支气管肺泡灌洗术

支气管镜在 NP 的临床应用已得到广泛认可。实施支气管肺泡灌洗术既可明确病原体，还可将肺部坏死组织冲洗后排出体外，利于改善呼吸道梗阻，促进肺复张。此外，通过支气管镜可以局部注射合成凝胶达到治疗 BPF 的效果。

（六）并发症的治疗

并发大量胸腔积液、脓胸、气胸等并发症时，需立刻给予胸腔穿刺或闭式引流治疗。当前对于儿童 NP 手术治疗持谨慎的态度。对于瘘口直径较大伴有严重气胸且内科治疗无效的、严重的胸膜增厚或脓胸分隔导致肺膨胀不全的，以及大面积坏死的 BPF 患者，考虑进行手术治疗。

NP 虽然在短期内病情严重，进展快，病程时间长，但经过适当的治疗，大部分患儿预后相对较好，肺功能基本不受影响，且无明显后遗症。

（七）预防

SP 疫苗的应用对 NP 的影响仍不明确，目前尚无靶向 SA 的有效疫苗，因而预防的重点仍然是对儿童 CAP 进行积极治疗，以减轻病情，避免后期并发 NP。

（董 琳 李海燕）

第七节　肺　不　张

　　肺不张（atelectasis）是由多种原因诱发的一个或多个肺段或肺叶的容量或含气量减少，导致肺组织塌陷和体积缩小。影像学表现为受累肺段或肺叶透亮度的降低，邻近结构（支气管、肺血管和肺间质）向该区域聚集，有时可见肺泡腔实变或其他肺组织代偿性气肿。肺不张分为先天性和获得性。先天性肺不张指婴儿出生时肺泡内无气体充盈，临床上有严重呼吸困难与发绀，患儿多在出生后死于严重缺氧。获得性肺不张指不同病因导致肺组织失去原有的气体（deaeration），肺泡内无气体填充状态，也称为肺萎陷（pulmonary collapse）。肺组织不完全萎陷又称为肺膨胀不全。目前尚缺乏不同年龄组肺不张儿童的常见病因的大样本资料。综合国内外的研究发现，儿童肺不张最常见的病因是炎症，发生比例超过 50%。其次是气道异物、先天性支气管肺发育异常、结核等，发生比例不一。其他还有血管发育异常、肿瘤、肺透明膜病等。

一、病因和发病机制

（一）按病因分类

　　1. 支气管腔内阻塞　①异物吸入：多见于婴幼儿，常见吸入物为花生、瓜子、糖果、鱼刺、笔帽等；②黏液栓阻塞：多见于肺炎、支气管炎、百日咳、麻疹等炎症性疾病；③支气管狭窄：多见于支气管结核、肉芽组织侵犯支气管、白喉假膜性支气管炎、毛细支气管炎、间质性肺炎及支气管哮喘等。

　　2. 支气管腔外压迫　①胸廓运动障碍：如脑性瘫痪、多发性神经根炎、重症肌无力等；②膈肌运动障碍：如大量腹水所致腹腔内压力增高或膈神经麻痹；③肺膨胀受限：因胸腔内负压减低或压力增高所致，见于胸腔积液或积气、脓胸、血胸、乳糜胸、气胸、膈疝、肿瘤及心脏增大等；④外周组织压迫：见于淋巴结肿大、肿瘤、囊肿、心脏增大及大血管走行异常等。

　　3. 表面张力降低或消失　①早产儿肺发育不成熟及支气管肺发育不良；②支气管肺炎，如病毒性肺炎所致表面活性物质生成减少；③创伤、休克等诱发表面活性物质消耗增加；④吸入毒气或肺水肿导致表面活性物质变性。

　　4. 通气功能降低　多种原因（如肥胖、慢性肺病等）导致呼吸浅快，可引起通气功能降低，并诱发肺不张。

　　5. 医源性因素　见于肺切除术、体外循环手术、大剂量镇静剂、高浓度吸氧、术后活动受限等，导致横膈抬高、气道分泌物黏稠堵塞等。

（二）按病理分类

　　1. 吸收性肺不张　发生于气道阻塞使空气无法到达远端气道，原先肺泡内空气逐渐被吸收，随后肺泡塌陷。根据气道阻塞的程度，可累及整个肺、一个肺叶或肺段。造成阻塞的原因通常是黏液或脓痰。儿童常发生于术后，也可能是并发支气管哮喘、支气管扩张、慢性支气管炎、肿瘤或异物吸入。

　　2. 压缩性肺不张　也称为被动或舒张性肺不张，由于胸腔积液、气胸、肺大疱、巨大囊肿等机械性压迫局部肺组织形成。常见原因是充血性心力衰竭、肺大疱或气胸；由于膈肌位置升高引起基底段肺不张常见于长期卧床或腹水患者。

　　3. 收缩性肺不张　肺或胸膜局部或大片纤维化，可阻碍肺扩张并增加呼气时的弹性反弹力，会造成收缩性肺不张，或称瘢痕性肺不张。

　　肉眼观：病变肺叶体积缩小，质地变实，含气量减少。镜下：病变区肺泡塌陷、变形，聚集成片，肺泡腔内气体消失，早期可因缺血缺氧引起肺泡腔内液体渗出，病程长者病变肺组织纤维化，周围有时可见细支气管慢性炎症或管腔闭塞（图 4-19-10 延伸阅读）。

二、临床表现

肺不张的临床表现取决于其病情发生的速度、病变肺组织的范围及是否存在感染等并发症。

（一）根据发生速度

1. 突发型肺不张　见于主支气管断裂，断端移位明显或中断，伤后即刻至 30min 即发生，临床症状急重，入院影像学检查或支气管镜可确诊。

2. 渐进型肺不张　见于支气管破裂或严重肺挫伤，断端移位导致管腔狭窄，或肺组织充血水肿、血块痰液逐渐增加导致管腔阻塞，常于伤后 6～24h 发生，临床症状呈逐渐加重的呼吸困难，入院影像学检查可见肺挫伤，增强或三维 CT 或支气管镜检查可鉴别支气管破裂。

3. 迟发型肺不张　见于肺挫伤，因各种原因的咳痰困难致管腔狭窄或阻塞，常于伤后 3～7 天发生，临床症状相对较轻，入院影像学检查可见肺挫伤，支气管镜治疗效果好。

4. 隐匿型肺不张　见于支气管不全破裂，因断端肉芽增生导致管腔逐渐狭窄或阻塞，常于伤后 1 周以上发生，早期可无症状，晚期出现肺不张，增强 CT 或支气管镜检可确诊。

（二）根据病变范围

1. 一侧或双侧肺不张　起病较急，呼吸困难明显，年长儿有咳嗽、胸痛、心悸，可伴高热、发绀。合并感染时可出现畏寒、咳脓痰。常发生于术后 24h。查体可见脉搏增快，患侧胸廓较扁平，呼吸运动受限制，胸廓塌陷，肋间隙变窄；触诊发现气管及心尖搏动偏向病侧，患侧语音震颤减弱；叩诊患侧胸廓可呈浊音；听诊患侧肺部呼吸音微弱或消失，合并感染时可闻及干、湿啰音。

2. 大叶性肺不张　起病较缓，可有发热、咳嗽等症状，呼吸困难少见。体征与一侧肺不张类似，但程度较轻。肺上叶不张患儿，气管移至患侧而心脏不移位，叩诊浊音局限在前胸；肺下叶不张患儿气管不移位而心脏移向患侧，叩诊浊音位于背部近脊椎处；右肺中叶不张患儿体征较少，仅根据症状和体征难以诊断。左肺上叶肺不张可为先天性心脏病引起左肺动脉扩张压迫左上叶支气管所致。

3. 肺段不张　可发生于任何肺段，儿童常见于两肺下叶及右肺中叶的肺段。其临床表现较少，可无症状和体征，临床诊断较困难。

三、辅助检查

（一）胸部 X 线片

1. 直接征象　①密度增高：受累肺组织透亮度降低，呈均匀致密高密度影。恢复期或合并支气管扩张时，密度可不均匀，其间可见囊状透亮区。②体积缩小：受累肺叶体积缩小，但段以下局限性不张体积缩小不明显，与存在侧支通气有关。③形态位置的改变：大叶性或节段性肺不张常呈三角形，尖端指向肺门、边朝向胸膜面，有扇形、三角形、带状等。

2. 间接征象　①叶间裂向患侧移位；②患侧附近肺叶代偿性膨胀，血管纹理稀疏，向不张的肺叶弓形移位；③肺门影缩小；④纵隔、心脏、气管向患侧移位，健侧肺可向患侧形成纵隔疝；⑤患侧膈肌升高，胸廓缩小，肋间隙变窄。

（二）胸部 CT

胸部 CT 对肺不张部位和范围的判断更加准确，尤其在支气管内阻塞或管腔受压部位、性质和范围判断等方面具有很好的鉴别诊断能力。

（三）支气管镜

可在直视下行支气管肺泡灌洗治疗，并留取灌洗液做细胞学和病原学检查，也可对支气管内肉芽组织等病灶做病理活检等。此外还可行支气管异物取出术。

（四）肺功能检查

肺功能的变化与患儿病变范围、基础疾病密切相关。当病变范围较大时，常出现肺通气和换气功能障碍，可表现为限制性通气障碍，肺总量、肺活量、用力肺活量、第一秒用力呼气量占用力肺活量比值等均下降。

（五）其他

可根据肺不张在不同年龄段的常见病因选择相应的检查。

四、诊断与鉴别诊断

（一）诊断要点

1. 临床表现为肺泡萎缩，肺容积减少。小面积肺不张可无症状，大面积肺不张可有胸闷气促、呼吸困难和发热等症状，甚至可因缺氧出现发绀、休克等表现。

2. 确诊依据：胸部 X 线表现呈现肺不张的直接征象和间接征象。

3. 明确病因：原发病的症状体征、X 线检查和支气管镜对明确肺不张的病因有重要的应用价值。

（二）鉴别诊断

1. 肺实变　可见患侧肺组织呈片状密度增高影，但无肺体积缩小，无代偿性肺过度充气、纵隔移位或横膈非对称上抬。肺实变多见于化脓性细菌性肺炎，影像学可显示支气管充气影；常有高热、咳脓痰，外周血白细胞及 CRP 或 PCT 增高等。

2. 叶间积液　可表现为局部片状致密阴影，主要由胸膜疾病引起。与肺不张相似，特别是右肺中叶不张，胸部 X 线片呈边缘清晰、密度均匀的梭形阴影，长轴与叶间裂的方向一致，两端细长。

五、治疗及预后

（一）治疗原则

根据病因采取不同的治疗措施，尽早去除导致肺不张的因素，促进肺复张和肺功能康复。一般处理：卧位时头低足高，患侧向上以利引流；适当的物理治疗；鼓励翻身、咳嗽、深呼吸。

（二）急性肺不张的处理

急性肺不张（包括术后大面积肺萎陷），需尽快寻找病因并尽早处理。若怀疑肺不张由支气管阻塞引起，经抗炎、对症支持及物理治疗不能缓解，首选支气管镜直接到达病变部位，通过支气管灌洗吸取气道分泌物，并可通过活检钳或毛刷清除异物、肉芽和脓苔，亦可通过局部注射药物促进炎症消退，有利于肺不张的复张。若肺不张由异物吸入所致，并且合并有感染证据，应根据病原学资料和药敏试验，选择针对性强的抗菌药物。神经肌肉疾病引起的反复肺不张，可用CPAP 促进肺复张。

（三）慢性肺不张的处理

肺萎陷时间较长会导致肺组织受损、纤维化或继发支气管扩张。慢性肺不张患儿的抗病能力下降，容易形成耐药菌株，由于肺内分泌物引流不畅等问题，若行支气管镜检查，需要反复多次灌洗，彻底清除气道分泌物，促使气道炎症完全消退。若肺不张超过 6 个月就很难使肺复张。部分肺结核患儿经抗结核治疗也可使肺复张。出现以下情况应考虑手术切除不张的肺叶或肺段：①缓慢形成或存在时间较久的肺不张，常继发慢性炎症使肺组织机化挛缩，此时即使解除阻塞性因素，肺脏也难以复张；②由于肺不张引起频繁的感染和咯血。

（四）预后

肺不张的预后由多种因素决定，其中消除病因是关键。感染性细支气管炎或哮喘患儿气道炎症所致肺不张，经抗炎治疗预后较好。此外，合并肺部感染、小婴儿、气道阻塞未及时清除也是影响预后的重要因素。百日咳、腺病毒性肺炎、肺结核等引起的肺不张，可造成肺纤维化与支气管扩张，肺复张比较困难。异物吸入所致肺不张，尽早取出异物是肺复张的关键。但异物吸入未及时发现导致漏诊，则容易继发感染，可造成支气管损害及反复肺炎，甚至发生支气管扩张及肺脓肿。严重的先天性遗传病，如先天性支气管肺发育异常、复杂性先天性心脏病及 PCD 等合并肺不张患儿预后较差。

（苏苗赏 祁旦巳）

第八节 肺 气 肿

肺气肿（pulmonary emphysema）是一种慢性肺病的病理学诊断，指呼吸性细支气管远端的末梢肺组织（包括呼吸性细支气管、肺泡管、肺泡囊和肺泡）的气道弹性减退，肺泡含气量异常增多而持续过度膨胀，并有肺泡间隔破坏，以致肺组织弹性减弱、肺容积增大的病理状态。肺气肿若治疗不及时，可引起自发性气胸、呼吸衰竭、慢性肺源性心脏病及睡眠呼吸障碍等并发症，严重危害患儿身心健康。慢性阻塞性肺疾病（COPD）主要是肺气肿和慢性支气管炎两种表现形式。据调查，我国成人肺气肿的病死率高达 460/10 万，但目前尚无儿童肺气肿患病率及死亡情况的大样本流行病学资料，儿科临床更多见的是肺充气过度。

一、病因和发病机制

（一）病因

肺气肿是支气管和肺疾病常见的并发症，与大气污染或烟雾（二手烟）暴露、反复呼吸道感染、蛋白酶-抗蛋白酶平衡失调相关，儿童多见于重症或反复呼吸道感染、小气道疾病、吸入性肺炎、毛细支气管炎和闭塞性细支气管炎等。

1. 空气污染或烟雾暴露 研究证明在气候和经济条件相似情况下，大气污染严重地区肺气肿发病率比污染较轻地区为高。纸烟产生的烟雾含有多种有害成分，如焦油、尼古丁和一氧化碳等，吸烟者黏液腺神经氨酸含量增多，可抑制支气管黏膜纤毛运动功能，反射性引起支气管痉挛，减弱肺泡巨噬细胞的作用。家庭成员有吸烟者患儿并发肺气肿和反复支气管炎，较家庭成员无吸烟者明显增多。烟雾暴露还可使中性粒细胞释放弹性蛋白酶，烟雾中的过氧化物还使 α_1-抗胰蛋白酶的活性降低，导致肺组织弹性纤维分解，造成肺气肿。

2. 反复呼吸道感染 反复病毒或细菌等病原体感染可引起支气管黏膜充血、水肿、腺样体增生肥大、分泌功能亢进、支气管壁增厚狭窄引起气道阻塞。肺部感染时蛋白酶活性增高也与肺气肿形成有关。

3. 蛋白酶-抗蛋白酶平衡失调 体内的有些蛋白酶对肺组织有消化作用，而抗蛋白酶（主要为 α_1-抗胰蛋白酶）对于弹性蛋白酶等多种蛋白酶有抑制作用。此外，遗传性 α_1-抗胰蛋白酶缺乏者易于发生肺气肿。α_1-抗胰蛋白酶缺乏家族的肺气肿发病率比一般人高 15 倍，主要是全腺泡型肺气肿。但我国因遗传性 α_1-抗胰蛋白酶缺乏引起的原发性肺气肿较罕见。

（二）发病机制

1. 代偿性肺过度充气 由于患儿肺组织损坏，容积缩小，导致正常的肺组织膨胀，形成代偿性肺过度充气。这类肺气肿，只是单纯的肺泡膨胀，并无支气管阻塞因素。待原发病解除后，肺气肿也随之消失。

2. 阻塞性肺气肿　由各种原因引起的细支气管部分阻塞形成活瓣作用所致。当用力吸气时，气体能冲开阻力进入肺内；呼气时由于力量较小，使一部分进入肺内的气体不能顺利排出而残留在肺内，使肺泡过度充气膨胀，导致肺泡壁破裂并相互融合。常见原因包括异物吸入、急慢性支气管炎、感染性细支气管炎、BO、支气管哮喘、各种肺炎、百日咳和支气管结核等。

3. 先天性肺气肿　先天性肺及血管发育异常可导致先天性肺气肿。正常情况下胸膜腔负压与肺膨胀弹力牵引细支气管持续开放。肺气肿时胸膜腔负压与肺膨胀弹力受损，细支气管开放的牵引力受限，从而导致小气道阻塞。

（三）病理特征及分型

1. 病理特征

（1）肉眼观察：肺气肿可见肺组织显著膨胀，边缘钝圆，色泽苍白，表面常可见肋骨压痕，肺组织柔软而缺乏弹性，指压后的压痕不易消退，触之捻发音增强，切面呈蜂窝状（图 4-19-11A 延伸阅读）。

（2）镜下观察：肺泡显著扩张，肺间隔变窄，肺泡孔扩大，部分肺泡间隔断裂，扩张的肺泡融合成较大的含气囊腔（图 4-19-11 B 延伸阅读）。肺毛细血管床受压数量明显减少，肺小动脉内膜呈纤维性增厚；小支气管和细支气管可见慢性炎症改变。腺泡中央型肺气肿在近端囊壁上常可见柱状上皮及平滑肌束的残迹，全腺泡型肺气肿有时可见到囊泡壁上残留的平滑肌束片段。

2. 病理分型

（1）肺泡性肺气肿：病变发生在肺腺泡，即Ⅰ级呼吸性细支气管所分布的肺组织范围内，因其多合并有阻塞性通气障碍，又称为阻塞性肺气肿。根据病变发生的部位和累及范围，又分为以下三种类型（图 4-19-12 延伸阅读）。

1）腺泡中央型肺气肿：此型最常见，病变累及肺腺泡的中央部分，以呼吸性细支气管病变最明显，呈囊状扩张，而肺泡管、肺泡囊变化不明显。在肺上叶更常见且病变更严重，此型常由烟雾暴露引起。

2）全腺泡型肺气肿：病变累及肺腺泡的各个部位，从终末呼吸性细支气管至肺泡管、肺泡囊和肺泡呈均匀弥漫性扩张，可见遍布于肺腺泡内的含气小囊腔。如果肺泡间隔遭到严重破坏时，气肿囊腔可融合成直径超过 1cm 的大囊泡，形成大泡性肺气肿，多见于肺边缘胸膜下。此型可能与先天性 α_1-抗胰蛋白酶缺乏有关，常见于青壮年。

3）腺泡周围型肺气肿：也称隔旁肺气肿，常合并腺泡中央型肺气肿和全腺泡型肺气肿。病变主要累及肺腺泡远端部位的肺泡管和肺泡囊，而近端部位的呼吸性细支气管基本正常。在胸膜旁、小叶结缔组织间隔旁和边缘更明显。此型多不合并慢性阻塞性肺疾病。

（2）间质性肺气肿：由于肺内压急剧升高时，肺泡壁或细支气管壁破裂，气体逸入肺间质内造成，常见于肋骨骨折、胸壁创伤及剧烈咳嗽时。气体出现在小叶间隔与胸膜连接处，形成串珠状小气泡呈网状分布于肺膜下，也可沿细支气管和血管周围间隙扩散至肺门、纵隔，甚至可以到达胸壁和颈部形成皮下气肿。

（3）其他类型肺气肿

1）不规则型肺气肿：也称瘢痕旁肺气肿，病变主要发生在瘢痕附近的肺组织，常见于炎症疾病愈合后形成的瘢痕。肺腺泡不规则受累，空腔较大，常同时伴有纤维化，临床症状不明显，确切部位不定且大小形态不一，故称为不规则型肺气肿，可能是临床最常见的肺气肿。若局灶性肺泡破坏严重，小叶间隔也遭破坏，往往会融合形成直径超过 2cm 的大囊泡，称为肺大疱，常单个孤立地位于脏胸膜下，而其余肺结构可正常，若肺大疱破裂可引起自发性气胸。

2）代偿性肺过度充气：指肺萎缩、肺叶切除或因炎症引起肺实变病灶周围的肺组织，肺泡代偿性过度充气膨胀，通常不伴有气道和肺泡间隔的破坏，或仅有少量肺泡壁破裂，并非真性肺气肿。

二、临床表现

发病缓慢，多有慢性咳嗽、咳痰、气喘、呼吸困难。早期症状不明显，或在劳累时感觉呼吸困难；随着病情发展，呼吸困难逐渐加重，以致影响正常生活和学习工作。晚期重症患者支气管阻塞较严重，常因并发呼吸道感染而造成严重肺通气功能不足，甚至发生多器官功能衰竭而出现相应系统症状，如水肿、心悸、发绀、头痛、意识障碍等。儿童肺气肿的症状表现与病变大小有关。

肺气肿患者特有的体征为桶状胸。患者胸廓呼吸运动减弱，叩诊呈过清音，心浊音界缩小或消失，肝浊音界下降，语音震颤减弱，听诊时呼吸音减弱，呼气时间延长，有时两肺底可闻及干、湿啰音，剑突下心音增强，肺动脉瓣第二心音亢进。

肺气肿的并发症：肺源性心脏病及右心衰竭；肺大疱破裂后引起自发性气胸，并可导致大面积肺萎陷。呼吸衰竭可造成以脑功能障碍为主要表现的综合征，称为肺性脑病。

三、辅助检查

（一）胸部 X 线检查

因肺容积增大，可见肺野扩大，肋间隙增宽，肋骨平行，活动减弱，横膈下降且变平，两肺透亮度增高（图 4-19-13 延伸阅读）。

（二）肺功能检查

表现为通气功能下降。诊断标准是残气量超过肺总量的 35%，最大通气量低于预计值的 80%，肺总量超过预计值的 100%，第一秒用力呼吸量低于肺活量的 60%。

（三）血气分析

如出现明显缺氧和二氧化碳潴留，PaO_2 降低，$PaCO_2$ 升高，并可出现失代偿性呼吸性酸中毒。

（四）血液和痰液检查

一般无异常，继发感染时似慢性支气管炎急性发作表现。

（五）心电图检查

一般无异常，有时可呈低电压。

四、诊断与鉴别诊断

（一）诊断要点

1. 发现有引起气道阻塞的高危因素或疾病，如慢性支气管炎、支气管哮喘、肺结核等病史，呼吸困难逐渐加重，应进一步行胸部 X 线和肺功能检查。

2. 临床诊断需结合病史、体征、胸部 X 线及肺功能综合判断。

3. 胸部 X 线可对肺气肿的病变范围进行定位，病情严重程度评估应结合并发症和肺功能进行评估。

（二）鉴别诊断

1. **先天性肺囊肿** 临床表现与肺气肿相似，部分患儿仅在 X 线检查时才被发现；但先天性肺囊肿继发感染或增大压迫周围组织时可出现症状，胸部 CT 可显示边缘清晰的圆形或椭圆形致密阴影，或壁薄透亮空洞阴影中可有液平面。

2. **气胸** X 线检查或肺部 B 超是诊断气胸的重要方法。气胸患儿 X 线检查多有明确的气胸线，为萎缩肺组织与胸膜腔内气体交界线，呈外凸线条影，气胸线外为无肺纹理的透光区，线内为压缩的肺组织，合并胸腔积液时可见气液面。

五、治疗及预后

针对肺气肿类型，积极治疗原发病。治疗的目的在于延缓病情进展，提高患者的生活质量。

（一）一般治疗

1. 减少烟雾暴露 患儿应避免与吸烟者共处一室，尽可能避免烟雾暴露。

2. 改善居住环境 避免室温过冷或过热，不要居住在高原地带，尽可能避免吸入污染的空气。

3. 氧疗 严重患者应给予氧疗。每天12～15h吸氧能延长寿命，若能达到每天24h的持续氧疗，效果更好。

4. 适当锻炼 可增强胸部的肌肉力量，以帮助呼吸，减轻肺部负荷，改善生活质量。如做呼吸操、定量行走或登梯练习。

5. 呼吸咳嗽训练 包括腹式呼吸、缩唇深慢呼气、咳嗽训练，有助于清除肺内痰液，加强呼吸肌和膈肌的活动能力。

（二）药物治疗

1. 支气管舒张剂 如 β_2 受体激动剂、氨茶碱等，可缓解呼吸道症状。

2. 糖皮质激素 如有过敏体质或哮喘病史，可适当选用。

3. 祛痰剂 如盐酸氨溴索、乙酰半胱氨酸等，可用于排痰。

4. 抗菌药物 呼吸道感染患儿应根据病敏试验结果或经验性选用有效抗菌药物，如 β-内酰胺类、大环内酯类药物等。

5. 弹性蛋白酶抑制剂 通过纠正蛋白酶-抗蛋白酶失衡改善病情。

（三）外科治疗

肺大疱切除和肺移植为主要手术方式，其中肺大疱切除可使周围受限制并有潜在功能的肺组织再膨胀，使用 HRCT 检查等术前准备和电视胸腔镜手术（VATS）可提高手术效果。

（四）预防及预后

预防主要包括良好的生活习惯，避免烟雾暴露；注意保暖，避免受凉，预防感冒；加强营养增强体质，避免暴饮暴食；接种流感与肺炎疫苗。

儿童肺气肿预后良好，常随呼吸道感染痊愈和支气管梗阻消除而消退。肺功能状况和并发症是影响预后的主要因素。合并低氧血症、高碳酸血症、心力衰竭及肺栓塞者预后不良。

（苏苗赏　祁旦巴）

第二十章　常见呼吸道传染病

第一节　流行性感冒

流行性感冒（influenza），简称流感，是由流感病毒引起的一种急性呼吸道感染疾病。流感每年都有暴发，我国流行高峰期具有多样性，南方多出现在4、5、7、8月和11、12月，北方多出现在12月或次年1月。人群对流感病毒普遍易感，儿童是流感的高发人群及重症流感病例的高危人群，且低龄儿童感染流感病毒易因重症流感住院甚至死亡。儿童感染率和发病率随年龄增长略有下降。流感可引起学龄儿童缺课和父母缺勤，从而造成沉重的社会经济负担。流感所致儿童死亡多见于存在基础疾病患儿，如支气管哮喘、先天性心脏病、染色体病或基因缺陷病等。

一、病因和发病机制

详见本篇第五章第三节流感病毒肺炎相关内容。

二、临床表现

一般健康儿童感染流感病毒多表现为轻型流感，多突然起病，主要症状为发热，体温可达39～40℃，多为稽留热，也可表现为不规则发热，可有畏寒、寒战，常有咳嗽、咽痛、流涕或鼻塞，多伴全身肌肉酸痛、乏力感、食欲减退等全身症状，少部分出现恶心、呕吐、腹泻等消化道症状。婴幼儿感染后，临床症状多不典型，可出现高热惊厥，易合并肺炎，常有脓毒血症、败血症表现，如嗜睡、拒奶、呼吸暂停等。在儿童，流感病毒感染后易并发急性喉炎、急性中耳炎、支气管炎、毛细支气管炎、肺炎。大多数无并发症的流感患儿症状在3～7天缓解。

重症流感患儿病情进展迅速，多在短时间内出现肺炎，表现为持续高热、呼吸困难，伴顽固性低氧血症，易进展为ARDS、脓毒症、感染性休克、坏死性脑病、心肌炎、多器官功能衰竭等。流感病毒感染第一位的死亡原因是呼吸系统并发症。合并细菌感染将增加病死率。常见细菌为金黄色葡萄球菌、肺炎链球菌等。

三、辅助检查

（一）实验室检查

1. 血常规及CRP　血常规检查显示白细胞总数多正常或轻度减少、淋巴细胞计数及比例增高。CRP多正常或轻度增高。当合并细菌感染时，白细胞和中性粒细胞比例可增高。

2. 病原学检查　包括病毒抗原检测、核酸检测、血清抗体检测和病毒分离等。病毒抗原和核酸检测用于疾病早期的快速诊断，是临床主要的病原学诊断方法。血清抗体检测主要用于回顾性诊断，当患儿恢复期血清较急性期血清特异性抗体滴度有4倍或4倍以上升高时具有诊断价值。病毒分离是确诊的"金标准"。

（二）影像学检查

胸部X线可无明显异常，病情进展为肺炎可显示双肺呈点状或絮状不规则影，后期融合为小片状，甚至大片状阴影，亦可出现塑型性支气管炎表现。重症流感患儿可伴发肺不张、肺气肿、液气胸等肺内并发症。

四、诊断与鉴别诊断

（一）诊断要点

1. 全身症状明显，多为稽留热，伴畏寒、寒战，全身肌肉酸痛等；上呼吸道局部症状相对较轻。

婴幼儿感染后临床症状多不典型，可出现高热、惊厥等并发症。

2. 有以下1种或1种以上病原学检测结果呈阳性，可以确诊为流感：①流感病毒快速抗原阳性；②流感病毒核酸阳性；③流感病毒分离培养阳性；④恢复期血清较急性期血清特异性抗体滴度有4倍或4倍以上升高。

3. 出现下列1项或1项以上情况者为重症流感病例：①意识改变：反应迟钝、嗜睡、烦躁、惊厥等；②呼吸困难或呼吸频率增快；③严重呕吐、腹泻，出现脱水表现；④少尿或出现急性肾衰竭；⑤动脉血压及脉压下降；⑥ $PaO_2 < 60mmHg$（8kPa）或 $PaO_2/FiO_2 < 300$；⑦胸片显示多肺叶浸润影，或入院48h内肺浸润影扩大≥50%；⑧ CK、CK-MB 等酶水平迅速增高；⑨原有基础疾病明显加重，出现脏器功能不全或衰竭。

4. 危重病例诊断标准（出现以下情况之一者）：①呼吸衰竭；②急性坏死性脑病；③脓毒症休克；④多脏器功能不全；⑤出现其他需要进行监护治疗的严重临床情况。

（二）鉴别诊断

1. 普通感冒　可出现咳嗽、流涕、发热等上呼吸道症状，但全身症状比流感轻，发热病程短，一般1~2天，较少出现并发症，且发病季节性不明显，病原学检测和追踪流行病学史有助于鉴别。

2. 新型冠状病毒感染　感染早期表现为发热、乏力、干咳，多数患儿症状在1周内消失，少数患儿发病后出现呼吸困难、呼吸窘迫，部分患儿感染后症状不典型，以呕吐、腹泻等消化道症状为首发表现，或仅表现为呼吸急促、反应欠佳。流行病学史，以及新型冠状病毒核酸和抗体检测可鉴别。

3. 其他呼吸道感染　如急性咽炎、扁桃体炎等，也可表现为上呼吸道症状，但症状多局限于病灶，根据临床特征可进行判断，流感病原学检查可鉴别。

五、治疗及预防

（一）一般治疗

多休息，注意营养支持，预防并发症。高热患儿予解热镇静剂如布洛芬、对乙酰氨基酚，咳嗽剧烈者，予止咳、祛痰药物。

（二）病原治疗

目前获批上市的抗流感药物共有4类，包括神经氨酸酶抑制剂（奥司他韦、帕拉米韦和扎那米韦）；细胞血凝素抑制剂（阿比多尔）；M2离子通道阻滞剂（金刚烷胺和金刚乙胺）；RNA聚合酶抑制剂（玛巴洛沙韦）。我国批准上市的神经氨酸酶抑制剂是奥司他韦颗粒及胶囊剂、扎那米韦吸入剂和帕拉米韦注射液。口服奥司他韦是治疗流感的首选药物，应尽可能在发热48h内使用，疗程为5天。对奥司他韦治疗无反应，或曾使用奥司他韦预防流感无效的患儿，可考虑使用扎那米韦或帕拉米韦替代治疗。对出现重症流感的早期征象，抗病毒治疗好转后病情再次反复，甚至加重者，需警惕合并或继发细菌感染，应及时予抗菌药物治疗。

（三）重症流感的治疗

重症和危重症流感患儿应及时给予呼吸支持，包括鼻导管给氧、无创通气或有创机械通气。对常规治疗无效的低氧血症患儿可考虑使用体外膜氧合器（ECMO）。休克患儿应积极予液体复苏。伴有神经系统并发症，应给予降颅内压、镇静止惊等治疗措施。合并急性肾损伤的患儿可采用静脉血液滤过或间断血液透析治疗。

（四）预防

1. 疫苗接种　接种疫苗是预防流感最有效的手段。流感疫苗分为灭活疫苗和减毒活疫苗。我国批准上市的流感疫苗包括三价和四价灭活疫苗。四价流感疫苗对A型和B型流感均有保护效果。

2. 流感药物预防　流感暴发时不能采用疫苗预防的人群可推荐药物预防。

3. 切断传播途径　保持良好的个人卫生，包括勤洗手，尽量避免去人群聚集场所，避免接触呼吸道感染患者，咳嗽、打喷嚏时用纸巾遮住口鼻等。

（张乐乐）

第二节　百　日　咳

百日咳（pertussis）是一种由百日咳博德特菌引起的具有高度传染性的急性呼吸道疾病，其临床特征表现为阵发性痉挛性咳嗽，咳嗽终末伴深长的"鸡鸣样"吸气回声，病程可迁延2～3个月，常引起流行。此病多发生于儿童，婴儿及重症患者可并发百日咳肺炎或百日咳脑病。由于疫苗的广泛接种，我国百日咳的流行已明显减少，发病率和死亡率显著降低。但近年来出现了百日咳发病率反弹的情况，并出现一些新的特征，有学者认为是"百日咳重现"，为指导儿科医师正确认识儿童百日咳，2017年中华医学会儿科分会感染学组发布了《中国儿童百日咳诊断及治疗建议》。

一、病因和发病机制

（一）病因及病原学

传统认为百日咳鲍特菌是引起百日咳的唯一病原菌。鲍特菌属的其他种，如副百日咳鲍特菌、支气管败血鲍特菌和霍氏鲍特菌也可以引起痉挛性咳嗽，临床常把非百日咳鲍特菌导致的或病原不明的痉挛性咳嗽，称为类百日咳综合征。

百日咳鲍特菌在初代分离时为革兰阴性小球杆菌或短细棒杆菌，次代培养可呈多形性，无芽孢，无鞭毛，为严格需氧菌，营养要求高。百日咳鲍特菌可因环境条件改变而发生表型变化，毒力因子的表达也可不同。毒力因子包括毒素及黏附素，丝状血凝素（FHA）等黏附素可帮助细菌黏附在宿主细胞上，百日咳毒素（PT）的S1亚单位等可使细菌破坏上皮层，并躲避宿主的免疫系统，在其致病机制中起重要作用。

（二）流行病学

1. 传染源　家庭内成人患者和潜在感染者是儿童百日咳的主要传染源。百日咳的传染源76%～83%来源于患儿的家庭成员，百日咳的流行模式已从过去的儿童—儿童模式转变为现在的青少年或成人—儿童模式。

2. 传播途径　百日咳鲍特菌可能在人的鼻咽部密集聚集，当咳嗽或打喷嚏时，病原菌随飞沫可以迅速传播，易感者吸入带菌飞沫而被感染。

3. 易感人群　任何年龄都可能罹患百日咳，6月龄以下婴儿是最易感人群。由于疫苗接种产生的抗体，随年龄的增长而减少，孕妇体内的抗体传送给胎儿很少，因此小婴儿对百日咳鲍特菌的抵抗力弱，发病率较其他年龄组明显高。

4. 流行特征　百日咳在世界范围内流行。儿科医生对该疾病的重视增加和相关实验技术的发展，特别是PCR检测技术的使用使诊断率有所提高。

二、临床表现

典型百日咳的临床表现分3个阶段：卡他期、痉咳期和恢复期。病程6～12周，部分病例可以更长。潜伏期2～21天，一般为7～14天。

（一）卡他期

持续1～2周。临床症状比较轻，可表现为流涕、打喷嚏、流眼泪、结膜充血、咽喉微痛、轻微咳嗽，类似感冒症状，没有特异性。该期传染性最强。

（二）痉咳期

一般持续 2～6 周，亦可长达 2 个月以上，特别在夜间表现更明显。典型特征为阵发性痉挛性咳嗽，伴吸气性鸡鸣样回声，直至咳出较多黏稠痰液。痉咳时患儿面红唇绀，常有呕吐或呛奶。痉咳间隔期则多无明显症状。痉咳严重时可见舌系带溃疡。小婴儿容易出现呼吸暂停、肺炎、百日咳脑病等并发症，还可出现结膜下出血、脐疝、气胸等气压性损伤，少部分患儿会出现严重肺动脉高压而导致猝死。若有明显发热常提示合并其他病原感染。

（三）恢复期

一般持续 2～3 周。咳嗽频率和严重程度逐渐减轻，咳嗽后呕吐也逐渐缓解。此期病情可反复再次出现痉咳，病情迁延可达数月之久。

整个发病过程中肺部体征较少，临床表现不典型常被忽视。3 个月以下小婴儿尤其是新生儿常无典型痉咳，多见咳数声后即发生发绀、气促、三凹征甚至窒息等。较大年龄的儿童在已经接受百日咳疫苗免疫的人群中主要表现为无回声、病程缩短的咳嗽，甚至一些具有较强免疫力的儿童和成人可呈无症状携带者。

三、辅 助 检 查

（一）核酸检测

PCR 检测非常敏感，最好在发病 3 周内取鼻咽拭子或抽吸物采样后送检，注意避免液体转运培养基的污染和干扰。但 PCR 阳性不能区分有无活菌生长。

（二）培养

具有较高的特异性，但其敏感性受到病程、抗菌药物使用、标本质量、标本转运条件及培养方法等多种因素的影响，可作为 PCR 检查方法的补充。

（三）血清学检查

ELISA 法检测急性期和恢复期双份血清标本中特异性抗体滴度，主要用于回顾性诊断或不典型病例的辅助诊断。血清中百日咳特异性 IgM、IgG、IgA 抗体，最常用 PT-IgG 抗体检测，可以作为早期诊断的参考。

（四）外周血常规和血涂片检查

发病早期外周血白细胞计数即明显升高，痉咳期最为明显，可达（20～50）×10^9/L，甚至 70×10^9/L 以上，以淋巴细胞为主，比例为 60%～90%。

四、诊　　断

结合流行病学史、临床表现、实验室检查进行综合分析，作出诊断。

（一）疑似病例

具有以下任一项者：

1. 阵发性痉挛性咳嗽，病程≥2 周。

2. 婴儿有反复发作的呼吸暂停、窒息、发绀和心动过缓症状，或有间歇的阵发性咳嗽，有百日咳流行病学暴露史或者确诊病例接触史。

3. 大龄儿童、青少年、成人持续 2 周以上咳嗽，不伴发热，无其他原因可解释，有百日咳流行病学暴露史或者确诊病例接触史。

（二）临床诊断病例

具有以下任一项者：

1. 疑似病例，且外周血白细胞和淋巴细胞增多，明显高于相应年龄正常范围。

2. 阵发性痉挛性咳嗽，病程≥2 周，与百日咳确诊病例有明确的流行病学关联（与首发或者继发病例发病间隔 5～21 天）。

（三）确诊病例

疑似病例或临床诊断病例，具有以下任一项者：

1. 培养到百日咳鲍特菌。

2. 百日咳鲍特菌核酸检测阳性。

3. PT-IgG 抗体阳转或恢复期较急性期滴度呈 4 倍及以上升高（排除婴幼儿 1 年内接种含百日咳成分疫苗或既往感染）。

五、治　疗

（一）抗菌治疗

首选大环内酯类抗菌药物，如红霉素、阿奇霉素、罗红霉素或克拉霉素等，疗效与用药早晚有关，卡他期应用抗菌药物可以减轻甚至不发生痉咳，进入痉咳期后应用，则不能缩短百日咳的临床过程，但可以缩短排菌期及预防继发感染。红霉素每日 30～50mg/kg，分三次静脉滴注或口服，7～14 天为 1 个疗程；阿奇霉素每日 5～10mg/kg，顿服，3～5 天为 1 个疗程；罗红霉素每日剂量 5～10mg/kg，分两次口服，7～10 天为 1 个疗程；克拉霉素每日 15mg/kg，分两次口服，7 天为 1 个疗程。临床使用红霉素静脉滴注近 1 个疗程症状仍无改善时，可考虑复方新诺明（SMZ-TMP）每日 50mg/kg，分两次口服，疗程 3～5 天。但在 2 个月以下婴儿及葡萄糖-6-磷酸脱氢酶（G-6-PD）缺乏症患儿禁用。

（二）一般治疗

呼吸道隔离至有效抗菌药物治疗 5 天，若没有进行抗菌药物治疗，呼吸道隔离至起病后 21 天。保持室内空气流通及环境安静舒适，避免刺激诱发患儿痉咳。痰液黏稠可雾化吸入及吸痰护理，发生窒息时及时吸痰、给氧，若发生脑水肿需及时进行脱水治疗，防止出现脑疝。进食营养丰富及易消化的食物，补充各种维生素和钙剂。必要时使用镇静剂。

（三）对症治疗

对症治疗的药物主要包括糖皮质激素、支气管舒张药、抗组胺药和白三烯受体阻滞剂等，但目前没有公认的推荐意见。除在急性期需要应用抗菌药物治疗外，中医药治疗可改善症状，缩短病程。

（四）其他治疗

并发肺实变和（或）肺不张时，需要行支气管镜检查及肺泡灌洗；对于危重百日咳，淋巴细胞增多可能是肺动脉高压的成因之一，有报道采用换血疗法移除循环中的白细胞，也有人用一氧化氮、西地那非舒张肺血管等治疗。百日咳免疫球蛋白可用于脑病患儿，也可用丙种球蛋白每次 400～500mg/kg，静脉注射 1～2 次。

（苏苗赏）

第三节　新型冠状病毒感染

冠状病毒是儿童肺炎的病毒病原之一。已知感染人的冠状病毒有 6 种，α 属的 229E 和 NL63，β 属的 OC43、HKU1、中东呼吸综合征（Middle East respiratory syndrome，MERS）冠状病毒和严重急性呼吸综合征（severe acute respiratory syndrome，SARS）冠状病毒。2019 年以来，全球范围陆续发生新型冠状病毒感染流行。2020 年 2 月，国际病毒分类委员会将此病毒命名为严重急性呼吸综合征冠状病毒 2（SARS-CoV-2）。WHO 将 SARS-CoV-2 感染引起的疾病命名为 2019 冠状病毒病（COVID-19）。SARS-CoV-2 是第 7 种能感染人的冠状病毒。

一、病因和发病机制

（一）病因及病原学

SARS-CoV-2 属于冠状病毒科 β 冠状病毒属，为有包膜的单股正链 RNA 病毒，直径为 60～140nm，呈球形或椭圆形，具有多形性。研究显示，SARS-CoV-2 全基因核苷酸序列与蝙蝠 SARS 样冠状病毒（bat-SL-CoVZC45）的一致性高达 86.9%～89%，病毒包膜上棘突蛋白的核苷酸序列与 bat-SL-CoVZC45 的一致性高达 84%，与 SARS-CoV 的一致性高达 78%。该病毒在流行期可发生变异，全球范围陆续发现阿尔法、贝塔、伽马、德尔塔和奥密克戎（Omicron）等变异株。奥密克戎相比德尔塔等其他变异株，其传播力和免疫逃逸能力显著增强。

（二）流行病学

1. 传染源 主要是新型冠状病毒感染者，潜伏期即有传染性，发病后 3 天内传染性最强。

2. 传播途径 经呼吸道飞沫和密切接触传播是主要的传播途径。在相对封闭的环境中经气溶胶传播。接触被病毒污染的物品后也可造成感染。

3. 易感人群 人群普遍易感，感染后或接种新型冠状病毒疫苗后可获得一定的免疫力。儿童及婴幼儿病情多较轻，但具有基础疾病且近期使用免疫抑制剂或接受移植患儿易发生重症。

（三）病理改变

SARS-CoV-2 肺炎组织病理观察可见肺泡腔内有浆液、纤维蛋白性渗出物及透明膜形成，渗出细胞主要为单核和巨噬细胞，易见多核巨细胞。Ⅱ型肺泡上皮细胞和巨噬细胞内可见包涵体。肺组织灶性出血、坏死，可出现出血性梗死。部分肺泡腔渗出物机化和肺间质纤维化。支气管腔内可见黏液及黏液栓形成，最后肺泡过度充气、肺泡隔断裂或囊腔形成。

（四）发病机制

SARS-CoV-2 通过 S 蛋白与血管紧张素转换酶 2（ACE2）结合入侵人体细胞。ACE2 与新冠病毒的 RBD（受体结合结构域）之间的亲和力，比其与 SARS 病毒的 RBD 的亲和力高 10～20 倍。病毒进入人体后，主要通过激活免疫系统，通过细胞因子、炎症因子等导致肺损伤。病毒进入人体后下调 ACE2 水平，导致肺内 ACE2 水平下降，而 ACE 未受影响，肺内 ACE2 和 ACE 失衡，Ang Ⅱ水平升高，过度激活肺部 AT1a 受体，导致肺部毛细血管通透性增加，随之出现肺水肿。同时 ACE2 水平降低导致 Des-Arg 缓激肽-BK1 受体途径激活，进一步加重肺部炎症与损伤。极少数患儿出现多系统炎症综合征（MIS），导致多器官功能损伤。

二、临床表现

潜伏期为 1～14 天，一般为 3～7 天。病初主要表现为发热或伴咳嗽，可有鼻塞、流涕、咽痛、咳痰、胸闷、乏力、头痛等症状。体温多为低中热，热程大多为 1～2 天，有的无明显发热。重症患儿可有持续高热。部分患儿以腹泻、呕吐等消化道症状为主，甚至以呕吐或腹泻为先发症状。随着病情加重可出现呼吸困难、发绀等，常于患病后 1 周出现。可伴全身中毒症状，如精神萎靡或烦躁不安、喂养困难、少吃、少哭、少动等。部分患儿病情迅速进展，可在 1～3 天进展为常规给氧（鼻导管给氧、面罩给氧）不能纠正的呼吸衰竭，甚至出现脓毒症休克、难以纠正的代谢性酸中毒、多器官功能障碍和出凝血功能障碍，提示为危重病例。极少数患儿可发生 MIS，主要表现为发热伴皮疹、非化脓性结膜炎、黏膜炎症、低血压或休克、凝血障碍、急性消化道症状及惊厥、脑水肿等脑病表现，一旦发生，病情可在短期内急剧恶化。

三、辅助检查

1. 血常规　白细胞总数正常或降低，淋巴细胞计数正常或减少。严重者淋巴细胞计数进行性减少，常伴血小板减少。

2. C 反应蛋白（CRP）　可正常或一过性轻度升高，部分患儿可明显增高。

3. 降钙素原（PCT）　多数正常。PCT > 0.5 ng/mL 多提示合并细菌感染。

4. 其他　可有肝酶、肌酶和肌红蛋白、肌钙蛋白水平升高，严重者可有凝血酶原时间、活化部分凝血活酶时间延长和血 D-二聚体升高。

5. 病原学检测　核酸检测是实验室确诊的主要方法。可通过实时荧光 PCR 检测咽拭子、痰液、粪便或血液等标本中 SARS-CoV-2 核酸阳性；或通过病毒基因测序，如与已知的 SARS-CoV-2 高度同源即为病原学阳性。发病 1～3 天病毒在鼻咽部的浓度达到高峰，然后迅速下降。鼻咽拭子采集的标本优于咽拭子。其他检测方法包括：①病毒培养，分离培养到 SARS-CoV-2 颗粒，由于耗时长，对临床诊断意义不大。②抗体检测，血清特异性抗体 IgM 和 IgG 检测双阳性有助于确诊，可用于回顾性辅助诊断和血清流行病学调查。

6. 胸部影像学检查

（1）X 线片：早期两肺纹理增多、毛糙，继而出现小斑片影或间质性改变，以肺外带明显。重型病例可进展为双肺多发磨玻璃影、肺实变和白肺，胸腔积液少见。

（2）CT 表现：肺外侧带磨玻璃影，也可有斑片状高密度影，或实变影与磨玻璃影共存，呈斑片状致密影夹杂周围磨玻璃影改变。重型患儿可有双肺多发肺叶病灶。

四、诊断与鉴别诊断

（一）诊断要点

1. 疑似病例诊断标准　有 COVID-19 病例密切接触史，临床有发热、乏力、干咳等表现，部分患儿可以无发热或低热，白细胞总数正常或降低，或淋巴细胞计数减少，同时有肺部影像学表现。

2. 确诊病例诊断标准　如有病原学检测结果任意一项阳性可确诊：①咽拭子、痰液、粪便或血液等标本实时荧光 PCR 检测 SARS-CoV-2 核酸阳性；②上述标本病毒基因测序与已知的 SARS-CoV-2 高度同源；③上述标本分离培养到 SARS-CoV-2 颗粒。

（二）鉴别诊断

1. 其他病毒性肺炎　流感病毒等引起的病毒性肺炎，可出现发热、咳嗽、呼吸困难，白细胞总数多正常或减少，均可能通过呼吸道或接触传播，并可有聚集发病的特点。流行病学接触史在鉴别诊断中起重要作用，可通过实验室检查确诊。

2. 细菌性肺炎　大多有高热和感染中毒症状，肺部有湿啰音，胸部 X 线检查可见片状密度增高影，血常规示白细胞总数及中性粒细胞增多，CRP 升高。抗菌药物治疗有效。血液和深部痰液培养有助于细菌性肺炎诊断。

3. MPP　多见于年长儿童，以高热、剧咳为特征，肺部体征相对较少，胸部 X 线检查可呈现多种表现，血常规示白细胞总数正常或减少，CRP 有不同程度的升高。气道分泌物核酸检测、血清 MP-IgM 检测有助于鉴别诊断。

五、治　疗

（一）治疗原则

强调早识别、早隔离、早诊断及早治疗的"四早"原则。

（二）治疗场所

疑似病例需要单人单间隔离；确诊病例可收治在同一病室；危重症患儿应尽早收入 ICU。

（三）一般治疗及病情监测

卧床休息，保证充分热量摄入，多饮水，注意水、电解质平衡，维持内环境稳定和微生态平衡。积极控制高热。保持患儿安静，出现惊厥时需及时予以镇静。呼吸道分泌物增多者及时给予药物进行祛痰治疗。根据气道分泌物情况，必要时雾化后密闭式吸痰。治疗过程中须密切观察患儿的病情变化，定期监测生命体征、经皮动脉血氧饱和度（SpO_2）等，及早识别重症和危重症病例。

（四）呼吸支持治疗

有缺氧表现时及时给予有效氧疗，包括鼻导管、面罩给氧，必要时经鼻高流量氧疗、无创或有创机械通气、ECMO 等。

（五）抗病毒治疗

目前尚未批准可用于 18 岁以下青少年和儿童的特效抗病毒药物。其他如单克隆抗体、COVID-19 免疫球蛋白治疗、康复者恢复期血浆等仅用于在病程早期有高危因素、病毒载量较高、病情进展较快的患儿。

（六）抗菌药物使用

有继发细菌感染证据者及时应用抗菌药物治疗。

（七）免疫调节治疗

1. 糖皮质激素 须严格掌握适应证，以下情况可以考虑使用：①患儿影像学表现进展迅速，出现急性呼吸窘迫综合征；②中毒症状明显、有脑炎或脑病、噬血细胞综合征等严重并发症；③脓毒症休克。多选择甲泼尼龙每日 1～2mg/kg，静脉注射 3～5 天，但不建议长疗程使用。

2. 静脉用丙种球蛋白 对于重症和危重症患儿可以考虑使用，但目前疗效不确定，推荐每日 1g/kg，连用 2 天，或者每日 400mg/kg，连用 5 天。

（八）器官功能支持

如出现循环功能障碍，可在充分液体支持的基础上使用血管活性药物改善微循环。合并急性肾损伤者应当及时进行持续血液净化。注意脑功能监测，若患儿有颅内高压和惊厥情况，须进行及时降颅内压和止惊等对症处理。

（九）支气管镜下灌洗治疗

对有明显气道阻塞症状，影像学检查提示肺不张明显考虑有黏液栓、呼吸机治疗出现峰压明显升高、潮气量下降、氧合不好、保守治疗无效者可考虑应用。

（十）血液净化

合并多器官衰竭（尤其是急性肾损伤），或容量超负荷及危及生命的水、电解质、酸碱失衡时，应考虑行持续血液净化治疗。治疗模式可采用连续性静脉-静脉血液滤过、连续性静脉-静脉血液透析滤过或杂合模式等。若合并肝衰竭，可行血浆置换治疗。

（十一）中医药治疗

可根据病情特点、本地气候情况及患儿的体质进行辨证施治。

六、预　　防

COVID-19 已纳入法定乙类传染病，需要从控制传染源、阻断传播途径、保护易感人群 3 个环节进行预防。接种疫苗是有效预防病毒感染的方法，目前已有多种 SARS-CoV-2 疫苗研发成功，并投入人群使用。

（林　立）

主要参考文献

安丹燕, 张悦, 张海邻. 2017. 先天性肺发育畸形的诊治进展 [J]. 中华儿科杂志, 55: 471-474.

柏树令, 应大君. 2018. 系统解剖学. 9 版 [M]. 北京: 人民卫生出版社.

北京医学会罕见病分会, 北京医学会医学遗传学分会, 北京医学会神经系统疾病学分会神经肌肉病学组, 等. 2019. 脊髓性肌萎缩症多学科管理专家共识 [J]. 中华医学杂志, 19: 1460-1467.

程雷, 董震, 孔维佳, 等. 2016. 变应性鼻炎诊断和治疗指南 (2015 年) [J]. 中华耳鼻咽喉头颈外科杂志, 51: 6-24.

董琳, 何时军, 张亚丽, 等. 2007. 链球菌中毒休克综合征二例 [J]. 中华儿科杂志, 45: 306-307.

董琳, 夏永强. 2018. 儿童社区获得性细菌性肺炎的抗菌药物治疗 [J]. 中国实用儿科杂志, 33: 686-691.

董硕, 闫军, 李守军. 2020. 先天性心脏病外科治疗中国专家共识 (九): 主动脉瓣下狭窄 [J]. 中国胸心血管外科临床杂志, 27: 1113-1118.

董晓艳, 张海邻, 罗征秀, 等. 2022. 儿童呼吸道过敏性疾病医疗装置临床实践专家共识 (2022 年). 中国实用儿科杂志, 37: 321-327.

国家呼吸系统疾病临床医学研究中心, 国家儿童医学中心, 中华医学会儿科学分会呼吸学组, 等. 2020. 中国儿童肺炎链球菌性疾病诊断、治疗和预防专家共识 [J]. 中华实用儿科临床杂志, 25: 485-505.

贺蓓萱, 叶乐平, 杨艳玲. 2020. 容易导致肺功能损害的遗传代谢病 [J]. 中华实用儿科临床杂志, 35: 671-676.

洪建国. 2020. 儿童支气管哮喘规范化诊治建议 (2020 年版) [J]. 中华儿科杂志, 58: 708-717.

胡晓光, 张海邻. 2021. 儿童塑型性支气管炎的常见病因及致病机制 [J]. 中华实用儿科临床杂志, 36: 244-247.

金发光, 时悦, 李王平, 等. 2018. 内科胸腔镜诊疗规范 [J]. 中华肺部疾病杂志, 11: 6-13.

金尾静, 张乐乐, 张海邻, 等. 2016. 温州地区儿童支气管扩张症 55 例临床分析 [J]. 温州医科大学学报, 46: 140-143.

李冰, 缪青, 金文婷, 等. 2019. 宏基因二代测序技术对厌氧菌感染精准化诊断的临床价值 [J]. 中华医院感染学杂志, 29: 1927-1930.

李昌崇. 2010. 儿童支气管哮喘基础与临床 [M]. 北京: 人民卫生出版社.

李昌崇, 苏苗赏. 2011. 儿童支气管扩张症的病因及早期诊治策略 [J]. 中华儿科杂志, 49: 118-121.

李昌崇, 张海邻. 2022. 呼吸系统疾病数字课程 [M]. 北京: 高等教育出版社.

李海燕, 陈博, 张海邻. 2020. 先天性肺血管病 [J]. 中国实用儿科杂志, 35: 684-688.

李继承, 曾园山. 2018. 组织学与胚胎学. 9 版 [M]. 北京: 人民卫生出版社.

李林燕, 刘晓丹, 蔡志刚. 2019. 气管支气管软化过度动态气道塌陷诊治进展 [J]. 国际呼吸杂志, 39: 1916-1920.

李思, 刘敬, 许辉, 等. 2021. 应用血管塞介入栓塞治疗儿童肺隔离症临床疗效观察 [J]. 临床肺科杂志, 26: 186-190.

李为民, 刘伦旭. 2017. 呼吸系统疾病基础与临床 [M]. 北京: 人民卫生出版社.

李竹霞. 2019. 肺康复治疗在儿童哮喘管理中的应用 [J]. 国际儿科学杂志, 46: 911-914.

梁长虹, 李欣. 2018. 儿科放射诊断学 [M]. 北京: 人民卫生出版社.

梁莹莹, 李雪儿. 2015. 产前超声诊断喉-气管闭锁 1 例报道 [J]. 中华实用诊断与治疗杂志, 29: 413-414.

刘瀚旻, 陈莉娜. 2016. 先天性肺动静脉瘘 [J]. 中华实用儿科临床杂志, 31: 1216-1218.

刘瀚旻, 符州, 张晓波, 等. 2022. 儿童呼吸系统疾病雾化治疗合理应用专家共识 [J]. 中华儿科杂志, 60: 283-290.

刘瀚旻, 农先民, 张海邻, 等. 2018. 儿童先天性呼吸系统疾病分类建议 [J]. 中华儿科杂志, 56: 247-260.

刘泠钰, 田新平. 2021. 原发性系统性血管炎的肺部表现 [J]. 中华医学杂志, 101: 1938-1941.

刘宇健, 郑开福, 唐希阳, 等. 2020. 气管支气管软化症的治疗与进展 [J]. 中华胸部外科电子杂志, 7: 186-190.

刘芸, 王立波. 2019. 鼻腔一氧化氮检测在儿童呼吸系统疾病中的应用价值 [J]. 中国循证儿科杂志, 14: 236-239.

陆爱珍, 王立波. 2010. 先天性肺囊性疾病 [J]. 临床儿科杂志, 28: 292-294.

陆叶, 崔云, 史婧奕. 2021. 经鼻导管高流量氧疗在儿童急性呼吸衰竭中的应用效果评价 [J]. 中华儿科杂志, 59: 20-26.

潘芬, 张泓. 2020. 儿童感染耐碳青霉烯类肺炎克雷伯菌的现状与对策 [J]. 中华检验医学杂志, 43: 525-528.

裴亮, 刘春峰. 2019. 儿童急性肺血管栓塞的诊断与治疗 [J]. 中国小儿急救医学, 26: 184-189.

秦小娇, 祁媛媛, 张晓波. 2020. 住院患儿家庭烟草烟雾暴露调查 [J]. 环境与健康杂志, 37: 242-245.

茹喜芳, 冯琪. 2019. 新生儿呼吸窘迫综合征的防治——欧洲共识指南 2019 版 [J]. 中华新生儿科杂志, 34: 239-240.

上海市医学会儿科分会呼吸学组, 上海儿童医学中心儿科医疗联合体 (浦东). 2020. 儿童哮喘常用吸入装置使用方法及质控专家共识 [J]. 中华实用儿科临床杂志, 35: 1041-1050.

申昆玲, 邓力, 李云珠, 等. 2018. 糖皮质激素雾化吸入疗法在儿科应用的专家共识 (2018 年版) [J]. 临床儿科杂志, 2018, 36: 95-107.

宋晓琪, 陆兆辉, 王顺民. 2020. 儿童先天性气管狭窄外科治疗进展 [J]. 中华胸心血管外科杂志, 36: 59-62.

汤静, 姚瑶, 何四平, 等. 2021. 以胸部侵犯为首发的儿童淋巴瘤的临床病理及 MSCT 分析 [J]. 中国临床医学影像杂志, 32: 481-484.

唐文静, 王薇, 罗颖, 等. 2017. PIK3CD 基因突变致 PI3K δ 过度活化综合征临床及免疫学特点分析 [J]. 中华儿科杂志, 55: 19.

王烈. 2018. 婴童哮喘 [M]. 长春: 吉林科学技术出版社.

王平, 董琳, 张璐, 等. 2010. 儿童医院获得性肺炎的病原学及流行特征 [J]. 中华儿科杂志, 48: 465-468.

王天有, 申昆玲, 沈颖. 2022. 诸福棠实用儿科学. 9 版 [M]. 北京: 人民卫生出版社.

王天玥, 尚云晓. 2020. 家庭环境中的烟草烟雾暴露对儿童哮喘控制的影响 [J]. 中国实用儿科杂志, 27: 868-869.

王晓川, 沈立松. 2016. 流式细胞术分析外周血淋巴细胞亚群在儿科的临床应用共识 [J]. 中华检验医学杂志, 39: 344-349.

王晓艳, 王洪田, 王学艳. 2020. 尘螨的生物学特性与除螨措施及其效果 [J]. 中华耳鼻咽喉头颈外科杂志, 55: 720-725.

王亚如, 金红芳. 2020. 肺血管的发育及解剖生理特点 [J]. 中国实用儿科杂志, 9: 681-683.

温顺航, 施林微, 刘彩霞, 等. 2016. 儿童蠊缨滴虫肺部感染一例. 中华儿科杂志, 54: 464-465.

肖云彬, 曾云红, 王野峰, 等. 2018. 儿童先天性单侧肺动脉发育不良或缺如临床分析 [J]. 临床儿科杂志, 36: 932-935.

徐芳, 易岂建. 2020. 儿童肺动脉瓣狭窄的诊治进展 [J]. 儿科药学杂志, 26: 56-59.

徐克, 龚启勇, 韩萍. 2018. 医学影像学. 8 版 [M]. 北京: 人民卫生出版社.

杨雨航, 裴亮, 王丽杰, 等. 2019. 儿童重症监护病房肺出血临床分析 [J]. 中华实用儿科临床杂志, 34: 1377-1381.

俞晨艺, 蔡晓红, 温正旺, 等. 2015. 阻塞性睡眠呼吸暂停低通气综合征儿童不同治疗方法的临床疗效评估 [J]. 中华儿科杂志, 53: 172-177.

张光莉, 罗征秀. 2021. 儿童塑型性支气管炎的临床特征及鉴别诊断 [J]. 中华实用儿科临床杂志, 36: 248-250.

张海邻, 陈志敏, 刘瀚旻, 等. 2016. 肺炎支原体感染的致病机制. 中华儿科杂志, 54: 94-97.

张海邻, 余刚. 2016. 先天性肺呼吸道畸形 [J]. 中华实用儿科临床杂志, 31: 1211-1215.

张皓, 邬宇芬, 黄剑峰, 等. 2014. 儿童肺功能检测及评估专家共识 [J]. 临床儿科杂志, 32: 104-114.

张慧, 张维溪, 项海杰, 等. 2017. 儿童下呼吸道异物合并阻塞性肺不张 62 例临床分析 [J]. 中华全科医师杂志, 16: 893-896.

张蓉, 林新祝, 常艳美, 等. 2020. 早产儿支气管肺发育不良营养管理专家共识 [J]. 中国当代儿科杂志, 22: 805-514.

张维溪, 赵伟. 2008. 腺苷脱氨酶缺陷重症联合免疫缺陷伴疫苗接种后播散性水痘感染一例 [J]. 中华儿科杂志, 46: 597.

张先敏, 伍中华. 2020. 运动康复在支气管哮喘儿童中的应用效果观察 [J]. 吉林医学, 41: 2027-2030.

张旭, 张娜, 曾拱, 等. 2022. 儿童肺部肿瘤单中心 170 例回顾性分析 [J]. 临床小儿外科杂志, 21: 215-219.

张渊博, 苏苗赏, 李昌崇. 2016. 儿童气管支气管软化症的临床研究进展 [J]. 国际呼吸杂志, 36: 1596-1598.

张园园, 戴菱蔓, 周云连. 2019. 儿童细菌性坏死性肺炎与肺炎支原体坏死性肺炎临床特征及预后比较 [J]. 中华儿科杂志, 57: 625-630.

赵青, 赵红梅. 2020. 间质性肺病的呼吸康复治疗 [J]. 国际呼吸杂志, 40: 689-692.

赵霞, 李新民. 2021. 中医儿科学. 5 版 [M]. 北京: 中国中医药出版社.

郑景浩, 李守军. 2020. 先天性心脏病外科治疗中国专家共识 (四): 室间隔完整型肺动脉闭锁 [J]. 中国胸心血管外科临床杂志, 27: 479-483.

中国儿童 OSA 诊断与治疗指南制订工作组, 中华医学会耳鼻咽喉头颈外科学分会小儿学组, 中华医学会儿科学分会呼吸学组, 等. 2020. 中国儿童阻塞性睡眠呼吸暂停诊断与治疗指南 (2020) [J]. 中华耳鼻咽喉头颈外科杂志, 55: 729-747.

中国儿童青少年身体活动指南制作工作组, 张云婷, 马生霞, 等. 2017. 中国儿童青少年身体活动指南 [J]. 中国循证儿科杂志, 12: 401-409.

中国康复医学会, 中国康复医学会呼吸康复专委会, 中华医学会物理医学与康复学分会心肺康复学组. 2020. 2019 新型冠状病毒肺炎呼吸康复指导意见 (第二版) [J]. 中华结核和呼吸杂志, 4: 308-314.

中国医师协会儿科医师分会过敏学组, 中华医学会儿科学分会呼吸学组, 中国医师协会儿科医师分会风湿免疫学组, 等. 2022. 儿童反复呼吸道感染临床诊疗路径 (2022 版) [J]. 中国实用儿科杂志, 37: 161-164.

中国医师协会医学遗传医师分会, 中华医学会儿科学分会内分泌遗传代谢学组, 中国医师协会青春期医学专业委员会临床遗传学组,等. 2019. 全基因组测序在遗传病检测中的临床应用专家共识 [J]. 中华儿科杂志, 57: 419-423.

中国医药教育协会儿科专业委员会. 2022. 支气管肺发育不良的儿童期管理专家共识 [J]. 中华实用儿科临床杂志, 37: 1527-1538.

中国医药教育协会儿科专业委员会, 中华医学会儿科学分会呼吸学组哮喘协作组, 中国医师协会呼吸医师分会儿科呼吸工作委员会, 等. 2022. 中国哮喘儿童运动处方专家共识 [J]. 中华实用儿科临床杂志, 37: 563-571.

中华儿科杂志编辑委员会. 2019. 儿童遗传病遗传检测临床应用专家共识 [J]. 中华儿科杂志, 57: 172-176.

中华耳鼻咽喉头颈外科杂志编辑委员会, 中华医学会耳鼻咽喉头颈外科学分会鼻科学组. 2022. 中国变应性鼻炎诊断和治疗指南 [J]. 中华耳鼻咽喉头颈外科杂志, 57: 8-31.

中华耳鼻咽喉头颈外科杂志编辑委员会鼻科组, 中华医学会耳鼻咽喉头颈外科学分会鼻科学组. 2015. 鼻出血诊断及治疗指南 (草案)[J]. 中华耳鼻咽喉头颈外科杂志, 50: 265-267.

中华耳鼻咽喉头颈外科杂志编辑委员会鼻科组, 中华医学会耳鼻咽喉头颈外科学分会鼻科学组、小儿学组. 2022. 儿童变应性鼻炎诊断和治疗指南 (2022 年修订版)[J]. 中华耳鼻咽喉头颈外科杂志, 57: 392-404.

中华耳鼻咽喉头颈外科杂志编辑委员会咽喉组, 中华医学会耳鼻咽喉头颈外科学分会咽喉学组. 2016. 咽喉反流性疾病诊断与治疗专家共识 (2015 年)[J]. 中华耳鼻咽喉头颈外科杂志, 51: 324-326.

中华人民共和国国家卫生和计划生育委员会. 2018. 肺结核诊断标准 (WS 288-2017) [J]. 新发传染病电子杂志, 3: 59-61.

中华人民共和国卫生健康委员会, 国家中医药局. 2019. 儿童社区获得性肺炎诊疗规范 (2019 年版) [J]. 中华临床感染病杂志, 12: 6-13.

中华医学会儿科学分会,《中华儿科杂志》编辑委员会. 2022. 儿童侵袭性肺部真菌感染临床实践专家共识 (2022 版)[J]. 中华儿科杂志, 60: 274-282.

中华医学会儿科学分会呼吸学组,《中华儿科杂志》编辑委员会. 2012. 儿童闭塞性细支气管炎的诊断与治疗建议 [J]. 中华儿科杂志, 50: 742-745.

中华医学会儿科学分会呼吸学组,《中华儿科杂志》编辑委员会. 2013. 儿童社区获得性肺炎管理指南 (2013 修订) (上) [J]. 中华儿科杂志, 51: 745-752.

中华医学会儿科学分会呼吸学组,《中华儿科杂志》编辑委员会. 2013. 儿童社区获得性肺炎管理指南 (2013 修订) (下) [J]. 中华儿科杂志, 51: 856-862.

中华医学会儿科学分会呼吸学组,《中华儿科杂志》编辑委员会. 2015. 毛细支气管炎诊断、治疗与预防专家共识 [J]. 中华儿科杂志, 53: 168-171.

中华医学会儿科学分会呼吸学组,《中华儿科杂志》编辑委员会. 2016. 儿童支气管哮喘诊断与防治指南 [J]. 中华儿科杂志, 54: 167-181.

中华医学会儿科学分会呼吸学组, 全国儿童弥漫性肺实质疾病/肺间质疾病协作组. 2013. 儿童肺间质疾病诊断程序专家共识 [J]. 中华儿科杂志, 2: 101-102.

中华医学会儿科学分会呼吸学组, 全国儿童弥漫性肺实质疾病/肺间质疾病协作组. 2019. 儿童弥漫性肺实质疾病/肺间质疾病治疗建议 (2018 年版) [J]. 中华儿科杂志, 57: 5-8.

中华医学会儿科学分会呼吸学组慢性咳嗽协作组,《中国实用儿科杂志》编辑委员会. 2019. 中国儿童慢性湿性咳嗽的诊断与治疗专家共识 [J]. 中国实用儿科杂志, 34: 256-264.

中华医学会儿科学分会呼吸学组慢性咳嗽协作组. 2013. 中国儿童慢性咳嗽诊断与治疗指南 (2013 年修订) [J]. 中华儿科杂志, 52 : 184-188.

中华医学会儿科学分会呼吸学组哮喘协作组. 2021. 儿童呼出气一氧化氮检测及临床应用专家共识 (2021 版) [J]. 中华实用儿科临床杂志, 36: 417-423.

中华医学会儿科学分会呼吸学组疑难少见病协作组. 2018. 儿童支气管扩张症诊断与治疗专家共识 [J]. 中华实用临床儿科杂志, 33: 21-27.

中华医学会儿科学分会呼吸学组疑难少见病协作组. 2018. 儿童原发性纤毛运动不良症诊断与治疗专家共识 [J]. 中华实用儿科临床杂志, 33: 94-99.

中华医学会儿科学分会临床药理学组, 国家儿童健康与疾病临床医学研究中心, 中华医学会儿科学分会呼吸学组, 等. 2021. 中国儿童咳嗽诊断与治疗临床实践指南 (2021 版) [J]. 中华儿科杂志, 59: 720-729.

中华医学会儿科学分会围产医学专业委员会. 2018. 新生儿肺脏疾病超声诊断指南 [J]. 中华实用儿科临床杂志, 33: 1057-1064.

中华医学会儿科学分会新生儿学组. 2020. 早产儿支气管肺发育不良临床管理专家共识 [J]. 中华儿科杂志, 58: 358-365.

中华医学会呼吸病学分会. 2021. 雾化祛痰临床应用的中国专家共识 [J]. 中华结核和呼吸杂志, 44: 340-348.

中华医学会呼吸病学分会感染学组. 2012. 甲氧西林耐药的金黄色葡萄球菌肺炎诊治与预防专家共识 [J]. 中华结核和呼吸杂志, 35: 734-738.

中华医学会呼吸病学分会感染学组. 2014. 铜绿假单胞菌下呼吸道感染诊治专家共识 [J]. 中华结核和呼吸杂志, 37: 9-15.

中华医学会检验医学分会临床微生物学组, 中华医学会微生物学与免疫学分会临床微生物学组, 中国医疗保健国际交流促进会临床微生物与感染分会. 2021. 宏基因组高通量测序技术应用于感染性疾病病原检测中国专家共识 [J]. 中华检验医学杂志, 44: 107-120.

中华医学会结核病分会,《中华结核和呼吸杂志》编辑委员会. 2012. 气管支气管结核诊断和治疗指南 (试行)[J]. 中华结核和呼吸杂志, 8: 581-587.

中华医学会结核病学分会儿童结核病专业委员会. 2022. 儿童肺结核诊断专家共识 [J]. 中华实用儿科临床杂志, 37: 490-496.

中华医学会临床药学分会《雾化吸入疗法合理用药专家共识编写组》. 2019. 雾化吸入疗法合理用药专家共识 (2019 年版) [J]. 医药导报, 38: 135-146.

中华医学会小儿外科学分会心胸外科学组, 广东省医师协会胸外科分会. 2020. 漏斗胸外科治疗中国专家共识 [J]. 中华小儿外科杂志, 41: 7-12.

中华预防医学会, 中华预防医学会疫苗与免疫分会. 2021. 肺炎球菌性疾病免疫预防专家共识 (2020 版) [J]. 中国疫苗和免疫, 7: 1-47.

周云莲, 刘金荣, 易秋维, 等. 2021. 儿童坏死性肺炎病原学的多中心回顾性研究 [J]. 中华儿科杂志, 59: 658-664.

朱榕生, 罗汝斌, 王选锭. 2019. 鹦鹉热衣原体致重症社区获得性肺炎一例 [J]. 中华结核和呼吸杂志, 42: 548-551.

Adam A. 2015. 格-艾放射诊断学 (上、下卷). 张敏鸣译. 北京: 人民军医出版社.

James H. Jorgense, Michael A. Pfaller. 2017. 临床微生物学手册. 11 版 [M]. 王辉, 马筱玲, 钱渊, 译. 北京: 中华医学电子音像出版社, 3159-3163.

Pryor JA, Prasad SA. 2011. 成人和儿童呼吸与心脏问题的物理治疗 [M]. 喻鹏铭, 车国卫, 译. 北京: 北京大学医学出版社.

Allen J, Wert M. 2018. Eosinophilic Pneumonias [J]. J Allergy Clin Immunol Pract, 6: 1455-1461.

Andrew M, Anthony A, John H, et al. 2010. Management of spontaneous pneumothorax: British thoracic society pleural disease guideline [J]. Thorax, 65: ii18-31.

Ansotegui IJ, Melioli G, Canonica GW, et al. 2020. IgE allergy diagnostics and other relevant tests in allergy, a World Allergy Organization position paper [J]. World Allergy Organ J, 13: 100080.

Best S, Shoemark A, Rubbo B, et al. 2019. Risk factors for situs defects and congenital heart disease in primary ciliary dyskinesia [J]. Thorax, 74: 203-205.

Bick D, Jones M, Taylor SL, et al. 2019. Case for genome sequencing in infants and children with rare, undiagnosed or genetic diseases [J]. Journal of Medical Genetics, 56: 783-791.

Bildik HN, Cagdas D, Ozturk Kura A, et al. 2022. Clinical, Laboratory Features and Clinical Courses of Patients with Wiskott Aldrich Syndrome and X-linked Thrombocytopenia-A single center study. Immunol Invest. 51: 1272.

Bourbeau J, Gagnon S, Ross B. 2020. Pulmonary Rehabilitation [J]. Clin Chest Med, 41: 513-528.

Bunch KJ, Kendall GM, Stiller CA, et al. 2019. Case-control study of paternal occupational exposures and childhood lymphoma in Great Britain, 1962-2010 [J]. Br J Cancer, 120: 1153-1161.

Butler DF, Myers AL. 2018. Changing Epidemiology of Haemophilus influenzae in Children [J]. Infect Dis Clin North Am, 32: 119-128.

Cai XH, Li XC, H QQ, et al. 2013. Multiple system morbidities associated with children with snore symptom [J]. Pediatr Pulmonol, 48: 381-389.

Calkovska A, Mokra D, Calkovsky V, et al. 2019. Clinical considerations when treating neonatal aspiration syndromes [J]. Expert Rev Respir Med, 13: 193-203.

Callahan SJ, Vranic A, Flors L, et al. 2019. Sporadic obliterative bronchiolitis: case series and systematic review of the literature [J]. Mayo Clin Proc Innov Qual Outcomes, 3: 86-93.

Chan KC, Yu MW, Cheung TWY, et al. 2021. Childhood bronchiolitis obliterans in Hong Kong-case series over a 20-year period [J].

Pediatr Pulmonol, 56: 153-161.

Chang AB, Fortescue R, Grimwood K, et al. 2021. European Respiratory Society guidelines for the management of children and adolescents with bronchiectasis [J]. Eur Respir J, 58: 2002990.

Chang AB, Grimwood K, Boyd J, et al. 2021. Management of children and adolescents with bronchiectasis: summary of the ERS clinical practice guideline [J]. Breathe (Sheff). 17: 210105.

Chang AB, Marchant JM. 2019. Protracted bacterial bronchitis is a precursor for bronchiectasis in children: myth or maxim? [J]. Breathe, 15: 167-170.

Chang AB, Ruffles TJC, Marchant JM, et al. 2021. Outcomes of protracted bacterial bronchitis in children: A 5-year prospective cohort study [J]. Respirology, 26: 241-248.

Chiotos K, Hayes M, Gerber JS, et al. 2020. Treatment of carbapenem-resistant enterobacteriaceae infections in children [J]. J Pediatr Infect Dis Soc, 9: 56-66.

Cunningham S, Jaffe A, Young LR. 2019. Children's interstitial and diffuse lung disease [J]. Lancet Child Adolesc Health, 3: 568-577.

Darrow DH. 2018. Management of infantile hemangiomas of the airway [J]. Otolaryngol Clin North Am, 51: 133-146, 148.

David G, Sweet, Virgilio, et al. 2019. European consensus guidelines on the management of respiratory distress syndrome-2019 update [J]. 115: 432-450.

de Benedictis FM, Carloni I. 2019. Management of necrotizing pneumonia in children: Time for a patient-oriented approach [J]. Pediatr Pulmonol, 54: 1351-1353.

De Giacomi F, Vassallo R, Yi ES, et al. 2018. Acute Eosinophilic Pneumonia. causes, diagnosis, and management [J]. Am J Respir Crit Care Med, 197: 728-736.

Dolmans RA, Boel CH, Lacle MM, et al. 2017. Clinical manifestations, treatment, and diagnosis of tropheryma whipplei Infections [J]. Clin Microbiol Rev, 30: 529-555.

Duncan DR, Morgenthaler TI, Ryu JH, et al. 2009. Reducing iatrogenic risk in thoracentesis: establishing best practice via experiential training in a zero-risk environment [J]. Chest, 135: 1315-1320.

Duss FR, Jaton K, Vollenweider P, et al. 2021. Whipple disease: a 15-year retrospective study on 36 patients with positive polymerase chain reaction for Tropheryma whipplei [J]. Clin Microbiol Infect, 27(6): 910. e 9-910. e13.

Eber Ernst, Anton-Pacheco Juan L, de Blic Jacques, et al. 2017. ERS statement: interventional bronchoscopy in children [J]. Eur Respir J, 50: 1700901.

Edwards JJ, Murali C, Pogoriler J, et al. 2019. Histopathologic and genetic features of alveolar capillary dysplasia with atypical late presentation and prolonged survival [J]. J Pediatr, 210: 214-219.

Eleftheriou D, Gale H, Pilkington C, et al. 2016. Eosinophilic granulomatosis with polyangiitis in childhood: retrospective experience from a tertiary referral centre in the UK [J]. Rheumatology (Oxford, England), 55: 1263-1272.

Fainardi V, Abelli L, Muscarà M, et al. 2021. Update on the role of high-flow nasal cannula in infants with bronchiolitis [J]. Children (Basel), 8: 66.

Faughnan ME, Mager JJ, Hetts SW, et al. 2020. Second international guidelines for the diagnosis and management of hereditary hemorrhagic telangiectasia [J]. Ann Intern Med, 173: 989-1001.

Fernández Pérez ER, Kong AM, Raimundo K, et al. 2018. Epidemiology of hypersensitivity pneumonitis among an insured population in the United States: a claims-based cohort analysis [J]. Ann Am Thorac Soc, 15: 460-469.

Ferry AM, Wright AE, Ballargeon G, et al. 2020. Epidemiology and trends of hereditary hemorrhagic telangiectasia in the United States [J]. Am J Rhinol Allergy, 34: 230-237.

Fina A, Dubus JC, Tran A, et al. 2018. Eosinophilic granulomatosis with polyangiitis in children: Data from the French RespiRare® cohort [J]. Pediatric pulmonology, 53: 1640-1650.

Friedman M L, Nitu M E. 2018. Acute respiratory failure in children [J]. Pediatric annals, 47: e268-e273.

Gan CS, Wong JJ, Samransamruajkit R, et al. 2018. Differences between pulmonary and extrapulmonary pediatric acute respiratory distress syndrome: a multicenter analysis [J]. Pediatr Crit Care Med, 19: e504-e513.

GBD 2016 Lower Respiratory Infections Collaborators. 2018. Estimates of the global, regional, and national morbidity, mortality, and aetiologies of lower respiratory infections in 195 countries, 1990-2016: a systematic analysis for the Global Burden of Disease Study 2016 [J]. Lancet Infect Dis, 18: 1191-1210.

Ghazaly MMH, Abu Faddan NH, Raafat DM, et al. 2021. Acute viral bronchiolitis as a cause of pediatric acute respiratory distress syndrome [J]. Eur J Pediatr, 180: 1229-1234.

Goussard P, Goussard P, Gie RP, et al. 2010. The diagnostic value and safety of transbronchial needle aspiration biopsy in children with mediastinal lymphadenopathy [J]. Pediatric Pulmonology, 45: 1173-1179.

Grabski DF, Pappo AS, Krasin MJ, et al. 2017. Long-term outcomes of pediatric and adolescent mediastinal germ cell tumors: a single pediatric oncology institutional experience [J]. Pediatr Surg Int, 33: 235-244.

Gu X, Yang W, Luo X, et al. 2019. Bioinformatics analysis to reveal the key genes related to obstructive sleep apnea [J]. Sleep Breath, 23: 259-267.

Guerra S, Lombardi E, Stern D A, et al. 2020. Fetal origins of asthma: a longitudinal study from birth to age 36 years [J]. Am J Respir Crit Care Med, 202: 1646-1655.

Hage C A, Carmona E M, Epelbaum O, et al. 2019. Microbiological laboratory testing in the diagnosis of fungal infections in pulmonary and critical care practice. An official american thoracic society clinical practice guideline [J]. American Journal of Respiratory and Critical Care Medicine, 200: 535-550.

Hill AT, Sullivan AL, Chalmers JD, et al. 2019. British thoracic society guideline for bronchiectasis in adults [J]. Thorax, 74: 1-69.

Hong J, Bao Y, Chen A, et al. 2017. Chinese guidelines for childhood asthma 2016: major updates, recommendations and key regional data [J]. J Asthma, 11: 1-9.

Horvath I, Barnes PJ, Loukides S, et al. 2017. A European Respiratory Society technical standard: exhaled biomarkers in lung disease [J]. Eur Respir J, 49: 1-26.

Hua CZ, Yu H, Xu HM, et al. 2019. A multi-center clinical investigation on invasive Streptococcus pyogenes infection in China, 2010-2017 [J]. BMC Pediatrics, 19: 181.

Iftikhar IH, Roland J. 2018. Obesity hypoventilation syndrome [J]. Clin Chest Med, 39: 427-436.

Jiao AX, et al. 2017. Characteristics and clinical role of bronchoscopy in diagnosis of childhood endobronchial tuberculosis [J]. World J Pediatr, 13: 599-603.

Jordan H, Larry H, Claire P, et al. 2018. Chronic rhinosinusitis in children: pathophysiology, evaluation, and medical management [J]. Curr Allergy Asthma Rep, 18: 37.

Jourdan-Voyen L, Touraine R, Masutti JP, et al. 2020. Phenotypic and genetic spectrum of alveolar capillary dysplasia: a retrospective cohort study [J]. Arch Dis Child Fetal Neonatal Ed, 105: 387-392.

Kang JH, Sung J, Song YM, et al. 2018. Heritability of the airway structure and head posture using twin study [J]. J Oral Rehabil, 45: 378-385.

Karen J. Marcdante, Robert M. Kliegman. 2019. Nelson Essentials of Pediatrics. 8th ed [M]. Philadelphia, PA: Elsevier Inc.

Kavaliunaite E, Aurora P. 2019. Diagnosing and managing bronchiolitis obliterans in children [J]. Expert Rev Respir Med, 13: 481-488.

Koltsida G, Zaoutis T. 2021. Fungal lung disease [J]. Paediatric Respiratory Reviews, 37: 99-104.

Kraft C, Lasure B, Sharon M, et al. 2018. Pediatric lung abscess immediate diagnosis by point-of-care ultrasound [J]. Pediatr Emer Care, 34: 447-449.

Krutikov M, Rahman A, Tiberi S. 2019. Necrotizing pneumonia (aetiology, clinical features and management) [J]. Curr Opin Pulm Med, 25: 225-232.

Lagier JC, Raoult D. 2018. Whipple's disease and Tropheryma whipplei infections: when to suspect them and how to diagnose and treat them [J]. Curr Opin Infect Dis, 31: 463-470.

Lee P P W, Chan K, Lee T, et al. 2012. Penicilliosis in children without HIV infection: are they immunodeficient? [J]. Clinical Infectious Diseases, 54: e8-e19.

Li P, He Y, Cai G, et al. 2019. CCDC114 is mutated in patient with a complex phenotype combining primary ciliary dyskinesia, sensorineural deafness, and renal disease [J]. J Hum Genet, 64: 39-48.

Li W, Zhang Q, Xu Y, et al. 2021. Severe pneumonia in adults caused by Tropheryma whipplei and Candida sp. infection: a 2019 case series [J]. BMC Pulm Med, 21: 29.

Lioy J, Sobol S E. 2015. Disorders of the Neonatal Airway: Fundamentals for Practice [M]. Springer Heidelberg Dordrecht, London , New York.

Lucas JS, Barbato A, Collins SA, et al. 2017. European Respiratory Society guidelines for the diagnosis of primary ciliary dyskinesia [J]. Eur Respir J, 4: 1601090.

Maglione PJ, Ko HM, Tokuyama M, et al. 2020. Serum B-cell maturation antigen levels differentiate primary antibody deficiencies [J]. J Allergy Clin Immunol Pract, 8: 283.

Makhdami N, Farooqi M, Thom-Fernandes C, et al. 2020. Pulmonary rehabilitation in interstitial lung diseases [J]. CurrOpinPulm Med, 26: 470-476.

Mandal S, Suh ES, Harding R, et al. 2018. Nutrition and Exercise Rehabilitation in Obesity hypoventilation syndrome (NERO): a pilot randomised controlled trial [J]. Thorax, 73: 62-69.

Manti S, Parisi GF, Papale M, et al. 2020. Allergic bronchopulmonary aspergillosis in children [J]. Pediatr Allergy Immunol, 31: 20-22.

Maurice NM, Bedi B, Sadikot RT. 2018. Pseudomonas aeruginosa biofilms: host response and clinical implications in lung infections [J]. Am J Respir Cell Mol Biol, 58: 428-439.

Megged O. 2020. Characteristics of streptococcus pyogenes versus Streptococcus pneumoniae pleural empyema and pneumonia with pleural effusion in children [J]. Pediatr Infect Dis J, 39: 799-802.

Nelson GE, Pondo T, Toews KA, et al. 2016. Epidemiology of invasive group a streptococcal infections in the United States, 2005-2012 [J]. Clin Infect Dis, 63: 478-486.

Nidhya N, Jill S, Rakesh DM. 2019. Pulmonary embolism in children [J]. Pediatr Emerg Care, 35: 143-151.

Noguchi M, Furukawa KT, Morimoto M. 2020. Pulmonary neuroendocrine cells: physiology, tissue homeostasis and disease [J]. Dis Model Mech, 13: 1-17.

Oey H, Zakrzewski M, Narain K, et al. 2019. Whole-genome sequence of the oriental lung fluke Paragonimus westermani [J]. Gigascience, 8: 146.

Principi N, Gulli L, Lancella L, et al. 2016. Recommendations concerning the first-line treatment of children with tuberculosis [J]. Paediatr Drugs, 18: 13-23.

Rachel M, Biesiadecki M, Aebisher D, et al. 2019. Exhaled nitric oxide in pediatric patients with respiratory disease [J]. J Breath Res, 13: 046007.

Rhoads E, Wall BL, Ren CL. 2020. Pediatric pulmonology year in review 2019: Physiology [J]. Pediatr Pulmonol, 55: 2848-2852.

Ruaro B, Salton F, Braga L, et al. 2021. The history and mystery of alveolar epithelial type Ⅱ cells: focus on their physiologic and pathologic role in lung [J]. Int J Mol Sci, 22: 1-16.

Rubbo B, Shoemark A, Jackson CL, et al. 2019. Accuracy of high-speed video analysis to diagnose primary ciliary dyskinesia [J]. Chest, 155: 1008-1017.

Salvaterra E, Campo I. 2020. Pulmonary alveolar proteinosis: from classification to therapy [J]. Breathe, 16: 200018.

Schuler Iv CF, Montejo JM. 2019. Allergic rhinitis in children and adolescents [J]. Pediatr Clin North Am, 66: 981-993.

Seidel MG, Kindle G, Gathmann B, et al. 2019. The European society for immunodeficiencies registry working definitions for the clinical diagnosis of inborn errors of immunity [J]. J Allergy Clin Immunol Pract, 7: 1763.

Shapiro AJ, Davis SD, Polineni D, et al. 2018. Diagnosis of primary ciliary dyskinesia. An official American Thoracic Society Clinical Practice Guideline [J]. Am J Respir Crit Care Med, 197: e24-e39.

Shoemark A, Boon M, Brochhausen C, et al. 2020. International consensus guideline for reporting transmission electron microscopy results in the diagnosis of primary ciliary dyskinesia (BEAT PCD TEM Criteria) [J]. Eur Respir J, 55: 1900725.

Sigur E, Roditis L, Labouret G, et al. 2020. Pulmonary alveolar microlithiasis in children less than 5 years of age [J]. J Pediatr, 217: 158-164.

Simo R, Nixon IJ, Vander Poorten V, et al. 2019. Surgical management of intrathoracic goitres [J]. Eur Arch Otorhinolaryngol, 276: 305-314.

Simon R. 2022. Contemporary role of computed tomography in managing pediatric primary spontaneous pneumothorax [J]. The Journal of surgical research, 276 : 256-260.

Smith HS, Swint JM, Lalani SR, et al. 2019. Clinical application of genome and exome sequencing as a diagnostic tool for pediatric patients: a scoping review of the literature [J]. Genet Med, 21: 3-16.

Smith MM, Huang A, Labbé M, et al. 2017. Clinical presentation and airway management of tracheal atresia: A systematic review [J]. Int J Pediatr Otorhinolaryngol, 101: 57-64.

Soccorso G, Anbarasan R, Singh M, et al. 2015. Management of large primary spontaneous pneumothorax in children: Radiological guidance, surgical intervention and proposed guideline [J]. Pediatr Surg Int, 31: 1139-1144.

Spruit MA, Singh SJ, Garvey C, et al. 2013. An official ATS/ERS statement: key concepts and advances in pulmonary rehabilitation [J]. Am J Respir Crit Care Med, 188: e13-e64.

Su MS, Xu L, Pan WF, et al. 2019. Current perspectives on the correlation of nocturnal enuresis with obstructive sleep apnea in children. World J Pediatr, 15: 109-116.

Sunman B, Ademhan Tural D, Ozsezen B, et al. 2020. Current approach in the diagnosis and management of allergic bronchopulmonary aspergillosis in children with cystic fibrosis [J]. Front Pediatr, 8: 582964.

Suzuki Y, Suda T. 2019. Eosinophilic pneumonia: a review of the previous literature, causes, diagnosis, and management [J]. Allergol Int, 68(4): 413-419.

Tangye SG, Al-Herz W, Bousfiha A, et al. 2020. Human inborn errors of immunity: 2019 update on the classification from the international union of immunological societies expert committee [J]. J Clin Immunol, 40: 24.

Taniuchi I. 2018. CD4 helper and CD8 cytotoxic t cell differentiation [J]. Annu Rev Immunol, 36: 579-601.

Thielemans E, Oliver J, McMinn A, et al. 2020. Clinical description and outcomes of australian children with invasive group a streptococcal disease [J]. Pediatr Infect Dis J, 39: 379-384.

Troosters T, Blondeel A, Janssens W, et al. 2019. The past, present and future of pulmonary rehabilitation [J]. Respirology, 24: 830-837.

Wallis C, Alexopoulou E, Antón-Pacheco J, et al. 2019. ERS statement on tracheomalacia and bronchomalacia in children [J]. Eur Respir J, 54: 1-93.

Weng T, Lin X, Wang L, et al. 2021. Follow-up on the therapeutic effects of a budesonide, azithromycin, montelukast, and acetylcysteine (BAMA) regimen in children with post- infectious bronchiolitis obliterans. J Thorac Dis, 13: 4775 -4784.

WHO. 2014. Guidance for national tuberculosis programmes on the management of tuberculosis in children, 2nd ed [EB/OL].

WHO. 2019. Novel Coronavirus (2019-nCoV) Situation Report–22 [EB/OL].

WHO. 2020. Global Tuberculosis Report 2020 [EB/OL].

WHO/NHLBI Workshop Report. National Heart, Lung, and Blood Institute. 2017. Global Strategy for Asthma Management and Prevention, Revised.

Yang Y, Pan X, Cheng W, et al. 2017. Haemophilus influenzae type b carriage and burden of its related diseases in Chinese children: Systematic review and meta-analysis [J]. Vaccine, 35: 6275-6282.

Yıldız T, Dülger S. 2018. Non-astmatic eosinophilic bronchitis [J]. Turk Thorac J, 19: 41-45.

Zhu Y, Wang Z, Zhou Y, et al. 2020. Summary of respiratory rehabilitation and physical therapy guidelines for patients with COVID-19 based on recommendations of World Confederation for Physical Therapy and National Association of Physical Therapy [J]. J Phys Ther Sci, 32: 545-549.

附录1 儿童呼吸系统疾病相关的常用药

一、退热药及含退热成分的感冒药

药物	规格/成分	用法用量	注意事项
布洛芬	滴剂 0.6g/15ml	口服：每次 5~10mg/kg，或每次 0.125~0.25ml/kg。6~11 个月（5.5~8kg）：每次 1.25ml；12~23 个月（8.1~12kg）：每次 1.875ml；2~3 岁（12.1~15.9kg）：每次 2.5ml。q4~6h，24h≤4 次	对非甾体药物过敏、活动性胃溃疡、溃疡性结肠炎患儿禁用；6 个月以下婴儿及严重肝、肾、心功能不全者慎用
	混悬液 2g/100ml	口服：每次 5~10mg/kg，或每次 0.25~0.5ml/kg。1~3 岁（10~15kg）：每次 4ml；4~6 岁（16~21kg）：每次 5ml；7~9 岁（22~27kg）：每次 8ml；10~12 岁（28~32kg）：每次 10ml。q4~6h，24h≤4 次	
对乙酰氨基酚	滴剂 1.5g/15ml	口服：每次 10~15mg/kg，或每次 0.1~0.15ml/kg。1~3 岁（10~15kg）：每次 1~1.5ml；4~6 岁（16~21kg）：每次 1.5~2ml；7~9 岁（22~27kg）：每次 2~3ml；10~12 岁（28~32kg）：每次 3~3.5ml。q4~6h，24h≤4 次	
	混悬液 0.96g/30ml	口服。1~3 岁（12~15kg）：每次 3ml；4~6 岁（16~21kg）：每次 5ml；7~9 岁（22~27kg）：每次 8ml。q4~6h，24h≤4 次	
	栓剂 0.15g	口服，每次 10~15mg/kg；或塞肛，每次 0.15g；q4~6h，24h≤4 次	
牛磺酸	颗粒 0.4g	口服。1~2 岁：每次 1 包；3~5 岁：每次 1.5 包；6~8 岁：每次 2 包；9~13 岁：每次 2.5~3 包；≥14 岁：每次 3~4 包。每日 3 次	仅限用于缓解感冒初期的发热
氨酚黄那敏	颗粒 6g×6（每包含对乙酰氨基酚 125mg、人工牛黄 5mg、马来酸氯苯那敏 0.5mg）	口服。1~3 岁（10~15kg）：每次 0.5~1 包；4~6 岁（16~21kg）：每次 1~1.5 包；7~9 岁（22~27kg）：每次 1.5~2 包；10~12 岁（28~32kg）：每次 2~2.5 包。每日 3 次	避免重复使用成分相似的其他抗感冒药

注：许多复合感冒药中含有退热成分，不发热的感冒患儿要慎用。

二、含镇咳祛痰成分的复合感冒药

药物	规格/成分	用法用量	注意事项
美敏伪麻	溶液 100ml/瓶（1ml 含右美沙芬 2mg、伪麻黄碱 6mg、马来酸氯苯那敏 0.4mg）	口服。2~3 岁（12~15kg）：每次 1.5~2ml；4~6 岁（16~21kg）：每次 3ml；7~9 岁（22~27kg）：每次 4ml；10~12 岁（28~32kg）：每次 5ml；≥12 岁：每次 10ml。每日 3 次	2 岁以下儿童禁用
愈酚甲麻那敏	糖浆 120ml/瓶（1ml 含愈创木酚甘油醚 5mg、甲麻黄碱 1mg、马来酸氯苯那敏 0.1mg）	口服。<1 岁：每次 1.5~4ml；1~3 岁：每次 4~6ml；4~6 岁：每次 7~9ml；7~9 岁：每次 10~12ml；10~12 岁：每次 13~15ml。每日 3 次	儿童按体重使用，不超过 2ml/kg

续表

药物	规格/成分	用法用量	注意事项
愈酚甲麻那敏	颗粒 1 袋 ×12（每袋含愈创木酚甘油醚 50mg、甲麻黄碱 10mg、马来酸氯苯那敏 1mg）	口服。<1 岁：每次 1/4 袋；1～3 岁：每次 1/2 袋；4～6 岁：每次 3/4 袋；7～9 岁：每次 1 袋；10～12 岁：每次 1.5 袋。每日 3 次	心脏病、高血压、甲状腺功能亢进者慎用
复方愈创木酚磺酸钾	溶液 100ml/瓶（每 5ml 含愈创木酚磺酸钾 125mg、氯化铵 50mg、异丙嗪 5mg）	口服。12 岁以上：每次 5～10ml，每日 3 次	新生儿、早产及小于 6 个月婴儿禁用；小于 12 岁儿童慎用
愈酚伪麻	溶液 100ml/瓶（每 5ml 含愈创木酚甘油醚 100mg，盐酸伪麻黄碱 15mg）	口服。2～5 岁：每次 5ml；6～11 岁：每次 10ml；12 岁以上：每次 10～20ml。每日 3 次	2 岁以下儿童慎用
伪麻美芬	滴剂 15ml/瓶（每 0.8ml 含盐酸伪麻黄碱 7.5mg，氢溴酸右美沙芬 2.5mg）	口服。0～3 个月（2.5～5.4kg）：每次 0.4ml；4～11 个月（5.5～7.9kg）：每次 0.8ml；12～23 个月（8.0～10.9kg）：每次 1.2ml；24～36 个月（11.0～15.9kg）：每次 1.6ml。q4～6 h，24 h≤4 次	婴幼儿用，避免同时服用其他拟肾上腺素药、降压药、抗抑郁药或镇静药

注：多种复合感冒药成分相同或类似，要避免重复使用。

三、雾化吸入及平喘药物

药物	规格/成分	用法用量	注意事项
吸入用布地奈德	混悬液 2ml：1mg	雾化吸入。起始剂量：每次 0.5～1mg；维持剂量：每次 0.25～0.5mg。每日 2 次	可与其他雾化药混合，但应在混合后 30min 内使用
吸入用丙酸倍氯米松	混悬液 2ml：0.8mg	雾化吸入：每次 0.4mg，每日 1～2 次	使用前充分摇匀，局部病毒感染和结核分枝杆菌感染者禁用
吸入用复方异丙托溴铵	溶液 2.5ml（异丙托溴铵 0.5mg，硫酸沙丁胺醇 3mg）	雾化吸入。12 岁以上儿童，急性发作期：每次 2.5～5ml；维持治疗：每次 2.5ml。每日 2～3 次	尚无 12 岁以下儿童的临床药物试验。梗阻性肥厚型心肌病、快速心律失常，以及对阿托品及其衍生物过敏者禁用
吸入用异丙托溴铵	溶液 2ml：500μg	雾化吸入。12 岁以上儿童，急性发作期：每次 500μg；维持治疗：每次 500μg。每日 2～3 次	
吸入用硫酸特布他林	雾化液 2ml：5mg	雾化吸入。≥20kg：每次 5mg；<20kg：每次 2.5mg。每日 3～4 次	可按儿童哮喘相关指南推荐用药
吸入用乙酰半胱氨酸	溶液 3ml：0.3g	雾化吸入：每次 3ml，每日 1～2 次，连续 5～10 天	可有硫磺味，过敏者禁用。根据病情和疗效调整剂量和次数
吸入用布地奈德福莫特罗	粉吸入剂 80μg/4.5μg×60 吸；160μg/4.5μg×60 吸	口腔吸入。≥12 岁：1～2 吸/次，每日 1～2 次	小于 6 岁儿童慎用，可按儿童哮喘相关指南推荐用药
吸入用沙丁胺醇	气雾剂 100μg/喷	口腔气雾吸入：1～2 喷/次，每日≤4 次	可用于肺功能检查前备药，或哮喘患者家庭备药
盐酸丙卡特罗	口服液 30ml：0.15mg	口服。<6 岁：每次 0.25ml/kg；≥6 岁：每次 5ml。每日 1～2 次	正在使用儿茶酚胺制剂（肾上腺素等）的患儿禁用

续表

药物	规格/成分	用法用量	注意事项
妥洛特罗	贴剂 0.5mg	粘贴于胸部、背部及上臂部。0.5～3 岁：每次 0.5mg；3～9 岁：每次 1mg；>9 岁：每次 2mg/次。每日 1 次	6 个月以下婴儿慎用
孟鲁司特	颗粒、咀嚼片 4mg	口服。1～5 岁：每次 4mg，每晚 1 次	6 个月以下婴儿慎用；直接服用或溶解于配方奶或母乳服用
	咀嚼片 5mg	口服。6～14 岁：每次 5mg，每晚 1 次	不推荐用于哮喘急性发作，不应骤然使用本药取代吸入或口服激素药
	片剂 10mg	口服。≥15 岁：1 片/次，每晚 1 次	
氨茶碱	片剂 0.1g	口服：每次 3～5mg/kg，q6～8 h	偶有恶心、胃部不适、呕吐、食欲减退、易激动等不良反应
	注射剂 0.25g：10ml	静脉注射：每次 2～4mg/kg，以 25%GS 稀释后缓慢静脉注射，q6～8 h。静脉滴注：负荷剂量 4mg/kg，以 10% GS 稀释后静滴；维持剂量：<6 个月 [0.5mg/(kg·h)]，6 个月至 9 岁 [0.8～1mg/(kg·h)]，>9 岁 [0.75mg/(kg·h)]	血清茶碱浓度超过 20μg/ml 可出现毒性反应
	缓释胶囊 0.1g	口服：1～9 岁：每次 0.1g；10 岁以上：每次 0.2g，q12h	直接吞服或将胶囊中小丸倒在温水中吞服
硫酸镁	注射剂 10ml：2.5g	静脉滴注：25～40mg/(kg·d)，≤2g/d，分 1～2 次，加入 10% GS 20ml 缓慢静脉滴注（20 min 以上），酌情使用 1～3 d	过量可用 10% 葡萄糖酸钙拮抗

四、免疫调节药

药物	规格	用法用量	注意事项
匹多莫德	颗粒 0.4g	口服。急性期：每次 0.4g，每日 2 次，共 2 周；预防用药：每次 0.4g，每日 1 次，共 60 天或遵医嘱	2 岁以下儿童慎用
	口服液 0.4g		
细菌溶解产物	胶囊 3.5mg	口服。急性期：每日空腹 1 粒，直至症状消失（至少 10 天）；预防用药：每日空腹 1 粒，连服 10 天，停 20 天，连用 3 个月	1 岁以下婴儿、自身免疫病、急性肠道感染者禁用。可将胶囊打开，将其内容物加入饮料（果汁、牛奶等）中服用
羧甲淀粉钠	溶液 100ml：22.5g	口服。1～4 岁：每次 7ml；4～7 岁：每次 10ml；7～14 岁：每次 15ml。每日 3 次	3～6 个月为 1 疗程
静脉注射人免疫球蛋白（IVIG）	注射剂 50ml：2.5g	静脉注射。免疫球蛋白缺乏：首剂为 400mg/kg；维持剂量为 200～400mg/kg，每月 1 次。重症感染：每日 200～300mg/kg，连续 2～3 天。ITP：每日 400mg/kg，连续 5 天；维持剂量 400mg/kg，每周 1 次。川崎病：2g/kg，一次输注	应单独使用，不得与其他药物混合输注；选择性 IgA 缺乏而 IgA 抗体阳性者、对本品过敏或有其他严重过敏者禁用

续表

药物	规格	用法用量	注意事项
卡介菌多糖核酸	注射剂 1ml（卡介菌 0.35mg，核酸≥30μg）	肌内注射：每次 1ml，2～3 次/周，疗程 3 个月	小儿酌减或遵医嘱。偶见红肿、结节，热敷后 1 周内自然消退，偶见低热和皮疹
脾氨肽	冻干粉 2mg	口服：每次 2mg，每日 1 次	用 10ml 凉开水溶解后口服

五、耳鼻咽喉用药

药物	规格	用法用量	注意事项
布地奈德	鼻喷雾剂 64μg/喷	喷鼻：每侧鼻孔 1～2 喷/次，每日 1～2 次	6 岁以下儿童慎用
糠酸莫米松	鼻喷雾剂 50μg/喷	喷鼻：每侧鼻孔 1 喷/次，每日 1 次	使用前要充分摇匀药液，2 岁以下儿童慎用
盐酸氮卓斯汀	鼻喷雾剂 10ml：10mg	喷鼻：每侧鼻孔 1 喷/次，早、晚各 1 次，连续≤6 个月	6 岁以下儿童禁用
	片剂 2mg	口服：每次 2mg，每日 2 次	早饭前 1h 服用 1 次，晚上临睡前服用 1 次
盐酸羟甲唑啉	鼻喷雾剂 10ml：5mg	喷鼻：1～2 喷/次，每日 2 次	2 岁以下儿童禁用，连续使用不超过 7 天；6 岁以下儿童慎用或生理盐水稀释后使用
盐酸麻黄碱	滴鼻液 10ml（0.25%～1%）	滴鼻：1～2 滴，每日 3 次	不宜长期使用，萎缩性鼻炎禁用；婴幼儿慎用或稀释后使用（婴儿用 0.25%，儿童用 0.5%）
西地碘	含片 1.5mg/片（以碘含量计）	口服：1 片/次，每日 3～5 次	甲状腺疾病患儿慎用

六、抗过敏药

药物	规格	用法用量	注意事项
马来酸氯苯那敏	片剂 4mg	口服：每日 0.35mg/kg，分 3～4 次	婴幼儿慎用
	注射剂 10mg/支	肌内注射：每次 5～10mg，≤20mg/d	新生儿及癫痫患儿禁用
酮替芬	片剂 1mg	口服：每次 0.5～1mg，每日 1～2 次	3 岁以下儿童不推荐使用
	气雾剂 14g/支	鼻腔吸入：1～2 喷/次，每日 2～3 次	对本品过敏者禁用
依巴斯汀	片剂 10mg	口服。2～5 岁：每次 2.5mg；6～11 岁：每次 5mg；≥12 岁：每次 10～20mg。每日 1 次	2 岁以下儿童慎用
西替利嗪	片剂 10mg	口服。2～5 岁：每次 2.5～5mg；6～11 岁：每次 5～10mg；12 岁以上：每次 10mg。每日 1 次或分早、晚 2 次	2 岁以下儿童慎用
	滴剂 10ml：100mg	口服。2～5 岁：每次 0.5ml（10 滴）；6 岁以上：每次 1ml（20 滴）。每日 1 次或分早、晚 2 次	

续表

药物	规格	用法用量	注意事项
氯雷他定	片剂 10mg	口服：2~11 岁（体重≤30kg）：每次 5~10mg；12 岁以上（体重＞30kg）：每次 10mg。每晚 1 次	2 岁以下儿童慎用
	糖浆 100ml：0.1g	口服：2~11 岁（体重≤30kg）：每次 5~10ml；12 岁以上（体重＞30kg）：每次 10ml。每晚 1 次	
异丙嗪	片剂 12.5mg，25mg	口服：每次 0.5~1mg/kg，每日 1~3 次	对本品及吩噻嗪过敏者禁用；肝肾功能减退、癫痫患者慎用
	注射剂 1ml：25mg，50mg	肌内注射。抗过敏：每次 0.125mg/kg；止吐：每次 0.25~0.5mg/kg；镇静催眠：每次 0.5~1mg/kg 或每次 12.5~25mg；必要时 q4~6h 可重复	3 个月以下婴儿禁用，不宜与氨茶碱混合注射

七、抗菌药物

药物	规格	用法用量	注意事项
青霉素	注射剂 0.48g：80 万 U	静脉滴注：5 万~20 万 U/(kg·d)，分 2~4 次。足月儿：5 万 U/(kg·d)，1 周内 q12h，1 周以上 q8h，严重感染 q6h；早产儿：3 万 U/(kg·d)，1 周内 q12h，2~4 周 q8h，以后 q6h	青霉素皮肤点刺试验阳性者禁用；可用生理盐水（NS）、5% 葡萄糖溶液（GS）或 10%GS 溶解
苄星青霉素	注射剂 120 万 U	肌内注射：30 万~60 万 U，2~4 周 1 次	
氟氯西林	注射剂 0.5g	静脉注射或静脉滴注。＜2 岁：0.5~1g/d，分 2~4 次；2~10 岁：1~2g/d，分 2~4 次。一般感染每次≤1g；严重感染每次＜1g	
阿洛西林	注射剂 1g	静脉注射或静脉滴注。儿童：75mg/(kg·d)，分 2~4 次；婴儿及新生儿：100mg/(kg·d)，分 2~4 次	
阿莫西林	颗粒 125mg；胶囊 0.25g	口服。小儿：20~40mg/(kg·d)，q8h；＜3 个月：30mg/(kg·d)，q12h	青霉素过敏者禁用
头孢唑啉	粉针剂 0.5g	肌内或静脉注射：20~100mg/(kg·d)，分 2~4 次	早产儿或新生儿慎用
头孢呋辛	注射剂 0.75g	静脉注射或静脉滴注。＞3 个月：50~100mg/(kg·d)，分 3~4 次	3 个月以下婴儿慎用
	片剂 0.25g	口服。3 个月至＜2 岁：每次 10mg/kg（最大量 125mg），每日 2 次；2~12 岁：每次 15mg/kg（最大量 250mg），每日 2 次；12~18 岁：每次 250mg，每日 2 次	
头孢克洛	干混剂 0.125g	口服：20~40mg/(kg·d)，分 3 次，最大量≤1g/d	新生儿慎用
头孢西丁	注射剂 1g	静脉注射或静脉滴注。2~12 岁：100~150mg/(kg·d)，分 3~4 次	2 岁以下儿童慎用
头孢美唑	注射剂 1g	静脉注射或静脉滴注：25~100mg/(kg·d)，分 2~4 次；难治性严重感染，150mg/(kg·d)，分 2~4 次	可用 NS、GS 溶解

药物	规格	用法用量	注意事项
头孢曲松	注射剂 1g	静脉注射或静脉滴注。14 天以下：每次 20～50mg/kg，qd；15 天至 12 岁：每次 20～80mg/kg，qd；>12 岁：每次 1～2g，qd；化脑：每次 100mg/kg，每日 1 次	不能与含钙溶液混合；有黄疸新生儿慎用
头孢唑肟	注射剂 0.25g，0.5g	深部肌内注射、缓慢静脉注射（3～5min）或静脉滴注。≥6 个月婴儿及儿童：每次 50mg/kg，q8h 或 q6h	本品与氨基糖苷类、异丙嗪等药物配伍禁忌。肌内注射剂与静脉注射剂不能混用。约 1% 患者使用后出现 Coombs 试验和尿糖假阳性
头孢噻肟	注射剂 2g	静脉注射或静脉滴注。≤7 天：每次 50mg/kg，q12h；>7 天：每次 50mg/kg，q8h；化脓性脑膜炎：每次 75mg/kg，q6h	不能与碳酸氢钠混合
头孢他啶	注射剂 1g	静脉注射或静脉滴注。新生儿至 2 个月：25～60mg/(kg·d)，分 2 次；≥2 月：30～100mg/(kg·d)，分 2～3 次；脑膜炎：150mg/(kg·d)，分 3 次	不推荐碳酸氢钠注射剂作稀释剂
头孢克肟	颗粒 50mg	口服：体重<30kg：每次 1.5～3mg/kg，每日 2 次；重症感染：每次 6mg/kg，每日 2 次。体重>30kg：每次 50～100mg，2 次/天；重症感染：200mg，每日 2 次	6 个月以下安全性和有效性未确立
	胶囊 100mg	口服。体重>30kg：每次 0.1g，每日 2 次；重症感染：每次 0.2g，每日 2 次	
头孢哌酮舒巴坦	注射剂（舒普深）1g（1:1）	静脉注射或静脉滴注。一般感染：40～80mg/(kg·d)，q6h～q12h；严重感染：160mg/(kg·d)，分 2～4 次	舒巴坦≤80mg/(kg·d)
哌拉西林他唑巴坦	注射剂 4.5g（8:1）	静脉注射或静脉滴注。≥12 岁：每次 4.5g，q8h；2～9 个月：每次 90mg/kg，q8h；≥9 个月：每次 112.5mg/kg，q8h	12 岁以下儿童慎用
阿莫西林克拉维酸钾	干混剂 0.2285g（7:1）	口服。9 个月至 2 岁：0.5 包，q12h；2～7 岁：1 包，q12h；7～12 岁：1.5 包，q12h；≥12 岁：2～4 包，q12h	3 个月以下婴儿，剂量酌减
	注射剂 1.2g（5:1）	静脉注射或静脉滴注。每次 30mg/kg，q6h 或 q8h（成人每次 1.2g）	
亚胺培南西司他丁	注射剂 0.5g	静脉注射或静脉滴注。体重<40kg：每次 15mg/kg，q6h，每日不超过 2g；体重>40kg：1～2g/d，分 3～4 次。0.5g 亚胺培南加 100ml 稀释液	3 个月以下婴儿慎用
美罗培南	注射剂 0.5g	静脉注射或静脉滴注。3 个月至 12 岁：每次 10～20mg/kg，q8h；体重>50kg，按成人剂量。化脓性脑膜炎：40mg/kg，q8h	3 个月以下婴儿慎用；使用丙戊酸患儿禁用
氨曲南	注射剂 1g	静脉注射或静脉滴注。轻中度感染：90mg/(kg·d)，分 3 次，最大量≤3g；重度感染：90～120mg/(kg·d)，分 3～4 次，最大 8g	婴幼儿慎用
拉氧头孢	注射剂 0.5g	静脉注射或静脉滴注：40～80mg/(kg·d)，分 2～4 次。严重感染：150mg/(kg·d)，分 2～4 次	可用 NS、GS 溶解

药物	规格	用法用量	注意事项
红霉素	注射剂 0.25g	静脉滴注：20～30mg/(kg·d)，分 2～3 次；浓度≤1%；每 100ml 加入 4% 碳酸氢钠 1ml	配制浓度>1% 或输液过快可有胃肠道反应
	肠溶胶囊 0.25g	口服：30～50mg/(kg·d)，分 2 次。百日咳：建议 40～50mg/kg，分 3 次，连用 5～14 天	
阿奇霉素	注射剂 0.5g、0.25g	静脉滴注：每次 10mg/kg，1 次/天，每周连用 3 天；或 10mg/(kg·d)（1 天），5mg/(kg·d)（2～5 天）。难治性支原体肺炎可连用 5～7 天。用 NS 或 GS 配制浓度≤1mg/ml	16 岁以下儿童的疗效与安全性尚未证实
	干混剂 0.1g	口服：每次 10mg/kg，1 次/天，每周连用 3 天；或 10mg/kg（1 天），5mg/kg（2～5 天）	可与食物同时服用
克拉霉素	缓释片剂 0.5g	口服：12 岁以上儿童：每次 1 片，每日 1 次；餐中服用	12 岁以下儿童酌减
克林霉素	注射剂 0.3g	静脉注射或静脉滴注。中度感染：15～25mg/(kg·d)，分 3～4 次；重度感染：25～40mg/(kg·d)，分 3～4 次；0.6g 加入不少于 100ml 输液中	4 周以内婴儿禁用
万古霉素	注射剂 0.5g	静脉滴注：40mg/(kg·d)，分 2～4 次；或每次 10mg/kg，q6h。新生儿：每次 10～15mg/kg，出生 1 周内 q12h，1 周至 1 个月 q8h；滴速≤10mg/min；浓度≤5mg/ml	输液过快可致皮肤发红，过浓者有血栓性静脉炎
利奈唑胺	注射剂 0.6g	静脉滴注。≤11 岁：每次 10mg/kg，q8h；≥12 岁：每次 0.6g，q12h	可用 NS、5%GS 溶解
	片剂 0.6g	口服。CAP、HAP、复杂 SSTI、VRE 感染：≤11 岁：每次 10mg/kg，q8h；≥12 岁。每次 0.6g，q12h。单纯 SSTI：≤11 岁，每次 10mg/kg，q12h；≥12 岁，每次 0.6g，q12h	不推荐经验性用于儿童中枢神经系统感染
磷霉素	注射剂 2g	静脉注射或静脉滴注：0.1～0.3g/(kg·d)，分 2～3 次	5 岁以下儿童禁用
硫酸阿米卡星	注射剂 0.2g	肌内注射：4～8mg/(kg·d)，分 1～2 次	神经肌肉阻滞、耳毒性
多西环素	肠溶胶囊 0.1g	口服。>8 岁：每次 2.2mg/kg，q12h；体重>45kg：每次 100mg，每日 1～2 次	8 岁以下儿童禁用
甲硝唑	片剂 0.2g	口服。厌氧菌感染：8 周至 12 岁：20～30mg/(kg·d)，分 1～3 次，疗程 7 天；<8 周：15mg/(kg·d)，分 1～2 次。滴虫病：1～10 岁：40mg/(kg·d)，每日 1～3 次；>10 岁：2000mg/d，每日 1～3 次；阿米巴病：35～50mg/(kg·d)，分 3 次，持续 5～10 天；甲第虫病，15～25mg/(kg·d)，分 3 次	有活动性中枢神经系统疾病和血液病患儿禁用
	注射剂 100ml：0.5g	静脉注射或静脉滴注：首剂，每次 15mg/kg；维持量，每次 7.5mg/kg，q6h 或 q8h	
奥硝唑	注射剂 100ml：0.5g	静脉注射或静脉滴注：20～30mg/(kg·d)，分 2 次	3 岁以下儿童禁用
伏立康唑（威凡、匹纳普）	片剂 200mg、50mg	口服。2～12 岁：负荷量（第 1 天），未建议；维持量（第 2 天开始）：每次 9mg/kg，每日 2 次。12～14 岁（体重<40kg）：每次 200mg，q12h（首剂）；每次 100mg，每日 2 次（维持量）。12～14 岁（体重≥40kg）：400mg，q12h（首剂）；200mg，每日 2 次（维持量）	2 岁以下儿童慎用威凡；12 岁以下儿童慎用匹纳普

续表

药物	规格	用法用量	注意事项
伏立康唑（威凡、匹纳普）	注射剂 100ml：200mg	静脉滴注。2～12 岁：每次 9mg/kg，q12h（首剂）；每次 8mg/kg，每日 2 次（维持量）。12～14 岁（体重≥50kg）：每次 6mg/kg，q12h（首剂）；每次 4mg/kg，每日 2 次（维持量）	2 岁以下儿童慎用；浓度不高于 5mg/ml
氟康唑	胶囊 150mg、50mg	口服。>4 周：黏膜真菌感染，每次 3mg/kg，每日 1 次；深部真菌感染，每次 6mg/kg，每日 2 次；严重感染：每次 12mg/kg，每日 2 次。2～4 周：剂量同上，隔日 1 次。<2 周：剂量同上，每 3 日 1 次	16 岁以下儿童使用本品的资料有限
	注射剂 100ml：0.2g	静脉滴注。黏膜念珠菌病：每次 3mg/kg，每日 1 次；系统性念珠菌病和隐球菌感染：每次 6～12mg/kg，每日 1 次；新生儿：<2 周，剂量同上，每 3 日 1 次；2～4 周，剂量同上，隔日 1 次	
卡泊芬净	注射剂 50mg、70mg	静脉滴注。3 个月至 17 个月：每日 70mg/m^2（首剂），之后每日 50mg/m^2	新生儿和 2 个月以下婴儿中尚缺乏研究资料
阿苯达唑	片剂 0.2g	口服。2 岁以上：0.4g，顿服；2 岁以上：单纯蛲虫、蛔虫轻度感染，0.2g，顿服	2 岁以下儿童禁用
甲苯咪唑	片剂 0.1g	口服。蛲虫病：每次 0.1g，2 周和 4 周后分别重复用药 1 次；蛔虫病、鞭虫病、十二指肠钩虫病及混合感染：每次 0.1g，2 次/天，连服 3 天；绦虫病和粪类圆线虫病：每次 0.1g，每日 2 次，连服 3 天	不建议 1 岁以下儿童使用本品

八、抗病毒药物

药物	规格	用法用量	注意事项
重组人干扰素 α2 b	喷雾剂 200 万 U：20ml	喷患处。口唇疱疹：1～2 喷/次，每日 3 次，疗程 1 周	儿童用药尚不明确
利巴韦林	颗粒 0.1g	口服：10mg/(kg·d)，分 4 次，疗程 7 天	用温开水完全溶解后口服
	注射剂 0.1g	静脉滴注：10～15mg/(kg·d)，分 2 次，疗程 3～7 天	用 NS 或 5%GS 稀释
阿昔洛韦	片剂 0.1g	口服。水痘：2 岁以上，每次 20mg/kg，每日 4 次，连服 5 天	2 岁以下儿童慎用
	注射剂 0.25g：10ml	静脉滴注。重症生殖器疱疹：250mg/m^2，q8h，连用 5 天；免疫缺陷者皮肤黏膜单纯疱疹：250mg/m^2，q8h，连用 7 天；单纯疱疹性脑炎：每次 10mg/kg，q8h，连用 10 天；免疫缺陷合并水痘：10mg/kg 或 500mg/m^2，q8h，连用 10 天	0.25g 至少用 100ml NS 或 GS 稀释，浓度≤7g/L；儿童慎用
更昔洛韦	注射剂 150mg	静脉滴注。诱导期：每次 5mg/kg，q12h，连用 14～21 天；维持期：每次 5mg/kg，每日 1 次，连用 7 天；预防用药：每次 5mg/kg，q12h，连用 7～14 天，继之每次 5mg/kg，每日 1 次，连用 7 天	12 岁以下儿童慎用；溶媒为 NS、GS、复方氯化钠、复方乳酸钠，浓度≤10mg/ml

药物	规格	用法用量	注意事项
奥司他韦	颗粒（可威）15mg	口服。≤15kg：每次 30mg，每日 2 次；15～23kg：每次 45mg，每日 2 次；23～40kg：每次 60mg，每日 2 次；>40kg：每次 75mg，每日 2 次；疗程为 5 天	1 岁以下儿童治疗流感的安全性和有效性未确立
玛巴洛沙韦	片剂 20mg，40mg	口服。体重≥20kg 至 <80kg：单次口服 40mg；体重≥80kg：单次口服 80mg。不建议降低本品的剂量	2023 年适应证更新为适用于 5 岁及以上流感患者。本品禁用于已知对本品或任何辅料过敏的患者

九、抗 结 核 药

药物	规格	用法用量	注意事项
利福平	胶囊 0.15g	口服。抗结核治疗：>1 个月，10～20mg/kg，空腹顿服，≤0.6g/d；脑膜炎奈瑟菌带菌者：10mg/(kg·d)，q12h，疗程 4 天。布氏杆菌病、军团菌病、严重的葡萄球菌感染，需联合其他抗菌药：<1 岁，每次 5～10mg/kg，每日 2 次；1～18 岁，每次 10mg/kg，每次≤600mg，每日 2 次	5 岁以下儿童用药安全性尚未确定；婴儿慎用
吡嗪酰胺	片剂 0.25g	口服：15～30mg/(kg·d)，顿服，或分 2～3 次（≤2g/d）	儿童最大量不超过 1.5g/d
乙胺丁醇	片剂 0.25	口服：结核初治：15mg/(kg·d)，顿服（≤2.5g/d）；结核复治：25mg/(kg·d)，顿服（≤2.5g/d），连用 60 天，继之 15mg/(kg·d)	13 岁以下儿童慎用；但 WHO 推荐儿童使用
异烟肼	片剂 0.1g	口服。预防：10mg/(kg·d)，顿服（≤0.3g/d）；治疗：10～20mg/(kg·d)，顿服（≤0.3g/d）；严重结核（结核性脑膜炎）：30mg/(kg·d)，顿服（≤0.5g/d）	肝功能异常、精神病和癫痫患儿禁用
	注射剂 0.1g	口服：10～15mg/(kg·d)，≤0.3g/d	可用 NS、5%GS 溶解
链霉素	注射剂 0.1g	肌内注射：每次 20mg/kg，每日 1 次（≤1g/d）	儿童慎用

十、镇静催眠、麻醉药

药物	规格	用法用量	注意事项
地西泮	注射剂 10mg	静脉注射：每次 0.2～0.5mg/kg。操作前镇静：1 个月至 12 岁：每次 0.1～0.2mg/kg（最大 5mg）；12～18 岁，每次 0.1～0.2mg/kg（最大量 20mg）。静脉微泵，癫痫持续状态或严重频发癫痫：出生后 30 天至 5 岁，0.2～0.5mg/2～5min（最大量 5mg）；5 岁以上，1mg/2～5min（最大量 10mg）。重症破伤风解痉时：出生后 30 天至 5 岁，每次 1～2mg，必要时 3～4h 可重复；5 岁以上，每次 5～10mg；<12 岁，0.3～0.4mg/kg，单次最大量 10mg，必要时 10 min 重复一次；12～18 岁，10～20mg，必要时 10min 重复一次	宜缓慢静脉注射，3min 内不超过 0.25mg/kg，间隔 15～30min 可重复。新生儿慎用

药物	规格	用法用量	注意事项
苯巴比妥	注射剂 0.1g	静脉注射。镇静：每次 2mg/kg；抗惊厥或催眠：每次 3～5mg/kg 或每次 125mg/m²	可引起反常的兴奋
	片剂 30mg	口服。镇静：每次 2mg/kg 或每次 60mg/m²，每日 2～3 次；抗惊厥或催眠：每次 3～5mg/kg	
咪达唑仑	注射剂 1ml：5mg	静脉注射。镇静：>1 岁，每次 0.1～0.3mg/kg；癫痫持续状态：≤18 岁，首剂 150～200μg/kg，之后 0.06mg/(kg·h) 持续静脉滴注，如果发作不能控制，每 15min 增加 0.06mg/(kg·h)，直至惊厥控制或达到最大量 0.3mg/(kg·h)。诱导麻醉：5～10mg（每次 0.15～0.2mg/kg）；术前准备：术前 5～10min 注射 2.5～5mg（每次 0.05～0.1mg/kg），可单用或与抗胆碱药合用	肌内注射用 NS 稀释；静脉给药用 NS、5% 或 10%GS 稀释
丙泊酚	注射剂 50ml：500mg	静脉注射。全麻诱导：≤8 岁（1 个月至 3 岁），每次 2.5～4mg/kg；>8 岁，每次 2.5mg/kg。全身麻醉维持：速率 9～15mg/(kg·h)	新生儿慎用
利多卡因	注射剂 5ml：0.1g	静脉注射。麻醉用：最大量≤每次 4～4.5mg/kg，常用浓度 0.25%～0.5% 溶液	二、三度房室传导阻滞，癫痫大发作，休克患儿禁用；新生儿或早产儿慎用
盐酸丁卡因	注射剂 5ml：50mg	静脉注射。硬膜外阻滞：常用浓度 0.15%～0.3% 溶液，与盐酸利多卡因合用，最高浓度为 0.3%；一次常用量为 40～50mg，极量 80mg。神经传导阻滞：常用浓度 0.1%～0.2% 溶液；一次常用量为 40～50mg，极量 100mg。黏膜表面麻醉：常用浓度为 1%，一次限量 40mg	5 岁以内儿童慎用

附录2 儿童呼吸系统疾病常用的中成药

一、上呼吸道感染常用中成药

药物	规格/成分	用法用量	注意事项
小儿清感灵片	羌活、荆芥穗、防风、苍术、白芷、葛根、川芎、地黄、苦杏仁、黄芩、甘草、人工牛黄 规格：0.23g/片	口服。1周岁以内：每次1~2片；1~3岁：1次2~3片；3岁以上：每次3~5片。每日2次	1. 适用于风寒证 2. 服药期间忌食辛辣、生冷、油腻的食物
小儿柴桂退热颗粒	柴胡、桂枝、葛根、浮萍、黄芩、白芍、蝉蜕 规格：5g/袋	水冲服。1岁以内：每次1/2袋；1~3岁：每次1袋；4~6岁，每次1.5袋；7~14岁：每次2袋。每日4次，3天为一个疗程	
风寒感冒颗粒	麻黄、葛根、紫苏叶、防风、桂枝、白芷、陈皮、苦杏仁、桔梗、甘草、干姜 规格：8g/袋	口服：每次1袋，每日3次。儿童用量酌减	
正柴胡饮颗粒	柴胡、陈皮、防风、甘草、赤芍、生姜 规格：10g/袋，3g/袋（无蔗糖）	开水冲服：每次3克，每日3次。儿童用量酌减	
解肌宁嗽口服液（丸、片）	紫苏叶、前胡、葛根、苦杏仁、桔梗、半夏、陈皮、浙贝母、天花粉、枳壳、茯苓、木香、玄参、甘草 规格：口服液：10ml/支；3g/丸；0.3g/片	口服液：口服。小儿3岁以内：每次2~5mL；3~12岁：每次5~10ml，每日3次 丸剂：口服。小儿1岁：每次1/2丸；2~3岁：每次1丸。每日2次 片剂：口服。1岁：每次1片；2~3岁：每次2片，每日2次	1. 用于风寒夹痰证 2. 忌食辛辣、生冷、油腻的食物
杏苏止咳糖浆（露、口服液、颗粒）	苦杏仁、前胡、紫苏叶、桔梗、陈皮、甘草 规格：糖浆剂、露剂：100ml/瓶；口服液：10ml/支；颗粒剂：12g/袋	糖浆剂、露剂：口服，每次10~15ml，每日3次 口服液：温开水送服，每次10ml，每日3次 颗粒剂：口服（开水冲服），每次12g，每日3次 小儿用量酌减	1. 用于感冒风寒夹痰证 2. 宜食清淡易消化的食物，忌食辛辣食物 3. 个别服用口服液的患儿出现恶心
小儿至宝丸	紫苏叶、广藿香、薄荷、羌活、陈皮、白附子（制）、胆南星、芥子（炒）、川贝母、槟榔、山楂（炒）、茯苓、六神曲（炒）、麦芽（炒）、琥珀、冰片、天麻、钩藤、僵蚕（炒）、蝉蜕、全蝎、人工牛黄、雄黄、滑石、朱砂 规格：1.5g/丸	口服：每次1丸，每日2~3次	1. 用于风寒夹滞、风寒夹惊证 2. 本品处方中含朱砂、雄黄，不宜过量久服，肝肾功能不全者慎用

续表

药物	规格/成分	用法用量	注意事项
小儿宝泰康颗粒	连翘、地黄、滇柴胡、玄参、桑叶、浙贝母、蒲公英、南板蓝根、滇紫草、桔梗、莱菔子、甘草 规格：2.6g；4g；8g	用温开水冲服。1岁以下：每次2.6g；1～3岁：每次4g；3～12岁：每次8g。每日3次	1. 用于小儿风热外感 2. 忌食辛辣、生冷、油腻食物 3. 脾虚易腹泻者慎服 4. 糖尿病患儿应在医师指导下服用
小儿热速清糖浆	柴胡、黄芩、葛根、水牛角、金银花、板蓝根、连翘、大黄 规格：5ml/支，10ml/支，100ml/瓶，120ml/瓶	口服。1岁以内：每次2.5～5ml；1～3岁：每次5～10ml；3～7岁：每次10～15ml；7～12岁：每次15～20ml。每日3～4次	
小儿感冒宁糖浆	金银花、连翘、牛蒡子、薄荷、荆芥穗、黄芩、栀子（炒）、苦杏仁、桔梗、前胡、白芷、焦山楂、焦麦芽、芦根 规格：100ml/瓶	口服：每日3～4次。初生儿至1岁：每次5ml；2～3岁：每次5～15ml；4～6岁：每次15～20ml；7～12岁：每次15～20ml	
小儿感冒退热糖浆	板蓝根、大青叶、连翘、桑枝、荆芥、防风、紫苏叶 规格：100ml/瓶	口服。2个月至1岁：每次4ml；2～5岁：每次6ml；6～8岁：每次8ml；9～10岁：每次10ml。每日3～4次	
小儿解表口服液	金银花、连翘、牛蒡子（炒）、蒲公英、黄芩、防风、紫苏叶、荆芥穗、葛根、牛黄 规格：10ml/支，100ml/瓶	口服。1～2岁：每次5ml，每日2次；3～5岁：每次5ml，每日3次；6～14岁：每次10ml，每日2～3次。服时摇匀	
小儿双清颗粒	人工牛黄、羚羊角、水牛角浓缩粉、厚朴、板蓝根、连翘、拳参、石膏、莱菔子（炒）、荆芥穗、薄荷脑、冰片 规格：2g/袋	开水冲服。1周岁以内：每次0.5～1袋；1～3岁：每次1～1.5袋；4～6岁：每次1.5～2袋；7岁以上：每次2～2.5袋。每日3次；重症者于服药后2h加服1次	
减味小儿化痰散	天竺黄、僵蚕、川贝母、天南星（制）、天麻、半夏（制）、天花粉、桔梗、陈皮、薄荷、石菖蒲 规格：2g/袋	开水化服或吞服。1周岁以内：每次1g，每日2次；1～3岁：每次1g，每日3次	用于风热夹痰证
小儿消积止咳口服液	山楂（炒）、槟榔、枳实、枇杷叶（蜜炙）、瓜蒌、莱菔子（炒）、葶苈子（炒）、桔梗、连翘、蝉蜕 规格：10ml/支	口服。1周岁以内：每次5ml；1～2岁：每次10ml；3～4岁：每次15ml；5岁以上：每次20ml。每日3次，5天为一疗程	
小儿豉翘清热颗粒	连翘、淡豆豉、薄荷、荆芥、栀子（炒）、大黄、青蒿、赤芍、槟榔、厚朴、黄芩、半夏、柴胡、甘草 规格：2g/袋	开水冲服。6个月至1岁：每次1～2g（0.5～1袋）；1～3岁：每次2～3g（1～1.5袋）；4～6岁：每次3～4g（1.5～2袋）；7～9岁：每次4～5g（2～2.5袋）；10岁以上：每次6g（3袋）。每日3次	用于风热夹滞证
健儿清解液	金银花、菊花、连翘、山楂、苦杏仁、陈皮 规格：10ml/支，100ml/瓶	口服。成人：每次10～15ml；婴儿：每次4ml；5岁以内：每次8ml；6岁以上酌加。每日3次，或用开水、牛奶或代乳粉冲服	
小儿七星茶糖浆（口服液、颗粒剂、冲剂）	钩藤、蝉蜕、山楂、稻芽、薏苡仁、淡竹叶、甘草 规格：口服液：10ml/支；颗粒剂、冲剂：7g/袋	糖浆、口服液：口服。儿童：每日2次，每次10～20ml；婴儿酌减 颗粒剂、冲剂：开水冲服。每次3.5～7g，每日3次	

续表

药物	规格/成分	用法用量	注意事项
小儿百寿丸	钩藤、僵蚕（麸炒）、胆南星（酒炙）、天竺黄、桔梗、木香、砂仁、陈皮、苍术、茯苓、山楂（炒）、六神曲（麸炒）、麦芽（炒）、薄荷、滑石、甘草、朱砂、牛黄 规格：3g/丸	口服：每次 1 丸，每日 2 次；1 岁以内小儿酌减	1. 用于风热夹滞证、夹惊证 2. 本品含朱砂，不宜过量久服；肝肾功能不全者慎用
小儿金丹丸（片）	朱砂、橘红、川贝母、胆南星、前胡、玄参、清半夏、大青叶、关木通、桔梗、荆芥穗、羌活、西河柳、枳壳、地黄、赤芍、钩藤、葛根、牛蒡子、天麻、甘草、防风、冰片、水牛角浓缩粉、羚羊角粉、薄荷脑 规格：1.5g/丸；0.2g/片，0.3g/片	丸剂：口服，每次 1 丸；每日 2 次；1 周岁以内酌减 片剂：口服。1 周岁：每次 0.6g；1 周岁以下：酌减，每日 3 次	1. 用于风热夹惊证 2. 本品含朱砂，不宜大量服用，也不宜少量久服；肝功能不全者禁服 3. 本品含胆南星、清半夏，请在医师指导下使用，不可超量使用
儿童回春颗粒	牛角浓缩粉、羚羊角、人中白（煅）、淡豆豉、大青叶、荆芥（去粗梗）、羌活、葛根、地黄、川木通、赤芍、黄芩、前胡、玄参（去芦）、桔梗、柴胡、西河柳、升麻、牛蒡子（炒） 规格：0.5g/袋	开水冲服。1 岁以下婴儿：每次 1/4 袋；1～2 岁：每次 1/2 袋；3～4 岁：每次 3/5 袋；5～7 岁：每次 1 袋。每日 2～3 次	用于风热夹惊证

二、支气管炎常用中成药

药物	规格/成分	用法用量	注意事项
通宣理肺口服液（膏、颗粒、丸、片）	紫苏叶、麻黄、前胡、苦杏仁、桔梗、陈皮、半夏（制）、茯苓黄芩、枳壳（炒）、甘草 规格：口服液，10ml/支；膏，60克/瓶；颗粒，9g/袋；片，0.3g/片	口服液：口服，每次 20ml，每日 2～3 次 膏剂：口服，每次 15g，每日 2 次 颗粒剂：开水冲服，每次 1 袋，每日 2 次 片剂：口服，每次 4 片，每日 2～3 次 小儿用量酌减	1. 用于风寒证 2. 本方含有麻黄，心脏病、原发性高血压患儿慎用
复方川贝精片	川贝母、麻黄、陈皮、法半夏、桔梗、远志、五味子、甘草浸膏 规格：糖衣片，54 片/瓶	口服，一次 3～6 片，一日 3 次 小儿用量酌减	
小青龙合剂（糖浆、口服液、颗粒）	川贝母、麻黄、陈皮、法半夏、桔梗、远志、五味子、甘草浸膏 规格：口服液，10ml/支；糖浆，100ml/瓶、120ml/瓶；颗粒剂，13g/袋、6g/袋（无蔗糖）	口服。合剂：每次 10～20ml，每日 3 次，用时摇匀 糖浆剂：每次 15～20ml，每日 3 次 口服液：每次 10ml，每日 3 次 颗粒剂：开水冲服，每次 6g（无蔗糖）或每次 13g，每日 3 次 小儿用量酌减	
桂龙咳喘宁颗粒	桂枝、龙骨、白芍、生姜、大枣、炙甘草、牡蛎、黄连、半夏（法）、瓜蒌皮、苦杏仁（炒） 规格：6g/袋	冲服：每次 6g，每日 3 次。小儿用量酌减	用于风寒证

药物	规格/成分	用法用量	注意事项
小儿清热利肺口服液	金银花、连翘、石膏、麻黄、苦杏仁、牛蒡子、射干、瓜蒌皮、浮海石、葶苈子、车前子 规格：10ml/支	口服。1~2岁：每次3~5ml；3~5岁：每次5~10ml；6~14岁：每次10~15ml。每日3次	1. 用于风热证 2. 本方含有麻黄、心脏病、原发性高血压患儿慎用
急支糖浆（颗粒）	鱼腥草、金荞麦、四季青、麻黄、紫菀、前胡、枳壳、甘草 规格：100ml/瓶	口服。每次20~30ml，每日3~4次。儿童1岁以内：每次5ml；1~3岁：每次7ml；3~7岁：每次10ml；7岁以上：每次15ml。每日3~4次	
清宣止咳颗粒	桑叶、薄荷、苦杏仁、桔梗、白芍、紫菀、枳壳、陈皮、甘草 规格：10g/袋	开水冲服。1~3岁：每次1/2包；4~6岁：每次3/4包；7~14岁：每次1包。每日3次	1. 用于风热证 2. 脾虚易腹泻者慎用
小儿清肺止咳片	紫苏叶、菊花、葛根、川贝母、炒苦杏仁、枇杷叶、炒紫苏子、蜜桑白皮、前胡、射干、栀子（姜炙）、黄芩、知母、板蓝根、人工牛黄、冰片 规格：素片，0.15g/片；薄膜衣片，0.21g/片	口服。1岁以内：每次1~2片；1~3岁：每次2~3片，3岁以上：每次3~5片。每日2次	1. 用于风热证 2. 肺虚久咳、阴虚燥咳者慎用
儿童清肺口服液（丸）	麻黄、苦杏仁（去皮炒）、石膏、甘草、桑白皮（蜜炙）、瓜蒌皮、黄芩、板蓝根、法半夏、浙贝母、橘红、紫苏子（炒）、葶苈子、紫苏叶、细辛、薄荷、枇杷叶（蜜炙）、白前、前胡、石菖蒲、天花粉、青礞石（煅） 规格：10ml/支；大蜜丸，3g/丸	口服。每次2支。6岁以下：每次1支，每日3次 蜜丸：口服，每次1丸，每日2次；3岁以下：每次1/2丸	1. 用于外寒里热证 2. 本方含有麻黄，心脏病、原发性高血压患儿慎用 3. 久咳、多汗、体虚者忌用
保童化痰丸	黄芩、黄连、胆南星（酒炙）、天竺黄、前胡、浙贝母、桔梗、苦杏仁（炒）、陈皮、化橘红、法半夏、茯苓、甘草、紫苏叶、木香、枳壳（麸炒）、葛根、羌活、党参、朱砂、冰片 规格：大蜜丸，3g/丸	口服。每次1丸，每日2次。1周岁以内小儿酌减	1. 用于外寒里热证 2. 本品含有朱砂、胆南星，不宜久用或过量服用
枇杷叶糖浆（膏）	枇杷叶、桑白皮、白前、百部、桔梗、薄荷脑 规格：糖浆剂，100ml/瓶；膏剂，50g/瓶，100g/瓶	糖浆剂：口服，每次10~20ml，每日2次 膏剂：口服，每次9~15g，每日2次小儿用量酌减	1. 用于风燥伤肺证 2. 服药期间忌食辛辣、油腻的食物 3. 糖尿病患儿忌用
蜜炼川贝枇杷膏	川贝母、枇杷叶、桔梗、陈皮、水半夏、北沙参、五味子、款冬花、杏仁水、薄荷脑 规格：345g/瓶；138g/瓶；110g/瓶	口服。每次22g（约1汤匙），每日3次，小儿用量酌减	
金振口服液（颗粒）	羚羊角、平贝母、大黄、黄芩、牛黄、青礞石、生石膏、甘草 规格：口服液，10ml/支；颗粒，1g/袋	口服液：口服。6个月至1岁：每次5ml，每日3次；2~3岁：每次10ml，每日2次；4~7岁：每次10ml，每日3次；8~14岁：每次15ml，每日3次。疗程为5~7天，或遵医嘱 颗粒剂：温水冲服。6个月至1岁：每次1g，每日3次；2~3岁：每次2g，每日2次；4~7岁：每次2g，每日3次；8~14岁：每次3g，每日3次。疗程5~7天	1. 用于痰热壅肺证 2. 肺脾虚弱、体虚久咳、大便溏泄者慎用 3. 服药后若大便次数增多、稀薄者停药后可恢复

续表

药物	规格/成分	用法用量	注意事项
小儿宣肺止咳颗粒	麻黄、竹叶防风、西南黄芩、桔梗、白芥子、苦杏仁、葶苈子、马兰、黄芪、山药、山楂、甘草 规格：8g/袋	用温开水冲服。1岁以内：每次1/3袋；1~3岁：每次2/3袋；4~7岁：每次1袋；8~14岁：每次1.5袋。每日3次，3天为一疗程	1. 用于痰热壅肺证 2. 本方含有麻黄，心脏病、原发性高血压患儿慎用
满山白颗粒	满山白 规格：10g/袋	开水冲服：每次1~3袋，每日3次；小儿用量酌减或遵医嘱	1. 用于痰热壅肺证 2. 过敏体质者慎用

三、肺炎常用中成药

药物	规格/成分	用法用量	注意事项
小儿肺热咳喘口服液（颗粒）	石膏、知母、金银花、连翘、黄芩、鱼腥草、板蓝根、麦冬、麻黄、苦杏仁、甘草 规格：口服液，10ml/支；颗粒剂，3g/袋	口服液：口服。1~3岁：每次10ml，每日3次；4~7岁：每次10ml，每日4次；8~12岁：每次20ml，每日3次 颗粒剂：开水冲服。3岁以下：每次3g，每日3次；3岁以上：每次3g，每日4次；7岁以上：每次6g，每日3次	1. 用于风热闭肺证 2. 该药品是以清宣肺热、止咳平喘为主，可以在小儿发热初起、咳嗽不重的情况下服用，若为高热痰多、气促鼻煽者，应及时去医院就诊 3. 高血压、心脏病患儿慎用。脾虚易腹泻者，应在医师的指导下服用
小儿咳喘灵口服液（泡腾片、颗粒、冲剂）	石膏、麻黄、金银花、瓜蒌、甘草、板蓝根、苦杏仁 规格：口服液，10ml/支；泡腾片，1.5g/片；颗粒、冲剂，2g/袋	口服液：口服。2岁以内：每次5ml；3~4岁：每次7.5ml，5~7岁1次10ml。每日3~4次 泡腾片剂：1~3岁：每次1片，用温开水30ml泡腾溶解后口服；3~5岁：每次1.5片，用温开水60ml泡腾溶解后口服；5~7岁：每次2片，用温开水100ml泡腾溶解后口服，每日3次 颗粒、冲剂：开水冲服。2岁以内：每次1g；3~4岁：每次1.5g；5~7岁：每次2g。每日3~4次	1. 用于风热闭肺证 2. 高血压、心脏病患儿慎用
小儿麻甘颗粒（冲剂）	麻黄、石膏、苦杏仁、紫苏子、黄芩、桑白皮、地骨皮、甘草 规格：1.6g/袋；2.5g/袋	颗粒剂、冲剂：口服。1岁以内：每次0.8g；1~3岁：每次1.6g；4岁以上：每次2.5g。每日4次	
小儿咳喘颗粒（冲剂）	麻黄、川贝母、苦杏仁（炒）、黄芩、天竺黄、紫苏子（炒）、僵蚕（炒）、山楂（炒）、莱菔子（炒）、石膏、鱼腥草、细辛、茶叶、甘草、桔梗 规格：6g/袋	颗粒、冲剂：温开水冲服。1岁以内：每次2~3g；1~5岁：每次3~6g；6岁以上：每次9~12g。每日3次	1. 用于痰热壅肺证 2. 本品含细辛，不宜长期过量服用

药物	规格/成分	用法用量	注意事项
小儿清肺化痰口服液（泡腾片、颗粒剂）	麻黄、石膏、苦杏仁、前胡、黄芩、紫苏子（炒）、葶苈子、竹茹 规格：口服液，10ml/支；泡腾片，0.6g/片；颗粒剂，6g/袋	口服液：口服。1岁以内：每次3ml；1～5岁：每次10ml；5岁以上：每次15～20ml。每日2～3次，用时摇匀 泡腾片剂：用温开水溶解后服用。1岁以下：每次1片；1～5岁：每次2片；5岁以上：每次3～4片。每日2～3次 颗粒剂：开水冲服。1岁以内：每次3g；1～5岁：每次6g；5岁以上：每次9～12g。每日2～3次	1. 用于痰热壅肺证 2. 服药期间喘息、鼻翼不得平卧者，应及时到医院诊治 3. 患有高血压、心脏病等患儿均应慎用，脾虚易腹泻者慎用 4. 糖尿病患儿禁服
小儿肺闭宁片	石膏、麻黄、紫苏子、大枣、桔梗、苦杏仁、川贝母、橘红、人参、前胡、甘草、枳壳（炒）、海浮石、五味子、葶苈子、细辛、麦冬、黄芩、旋覆花 规格：0.25g/片（糖衣片、薄膜衣片）	口服。小儿1岁：每次2片；2岁：每次3片；3岁：每次4片。每日2次。4岁以上遵医嘱服用	1. 用于痰热壅肺证 2. 患有高血压、心脏病的患儿及运动员慎用
小儿白贝止咳糖浆	白屈菜、平贝母、瓜蒌、半夏（矾制） 规格：100ml/瓶	口服。6个月以内：每次1～5ml；7～12个月：每次5～15ml；1～3岁：每次20ml；3～6岁：每次20～25ml；6～9岁：每次25～30ml；9岁以上：每次30～50ml。每日3次	用于痰热壅肺证
小儿消积止咳口服液	山楂（炒）、槟榔、枳实、枇杷叶（蜜炙）、瓜蒌、莱菔子（炒）、葶苈子（炒）、桔梗、连翘、蝉蜕 规格：10ml/支	口服。1岁以内：每次5ml；1～2岁：每次10ml；3～4岁：每次15ml；5岁以上：每次20ml。每日3次，5天为一个疗程	用于饮食积滞、痰热壅肺证
养阴清肺糖浆（口服液、合剂、膏、颗粒、丸）	地黄、玄参、麦冬、白芍、牡丹皮、川贝母、薄荷、甘草 规格：糖浆、口服液，10ml/支；膏，100ml/瓶；颗粒，15g/袋；丸，4g/100粒（水蜜丸），9g/丸（大蜜丸）	糖浆剂：口服，每次20ml，每日2次 口服液：口服，每次10ml，每日2～3次 合剂：口服，每次30ml，每日3次 膏剂：口服，每次10～20ml，每日2～3次 颗粒剂：口服，每次1袋，每日2次 丸剂：水蜜丸每次6g，大蜜丸每次1丸，每日2次 小儿用量酌减	1. 用于阴虚肺燥证 2. 有支气管扩张症、肺脓肿、肺源性心脏病的患儿，应在医师的指导下服用 3. 糖尿病患儿服用前应向医师咨询
小儿肺咳颗粒	人参、茯苓、白术、陈皮、鸡内金、酒大黄、鳖甲、地骨皮、北沙参、炙甘草、青蒿、麦冬、桂枝、干姜、淡附片、瓜蒌、款冬花、紫菀、桑白皮、胆南星、黄芪、枸杞子 规格：2g/袋；3g/袋；6g/袋	开水冲服。1岁以内：每次2g；1～4岁：每次3g；5～8岁：每次6g。每日3次	1. 用于正虚邪恋、肺脾气虚证 2. 高热伴咳嗽者慎用
参苓白术口服液（颗粒、丸、散、片）	人参、白术（炒）、茯苓、山药、莲子、白扁豆（炒）、薏苡仁（炒）、砂仁、桔梗、甘草 规格：口服液，10ml/支；颗粒，6g/袋；丸，6g/100粒；散，6g/袋；片，0.31g/片	口服液：口服，每次10ml，每日2～3次 颗粒剂：开水冲服，每次1袋，每日3次 丸剂：口服，每次6～9g，每日2～3次 散剂：口服，每次6～9g，每日2～3次 片剂：口服，每次6～12片，每日2次 小儿用量酌减	1. 用于正虚邪恋、肺脾气虚证 2. 服本药时不宜同时服用藜芦、五灵脂、皂荚或其制剂 3. 不宜喝茶和吃萝卜，以免影响药效 4. 不宜和感冒类药同时服用

四、支气管哮喘常用中成药

药物	规格/成分	用法用量	注意事项
小青龙合剂（糖浆、口服液、颗粒）	川贝母、麻黄、陈皮、法半夏、桔梗、远志、五味子、甘草浸膏 规格：口服液，10ml/支；糖浆，100ml/瓶，120ml/瓶；颗粒剂，13g/袋、6g/袋（无蔗糖）	合剂：口服，每次 10~20ml，每日 3 次，用时摇匀 糖浆剂：口服，每次 15~20ml，每日 3 次 口服液：口服，每次 10ml，每日 3 次 颗粒剂：开水冲服，每次 6g（无蔗糖）或每次 13g，每日 3 次 小儿用量酌减	1. 用于发作期的寒哮 2. 本方含有麻黄，心脏病、原发性高血压患儿慎用
桂龙咳喘宁颗粒	桂枝、龙骨、白芍、生姜、大枣、炙甘草、牡蛎、黄连、半夏（法）、瓜蒌皮、苦杏仁（炒） 规格：6g/袋	冲服：每次 6g，每日 3 次。小儿用量酌减	用于发作期的寒哮
香麻寒喘贴	芥子、丁香、细辛等 规格：4cm×4cm，橡胶膏剂	外用。贴于双侧肺俞穴、定喘穴和膏肓穴，每穴 1 次 1 贴，每日 1 次，每次贴 4~6h，疗程为 4 天	1. 用于发作期的寒哮 2. 本品为辅助用药，需要配合其他常规治疗药物一起应用 3. 儿童支气管哮喘急性发作期属于重度，或有急性呼吸暂停者非本品的适应证 4. 运动员慎用
贝羚胶囊（散）	川贝母、羚羊角、猪去氧胆酸、人工麝香、沉香、人工天竺黄（飞）、煅青礞石（飞）、硼砂（炒） 规格：胶囊，0.3g/个；散剂，0.3g/瓶	胶囊剂：口服，每次 0.6g，每日 3 次；小儿每次 0.15~0.6g，1 岁以内小儿用量酌减，每日 2 次 散剂：口服，小儿每次 0.15~0.6g，每日 2 次	1. 用于发作期的热哮 2. 大便稀溏者不宜使用
肺力咳合剂	黄芩、前胡、百部、红花龙胆、梧桐根、白花蛇舌草、红管药 规格：100ml/瓶	口服。7 岁以内：每次 10ml；7~14 岁：每次 15ml；成人：每次 20ml。每日 3 次，或遵医嘱	
小儿咳喘灵口服液（泡腾片、颗粒剂、冲剂）	石膏、麻黄、金银花、瓜蒌、甘草、板蓝根、苦杏仁 规格：口服液，10ml/支；泡腾片，1.5g/片；颗粒、冲剂，2g/袋	口服液：口服。2 岁以内：每次 5ml；3~4 岁：每次 7.5ml；5~7 岁：每次 10ml。每日 3~4 次 泡腾片剂：1~3 岁：每次 1 片，用温开水 30ml 泡腾溶解后口服；3~5 岁：每次 1.5 片，用温开水 60ml 泡腾溶解后口服；5~7 岁：每次 2 片，用温开水 100ml 泡腾溶解后口服。每日 3 次颗粒剂、冲剂：开水冲服。2 岁以内：每次 1g；3~4 岁：每次 1.5g；5~7 岁：每次 2g。每日 3~4 次	1. 用于发作期的热哮 2. 高血压、心脏病患儿慎用
苏子降气丸	炒紫苏子、厚朴、前胡、甘草、姜半夏、陈皮、沉香、当归 规格：1g/13 粒	口服：每次 3~6g，每日 1~2 次，或遵医嘱；小儿用量酌减	1. 用于发作期肺实肾虚证 2. 阴虚燥咳者忌服。表现为干咳少痰、咽干咽痛、口干舌燥

续表

药物	规格/成分	用法用量	注意事项
参苓白术口服液（颗粒、丸、散、片）	人参、白术（炒）、茯苓、山药、莲子、白扁豆（炒）、薏苡仁（炒）、砂仁、桔梗、甘草 规格：口服液，10ml/支；颗粒，6g/袋；丸，6g/100 粒； 散，6g/袋； 片，0.31g/片	口服液：口服，每次 10ml，每日 2～3 次 颗粒剂：开水冲服，每次 1 袋，每日 3 次 丸剂：口服，每次 6～9g，每日 2～3 次 散剂：口服，每次 6～9g，每日 2～3 次 片剂：口服，每次 6～12 片，每日 2 次 小儿用量酌减	1. 用于缓解期的肺脾气虚证 2. 服本药时不宜同时服用藜芦、五灵脂、皂荚或其制剂 3. 不宜喝茶和吃萝卜，以免影响药效 4. 不宜和感冒类药同时服用
玉屏风口服液（颗粒、丸、滴丸、胶囊）	黄芪、防风、白术（炒） 规格：口服液，10ml/支；颗粒剂，5g/袋；水丸，每 15 粒重 1g；滴丸，2.4g/袋；胶囊，0.5g/粒	口服液：口服。每次 10ml，每日 3 次 颗粒剂：开水冲服，每次 5g，每日 3 次 水丸：口服，每次 6g，每日 3 次 滴丸：口服，每次 2.4g，每日 3 次 胶囊：口服，每次 2 粒，每日 3 次 小儿用量酌减	1. 用于缓解期的肺脾气虚证 2. 本品宜饭前服用
固本咳喘片（胶囊）	党参、白术（麸炒）、茯苓、麦冬、盐补骨脂、炙甘草、醋五味子 规格：片、胶囊，0.4g/个	片剂：口服，每次 3 片，每日 3 次 胶囊剂：口服，每次 3 粒，每日 3 次 小儿用量酌减	1. 用于缓解期的脾肾阳虚证 2. 服药期间忌食辛辣、生冷、油腻的食物
固肾定喘丸	熟地黄、附片（黑顺片）、牡丹皮、牛膝、盐补骨脂、砂仁、车前子、茯苓、盐益智仁、肉桂、山药、泽泻、金樱子肉 规格：1g/10 粒；35g/瓶	口服：每次 1.5～2.0g，每日 2～3 次，可在发病预兆前服用，也可预防久喘复发，或遵医嘱；小儿用量酌减	
复方太子参止咳益气散	太子参、冬虫夏草、浙贝母、天花粉、槟榔、白及、甘草 规格：2g/袋	口服：每次 4g，每日 3 次，10 天为 1 个疗程。7～12 个月婴幼儿：每次 2g，每日 2 次；1～3 岁儿童：每次 2g，每日 3 次；3～7 岁儿童：每次 4g，每日 2 次；7 岁以上儿童及成人：每次 4g，每日 3 次	
蛤蚧定喘胶囊（丸）	蛤蚧、百合、炒紫苏子、炒苦杏仁、紫菀、瓜蒌子、麻黄、黄芩、黄连、煅石膏、醋鳖甲、麦冬、甘草、石膏 规格：胶囊，0.5g/个；丸，6g/袋（水蜜丸）、9g/60 丸（小蜜丸）、9g/丸（大蜜丸）	胶囊剂：口服，每次 3 粒，每日 2 次 丸剂：口服，水蜜丸每次 5～6g，小蜜丸每次 9g，大蜜丸每次 1 丸；每日 2 次 小儿用量酌减	1. 用于缓解期的肺肾阴虚证 2. 服药期间忌食辛辣、生冷、油腻的食物 3. 脾胃虚寒者慎用